Atuação do Enfermeiro na Atenção Primária à Saúde

2ª Edição

Nota

Como as novas pesquisas e a experiência ampliam o nosso conhecimento, pode haver necessidade de alteração dos métodos de pesquisa, das práticas profissionais ou do tratamento médico. Tanto profissionais da saúde como pesquisadores devem sempre se basear em sua própria experiência e conhecimento para avaliar e empregar quaisquer informações, métodos, substâncias ou experimentos descritos neste texto. Ao utilizar qualquer informação ou método, devem ser criteriosos com relação à sua própria segurança ou à segurança de outras pessoas, incluindo aquelas sobre as quais tenham responsabilidade profissional. Com relação a qualquer fármaco ou produto farmacêutico especificado, aconselha-se o leitor a cercar-se da mais atual informação fornecida a respeito dos procedimentos descritos, ou pelo fabricante de cada produto a ser administrado, de modo a certificar-se sobre a dose recomendada ou a fórmula, o método e a duração de administração, bem como as contraindicações. É responsabilidade do médico assistente, com base em sua experiência pessoal e no conhecimento de seus pacientes, determinar as posologias e o melhor tratamento para cada paciente individualmente e adotar todas as precauções de segurança apropriadas.

Para todos os efeitos legais, nem a Editora, nem autores, nem editores, nem tradutores, nem revisores ou colaboradores assumem qualquer responsabilidade por qualquer efeito danoso e/ou malefício a pessoas ou propriedades de produtos envolvendo responsabilidade, negligência, entre outros, ou advindos de qualquer uso ou emprego de quaisquer métodos, produtos, instruções ou ideias contidos no material aqui publicado.

O Editor

Atuação do Enfermeiro na Atenção Primária à Saúde

2ª Edição – Revista, atualizada e ampliada

Sandra Rejane Soares Ferreira

Lisiane Andréia Devinar Périco

Vilma Regina Freitas Gonçalves Dias

Atheneu

Rio de Janeiro • São Paulo

2024

EDITORA ATHENEU

São Paulo — Rua Maria Paula, 123 – 13º andar –
Conjuntos 133 e 134
Tel.: (11) 2858-8750
E-mail: atheneu@atheneu.com.br

Rio de Janeiro — Rua Bambina, 74
Tel.: (21) 3094-1295
E-mail: atheneu@atheneu.com.br

PRODUÇÃO EDITORIAL/CAPA: Paulo Verardo

DIAGRAMAÇÃO: Know-How Desenvolvimento Editorial

CIP-Brasil. Catalogação na Publicação
Sindicato Nacional dos Editores de Livros, RJ

A885
2. ed.

Atuação do enfermeiro na atenção primária à saúde / organizadoras Sandra Rejane Soares Ferreira,
Lisiane Andréia Devinar Périco, Vilma Regina Freitas Gonçalves Dias. - 2. ed., rev., atual. e ampl. -
Rio de Janeiro : Atheneu, 2024.
: il. ; 24 cm.

Inclui bibliografia e índice
ISBN 978-65-5586-775-6

1. Saúde pública - Brasil. 2. Enfermagem em saúde pública - Brasil. 3. Cuidados primários de saúde. I. Ferreira, Sandra Rejane Soares. II. Périco, Lisiane Andréia Devinar. III. Dias, Vilma Regina Freitas Gonçalves.

CDD: 610.730981
23-86228 CDU: 616-083(81)

Meri Gleice Rodrigues de Souza - Bibliotecária - CRB-7/6439

19/09/2023 25/09/2023

FERREIRA SRS, PÉRICO LAD, DIAS VRFG.

Atuação do Enfermeiro na Atenção Primária à Saúde – 2ª Edição

Organizadoras

Sandra Rejane Soares Ferreira

Enfermeira da Gerência de Saúde Comunitária (GSC) do Grupo Hospitalar Conceição (GHC), Porto Alegre-RS. Membro da Coordenação do Departamento de Enfermagem na Atenção Básica da Associação Brasileira de Enfermagem (ABEn). Mestre em Enfermagem pela Universidade Federal do Rio Grande do Sul (UFRGS). Especialista em: Saúde Pública pela UFRGS; Saúde Coletiva e Recursos Humanos pela Escola de Saúde Pública da Secretaria Estadual de Saúde-RS (ESP/SES/RS); Educação Popular pela Universidade do Vale do Rio dos Sinos (Unisinos, RS). Formação em Ensino a Distância pela Pontifícia Universidade Católica do Rio Grande do Sul (PUCRS). Licenciada em Enfermagem pela Faculdade de Educação da UFRGS. Lecionou na Graduação da Enfermagem durante 12 anos nas Universidades: Luterana do Brasil (ULBRA, Canoas-RS), na PUC-RS e na UFRGS. Coordenou a implantação do Programa de Residência Integrada em Saúde – ênfase em Saúde da Família e Comunidade na GSC do GHC. Atuou como preceptora e tutora desse Programa de Residência. Experiência em Teleconsultoria no Telessaúde-RS (UFRGS). Autora e organizadora de livros e protocolos assistenciais para o Sistema Único de Saúde (SUS) do Brasil nas áreas de diabetes, hipertensão, tuberculose e cartilhas para trabalho educativo com doenças crônicas.

Lisiane Andréia Devinar Périco

Enfermeira. Mestre em Epidemiologia com ênfase em Avaliação de Tecnologias em Saúde pela Universidade Federal do Rio Grande do Sul (UFRGS). Especialista em Saúde Comunitária pela Escola de Saúde Pública da Secretaria Estadual de Saúde do Rio Grande do Sul (ESP/SES/RS) e Saúde Pública pela UFRGS. Licenciada em Enfermagem pela Faculdade de Educação da UFRGS. Trabalhou durante 28 anos na Gerência de Saúde Comunitária (GSC) do Grupo Hospitalar Conceição (GHC), tendo ocupado as funções de Enfermeira, Gerente de Unidade e Apoiadora Técnica em Imunizações para unidades de Atenção Primária, e como Enfermeira em Atenção Primária à Saúde (APS) na Secretaria Municipal de Saúde de Porto Alegre-RS. Atuou como preceptora, tutora e orientadora no Programa de Residência Integrada em Saúde – ênfase em Saúde da Família e Comunidade do GHC. Participou como colaboradora na construção de protocolos assistenciais para o Sistema Único de Saúde (SUS) do Brasil nas áreas de tuberculose, saúde da gestante e saúde da criança.

Vilma Regina Freitas Gonçalves Dias

Enfermeira. Mestre em Saúde Coletiva. Consultora de Atenção Primária à Saúde (APS) e de Gestão em Saúde. Diretora da Vitalie Saúde Consultoria e Treinamento. Professora convidada de cursos de extensão, pós-graduação e de treinamentos em serviço. Especialista em Avaliação de Tecnologia em Saúde, Especialista em Saúde Pública e Especialista em Transformação Digital e o Futuro dos Negócios. Docente universitária por mais de oito anos, e teleconsultora do Telessaúde-RS por dois anos. Gestora em Operadora de Planos de Saúde (modalidade Autogestão) por doze anos e empresas privadas que realizam Gestão para Planos de Saúde por mais de 8 anos. No setor Público atuou como enfermeira em Secretarias Municipal e Estadual de Saúde, como Enfermeira e Gestora no Serviço de Saúde Comunitária do Grupo Hospitalar Conceição (SSC/GHC).

Colaboradores

Adriana Aparecida Paz

Enfermeira. Professora Adjunta do Departamento de Enfermagem e Docente Permanente do Programa de Pós-Graduação em Enfermagem da Universidade Federal de Ciências da Saúde de Porto Alegre (UFCSPA). Especialista em Saúde Digital pela Universidade Federal de Goiás (UFG). Mestre e Doutora em Enfermagem pela Universidade Federal do Rio Grande do Sul (UFRGS).

Agnes Ludwig Neutzling

Enfermeira Obstetra do Hospital Nossa Senhora da Conceição (HNSC) do Grupo Hospitalar Conceição (GHC). Docente da Escola de Saúde da Universidade do Vale do Rio dos Sinos (Unisinos). Graduada em Enfermagem pela Universidade Federal do Rio Grande do Sul (UFRGS). Mestre em Saúde Coletiva pela Unisinos.

Amália de Fátima Lucena

Enfermeira. Professora Associada da Escola de Enfermagem da Universidade Federal do Rio Grande do Sul (UFRGS). Bolsista em Produtividade em Pesquisa Nível 1d – Conselho Nacional de Desenvolvimento Científico e Tecnológico (CNPq). Membro fundadora da Rede de Pesquisa em Processo de Enfermagem (RePPE) no Brasil. Coordenadora da Comissão do Processo de Enfermagem do Hospital de Clínicas de Porto Alegre (HCPA/UFRGS).

Ana Carolina Custódio

Enfermeira. Trabalha na Pulsati (*Health tech*) como *Product Owner*. *Value-Based Health Care* (VBHC) *Yellow Belt*. Graduada e Mestre em Enfermagem pela Universidade Federal de Santa Catarina (UFSC). Possui MBA em Gestão e Auditoria em Sistemas de Saúde pelo Instituto de Pós-Graduação e Graduação (IPOG) e especialização em Enfermagem do Trabalho pela Universidade Católica Dom Bosco (UCDB).

Anaeli Brandelli Peruzzo

Enfermeira do Serviço de Estomaterapia do Hospital Nossa Senhora da Conceição (HNSC) do Grupo Hospitalar Conceição (GHC) de Porto Alegre-RS. Coordenadora da Comissão de Pele do GHC. Especialista em: Práticas Pedagógicas em Serviços de Saúde pela Universidade Federal do Rio Grande do Sul (UFRGS); e Enfermagem em Estomaterapia pela Universidade do Vale do Rio dos Sinos (Unisinos).

Andrea Gonçalves Bandeira

Professora do Curso de Graduação em Enfermagem da Escola de Ciências da Saúde e da Vida da Pontifícia Universidade Católica do Rio Grande do Sul (PUCRS). Especialista em Saúde da Família e Comunidade pela PUCRS. Mestre e Doutora em Enfermagem pela Universidade Federal do Rio Grande do Sul (UFRGS). Coordenadora de Ensino-Serviço em Saúde da Diretoria Acadêmico-Administrativa da Pró-Reitoria de Graduação e Educação Continuada (Prograd) da PUCRS.

Bianca Ledur Monteiro

Enfermeira. Coordenadora do Núcleo de Vigilância de Doenças Transmissíveis Crônicas da Diretoria de Vigilância em Saúde de Porto Alegre-RS. Presidente do Comitê Municipal de Prevenção da Transmissão Vertical do HIV e Sífilis. Mestre em Enfermagem pela Universidade Federal de Ciências da Saúde de Porto Alegre (UFCSPA). Especialista em Enfermagem Obstétrica pela Universidade do Vale do Rio dos Sinos (Unisinos).

Deisi Cardoso Soares

Enfermeira. Professora Adjunta do Departamento de Saúde Coletiva da Faculdade de Enfermagem da Universidade Federal de Pelotas (UFPEL). Doutora em Ciências pela UFPEL. Mestre em Enfermagem pela Universidade Federal do Rio Grande (FURG). Especialista em Projetos Assistenciais de Enfermagem pela UFPEL.

Diani de Oliveira Machado

Bacharelado e Licenciatura em Enfermagem pela Universidade Franciscana (UFN). Especialização em: Saúde Coletiva pelo Instituto Brasileiro de Pós-Graduação e Extensão (IBPEX); Estomaterapia pela Universidade do Vale do Rio dos Sinos (Unisinos); Urgência e Emergência pela Universidade Federal do Rio Grande do Sul (UFRGS). Mestrado em Enfermagem pela UFRGS.

Elaine Thumé

Enfermeira. Professora Associada na Faculdade de Enfermagem da Universidade Federal de Pelotas (UFPEL). Doutora em Epidemiologia, Mestre em Enfermagem e Especialista em Saúde Comunitária. Docente do Programa de Pós-Graduação em Enfermagem e do Mestrado Profissional em Saúde da Família. Membro do Grupo de Pesquisa Aquares e do Comitê Gestor da Rede de Pesquisa em Atenção Primária à Saúde (APS) da Associação Brasileira de Saúde Coletiva (Abrasco).

Eliane Pinheiro de Morais

Enfermeira. Professora Associada 4 da Escola de Enfermagem da Universidade Federal do Rio Grande do Sul (UFRGS). Doutora em Enfermagem Fundamental – Saúde do Idoso pela Universidade de São Paulo (USP)/ Ribeirão Preto. Membro do Grupo de Pesquisa em Envelhecimento e Enfermagem (GPEEN).

Fabiane Elizabetha de Moraes Ribeiro

Enfermeira Teleconsultora para Atenção Primária à Saúde (APS) no Telessaúde-RS – Universidade Federal do Rio Grande do Sul (UFRGS). Mestra em Ensino na Saúde pela Universidade Federal de Ciências da Saúde de Porto Alegre (UFCSPA) e Mestra em Investigação em Ciências da Saúde pela Universidade de Jaén (Espanha). Doutoranda no Programa de Pós-Graduação em Saúde Global e Sustentabilidade pela Universidade de São Paulo (USP).

Fernanda Miranda Seixas Einloft

Enfermeira da Gerência de Saúde Comunitária (GSC) do Grupo Hospitalar Conceição (GHC). Mestra em Avaliação e Produção de Tecnologias em Saúde pelo GHC. Especialista em: Enfermagem em Estomaterapia pela Universidade do Vale do Rio dos Sinos (Unisinos); Processos Educativos em Saúde pela Escola de Saúde Pública de Minas Gerais (ESP-MG); Saúde da Família pela Universidade Federal de Minas Gerais (UFMG).

Fernanda Peixoto Cordova

Enfermeira no Serviço de Enfermagem em Atenção Primária à Saúde (APS) do Hospital de Clínicas de Porto Alegre-RS (HCPA). Mestre e Doutora em Enfermagem pelo Programa de Pós-graduação em Enfermagem da Universidade Federal do Rio Grande do Sul (UFRGS).

Fernanda Vaz Dorneles

Enfermeira. Técnica no Núcleo de Vigilância de Doenças Transmissíveis Crônicas da Diretoria de Vigilância em Saúde de Porto Alegre-RS. Presidente do Comitê Municipal de Mortalidade por AIDS de Porto Alegre-RS. Mestre em Enfermagem pela Universidade Federal de Ciências da Saúde de Porto Alegre (UFCSPA). Especialista Binacional em Saúde Pública pela Universidade do Vale do Rio dos Sinos (Unisinos) e Universidad Católica del Uruguay.

Inês Leoneza de Souza

Enfermeira. Professora Adjunta IV no Campus de Macaé da Universidade Federal do Rio de Janeiro (UFRJ-Macaé). Doutora em Enfermagem, Mestre em Saúde da Família, Especialista em Saúde Coletiva com ênfase em Redes de Atenção à Saúde (RAS). Experiência nas áreas: Atenção Primária à Saúde (APS), Saúde Mental e em Gestão municipal no Sistema Único de Saúde (SUS). Membro da coordenação do Departamento de Enfermagem de Atenção Básica da Associação Brasileira de Enfermagem (ABEn).

Ivonete Terezinha Shülter Buss Heidemann

Enfermeira. Professora Titular do Departamento e do Programa de Pós-Graduação em Enfermagem da Universidade Federal de Santa Catarina (UFSC). Pós-Doutora em Enfermagem – Saúde Pública pela University of Toronto (UofT). Doutorado em Enfermagem de Saúde Pública pela Escola de Enfermagem de Ribeirão Preto (EERP) da Universidade de São Paulo (USP). Líder do Laboratório de Enfermagem e Promoção da Saúde (LAPEPS).

Janaina dos Reis Tedesco

Enfermeira da Prefeitura Municipal de Sapucaia do Sul-RS. Especialista em Saúde da Família e Comunidade pelo Programa de Residência Multiprofissional em Saúde do Grupo Hospitalar Conceição. Mestre em Saúde Coletiva pela Universidade do Vale do Rio dos Sinos. Especialista em: Gestão Participativa e Políticas Públicas em Saúde pela Universidade de Caxias do Sul; e Gestão do Trabalho e Educação na Saúde pela Universidade Federal do Pampa/Escola de Saúde Pública do Rio Grande do Sul.

Juliana Cipriano de Arma

Enfermeira de Família da Prefeitura Municipal de Florianópolis-SC. Tutora da Residência de Enfermagem e apoio da Gerência de Atenção Primária do município de Florianópolis. Mestra em Saúde da Família pela Universidade Federal de Pelotas (UFPEL). Especialista em: Saúde da Família na Modalidade Residência pela Universidade Federal de Santa Catarina (UFSC); Gestão da Saúde Pública pela UFSC; Preceptoria no Sistema Único de Saúde (SUS).

Juliana Santos da Rosa

Enfermeira graduada pela Federação dos Estabelecimentos de Ensino Superior em Novo Hamburgo (Feevale). Coordenadora de Unidade de Saúde na Atenção Básica da Prefeitura Municipal de Gravataí/RS. Mestre em Avaliação e Produção de Tecnologias para o Sistema Único de Saúde pelo Grupo Hospitalar Conceição. Especialista em: Saúde Pública pelo Centro Universitário Internacional (Uninter); Enfermagem em Dermatologia pela Faculdade Unyleya; e Auditoria em Saúde pela Uninter.

Laura Ferraz dos Santos

Enfermeira. Coordenadora da Divisão de Atenção Primária à Saúde (APS) da Secretaria Estadual da Saúde do Estado do Rio Grande do Sul (SES/RS). Teleconsultora no Telessaúde-RS – Universidade Federal do Rio Grande do Sul (UFRGS). Mestre em Avaliação e Produção de Tecnologias para o Sistema Único de Saúde (SUS) pelo Grupo Hospitalar Conceição (GHC). Colaboradora da 1ª edição do livro *"Consulta remota:* fundamentos e prática".

Laura Leismann de Oliveira

Enfermeira Obstétrica do Hospital de Clínicas de Porto Alegre-RS (HCPA). Doutora em Enfermagem pela Universidade Federal do Rio Grande do Sul (UFRGS).

Lena Azeredo de Lima

Nutricionista do Serviço de Saúde Comunitária do Grupo Hospitalar Conceição (GHC) de Porto Alegre-RS. Preceptora do Programa de Saúde da Família e Comunidade da Residência Multiprofissional em Saúde do GHC. Mestre em Epidemiologia pela Universidade Federal do Rio Grande do Sul (UFRGS). Especialista em Nutrição Clínica e Dietoterapia pelo Instituto Metodista de Educação e Cultura (IMEC).

Lisiane Manganelli Girardi Paskulin

Enfermeira. Professora Associada da Escola de Enfermagem e Professora Permanente do Programa de Pós-Graduação em Enfermagem da Universidade Federal do Rio Grande do Sul (UFRGS). Adjunta da Direção de Enfermagem do Hospital de Clínicas de Porto Alegre (HCPA). Doutora em Ciências pela Universidade Federal de São Paulo (Unifesp), com Doutorado Sanduíche pela Universidade de Victoria-Canadá.

Luciano Vilmar Albrecht

Enfermeiro graduado pela Universidade Federal de Santa Maria (UFSM). Coordenador do Serviço de Atenção Básica da Prefeitura Municipal de Gravataí-RS. Mestrando em Avaliação e Produção de Tecnologias para o Sistema Único de Saúde pelo Grupo Hospitalar Conceição (GHC). Especialista em: Saúde da Família pela Universidade Federal de Ciências da Saúde de Porto Alegre (UFCSPA); e Saúde Pública pela Escola de Saúde Pública (ESP/RS) com aperfeiçoamento em Residência Integrada em Saúde Coletiva.

Marcele Peretto

Enfermeira da Prefeitura Municipal de Sapucaia do Sul. Especialista em: Saúde da Família e Comunidade pelo Programa de Residência Multiprofissional e em Área Uniprofissional da Saúde (Premus) da Pontifícia Universidade Católica do Rio Grande do Sul (PUCRS); e em Saúde da Família e Comunidade: gestão, atenção e processos educacionais pela Escola do Grupo Hospitalar Conceição. Pós-graduada (aperfeiçoamento) em cuidados paliativos pelo Instituto Paliar.

Maria Inês Guedes Borges

Enfermeira Obstetra pela Universidade de Brasília (UnB). *Head* da Empresa Laços Saúde desde 2021. Foi Diretora da Atenção Primária à Saúde (APS) da Região Central da Secretaria de Saúde do Distrito Federal (2017/2018). Autora do artigo "O Projeto AcolheSUS na Atenção Primária à Saúde do Distrito Federal, Brasil", publicado pela *Revista Ciência & Saúde Coletiva* (2019).

Marilene Lopes Vieira

Enfermeira da Atenção Primária à Saúde (APS) do Município de Porto Alegre-RS. Graduada pela Universidade do Vale do Rio dos Sinos (Unisinos). Especialista em: Saúde da Família pelo Instituto de Educação e Pesquisa do Hospital Moinhos de Vento; Gestão de Políticas de Saúde Informadas por Evidências pelo Instituto Sírio-Libanês. Mestre em Enfermagem pela Universidade Federal de Ciências da Saúde de Porto Alegre (UFCSPA).

Marina da Silva Sanes

Enfermeira da Secretaria Municipal de Saúde de Florianópolis. Especialista em Educação na Saúde pelo Hospital Sírio-Libanês. Mestre em Enfermagem pela Universidade Federal do Rio Grande (FURG). Pesquisadora e Doutora em Enfermagem pelo laboratório de Pesquisa e Tecnologia em Educação em Enfermagem e Saúde da Universidade Federal de Santa Catarina (UFSC).

Naiana Oliveira dos Santos

Enfermeira. Professora Adjunta no Curso de Enfermagem da Universidade Franciscana (UFN) de Santa Maria-RS. Doutora em Enfermagem pelo Programa de Pós-Graduação em Enfermagem da Universidade Federal do Rio Grande do Sul (UFRGS), com Doutorado Sanduíche pela Universidade de Alberta-Canadá. Especialista em Enfermagem Gerontológica pela Universidade Federal Fluminense (UFF).

Natália Miranda Jung

Nutricionista do Serviço de Saúde Comunitária do Grupo Hospitalar Conceição (GHC). Coordenadora e Preceptora de Núcleo do Programa de Saúde da Família e Comunidade da Residência Multiprofissional em Saúde do GHC. Mestre e Doutora em Epidemiologia pela Universidade Federal do Rio Grande do Sul (UFRGS). Especialista em Atenção Básica em Saúde pela Escola de Saúde Pública do Rio Grande do Sul (ESP-RS).

Patrícia Martini

Enfermeira do Centro de Atenção Psicossocial AD III (CAPS-AD III) do Grupo Hospitalar Conceição (GHC). Coordenadora e Preceptora do Programa de Saúde Mental da Residência Multiprofissional em Saúde do GHC. Especialista em: Saúde Pública pela Universidade de Ribeirão Preto; em Saúde da Família (IEP-RS); e em Gestão de Redes de Atenção em Saúde pela Fundação Oswaldo Cruz (Fiocruz-RS). Mestre em Avaliação e Produção de Tecnologias de Saúde para o Sistema Único de Saúde (ATS-SUS-GHC).

Patrícia Silva da Silva

Enfermeira na Secretaria Municipal da Saúde de Gravataí/RS. Diretora do Departamento de Atenção Hospitalar e Ambulatorial de Gravataí-RS. Doutoranda em Administração, Mestre em Saúde Coletiva, Especialista em Gestão em Saúde e Graduada em Enfermagem pela Universidade Federal do Rio Grande do Sul (UFRGS).

Raquel Michels da Rosa

Enfermeira da Unidade Parque dos Maias da Gerência de Saúde Comunitária (GSC) do Grupo Hospitalar Conceição (GHC). Especialista em: Enfermagem Obstétrica pela Escola de Saúde Pública do Rio Grande do Sul (ESP-RS); Práticas Pedagógicas em Saúde pela Universidade Federal do Rio Grande do Sul (UFRGS); e Acupuntura pela Faculdade Metropolitana do Vale do Aço (FAMEV), de Minas Gerais.

Rita Mello de Mello

Enfermeira do Centro de Atenção Psicossocial AD III (CAPS-AD III) do Grupo Hospitalar Conceição (GHC). Preceptora do Programa de Saúde Mental da Residência Multiprofissional em Saúde do GHC. Professora da Graduação em Enfermagem e do Programa de Residência Multiprofissional em Saúde Mental da Universidade do Vale do Rio dos Sinos (Unisinos). Doutora em Enfermagem pela Escola de Enfermagem da Universidade Federal do Rio Grande do Sul (UFRGS).

Scheila Mai

Enfermeira da Unidade Jardim Leopoldina da Gerência de Saúde Comunitária (GSC) do Grupo Hospitalar Conceição (GHC). Professora da Graduação em Enfermagem da Universidade do Vale do Rio dos Sinos (Unisinos). Mestre em Enfermagem pela Universidade Federal do Rio Grande do Sul (UFRGS).

Sidnéia Tessmer Casarin

Enfermeira. Professora Adjunta do Departamento de Enfermagem em Saúde Coletiva da Universidade Federal de Pelotas (UFPEL). Mestre em Enfermagem pela Universidade Federal do Rio Grande (FURG). Doutora em Ciências pela UFPEL.

Silvia Justo Tramontini

Enfermeira. Trabalhou no Serviço de Saúde Comunitária do Grupo Hospitalar Conceição (GHC), de Porto Alegre-RS. Membro do Grupo de Prevenção e Tratamento de Lesões de Pele do GHC. Especialista em: Saúde do Adulto pela Universidade do Vale do Rio dos Sinos (Unisinos); e em Terapia de Casal e de Família pelo Instituto da Família de Porto Alegre-RS (Infapa).

Vânia Celina Dezoti Micheletti

Enfermeira. Coordenadora da Comissão de Residência Multiprofissional em Saúde, Docente do Programa de Graduação e Pós-Graduação em Enfermagem e Tutora da Residência em Saúde Mental da Universidade do Vale do Rio dos Sinos (Unisinos). Tutora da Residência Multiprofissional da Escola de Saúde Pública da Secretaria Estadual de Saúde do Rio Grande do Sul (ESP/SES/RS). Doutora em Ciências Pneumológicas. Especialista em Gestão em Saúde e em Saúde Pública.

Virginia Leismann Moretto

Professora Associada do Departamento de Enfermagem Materno-Infantil da Escola de Enfermagem da Universidade Federal do Rio Grande do Sul (UFRGS). Presidente da Associação Brasileira de Obstetrizes e Enfermeiros Obstetras (Abenfo) do Rio Grande do Sul. Doutora em Enfermagem pela UFRGS. Membro da Câmara Técnica de Saúde da Mulher do Conselho Regional de Enfermagem do Rio Grande do Sul (Coren-RS).

Viviane Gonçalves Barroso

Enfermeira. Gerente de Divisão da Caixa de Assistência dos Funcionários do Banco do Brasil (CASSI) em Minas Gerais. Membro do Colégio Brasileiro de Medicina do Estilo de Vida (CBMEV). Doutora em Enfermagem pela Universidade Federal de Minas Gerais (UFMG). Mestre em Ciências Sociais pela Pontifícia Universidade Católica de Minas Gerais (PUC-MG). Especialista em Saúde do Trabalhador, Atendimento Sistêmico à Saúde, Formação Pedagógica em Educação Profissional e Gestão de Saúde.

Dedicatória

Este livro foi um sonho... pensado e materializado por enfermeiros que desejam apoiar colegas enfermeiros que atuam em Serviços de Atenção Primária à Saúde (APS). Por isso, dedicamos esta obra aos nossos colegas de profissão.

Dedicamos este livro a todos que lutaram pelos direitos constitucionais à saúde no Brasil e pela defesa do Sistema Único de Saúde (SUS), pois a construção desse Sistema consolidou iniciativas, sejam elas chamadas de Atenção Básica ou de Estratégia de Saúde da Família (ESF), as quais ampliaram o acesso da população aos serviços de saúde, além de muito valorizar o trabalho do enfermeiro ao oportunizar a atuação em serviços de APS no País, inclusive no setor privado.

Dedicamos este livro a todas as instituições nas quais trabalhamos, assistindo pessoas, famílias e comunidades, apoiando a gestão dos serviços, estudando, ensinando, aprendendo e compartilhando informações e vivências com enfermeiros e profissionais de outras áreas, que constituíram equipes multiprofissionais, que consideramos fundamentais para um cuidado integral à saúde da população.

Dedicamos este livro às pessoas, famílias e comunidades brasileiras, foco do nosso cuidado em saúde e motivo da nossa existência profissional.

Dedicamos este livro, de forma especial, aos nossos familiares, que nos apoiaram, nutriram e fortaleceram e para quem, além de nossas vidas, dedicamos também este sonho realizado.

Agradecimentos

Escrever um livro exige tempo, muita dedicação e determinação; além disso, precisamos de muita ajuda para realizá-lo.

Para fazer um livro sobre o trabalho de enfermeiros da Atenção Primária à Saúde (APS) e para enfermeiros da APS, várias foram as fontes de inspiração e de ajuda durante o processo de escrita. Nossa gratidão a todas essas fontes de inspiração (vivências profissionais, livros, artigos, diálogo com colegas, cursos, entre outras) e de apoio que nos permitiram escrever este livro e chegar à sua conclusão e publicação.

Muitas pessoas, ao tomarem conhecimento da ideia deste livro, nos apoiaram e incentivaram. Algumas delas, inclusive, contribuíram efetivamente com a produção de textos para capítulos que hoje constituem a obra de forma qualificada. Entretanto, nomear pessoas aqui não será possível, sob o risco de produzir uma extensa lista de agradecimentos ou de, no estresse final desta construção, deixar de citar o nome de alguém. Por isso, agradecemos de forma anônima, mas com profunda gratidão, a todos que conversaram conosco sobre o projeto do livro, opinaram, criticaram, estimularam e, em especial, aos(as) 41 colaboradores(as) que participaram escrevendo os capítulos, pois sem o apoio de cada um(a) certamente não teria sido possível tornar este sonho realidade.

Agradecemos às diversas instituições que nos acolheram durante a nossa trajetória profissional, pois as vivências profissionais e de formação oportunizadas foram fonte de grande aprendizado e ajudaram a constituir o arsenal de conhecimento que hoje buscamos compartilhar.

Somos também agradecidas às pessoas, famílias e comunidades para as quais dedicamos cuidados durante a nossa trajetória profissional. Seus ensinamentos foram fundamentais para que o nosso conhecimento teórico adquirido em formação acadêmica pudesse evoluir para uma prática comprometida em corresponder às necessidades apresentadas pela vida real.

Por fim, mas não menos importante, nossa gratidão aos nossos familiares, que ofereceram apoio moral e abriram mão de momentos de convívio para que este livro pudesse existir. Fica aqui o registro de um agradecimento especial: saibam que vocês são a nossa motivação para trabalhar continuamente na busca da realização de sonhos.

Prefácio

Considero que a produção de conhecimentos em Enfermagem pressupõe que as teorias, os conceitos e as bases teórico-conceituais que a orientam dialoguem e façam conexões com a prática profissional. Essa ideia se baseia no pressuposto de que a teoria e a prática são dimensões da ciência. A Enfermagem, como corpo de conhecimentos específicos, afirma-se como ciência humana com um forte componente de ação, sendo orientada para a prática.

Nesse sentido, fiquei bastante contente ao ser convidada para prefaciar a segunda edição do livro *Atuação do Enfermeiro na Atenção Primária à Saúde*, já que é uma obra preocupada, desde sua origem, com os princípios e com as práticas realizadas por enfermeiros na Atenção Primária à Saúde (APS). É uma construção coletiva, orientada pelas necessidades identificadas nos territórios, trazidas pelas populações e pelos profissionais de saúde, o que pressupõe uma produção de conhecimentos em saúde baseada na(s) prática(s) e sustentada pelas evidências científicas. Além disso, ele reafirma a importância da APS como ordenadora da atenção à saúde no Sistema Único de Saúde (SUS) e até mesmo no subsistema privado de saúde que avança na implementação de serviços de APS.

O trabalho realizado de modo cuidadoso, por quarenta e dois enfermeiros dos municípios de Belo Horizonte, Florianópolis, Gravataí, Macaé, Pelotas, Porto Alegre, Santa Maria, São Leopoldo, Sapucaia do Sul e do Distrito Federal, vinculados à assistência e/ou à gestão de onze serviços da APS e a oito Universidades, com a contribuição de duas nutricionistas, atualiza e demonstra a articulação teórico-prática dos conteúdos necessários às práticas desenvolvidas por enfermeiros na APS, na perspectiva tanto da assistência e da gestão quanto da formação e da educação permanente.

O livro abarca os princípios e atributos da Atenção Primária, considerando a Política Nacional de Atenção Básica no Brasil (PNAB), os modelos de atenção à saúde, as Redes de Atenção à Saúde (RAS), as linhas de cuidado e a organização de protocolos assistenciais para o atendimento das necessidades em saúde da população. Aborda a aplicação do Processo de Enfermagem como fundamento para o cuidado em APS e o uso de sistemas de linguagem padronizados nesse nível de atenção à saúde. São discutidas as dimensões que envolvem o processo de trabalho desenvolvido por enfermeiros na APS – considerando as necessidades das populações, os contextos em que se inserem e as práticas de assistência, gestão, pesquisa, ensino e atuação comunitária.

Além de abordar as especificidades presentes no dia a dia da atenção à saúde de pessoas, famílias e comunidades inerentes à APS, aborda temas mais recentes e ainda em discussão no âmbito acadêmico, como: atuação do enfermeiro no contexto de pandemias no âmbito da APS, atuação do enfermeiro na Saúde Digital e a prática da Telenfermagem na APS, entre outros.

Foi um prazer aprender com os debates trazidos nos capítulos deste livro que reafirma a centralidade da Enfermagem na APS para a reconstrução do SUS, além de indicar a diversidade e os desafios presentes na APS. É uma obra que poderá apoiar a prática cotidiana dos enfermeiros e, ao mesmo tempo, dialogar com as mudanças, revisões e/ou atualizações que possam ocorrer na política nacional de saúde, voltada para a APS.

Por uma Enfermagem forte na APS para fortalecer o cuidado integral, com equidade e resolutividade para todos!

Sonia Acioli

Enfermeira. Professora Associada do Departamento de Enfermagem em Saúde Pública e Professora Permanente do Programa de Pós-Graduação da Faculdade de Enfermagem da Universidade do Estado do Rio de Janeiro (UERJ). Coordenadora do Departamento de Enfermagem na Atenção Básica da Associação Brasileira de Enfermagem (ABEn) Nacional.

Apresentação da Segunda Edição do Livro

A publicação da primeira edição de *Atuação do Enfermeiro na Atenção Primária à Saúde* foi a materialização do sonho de disponibilizar para os enfermeiros uma literatura específica na área de Atenção Primária à Saúde (APS). Idealizada e construída por enfermeiros, a obra é destinada a apoiar os colegas que atuam nas unidades de APS, que realizam especialização nessa área e, também, docentes e discentes dos cursos de graduação em Enfermagem, na sua jornada cotidiana de ensino, pesquisa e prestação de cuidados para pessoas, famílias e comunidades.

A publicação também foi um ato de coragem: a coragem de ser imperfeito. Brené Brown, em determinado trecho do seu livro "A coragem de ser imperfeito", refere que "o livro imperfeito que é publicado é melhor do que o livro perfeito que não sai do computador". A autora, que realiza pesquisas sobre vulnerabilidade, medo e insegurança, percebeu o quanto a ânsia perfeccionista pode impedir uma realização, pela crença de que algo nunca estará bom o suficiente e pronto para seguir em frente e cumprir uma missão ou alcançar um objetivo.

Foi a escassez de literatura no Brasil que reunisse em uma única obra as questões teóricas e práticas relacionadas ao processo de trabalho do enfermeiro na APS que encorajou as autoras a produzir, na primeira edição, um material com potencial para influenciar a reflexão sobre o trabalho do enfermeiro em serviços de APS, nas universidades e em Programas de Residência de Enfermagem em Saúde da Família e Comunidade, contribuindo na formação e na educação permanente dos enfermeiros que atuam na Rede Pública, bem como em outros serviços de saúde implantados por instituições privadas e no âmbito da Saúde Suplementar, cujo modelo de atenção busca implementar a APS.

O conhecimento dos destinos que a primeira edição, mesmo imperfeita, recebeu em diferentes lugares do País (como o uso efetivo por enfermeiros para apoiar suas práticas dos serviços de saúde, adoção como livro-texto em disciplinas de cursos de graduação, tornar-se referência para processos seletivos de programas de especialização de enfermeiros na área de APS) proporcionou às autoras a consciência de que os objetivos da obra de contribuir para a qualificação e de apoiar a prática profissional dos enfermeiros na APS (algo de muita responsabilidade) haviam sido, de certa forma, alcançados. Tendo em vista que a primeira edição do livro se esgotou para a comercialização, entendemos que era chegada a hora de aprimorar e renovar esta publicação, dando continuidade ao compromisso e à responsabilidade assumidos.

A primeira edição tornou-se, realmente, um legado imaterial sobre a atuação dos enfermeiros na APS do Brasil, na busca do reconhecimento da importância do trabalho realizado no Sistema de Saúde. Portanto, esta segunda edição busca revisitar e ampliar as questões teórico-práticas relativas à atuação dos enfermeiros nos Serviços de APS, atualizando os conteúdos à luz do conhecimento científico, da realidade epidemiológica e das necessidades em saúde da população. A atualização contínua é essencial para manter a atenção à saúde da população efetiva e qualificada.

Nesta segunda edição, mantivemos a divisão do livro em duas partes.

A primeira, "Princípios para o Trabalho do Enfermeiro na Atenção Primária à Saúde", é composta por quatorze capítulos e contempla as bases conceituais e operacionais para o trabalho do enfermeiro nessa área.

O Capítulo 1 apresenta as diretrizes para o trabalho do enfermeiro na APS, entre elas os princípios e atributos da atenção primária, a política de atenção básica no Brasil, os modelos de atenção à saúde, as linhas de cuidado, as Redes de Atenção à Saúde (RAS), a organização de protocolos assistenciais para o atendimento das necessidades em saúde da população e a prescrição de medicamentos.

O Capítulo 2 aborda a família como unidade de cuidado na APS, o conceito de família, os instrumentos utilizados para o diagnóstico do contexto familiar, as ferramentas que visam estreitar as relações entre os profissionais e as famílias, promovendo uma compreensão mais aprofundada do funcionamento do sistema familiar, do indivíduo nele inserido e de suas interações.

O Capítulo 3 discorre sobre o Processo de Enfermagem como fundamento para o cuidado na APS associado aos sistemas de linguagem padronizada, como a taxonomia de Diagnósticos de Enfermagem (DE) da Classificação Internacional para a Prática de Enfermagem (CIPE®), a NANDA Internacional (NANDA-I), a Classificação de Intervenção de Enfermagem (NIC) e a Classificação de Resultados de Enfermagem (NOC), aplicados à Consulta de Enfermagem (CE).

O Capítulo 4 disserta sobre as dimensões do processo de trabalho do enfermeiro na APS e a diversidade de escopos de atuação nas diferentes regiões do Brasil. As dimensões servem de base para caracterizar algumas das atividades realizadas pelos enfermeiros na APS, no cuidado da saúde de indivíduos, famílias e comunidade, as quais envolvem, entre outras, as práticas de assistência, gestão, pesquisa, ensino e atuação comunitária.

O Capítulo 5 discute a Prática Baseada em Evidências (PBE) no contexto de trabalho da enfermagem da APS, com o objetivo de contribuir para o pensamento crítico e o uso das evidências no cotidiano. Os conteúdos servem de base para orientar a prática dos enfermeiros na utilização de conhecimentos atualizados e das melhores evidências produzidas pela ciência para a efetividade do cuidado da saúde de indivíduos, famílias e comunidades.

O Capítulo 6 trata da atuação do enfermeiro no contexto de pandemias no âmbito da APS, com enfoque nas ações de gestão, assistência à saúde e nos desafios vivenciados no cotidiano das Unidades de Saúde (US). O objetivo é contribuir para o pensamento crítico frente a situações que exigem readequações imediatas no processo de trabalho da equipe de saúde, visando garantir o cuidado da saúde da população com qualidade.

O Capítulo 7 fornece subsídios para os enfermeiros atuarem nas ações de educação em saúde, promoção de saúde e prevenção de doenças ofertadas na APS. Abordam-se os contextos históricos e conceituais, as ações prioritárias, a composição e o arcabouço das políticas públicas de saúde, desenhadas pela Política Nacional de Educação Popular e pela Política Nacional de Promoção da Saúde.

O Capítulo 8 apresenta uma revisão dos aspectos conceituais, metodológicos e práticos sobre o tema da Saúde Digital e a prática da Telenfermagem na APS, com o objetivo de oferecer subsídios para a atuação profissional do enfermeiro. A Saúde Digital é uma realidade irrevogável, e a enfermagem possui ampla condição de atuar e inovar nessa modalidade de assistência que não dispensa os preceitos éticos profissionais já estabelecidos, mas que demanda conhecimento e habilidades específicas relacionadas à comunicação e às tecnologias.

O Capítulo 9 contém informações sobre a Atenção Domiciliar (AD) enquanto modalidade de atenção à saúde, caracterizada por um conjunto de ações de promoção da saúde, prevenção, tratamento e reabilitação em domicílio, com garantia de cuidado, integrada às RAS. Aborda o Processo de Enfermagem na AD, destacando a importância das ações do enfermeiro na avaliação da realidade domiciliar do usuário em AD, da sua família e do cuidador.

O Capítulo 10 realiza uma revisão dos aspectos conceituais e metodológicos sobre a Vigilância da Saúde na APS, enquanto modelo assistencial, com o objetivo de oferecer subsídios para a atuação do enfermeiro e contribuir na consolidação da atenção integral à saúde.

O Capítulo 11 apresenta o conceito de condições agudas e crônicas de saúde, Doenças Crônicas não Transmissíveis (DCNT) e do Modelo de Atenção às Condições Crônicas (MACC). Destaca a necessidade de implementar um modelo de atenção à saúde alternativo, capaz de produzir as mudanças necessárias na forma de organizar a atenção à saúde da população, com vistas a garantir eficácia no cuidado das condições crônicas.

O Capítulo 12 aborda os conceitos de motivação, mudança, autocuidado, terapia cognitivo-comportamental, modelo transteórico e entrevista motivacional. O objetivo é instrumentalizar o enfermeiro para o exercício das ações educativas com adultos e idosos, na APS, voltadas para a motivação do autocuidado e a promoção de mudanças no estilo de vida para manutenção ou melhoria da qualidade de vida com autonomia.

O Capítulo 13 explana sobre a Saúde Suplementar do Brasil, abordando como o setor se organiza, o modelo de atenção predominante, os movimentos de reorganização do modelo assistencial, a APS na Saúde Suplementar e o enfermeiro inserido nesse contexto, entre outros temas. Os conteúdos visam proporcionar ao enfermeiro o conhecimento de como esse mercado se ordena, considerando que, cada vez mais, o segmento está contratando profissionais de APS.

O Capítulo 14 sintetiza os principais conceitos sobre gerenciamento, gestão da saúde e gestão do cuidado na APS e sua relação com as atividades do enfermeiro. Aponta os principais aspectos relativos às habilidades necessárias para a atuação do enfermeiro nesse cenário e os principais desafios enfrentados, buscando ampliar a aproximação com o tema.

A segunda parte do livro, *Atuação do Enfermeiro na Atenção Primária à Saúde*, tem dezessete capítulos, que abordam a prática do enfermeiro e sistematizam a aplicação do arcabouço teórico, exemplificando, por meio de relatos de experiência, a aplicação do Processo de Enfermagem no cotidiano de trabalho. Apresentam-se sugestões de fluxogramas e protocolos assistenciais aplicáveis ao contexto do trabalho do enfermeiro, ferramentas e recursos para apoiar a prática no cotidiano, constituindo-se em um referencial teórico para o trabalho em APS. A estrutura textual dessa parte do livro conduz ao raciocínio clínico da Consulta de Enfermagem, necessário para planejar o cuidado de enfermagem capaz de atender às necessidades em saúde das pessoas, além de suscitar a discussão das melhores condutas com base na literatura e na experiência, nessa área, das organizadoras e dos colaboradores do livro.

O Capítulo 15 oferece subsídios para o enfermeiro realizar o acolhimento da população e a organização dos serviços no contexto da APS, na perspectiva de contribuir para a melhoria do acesso e da assistência à saúde da população. Contém informações que subsidiam a realização do Processo de Enfermagem no acolhimento em serviços de APS orientado pela integralidade e para um exercício profissional que proporcione benefícios à saúde das pessoas que demandam espontaneamente os serviços de APS.

O Capítulo 16 fornece informações sobre os imunobiológicos e como eles funcionam no organismo. Enfatiza o trabalho da enfermagem na imunização da população, em especial as ações do enfermeiro, considerando a importância da vacinação para o controle e a erradicação de doenças.

O Capítulo 17 expõe as possibilidades de atuação do enfermeiro na atenção à saúde da criança na primeira infância, na APS, com o objetivo de subsidiá-lo para a aplicação do Processo de Enfermagem, especialmente nas Consultas de Enfermagem, para prevenção de agravos, promoção e monitoramento das condições de saúde das crianças.

O Capítulo 18 discorre sobre a Consulta de Enfermagem na saúde da mulher, na APS, frente à prevenção dos cânceres de mama e de colo do útero. Traz uma revisão sobre os principais fatores de risco para os dois tipos de câncer, recomendações para o rastreamento e subsídios para os enfermeiros realizarem o Processo de Enfermagem durante a consulta direcionada ao rastreamento de ambos.

O Capítulo 19 apresenta uma revisão sobre os direitos sexuais e reprodutivos, abordando a legislação brasileira sobre o tema, os critérios de elegibilidade para a escolha de métodos anticoncepcionais disponíveis na Relação Nacional de Medicamentos Essenciais e os subsídios para os enfermeiros realizarem o Processo de Enfermagem durante a consulta direcionada às questões de saúde sexual e planejamento reprodutivo.

O Capítulo 20 trata da atuação do enfermeiro na atenção pré-natal e puerperal, na APS, com o objetivo de auxiliar o profissional a imprimir elevada qualidade na assistência. Apresenta questões relativas aos instrumentos de inovação tecnológica para aproximar a mulher e sua família do planejamento e da execução dos cuidados, como a preparação de um plano de parto desde o início da gestação.

O Capítulo 21 apresenta as possibilidades de atuação dos enfermeiros na saúde do homem, no contexto da APS, com o objetivo de ampliar o conhecimento sobre as características relacionadas à saúde desse grupo populacional. Discute a oferta de serviços voltados para a população masculina, fornece informações para a Consulta de Enfermagem, para o estímulo à realização dos exames de prevenção e para as atividades de promoção da saúde que visam estimular a adesão às ações que podem aumentar seu nível de saúde.

O Capítulo 22 contextualiza o processo de envelhecimento e as políticas públicas, destacando conceitos importantes na atenção à saúde da pessoa idosa, como independência, autonomia, capacidade funcional, fragilidade e as síndromes geriátricas. Aborda as modalidades de cuidado do enfermeiro em APS para idosos por meio de Consulta de Enfermagem, visita domiciliar e grupos.

O Capítulo 23 promove uma reflexão sobre as possibilidades de atuação do enfermeiro no cuidado em saúde mental, em serviços de APS, de forma articulada com a Rede de Atenção Psicossocial (RAPS) do Sistema Único de Saúde (SUS). Destaca-se a importância do acolhimento das demandas em saúde mental e da condução do cuidado de forma articulada às demais necessidades em saúde, com o objetivo de promover a atenção integral.

O Capítulo 24 discorre sobre a hipertensão arterial sistêmica (HAS), sua classificação, seu diagnóstico, seu tratamento e as ações do enfermeiro para o cuidado de pessoas com essa condição crônica de saúde ou em risco de desenvolvê-la. O enfoque é a atuação por meio de Consultas de Enfermagem para o rastreamento da HAS, o diagnóstico e o manejo precoce de pessoas com pressão arterial limítrofe e o cuidado de pessoas com HAS.

O Capítulo 25 apresenta o que é diabetes *mellitus* (DM), sua classificação, seu diagnóstico e seu tratamento. Discute a Consulta de Enfermagem para o cuidado de pessoas com DM tipo 2 ou em risco de desenvolvê-lo. O enfoque é na avaliação clínica da população atendida em serviços de APS para: o diagnóstico e o manejo precoce da glicemia de jejum alterada ou tolerância diminuída à glicose; e a detecção e o acompanhamento do DM tipo 2.

O Capítulo 26 aborda o cuidado dos pés de pessoas com diabetes *mellitus* (DM), sob a perspectiva do cuidado integral na APS, com os objetivos de: discutir as competências necessárias para o enfermeiro avaliar os pés de pessoas com DM; contribuir com a reflexão sobre o processo de trabalho do enfermeiro, como membro da equipe de saúde, no rastreamento de polineuropatia diabética e da doença arterial periférica; e instrumentalizar os enfermeiros para o uso das tecnologias disponíveis para a realização dos testes recomendados.

O Capítulo 27 discute os aspectos relacionados ao sobrepeso e à obesidade em adultos e idosos, bem como as ações que podem ser desenvolvidas pelo enfermeiro na APS para prevenção, promoção e educação em saúde das pessoas que enfrentam esse problema. Destaca-se o papel do enfermeiro na detecção precoce do excesso de peso e das alterações no padrão e no comportamento alimentar dos indivíduos, com base em um olhar amplo e uma escuta sensível.

O Capítulo 28 trata do tabagismo enquanto problema de Saúde Pública e uma condição sensível à APS, com o objetivo de instrumentalizar os enfermeiros a trabalharem na Consulta de Enfermagem e em atividades educativas grupais com a população para o incentivo à cessação do uso do tabaco, bem como para a prevenção da sua iniciação.

O Capítulo 29 aborda a anatomia e a fisiologia da pele, o cuidado às pessoas com lesões de pele e o processo de reparação tecidual. O objetivo é instrumentalizar os enfermeiros da APS para o cuidado resolutivo às pessoas com essas lesões ou em risco de desenvolvê-las, utilizando o Processo de Enfermagem.

O Capítulo 30 sintetiza informações sobre a infecção pelo vírus da imunodeficiência humana (HIV), da sífilis, das hepatites B e C e a testagem rápida para essas infecções. Discorre sobre transmissão, prevenção, tratamento e condutas recomendadas para essas doenças, no contexto da APS, para que o enfermeiro possa qualificar a prática profissional, ter mais assertividade nos Diagnósticos de Enfermagem e nas ações de saúde, objetivando ampliar a prevenção e a recuperação da saúde das pessoas com diagnóstico confirmado de infecções sexualmente transmissíveis (IST).

O Capítulo 31 desenvolve as possibilidades de atuação do enfermeiro, junto às equipes de APS, na atenção às pessoas com tuberculose (TB), àquelas em risco de desenvolver a doença, bem como aos familiares e contatos dos portadores da doença. O objetivo é instrumentalizar os enfermeiros da APS para aplicar o Processo de Enfermagem no contexto da atenção às pessoas com sintomas respiratórios, com diagnóstico de TB, que tiveram contato com a doença e em tratamento da infecção latente da TB.

Destaca-se que, assim como na primeira edição, as autoras não pretendem esgotar nenhuma das temáticas apresentadas nesta segunda edição, nem o rol completo de possibilidades de atuação do enfermeiro na APS. Temas prioritários para a atuação do enfermeiro na APS nos dias atuais foram elencados pelas organizadoras e desenvolvidos nos 31 Capítulos, contudo, avanços serão sempre necessários para qualificação das práticas profissionais, como a pandemia da Covid-19 nos mostrou. Existem outros temas que também fazem parte do trabalho dos enfermeiros na APS e não puderam ser tratados nesta edição, com certeza, precisaremos no futuro voltar nosso olhar sobre eles, problematizá-los e discutir possibilidades de atuação do enfermeiro para cada um deles.

Permanecemos disponíveis para debater com as pessoas interessadas as ideias aqui apresentadas, que são uma maneira de visualizar o Processo de Enfermagem aplicado à APS, pois acreditamos que sempre teremos questões para aprimorar nossas práticas, discutir, aprender e escrever sobre essa temática em futuras edições.

É importante reafirmar que a enfermagem na APS é um campo jovem e promissor, que busca se aperfeiçoar sempre para desenvolver todo o seu potencial. Esperamos que os conteúdos desta publicação possam oferecer uma leitura produtiva e prazerosa aos profissionais de enfermagem.

Sumário

PARTE 1

Princípios para o Trabalho do Enfermeiro na Atenção Primária à Saúde

1

Diretrizes[a] para o Trabalho dos Enfermeiros[b] na Atenção Primária à Saúde

Sandra Rejane Soares Ferreira
Lisiane Andréia Devinar Périco
Vilma Regina Freitas Gonçalves Dias

O que há neste capítulo?

Neste capítulo são abordados alguns conteúdos considerados essenciais para a prática dos enfermeiros que atuam em serviços de Atenção Primária à Saúde (APS), entre eles os princípios e atributos da APS, a política de atenção básica no Brasil, os modelos de atenção à saúde, as redes de atenção à saúde, as linhas de cuidado e a organização de protocolos assistenciais para o atendimento das necessidades em saúde da população. O objetivo é contribuir para o pensamento crítico sobre o contexto do trabalho dos enfermeiros que atuam na APS. Esses conteúdos servem de base para a prática dos enfermeiros e a efetividade do processo de trabalho em equipe para o cuidado da saúde de indivíduos, famílias e comunidades.

Introdução

A enfermagem engloba os cuidados, autônomos e em colaboração, que são prestados às pessoas de todas as idades, famílias, grupos e comunidades, sadios ou doentes, em todos os contextos, e inclui a promoção da saúde, a prevenção de doenças e o cuidado das pessoas doentes, visando sua recuperação. As funções essenciais de enfermagem no cuidado em saúde são a defesa e a promoção de um ambiente seguro de cuidado, a pesquisa, a participação na política de saúde e na gestão das pessoas e dos sistemas de saúde e de ensino.[1]

---

[a] **Diretrizes:** são orientações ou linhas que definem ou determinam um traçado ou um caminho a seguir; guias, linhas gerais de um plano ou projeto; maneira de se proceder ou se portar. São instruções ou indicações para se estabelecer a direção e o modo pelo qual vamos conduzir nosso processo de trabalho.

[b] **Enfermeiro:** o uso do substantivo "enfermeiro", no masculino, apenas segue a norma da língua portuguesa; não estamos desconsiderando o fato de esta ser uma profissão majoritariamente feminina.

No Brasil, o trabalho do enfermeiro na Atenção Primária à Saúde (APS), por meio da Estratégia de Saúde da Família (ESF), tem sido de extrema relevância para a construção da integralidade da atenção à saúde das pessoas, famílias e comunidades, bem como para a elevação do nível de saúde delas.

De acordo com Almeida e Rocha, a enfermagem é uma prática profissional socialmente relevante, historicamente determinada, e faz parte de um processo coletivo de trabalho com a finalidade de produzir ações de saúde por meio de um saber específico, articulado com os demais membros da equipe no contexto político social do setor da saúde.[2] Portanto, a prática da enfermagem nas Unidades de Saúde(US) vem se constituindo como um instrumento de mudanças na APS do País e busca contribuir para a construção de um novo modelo assistencial que não está centrado na clínica e na cura, mas, sobretudo, na pessoa, na integralidade do cuidado, na intervenção frente a fatores de risco,na prevenção de doenças e na promoção da saúde e da qualidade de vida.

O Ministério da Saúde (MS), por meio da Portaria n. 2.436/2017,[3] aprova a Política Nacional de Atenção Básica (PNAB), que considera equivalentes os termos "Atenção Básica" e "Atenção Primária à Saúde", utilizados no Brasil, quando houver implantação, nas Unidades de Saúde Tradicionais (UST), Unidades Básicas de Saúde (UBS) ou novas Unidades da Estratégia de Saúde da Família (ESF), dos fundamentos e diretrizes previstos internacionalmente na definição da APS. Neste livro, optou-se por utilizar em todos os capítulos a terminologia APS.

No Brasil, o trabalho dos enfermeiros na APS tem trazido ampla contribuição na construção de uma nova identidade no Sistema Único de Saúde (SUS) e, aos poucos, na Saúde Suplementar (ver Capítulo 13 – A Atenção Primária à Saúde na Saúde Suplementar e o Enfermeiro), pois vem se diversificando em atividades assistenciais, de gestão, de ensino e de pesquisa. Os enfermeiros estão presentes praticamente em todos os momentos assistenciais no contato entre a população e os serviços de saúde (acolhimento, Consulta de Enfermagem (CE), imunizações, educação em saúde, ações no território, vigilância em saúde, entre outros). Na gestão de serviços, atuam na liderança das equipes de saúde ou como gestores municipais, estaduais, entre outros, e com forte compromisso na concretização dos princípios do SUS. A partir das especificidades da própria profissão, a maioria dos enfermeiros apresenta como perfil o olhar macro para os processos de trabalho, com destaque para a humanização da atenção e para o trabalho multidisciplinar. No ensino, o processo de trabalho deles envolve atividades acadêmicas de graduação e de pós-graduação, atuação na formação de novos profissionais de enfermagem e participação na formação de outros profissionais da área da saúde. Também implementam ações de educação em saúde, com vistas ao empoderamento das pessoas/comunidades para a elevação do nível de saúde e da qualidade de vida da população. No campo da pesquisa, inserem-se objetivando responder a problemas oriundos do cotidiano profissional ou relativos à construção/aplicação de teorias que conformam uma profissão cada vez mais orientada a dar respostas aos problemas identificados na realidade de saúde observada.[4]

Princípios[c] e Atributos da Atenção Primária à Saúde

A Declaração de Alma-Ata sobre Atenção Primária à Saúde, em 1978, definiu cuidados de saúde primários como:

---

[c] **Princípio:** Começo, origem, fonte. Regras fundamentais admitidas como base de uma ciência, de uma arte. São os valores mais caros e inarredáveis de determinada pessoa ou de determinada proposta.

> "cuidados essenciais de saúde baseados em métodos e tecnologias práticas, cientificamente bem fundamentadas e socialmente aceitáveis, colocadas ao alcance de todos os indivíduos e famílias da comunidade, mediante a sua plena participação, e a um custo que a comunidade e o País possam manter em cada fase do seu desenvolvimento, com o espírito de autoconfiança e autodeterminação.[5] Fazem parte do sistema de saúde do País e representam o primeiro nível de contato dos indivíduos, da família e da comunidade, com o sistema nacional de saúde, devendo ser levados o mais próximo possível dos lugares onde as pessoas vivem e trabalham, e constituem o primeiro elemento de um processo continuado de assistência à saúde".[5]

Segundo Starfield,[6] a APS é o nível de atenção que oferece a entrada no sistema de saúde para todas as novas necessidades e problemas, fornece atenção sobre a pessoa (não direcionada para a enfermidade) no decorrer do tempo, fornece atenção para todas as condições, exceto as muito incomuns ou raras, e coordena ou integra a atenção fornecida em outro lugar por terceiros. A APS também compartilha características com outros níveis do sistema de saúde:

> "responsabilidade pelo acesso, qualidade e custos; atenção à prevenção, bem como tratamento e reabilitação; trabalho em equipe. A APS aborda os problemas mais comuns na comunidade, oferecendo serviços de prevenção, cura e reabilitação para maximizar a saúde e o bem-estar. Ela integra a atenção quando há mais de um problema de saúde e lida com o contexto no qual a doença existe e influencia a resposta das pessoas a seus problemas de saúde. É a atenção que organiza e racionaliza o uso de todos os recursos, tantos básicos como especializados, direcionados para promoção, manutenção e melhoria da saúde".[6]

Para Starfield,[6] os quatro atributos essenciais da APS são caracterizados como:

- **Acessibilidade e primeiro contato:** referem-se à capacidade do serviço (característica estrutural ou de capacidade da atenção) de se organizar de modo a facilitar o acesso das pessoas para o atendimento das suas necessidades em saúde e de ser referência para as pessoas em suas diversas necessidades de atenção à saúde (utilização desses serviços quando surge uma necessidade).[6]
- **Longitudinalidade:** existência de uma fonte contínua de atenção, assim como sua utilização ao longo do tempo. A relação entre a população e sua fonte de atenção deve se refletir em uma relação interpessoal intensa que expresse a confiança mútua entre os usuários e os profissionais de saúde.[6]
- **Integralidade:** exige que o serviço da APS reconheça, adequadamente, a variedade completa de necessidades relacionadas à saúde das pessoas sob sua responsabilidade e disponibilize os recursos para abordá-las. Embora algumas ações não possam ser oferecidas dentro das unidades de APS, as ações da equipe incluem os encaminhamentos para serviços especializados, hospitais, entre outros.[6]
- **Coordenação da atenção:** pressupõe alguma forma de continuidade, seja por parte do atendimento pelo mesmo profissional, seja por meio dos prontuários dos usuários, ou ambos, além do reconhecimento de problemas abordados em outros serviços e a integração desse cuidado no cuidado global recebido pela pessoa. O provedor de atenção primária deve ser capaz de integrar todos os cuidados que a pessoa recebe por meio da coordenação entre os serviços. Coordenar a atenção exige da equipe de saúde articulação com os demais níveis de atenção (vertical) e entre os diferentes profissionais dos serviços do mesmo nível de atenção (horizontal).[6]

Destacam-se, também, os atributos derivados da APS, os quais são importantes para a efetividade do processo de trabalho da equipe de saúde e a qualificação das ações desenvolvidas, pois aumentam o poder de interação com usuários e comunidades. São eles:[7]

- **Atenção à saúde centrada na família (orientação familiar):** a equipe deve considerar, na avaliação das necessidades individuais para a atenção integral, o contexto familiar e seu potencial de cuidado e, também, de ameaça à saúde, incluindo o uso de ferramentas de abordagem familiar.[7]
- **Orientação comunitária:** é o reconhecimento por parte do serviço de saúde das necessidades em saúde da comunidade por meio de dados epidemiológicos e do contato direto com a comunidade; envolve sua relação com ela, assim como o planejamento e a avaliação conjunta dos serviços.[7]
- **Competência cultural:** é a adaptação da equipe e profissionais de saúde às características culturais especiais da população para facilitar a relação e a comunicação com ela.[7]

Os serviços de APS, por se localizarem perto de onde as pessoas vivem, propõem-se a construir um vínculo com os indivíduos, famílias e comunidade para prestar atenção de acordo com suas necessidades. O vínculo é considerado uma dimensão fundamental da APS e pressupõe:

a) identificação/reconhecimento da US como fonte regular de cuidados pela população para a maioria das suas necessidades de saúde (acesso – porta de entrada);
b) relação interpessoal entre profissionais da equipe e usuários do serviço;
c) continuidade da atenção, isto é, que os usuários/comunidade façam uso do serviço ao longo de suas vidas (longitudinalidade).[8]

A relação longitudinal de indivíduos/família e comunidade com aqueles que cuidam deles transcende a atenção aos episódios de doença e inclui responsabilidade pela prevenção e coordenação do cuidado. O tempo permite aos profissionais conhecer os usuários do serviço e vice-versa, o que promove uma relação humanizada, atenção mais integral e fortalecimento do vínculo.[8-10]

A definição de vínculo nos reporta a algo que liga as pessoas, indica interdependência; compromissos dos profissionais com os usuários e vice-versa. A formação de vínculo envolve confiança e responsabilidade de ambas as partes. A vinculação da população com a US requer o estabelecimento de laços interpessoais que reflitam a cooperação mútua entre as pessoas da comunidade e os profissionais de saúde.[9,10]

O vínculo longitudinal, considerado característica central da APS, está relacionado a resultados positivos na qualidade dos serviços de saúde, como diminuição de internações por condições sensíveis de tratamento em serviços de APS, melhor aceitação de cuidados educativos e preventivos, menores custos e maior satisfação do usuário. Esses resultados justificam que muitos gestores, profissionais e população queriam alcançar essa dimensão na organização da APS, a partir da reorientação do modelo assistencial brasileiro vigente.[8,9]

É importante que a US crie dispositivos organizacionais que facilitem o seguimento horizontal, a definição clara de papéis e a responsabilidade clínica, porque esses dispositivos poderão facilitar o acesso e, por meio deste, efetivar o vínculo com a população.[9] Para o fortalecimento do vínculo, é importante ouvir dos membros da comunidade o que eles esperam do serviço de saúde e da equipe; isso requer, em primeiro plano, a disponibilidade para a adequação do serviço em acordo com as necessidades da população local. É importante identificar se eles conhecem os diferentes profissionais que atuam na US e qual o papel de cada um, se estão satisfeitos com a atenção prestada e com a forma de acesso.[8,9]

Sistemas de Atenção à Saúde

Os sistemas de atenção à saúde são definidos como o conjunto de atividades cujo propósito é promover, restaurar e manter a saúde de uma população; portanto, são respostas sociais, organizadas deliberadamente, para responder às necessidades, demandas e representações das populações, em determinada sociedade e em certo tempo e lugar.[11]

De acordo com Mendes,[11] os sistemas de atenção à saúde apresentam os seguintes objetivos:

a) alcance de um nível ótimo de saúde, distribuído de maneira equitativa;
b) garantia de uma proteção adequada contra os riscos para todos os cidadãos;
c) acolhimento humanizado de todos os cidadãos;
d) garantia da prestação de serviços efetivos e de qualidade;
e) garantia da prestação de serviços com eficiência.

Os sistemas de atenção à saúde podem apresentar-se, na prática social, por meio de diferentes formas organizacionais. Na experiência internacional contemporânea, a tipologia mais encontrada é de sistemas fragmentados de atenção à saúde. Historicamente, foram as condições agudas que induziram a conformação dos sistemas de saúde. O modelo de atenção direcionado a atender condições agudas é episódico, voltado para atenuar os sintomas e promover a cura.[11] Em geral, os sistemas de saúde se mantêm organizados de modo a atender às condições agudas, mesmo com o avanço no controle delas e com o incremento das doenças crônicas não transmissíveis. O SUS não se diferencia nesse aspecto organizativo da tipologia internacional, pois as condições agudas, embora menos frequentes, ainda prevalecem como orientadoras do modelo de atenção à saúde brasileiro.[11]

Modelos de Atenção à Saúde

Os modelos de atenção à saúde são formas de organização das relações entre sujeitos (profissionais de saúde e usuários) mediadas por tecnologias (materiais e não materiais) utilizadas no processo de trabalho em saúde, cujo propósito é intervir sobre problemas (danos e riscos) e necessidades sociais de saúde, historicamente definidas.[12] Portanto, são as formas como se organizam, em determinados espaços-população, os serviços de saúde, incluindo unidades prestadoras de serviços de diversas complexidades tecnológicas e as relações que se estabelecem dentro delas e entre elas.[12,13]

No cenário da Saúde Pública brasileira, coexistem dois modelos de atenção à saúde. O mais antigo e hegemônico até o advento da 8ª Conferência Nacional de Saúde, em março de 1986, está fundamentado nas ações curativas, centrado no cuidado médico, voltado para problemas agudos e estruturado com ações e serviços de saúde dimensionados a partir da oferta. O mais recente, e que necessita ser consolidado para ganhar mais espaço no cenário nacional, se propõe a promover a integração sistêmica, de ações e serviços de saúde com provisão de atenção contínua (com base nas características epidemiológicas), integral (cuidado em equipe), de qualidade, responsável e humanizada. Também será necessário incrementar o seu desempenho em termos de acesso, equidade, eficácia clínica e sanitária; e eficiência econômica.[13] O primeiro modelo tem se mostrado insuficiente para dar conta dos desafios sanitários atuais e insustentável para os enfrentamentos futuros. O segundo apresenta uma proposta que vem sendo discutida, não só pelo Brasil, como capaz de atuar na recomposição da coerência entre a situação epidemiológica e o modelo de atenção à saúde, por sua potencialidade de romper com o modelo voltado apenas para as condições agudas, tornando-se o eixo norteador da organização da atenção à saúde, em todos os seus níveis.[13] Esse modelo advoga que, para inovar o processo de organização do sistema de saúde, é necessário redirecionar suas ações e serviços para o desenvolvimento das Redes de Atenção à Saúde (RAS), as quais seriam capazes de produzir impacto positivo nos indicadores de saúde da população.[12,13]

Redes de Atenção à Saúde

As RAS são definidas como arranjos organizativos de ações e serviços de saúde, de diferentes densidades tecnológicas, que, integradas por meio de sistemas de apoio técnico, logístico e de gestão, buscam garantir a integralidade do cuidado. O objetivo das RAS é promover a integração sistêmica, de ações e serviços de saúde com provisão de atenção contínua, integral, de qualidade, responsável e humanizada, bem como incrementar o desempenho do sistema, em termos de acesso, equidade, eficácia clínica e sanitária; e eficiência econômica. Caracteriza-se pela formação de relações horizontais entre os pontos de atenção com o centro de comunicação na APS, pela centralidade nas necessidades em saúde de uma população, pela responsabilização na atenção contínua e integral, pelo cuidado multiprofissional, pelo compartilhamento de objetivos e compromissos com os resultados sanitários e econômicos. Fundamenta-se na compreensão da APS como primeiro nível de atenção, enfatizando a função resolutiva dos cuidados primários sobre os problemas mais comuns de saúde e a partir do qual se realiza e coordena o cuidado em todos os pontos de atenção.[11,13]

Os pontos de atenção à saúde são os nós da rede da saúde e se configuram como um local onde se presta um serviço de saúde singular, segundo uma função de produção específica. Exemplos de pontos de atenção à saúde: o domicílio, a unidade de APS, a unidade ambulatorial especializada, a unidade ambulatorial de pronto atendimento, o hospital/dia, os Centros de Atenção Psicossocial (CAPSs), entre outros. O hospital contém, dentro de si, vários pontos de atenção à saúde: o centro cirúrgico, a unidade de cirurgia ambulatorial, a unidade de urgência, o centro de terapia intensiva, entre outros.[11] As RAS devem configurar-se em desenhos institucionais que combinem elementos de concentração e de dispersão dos diferentes pontos de atenção à saúde.[11]

Essas redes são estruturadas por meio de uma organização horizontal de pontos de atenção à saúde que presta uma assistência contínua a uma população definida – no lugar certo, no tempo certo, na qualidade certa e com o custo certo – e que se responsabiliza pelos resultados econômicos e sanitários relativos a essa população.[11]

Contudo, esses fatores devem estar em equilíbrio com o critério do acesso aos serviços. O acesso aos serviços de saúde está em função de quatro variáveis: o custo de oportunidade da utilização dos serviços de saúde; a severidade percebida da condição que gera a necessidade de busca dos serviços; a efetividade esperada dos serviços de saúde; e a distância dos serviços de saúde.[11]

As RAS constituem-se de **três elementos fundamentais**: uma população, uma estrutura operacional e um modelo de atenção à saúde.[11]

A **população** de responsabilidade das redes vive em territórios sanitários singulares, organiza-se socialmente em famílias e é cadastrada e registrada em subpopulações por riscos sociossanitários.[11]

A **estrutura operacional** das RAS consolida-se a partir de seus cinco componentes: os pontos de atenção à saúde; o *centro de comunicação*, localizado na APS; os *sistemas de apoio* (sistema de assistência farmacêutica, sistema de apoio diagnóstico e terapêutico e sistemas de informação em saúde); os *sistemas logísticos* (cartão de identificação dos usuários, prontuário eletrônico, central de regulação e sistema de transporte sanitário); e o *sistema de governança*.[11]

O **modelo de atenção à saúde** funciona como um sistema lógico que organiza a RAS, articulando, de modo singular, as relações entre a população e suas subpopulações estratificadas por riscos, os focos das intervenções do sistema de atenção à saúde e os diferentes tipos de intervenções sanitárias, que foram definidos em função da visão do processo de saúde/adoecimento, da situação demográfica-epidemiológica e dos determinantes sociais da saúde, vigentes em determinado tempo e em determinada sociedade.[11,13]

As redes são modelos de atenção à saúde que desenvolvem um enfoque sistemático e planejado para atender às necessidades dos eventos agudos e crônicos que se manifestam no decorrer do ciclo de vida de uma condição ou doença. Provêm intervenções de promoção da saúde, de prevenção das doenças ou danos, de contenção do risco evolutivo, de cuidado, de reabilitação, de manutenção e de suporte individual e familiar para o autocuidado.[11]

Um serviço de APS organizado na perspectiva das RAS deverá ser capaz de cumprir três funções estratégicas para a coordenação e a ordenação do sistema de atenção à saúde:

a) função resolutiva de atender a 85% dos problemas mais comuns de saúde;
b) função ordenadora de coordenar os fluxos e contrafluxos de pessoas, produtos e informações nas redes;
c) função de responsabilização pela saúde da população usuária que está adstrita à US.

Só será possível organizar o SUS em RAS se a APS estiver capacitada a desempenhar adequadamente essas três funções.[14]

Implantar RAS, no contexto brasileiro, significa inovar na busca de um modelo de atenção à saúde que considere tanto os problemas agudos quanto os crônicos; com ação equilibrada na promoção da saúde, na prevenção das doenças e na cura, cuidado e reabilitação dos portadores de doenças ou agravos; com base em evidências científicas; integrando os recursos da comunidade; estabelecendo padrões de qualidade e incentivos à saúde; e melhorando a capacitação dos trabalhadores em saúde.[11] A tomada de decisão deve ter como objetivo o alcance de resultados e a melhoria da saúde da população; entre essas decisões, estão as que são tomadas no cotidiano pelos enfermeiros.

Linhas de Cuidado

As Linhas de Cuidado (LC) são modelos de atenção matriciais que integram ações de promoção, vigilância, prevenção e assistência, voltadas para as especificidades de grupos ou necessidades individuais, permitindo não só a condução oportuna das pessoas pelas diversas possibilidades de diagnóstico e terapêutica, como também uma visão global das condições de vida.[15] Caracteriza-se pela formação de relações horizontais entre os pontos de atenção e o centro de comunicação na APS, pela centralidade nas necessidades em saúde de uma população, pela responsabilização na atenção contínua e integral, pelo cuidado multiprofissional, pelo compartilhamento de objetivos e compromissos com os resultados sanitários e econômicos.[15]

A LC é diferente dos processos de referência e contrarreferência, apesar de incluí-los também. Difere porque não funciona apenas por protocolos estabelecidos, mas também pelo reconhecimento de que os gestores dos serviços podem pactuar fluxos, reorganizando o processo de trabalho, a fim de facilitar o acesso do usuário às unidades e aos serviços que necessita percorrer, no cuidado de sua saúde.[15]

As LC são uma forma de articulação de recursos e das práticas de produção de saúde, orientadas por diretrizes clínicas, entre as unidades de atenção de dada região de saúde, para a condução oportuna, ágil e singular das pessoas, pelas possibilidades de diagnóstico e de terapia, em resposta às necessidades epidemiológicas de maior relevância. Visam à coordenação ao longo do contínuo assistencial, por meio da pactuação/contratualização e da conectividade de papéis e de tarefas dos diferentes pontos de atenção e profissionais. Pressupõem uma resposta global dos profissionais envolvidos no cuidado, superando as respostas fragmentadas.[15]

A implantação de LC deve se dar a partir das unidades da APS, que têm a responsabilidade de realizar a coordenação do cuidado e o ordenamento da rede. Vários pressupostos devem ser observados para a sua efetivação, como garantia dos recursos materiais e humanos necessários à sua operacionalização; integração e corresponsabilização das US; interação entre equipes; processos de educação permanente; gestão de compromissos pactuados e de resultados. Esses aspectos devem ser de responsabilidade de grupo técnico, com acompanhamento da gestão regional.[15]

Passos para a Modelagem da Linha de Cuidado:[15]

- Partir da situação que exige revisão dos processos pela US, problematizando como se dá a realização do cuidado das pessoas com determinada condição de saúde. Buscar informações censitárias e epidemiológicas sobre essa população para quantificar o tamanho da população que apresenta essa condição de saúde. Iniciar o desenho da trajetória desses usuários no sistema de saúde, na busca de atenção à sua condição de saúde.
- Identificar os pontos de atenção no município/distrito e suas respectivas competências. É importante descrever o que é de responsabilidade de cada ponto de atenção (primário, secundário ou terciário) e a capacidade que esses serviços têm para atender à demanda.
- Identificar o sistema logístico para o cuidado dos usuários (cartão SUS, prontuário eletrônico, centrais de regulação, sistema de transporte sanitário).
- Identificar o sistema de apoio (diagnóstico, terapêutico, assistência farmacêutica e sistema de informação).
- Identificar o sistema de gestão da rede (espaços de pactuação – colegiado de gestão, Programação Pactuada Integrada (PPI), Comissão Intergestora Regional (CIR), Comissão Intergestora Bipartite (CIB) etc.).
- Formular a linha de cuidado. É importante compor grupos de trabalho com representação dos diferentes níveis de atenção (primário, secundário e terciário), bem como dos sistemas logísticos e de apoio, para desenhar como deverá ocorrer a trajetória do usuário no sistema e como os pontos de atenção ou sistemas logísticos e de apoio estão interconectados.
- Apresentar e discutir a proposta de LC para a população-alvo por meio dos Conselhos Estaduais e Municipais de Saúde se for uma proposta do Setor Público de Saúde.
- Implementar a LC por meio da sensibilização e da capacitação de todos os pontos de atenção e da população-alvo.

De acordo com Mendes, experiências têm demonstrado que a organização da RAS e o estabelecimento de LC, tendo a APS como coordenadora do cuidado e ordenadora da rede, se apresentam como um mecanismo de superação da fragmentação sistêmica; são mais eficazes, tanto em sua organização interna (alocação de recursos, coordenação clínica etc.) quanto em sua capacidade de fazer face aos atuais desafios do cenário socioeconômico, demográfico, epidemiológico e sanitário.[14,15]

Política Nacional de Atenção Básica e o Enfermeiro

O SUS é um dos maiores sistemas públicos de saúde do mundo. Abrange desde o simples atendimento ambulatorial até o transplante de órgãos, garantindo acesso integral, universal e gratuito para toda a população do País.[16]

Amparado por um conceito ampliado de saúde, o SUS foi criado, em 1988, pela Constituição Federal Brasileira.[17] Além de oferecer atenção ambulatorial, exames, assistência farmacêutica, atendimento de urgência e emergência e internações, o sistema também promove ações de prevenção, promoção, vigilância epidemiológica, vigilância sanitária (fiscalização de alimentos e registro de medicamentos) e saúde do trabalhador, atingindo, assim, a vida de cada um dos brasileiros.[16]

O SUS baseia-se em três princípios doutrinários que lhe conferem legitimidade: a universalidade, a integralidade e a equidade. A **universalidade** está ligada à garantia do direito à saúde por todos os brasileiros, sem acepção ou discriminação, de acesso aos serviços de saúde oferecidos pelo SUS. O significado desse princípio é extremamente relevante para a consolidação da democracia, pois toda a população pode contar com seus serviços. Outro princípio fundamental é o da **integralidade**. Esse conceito parte da ideia de que existem várias dimensões que compõem a saúde dos indivíduos e das coletividades e que a atenção à saúde necessita atuar de maneira integrada. Assim, o SUS procura empreender ações contínuas no sentido da promoção, da proteção, da cura e da reabilitação. Do mesmo modo, a **equidade** "como princípio complementar ao da igualdade significa tratar as diferenças em busca da igualdade". Assim, esse princípio vem ao encontro da questão do acesso aos serviços, muitas vezes prejudicado por conta da desigualdade social entre os indivíduos. Por essa razão, fala-se em prioridade no acesso às ações e serviços de saúde por grupos sociais considerados mais vulneráveis do ponto de vista socioeconômico.[17]

Além dos princípios, do ponto de vista do funcionamento do SUS, devem-se considerar suas diretrizes organizativas, as quais buscam garantir um melhor funcionamento do sistema, entre as quais estão: a descentralização com comando único, a regionalização e a hierarquização dos serviços e a participação comunitária.[17]

No Brasil, a atenção básica em saúde é o primeiro nível de atenção (APS) e caracteriza-se por um conjunto de ações de saúde, no âmbito individual e coletivo, que abrangem a promoção e a proteção da saúde, a prevenção de agravos, o diagnóstico, o tratamento, a reabilitação e a manutenção da saúde.[3] Essas ações constituem fases da assistência à saúde e são desenvolvidas com enfoque multiprofissional, por meio de atribuições privativas ou compartilhadas entre os integrantes da equipe de saúde, com o objetivo de prover atenção integral em saúde.[3,15] As equipes utilizam tecnologias de elevada complexidade e baixa densidade tecnológica para resolver os problemas de saúde de maior frequência e relevância em seu território e as unidades são o contato preferencial dos usuários com o sistema de saúde.[3]

A Portaria GM/MS n. 2.436/2017[3] estabelece no SUS atribuições comuns a todos os profissionais da equipe da APS, entre elas a atuação no processo de territorialização e mapeamento da área, cadastramento dos indivíduos e famílias, vigilância e educação em saúde da população, participação no planejamento das ações de saúde, entre outras definidas pelos estados e/ou municípios de acordo com seu perfil demográfico e epidemiológico.[3]

As atribuições específicas do enfermeiro abrangem ações dirigidas a indivíduos, famílias e comunidades, com a finalidade de garantir o cuidado integral da saúde na promoção e proteção da saúde, prevenção de agravos, diagnóstico, tratamento, reabilitação e manutenção da saúde, nos diferentes espaços sociais e em todas as fases do ciclo vital (as fases do desenvolvimento humano: infância, adolescência, idade adulta e terceira idade). As ações de enfermagem incluem a CE, a solicitação de exames complementares, a prescrição de medicamentos, conforme protocolos estabelecidos pelos gestores de saúde e a pactuação do plano de cuidados de enfermagem, integrado com o da equipe; bem como o planejamento, o gerenciamento, a coordenação e a avaliação das ações desenvolvidas pelos agentes comunitários de saúde (ACS) e da supervisão do trabalho da equipe de enfermagem, privativamente. Além disso, o enfermeiro tem a previsão legal de participação efetiva na educação permanente da equipe de saúde e no gerenciamento dos insumos necessários para o adequado funcionamento das US.[3]

A PNAB/2017 define como atribuições dos enfermeiros:[3]

I. Realizar atenção à saúde aos indivíduos e famílias vinculadas às equipes e, quando indicado ou necessário, no domicílio e/ou nos demais espaços comunitários (escolas, associações entre outras), em todos os ciclos de vida.
II. Realizar CE, procedimentos, solicitar exames complementares, prescrever medicações conforme protocolos, diretrizes clínicas e terapêuticas, ou outras normativas técnicas estabelecidas pelo gestor federal, estadual, municipal ou do Distrito Federal, observadas as disposições legais da profissão.
III. Realizar e/ou supervisionar acolhimento com escuta qualificada e classificação de risco, de acordo com protocolos estabelecidos.
IV. Realizar estratificação de risco e elaborar plano de cuidados para as pessoas que apresentam condições crônicas no território, junto aos demais membros da equipe.
V. Realizar atividades em grupo e encaminhar, quando necessário, usuários a outros serviços, conforme fluxo estabelecido pela rede local.
VI. Planejar, gerenciar e avaliar as ações desenvolvidas pelos técnicos/auxiliares de enfermagem, ACS e agentes de combate às endemias (ACE) em conjunto com os outros membros da equipe.
VII. Supervisionar as ações do técnico/auxiliar de enfermagem e ACS.
VIII. Implementar e manter atualizados rotinas, protocolos e fluxos relacionados a sua área de competência na UBS.
IX. Exercer outras atribuições conforme legislação profissional e que sejam de responsabilidade na sua área de atuação.

A proposta do MS para a atuação dos enfermeiros na APS representa uma mudança no paradigma da atenção e do cuidado em saúde no SUS. Esse conjunto de atribuições são condições essenciais à universalização do acesso à saúde, pois contribuem para a efetividade da atenção à saúde prestada para a população. Dentre as atividades desenvolvidas pelo enfermeiro na APS, a CE é considerada uma das mais relevantes.

Organização de Protocolos de Enfermagem para a Atenção às Necessidades em Saúde da População na Atenção Primária à Saúde

Protocolos são considerados importantes instrumentos para o enfrentamento de diversos problemas na assistência e na gestão dos serviços. Orientados por diretrizes de natureza técnica, organizacional e política, têm, como fundamentação, estudos validados pelos pressupostos das evidências científicas. Têm como foco a padronização de ações ou procedimentos que devem ser realizados por uma categoria profissional ou por uma equipe de saúde com vistas a resolver ou prevenir uma situação específica de saúde.[18] Em sua maioria, protocolos para tratamentos baseiam-se em evidências científicas, envolvem a incorporação de novas tecnologias e dão ênfase às ações técnicas e ao emprego de medicamentos. Há também protocolos para atividades preventivas e de diagnósticos, fundamentados em evidências científicas e que contribuem para a qualidade assistencial.

Os protocolos são instrumentos "direcionadores" da atenção à saúde (diretrizes), voltados para a clínica e/ou ações preventivas, promocionais e educativas. Referem-se ao enfrentamento de determinadas necessidades/problemas de saúde, por meio do emprego de conhecimentos e tecnologias eficientes, efetivas e eficazes, respaldadas nas evidências científicas.[18]

Podem ser chamados de: protocolos assistenciais, protocolos de atenção à saúde, protocolos de cuidados em saúde, protocolos para acompanhamento e avaliação, protocolos de organização da atenção, *guidelines*, entre outras denominações. Em um primeiro momento, essa diversidade de nomes pode causar alguma dificuldade. No entanto, guiados por diretrizes diferenciadas, acabam por ser agrupados, quanto à natureza, como: protocolos clínicos e protocolos de organização dos serviços.[18]

Há, ainda, os protocolos de organização dos serviços, que são instrumentos a serviço da gestão dos serviços, abrangendo a organização do trabalho em uma unidade e no território, os fluxos administrativos contidos na proposta dos serviços em rede, os processos de avaliação e a constituição do sistema de informação, estabelecendo as interfaces entre as diversas unidades, entre os diferentes níveis de atenção à saúde (marcação de consultas, referência e contrarreferência) e com outras instituições sociais.[18]

O emprego de protocolos (clínicos e de organização dos serviços) é uma necessidade e constitui-se num importante caminho na gestão do conhecimento e na organização das ações de saúde na APS. Requer esforço conjunto de gestores e profissionais para que seja, de fato, adequado às necessidades em saúde da população, equipe e serviço. Na rede de serviços do SUS, os protocolos se constituem em instrumentos importantes na formulação e na implantação de rotinas.

A utilização de protocolos passou a fazer parte do trabalho cotidiano da maioria dos municípios brasileiros. Muitos deles passaram a elaborar seus próprios protocolos, diante das necessidades de saúde que lhes eram peculiares. Entretanto, um número considerável de municípios adotam protocolos produzidos e preconizados pelo MS ou pelas Secretarias Estaduais de Saúde.[18]

Os protocolos apresentam limites. Por isso, embora alicerçados em referências científicas e tecnológicas, não devem ser tomados para além de sua real dimensão. Sua utilização, quando desprovida de avaliação, de acompanhamento gerencial sistemático e revisões científicas periódicas, constitui significativo risco de se produzir um processo de trabalho pobre e desestimulante, em que planejamento e avaliação não acontecem e em que, para gestores e trabalhadores, não há lugar para a renovação e a inovação.[18]

Os protocolos são instrumentos empregados pelos serviços diante de problemas a serem superados ou diante da necessidade de se organizar melhor as ações. E os serviços devem seguir as diretrizes (em geral são as diretrizes do SUS) que melhor se adequem às necessidades identificadas nos territórios sob sua responsabilidade. Portanto, são diretrizes políticas. Então, os protocolos são instrumentos que não são neutros: ao seguirem as diretrizes, eles seguem as políticas de saúde que as ditam.[18]

Outra questão importante na elaboração de um protocolo em uma instituição/serviço é a atenção às especificidades dos profissionais e às interfaces entre os diferentes profissionais que compõem a equipe. Esse é um aspecto importante no processo de trabalho na área da saúde, pois, para atuar com integralidade, é necessário haver uma equipe multiprofissional e a descrição clara das atribuições de cada um dos profissionais e de todos. Se o protocolo for para a equipe de saúde, deve-se abordar as questões de núcleo e campo do conhecimento. O núcleo demarca a identidade de uma área de saber e de prática profissional (núcleo da enfermagem, núcleo da odontologia, núcleo da medicina); e o campo, um espaço de limites imprecisos em que cada disciplina e profissão busca em outras apoio para cumprir suas atividades teóricas e práticas.[19]

Considerando-se as premissas supracitadas, recomenda-se que os enfermeiros atuem na elaboração ou na adoção de protocolos, bem como que realizem com sua equipe de trabalho algumas reflexões prévias ao processo, entre elas:[18]

a) Quais são as necessidades (sentidas e não sentidas) em saúde da população?
b) Quais são os problemas ou necessidades em saúde prioritários?
c) Qual é o objetivo da adoção de determinado protocolo?
d) A tecnologia que ele incorpora permite o enfrentamento do problema de maneira adequada?
e) É possível sua aplicabilidade na realidade local?
f) Quais as competências técnicas e/ou outras que os profissionais necessitam ter para aplicar as recomendações do protocolo no seu dia a dia?
g) De que recursos (físicos, humanos e materiais) as US precisam para colocar em prática as recomendações desse protocolo?
h) Como o protocolo será avaliado: processos e resultados?

Na organização e implementação dos protocolos nos serviços de saúde, é importante que, além de capacitação para o uso de protocolos, os profissionais sejam preparados para enfrentar situações imprevistas sem perder de vista os objetivos de um trabalho integrado e factível de ser avaliado.[18]

Um protocolo deve ser dinâmico, flexível e atualizado periodicamente (a cada 2 anos); deve ser pactuado entre a gestão e os diversos profissionais e colaboradores do nível local, bem como dos demais pontos de atenção da RAS. É importante que, no processo de elaboração, tomem-se como referência os princípios e diretrizes do SUS, diretrizes das Secretarias de Saúde do Estado e do Município, as normas técnicas, manuais, protocolos e demais documentos do MS. É fundamental, ainda, que sejam aplicáveis às realidades locais para que produzam impactos positivos de acordo com os seus objetivos.

Os protocolos costumam utilizar figuras gráficas para resumir a proposta e mostrar o passo a passo dos procedimentos recomendados. As figuras mais utilizadas são os algoritmos e os fluxogramas. Um algoritmo é uma sequência finita e não ambígua de instruções para solucionar um problema; e os fluxogramas são representações gráficas de um procedimento, problema ou sistema, cujas etapas ou módulos são ilustrados de maneira encadeada por meio de símbolos geométricos interconectados. Nesta publicação, nos capítulos relacionados à atuação do enfermeiro nas necessidades em saúde da população, construímos alguns algoritmos para nortear a realização das CE.

A construção de protocolos de enfermagem para atender às necessidades em saúde da população poderá ajudar na organização do cuidado em saúde na APS, contribuindo para a ampliação do acesso da população a esses serviços e para a concretização do princípio da integralidade da atenção à saúde, além de qualificar a atenção dispensada à população do território.

▪ Como garantir respaldo legal dos protocolos para a atuação dos enfermeiros na Atenção Primária à Saúde?

Para os enfermeiros utilizarem um protocolo na CE, de modo a garantirem respaldo legal, existem três possibilidades de organização:

1) A instituição ou a gestão municipal (serviços vinculados ao SUS) avalia a aplicabilidade dos protocolos do MS (cadernos de atenção básica, entre outros) à realidade local e faz adesão total ou parcial a esse documento por meio de uma portaria ou carta de adesão (em que é necessário descrever as atribuições dos profissionais, em especial as do enfermeiro, incluindo questões que costumam gerar mais polêmica, como a solicitação de exames laboratoriais e a prescrição de medicamentos, se for recomendado que os enfermeiros realizem essas atividades e se eles apresentarem domínio técnico para isso). Somente com essa carta de adesão os enfermeiros têm respaldo legal para prescrever medicamentos levando em consideração os cadernos de atenção básica e os programas do MS.
2) A instituição ou gestão municipal (serviços vinculados ao SUS) organiza um grupo de trabalho para construir um protocolo para prestar atenção a um problema ou uma necessidade em saúde da população, contemplando as atribuições do conjunto de profissionais da equipe de saúde (enfoque no trabalho em equipe e na relação com os demais pontos de atenção). No documento, deverão ser descritas, além de todas as atividades que o município oferece, as atribuições de todos os profissionais, de maneira clara, em especial as dos enfermeiros na CE, na solicitação de exames e nas situações em que houver recomendação de prescrição de medicamentos. Essa opção pode ser interessante porque promove a integralidade da atenção à saúde e a gestão pode pensar na formulação de uma linha de cuidado para cada problema de saúde, incluindo todas as categorias profissionais.
3) Os enfermeiros se reúnem e propõem para a instituição ou gestão municipal (serviços vinculados ao SUS) a construção de um protocolo específico para a assistência de enfermagem para as principais necessidades em saúde da população (imunizações, pré-natal, diabetes *mellitus*, cuidado de feridas ou acolhimento da população, entre outras) ou protocolos para atenção aos ciclos de vida. Os itens básicos que o documento deverá conter, além dos conteúdos teórico-práticos revisados na literatura sobre o tema, são as atribuições dos enfermeiros na CE e no atendimento domiciliar. Na descrição da consulta (na unidade ou domicílio), é importante incluir a lista dos exames recomendados para o adequado acompanhamento das necessidades em saúde, bem como as situações em que os medicamentos poderão ser prescritos. Importante conter o grau de recomendação (das evidências científicas) para cada indicação contida no protocolo. A prescrição de medicamentos pode ser parte da assistência de enfermagem, mas não é o foco principal do trabalho dos enfermeiros. A seguir, abordaremos mais sobre essa questão.

Após a escolha do formato do protocolo que será utilizado e sua adoção ou construção, é necessário obter sua aprovação formal pela instituição ou gestão municipal e, nos serviços vinculados ao SUS, recomenda-se a apresentação ao Conselho Municipal de Saúde para o esclarecimento da população sobre o trabalho executado pelos enfermeiros e demais profissionais. Recomenda-se, ainda, que os enfermeiros registrem o protocolo no seu Conselho Regional.

Os Conselhos Regionais de Enfermagem recomendam aos enfermeiros que somente desenvolvam as condutas previstas nesses protocolos mediante o efetivo registro em prontuário do Processo de Enfermagem, conforme determinado em lei.

Protocolos e Prescrição de Medicamentos pelos Enfermeiros

Segundo o Conselho Internacional de Enfermeiros (CIE), os enfermeiros vêm desenvolvendo seu papel de maneira inovadora e a prescrição de medicamentos pode ser vista como uma dessas inovações da profissão, que está sendo implementada desde o início da década de 1990 em muitos países. A prescrição de medicamentos faz parte de um rol de atividades do enfermeiro denominado, em alguns países, como "Práticas Avançadas em Enfermagem" (PAE).[20]

A prescrição legal de medicamentos por enfermeiros vem sendo utilizada em vários países e contextos, conforme levantamento realizado pelo CIE. Entre esses países, foram identificados Suécia, Austrália, Canadá, Estados Unidos da América, Reino Unido e Nova Zelândia como os primeiros a implantarem essa experiência, seguidos por África do Sul, Finlândia, Irlanda, Noruega, Holanda, Botsuana e Quênia.[21,22] A extensão dos direitos de prescrição aos enfermeiros foi introduzida em razão de uma variedade de fatores inter-relacionados, incluindo circunstâncias econômicas, número decrescente de prestadores de serviços médicos, necessidades de cuidados de saúde de populações carentes, indisponibilidade de serviços de saúde adequados em áreas rurais e mais distantes e crescente especialização entre as profissões; foi identificado também que a prescrição realizada por enfermeiros contribui para melhoria da qualidade e continuidade de um cuidado eficiente e eficaz dos pacientes.[22]

Os primeiros países que implantaram a prescrição de medicamentos por enfermeiros tinham em comum uma forte liderança e uma organização de enfermagem em nível nacional bem articulada e com experientes e ativos lobistas, que obtiveram a aprovação de leis que favoreceram seus projetos e propostas, além de um sistema educacional na enfermagem que ofereceu capacitação, confiança e competência para assumir o direito de prescrever. Em todos esses países, os sistemas de saúde e de enfermagem em APS estavam bem estabelecidos, com práticas e funções avançadas bem definidas para os enfermeiros. Nesse contexto, a prescrição de medicamentos por enfermeiros constitui-se em uma atraente opção para promover a assistência à saúde com os recursos existentes.[23]

O CIE tem se manifestado acerca dessa matéria de modo criterioso e prudente, dado seu impacto em nível mundial, e publicou documento sobre o tema, no qual busca estabelecer uma rede de comunicação para que profissionais que já vinham se dedicando a atividades de práticas avançadas pudessem discutir situações e problemas comuns.[20]

O CIE também recomenda que, para o enfermeiro exercer PAE, incluindo a prescrição de medicamentos, ele deve receber uma formação específica como, por exemplo, uma pós-graduação ou especialização na área de atuação ou o grau de mestre em Enfermagem/mestrado profissionalizante. Ainda, descreve o enfermeiro prescritor de medicamentos como um profissional com conhecimento especializado e habilidade para decisões complexas, além de competência clínica para a prática de atividades expandidas (diagnósticas), cujas características e habilidades necessárias estariam estruturadas dentro de um rol de atividades no contexto institucional em que atua.[20]

Uma diversidade de forças externas e internas resultou na introdução da prescrição de medicamentos no processo de trabalho dos enfermeiros, em nível internacional. As condições jurídicas, educacionais e organizacionais em que os enfermeiros prescrevem medicamentos variam consideravelmente entre os países. Esse tema divide opiniões, especialmente das associações de enfermeiros, associações médicas e órgãos governamentais. Na Europa ocidental e em países anglo-saxões, essa questão tem sido concebida como importante para a organização do modelo de atenção à saúde, o que levou a se obter a jurisdição necessária e adequada para a realização de prescrição de medicamentos por enfermeiros capacitados. No Reino Unido, os enfermeiros prescritores compartilham a jurisdição sobre prescrição de medicamentos com a profissão médica, mas na maioria dos países os enfermeiros prescrevem em uma posição subordinada e a jurisdição sobre essa atividade continua a ser predominantemente da profissão médica.[24]

Uma revisão sistemática[22] identificou e mapeou estudos quantitativos explorando os efeitos da prescrição de enfermagem e os resultados para os usuários; os resultados sugerem que os enfermeiros prescrevem para uma ampla gama de pessoas de modo comparável ao dos médicos, tanto no número de usuários quanto nos tipos e doses dos medicamentos e nos resultados clínicos. Os usuários ficaram geralmente mais ou igualmente satisfeitos com os cuidados prestados pelos enfermeiros em comparação com os cuidados tradicionais prestados pelos médicos. Também parece haver poucas diferenças entre enfermeiros e médicos nos resultados de saúde das pessoas: os parâmetros clínicos foram os mesmos ou melhores para o tratamento por enfermeiros, a qualidade percebida do atendimento foi semelhante ou melhor e os usuários tratados por enfermeiros ficaram tão satisfeitos ou mais satisfeitos.[22] Não foram identificadas diferenças no trabalho dos enfermeiros e médicos quanto aos encaminhamentos para a atenção secundária, entretanto as pessoas atendidas por enfermeiros parecem fazer mais consultas de retorno do que os atendidos por médicos. Com base nesses resultados, identifica-se que a prescrição de enfermeiros é de qualidade semelhante à prescrição de médicos, e as preocupações sobre se os enfermeiros têm competência para prescrever parecem ser infundadas.[22]

Apesar da variedade de práticas de prescrição de enfermagem relatadas na literatura internacional,[21] quatro modelos gerais de enfermeiros prescritores são geralmente descritos na literatura. O uso desses modelos de prescrição tem sido útil na estruturação da base legal para cada país, na organização de melhores condições organizacionais dos serviços/instituições de saúde e na organização do sistema educacional para qualificação dos enfermeiros.[24]

Modelos de prescrição de medicamentos por enfermeiros, adotados pelo Conselho Internacional de Enfermeiros

O CIE, de acordo com a literatura internacional, adota quatro modelos de prescrição de medicamentos pelos enfermeiros: a) o independente, autônomo ou substitutivo; b) o dependente, colaborador, semiautônomo, complementar ou suplementar; c) o que utiliza protocolos; e d) o que pode alterar o horário e a dosagem da prescrição.[20] Vamos ver como se dá a prescrição dos medicamentos em cada um desses modelos:

a) **Prescritor independente/autônomo/substitutivo:** é responsável pela avaliação clínica do paciente, pelo estabelecimento do diagnóstico, a partir de um conjunto de possibilidades sugeridas pelos sinais e sintomas e pela tomada de decisão sobre o tratamento e a necessidade ou não do uso de medicação, efetuando quando necessário a prescrição. A prescrição do enfermeiro independente geralmente ocorre a partir de um formulário limitado (uma lista contendo um número limitado e definido de medicamentos que podem ser prescritos, como na Suécia) ou de um formulário aberto (como em muitos estados nos Estados Unidos da América). Esse modelo é o menos frequente nos países em que os enfermeiros prescrevem.[20]

b) **Prescritor dependente/complementar/suplementar/colaborativo ou semiautônomo:** pode prescrever em colaboração com um prescritor independente, geralmente o médico, mas sem necessidade de supervisão direta. Prescreve a partir de um formulário comum ou especial, em colaboração ou em consulta com o médico. É uma parceria, geralmente, entre um médico e um enfermeiro que ocorre após a avaliação inicial e o diagnóstico da condição do paciente realizados pelo médico. O prescritor dependente não assume a responsabilidade pelo diagnóstico. Esse tipo de prescrição é muito útil nas consultas subsequentes de acompanhamento integrado dos pacientes, após ele já ter passado por uma consulta médica e receber uma prescrição de uso contínuo do medicamento. Em geral, o paciente portador de um agravo crônico será acompanhado ao longo do tempo pelo médico, enfermeiro e, se necessário, por outros profissionais. Destaca-se que o enfermeiro que realizará essa atividade não pode se limitar a repetir a medicação, pois deve ter competência para alterar alguns aspectos da prescrição, como dose ou frequência, de acordo com a avaliação clínica do paciente. Nesse tipo de prescrição, o médico continua responsável, em última instância, mas pode-se incluir no trabalho integrado uma forma conjunta de gestão clínica dos cuidados.[20]

c) **Prescritor com base em protocolos:** é aquele que segue uma instrução escrita específica para a administração de determinados medicamentos em determinada situação clínica. Essa instrução pode ser elaborada dentro de uma instituição, pública ou privada, sendo aprovada pelo dirigente local. Aplica-se para grupos de usuários previamente identificados, por exemplo, pessoas com diagnóstico de hipertensão arterial, diabetes, tuberculose, entre outros. Esse modelo é usado no Reino Unido, na Austrália e na Nova Zelândia, bem como no Brasil. Nesse grupo, os enfermeiros prescrevam medicação, mas essa ação não deve ser vista como prescrição independente, pois eles só podem prescrever nos termos do protocolo predeterminado. Esse modelo pode ser o caminho para que enfermeiros possam futuramente prescrever, de modo mais independente. No Reino Unido, os protocolos têm sido usados também para outros profissionais, além dos enfermeiros, como fisioterapeutas, psicólogos, optometristas e farmacêuticos que prescrevem em situações de emergência. Nesse modelo, existe uma grande preocupação com aspectos legais em caso de erros ou falhas.[20]

d) **Prescritor que realiza a alteração de horário e dosagem do medicamento:** o quarto modelo é o que permite que o enfermeiro realize apenas a alteração de horário e dosagem de um medicamento prescrito. O protocolo é a prescrição específica de cada paciente. É o modelo comumente usado por enfermeiros atuando com pacientes psiquiátricos, diabéticos e de cuidados paliativos. Nesse modelo, também não ocorre prescrição independente, mas autonomia no modo de administração do medicamento, de acordo com a avaliação clínica sob a autoridade e a responsabilidade do médico.[20]

No Reino Unido, os enfermeiros estão aptos a prescrever de maneira independente e complementar a partir de uma lista de quase 250 medicamentos para uma gama de mais de 100 condições de saúde; e foi realizado um estudo para fornecer uma visão geral das práticas de prescrição de medicamentos por enfermeiros e os fatores que facilitam ou inibem a prescrição. Entre os resultados do estudo, verificou-se que 87% dos enfermeiros utilizavam a prescrição independente estendida e 35% utilizavam a prescrição complementar para tratar uma variedade de doenças crônicas (incluindo asma, diabetes e hipertensão). A maioria dos enfermeiros prescritores (82%) trabalhavam na APS. Os enfermeiros que trabalhavam com prática geral informaram que as razões que os impediam de realizar a prescrição de medicamentos eram: a falta de capacitação para prescrever medicamentos e a falta de computador para implementar o Plano de Gestão Clínica. Os enfermeiros da APS relataram mais necessidade de desenvolvimento profissional contínuo. Essas necessidades incluem atualização sobre a política de prescrição e a gestão do tratamento. Cerca de 32% dos enfermeiros informaram que não foram capazes de acessar o desenvolvimento profissional contínuo. Enfermeiros prescritores de medicamentos de forma independente predominam no trabalho de APS. Esses enfermeiros são altamente qualificados e têm muitos anos de experiência clínica. A prescrição suplementar é utilizada por uma minoria dos enfermeiros.[25]

A prescrição independente de medicamentos por enfermeiros na Inglaterra é amplamente considerada como parte das PAE e ocorre dentro de um contexto da assistência ao paciente que pode ser concluída de modo independente. Enfermeiros prescritores, portanto, requerem **competências** para gerir uma consulta e necessitam desenvolver **habilidades** como anamnese, exame físico, raciocínio clínico, diagnóstico, para posteriormente decidir sobre a necessidade da prescrição de qualquer medicamento. A prescrição segura também envolve questões como uma receita bem escrita, exata e legível, bem como a adequada documentação da consulta nos registros do paciente. Na Inglaterra essas competências e habilidades foram avaliadas por meio do estudo dos registros de consultas e da prescrição emitida por enfermeiros prescritores independentes e os resultados forneceram evidências sobre a qualidade e a segurança das consultas e prescrições de medicamentos realizadas por esses profissionais.[26]

No Brasil, a prescrição de medicamentos pelos enfermeiros está embasada na Lei do Exercício Profissional (n. 7.498/1986)[27] e no seu Decreto de Regulamentação (n. 94.406/1987),[28] os quais garantem aos enfermeiros no processo de CE o direito de realizar a prescrição de medicamentos aprovados por protocolos institucionais. Também na Portaria n. 2.436/2017,[3] a qual estabelece que "cabe ao enfermeiro realizar CE, solicitar exames complementares e prescrever medicações, observadas as disposições legais da profissão e conforme os protocolos, ou outras normativas técnicas estabelecidas pelo Ministério da Saúde". Entretanto, o protocolo de prescrição de medicamentos poderá ser construído de acordo com um dos três últimos modelos descritos pelo CIE. A legislação não permite ao enfermeiro brasileiro a prescrição independente, autônoma ou substitutiva.

A CE, a solicitação de exames e a prescrição de medicamentos por enfermeiros no âmbito da APS são procedimentos que se inserem num modelo inovador de atenção à saúde adotado pela PNAB, que vem sendo construído para a efetiva mudança do modelo assistencial que orienta o SUS. Entretanto, ainda que consagradas em Lei, essas práticas têm sido alvo de severas críticas, sobretudo da categoria médica, que, a despeito da legislação pertinente à matéria, desfere pesadas e infundadas críticas contra esse novo paradigma da Saúde Pública.[29] O Conselho Federal de Medicina (CFM) já abriu processo no Ministério Público visando coibir essa prática, mas o Ministério Público legislou a favor da legalidade dessa prática; entretanto, muitos enfermeiros têm medo de se defrontar com processos nessa área e acabam optando por não prescrever medicamentos. As questões legislativas nesse âmbito não são um problema apenas brasileiro, outros países também se defrontaram com ele.

Na Irlanda, um estudo[30] demonstrou que a maioria dos enfermeiros equipara a possibilidade de prescrição de medicamentos com maior autonomia no processo de trabalho e cuidados holísticos em saúde. Entretanto, a maioria dos enfermeiros especialistas em clínica desistiu da prescrição de medicamentos como uma futura expansão do seu papel pelo medo do litígio. Essa foi a barreira mais significativa para a prática de prescrição de medicamentos pelos enfermeiros irlandeses. Portanto, as implicações legislativas para a prescrição dos enfermeiros e o medo das consequências legais precisam ser considerados antes da implementação de projetos que incluam a prescrição de medicamentos por enfermeiros.[30]

O interesse pela prescrição de medicamentos por enfermeiros vem crescendo, em muitos países, para atender à necessidade de melhor provisão de cuidados aos pacientes e comunidades. Encontram-se na literatura como motivações para essa prática: a) acesso a cuidados em saúde para pessoas que se encontram em comunidades afastadas ou em zona rural; b) uso mais eficaz de tempo e recursos; c) melhoria da utilização da capacidade dos enfermeiros ou legitimação de um trabalho que já estão executando; d) melhoria do relacionamento entre os profissionais de saúde e redistribuição do trabalho entre os profissionais capacitados para determinadas ações; e) melhoria da utilização do tempo de trabalho do médico.[31]

No Brasil, cabe destacar que os protocolos para a prescrição de medicamentos por enfermeiros, organizados em vários municípios brasileiros, não busca suprir a insuficiência numérica de médicos no atendimento às necessidades da população, mas reconhecer que os enfermeiros têm capacidade e competência para a realização dessa atividade de maneira segura, garantindo isenção de risco à clientela assistida.[23]

Aspectos-chave

- O trabalho de enfermagem é de extrema relevância para a integralidade da atenção à saúde da população e para a construção de um modelo de atenção para o Sistema Único de Saúde (SUS) com base nos atributos essenciais e derivados da Atenção Primária à Saúde (APS).
- As Rede de Atenção à Saúde são arranjos organizativos de ações e serviços de diferentes densidades tecnológicas que atuam de maneira integrada e a APS é o primeiro nível de atenção e responsável por coordenar o cuidado em todos os pontos de atenção.
- O modelo de atenção à saúde preconizado pelo SUS ainda não foi implantado de maneira plena e se propõe a promover a integração sistêmica, de ações e serviços de saúde com provisão de atenção contínua com base nas características epidemiológicas, integral, de qualidade, responsável e humanizada, bem como incrementar o desempenho do sistema, em termos de acesso, equidade, eficácia clínica e sanitária; e eficiência econômica.
- Na Politica Nacional de Atenção Básica, os enfermeiros possuem atribuições específicas, que abrangem ações dirigidas a indivíduos, famílias e comunidade, com a finalidade de garantir a assistência integral da saúde em promoção e proteção da saúde, prevenção de agravos, diagnóstico, tratamento, reabilitação e manutenção da saúde, nos diferentes espaços sociais e em todas as fases do ciclo vital.
- Os protocolos clínicos se constituem em instrumentos importantes na formulação e na implantação de rotinas de cuidados de saúde que, além de estruturar a assistência, poderão auxiliar na organização do processo de trabalho. Os protocolos de enfermagem para atender às necessidades em saúde da população vêm contribuindo para a ampliação do seu acesso a esses serviços e para a concretização do princípio da integralidade da atenção à saúde.

- A prescrição de medicamentos por enfermeiros vem sendo implementada desde o início da década de 1990, em muitos países. Nas últimas duas décadas, o número de países em que os enfermeiros são legalmente autorizados a prescrever medicamentos cresceu consideravelmente. Essa prática faz parte de um rol de atividades dos enfermeiros denominado internacionalmente de "Práticas Avançadas em Enfermagem".
- O Conselho Internacional de Enfermagem adota quatro modelos de prescrição de medicamentos por enfermeiros. No Brasil, a prescrição de medicamentos está embasada na Lei do Exercício Profissional (n. 7.498/1986) e no Decreto de Regulamentação (n. 94.406/1987), os quais garantem aos enfermeiros o direito de realizar a prescrição de medicamentos aprovados por protocolos institucionais.

Referências

1. Consejo Internacional de Enfermeras (CIE). Sitio Del Consejo Internacional de Enfermeras. Bienvenida. Política de Enfermería. Definiciones. Definición de Enfermería. [Acesso 27 Jul 2022]. Disponível em: https://www.icn.ch/es/politica-de-enfermeria/definiciones.
2. Gomes LTS. Resenha: o saber de enfermagem e sua dimensão prática. Rev Enferm UFPE [Online]. Recife, nov., 2013. [Acesso 20 Ago 2022]; 7(11):6557-8. Disponível em: https://periodicos.ufpe.br/revistas/revistaenfermagem/article/view/12305.
3. Brasil. Ministério da Saúde. Portaria n. 2.436, de 21 de setembro de 2017. Aprova a Política Nacional de Atenção Básica, estabelecendo a revisão de diretrizes e normas para a organização da Atenção Básica. 2017. [Acesso 28 Jul 2022]. Disponível em: https://bvsms.saude.gov.br/bvs/saudelegis/gm/2017/prt2436_22_09_2017.html.
4. Associação Brasileira de Enfermagem (ABEn) seção Rio Grande do Sul. Departamento de Atenção Primária à Saúde (DAPS). Reflexões sobre o escopo do trabalho da enfermeira na atenção primária à saúde: contribuições do grupo de estudo do DAPS-ABEn-RS. Ferreira SRS, Mai S, Périco LAD, Micheletti VCD, Rosa JS (Orgs.). Porto Alegre: Associação Brasileira de Enfermagem, 2020. [Acesso 16 Jul 2022]. Disponível em: https://www.portalcoren-rs.gov.br/docs/E-book_DAPS-ABEn-RS.pdf.
5. Organização Mundial de Saúde (OMS). Declaração de Alma-Ata. Conferência Internacional sobre cuidados primários de saúde; 6-12 de setembro 1978. [Acesso 28 Jul 2022]. Alma-Ata; Casaquistão, USSR. [Internet]. Disponível em: https://bvsms.saude.gov.br/bvs/publicacoes/declaracao_alma_ata.pdf.
6. Starfield B. Atenção Primária: equilíbrio entre necessidades de saúde, serviços e tecnologia. Unesco, 2002. [Acesso 28 Jul 2022]; 786 p. Disponível em: http://bvsms.saude.gov.br/bvs/publicacoes/atencao_primaria_p1.pdf ehttp://bvsms.saude.gov.br/bvs/publicacoes/atencao_primaria_p2.pdf.
7. Brasil. Ministério da Saúde. Secretaria de Atenção em Saúde. Departamento de Atenção Básica. Manual do instrumento de avaliação da atenção primária à saúde: primary care assessment tool pcatool – Brasil. Brasília: Ministério da Saúde, 2010. [Acesso 28 Jul 2022]. Disponível em: http://bvsms.saude.gov.br/bvs/publicacoes/manual_avaliacao_atencao_primaria.pdf.
8. Cunha EM, Giovanella L. Longitudinalidade/continuidade do cuidado: identificando dimensões e variáveis para a avaliação da Atenção Primária no contexto do sistema público de saúde brasileiro. Ciência & Saúde Coletiva [Online]. 2011. [Acesso 28 Jul 2022]; 16(suppl 1):1029-1042. Disponível em: https://www.scielo.br/j/csc/a/H8ZWT7p5kcjM5qB7RcPBDwK/?lang=pt.
9. Brunello MEF, Ponce MAS, Assis EG, Andrade RLP, Scatena LM, Palha PF et al. O vínculo na atenção à saúde: revisão sistematizada na literatura, Brasil (1998-2007). Acta Paul Enferm [Online] 2010. [Acesso 29 Jul 2022], 23(1):131-5. Disponível em: https://www.scielo.br/j/ape/a/cZmxbMPbffBXzgyGtmMVMSQ/?format=pdf&lang=pt.
10. Baratieri T, Mandú ENT, Marcon SS. Compreensão de enfermeiros sobre vínculo e longitudinalidade do cuidado na estratégia de saúde da família. Cienc. Enferm. [Internet]. 2012 Ago. [Acesso 29 Jul 2022]; 18(2):11-22. Disponível em: https://www.scielo.cl/pdf/cienf/v18n2/art_02.pdf.

11. Mendes EV. As redes de atenção à saúde. Brasília: Organização Pan-Americana da Saúde. [Internet]; 2011. [Acesso 29 Jul 2022]. Disponível em: https://bvsms.saude.gov.br/bvs/publicacoes/redes_de_atencao_saude.pdf.
12. Andrade LOM, Barreto ICHCB, Cavalcanti CGCS. Modelos Assistenciais em Saúde no Brasil. *In:* Rouquayrol M. Z & Silva MGC. Epidemiologia & Saúde. 8. ed. Rio de Janeiro: Medbook, 2018, 752 p.
13. Silva SF. Organização de redes regionalizadas e integradas de atenção à saúde: desafios do Sistema Único de Saúde (Brasil). Ciência & Saúde Coletiva. [Internet]. 2011. [Acesso 29 Jul 2022]; 16(6):2753-2762. Disponível em: http://www.scielosp.org/scielo.php?script=sci_arttext&pid=S1413-81232011000600014&lng=pt&nrm=iso&tlng=pt.
14. Mendes EV. O cuidado das condições crônicas na atenção primária à saúde: imperativo da consolidação da estratégia da saúde da família. Brasília: Organização Panamericana de Saúde, [Internet], 2012. [Acesso 29 Jul 2022]. 512 p. Disponível em: https://bvsms.saude.gov.br/bvs/publicacoes/cuidado_condicoes_atencao_primaria_saude.pdf.
15. Franco TB, Magalhães JHM. Integralidade na assistência à saúde: a organização das linhas de cuidado. *In:* Merhy EE, Magalhães JHM, Rimoli J, Franco TB, Buena WS (Orgs.). O trabalho em saúde: olhando e experienciando o SUS no cotidiano. São Paulo, Hucitec, 2. ed. 2004.
16. Brasil. Presidência da República. Casa Civil. Lei n. 8.080/90. Dispõe sobre as condições para a promoção, proteção e recuperação da saúde, a organização e o funcionamento dos serviços correspondentes e dá outras providências. 19 de setembro de 1990. [Acesso 22 Ago 2022]. Disponível em: http://www.planalto.gov.br/ccivil_03/leis/l8080.htm.
17. Brasil. Presidência da República. Casa Civil. Subchefia para Assuntos Jurídicos. Constituição da República Federativa do Brasil de 1988. Seção II. Da Saúde. Artigo 196 ao 200. Brasília, 5 de outubro de 1988. [Acesso 28 Jul 2022]. Disponível em: http://www.planalto.gov.br/ccivil_03/constituicao/constituicaocompilado.htm.
18. Werneck MAF, Faria HP, Campos KFC. Protocolo de cuidados à saúde e de organização do serviço. Belo Horizonte: Nescon/UFMG, Coopmed, 2009. [Acesso 28 Jul 2022]; 84 p. Disponível em: http://www.nescon.medicina.ufmg.br/biblioteca/imagem/1750.pdf.
19. Campos GWS. Saúde pública e saúde coletiva: campo e núcleo de saberes e práticas. Ciên. Saúde Coletiva, Rio de Janeiro, 2000. [Acesso 28 Jul 2022]; 5(2):219-230. Disponível em: https://www.scielo.br/j/csc/a/mvLNphZL64hdTPL4VBjnrLh/abstract/?lang=pt.
20. International Council of Nurses (ICE). Definition and Characteristics of the Role. Advanced Nursing Practice. Oxfor, UK: Blackwell Publishing, 2006. [Acesso 20 Ago 2022]. Disponível em: https://international.aanp.org/practice/apnroles.
21. Buchan J, Calman L. Implementing Nurse Prescribing: An Updated Review of Current Practice Internationally. Geneve, Switzerland: ICN – International Council of Nurses, 2004. [Acesso 28 Jul 2022]; 94 p. Disponível em: https://eprints.soton.ac.uk/366545/.
22. Gielen SC, Dekker J, Francke AL, Mistiaen P, Kroezen M. The effects of nurse prescribing: a systematic review. International Journal of Nursing Studies: 2014. [Acesso 28 Jul 2022]; 51(7):1048-1061. Disponível em: https://postprint.nivel.nl/PPpp5186.pdf?.
23. Oguisso T, Freitas GF. Enfermeiros prescrevendo medicamentos: possibilidades e perspectivas. Rev Bras Enferm [Online]. 2007. [Acesso 28 Jul 2022]; 60(2):141-144. Disponível em: https://www.scielo.br/j/reben/a/nGYcQ95swkzx9kkZQfb4L8p/?lang=pt.
24. Kroezen M, Francke AL, Groenewegen PP, Dijk L van. Nurse prescribing of medicines in Western European and Anglo-Saxon countries: a surveyon forces, conditions and jurisdictional control. International Journal of Nursing Studies: 2012. [Acesso 28 Jul 2022]; 49(8):1002-1012. Disponível em: https://pubmed.ncbi.nlm.nih.gov/22369921/.
25. Courtenay M, Carey N, Burke J. Independent extended ands upplementary nurse prescribing practice in the UK: A national questionnaire survey. International Journal of Nursing Studies. September 2007. [Acesso 28 Jul 2022]; 44(7):1093-1101. Disponível em: https://pubmed.ncbi.nlm.nih.gov/16750832/.
26. Latter S, Maben J, Myall M, Blatch-Jones A. Evaluating prescribing competencies and standards used in nurse independent prescribers' prescribing consultations. An observation study of practice in England. Journal of Research in Nursing, January 2007. [Acesso 28 Jul 2022]; 12:7-26. Disponível em: https://www.researchgate.net/publication/258155968_Evaluating_prescribing_competencies_and_standards_used_in_nurse_independent_prescribers'_prescribing_consultations_An_observation_study_of_practice_in_England.
27. Brasil. Presidência da República. Casa Civil. Lei n. 7.498/86. Dispõe sobre a regulamentação do exercício de enfermagem. 25 de junho de 1986. [Acesso 28 Jul 2022]. Disponível em: http://www.cofen.gov.br/lei-n-749886-de-25-de-junho-de-1986_4161.html.

28. Brasil. Presidência da República. Casa Civil. Decreto n. 94.406/1987. Regulamenta a Lei 7.498/1986 de 08 de junho de 1987. [Acesso 28 Jul 2022]. Disponível em: http://www.portalcofen.gov.br/sitenovo/node/4173.
29. Borges IAL. Consulta de enfermagem, prescrição de medicamentos e solicitação de exames por enfermeiros na atenção básica à saúde. Enfermagem em Foco 2010. [Acesso 28 Jul 2022]; 1(1):05-08. Disponível em: http://revista.cofen.gov.br/index.php/enfermagem/article/view/1.
30. Lockwood EB, Fealy GM. Nurse prescribing as an aspectof future role expansion: the views of Irish clinical nurse specialists. Journal of Nursing Management October 2008. [Acesso 28 Jul 2022]; 16(97):813-820. Disponível em: https://pubmed.ncbi.nlm.nih.gov/19017243/.
31. Fong J, Buckley T, Cashin A. Nurse practitioner prescribing: an international perspective. Nursing: Research and Reviews 2015. [Acesso 28 Jul 2022]; 5. Disponível em: https://www.dovepress.com/getfile.php?fileID=27799.

2

A Família como Unidade de Cuidado na Atenção Primária à Saúde

Sandra Rejane Soares Ferreira
Andrea Gonçalves Bandeira

O que há neste capítulo?

Neste capítulo, aborda-se a família como unidade de cuidado e o papel do enfermeiro na avaliação do sistema familiar. Na Atenção Primária à Saúde (APS), é fundamental conhecer a estrutura, a dinâmica das famílias, suas relações e interações e, para tanto, é importante apreender o conceito de família; sua classificação; conhecer os instrumentos utilizados para o diagnóstico do contexto familiar; o ciclo de vida familiar e outras ferramentas que auxiliam no trabalho do enfermeiro e propiciam o estreitamento das relações entre os profissionais e o sistema familiar, promovendo a compreensão do contexto de maneira mais aprofundada. O objetivo é contribuir para a prática dos enfermeiros que atuam na APS, no que se refere ao cuidado do núcleo familiar.

Introdução

A família é um sistema aberto, dinâmico e complexo, cujos membros pertencem a um mesmo contexto social compartilhado, lugar de reconhecimento da diferença e do aprendizado quanto ao se unir ou se separar constituindo-se como *locus* das primeiras trocas afetivo-emocionais e da construção da identidade.[1]

A família é considerada uma instituição social, historicamente produzida, sendo o lugar onde o indivíduo adquire as suas primeiras competências e recebe valores morais e sociais que servirão de base para a socialização. No contexto familiar, a criança desenvolve o seu processo de socialização primária, preparando-se para a idade adulta e para assumir estilos de vida que condicionarão de modo determinante o seu ciclo de vida, bem como perpetuarão as tradições e os costumes através de gerações.[2]

A família, em seu processo de viver, constrói um mundo de símbolos, significados, valores, saberes e práticas, em parte oriundos de sua família de origem e em parte decorrentes das interações cotidianas.[3]

Na contemporaneidade, a família é conceituada como um conjunto de pessoas que possuem vínculos afetivos, e não necessariamente vínculos consanguíneos.[2] O ambiente familiar é considerado um local onde deve existir harmonia, afetos, proteção e todo o tipo de apoio necessário na resolução de conflitos ou problemas de algum dos seus membros. Quando essas relações de confiança, proteção, segurança, apoio, respeito às diferenças e conforto funcionam de maneira equilibrada, elas proporcionam unidade à família. Mas, quando essas relações são rompidas ou afetadas de algum modo, ocorre o adoecimento da unidade familiar.[3,4]

A família, ao lidar com mudanças no processo saúde-adoecimento, apresenta um potencial de ajuda/apoio (de natureza econômica, afetiva, emocional e/ou social) que os profissionais de saúde precisam identificar e considerar no planejamento do cuidado.[4] As famílias vivenciam no seu cotidiano um conjunto significativo de mudanças e os enfermeiros podem tornar-se, sempre que necessário, apoiadores desses processos, proporcionando conhecimentos e recursos para que essas mudanças ocorram por meio de transições mais positivas sob o ponto de vista de quem as vivencia.[2]

Alia-se a essa compreensão a importância do cuidado centrado na família, visto que o construto central dessa abordagem é a parceria, o que implica que o enfermeiro reconheça a igualdade entre os indivíduos envolvidos no processo de cuidado (profissionais, pacientes e famílias), e desse modo os princípios da dignidade e respeito, compartilhamento de informações, colaboração e participação se fazem presentes no cuidado.[5]

Classificação dos Tipos de Família

É complexo tentar delimitar o significado da palavra "família" e, ainda mais, reunir e expor de modo conceitual os aspectos que a envolvem.[2] Não se tem conhecimento da existência de sociedades em que não estivessem presentes modelos de organização familiar em sua estrutura social.[4] Mas, ao mesmo tempo, há forte tendência a expressarmos nossa concepção de família a partir de um tipo ideal, de um modelo, de uma abstração que corresponda a um "padrão de normalidade" vivenciado no nosso contexto social e cultural.[2] A consciência coletiva e o conjunto de representações da sociedade impõem às pessoas esse padrão, mesmo que não corresponda às realidades individuais, ao nosso modelo ou à experiência de família da qual fazemos parte.[2]

A família pode ser compreendida sob diversas perspectivas, entre elas a biológica, a sociológica (instituições sociais com papéis sociais definidos), a antropológica (partilha de um universo de símbolos e valores, códigos e normas, relacionados aos processos de socialização do indivíduo) e a psicológica (uma unidade emocional em que o funcionamento de um afeta o conjunto da família).[2]

A família é um produto cultural da sociedade e que, de maneira articulada, mantém relações entre seus indivíduos, entremeada e embasada na estrutura social de classes.[2] Verifica-se ampla variação de organização familiar de uma sociedade para outra ou mesmo no interior de uma sociedade, de acordo com as transformações sociais e culturais vivenciadas.[1,2]

A família se consolidou como instituição ao longo da história da humanidade. Sua organização, sua forma, suas relações com a sociedade e suas relações interpessoais (entre seus componentes) foram se transformando e, por volta do século XVIII, o modelo nuclear de família consolidou-se, sendo vigente até hoje, na sociedade contemporânea.[2] Nos tempos pós-modernos, a organização familiar tem sofrido várias mudanças, entre as quais se destacam as decorrentes das influências tecnológicas na função reprodutiva da família e a formação do grupo familiar, com base no vínculo, no afeto e no modo de viver e compartilhar.[2,6] Analisando o grupo familiar, nas últimas décadas, encontram-se, principalmente, as seguintes organizações:[1,2]

- **Família nuclear ou elementar:** formada pelos familiares consanguíneos da pessoa-referência, apresentando geralmente um núcleo de um casal e seus filhos (pai, mãe e filhos), habitando o mesmo espaço e tendo sua união reconhecida pelos demais membros da comunidade.

- **Família ampliada ou extensiva:** rede familiar ligando consanguíneos, aliados e descendentes, ao longo de pelo menos três gerações, correspondendo, em geral, a uma unidade doméstica, podendo ter também vínculos colaterais, como tios, primos, padrinhos, entre outros.
- **Família unitária:** composta por uma só pessoa (p. ex., uma viúva sem filhos).
- **Família monoparental:** composta por apenas um dos progenitores (pai ou mãe) e filho(s). Os motivos que possibilitam essa estrutura são diversos e englobam causas circunstanciais (morte, abandono ou divórcio) ou a decisão (na maior parte dos casos, uma decisão da mulher) de ter um filho de maneira independente.
- **Família reconstituída:** composta por membros de uma família que, em algum momento, teve outra configuração, sofreu uma ruptura e passou a ter um novo formato.
- **Família homossexual ou arco-íris:** é constituída por um casal homossexual que pode ter ou não crianças ao seu encargo.
- **Família com constituição funcional:** pessoas que moram juntas e desempenham papéis parentais em relação a uma criança/adolescente.

Pode-se afirmar que os modelos de família mais reconhecidos socialmente são o nuclear e o monoparental, porém na prática profissional cotidiana a família apresenta-se com diversos arranjos, tanto o nuclear como o ampliado, ou até mesmo um conjunto de pessoas unidas pelos laços afetivos, porém exercendo as funções e os papéis familiares.[2,6] Também se encontra na literatura a denominação **família contemporânea** para definir as famílias em que a mulher é a chefe de família.[2]

Vale destacar que nem sempre a legislação reconhece a existência de todas essas diferentes formas de organização familiar, mas alguns direitos legais foram sendo estabelecidos ao longo dos tempos; por exemplo, casais que nunca formalizaram juridicamente o seu relacionamento, atualmente podem ser reconhecidos na esfera jurídica como "união estável". A legalidade do casamento *gay* foi declarada pelo Supremo Tribunal Federal em maio de 2011, quando se alterou o entendimento do Código Civil de que a família só pode ser formada por uma mulher e um homem. A partir dessa jurisprudência, as uniões entre pessoas do mesmo sexo foram permitidas e devem seguir as mesmas regras e ter os mesmos direitos das uniões entre casais heterossexuais.

Funções da Família

A família apresenta funções que determinam os papéis de seus componentes e auxiliam na estabilização da personalidade adulta.[2,6,7] Destacam-se, na literatura, como funções da família:[2]

- **Sexual:** atendimento das necessidades sexuais a partir da união ou casamento, que visa a estabelecer legalmente os papéis de paternidade e maternidade para os filhos.[2]
- **Reprodutiva:** perpetuação da família e da sociedade a partir da descendência.[2]
- **Econômica:** garantia do sustento e proteção da prole, estabelecendo a participação dos pais e a divisão e a organização do trabalho entre eles.
- **Identificação social:** identificação com a sua cultura de classe social.[2]
- **Socializadora/educativa:** transmissão de um conjunto de hábitos, costumes e valores, responsabilidade pelo cuidado com as crianças (reconhecidos universalmente como de extrema importância).[2]

Estrutura Familiar

Para assistir a família, o enfermeiro e os demais profissionais precisam compreendê-la de maneira integral e sistêmica, como o espaço de desenvolvimento individual e de grupo, dinâmico e passível de crises.[1,2,4] Devem conhecer a estrutura, a dinâmica e a realidade das famílias pelas quais são responsáveis, com ênfase nas suas características sociais, econômicas, culturais, demográficas e epidemiológicas, bem como identificar as necessidades em saúde e as situações de risco mais comuns às quais aquelas pessoas estão expostas.[2,4]

A estrutura familiar é composta por um sistema que abriga subsistemas familiares, formados pelos membros e suas relações. Os membros da família podem pertencer simultaneamente a mais de um subsistema. Em cada subsistema, o indivíduo tem determinadas funções e distintos papéis a desempenhar, o que lhe confere diferentes poderes em cada um deles. São eles:[1]

- **Subsistema conjugal:** composto por um casal, unido por um vínculo afetivo que o leva a formar uma família. O casal negocia, organiza as bases de convivência e mantém uma atitude de reciprocidade interna e uma relação com os outros sistemas.[1]
- **Subsistema parental:** refere-se às mesmas pessoas que compõem o casal ou às pessoas que desempenham o papel de pais por meio de um vínculo afetivo, podendo ser biológico ou não, com os filhos. Esse sistema é chamado de executivo, pois desempenha a socialização, o afeto, a proteção, o desenvolvimento e a educação.[1]
- **Subsistema filial:** formado pelos filhos, podendo ser subdividido de acordo com suas características, como sexo, idade, relação com os irmãos, entre outras. As relações dos pais e entre os irmãos ajudam a desenvolver a capacidade de negociar, cooperar e também desenvolver a relação com figuras de autoridade entre iguais.[1]

O que define cada subsistema dentro do sistema são os papéis e as funções de cada indivíduo e as normas que o regem.[1] Esses papéis e funções definem onde o indivíduo se posiciona hierarquicamente: avós ocupam o topo da hierarquia, seguidos pelos pais e tios, estando os filhos e primos hierarquicamente inferiores, por exemplo. Manter a hierarquia, ou seja, os papéis e as funções de cada indivíduo na família, é manter a ordem e a saúde no sistema familiar.[2]

Outros aspectos da estrutura familiar que devem ser levados em consideração ao se realizar a avaliação e o acompanhamento das famílias são:[1]

- **Vínculos relacionais:** diz respeito ao relacionamento entre os membros da família de modo a caracterizá-los pela proximidade e pela intensidade emocional que configuram a organização familiar.[1]
- **Limites e fronteiras:** existem limites na caracterização de cada subsistema e do sistema familiar em relação ao meio em que está inserido, de modo a permitir a individuação, a diferenciação e o intercâmbio afetivo suficiente e apropriado entre eles. Os limites podem ser: a) difusos; b) rígidos; c) claros.[1]
- **Territorialidade:** refere-se ao espaço vital e íntimo da família, à disposição e à organização de modo a garantir que cada subsistema possa ter privacidade e, ao mesmo tempo, atmosfera familiar.[1]

Dinâmica das Relações Familiares

A estrutura das relações familiares se manifesta e se mantém por meio das dinâmicas dentro do sistema, e estas estão relacionadas à comunicação entre seus membros, aos papéis ocupados e às normas e regras estabelecidas.[1]

Os membros de um sistema estão sempre se comunicando, verbal ou não verbalmente. É impossível não comunicar. Mesmo ficar calado é uma comunicação em que se pode supor que não quer, não pode ou não está interessado em falar. Todos nós construímos um padrão de comunicação. E a forma como comunicamos indica a funcionalidade dos sistemas familiares ou individuais, isto é, se são funcionais e maduros ou disfuncionais e imaturos.[2]

A comunicação adequada é fundamental para a manutenção da estrutura familiar, pois nas suas relações existe predominância do componente afetivo e patologias podem ocorrer por uma dificuldade de comunicação, o que origina distorções, problemas de comunicação, comunicação paradoxal e dupla mensagem. O aspecto relacional da comunicação, que se refere ao modo como deve ser entendida a mensagem, denomina-se metacomunicação e se expressa, geralmente, de forma analógica, por meio da linguagem que não é falada, mas sim manifestada. A ambiguidade entre o que se comunica e o que se metacomunica é geralmente a origem de uma série de problemas.[1]

As famílias fornecem o modelo dos padrões de comunicação. Pessoas com padrões de comunicação funcionais são aquelas que falam firme, com clareza e que realizam esclarecimentos quando solicitadas. Pessoas com padrão de comunicação disfuncional são aquelas que não falam de forma direta e tendem a fazer suposições erradas. Também se esquivam das questões, rejeitam as solicitações de esclarecimento e desqualificam quem pergunta.[2]

Os papéis orientam a estrutura das relações familiares. Cada pessoa da família desempenha uma variedade de papéis que integram a estrutura da família e que se referem às expectativas e normas que a família tem com respeito à posição e à conduta de cada um dos seus membros.[1]

As regras e normas constituem a expressão dos valores da família e da sociedade, sendo necessárias para qualquer estrutura de relação e, à medida que os membros da família aderem aos acordos implícitos, a homeostase do sistema familiar se mantém. As regras representam um conjunto de prescrição de conduta que define as relações e organiza a maneira como os membros da família atuarão. Podem ser explícitas, implícitas, secretas ou que não necessitam ser explicadas verbalmente. As famílias, normalmente, funcionam por meio de uma mescla desses tipos de regras ou normas.[1]

O resultado do funcionamento familiar e das relações da família com o meio em que vive configura-se nos padrões de comportamento. Em geral, estes são repetitivos e estáveis, definindo os limites e a estrutura do sistema familiar e estabelecendo os meios de informação dentro e fora desse sistema.[1,2]

A coesão familiar é a força que une os membros de uma família e se traduz em condutas como fazer "coisas" juntos, ter amigos e interesses em comuns, estabelecer coalizões, compartilhar tempo e espaço. O grau de coesão está relacionado à diferenciação de seus membros, sendo que a diferenciação extrema desintegra a família e a coesão excessiva destrói o espaço de crescimento individual. Para sintetizar a díade coesão/diferenciação, apresentam-se três possibilidades de funcionamento familiar:

a) **Normal:** equilíbrio entre as tendências.
b) **Desintegrado:** predomínio da diferenciação sobre a coesão.
c) **Simbiótico:** predomínio da coesão sobre a diferenciação.[1]

A resposta do sistema familiar às variáveis de coesão e diferenciação ocorre por sistemas de funcionamento que podem ser: flexíveis (aquele capaz de mudar ao longo do tempo, permitindo, em cada fase, o crescimento individual de seus membros) ou rígidos (incapaz de mudar ao longo do tempo; os papéis são fixos, o espaço individual é reduzido e a interação é repetitiva).[1]

Família como Unidade de Cuidado

Considerando-se as reflexões e os aspectos conceituais anteriormente abordados sobre o tema família, destacam-se a necessidade e a importância de que os enfermeiros evitem as preconcepções, os dogmatismos, os preconceitos e os agravos sociais ao realizarem o cuidado com foco no grupo familiar. Os enfermeiros, juntamente com os demais profissionais da saúde, precisam conceber, respeitar e entender a família como uma unidade singular, a fim de auxiliá-la e estimulá-la a realizar o autocuidado e exercer sua autonomia e cidadania na conquista de seu bem-estar.[9]

Considerar a família como uma unidade de cuidado parece ser consenso entre os enfermeiros, contudo prestar assistência à saúde da família tem se constituído em um desafio para a prática profissional. Esse desafio pode estar relacionado a vários fatores, pois a família se caracteriza pelas funções sociais que exerce e pelas relações de intimidade, afeto e solidariedade.[1,4,10]

Estudos[3,9-13] evidenciam que os cuidados de enfermagem, mesmo aqueles realizados com enfoque na assistência domiciliar, continuam dirigidos ao indivíduo, sem considerar o seu contexto familiar, e que a família ainda é vista de maneira fragmentada, uma unidade divisível em partes, e muitas vezes apenas como prestadora de informações. Nesses estudos, os enfermeiros relatam que seu foco na assistência à saúde é a família; entretanto, quando verificadas as atividades que são realizadas com as famílias, observa-se que elas são direcionadas ao indivíduo, ficando para a família somente atividades de orientações de caráter preventivo.

Os enfermeiros consideram importante a abordagem familiar durante a assistência, pois reconhecem que ter a família como foco do cuidado amplia a visão sobre o problema presente no contexto familiar, além de facilitar a troca de informações, o conhecimento da estrutura da família e de favorecer a participação de seus membros no cuidado. No entanto, não se sentem preparados para realizar de modo efetivo essa abordagem.[2] Por isso, se faz necessário investir na oferta de cursos para os enfermeiros e demais profissionais das equipes da Atenção Primária à Saúde (APS), com conteúdos que favoreçam o entendimento sobre assistência à família, visando melhorar as ações em saúde.[2]

Conhecer os valores da família, suas crenças e seus costumes facilita a construção de uma assistência digna e singular para o sistema. As necessidades das famílias são únicas, derivadas das características individuais dos seus membros e da dinâmica de inter-relação do seu conjunto.[12] No processo de cuidado, o profissional precisa levar em consideração que cada pessoa, mesmo sendo única, provida de sentimentos, dificuldades e capacidades próprias, se encontra inserida em sistema familiar que influencia sua personalidade e determina muitas vezes sua maneira de vivenciar cada situação.[12,13] Ao conhecer melhor a realidade familiar, pode-se ter mais elementos para planejar com a família a assistência necessária, promover a autonomia do sistema e os familiares atuarem para a resolução dos seus problemas/necessidades em saúde.

A abordagem familiar em equipe multiprofissional/interprofissional facilita o enfrentamento de problemas e amplia as possibilidades de sua resolução, na medida em que as responsabilidades são divididas entre os profissionais e entre os membros da família.[2]

Observa-se que os profissionais consideram importante a realização conjunta de cuidados com a pessoa doente na família, pois essa prática colaborativa pode favorecer e melhorar a saúde dos próprios familiares, já que, em alguns momentos, o cuidado envolve a mudança de hábitos para práticas mais saudáveis. Entretanto, essas mudanças precisam ser compreendidas pelos familiares como algo benéfico para sua saúde e, para o reconhecimento disso, é necessário haver uma abordagem familiar para a orientação e o apoio do grupo familiar. O diálogo, a atenção à família, o conhecimento de todos os membros e a participação de toda a equipe de saúde na assistência são fatores considerados pelos enfermeiros como formas de fortalecimento do grupo familiar.[2]

A literatura[10,11,13] tem apontado alguns benefícios de se trabalhar com famílias, dentre os quais se destaca a maior facilidade de acesso e de aceitação das orientações realizadas. Esses dois aspectos revelam que família e profissionais saem ganhando, pois a confiança e o vínculo estabelecidos com as famílias favorecem a qualidade da assistência e, como consequência, entre outros aspectos, isso resulta em maior gratificação pessoal e profissional.[13]

O estabelecimento do vínculo com a família é uma preocupação que os enfermeiros possuem no seu trabalho na APS, o que pode ser considerado como aspecto positivo, pois facilita o acesso à família, a abordagem de todos os membros, o conhecimento do funcionamento familiar e sua estrutura e, dessa forma, a determinação de uma assistência qualificada à família.[10]

Trabalhar com a família enquanto unidade de cuidado não é tarefa fácil e exige do enfermeiro a análise acurada do contexto socioeconômico e cultural em que seus membros estão inseridos, identificando suas representações perante a sociedade, conhecendo a sua realidade, de modo a desvendar o entendimento da família sobre suas condições de saúde e qualidade de vida para que o conhecimento subsidie a prática, a fim de superar os limites e vislumbrar possibilidades para a concretização das propostas de cuidado pactuadas.[2] A assistência à família como unidade de cuidado implica em conhecer como cada família se estrutura, se cuida, bem como identificar as suas forças, suas dificuldades e seus esforços para partilhar as responsabilidades. Com base nas informações obtidas, os profissionais devem usar seus conhecimentos sobre cada família, para junto dela e com ela pensar e implementar o melhor cuidado possível.[2]

O papel do enfermeiro no cuidado da família envolve relacionar todos os fatores (sociais, econômicos, culturais, funcionais, entre outros) apresentados, e não apenas lidar com as situações de saúde e doença; inclui interagir com situações que apoiem a integridade do sistema familiar.[14]

O Enfermeiro e a Avaliação da Família

Existem diversas disciplinas que estudam e buscam conceituar e definir a família do ponto de vista do seu referencial teórico e, a partir deste, sugerem modelos e instrumentos de avaliação das famílias para o trabalho com seus inúmeros fenômenos.[4] Embora seja útil para os enfermeiros e outros profissionais o conhecimento dos modelos e instrumentos oferecidos pelas diversas disciplinas, destaca-se que não existe um modelo de avaliação capaz de explicar todos os fenômenos vivenciados pelas famílias.[4] Entretanto, os enfermeiros podem se beneficiar com a adoção de uma estrutura conceitual clara e uma forma de sistematizar as informações coletadas com a família para a definição do foco para intervenção e para a organização das ações, junto com seus membros, construindo de maneira participativa um plano de cuidado para a saúde do núcleo familiar.[4]

As enfermeiras canadenses Wrigth e Leahey[4] desenvolveram o Modelo Calgary de Avaliação da Família (MCAF), com base em uma estrutura multidimensional, integrando conceitos da teoria dos sistemas, da cibernética, da comunicação e fundamentos teóricos de mudança e da biologia da cognição.

Esse modelo de avaliação, composto por fundamentos teóricos de várias disciplinas, foi organizado em três categorias principais relativas à família, que se dividem em subcategorias:[4]

1) **Estrutural:** subdivide-se em três subcategorias:[4]
   - **Estrutura interna:** composição familiar, gênero, orientação sexual, ordem de nascimento, subsistemas e limites. Identifica como se dá o relacionamento entre seus membros, quem se relaciona melhor com quem dentro da família, entre outros aspectos.
   - **Estrutura externa:** família extensa e sistemas mais amplos de apoio. Identifica como é o relacionamento da família com o meio.
   - **Contexto:** diz respeito a etnia, raça, classe social, religião/espiritualidade, ambiente, compreendendo assim as diferentes culturas, os valores, os modos de cuidar e a percepção da família.

2) **Desenvolvimento:** considera o processo de mudança estrutural e transformação progressiva da história familiar durante as fases do ciclo familiar, com as mudanças na constituição familiar durante os anos que se passam, e assim formula hipóteses sobre as experiências e dificuldades vividas para então, junto dela, propor ou descartar estratégias para a superação dos problemas a partir dessas experiências. Subdivide-se em três subcategorias:[4]
   - estágios (ciclos de desenvolvimento);
   - tarefas;
   - vínculos afetivos.
3) **Funcional:** indica o modo como os indivíduos geralmente se comportam em relação um ao outro. Subdivide-se em duas subcategorias:[4]
   - **Instrumental:** refere-se às atividades diárias das famílias, como as relacionadas às refeições, aos hábitos de vida, ao cuidado a um membro doente, a fazer curativos, a administrar medicações e a levar ao serviço de saúde.
   - **Expressiva:** avalia a comunicação emocional, verbal, não verbal, circular, que ocorre entre os membros da família, bem como a capacidade para resolução de problemas, papéis, influência e poder, crenças, alianças e uniões.

As intervenções de enfermagem devem ser sempre precedidas de uma avaliação, e o enfermeiro deve optar por utilizar um modelo de avaliação capaz de promover o entendimento de como o sistema familiar se estrutura, funciona e interage. Por meio dessa avaliação, poderá identificar os pontos fortes e as dificuldades da família, além de sua capacidade para lidar com os problemas de modo a produzir um ambiente melhor para cada membro que a compõe. O cuidado na saúde da família tem como objetivo a promoção e a prevenção da saúde, por meio de mudanças propostas ao sistema familiar, buscando construir, de maneira colaborativa, possibilidades mais saudáveis de lidar com a experiência de adoecer.[4]

Em geral, o caso de uma família que precisa de assistência chega ao conhecimento do enfermeiro por meio de um dos seus membros com algum problema/necessidade em saúde ou uma doença instalada. A avaliação da família não substitui a avaliação individual e os dois tipos de avaliação devem ocorrer concomitantemente.

Wright e Leahey[4] sugerem algumas diretrizes que podem ajudar o enfermeiro a determinar em que situações está indicada a realização da abordagem do sistema familiar. São elas:

- A família está passando por sofrimento emocional, físico ou espiritual ou ruptura decorrente de uma crise (p. ex., doença aguda ou terminal, lesão ou óbito).[4]
- A família está vivenciando um sofrimento emocional, físico ou espiritual ou ruptura causada por um marco do desenvolvimento (p. ex., nascimento, casamento, saída de um filho de casa).[4]
- A família define o problema/necessidade em saúde ou a doença como uma questão familiar (p. ex., doença crônica) e existe motivação para sua avaliação.[4]
- A família identifica uma criança ou adolescente com dificuldades (p. ex., abuso virtual, medo do tratamento de câncer).[4]
- A família está enfrentando situações sérias o suficiente para ameaçar a relação de seus membros (p. ex., doença terminal, vícios).[4]
- Um membro da família está para ser hospitalizado para tratamento de saúde mental ou psiquiátrico.[4]
- Uma criança está para ser hospitalizada.[4]

Entretanto, as autoras alertam para situações que contraindicam a abordagem familiar. São elas:[4]

- A avaliação da família compromete a individualização de um membro (p. ex., se um jovem adulto saiu de casa recentemente pela primeira vez, uma entrevista com a família pode não ser desejável).[4]
- O contexto de uma situação familiar permite pouca ou nenhuma influência (p. ex., a família pode acreditar que o enfermeiro esteja atuando como agente de alguma outra instituição, como o tribunal).[4]

Após a avaliação da família, o enfermeiro deve decidir se realiza ou não uma intervenção no sistema familiar, alinhando as possíveis intervenções ao contexto. Recomenda-se considerar nessa decisão os seguintes aspectos: a) o nível de funcionamento familiar; b) a habilidade do profissional para intervir; c) os recursos disponíveis para apoiar a intervenção.[4] Wright e Leahey[4] recomendam que o profissional faça uma lista com os pontos fortes e os problemas identificados na abordagem familiar, colocando-os lado a lado com o objetivo de oferecer uma visão equilibrada da família. Essa técnica permite que o profissional não fique focado somente nos problemas da família, mas perceba que cada sistema familiar tem pontos fortes, mesmo em face de problemas de saúde reais ou potenciais.

As intervenções de enfermagem têm como objetivo auxiliar nas mudanças de algum aspecto da organização ou funcionamento familiar e devem ter seu foco no contexto e na resposta da família, e não no comportamento individual. Wright e Leahey[4] alertam que nessa relação terapêutica com a família ocorre um fenômeno interativo (fazer com a família) em que as respostas de um enfermeiro (intervenções) são um convite vindo das respostas dos membros da unidade familiar (resultados), as quais por sua vez são respostas a um convite feito pelo enfermeiro. Assim, as intervenções de enfermagem só se concretizam em um relacionamento com a família, o que implica na inexistência de intervenções padronizadas para serem aplicadas e sendo o processo relacional que vai conduzir o profissional para as intervenções mais úteis para cada contexto.[4]

Os enfermeiros que trabalham com as famílias desejam ser úteis e reduzir ou aliviar o sofrimento sempre que possível. Entretanto, podem ocorrer enganos ou julgamentos indevidos no processo de avaliação do contexto familiar, e Wright e Leahey[4] destacam três erros que são frequentes na prática interacional do enfermeiro e que possuem impacto negativo sobre a família. São eles:

1) **Falhar em criar um contexto para a mudança:** criar um contexto para a mudança é o fundamento central e duradouro do processo terapêutico com a família e os ingredientes necessários para criar esse contexto de cura durante a assistência são a empatia, a atenção e responder com simpatia ao sistema familiar.[4] Nesse processo, é necessário: mostrar interesse, preocupação e respeito por cada membro da família; obter um claro entendimento da preocupação mais importante ou do maior sofrimento; validar a experiência de cada membro; reconhecer o sofrimento e o sofredor.
2) **Tomar partidos ou fazer alianças com um membro ou subgrupo familiar:** aliar-se a uma pessoa ou subgrupo, mesmo que sem intenção, pode resultar em sentimento de desrespeito, incapacidade e falta de influência de alguns membros da família em relação aos outros, tendo em vista que a família e o enfermeiro procuram atingir seus objetivos.[4]
3) **Fazer muitos aconselhamentos prematuramente:** o enfermeiro está sempre em uma posição socialmente autorizada a dar conselhos, informações e opiniões sobre questões de promoção ou problemas de saúde, entre outros. O conselho pode ter um potencial produtivo e curativo quando dado de maneira colaborativa, mas o julgamento do momento oportuno e a competência em como fazê-lo são fundamentais. Sugere-se que se opine apenas depois de obtida a avaliação completa e que se tenha a compreensão da preocupação ou do sofrimento da família. Também é melhor fazer mais perguntas em vez

de dar conselhos durante as conversas com a família.[4] A Entrevista Motivacional pode ser uma ferramenta utilizada para apoiar a abordagem do enfermeiro e prevenir esse tipo de erro (ver Capítulo 12 – Promoção de Mudanças no Estilo de Vida na Atenção Primária à Saúde), bem como auxiliar na motivação para implementação de mudanças.

Ferramentas de Abordagem Familiar

As ferramentas de abordagem familiar são tecnologias relacionais, oriundas em sua maioria da sociologia e da psicologia, e promovem a aproximação dos profissionais de saúde com as pessoas e as famílias, além de possibilitar a compreensão do funcionamento dos membros familiares e suas relações.[15]

Entre as ferramentas de abordagem familiar, as mais utilizadas na APS são: a entrevista da família, o genograma, o ecomapa e o ciclo de vida familiar.[16,22]

▪ Entrevista da família

Conforme Wright e Leahey,[4] no contexto de uma conversa terapêutica entre o enfermeiro e os membros de uma família, podem ser identificados quatro estágios principais pelos quais o profissional deve passar para o sucesso da entrevista com a família:

- **Engajamento:** o enfermeiro se aproxima da família, deixando-a confortável, e exercita as habilidades que a convidam ao estabelecimento e à manutenção de um relacionamento terapêutico. Demonstra empatia, atenção e responde com simpatia, criando um relacionamento colaborativo. Busca remover obstáculos das relações com as famílias (experiências negativas anteriores; famílias que não estão abertas às conversas; falta de clareza sobre o propósito da conversa). Uma ação que pode auxiliar na construção do engajamento é, por exemplo, construir um genograma (quebra de gelo) com a família.[4]
- **Avaliação:** abrange a exploração e a identificação de problemas, somados a descrição dos pontos fortes e lista de problemas da família, os quais precisam ser validados pelo grupo familiar. Questões-chave durante a avaliação: Quem está no sistema familiar? Como é o sistema familiar? Quais os subsistemas importantes e os tipos de relacionamento entre eles? Como é a relação da família? Qual é a história da família? Lembre-se que o foco dessa avaliação é menor sobre o indivíduo e maior sobre a interação entre todos os membros da família.[4]
- **Intervenção:** envolve a provisão de um contexto em que é possível a família fazer pequenas ou significativas mudanças. O profissional e a família colaboram, e os planos para mudança devem ser elaborados em conjunto. Ressalta-se que, ao solicitar à família que se reúna para uma entrevista, o profissional já está realizando uma intervenção. As intervenções devem ser vinculadas aos pontos fortes das famílias, pois estas possuem recursos inerentes, sendo responsabilidade do enfermeiro incentivá-las a lançar mão desses recursos e estimular habilidades para reagir ao problema (ajudar a família a encontrar suas próprias soluções).[4]
- **Finalização:** refere-se ao processo de encerramento do relacionamento terapêutico entre o enfermeiro e a família. A finalização terapêutica incentiva os membros da família sobre sua capacidade de solucionar problemas no futuro.[4]

As autoras acrescentam ainda que cada estágio da entrevista com a família requer três tipos de habilidades do enfermeiro:[4]

- **Perceptiva:** capacidade de fazer observações relevantes.[4]
- **Conceitual:** capacidade de dar significado às observações e saber formular as observações de um membro da família como um todo, como parte de um sistema.[4]
- **Executiva:** capacidade de realizar intervenções terapêuticas durante uma entrevista.[4]

▪ Genograma

O genograma é uma ferramenta de representação gráfica da família. Com ele, pode-se representar os diferentes membros da família, o padrão de relacionamento entre eles e as suas principais morbidades, sendo possível ter uma rápida visão da complexidade das relações familiares; trata-se de uma fonte de informação para o planejamento de estratégias.[16,17]

No desenvolvimento do genograma, a entrevista é uma parte significativa do processo, em que o grau de intimidade e vinculação estabelecido entre o profissional e a pessoa/família influencia a coleta de informações, bem como a forma de comunicação adotada. A construção do genograma é um processo que envolve a história de vida familiar, a interação entre os membros da família e com o seu meio e a recuperação de memórias. Fornece informações demográficas, de posição funcional, recursos e acontecimentos críticos na dinâmica familiar.[17] Desse modo, a construção desse instrumento fica mais rica e retrata a família de maneira mais detalhada quando o enfermeiro o constrói em conjunto com ela.

O genograma é a elaboração da árvore da família e, durante a sua construção, há a visualização da dinâmica familiar e das relações entre seus membros, por meio de símbolos e códigos padronizados (Figura 2.1), em pelo menos três gerações.[16,17]

Para a construção dos genogramas com as famílias, é preciso definir uma pessoa de origem, que se denomina usuário-índice, para que seja o ponto referência para as relações interpessoais familiares e geracionais de ascendência e descendência. Na APS, em geral a pessoa-índice é o "chefe da família", a pessoa responsável pela abertura do prontuário familiar ou outro membro da família que está em atendimento na Unidade de Saúde (US). Os homens são representados por quadrados e as mulheres por círculos, identificando o nome, a idade, a profissão e doenças atuais de cada pessoa, além de retratar o lugar que cada uma ocupa dentro da estrutura familiar.[17,18] O instrumento permite também que a própria família identifique quais os membros que a integram e as relações estabelecidas entre eles.

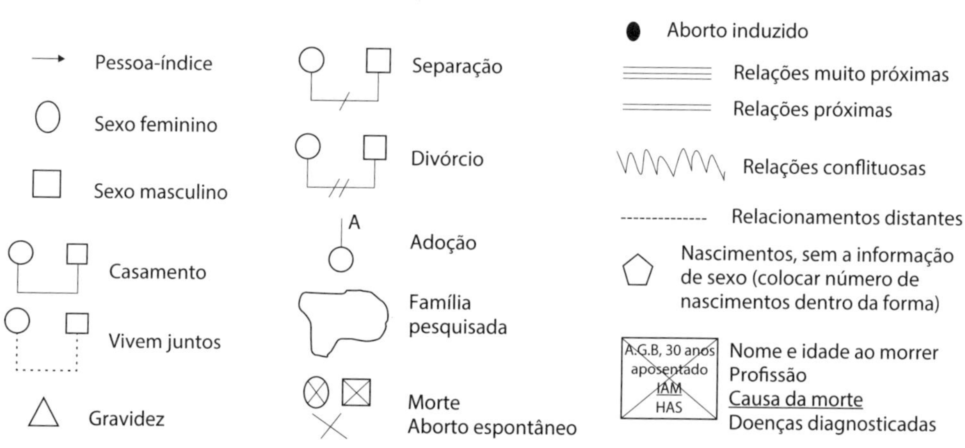

Figura 2.1 – Simbologia estabelecida para construção de um genograma.

Fonte: Adaptada de Chapadeiro et al., 2011[2]; e Pereira et al., 2009[17].

Podem ser acrescentados dados como ocupação, hábitos, grau de escolaridade, entre outros, de acordo com o objetivo do profissional e dados relevantes da família. Outras considerações importantes para a construção do genograma: observar se a família é nuclear ou ampliada, o que na representação gráfica será definido pelo limite da linha que engloba os membros pesquisados; nunca esquecer de indicar o usuário-índice; quando há o casamento, haverá uma linha contínua que liga o casal e os filhos; no caso de divórcio, dois traços cortam a linha do casamento; as linhas pontilhadas representam que moraram juntos e não se casaram, e apenas uma linha que cruza as linhas pontilhadas significa que se separaram; relações (muito próximas, próximas, distantes, conflituosas) são descritas pelas linhas que descrevem as relações interpessoais; verificar os ascendentes (pais, casal, filhos, netos) possibilita também demonstrações das doenças hereditárias que podem acometer a família.[16-18]

O genograma é um diagrama em que está representada a estrutura familiar; a demonstração gráfica da situação permite que o profissional que atua na atenção à família pare e reflita sobre a dinâmica familiar, os problemas mais comuns que a afligem e o enfrentamento deles pelos membros da família (Figura 2.2). Permite também observar de uma maneira clara quais membros constituem a família, tenham eles vínculos consanguíneos ou não; assim, fornece bases para a discussão e a análise das interações familiares, além de facilitar a avaliação da estrutura familiar.[17,18]

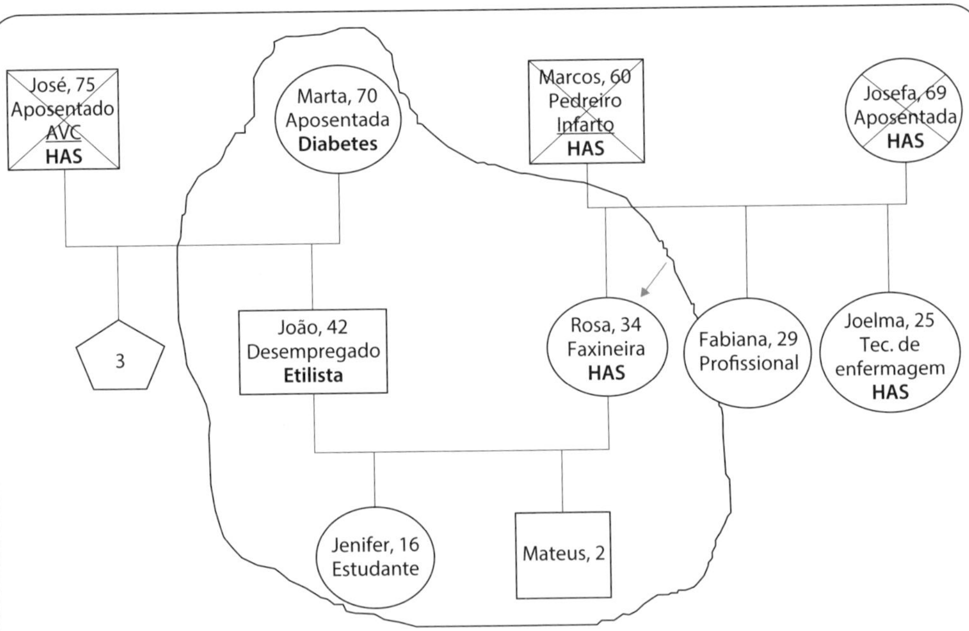

Figura 2.2 – Exemplo de um genograma.

Fonte: Adaptada de Chapadeiro et al., 2011[2]; e Pereira et al., 2009[17].

▪ Ecomapa

O ecomapa consiste na representação gráfica da rede social da família; e é complementar ao genograma na compreensão da composição e da estrutura relacional intrafamiliar, bem como da relação com o meio que a cerca.[2,16]

Ao construir o ecomapa, é necessário colocar todos os suportes da família: trabalho, igreja, grupos comunitários, clubes, vizinhança e outros que a família cita como estrutura de apoio. Uma família que tem poucas conexões com a comunidade e entre seus membros necessita de mais investimentos da equipe de Saúde da Família para melhorar seu bem-estar.[17]

No ecomapa, os membros da família são representados no centro do círculo. Já a rede social da família aparece em círculos externos. As linhas indicam o tipo de conexão: linhas contínuas representam ligações fortes; pontilhadas, ligações frágeis; linhas tortuosas demonstram aspectos estressantes; e as setas significam energia e fluxo de recursos,[17] conforme exemplo ilustrado na Figura 2.3.

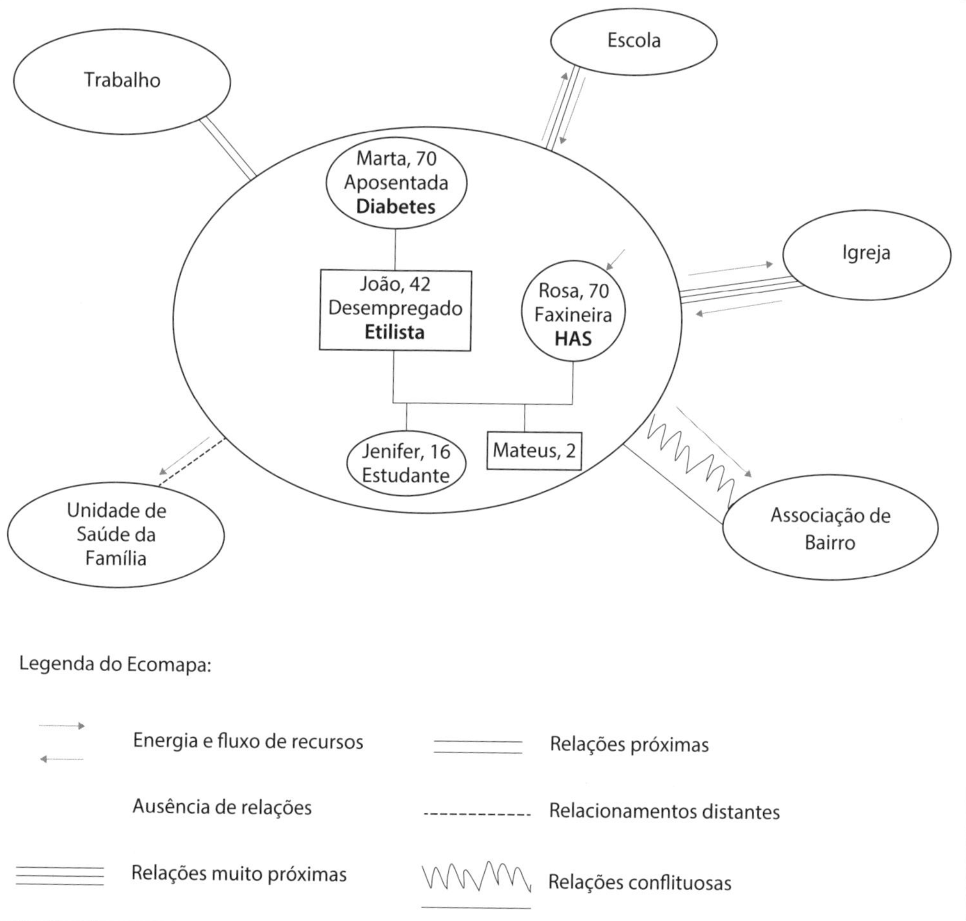

Figura 2.3 – Exemplo de um ecomapa.
Fonte: Adaptada de Chapadeiro et al., 2011[2]; e Pereira et al., 2009[17].

As redes sociais de uma pessoa correspondem aos contatos interpessoais, responsáveis por manter a sua identidade social. Também dão forma às relações sociais e são classificadas em redes primárias – representadas por laços de família, parentesco, amizade, vizinhança e trabalho – e em redes secundárias. Estas podem ser formais – constituídas por laços com instituições e organizações – e informais – estabelecidas para responder a uma necessidade imediata, pela ligação entre pessoas, como vizinhos, porteiro, vendedor da farmácia, padaria etc.[19]

▪ Ciclo de vida familiar

Essa ferramenta de abordagem familiar divide a história da família em estágios de desenvolvimento, caracterizando papéis e tarefas específicas a cada um desses estágios.[2,16]

Assim como as pessoas têm seus ciclos de vida, as famílias também os têm. E o entendimento desses ciclos e da maneira como eles podem interferir no processo saúde-doença possibilita à equipe de saúde um conhecimento maior sobre a família.[1,2] A compreensão do ciclo vital permite ao profissional uma visão simultaneamente panorâmica e focal da família, bem como a percepção das dificuldades que ela está atravessando.[20]

O ciclo de vida é considerado um fenômeno complexo, pois é uma espiral da evolução familiar, na medida em que as gerações avançam no tempo em seu desenvolvimento, que vai do nascimento à morte.[16]

É considerado também como uma série de eventos previsíveis que ocorrem dentro da família como resultado das mudanças em sua organização. Toda mudança requer de cada membro uma acomodação ao novo arranjo, transformando o papel a cada alteração de limites.[16] Visto que nos momentos de transição, em que a família tem a necessidade de reestruturar-se, pode haver uma fragilidade maior e o risco de adoecimento pode se acentuar.[16]

A família se desenvolve em etapas distintas: **formação, expansão, consolidação e dissolução**, com características que determinam necessidades peculiares. A formação consiste no início da vida comum do casal. A expansão é relacionada ao nascimento e ao crescimento dos filhos. A consolidação refere-se ao período em que os filhos estão na adolescência e os pais na fase de adultos médios. Na fase de dissolução ou de ninho vazio, ocorre a saída da prole do domicílio familiar, a aposentadoria e/ou a morte de um dos cônjuges, acompanhada da viuvez.[6,8] Em cada uma dessas fases, os membros da família têm algum papel a desempenhar e, ao ocorrerem as mudanças no ciclo, os integrantes da família passam a assumir outros papéis na dinâmica familiar.[2]

O conhecimento das etapas do desenvolvimento da família é útil porque facilita a previsão dos desafios que serão enfrentados no seu ciclo de vida. Os estágios apresentam movimentos de autonomização, expansão de uma nova família jovem que se constitui, seguida pela contração de uma família madura, que envelhece. Esses estágios incluem tarefas a serem cumpridas pelos membros familiares, bem como tópicos de promoção de saúde familiar que podem ser implementados.[2,16,21] Os estágios podem ser agrupados da seguinte maneira (Quadro 2.1):

QUADRO 2.1 Fases do ciclo familiar, suas características e as tarefas a serem cumpridas pelos seus membros.

Fases do ciclo	Características	Tarefas
Adulto jovem independente	▪ Autonomia e responsabilização emocional e financeira ▪ Investimento profissional ▪ Síndrome do filho-canguru (permanência na casa dos pais na vida profissional)	▪ Diferenciação do eu em relação à família ▪ Desenvolvimento de relacionamentos íntimos com adultos iguais ▪ Estabelecimento do eu com relação ao trabalho, com independência financeira
Casamento	▪ O novo casal inicia a vida a dois ▪ Comprometimento com um novo sistema familiar ▪ Renegociação das relações com seus pais e amigos novos e antigos	▪ Conhecimento recíproco ▪ Construção de regras próprias de funcionamento ▪ Formação do sistema conjugal e o realinhamento dos outros relacionamentos ▪ Maior autonomia em relação à família de origem e da tomada de decisões sobre filhos, educação e gravidez; divisão de vários papéis do casal de modo equilibrado
Nascimento do primeiro filho	**Gravidez** ▪ Profundas transformações e novos acordos ▪ A relação altera: ela, sensível e introspectiva, requer apoio e atenção; ele pode não entender e afastar-se ▪ **Nascimento:** função materna ▪ Nova alteração: a mãe sente-se sobrecarregada; e o pai pode afastar-se mais	▪ Abertura da família para a inclusão de um novo membro ▪ Divisão dos papéis dos pais; novo papel materno ▪ Realinhamento dos relacionamentos com a família ampliada para incluir os papéis dos pais e avós
Famílias com filhos pequenos	**Outros filhos** ▪ Preparar o sistema para a aceitação dos novos membros, antecipação de possíveis dificuldades entre os irmãos novos ▪ Contatos externos, cada vez mais íntimos com a sociedade ▪ Crescente autonomia dos filhos	▪ Novos ajustes das relações e do espaço ▪ (Re)divisão das tarefas de educação dos filhos, além das tarefas financeiras e domésticas ▪ Papel preponderantemente materno de ajuste e desenvolvimento das crianças, com o estabelecimento de uma vida satisfatória a todos

(*Continua*)

QUADRO 2.1	Fases do ciclo familiar, suas características e as tarefas a serem cumpridas pelos seus membros. (*Continuação*)	
Fases do ciclo	**Características**	**Tarefas**
Lançando os filhos e seguindo em frente	▪ Os filhos começam a sair de casa e deixam para trás os pais, novamente sozinhos, um com o outro, vivendo a crise da meia-idade e a perspectiva da incapacidade e da morte dos próprios pais	▪ Aceitar as múltiplas entradas e saídas de membros no sistema familiar ▪ Renegociar o sistema conjugal como um casal (fim do papel de pais) ▪ Incluir genros, noras e netos ▪ Planejamento financeiro para a aposentadoria
Aposentadoria	▪ Novas relações com seus filhos ▪ Tornam-se avós ▪ Realinhamento do convívio mais intenso pelo maior tempo disponível, porém com objetivos diferenciados	▪ Ajuste ao fim do salário regular, com redução da renda mensal ▪ Aumento dos gastos com medicações, além da necessidade de prover conforto, saúde e bem-estar
Famílias no estágio tardio: a velhice	▪ Aceitação da mudança dos papéis em cada geração ▪ Papel mais central nas gerações do meio ▪ Abrir espaço no sistema para a sabedoria e a experiência dos idosos, apoiando a geração mais velha, sem superfuncionar por ela	▪ Funcionamento do sistema, mesmo com o declínio fisiológico, lidando com a perda da habilidade e a maior dependência dos outros ▪ Lidar com a perda de um amigo, familiar ou do próprio companheiro (geralmente a mulher sobrevive) e com a proximidade da própria morte

Fonte: Reprodução de Chapadeiro et al., 2011[2]; Fernandes e Curra, 2006[1].

Considerações Finais

É importante que o enfermeiro compreenda a família como um organismo vivo, que sempre constrói mecanismos para manter sua funcionalidade, que está, por vezes, em estado de equilíbrio interno e com o meio e, outras vezes, em estado de desequilíbrio. É necessário, também, compreender que cada membro da família tem seu papel, que vem sendo formado ao longo do tempo, desde a família de origem, durante todo o seu ciclo de vida. Logo, ao formar um novo núcleo familiar, os seus membros trazem expectativas e papéis predefinidos.[2]

Atuar com enfoque na família como unidade de cuidado requer dos profissionais uma atitude diferenciada, que vai além da compreensão dos aspectos relacionados à dinâmica familiar, ao seu funcionamento, às suas funções, ao seu desenvolvimento e às suas características sociais, culturais, demográficas e epidemiológicas. A atitude precisa estar pautada no respeito, na ética e no compromisso com as famílias pelas quais são responsáveis, mediante a criação de vínculo de confiança e de afeto.[3] A atenção precisa ser dispensada de maneira integral e em seu espaço social; ou seja, a família e seus integrantes devem ser abordados em seu contexto socioeconômico e cultural (local de interações e conflitos que afetam a saúde) e reconhecidos como sujeitos sociais portadores de autonomia.[2]

O processo de trabalho do enfermeiro no "cuidado da família" vem ganhando contornos específicos e o profissional deve buscar qualificação, pois a ênfase da assistência não está nos procedimentos técnicos, mas na inter-relação equipe/comunidade/família, visto que a família é, antes de tudo, um corpo social em que prevalece a rede de relações e de interações, a qual apresenta crenças que são manifestadas em um espaço cultural, e a sua saúde deve ser entendida no contexto das relações entre seus membros, tanto sadios como doentes, em vista da influência da saúde do indivíduo no grupo familiar e vice-versa.[13]

Para conhecer a família, é preciso, além de saber ouvir, ser sensível o suficiente para enxergar nas entrelinhas e identificar o que está implícito. A postura do profissional diante da família tem sido colocada em termos de "estar com a família" para oferecer apoio e suporte, em situações tanto de saúde como de doença, envolvendo respeito à cultura, aos conhecimentos e às práticas da família.[1,2,10] Também tem sido discutida a importância de o profissional atuar partindo da premissa de que a família é coparticipante do processo de cuidar, trazendo de modo importante o conceito do cuidado centrado na família.[11] Ao adotar essa concepção, o enfermeiro, além de assegurar a participação da família na definição e no planejamento da assistência, passa a atuar com vistas a instrumentalizá-la para tomar decisões relacionadas à saúde e à doença de seus membros.[11] Isso envolve informar, discutir, compartilhar e negociar com a família os aspectos diagnosticados que interferem em seu processo de ser/estar saudável, bem como ações e estratégias que possam contribuir para reverter, quando necessário, a situação encontrada.[10]

Aspectos-chave

- A família é um sistema aberto, dinâmico e complexo, cujos membros pertencem a um mesmo contexto social compartilhado, lugar do reconhecimento da diferença e do aprendizado quanto ao se unir ou se separar; sede das primeiras trocas afetivo-emocionais e da construção da identidade.[1]
- A família pode ser compreendida de diversas perspectivas, entre elas a biológica, a sociológica, a antropológica e a psicológica.[2]
- Para assistir a família, o enfermeiro deve compreendê-la de maneira integral e sistêmica, como o espaço de desenvolvimento individual e de grupo, dinâmico e passível de crises.[1,2]
- O enfermeiro deve conhecer a estrutura, a dinâmica e a realidade das famílias pelas quais é responsável, com ênfase nas suas características sociais, econômicas, culturais, demográficas e epidemiológicas; e identificar seus problemas/necessidades em saúde e as situações de risco mais comuns às quais está exposta.[4]
- A assistência à família como unidade de cuidado implica em conhecer como cada família se estrutura, se relaciona e se cuida, bem como saber identificar as potencialidades (forças), dificuldades e os esforços que ela realiza para partilhar as responsabilidades no cuidado de seus membros.
- As enfermeiras canadenses Wrigth e Leahey desenvolveram o Modelo Calgary de Avaliação da Família,[4] que se baseia em uma estrutura multidimensional e pode auxiliar o processo de trabalho dos enfermeiros junto às famílias na Atenção Primária à Saúde.

- As ferramentas de abordagem familiar são tecnologias relacionais, oriundas em sua maioria da sociologia e da psicologia, que visam estreitar as relações entre profissionais e famílias, promovendo a compreensão de modo mais aprofundado do funcionamento do indivíduo e de suas relações com a família e a comunidade.[2,16]
- Dentre as ferramentas de abordagem familiar, as mais utilizadas são: a entrevista da família, o genograma, o ecomapa e o ciclo de vida familiar.[2]

Referências

1. Fernandes CLC, Curra LCD. Ferramentas de abordagem familiar. PROMEF. Ciclo 1. Módulo 3. Porto Alegre: Artmed; Panamericana, 2006.
2. Chapadeiro CA, Andrade HYSO, Araújo MRN. A família como foco da atenção primária à saúde. Belo Horizonte: Nescon; UFMG, 2011. [Acesso 28 Ago 2022]; 100 p. Disponível em: https://ares.unasus.gov.br/acervo/html/ARES/86/1/familia.pdf.
3. Montenegro LC, Magalhães AED, Mendes DR, Tavares MLO, Lachtim SAF, Freitas GL. O cuidado familiar e da Estratégia Saúde da Família na perspectiva do usuário com processo crônico de saúde. Cienc Cuid Saúde. [Internet]. 26 de agosto de 2020. [Acesso 30 Ago 2022]; p. 190. Disponível em: https://periodicos.uem.br/ojs/index.php/CiencCuidSaude/article/view/50166.
4. Wright LM, Leahey M. Enfermeiras e Famílias: guia para avaliação e intervenção na família. Tradução de Spada SM; 5. ed. São Paulo: Roca, 2015.
5. Cruz AC, Pedreira MLG. Patient-and Family-Centered Care and Patient Safety: reflections upon emerging proximity. Rev Bras Enferm [Online]. 2020. [Acesso 27 Ago 2022]; v. 73, n. 6, e20190672. Disponível em: https://doi.org/10.1590/0034-7167-2019-0672.
6. Althoff CR. Delineando uma abordagem teórica sobre o processo de conviver em família. *In*: Elsen I, Marcon SS, Santos MR (Orgs.). O viver em família e sua interface com a saúde e a doença. Maringá: Eduem, 2002, p. 25-43.
7. Ronchi JP, Avellar LZ. Família e ciclo vital: a fase de aquisição. Psicologia em Revista, Belo Horizonte, Ago 2011. [Acesso 28 Ago 2022]; v. 17, n. 2, p. 211-225. Disponível em: http://pepsic.bvsalud.org/pdf/per/v17n2/v17n2a04.pdf.
8. Naves ARC, Vasconcelos LA. Análise de Interações Familiares: um estudo de caso. Psicologia: Teoria e Pesquisa, Abr-Jun 2013, v. 29, n. 2, p. 149-158.
9. Silva NC, Giovanella L, Mainabourg EM. A família nas práticas das equipes de Saúde da Família. Rev Bras Enferm. 2014 Mar-Abr. [Acesso 28 Ago 2022]; 67(2): p. 274-81. Disponível em: https://doi.org/10.5935/0034-7167.20140037.
10. Marcon SS, Lopes MCL, Lopes MB. Facilidades e dificuldades percebidas por enfermeiros na assistência à família. Online braz j nurs. [Internet]. 2008 March. [Acesso 28 Ago 2022]; 7(1). Disponível em: https://www.objnursing.uff.br/index.php/nursing/article/view/j.1676-4285.2008.1224.
11. Marcon SS, Radovanovic CAT, Waidman MAP, Oliveira MLF, Sales CA. Vivência e reflexões de um grupo de estudos junto às famílias que enfrentam a situação crônica de saúde. Texto & contexto Enferm. 2005. [Acesso 28 Ago 2022]; 14(esp): p. 116-124. Disponível em: https://www.scielo.br/j/tce/a/VK4vMPz93TbKPk8n5sDJTgS/?format=pdf&lang=pt.
12. Waidman M, Rocha A, Paschoa A, Radovanovic C. Vivenciando problemas de saúde em família: a implementação de uma proposta teórico-metodológica de cuidado. Brazilian Journal of Nursing [Online]. 20 de janeiro de 2007. [Acesso 28 Ago 2022]. Disponível em: http://www.objnursing.uff.br/index.php/nursing/article/view/648/151.
13. Oliveira RG, Marcon SS. Trabalhar com famílias no Programa de Saúde da família: a prática do enfermeiro em Maringá-PR. Rev Esc Enferm. USP 2007. [Acesso 28 Ago 2022]; 41(1): p. 65-72. Disponível em: http://www.ee.usp.br/reeusp/upload/pdf/304.pdf.
14. Pinto JP et al. Cuidado centrado na família e sua aplicação na enfermagem pediátrica. Rev Bras Enferm [Online]. 2010, v. 63, n. 1. [Acesso 29 Ago 2022], p. 132-135. Disponível em: https://doi.org/10.1590/S0034-71672010000100022.
15. Moreira LT, Rollo AC, Torre R, Cruz MA. Abordagem familiar: quando, como e porquê? Um caso prático. Revista Portuguesa de Medicina Geral e Familiar, 2018. [Acesso 22 Ago 2022]; 34(4),229-36. Disponível em: https://doi.org/10.32385/rpmgf.v34i4.12482.

16. Ditterich RG, Gabardo MCL, Moysés SJ. As ferramentas de trabalho com famílias utilizadas pelas equipes de saúde da família de Curitiba, PR. Saúde e Sociedade [Online]. 2009. [Acesso 30 Ago 2022]; v. 18, n. 3, p. 515-524. Disponível em: https://doi.org/10.1590/S0104-12902009000300015.
17. Pereira APS, Teixeira GM, Bressan CAB, Martini JG. O genograma e o ecomapa no cuidado de enfermagem em saúde da família. Rev Bras Enferm, 2009; 62(3): p. 407-416.
18. Jesus FA, Albuquerque JA, Fonseca VR, Cardoso CPM. Utilização das ferramentas de abordagem familiar como subsídio para o cuidado multiprofissional no âmbito da Estratégia de Saúde da Família. [Internet]. 14 de fevereiro de 2020. [Acesso 29 Ago 2022]; 15(4). Disponível em: https://periodicos2.uesb.br/index.php/rsc/article/view/4983.
19. Sanicola L. As dinâmicas de rede e o trabalho social. São Paulo: Veras Editora; 2015.
20. Cerveny CMO, Berthoud CME. Ciclo vital da família brasileira. *In*: Osório LC, Valle MEP. Manual de Terapia Familiar. Porto Alegre: Artmed, 2009. [Acesso 28 Ago 2022]; p. 25-37. Disponível em: https://www.larpsi.com.br/media/mconnect_uploadfiles/c/a/cap_01zsz.pdf.
21. Dias LC, Lopes JMC. Abordagem familiar na Atenção Domiciliar. Curso de Especialização em Atenção Domiciliar. Módulo 4. Porto Alegre-RS: UFCSPA/UFSC, 2015. [Acesso 28 Ago 2022]. Disponível em: https://unasus.ufsc.br/espatencaodomiciliar/files/2017/03/M%C3%B3dulo-4_Aten%C3%A7%C3%A3o-Domiciliar.pdf.

3

O Processo de Enfermagem como Fundamento para o Cuidado na Atenção Primária à Saúde

Amália de Fátima Lucena
Sandra Rejane Soares Ferreira
Lisiane Andréia Devinar Périco

O que há neste capítulo?

Neste capítulo são abordados os fundamentos do cuidado de enfermagem na Atenção Primária à Saúde (APS), com o Processo de Enfermagem associado aos sistemas de linguagem padronizada, como a taxonomia de Diagnósticos de Enfermagem da NANDA Internacional, a Classificação de Intervenção de Enfermagem e a Classificação de Resultados de Enfermagem, aplicados à Consulta de Enfermagem. O objetivo é contribuir para a reflexão do processo de trabalho dos enfermeiros que atuam na área de saúde coletiva, APS, atenção básica e saúde da família. Esses conteúdos servem de base para a discussão da prática assistencial dos enfermeiros na APS, no cuidado da saúde de indivíduos, famílias e comunidade, que será abordada na segunda parte deste livro. Espera-se que, ao final da leitura deste capítulo, os enfermeiros compreendam a importância da articulação desses conteúdos na sua prática profissional.

Introdução

No Brasil, conforme resoluções do Conselho Federal de Enfermagem (Cofen), o Processo de Enfermagem (PE) é um instrumento metodológico que orienta o cuidado e o registro das ações profissionais no prontuário da pessoa em atendimento e deve ser realizado em todos os ambientes, públicos ou privados, onde ocorre o cuidado de enfermagem. Trata-se da base para o raciocínio clínico, que possibilita o diagnóstico e o planejamento de intervenções seguras, para atingir os melhores resultados em saúde.[1,2] Além disso, tem sido o suporte da maioria dos modelos de atenção à saúde da enfermagem, entre eles os aplicados à Atenção Primária à Saúde (APS).

Processo de Enfermagem na Atenção Primária à Saúde

O PE é uma forma de pensamento que orienta o julgamento clínico e a tomada de decisão para o diagnóstico, a intervenção e a avaliação do resultado do cuidado da enfermagem. Representa o caminho a ser trilhado pelos profissionais de enfermagem na execução da prática clínica, embasado em diferentes referenciais teóricos.[3] O Diagnóstico de Enfermagem (DE), acerca das respostas das necessidades da pessoa, família ou coletividade humana em dado momento do processo saúde-doença, e a prescrição das ações ou intervenções de enfermagem a serem realizadas são atividades privativas do enfermeiro, estando sob a sua competência.[1]

O PE está constituído por fases ou etapas que envolvem: a identificação das necessidades e condições de saúde, fatores de risco e problemas de saúde; o estabelecimento do DE, a elaboração do plano de cuidados/prescrição de enfermagem, a implementação das ações planejadas e a avaliação dos resultados obtidos.[4] Essas etapas envolvem uma sequência dinâmica, de modo a direcionar as ações nos atendimentos individuais e coletivos, devendo, assim, propiciar a identificação de problemas de saúde passíveis de melhora ou resolução, a partir de uma atuação conjunta do enfermeiro com a pessoa/família em atendimento e a equipe multiprofissional, efetivando-se encaminhamentos, quando necessário.

O PE, conforme exposto, deve ser realizado nos espaços onde ocorre o cuidado de enfermagem. Portanto, a sua aplicação não é restrita aos hospitais, devendo ser aplicado em serviços ambulatoriais de saúde, domicílios, escolas e associações comunitárias, durante a Consulta de Enfermagem (CE), estratégia que possibilita a integralidade na atenção à saúde.[1]

Processo de Enfermagem – Ciclo Dinâmico e Contínuo Organizado em Cinco Etapas

O Cofen, na sua Resolução n. 358/2009,[1] descreve o PE em cinco etapas inter-relacionadas (Figura 3.1), interdependentes e recorrentes, conforme a seguir:

I. **Investigação ou coleta de dados (ou histórico de enfermagem):** processo deliberado, sistemático e contínuo, realizado com o auxílio de métodos e técnicas variadas, que tem por finalidade a coleta e o registro de informações sobre a pessoa, família ou comunidade (anamnese e exame físico) e sobre suas respostas em dado momento do processo saúde-doença.[1]

II. **Diagnóstico de Enfermagem:** processo de raciocínio clínico por meio de análise, interpretação e agrupamento dos dados coletados na primeira etapa do PE, que culmina com a tomada de decisão sobre os DE, que representam, com mais exatidão, as respostas da pessoa, família ou comunidade em dado momento do processo saúde-doença e que constituem a base para a seleção das ações ou intervenções com as quais se objetiva alcançar os resultados adequados à manutenção ou restabelecimento do nível de saúde.[1]

    O raciocínio clínico em enfermagem é um processo mental complexo e dinâmico, que ocorre tanto na identificação de situações que demandam atendimento de enfermagem quanto na seleção de ações necessárias para esse atendimento, para o alcance de resultados de saúde pelos quais a enfermagem é responsável. Portanto, é essencial para um cuidado seguro e eficaz. Na prática assistencial, o processo de pensamento que leva ao raciocínio clínico deve ocorrer em todas as fases do PE. Para isso, o profissional precisará: reconhecer pistas, evidências sobre a situação que está investigando (conceber a ideia); conseguir diferenciar uma situação de outra similar ou parecida (elaborar o seu juízo); e concluir o seu pensamento a partir de dois ou mais juízos relacionados, previamente conhecidos (raciocínio). É responsabilidade do enfermeiro interpretar as respostas humanas de modo preciso para definição dos DE e selecionar as intervenções apropriadas para, a seguir, avaliar o resultado alcançado.[5]

III. **Planejamento (ou plano de cuidados ou prescrição de enfermagem):** plano individualizado, abrangente, que esclareça os resultados necessários para manutenção ou restabelecimento

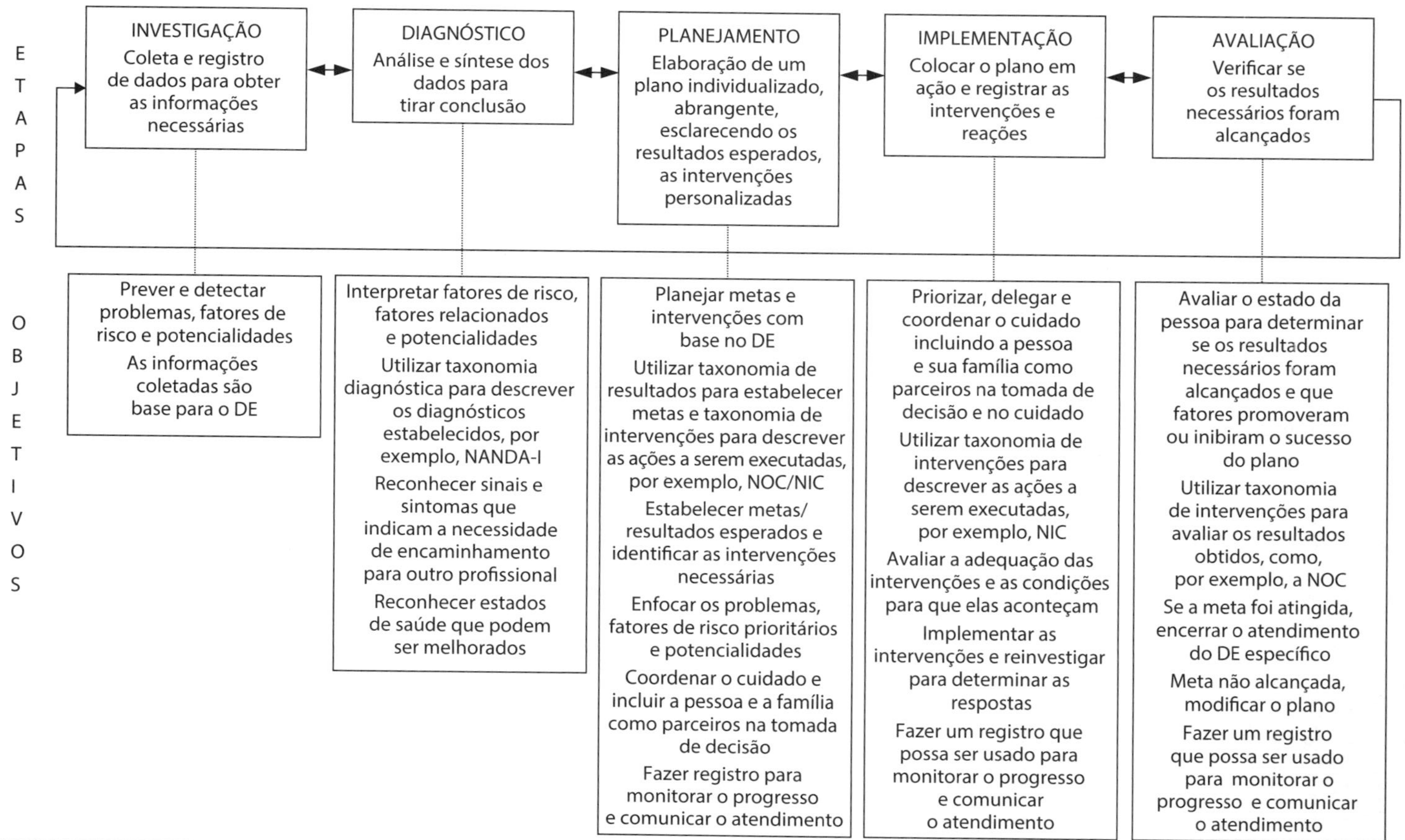

Figura 3.1 – Etapas e objetivos do Processo de Enfermagem.

Fonte: Desenvolvida pela autoria com base na literatura consultada: Cofen, 2009[1]; e Carvalho et al., 2017[5].

do nível de saúde, com definição de prioridades e das ações ou intervenções de enfermagem que serão prescritas de maneira personalizada, face às necessidades em saúde das pessoas, famílias ou comunidade.[1]

IV. **Implementação (execução das intervenções):** realização das ações ou intervenções determinadas na etapa de planejamento de enfermagem (plano de cuidados ou prescrição de enfermagem), pelo enfermeiro ou pela equipe de saúde, de acordo com a devida competência. Na APS, a implementação/execução das ações prescritas, em sua maioria, é realizada no dia a dia pela pessoa acometida pela condição de saúde e/ou sua família, pois permanecem durante o processo de cuidado nos seus espaços cotidianos (domicílios/trabalho/comunidade), onde têm elevado grau de autonomia. Registrar as intervenções realizadas pela pessoa/família e as reações que teve frente a elas é fundamental para o acompanhamento e a avaliação dos resultados.[1]

V. **Avaliação dos resultados:** processo deliberado, sistemático e contínuo de verificação de mudanças nas respostas das pessoas, famílias ou comunidade às ações ou intervenções de enfermagem, para determinar se promoveram o resultado esperado. Reinvestigar, revisar e registrar as respostas das pessoas, famílias ou comunidade após as ações ou intervenções é fundamental para adequar o plano de cuidados sempre que for necessário, juntamente com o usuário, e faz parte dessa etapa. Assim, é fundamental efetuar os registros de modo que estes possam ser utilizados para monitorar a manutenção ou o progresso do nível de saúde, além de comunicar o atendimento realizado, permitindo a verificação contínua da necessidade de mudanças ou adaptações nas etapas do PE.[1]

Em todas as etapas do PE, o enfermeiro deve garantir que as necessidades da pessoa e/ou família sejam atendidas com segurança e promoção do conforto físico, psicossocial e espiritual.

Documentação do Processo de Enfermagem

A execução do PE deve ser registrada formalmente no prontuário da pessoa em atendimento no serviço, pois essa documentação, além de atender a questões legais, evidencia a contribuição desses profissionais na atenção à saúde da população, aumentando a visibilidade e o reconhecimento profissional. É responsabilidade e dever da enfermagem registrar suas intervenções no prontuário e em outros documentos próprios da área, em meio de suporte tradicional (papel) ou eletrônico. As informações são inerentes ao processo de cuidar e ao gerenciamento dos processos de trabalho, necessárias para assegurar a continuidade e a qualidade da assistência.[2] O registro deve envolver todas as etapas anteriormente descritas:[1,2]

a) investigação por meio da coleta de dados sobre a pessoa, família ou coletividade;
b) DE acerca das respostas da pessoa, família ou coletividade em dado momento do processo saúde-adoecimento;
c) planejamento das ações e intervenções necessárias pactuadas, prescritas e realizadas face aos DE identificados;
d) implementação das ações e intervenções pactuadas/prescritas que deverão ser realizadas;
e) avaliação dos resultados esperados como consequência das ações ou intervenções de enfermagem realizadas.

Cada instituição determina a forma como esses dados devem ser organizados e registrados em prontuário, que pode ser em papel ou informatizado.

Normalmente, em uma primeira consulta o enfermeiro necessitará de mais tempo, pois a etapa de investigação será mais longa, uma vez que ainda não conhece a pessoa/família que iniciará o acompanhamento.

Os registros das etapas do PE devem ser redigidos de maneira clara e, sempre que possível, deve-se adotar sistemas de classificação de enfermagem, por exemplo: a **NANDA International (NANDA-I)**,[6] para descrever os DE; a *Nursing Interventions Classification* (**NIC**),[7] para descrever as intervenções de enfermagem; e a *Nursing Outcomes Classification* (**NOC**),[8] para descrever os resultados de enfermagem. Essas classificações serão abordadas no decorrer deste capítulo.

Nas consultas sequenciais, deverá ser realizada, a cada encontro, uma **evolução de enfermagem**, que é o registro realizado pelo enfermeiro após a avaliação do estado geral da pessoa em atendimento/acompanhamento. Nesse registro, devem constar as necessidades novas ou latentes, fatores relacionados, fatores de risco e condições associadas identificados na consulta, com a revisão dos DE prioritários em acompanhamento, a avaliação e a revisão dos resultados planejados, bem como as novas intervenções de enfermagem que venham a ser prescritas. Esses itens merecerão nova avaliação nos encontros subsequentes ou sempre que necessário.

O modelo frequentemente utilizado para o registro da evolução de enfermagem é o anagrama SOAC ou SOIC, que significa: subjetivo (S) – informação fornecida pela pessoa ou sua família/cuidador; objetivo (O) – dados do exame físico ou exames laboratoriais; avaliação (A) ou interpretação (I) – análise e interpretação das informações subjetivas e objetivas, em que pode constar o DE; conduta (C) – ou prescrição estabelecida. Salienta-se que a evolução de enfermagem faz parte da etapa de avaliação do PE e deve ser realizada em todos os atendimentos executados pelo enfermeiro responsável por eles.

Os registros de enfermagem são o "espelho do cuidado realizado", pois evidenciam o que foi executado e subsidiam a avaliação dos resultados alcançados pela pessoa/família, bem como a efetividade do trabalho da enfermagem, que precisa estar alinhado ao alcance das metas de toda a equipe da APS.

Criação de Linguagens Padronizadas para a Prática de Enfermagem

Ao longo do tempo, a comunidade de enfermagem discutiu e reconheceu a necessidade de descrever, de maneira sistemática, o que os enfermeiros fazem, de modo a definir claramente a sua contribuição na assistência à saúde. Assim, surgiram as classificações dos diagnósticos, resultados e intervenções de enfermagem, as quais auxiliam na descrição dos elementos da prática e da singularidade da profissão.

Observa-se que a evolução do conhecimento sobre o PE e o uso dos sistemas de classificações está dividido em diferentes gerações.[9,10]

A primeira geração do PE se caracterizou como aquela em que o raciocínio clínico ocorria pela identificação de problemas que deveriam ser solucionados à luz dos referenciais teóricos que possibilitaram a sua identificação e que apoiariam as ações de enfermagem para solucioná-los.[9,10]

A segunda geração do PE está atrelada à inclusão da etapa de DE, em que o raciocínio clínico evoluiu para a formulação de hipóteses diagnósticas. Essa nova etapa fez emergir a ideia de construção dos sistemas de classificação de enfermagem, sendo a de diagnósticos a primeira delas. Na sequência, as classificações de intervenções e de resultados de enfermagem começaram a ser desenvolvidas, favorecendo o raciocínio clínico e a busca por resultados efetivos, o que caracteriza as próximas gerações do PE.[9,10]

Na terceira geração do PE, as três classificações, de diagnósticos, intervenções e resultados, passam a ser utilizadas.[9,10] Dessa maneira, o raciocínio clínico baseia-se na avaliação de um estado inicial do indivíduo/família/comunidade, com o estabelecimento de um diagnóstico, que passa a ser avaliado no decorrer da aplicação de intervenções na busca de um resultado esperado.[10]

Uma quarta geração do PE tem sido descrita a partir da década de 2010, na busca de evidências científicas relevantes provenientes de estudos de validade e confiabilidade dos diagnósticos e resultados ou de efetividade das intervenções de enfermagem, que favorecem a criação de bancos de dados e fortalecem a prática baseada em evidências (ver Capítulo 5 – A Enfermagem Baseada em Evidências).[9,10]

No Brasil, o PE teve início com o trabalho de Wanda Horta, enfermeira brasileira que desenvolveu um modelo que se baseou na Teoria das Necessidades Humanas Básicas, de Maslow, e na denominação de Necessidades Psicológicas, Psicossociais e Psicoespirituais, de João Mohana.[10] Todavia, com o avanço do conhecimento, o modelo proposto por Horta tem sido associado aos sistemas de classificação de enfermagem, de modo a descrever de maneira padronizada os elementos da prática, ou seja, os diagnósticos, as intervenções e os resultados de enfermagem.[3] Desse modo, paulatinamente, o PE no Brasil vem acompanhando a evolução das diferentes gerações anteriormente descritas, mesmo que elas não ocorram exatamente na sua totalidade. Cabe ainda destacar que os sistemas de classificação[6-8] para a prática de enfermagem são neutros em termos de teorias e, portanto, podem ser utilizados em associação a qualquer referencial teórico e em qualquer local da prática da enfermagem.

▪ Por que utilizar as classificações de enfermagem para descrever os elementos básicos da prática de enfermagem?

O enfermeiro, ao definir um DE, necessita expressá-lo de uma maneira que possa ser compreendido por todos os envolvidos no processo de cuidado. Não é obrigatório que o enfermeiro utilize classificações estabelecidas como única forma de registro do seu diagnóstico. O enfermeiro tem a liberdade de expressar o DE estabelecido observando que ele se atenha ao domínio do seu exercício profissional, lembrando que um diagnóstico demandará um conjunto de prescrições de cuidados descritos no plano de cuidados. Assim, ao denominar um DE, o profissional deve pensar sobre as responsabilidades que envolvem sua prática e seu conhecimento técnico-científico, de acordo com a ética e a legislação vigente.[11]

Uma das vantagens de o enfermeiro utilizar as classificações é a possibilidade de atribuir conceitos padronizados, de modo a facilitar a comunicação entre a comunidade internacional de enfermagem, evitando ser mal interpretado ou atribuir significados distintos, em lugares diferentes.[11]

Na execução das etapas do PE referentes ao diagnóstico, à intervenção e ao resultado (elementos básicos da prática de enfermagem), os sistemas de classificações de enfermagem podem ser utilizados como ferramentas de auxílio e qualificação. Existem diversas classificações de termos de enfermagem, entretanto as mais conhecidas e utilizadas no contexto brasileiro são as taxonomias da NANDA-I,[6] da NIC[7] e da NOC.[8]

Outro sistema de classificação reconhecido no cenário brasileiro é a Classificação Internacional para a Prática de Enfermagem (CIPE®), desenvolvida pelo Conselho Internacional de Enfermagem (CIE).[12] No Brasil, a participação da enfermagem nesse processo aconteceu a partir de 1994, quando se começou a discutir um estudo em serviços de APS que integraria o projeto do CIE de construção da CIPE®. Essa participação foi assumida pela Associação Brasileira de Enfermagem (ABEn Nacional), com a implementação do projeto Classificação Internacional das Práticas de Enfermagem em Saúde Coletiva – CIPESC®.[13] Esse sistema foi aprovado em 2008 pela Organização Mundial da Saúde (OMS) e incluído no grupo ou "família" de classificações internacionais dessa organização, por se tratar de um conjunto de modos de classificação que podem ser utilizados de maneira integrada para comparar informações e dados de saúde no plano nacional e internacional.[12]

Classificações para a Prática de Enfermagem

Entre as classificações de enfermagem mais utilizadas mundialmente, estão a **NANDA-I**,[6] **NIC**[7] e **NOC**,[8] as quais podem ser utilizadas em conjunto, embora não haja essa obrigatoriedade.

Na realização do PE, a sequência da aplicação das classificações é NANDA-I-NOC-NIC-NOC.[6-8] A partir da coleta de dados, identificam-se os DE utilizando-se a NANDA-I. Depois, planeja-se os cuidados ou intervenções iniciando-se pela escolha do(s) resultado(s) da NOC que se quer alcançar, realizando-se a avaliação do estado inicial da pessoa. Ainda no planejamento, elegem-se as intervenções e atividades NIC para solucionar/minimizar os DE identificados. Por fim, uma vez executadas as intervenções de enfermagem, volta-se a utilizar a NOC para nova mensuração do(s) resultado(s) e comparação com o resultado anterior, a fim de avaliar a melhora, a estagnação ou a piora do quadro clínico apresentado pela pessoa, família ou comunidade.[10]

NANDA Internacional (Classificação dos Diagnósticos de Enfermagem)

Atualmente, a taxonomia da NANDA-I[6] está composta por 13 domínios, 47 classes e 267 DE.[a] Entre os domínios da NANDA-I, encontra-se o de Promoção da Saúde, que apresenta diversos DE voltados para o bem-estar da pessoa, com estratégias de controle, desempenho e integração de atividades para manter a saúde, os quais apresentam ampla aplicabilidade na APS.

▪ Quais são as diferenças entre a denominação do diagnóstico médico e a do Diagnóstico de Enfermagem?

De acordo com a NANDA-I,[6] um diagnóstico médico refere-se à doença ou condição médica. Já um DE aborda a resposta humana a uma condição de saúde atual ou potencial no processo de vida.

Analise o exemplo a seguir:

- Um diagnóstico médico de hipertensão arterial sistêmica ou hipertensão essencial (CID10 = I10) fornece informações sobre a patologia da pessoa e determinará as condutas médicas necessárias ao tratamento dessa condição.
- Os possíveis DE, num atendimento inicial nessa circunstância, poderiam ser: autogestão ineficaz da saúde ou disposição para autogestão da saúde melhorada; comportamentos ineficazes para manutenção da saúde; comportamento de saúde propenso a risco; disposição para engajamento em exercícios melhorado; sobrepeso; obesidade; disposição para

---

[a] Em respeito à legislação brasileira sobre direitos autorais, não é possível reproduzir nesta publicação: os 13 domínios, as 47 classes e os 267 DE da NANDA-I;[6] os 7 domínios, as 30 classes, as 565 intervenções e as 13 mil atividades da NIC;[7] os 7 domínios, as 34 classes e os 540 resultados da NOC,[8] os quais deverão ser consultados nas obras originais. Em cada capítulo, será realizada a exemplificação de como utilizar esses sistemas de classificação na prática, de acordo com o tema abordado.

nutrição melhorada; conhecimento deficiente ou disposição para conhecimento melhorado; enfrentamento ineficaz; enfrentamento familiar comprometido; disposição para autocuidado melhorado, entre outros, que poderão ser identificados ao longo do acompanhamento da pessoa em uma abordagem integral. Observe que eles fornecem uma compreensão mais holística do impacto que a hipertensão tem sobre essa pessoa e também sobre sua família. São esses DE que guiarão as intervenções de enfermagem para a obtenção de resultados específicos para a pessoa em acompanhamento, assim como para sua família.

O plano de cuidados de cada pessoa se baseia na avaliação dos dados coletados na etapa de investigação (histórico, exame físico e resultados dos exames realizados). Estes direcionarão o enfermeiro no estabelecimento e na priorização dos diagnósticos, resultados a serem alcançados e intervenções de enfermagem a serem implementadas – o diagnóstico médico é uma parte desses dados de avaliação, ou seja, uma condição associada, e portanto, não pode ser usado como fator único determinante para a seleção de um DE.[6]

- **Para documentar o Diagnóstico de Enfermagem é obrigatória a utilização dos fatores de risco, fatores relacionados e/ou as características definidoras?**

Apesar de não ser exigido pela NANDA-I,[6] é importante documentar o DE utilizando junto com o seu título os termos "manifestado por" ou "evidenciado por" (características definidoras) e "relacionado com" (fatores de risco ou fatores relacionados), pois esses componentes facilitarão ao enfermeiro a interpretação do DE e evidenciarão a acurácia dele. Esse formato de escrita do DE com os seus fatores relacionados/fatores de risco e/ou características definidoras é recomendado com o intuito de fundamentar a exatidão da formulação do DE, além de ser uma boa maneira de ensinar o processo do raciocínio diagnóstico. Utilizar essa terminologia no registro do DE torna-o mais claro e específico e permite planejar melhor as intervenções, além de facilitar a comunicação do DE para outros profissionais que prestam cuidados às mesmas pessoas/famílias.[6]

É importante lembrar que essa forma de registro auxilia no cuidado seguro às pessoas, famílias e comunidade, bem como na escolha das intervenções mais eficazes com base nas características definidoras (manifestações de diagnósticos) e nos fatores relacionados (causas/etiologia) ou fatores de risco dos DE.[6]

De modo a facilitar a compreensão, descrevem-se duas situações:

A "**enfermeira A**" recebe no acolhimento um menino de quatro anos de idade acompanhado pela avó, com queixas de náuseas e vômito, desde o dia anterior, sem diarreia ou febre.

Ao mesmo tempo, no consultório ao lado a "**enfermeira B**" realiza uma consulta de pré-natal de baixo risco para uma gestante com queixa de náuseas pela manhã, sempre que sente odores desagradáveis.

As duas enfermeiras chegam ao mesmo diagnóstico: "Náusea", e também à mesma característica definidora: "sensação de vômito"; entretanto, os fatores relacionados ao diagnóstico foram diferentes: no primeiro caso, foi exposição às toxinas; no segundo caso, foi identificado o fator relacionado estímulos sensoriais desagradáveis e uma população em risco para essa condição clínica, ou seja, as mulheres grávidas.

No **caso A**, o diagnóstico será: Náusea relacionada às toxinas; e, no **caso B**: Náusea relacionada a estímulos sensoriais desagradáveis na gravidez, o que implicará em diferentes intervenções (Quadro 3.1).

QUADRO 3.1 Diagnóstico de Enfermagem de náusea da NANDA-I,[6] suas características definidoras, fatores relacionados, população em risco e condições associadas.

13. Náusea (00134)	Características definidoras:	Fatores relacionados:
Domínio 12 – Conforto físico **definição:** Fenômeno subjetivo de uma sensação desagradável na parte de trás da garganta e no estômago, que pode ou não resultar em vômito	▪ Aversão a alimento ▪ Deglutição aumentada ▪ Sabor azedo ▪ Salivação aumentada ▪ Sensação de vômito	▪ Ansiedade ▪ Estímulos sensoriais desagradáveis ▪ Exposição à toxina ▪ Medo ▪ Sabores nocivos **População em risco:** ▪ Mulheres grávidas **Condições associadas:** ▪ Distensão gástrica ▪ Doença de Ménière ▪ Doença esofágica ▪ Doenças pancreáticas ▪ Enjoo causado por movimento ▪ Estiramento da cápsula de fígado ▪ Estiramento da cápsula esplênica ▪ Fenômeno bioquímico alterado ▪ Hipertensão intracraniana ▪ Irritação intestinal ▪ Labirintite ▪ Meningite ▪ Neoplasias abdominais ▪ Preparações farmacêuticas ▪ Regime de tratamento ▪ Transtorno psicológico ▪ Tumor localizado

Fonte: Elaborado pela autoria com base na NANDA-I, conforme Herdman et al., 2021[6].

Note que o que vai definir o plano de cuidado e a prescrição de enfermagem serão os fatores relacionados ao DE de “Náusea”, como veremos no item Planejamento da Assistência de Enfermagem.

Destaca-se que a forma de documentar o DE varia entre as instituições e os tipos de serviço (hospital, atenção primária, escolas, entre outros), uma vez que têm autonomia para utilizar ou não um sistema de classificação como a NANDA-I[6] ou outros.

NIC (Classificação das Intervenções de Enfermagem)

A *Nursing Interventions Classification* (NIC)[7] é uma classificação abrangente e padronizada das intervenções realizadas pelos enfermeiros. Foi construída por pesquisadores da Universidade de Iowa (Estados Unidos), lançada em 1992 e está atualmente na sua sétima edição. A NIC contempla os aspectos fisiológicos e psicossociais do ser humano, prevenção, promoção e tratamento da saúde. Trata-se de uma classificação ampla, que pretende abranger a totalidade do domínio da disciplina de enfermagem, representando todas as áreas de sua prática. É neutra em termos de teoria, e, assim, as intervenções propostas por ela podem ser utilizadas com qualquer referencial e em todos os locais da prática de enfermagem, podendo também ser associada a qualquer classificação diagnóstica.[14] Para a identificação dos DE, consideram-se os sinais/sintomas e fatores de risco apresentados pela pessoa/família em atendimento, sendo que os fatores relacionados e de risco darão o suporte para o planejamento da assistência.[7]

Segundo a NIC,[7] a intervenção de enfermagem é qualquer tratamento com base no julgamento e no conhecimento clínico realizado por um enfermeiro para melhorar as condições de saúde das pessoas. A estrutura taxonômica da NIC[7] apresenta 7 domínios, compostos por 30 classes, 565 intervenções e aproximadamente 13 mil atividades/ações. Cada domínio, classe e intervenção apresenta definições, de modo a facilitar seu entendimento e aplicação.

A NIC[7] pode ser usada para descrever tanto a prática de enfermagem hospitalar quanto a prática na APS, uma vez que tem diferentes domínios, alguns deles relacionados aos sistemas de saúde e à comunidade, indo ao encontro de necessidades de cuidado frequentemente identificadas na APS.

NOC (Classificação dos Resultados de Enfermagem)

A *Nursing Outcomes Classification* (NOC)[8] é o sistema de classificação que apresenta resultados de enfermagem que se referem ao estado, ao comportamento ou à percepção de um indivíduo, da família ou da comunidade, mensurado ao longo de um *continuum*, em resposta a uma ou mais intervenções de enfermagem.

A estrutura taxonômica da NOC[8] se apresenta em: domínios, classes, resultados, indicadores e escalas de mensuração do tipo *likert*, em que o menor escore (1) indica o pior estado e o melhor escore (5) indica o melhor estado possível de ser atingido. Todos os resultados e indicadores da NOC têm um código para facilitar seu uso na prática clínica, de modo semelhante aos diagnósticos da NANDA-I[6] e às intervenções da NIC.[7]

A NOC[8] apresenta 7 domínios, seguidos por 34 classes e por 540 resultados. Cada domínio, classe e resultado apresenta definições, de modo a facilitar seu entendimento e seu uso. Cada resultado pode ser encontrado em uma classe e tem um código numérico, que visa facilitar sua inserção em um sistema informatizado, também de modo semelhante à NIC e à NANDA-I.[14]

Uma série de variáveis, além da intervenção, influencia o resultado obtido pelo indivíduo, família ou comunidade. Essas variáveis englobam: as ações realizadas por outros profissionais; os aspectos organizacionais e ambientais que influenciam a seleção e a implementação das intervenções, de acordo com as características do indivíduo, a saúde física e emocional; as circunstâncias existenciais vividas, as circunstâncias políticas, sociais e econômicas; entre outras. Cabe aos enfermeiros, na atenção a pessoa, família e comunidade, definir quais são os resultados mais influenciados pelas intervenções de enfermagem, ou seja, quais resultados apresentados por cada indivíduo, família ou comunidade são mais sensíveis aos cuidados de enfermagem.[8,14]

A NOC[8] contempla escalas de medidas em que o quinto ponto representa a condição mais desejável no acompanhamento da saúde da pessoa/família/comunidade. As escalas permitem a mensuração em qualquer ponto de um *continuum*, facilitando a identificação de alterações no estado de saúde/adoecimento, por meio de diferentes pontuações ao longo do tempo. O intervalo entre as avaliações e o prazo para o alcance dos resultados esperados é determinado pelo enfermeiro, sendo necessárias, no mínimo, duas avaliações. Os resultados podem ser mensurados de acordo com as condições de saúde/adoecimento da pessoa/família e o cenário da prática. Dessa forma, as escalas possibilitam monitorar a melhora, a piora ou a estagnação das condições de saúde das pessoas durante um período de cuidado ou nos diferentes setores de atendimento.[8,14]

- **Essas classificações internacionais se aplicam à prática do enfermeiro na Atenção Primária à Saúde?**

A NANDA-I[7] pode ser usada para descrever tanto a prática de enfermagem hospitalar quanto a prática na APS. Pela taxonomia da NANDA-I, pode-se expressar um diagnóstico voltado para um problema de saúde, ou um diagnóstico de risco, ou ainda um diagnóstico de promoção da saúde ou de síndrome. Cabe ao enfermeiro julgar a aplicabilidade deles, de acordo com cada caso atendido.

O uso de classificações auxilia a comunicação das etapas do PE, facilitando o entendimento e o avanço da base de conhecimento de determinada área, por meio da identificação de princípios orientadores e da organização daquilo que já é conhecido. Também favorece a identificação de falhas no conhecimento, que podem ser corrigidas pelo desenvolvimento de pesquisas.[12]

Consulta de Enfermagem no Contexto da Atenção Primária à Saúde

A entrevista pós-clínica realizada pelo enfermeiro que atuava em Saúde Pública no Brasil iniciou por volta da década de 1920, sendo considerada a precursora da CE. Evoluindo nesse processo, na década de 1960, a Fundação SESP foi precursora na implantação do atendimento de enfermagem a gestante e crianças sadias em suas unidades.[15] A CE, assim denominada, iniciou em 1968 e era entendida como atividade-fim, como as consultas médicas e odontológicas, a vacinação e as visitas domiciliares, sendo implantada em alguns serviços de saúde com o objetivo de acompanhar gestantes e crianças sadias. Posteriormente, foi sendo estendida a outros grupos da população que apresentavam patologias diagnosticadas e que necessitavam de um acompanhamento específico, como a tuberculose, a hanseníase, o diabetes e a hipertensão.[15]

A CE como atividade privativa dos enfermeiros foi legitimada pela Lei n. 7.498/1986,[16] a qual dispõe sobre a regulamentação do exercício profissional, seguindo normas e resoluções legais, como o Decreto n. 94.406/1987,[17] que a regulamenta, além das resoluções do Cofen.

A CE contribui com a aplicação dos princípios da universalidade, equidade, resolutividade e integralidade das ações de saúde, indo ao encontro do que é preconizado pelo Sistema Único de Saúde (SUS). Contribui com a perspectiva da concretização de um modelo assistencial adequado às condições e necessidades de saúde da população. Visa, além da avaliação do estado de saúde da pessoa durante todo o ciclo vital e o controle de algumas patologias de natureza transmissível e crônicas, a educação e o preparo da pessoa e das famílias para o autocuidado, seguindo uma linha de promoção, proteção, recuperação e reabilitação da saúde.[18]

A CE tem por objetivo auxiliar na resolução da necessidade que motivou a procura do serviço e criar o vínculo terapêutico que poderá levar ao início de um processo de educação em saúde, visando a resolução de uma necessidade em saúde, a promoção do autocuidado, a prevenção ou o cuidado de doenças. Nessa perspectiva, as consultas devem ser desenvolvidas por meio de uma abordagem abrangente e dinâmica, buscando uma visão multidimensional das pessoas, da família e das comunidades no sentido de entender seu processo de interação com fatores socioambientais que compõem o processo de saúde-adoecimento ou que servem de estímulo ao processo de autocuidado.

O PE é uma conduta deliberada, com o objetivo de resolver os problemas e atender às necessidades de cuidados de saúde da população, e a sua aplicação nas CE e visitas domiciliares (VD) na APS viabiliza a percepção da pessoa, família/comunidade como um todo, indo ao encontro da integralidade da atenção.

A CE pode ser desenvolvida para promoção, proteção, recuperação e reabilitação do indivíduo ou da coletividade, no sentido de evitar ou reduzir os fatores de risco para determinadas condições de saúde. Utiliza-se da orientação estabelecida pelo PE e de componentes do método científico e do raciocínio clínico para identificar alterações nas condições de saúde e implementar intervenções que contribuam para a qualidade de vida e/ou a recuperação de saúde das pessoas, famílias e comunidades, ações estas de grande importância para o trabalho na APS.

Os enfermeiros poderão realizar a CE em diferentes contextos e espaços clínicos, entre eles o consultório da Unidade de Saúde (US), o domicílio, ambulatórios gerais e especializados, entre outros, ampliando a capacidade de atendimento da rede pública, particularmente em caso de gravidade e/ou situação especial.[1] Os enfermeiros poderão, também, realizar CE em consultórios privados e nos diferentes serviços existentes na Saúde Suplementar.

A CE utiliza as cinco etapas inter-relacionadas, interdependentes e recorrentes do PE. São elas: investigação (coleta de dados, entrevista, exame físico e solicitação de exames laboratoriais), DE, plano de cuidado (objetivos, metas e intervenções de enfermagem), implementação das ações e avaliação do cuidado prestado. **Vamos revisar sua aplicação na APS!**

Investigação – Primeira Etapa do Processo de Enfermagem

Os métodos utilizados pelos enfermeiros na APS para a coleta de dados são a avaliação do prontuário da família, a entrevista, o exame físico, a análise dos resultados de exames e de testes diagnósticos. Todos esses elementos subsidiarão o estabelecimento do DE, com ou sem o uso de um sistema de classificação padronizado, como a NANDA-I[6].

Na entrevista, os enfermeiros devem observar os princípios gerais para um bom atendimento, como o de providenciar um local confortável e privativo, além de demonstrar interesse e atenção às necessidades das pessoas/famílias/comunidade (empatia). Os dados da entrevista poderão ser obtidos com a pessoa em atendimento ou com aqueles que a acompanham e que podem contribuir com informações e percepções sobre suas condições de saúde, com relatos complementares.

A entrevista é utilizada para elaborar o "histórico" da pessoa em acompanhamento, com a descrição das suas condições e necessidades em saúde,[b] dos hábitos individuais, familiares e

[b] As necessidades em saúde podem ser sentidas ou não sentidas pelos indivíduos, família ou comunidade. As necessidades em saúde sentidas são aquelas percebidas e expressas, são demandadas por meio da procura por assistência. Entretanto, os profissionais de saúde podem ter uma percepção do estado de saúde dos indivíduos, família ou comunidade diferente ou mais abrangente do que o percebido por eles. Uma pessoa pode ter necessidades em saúde ainda não percebidas/sentidas, não expressas, e no seu processo de atendimento pela equipe de saúde essas necessidades são identificadas pelos profissionais.[19]

biopsicossociais, da história de morbidade pessoal e familiar, dos problemas de natureza biopsicossocial e das potencialidades à recuperação da saúde ou à adaptação à nova condição de saúde. Nessa investigação, devem-se levar em consideração os aspectos clínicos, epidemiológicos, psicossociais, econômicos, culturais e educacionais, sendo que os achados dependerão do que for identificado pelo enfermeiro ou apontado pela pessoa/família quanto às suas necessidades em saúde (sentidas ou não) e do grau de comprometimento das condições de saúde do indivíduo, família e comunidade. Note que nesse momento o enfermeiro está realizando a primeira etapa do PE, ou seja, a investigação (coleta de dados ou histórico de enfermagem), que é composta por uma entrevista (dados subjetivos) e um exame físico, acrescido de informações laboratoriais sempre que possível e/ou necessário (dados objetivos).

Sugestão de itens para compor um roteiro de investigação

- Identificação da pessoa/família/comunidade.
- Avaliação da motivação da consulta, presença de queixas e/ou problemas/necessidades em saúde.
- Verificação dos antecedentes de morbidade familiar – história familiar de doenças/problemas/vulnerabilidades e relacionamento.
- Verificação dos antecedentes de morbidade pessoal ou problemas de saúde e uso de medicamentos.
- Identificação dos hábitos de vida: alimentação, sono e repouso, atividade física, higiene, funções fisiológicas.
- Identificação de fatores de risco e vulnerabilidades (problemas psicossociais, econômicos ou de saúde).
- Identificação da presença de dificuldades, limitações ou déficit cognitivo, bem como analfabetismo, diminuição da acuidade visual e auditiva (implica no entendimento e na execução do tratamento); problemas emocionais, sintomas depressivos e outras barreiras psicológicas, medo em relação à doença ou ao tratamento.
- Identificação da percepção da pessoa em relação ao problema de saúde e ao seu tratamento.
- Identificação da potencialidade para adesão às recomendações ou ao tratamento. Verificar a presença de rede de apoio familiar ou social e vínculos afetivos, sociais e com o serviço de saúde.

O **exame físico** é utilizado para coletar dados objetivos, os quais também subsidiarão os DE. Os enfermeiros deverão realizar as seguintes técnicas: inspeção, ausculta, palpação e percussão, de maneira criteriosa, efetuando o levantamento de dados sobre o estado de saúde da pessoa e das anormalidades encontradas, as quais poderão validar as informações obtidas no histórico. Recomendam-se:

- Exame físico geral, cefalocaudal, na primeira consulta e direcionado para os problemas prioritários nas consultas subsequentes.
- Avaliação na primeira consulta de: sinais vitais e dados antropométricos; frequência cardíaca e respiratória; a pele quanto a sua integridade, turgor, coloração e manchas; a marcha, os membros superiores e inferiores. As queixas devem ser reavaliadas nas consultas subsequentes. A depender de idade, gênero e condição de saúde, será exigido detalhamento diferenciado no exame físico, como a consulta de crianças e de gestantes, por exemplo.

Os **exames laboratoriais e de imagem** também são utilizados para coletar dados objetivos que subsidiarão os DE. Do ponto de vista legal, no exercício de suas atividades profissionais, os enfermeiros podem e devem, sempre que houver evidência robusta da necessidade/importância, solicitar exames de rotina e complementares de acordo com os protocolos e programas de Saúde Pública ou rotinas adotados/aprovados pela instituição de saúde em que trabalha. Igualmente fundamental é o enfermeiro saber interpretar os resultados dos exames, bem como as condutas que deverá tomar frente a anormalidade apresentada neles. Caso o enfermeiro se depare com resultado de exame que tenha dificuldade em interpretar ou que esteja vinculado a um diagnóstico que exija conduta médica, poderá realizar interconsulta com o médico da equipe para deliberarem juntos sobre os próximos passos. Note que, nesse momento, o enfermeiro está identificando uma condição associada ao caso desse indivíduo e que, mesmo que não se traduza em um DE, o auxilia no raciocínio clínico e na sua tomada de decisão para compartilhar a assistência com outro profissional.

Diagnóstico de Enfermagem – Segunda Etapa do Processo de Enfermagem

Os DE são definidos pela interpretação dos dados coletados, com a identificação das necessidades do indivíduo/família ou comunidade, que são passíveis de melhora ou resolução, por meio de ações específicas de enfermagem.[1,6]

Assim, o enfermeiro, após ter analisado os dados coletados no histórico, exame físico e resultados de exames, identificará as condições de saúde atuais, as necessidades afetadas e os fatores de risco, assim como as potencialidades de quem está sendo atendido, estabelecendo o DE.

Segundo a NANDA-I,[6] o DE pode ser definido como: "Julgamento clínico sobre uma resposta humana a condições de saúde/processos de vida, ou uma suscetibilidade a tal resposta, de um indivíduo, uma família, um grupo ou uma comunidade".

O DE pode ser compreendido tanto como um processo quanto como um produto. O processo do DE inclui duas fases: a primeira engloba a análise e a síntese dos dados coletados; e a segunda estabelece o enunciado do diagnóstico a partir de uma taxonomia existente. O enunciado do DE faz parte do processo, mas ao mesmo tempo é um produto da interação do enfermeiro com a pessoa/família. Requer habilidades cognitivas e perceptivas, bem como experiência e base de conhecimento científico para o raciocínio clínico, além de envolver pensamento crítico, tomada de decisão e raciocínio dedutivo e indutivo.[14]

Planejamento da Assistência de Enfermagem – Terceira Etapa do Processo de Enfermagem

O planejamento se compõe do conjunto de medidas definidas pelo enfermeiro, junto à pessoa/família, as quais direcionam a assistência de enfermagem de maneira personalizada e contínua, objetivando a prevenção, promoção, proteção, recuperação e manutenção da saúde.

Após a identificação dos DE, o enfermeiro deverá construir e pactuar com a pessoa/família um "Plano de Cuidado" contemplando as metas a serem atingidas e a descrição das intervenções a serem desenvolvidas. Os critérios a serem utilizados na priorização das intervenções devem levar em consideração as preferências da pessoa/família, as necessidades humanas básicas e as condições de aplicabilidade no contexto. Cada DE deverá ter metas ou critérios de resultados (indicadores) e as ações/intervenções ou prescrições formuladas para atingi-los, considerando a singularidade de cada indivíduo/família.

Elaborar metas (resultados esperados), junto à pessoa/família, associadas a cada um dos DE favorece a continuidade do cuidado e a avaliação do estado/condição de saúde nas próximas consultas. As metas são critérios de avaliação que ficam definidos e permitem verificar se ocorreram as mudanças desejadas ou necessárias.[7,8,14]

A NOC veio para padronizar a linguagem utilizada pelos enfermeiros na avaliação dos resultados a serem alcançados; e a NIC, para padronizar a descrição das intervenções que serão elaboradas e pactuadas por eles no processo de cuidado das pessoas. Anteriormente à NOC e à NIC, os resultados e as intervenções, em geral, eram descritos com poucos detalhes e fidedignidade. Os títulos dos resultados da NOC e das intervenções da NIC são conceitos implementados por um conjunto de indicadores e ações de enfermagem, respectivamente voltados à avaliação e à resolução de problemas potenciais ou reais das pessoas/famílias/comunidades.[7,8,14]

Retomemos o exemplo das duas enfermeiras que realizaram o mesmo DE "Náusea", com a mesma característica definidora: "sensação de vômito", mas com diferentes fatores relacionados ao DE. Em ambos os casos, o resultado a ser atingido é o "Controle da Náusea" e, para isso, vamos ver quais seriam as intervenções planejadas para a assistência de enfermagem, tanto no primeiro caso, com o fator relacionado "exposição às toxinas", quanto no segundo, com o fator relacionado "estímulos sensoriais desagradáveis", em uma mulher gestante.

De acordo com a NIC,[7] a intervenção recomendada para ambos os casos seria "Controle da Náusea"; entretanto, as ações prescritas pela enfermeira poderiam ser particularizadas, de acordo com o fator etiológico:

- Promover repouso e sono adequados para facilitar o alívio da náusea.
- Realizar higiene oral frequente para promover conforto, a menos que estimule a náusea.
- Obter história da dieta.
- Oferecer pequenas quantidades de alimentos, que sejam atraentes à pessoa nauseada.
- Oferecer alimentos claros, frios e sem odor.
- Monitorar a ingestão, registrando conteúdo ingerido e quantidade.
- Pesar regularmente a pessoa.
- Observar os indicadores não verbais de desconforto, especialmente em crianças.
- Certificar se fármacos antieméticos efetivos estão sendo administrados.
- Monitorar náusea e vômito.

No caso de as náuseas evoluírem para vômitos:

- Registrar frequência, volume e aspecto dos vômitos, caso ocorram.
- Controlar fatores ambientais que possam provocar náusea (odores).

No caso da gestante, a enfermeira poderia ainda acrescentar na lista de ações prescritas aquelas recomendadas no Caderno de Atenção Básica n. 32 do Ministério da Saúde,[20] como:

- Orientar para a realização de alimentação fracionada (seis refeições leves ao dia).
- Orientar para evitar alimentação com frituras, gorduras e alimentos com cheiros fortes ou desagradáveis.
- Orientar para evitar líquidos durante as refeições, dando preferência à ingestão nos intervalos.
- Orientar para ingerir alimentos sólidos antes de levantar-se pela manhã.
- Prescrição de piridoxina (vitamina B6) (10 a 25 mg 3 vezes ao dia), e gengibre em cápsulas (250 mg, 4 vezes ao dia).

Do ponto de vista legal, os enfermeiros em CE poderão prescrever, além das intervenções de enfermagem estabelecidas na NIC, medicamentos para problemas comuns de saúde, desde que exista no local onde trabalha protocolo aprovado pela instituição. Recomenda-se que esse protocolo seja registrado no Coren da sua região. O tema Protocolos de Enfermagem foi abordado no Capítulo 1 – Diretrizes para o Trabalho dos Enfermeiros na Atenção Primária à Saúde, desta publicação.

Implementação da Assistência de Enfermagem – Quarta Etapa do Processo de Enfermagem

Uma vez estabelecidas, em conjunto com a pessoa/família, as intervenções de enfermagem prioritárias e definido o plano de cuidados, inicia-se a fase de implementação das intervenções/ prescrições pactuadas. Um desafio importante para o enfermeiro na APS é realizar a implementação do Plano de Cuidado, alinhado ao Plano Terapêutico Individual ou Plano de Cuidados da pessoa, o qual contemple todas as ações pactuadas com as pessoas/famílias, num cuidado contínuo.[21] Durante a execução das intervenções planejadas, o enfermeiro acompanha a pessoa/família e revisa com ela os resultados esperados, sempre que necessário. Destaca-se que ter pactuado previamente o plano de cuidado com a pessoa e/ou família, bem como verificar as condições para o autocuidado e/ou a existência de apoio para execução do plano, é fundamental para se alcançar as metas pactuadas com a pessoa/família.

Avaliação do Cuidado e Evolução da Assistência de Enfermagem – Quinta Etapa do Processo de Enfermagem

Na etapa de avaliação do cuidado, o enfermeiro realiza uma comparação dos resultados esperados com os resultados obtidos no processo de acompanhamento da pessoa/família, a fim de determinar a eficácia do cuidado prestado. A utilização da NOC[8] nessa fase é uma importante estratégia.

A NOC[8] tem como objetivo definir resultados que serão alcançados com os cuidados de enfermagem, de forma facilitada, permitindo uma avaliação dos cuidados em saúde. Esse sistema apresenta uma linguagem simples e clara para facilitar a comunicação entre profissionais, de modo a assegurar a sincronicidade entre todas as atividades conjuntas, bem como a continuidade dos cuidados.

Na ausência de sistemas de registro eletrônico para facilitar o registro dos dados durante a CE, podem ser criados impressos padronizados com algumas informações gerais previamente definidas para serem checadas e outros espaços em que o profissional pode complementar as anotações, considerando as especificidades de cada caso.

Retomando novamente o exemplo dos dois atendimentos com o DE de "Náusea", o resultado da NOC[8] selecionado foi "Controle da Náusea e Vômitos", definido como: ações pessoais para controle da náusea, vômito e de sintomas de vômito. A partir dele, o enfermeiro elege os indicadores para avaliar o estado clínico de cada pessoa, antes e depois das intervenções. Entre os indicadores, poderiam estar:

- Reconhece o início dos sintomas.
- Descreve fatores causadores.
- Faz refeições menores.
- Usa medicamento antiemético conforme recomendação.
- Bebe pequenas quantidades de líquido.

- Evita odores desagradáveis.
- Usa cochilos para recuperar a energia.
- Monitora o peso.

Cada um desses indicadores deve ser pontuado na escala *Likert* de 5 pontos, sendo o menor escore o pior resultado e o maior o resultado esperado. Conforme já explicitado, os indicadores devem ser aplicados pelo menos duas vezes, antes e depois das intervenções, de modo a avaliar a efetividade delas.

Esse conjunto de indicadores permite ao enfermeiro realizar uma avaliação do DE inicialmente atribuído à pessoa em atendimento, no caso a criança e a gestante com náusea. A variação da pontuação dos indicadores evidenciará a melhora, piora ou estagnação da condição avaliada.

Essa avaliação encerra o ciclo de aplicação do PE, que se inicia com a coleta de dados da pessoa e prossegue com o estabelecimento do DE, bem como as metas e intervenções de enfermagem. Salienta-se que essas etapas do PE são dinâmicas e inter-relacionadas, podendo ser reaplicadas de acordo com a avaliação contínua das condições de saúde e necessidades da pessoa/família/comunidade.

Aspectos-chave

- O Processo de Enfermagem (PE) organiza o trabalho profissional dos enfermeiros e envolve uma sequência dinâmica de etapas que direcionam as ações, de modo a contribuírem nos atendimentos individuais e coletivos, devendo, assim, propiciar a identificação das necessidades e condições de saúde que necessitam de intervenções de enfermagem, a partir de uma atuação conjunta do enfermeiro com a pessoa/família em acompanhamento e equipe multiprofissional, efetivando-se encaminhamentos quando necessário.
- As classificações de enfermagem surgiram para fornecer linguagens e atribuir conceitos padronizados, de modo a facilitar a comunicação entre a comunidade internacional de enfermeiros, sendo as mais utilizadas: NANDA-I/NIC/NOC (utilizadas em conjunto ou separadas) e a CIPE®/CIPESC®.
- Entre as ações dos enfermeiros na Atenção Primária à Saúde (APS), estão a Consulta de Enfermagem (CE), a solicitação de exames complementares, a prescrição de cuidados e a prescrição de medicamentos, conforme protocolos estabelecidos pelos gestores de saúde.
- A CE contribui com a aplicação dos princípios do Sistema Único de Saúde e com a perspectiva da concretização de um modelo assistencial adequado às condições e necessidades de saúde da população.
- A CE utiliza as cinco etapas inter-relacionadas, interdependentes e recorrentes do PE. São elas: investigação (coleta de dados, entrevista, exame físico e solicitação de exames laboratoriais), Diagnóstico de Enfermagem, plano de cuidado (objetivos, metas e intervenções de enfermagem), implementação das ações e avaliação do cuidado prestado.
- O PE é um método que tem por objetivo resolver os problemas e atender às necessidades de cuidados de saúde da população e a sua aplicação nas CE e visitas domiciliares (VD) na APS. Viabiliza a percepção da pessoa, família/comunidade como um todo, indo ao encontro da integralidade da atenção.
- A CE visa à avaliação das condições de saúde das pessoas para prevenir e identificar precocemente riscos para o adoecimento durante todo o ciclo vital, bem como estabelecer os cuidados necessários para aqueles que foram acometidos por doenças ou problemas de saúde.

Referências

1. Conselho Federal de Enfermagem (COFEN). Resolução n. 358/2009. Dispõe sobre a Sistematização da Assistência de Enfermagem e a implementação do Processo de Enfermagem em ambientes, públicos ou privados, em que ocorre o cuidado profissional de Enfermagem, e dá outras providências (revoga a Resolução COFEN n. 272/2002). [Acesso 28 Ago 2022]. Disponível em: http://www.cofen.gov.br/resoluo-cofen-3582009_4384.html.
2. Conselho Federal de Enfermagem (COFEN). Resolução n. 429/2012. Dispõe sobre o registro das ações profissionais no prontuário do paciente, e em outros documentos próprios da enfermagem, independente do meio de suporte – tradicional ou eletrônico. Brasília, 30 de maio de 2012. [Acesso 28 Ago 2022]. Disponível em: http://www.cofen.gov.br/resoluo-cofen-n-4292012_9263.html.
3. Almeida MA, Lucena AF, Laurent MCR, Dias VLM. Estratégias de implementação dos diagnósticos de enfermagem da NANDA-I em cenário hospitalar. *In*: Herdman TH, Carvalho EC. PRONANDA, Programa de atualização em diagnósticos de enfermagem: ciclo 1. Artmed, Porto Alegre: 2013.
4. Carpenito LJ. Diagnósticos de Enfermagem, aplicação à prática clínica. 15. ed. Porto Alegre: Artmed, 2019.
5. Carvalho EC, Oliveira-Kumakura ARS, Morais SCRV. Raciocínio clínico em enfermagem: estratégias de ensino e instrumentos de avaliação. Rev Bras Enferm. [Internet]. 2017. [Acesso 28 Ago 2022]; 70(3):662-8. Disponível em: http://dx.doi.org/10.1590/0034-7167-2016-0509.
6. Herdman HT, Kamitsuru S, Lopes CT. Diagnósticos de Enfermagem da NANDA-I: definições e classificação 2021-2023. Tradução de Regina Machado Garcez. Porto Alegre: Artmed, 2021.
7. Butcher HK, Bulechek GM, Dochterman JM, Wagner CM (Ed.). Nursing interventions classification (NIC). 7. ed. Tradução de Vilma Ribeiro de Sousa Vargas. Rio de Janeiro: Guanabara Koogan, 2020.
8. Moorhead S, Swanson EJM, Maas ML. Nursing Outcomes Classification (NOC), 6. ed. Tradução de Maria Inês Corrêa Nascimento. Rio de Janeiro: Guanabara Koogan, 2020.
9. Kuiper R, O'Donnel S, Pesut D, Turrise S. The essential of clinical reasoning for nurses: using the Outcome-Present State-Test Model for reflective practice. Indianapolis: Sigma Theta Tau International, 2017. 458 p.
10. Barros ALBL, Lucena AF, Morais SCRV, Brandão MAG, Almeida MA, Cubas MR et al. Nursing Process in the Brazilian context: reflection on its concept and legislation. Rev Bras Enferm. 2022. [Acesso 28 Ago 2022]; 75(6):e20210898. Disponível em: https://doi.org/10.1590/0034-7167-2021-0898.
11. Alfaro-LeFevre R. A aplicação do processo de enfermagem: fundamentos para o raciocínio clínico. 8. ed. Porto Alegre: Artmed, 2014.
12. Garcia TR (Org). Classificação Internacional para a Prática de Enfermagem (CIPE): versão 2019. Porto Alegre: Artmed, 2020. 280 p.
13. Garcia TR, Nóbrega MML. Classificação Internacional para a Prática de Enfermagem: inserção brasileira no projeto do Conselho Internacional de Enfermeiras. Acta Paul Enferm. 2009. [Acesso 28 Ago 2022]; 22 (Especial – 70 Anos): 875-9. Disponível em: https://www.scielo.br/j/ape/a/MMXrXxrQT9JHcZnm4CwqPsf/?lang=pt.
14. Almeida MA, Lucena AF. O processo de enfermagem e as classificações NANDA-I, NIC e NOC. *In*: Almeida MA, Lucena AF, Franzen E, Laurent MC. Processo de Enfermagem na Prática Clínica: estudos clínicos realizados no Hospital de Clínicas de Porto Alegre. Porto Alegre: Artmed; 2011. p. 23-40.
15. Adami NP et al. Características básicas que diferenciam a consulta de enfermagem da consulta médica. Acta Pauli. Enf., março de 1989. [Acesso 20 Ago 2022]; 2(1):9-13. Disponível em: https://acta-ape.org/en/article/caracteristicas-basicas-que-diferenciam-a-consulta-de-enfermagem-da-consulta-medica/.
16. Brasil. Lei n. 7.498/86, de 25 de junho de 1986. Dispõe sobre a regulamentação do exercício de enfermagem. [Acesso 28 Ago 2022]. Disponível em: http://novo.portalcofen.gov.br/lei-n-749886-de-25-de-junho-de-1986_4161.html.
17. Brasil, Decreto n. 94.406/1987. Regulamenta a Lei 7.498, de 25 de junho de 1986. [Acesso 28 Ago 2022]. Disponível em: http://www.portalcofen.gov.br/sitenovo/node/4173.
18. Associação Brasileira de Enfermagem-Seção RS [ABEn]. Departamento de Atenção Primária à Saúde (DAPS) da ABEn-Seção RS. Reflexões sobre o escopo do trabalho da enfermeira na Atenção Primária à Saúde: contribuições do grupo de estudo do DAPS-ABEn-RS. Ferreira SRS, Mai S, Périco LAD, Micheletti VCD, Rosa JS, (Orgs). Porto Alegre: Associação Brasileira de Enfermagem, 2020. [Acesso 16 Jul 2022]. Disponível em: https://www.portalcoren-rs.gov.br/docs/E-book_DAPS-ABEn-RS.pdf.

19. Hino P, Ciosak SI, Fonseca RMGS, Egry EY. Necessidades em saúde e atenção básica: validação de instrumentos de captação. Revista da Escola de Enfermagem da USP [Online]. 2009, v. 43, n. spe2. [Acesso 12 Ago 2022]; p. 1156-1167. Disponível em: https://doi.org/10.1590/S0080-62342009000600003.
20. Brasil. Ministério da Saúde. Atenção ao pré-natal de baixo risco. Brasília: Ministério da Saúde, 2012 [Acesso 28 Ago 2022]; Cab 32. Disponível em: https://bvsms.saude.gov.br/bvs/publicacoes/cadernos_atencao_basica_32_prenatal.pdf.
21. Rocha EN, Lucena AF. Projeto Terapêutico Singular e Processo de Enfermagem em uma perspectiva de cuidado interdisciplinar. Rev Gaúcha Enferm. [Online] 2018. [Acesso 28 Ago 2022]; 39:e2017-0057. Disponível em: https://www.scielo.br/j/rgenf/a/j44NB5YtJxShVzB85rJDKZr/?format=pdf&lang=pt.

4

As Dimensões do Trabalho do Enfermeiro na Atenção Primária à Saúde

Sandra Rejane Soares Ferreira
Inês Leoneza de Souza

O que há neste capítulo?

Neste capítulo, são abordadas as dimensões do trabalho do enfermeiro na Atenção Primária à Saúde (APS) e a diversidade de escopos de atuação nas diferentes regiões do Brasil. As dimensões servem de base para caracterizar algumas das atividades realizadas pelos enfermeiros na APS, no cuidado da saúde de indivíduos, famílias e comunidade, as quais envolvem, entre outras, as práticas de assistência, gestão, pesquisa, ensino e atuação comunitária. O objetivo é suscitar reflexões sobre as atividades dos enfermeiros na APS e como estas se definem no campo de práticas. Também se faz o convite para a reflexão sobre a determinação social do processo de trabalho e a sobrecarga nas Unidades de Saúde, que acaba afastando o enfermeiro do território, base para o modelo de atenção da APS, no Sistema Único de Saúde. Destaca-se a necessidade de articulação social e política para o alcance de melhores condições de trabalho e para um exercício profissional eficiente e saudável dos enfermeiros.

Introdução

No movimento pela redemocratização do Brasil, cresceram os ideais pela reforma da sociedade brasileira, com o envolvimento de diversos atores sociais, sujeitos coletivos e lideranças de diferentes regiões do País. A democratização na saúde fortaleceu-se no movimento pela Reforma Sanitária, avançando e organizando suas propostas na VIII Conferência Nacional de Saúde, de 1986, que conferiu as bases para a criação do Sistema Único de Saúde (SUS).[1] Foi nesse contexto, compreendendo a saúde como política social, como direito de cidadania em seu sentido ampliado, que a atuação do enfermeiro na Atenção Primária à Saúde (APS) cresceu, se fortaleceu e avançou no exercício das práticas individuais e coletivas nos mais complexos, diversos e singulares territórios de suas atuações, modificando os modos de cuidar e contribuindo para a construção de um novo modelo de atenção à saúde.[2]

O Brasil é um país com enormes desigualdades sociais, políticas e econômicas, e foi nessa moldura de históricas desigualdades locorregionais que o SUS se constituiu e, em 2023, completou 35 anos de existência. Entretanto, a população sente, ao buscar atenção à saúde, que há um distanciamento entre seus direitos instituídos na Constituição Federal de 1988 e a capacidade efetiva do Estado de ofertar as ações e os serviços públicos de saúde o mais perto possível dos territórios sociossanitários onde vivem, especialmente por meio das ações e atividades em saúde municipalizadas.[3] Desde a Emenda Constitucional n. 95/2016,[4] a política de desfinanciamento do SUS aprofundou-se e a privatização de serviços públicos, especialmente da APS, por meio da flexibilização das leis trabalhistas e do incentivo das terceirizações, aumentou. Assim, o estado vem deixando gradativamente de cumprir seu papel de garantir, assegurar e defender o direito à saúde universal estabelecido em leis.

No Brasil, a enfermagem é a maior força de trabalho no SUS e representa mais de 60% da força de trabalho no setor da saúde, formando, em 2023, um coletivo de mais 2,8 milhões de profissionais, entre enfermeiros (699.420), técnicos (1.691.126), auxiliares (456.000) e obstetrizes ou parteiras (360), os quais atuam em diferentes níveis de atenção à saúde e instituições de ensino e pesquisa (pública, privada ou filantrópica).[5]

O enfermeiro tem sido no SUS, atuando nas Equipes de Saúde da Família (eSF) e na gestão dos serviços, um ator fundamental na construção e na estruturação de um modelo de APS forte e qualificado, bem como na ampliação do acesso a serviços de saúde efetivos, os quais se articulam com os demais níveis de atenção por meio de redes integradas que conformam o sistema.[2]

A APS é considerada a base para o desenvolvimento de sistemas de saúde, portanto uma área de especialidade profissional na qual o enfermeiro contribui para a obtenção de um alto nível de resolutividade, por atender às necessidades individuais/familiares e coletivas em termos de promoção e proteção da saúde, prevenção de doenças, diagnóstico, tratamento, reabilitação, redução de danos, cuidados paliativos e, também, ações de vigilância em saúde no território de atuação.[2]

De acordo com Matumoto e colaboradoras,[6] compreende-se a prática do enfermeiro na APS brasileira como prática social, isto é, aquela realizada a partir das necessidades sociais de saúde que ocorrem em um momento histórico; ela se constitui e se transforma na dinâmica das relações com outras práticas sociais que compõem o cenário do SUS. Dutra e colaboradores[7] sinalizam que, com a criação do SUS, a prática do enfermeiro na APS ampliou o cenário de atuação e inserção no campo comunitário e social.

A enfermagem é uma profissão imprescindível para a construção de sistemas de saúde efetivos, tanto para o Brasil quanto para o mundo, com evidências sobre os resultados e impactos positivos da sua atuação nos serviços de APS, como ampliação de acesso, longitudinalidade do cuidado, redução de desigualdades e qualidade de vida para a sociedade.[8] Faz-se necessário, portanto, estimular a compreensão, por parte dos desenvolvedores de políticas públicas, da sociedade civil, políticos e empregadores da saúde, de que investir nesses profissionais é essencial para responder às necessidades em saúde da população, assim como aos desafios epidemiológicos e sanitários de hoje e do futuro.[8]

Dimensões do Trabalho do Enfermeiro na Atenção Primária à Saúde

A categoria profissional da enfermagem é marcada pela divisão técnica/social do trabalho[a] e de gênero. A enfermagem brasileira é caracterizada pela divisão do trabalho entre enfermeiros,

---

[a] A expressão "divisão técnica/social do trabalho em saúde" diz respeito a características da divisão de atividades presentes na forma de organização e produção do cuidado prestado à população pelos diversos grupos profissionais, no qual se identificam: a fragmentação do processo de cuidar; a separação entre concepção e execução; a padronização de tarefas distribuídas entre os diversos agentes, de modo que ao cuidador cabe o cumprimento da tarefa, afastando-o do entendimento e controle do processo; a hierarquização de atividades com atribuição de diferentes valores à remuneração da força de trabalho. No caso da enfermagem, a divisão do trabalho é entre enfermeiros, técnicos e auxiliares de enfermagem.[9]

técnicos e auxiliares de enfermagem, constituindo-se em uma área de atuação historicamente construída, desempenhada, em sua maioria, por mulheres. As atividades laborais da enfermagem, desde a origem da profissão, estão associadas ao trabalho feminino, norteado pela divisão de classes.[8] Tendo em vista a especificidade deste livro, neste capítulo o enfoque será sobre o trabalho do enfermeiro na APS e não será abordado o trabalho das demais categorias profissionais que compõem a enfermagem.

De acordo com a literatura,[10] o trabalho do enfermeiro na APS abrange **cinco dimensões: assistir, gerenciar (administrar), ensinar (educativa), pesquisar** e **participar politicamente**, as quais podem ser executadas concomitantemente, de forma complementar e interdependente, o que requer do profissional o desenvolvimento de competências técnicas, científicas, humanísticas e políticas. Entretanto, no cotidiano de trabalho na APS, o enfermeiro dificilmente consegue desenvolver plenamente ações em todas essas dimensões.

O cotidiano do enfermeiro na APS, no sistema de saúde brasileiro, é marcado pelo conflito de responsabilizar-se pelo conjunto de atividades que compõem a dinâmica de funcionamento do serviço de saúde e o trabalho específico preconizado pelo novo modelo de atenção (focado na clínica ampliada, colocando a pessoa no centro do cuidado, na promoção, na prevenção e na educação em saúde), em um contexto em que predominam as estratégias de gestão e aspectos ideológicos que reforçam o modelo tradicional (biologicista e médico-centrado) de funcionamento do sistema de saúde.[11] Nesse cenário, o enfermeiro tem suas atividades cada vez mais direcionadas para atividades vinculadas à organização/gestão dos serviços.[2,11,12]

De acordo com Matumoto e colaboradoras,[6] o trabalho realizado pelo enfermeiro na APS tem se concentrado em duas vertentes: a) **produção do cuidado e gestão do processo terapêutico**; e b) **atividades de gerenciamento do serviço de saúde e da equipe de enfermagem**. As autoras referem que o desenvolvimento de ações gerenciais tem predominado na atuação dos enfermeiros na APS. Também reconhecem no campo da APS a existência de conflitos e tensões constitutivos do cotidiano de trabalho em relação às disputas de espaço de produção e de saberes com os outros profissionais, as limitações técnicas, as prerrogativas determinadas pelas normas e protocolos de exercício profissional e a própria organização do processo de trabalho das equipes de saúde.[6]

Segundo a Associação Brasileira de Enfermagem (ABEn),[2] a revisão da literatura permite identificar que o trabalho do enfermeiro na APS, nessas duas vertentes, ocorre todo o tempo, de forma interligada, **assistencial e gerencial**, voltado para o indivíduo (produção do cuidado de enfermagem e gestão de projetos terapêuticos) e para o coletivo (monitoramento da situação de saúde da população, gerenciamento da equipe de enfermagem e do serviço de saúde para a produção do cuidado), contribuindo com a implementação e a consolidação do SUS. A dinâmica de funcionamento dos serviços de saúde reforça o modelo tradicional do sistema de saúde e, muitas vezes, exige que o enfermeiro se volte para a organização do serviço, distanciando-o do seu núcleo de trabalho, especialmente da Consulta de Enfermagem (CE).[2]

Barbiani e colaboradores[13] realizaram uma revisão da literatura com o objetivo de identificar e categorizar as práticas dos enfermeiros junto às Unidades de Saúde (US) e às eSF, à luz das atribuições previstas pelos marcos legais e programáticos da profissão e do SUS. Dos 1.271 artigos inicialmente encontrados, foram incluídos pelo método de *scoping review*[b] 30 publicações entre

[b] A metodologia de *scoping review*, diferentemente da revisão sistemática, visa à obtenção de resultados amplos e abrangentes e com menor profundidade, embora compartilhe diversas características da revisão sistemática, como ser metódica, transparente e replicável.[13]

2005 e 2014. No processo de análise, os pesquisadores sintetizaram as práticas dos enfermeiros em três grandes categorias: a) serviço; b) comunidade; e c) gestão/formação.

Na revisão da literatura,[6,8,11-15] encontra-se descrito um grande número de ações realizadas pelos enfermeiros e, em alguns estudos,[11-15] identifica-se o relato sobre a existência de sobrecarga de trabalho dos profissionais pelo acúmulo de funções, o que muitas vezes causa o afastamento da assistência direta. Os enfermeiros atribuem a sobrecarga, característica marcante do processo de trabalho, à necessidade que sentem de oferecer respostas, de forma voluntária ou por indicação, às demandas relacionadas ao funcionamento dos serviços de saúde e à população e, ainda, às metas estabelecidas pela gestão, pactuações e indicadores do serviço de saúde.[11,15] Segundo Acioli, David e Brandão,[16] ao incorporar tantas atividades na sua prática, o enfermeiro da APS busca a construção de uma identidade na qual seu núcleo de saber encontre, principalmente, o reconhecimento profissional por parte dos indivíduos, dos grupos sociais, das demais categorias e da gestão. Todavia, a cobrança que se impõe aos enfermeiros não é proporcional às condições que lhes são dadas para responder com qualidade às prerrogativas da saúde da família e ao atendimento da demanda espontânea.[11,15]

A APS tem-se mostrado a estratégia central e orientadora de políticas que fortalecem os sistemas de saúde e tem sido fundamental na melhoria das condições de saúde dos indivíduos e da população,[17] e cada vez mais o papel do enfermeiro tem se destacado, tanto no nível internacional[18] quanto no nacional.[2,8,16] O enfermeiro tem demonstrado habilidades e atitudes para atuação em diversas dimensões, entre elas a prática clínica, a atuação no território, a gestão em diversos contextos, o ensino (graduação e residências), a pesquisa, a vigilância e a informação em saúde, a educação e a comunicação em saúde e o controle social, assumindo, assim, um papel central na consolidação da APS, sobretudo pelo seu potencial inovador, criativo e versátil.[19,20] Entretanto, observa-se que os escopos das práticas estabelecidas são diversos, de acordo com as disparidades dos contextos regionais do País.

▪ Dimensão "Assistir" em Serviços de Atenção Primária à Saúde

A literatura[8,13,15,19] evidencia que a prática clínica dos enfermeiros resultou em melhor acesso a serviços na APS para diferentes grupos de usuários, como consulta de pré-natal de baixo risco, consultas da saúde da mulher para prevenção do câncer de colo do útero e mama (coleta de exame citopatológico e solicitação de mamografias), consultas de puericultura para acompanhar o crescimento e o desenvolvimento das crianças e suas imunizações, consultas e ações educativas para o manejo das doenças crônicas (hipertensão, diabetes, asma, tuberculose, entre outras), acompanhamento e manejo de casos de saúde mental, entre outras demandas das comunidades. Associam-se ao escopo de suas competências nas CE as prescrições de medicamentos e solicitações de exames, as quais são respaldadas nas legislações, nos protocolos, nas diretrizes técnicas dos serviços[2,8,19] e em outras normativas (ver Capítulo 1 – Diretrizes para o Trabalho dos Enfermeiros na Atenção Primária à Saúde).

No Brasil, de modo geral, os enfermeiros na APS fazem parte de uma equipe de saúde e são corresponsáveis pelo cuidado individual, familiar e comunitário, colaborando por meio do seu saber específico com bons resultados para o sistema de saúde, principalmente quando relacionados à longitudinalidade da atenção – o que envolve a continuidade dos cuidados, contribuindo para a adesão terapêutica e o engajamento ao autocuidado. De acordo com Pereira,[21] no cotidiano dos enfermeiros existe um hiato entre o trabalho prescrito e o real, uma vez que o modelo assistencial biomédico predominante na atualidade interfere na organização do processo de trabalho em saúde e, consequentemente, tende a restringir a autonomia técnica do enfermeiro nas CE. Contudo, os enfermeiros buscam assistir com autonomia profissional, desenvolvendo suas atividades junto aos indivíduos, às famílias e às comunidades nos diferentes territórios de atuação, visando garantir a integralidade da assistência em todas as fases do ciclo de vida, bem como fortalecer e legitimar suas práticas.[2]

Sobre o *locus* do assistir, alguns estudos[7,11-13] descrevem o domicílio como um cenário importante para a prática do enfermeiro na APS, especialmente como uma atividade assistencial e educativa (ver Capítulo 9 – Atenção Domiciliar).

Para alguns autores, o enfermeiro é visto como o profissional-chave para direcionar as políticas públicas e a efetivação de programas/ações de saúde.[7] Além disso, pesquisadores identificam que o enfermeiro atua como coordenador do processo assistencial por se envolver na tomada de decisão clínica, acompanhamento sistemático das pessoas, orientação para outros recursos da rede de serviços de saúde, para além de desenvolver atividades de ordem coletiva.[13,22]

Estudo realizado por Barbiani e colaboradores,[13] quanto às práticas de assistência direta ao usuário, identificou que a CE foi a prática relacionada à produção do cuidado e à gestão do processo terapêutico que mais se destacou e que os enfermeiros baseiam sua atividade na identificação das necessidades em saúde do usuário, (re)definindo as prioridades das ações de cuidado. Nesse contexto, destaca-se que a CE é uma prática fundamental e não delegável no exercício profissional do enfermeiro e sua oferta à população deve ser assegurada tanto pela categoria quanto pelos demais colegas da equipe e gestores (ver Capítulo 3 – O Processo de Enfermagem como Fundamento para o Cuidado na Atenção Primária à Saúde).

▪ Dimensão "Gerenciar" o Cuidado e o Serviço de Atenção Primária à Saúde

O termo "gerência do cuidado de enfermagem" compreende a articulação entre as esferas gerencial e assistencial que compõem o trabalho do enfermeiro nos mais diversos cenários de atuação. Tem sido utilizado para caracterizar, principalmente, as atividades dos enfermeiros visando à realização de melhores práticas de cuidado (qualidade assistencial) e de melhores condições de trabalho nos serviços de saúde, por meio do planejamento das ações, da previsão e da provisão de recursos necessários para a assistência (gerência de recursos materiais), da potencialização das interações entre os profissionais da equipe de saúde visando uma atuação mais articulada (gerência de recursos humanos e liderança), da capacitação da equipe de saúde e de enfermagem, da coordenação da produção do cuidado e da avaliação das ações realizadas.[23]

A "gerência do serviço de saúde" é uma função administrativa que permite organizar política e tecnicamente os processos de trabalho, com o objetivo de torná-los mais qualificados e produtivos. Esse tipo de gestão compreende um conjunto de ações, entre elas o exercício da liderança e do gerenciamento de um ou mais serviços de saúde, o que inclui a tomada de decisões que afetam a estrutura, os processos de produção e o produto de um sistema. O processo gerencial visa planejar os recursos necessários para a atenção à saúde, propiciando o funcionamento adequado do serviço para o atendimento das necessidades em saúde da população, voltado para a integralidade, num processo cotidiano de mudança e melhoria da qualidade da atenção ofertada.[24]

A capacidade de assumir com autonomia e competência o leque de rotinas que se desdobram das ações de coordenação e de gerência desenvolvidas pelos enfermeiros advém do conhecimento técnico e científico vasto da sua formação, o que assegura uma visão ampla acerca do processo saúde-doença. Destaca-se que os enfermeiros da APS também são responsáveis por supervisionar, realizar atividades de educação continuada/permanente e capacitar os técnicos e auxiliares de enfermagem e os agentes comunitários de saúde (ACS).[13] Além disso, as práticas do enfermeiro abrangem a participação nos Conselhos Locais e Municipais de Saúde, a responsabilidade técnica perante o respectivo Conselho Regional de Enfermagem (Coren), a captação de recursos financeiros, a promoção da integração e do bom relacionamento com a equipe de saúde, os registros no sistema de informação, a contratação e a capacitação de recursos humanos, a organização de escalas de folgas e de escalas de férias, os agendamentos de consultas com especialistas, a notificação de doenças e o registro da produção da equipe.[13]

Galavote e colaboradores[12] destacam que na APS os profissionais graduados delegaram ao enfermeiro o papel de autoridade nos processos de organização do trabalho e que, frequentemente, ele assume de modo geral a responsabilidade pelo serviço de saúde, além da realização das suas atividades privativas, da coordenação do trabalho da enfermagem e da supervisão do trabalho dos ACS.

Recomenda-se a leitura do Capítulo 14 – Gestão em Saúde e Gestão do Cuidado na Atenção Primária à Saúde deste livro, para a complementação e o aprofundamento das considerações sobre a dimensão gerenciar o cuidado e o serviço de APS, as quais foram apresentadas de maneira sintetizada neste tópico.

▪ Dimensão Educativa ("Ensinar") em Serviços de Atenção Primária à Saúde

A dimensão "educativa" se expressa em diferentes atividades realizadas pelo enfermeiro em serviço de APS: na educação permanente da equipe de enfermagem, da equipe de saúde e dos ACS; na formação de enfermeiros e técnicos de enfermagem que utilizam as US da APS como campo de estágio (graduação e pós-graduação/residências); ainda no processo educativo realizado na assistência aos usuários do serviço de saúde, seja no formato individual ou coletivo (grupos de educação em saúde).[25] Esse conjunto de atividades, apesar de distintas, coexistem no cotidiano de trabalho do enfermeiro nos serviços de APS, permeando suas ações. Portanto, pensar a dimensão de ensinar em serviços de APS envolve diversos aspectos, em razão da complexidade e da amplitude do seu fazer enquanto membro de uma equipe de saúde.

A dimensão ensinar no território sob responsabilidade do serviço de APS qualifica a atenção à saúde e aproxima o enfermeiro das condições de saúde da população, com prioridade para os determinantes sociais. As ações educativas têm impacto direto sobre as condições de vida desses indivíduos e grupos populacionais, especialmente os considerados vulnerabilizados e invisíveis na sociedade.[25]

O enfermeiro tem sido peça fundamental nas ações educativas em saúde desenvolvidas com os usuários dos serviços na APS, pois estas permeiam todo o processo de trabalho assistencial realizado e várias estratégias de educação em saúde norteiam seu trabalho no SUS, as quais são classificadas por Merhy[26] como tecnologias leves (conhecimentos) do processo de trabalho. Essas ações educativas, em geral, utilizam concepções pedagógicas progressistas e estratégias educativas de escuta ampliada, de problematização de situações do dia a dia da população, ou seja, buscam envolver o usuário na produção do seu autocuidado com o objetivo de favorecer o exercício da autonomia e a construção da sua cidadania (ver Capítulo 7 – Educação em Saúde e Promoção da Saúde).

Destaca-se que a escolha da concepção pedagógica no trabalho educativo é fundamental para propiciar ao usuário do serviço e/ou à população a possibilidade de crítica e elaboração do conhecimento, proporcionando aprendizagem significativa para as pessoas. Dessa forma, as ações educativas são utilizadas como instrumentos efetivos para a formação de um conhecimento crítico, possibilitando a compreensão dos indivíduos e sua autonomia diante das condições de vida e saúde. Também se evidencia que o trabalho educativo do enfermeiro com estratégias promotoras de mudanças comportamentais adaptadas ao contexto sociocultural e ao estilo de vida dos usuários dos serviços de saúde tem sido ampliado na APS, especialmente com portadores de doenças crônicas (ver Capítulo 12 – Promoção de Mudanças no Estilo de Vida na Atenção Primária à Saúde).

A dimensão educativa no trabalho do enfermeiro na APS tem sido um dos eixos fundamentais que impulsionam e qualificam as práticas na US e no território, possibilitando transformar concepções hegemônicas do processo saúde-adoecimento, atualizar práticas clínicas e de abordagem dos problemas de saúde, reformular políticas públicas e sociais (ações educativas nos Conselhos de Saúde), conhecer e compreender a dinâmica de necessidades locais em saúde e reestruturar ou orientar o processo de decisão do setor de gestão em saúde.[25]

▪ Dimensão "Pesquisar" em Serviços de Atenção Primária à Saúde

Na dimensão "pesquisa", o enfermeiro na APS atua de modo a repensar o seu fazer profissional, identificar novas formas de desenvolver suas ações na busca da construção do conhecimento, conhecer o território onde atua (diagnóstico de saúde da comunidade), realizar pesquisas operacionais para o monitoramento e o acompanhamento de indicadores de saúde (ações programáticas e linhas de cuidado), conhecer a percepção da comunidade sobre o serviço de saúde, investigar populações específicas (hipertensos e diabéticos), entre outros.

Atualmente, amplia-se a discussão sobre a implementação das Práticas Baseadas em Evidências (PBE) e o trabalho do enfermeiro direcionado por protocolos assistenciais (ver Capítulo 1 – Diretrizes para o Trabalho dos Enfermeiros na Atenção Primária à Saúde), organizados conforme a Enfermagem Baseada em Evidências (EBE), a qual tem por objetivo proporcionar benefícios para os usuários do serviço, para o sistema de saúde e para os profissionais (ver Capítulo 5 – A Enfermagem Baseada em Evidências). No entanto, nem sempre é possível realizar pesquisas e/ou implementar PBE no cotidiano de trabalho em razão da cultura organizacional, da falta de habilidade e conhecimento sobre PBE pelo enfermeiro, da falta de acesso à evidência, da resistência do líder/gerente para implementar novas práticas e da falta de tempo estabelecido para a pesquisa nos serviços de saúde.[27] A dimensão "pesquisar" e/ou "consumir resultados de pesquisa" requer o aprendizado de novas habilidades para o uso de diferentes processos, combinando as informações e dados com as experiências clínicas.

Estudo sobre as dimensões do trabalho do enfermeiro na eSF[28] identificou que a dimensão "pesquisa" não foi relatada entre as práticas dos profissionais, o que permite afirmar que a construção do conhecimento não tem sido uma prioridade do serviço, que privilegia o fazer. Em geral, o enfermeiro prende-se em seu cotidiano ao atendimento da demanda e ao cumprimento de metas institucionais, o que não permite que desenhe novas estratégias e novas formas para desenvolver seu trabalho.[28] Contudo, mesmo que o enfermeiro, no seu processo de cuidar, depare-se com necessidades de produzir e consumir produtos de pesquisa, percebe-se que a organização do processo de trabalho na US e a sobrecarga não permitem que ele vivencie essa dimensão nos serviços de APS. Cabe destacar a importância de os serviços realizarem parcerias com as universidades para educação permanente sobre esse tema, bem como para que o enfermeiro/equipe possam realizar/participar de pesquisas, com mais suporte.

Não se pretende mapear aqui as pesquisas realizadas nessa área, entretanto os caminhos de produção de conhecimento na APS são vastos e os enfermeiros, especialmente os vinculados a academia, têm se debruçado em pesquisas com diferentes abordagens/métodos, não só voltados para a profissão, mas também para a equipe de saúde e a população, com temas de estudos importantes para a discussão sobre a sustentabilidade do SUS. Todavia, é fundamental reforçar a importância de estrutura, carga horária e educação permanente para que os enfermeiros da APS possam desenvolver pesquisas nesse nível de atenção, fortalecendo o fazer da própria categoria e, dessa maneira, o SUS.

▪ Dimensão "Participar Politicamente" em Serviços de Atenção Primária à Saúde

A dimensão "política" da enfermagem poderia ser simbolizada por sua força de trabalho no campo da saúde e sua representação social.[8] Contudo, a categoria, enquanto conjunto, não tem demonstrado consciência sobre o seu tamanho e a força que poderia ter se estivesse organizada politicamente na sociedade.[19] No Brasil, a representatividade política do enfermeiro é pequena nas instâncias de decisão político-governamental do País (vereadores, deputados, senadores).

Também se pode considerar como dimensão política a relação que os trabalhadores de saúde (entre eles, o enfermeiro) estabelecem com a gestão pública em saúde e seus desdobramentos no trabalho na APS. Ainda, a dimensão política pode contemplar as ações voltadas para se obter o apoio da população às políticas do SUS no sentido de se organizar e lutar, de maneira conjunta, pela efetivação do sistema conforme preconizado na Constituição brasileira, pois a maioria da população utiliza os serviços de saúde, mas nem sempre percebe ou reconhece sua importância e as vantagens no cuidado da saúde prestado por um sistema público, gratuito e universal.

O enfermeiro, ainda, pode atuar politicamente nos espaços associativos de classe, participando de discussões sobre: as condições adequadas para o exercício profissional (salários e carga horária); os escopos de trabalho da categoria na APS; o nível de autonomia da prática profissional necessário para exercer o que é de sua competência no campo da APS; a necessidade de educação permanente; a necessidade de infraestrutura e equipamentos adequados para a prática profissional, entre outros temas.

O trabalho do enfermeiro na dimensão "política" mais identificado nos serviços de APS corresponde à colaboração com os Conselho de Saúde (locais, municipais, estaduais e nacional), a parceria na organização das Conferências de Saúde (municipais, estaduais e nacional), o apoio à mobilização da comunidade para enfrentamento de problemas e condições de saúde dos territórios (associação comunitária, entre outros), a atuação como interlocutor e articulador da US (ou gestão) com outros equipamentos existentes no território (ou município) e/ou com segmentos da sociedade, além de realizar a negociação sobre questões da atenção à saúde com a sociedade civil.[28]

No campo específico da enfermagem, é fundamental ampliar espaços de participação política, reflexão e discussão sobre suas práticas, sobre os escopos de trabalho dos enfermeiros na APS nas diferentes regiões do País, bem como refletir sobre como reduzir a sobrecarga, o sentimento de desvalorização que a categoria manifesta.[2,8] A organização política da categoria permitiria um processo permanente de reflexão e enfrentamento coletivo, oferecendo respostas rápidas e articuladas a questões que impactam diretamente na atuação profissional do enfermeiro, como ataques recorrentes ao exercício profissional em aspectos como prescrição e solicitação de exames, necessidade de regulamentação de piso salarial/jornada de trabalho e proposição de novas práticas de trabalho. O exemplo mais recente encontra-se no debate sobre a proposição da Organização Pan-Americana da Saúde (OPAS)[18] de Práticas Avançadas em Enfermagem (PAE). O objetivo da OPAS é ampliar o escopo de práticas dos profissionais da enfermagem na APS para o aumento de cobertura e ampliação do acesso a serviços de saúde, desenvolvendo e aprofundando o trabalho interprofissional nessa área.[18] Entretanto, para que essa proposta, para além de sua importância,[29] possa ser considerada viável na realidade brasileira, necessitaria passar por um processo de reflexão e ressignificação[30] coletiva, considerando a realidade do trabalho do enfermeiro no País, que apresenta um contexto em nível nacional de sobrecarga, baixos salários, dupla jornada de trabalho, desvalorização e falta de autonomia em muitos municípios para implementar ações que já fazem parte do seu escopo desde a graduação e/ou foram adquiridos por meio da especialização na área.

Escopos de Trabalho do Enfermeiro na APS – Diversidade e Amplitude

Historicamente, quem definiu o trabalho da enfermagem na APS foram as Políticas Nacionais de Saúde Pública no País. A história da Saúde Pública no Brasil tem sido marcada por sucessivas reorganizações administrativas e edições de muitas normas. Da instalação da Colônia até os anos 1930, as ações eram desenvolvidas sem significativa organização institucional. A partir de então, foram criados e extintos diversos órgãos de prevenção e controle de doenças, culminando, em 1991, com a criação da Fundação Nacional de Saúde (FNS).[1] Naquele período, o trabalho do enfermeiro na Saúde Pública estava voltado às atividades administrativas e/ou gerenciais dos serviços de saúde e à coordenação do trabalho dos profissionais de nível básico e médio vinculados à profissão.[1]

A identidade profissional do enfermeiro no Brasil assumiu novos contornos desde a Lei do Exercício Profissional (Lei n.7.498/1986),[31] a Constituição Federal de 1988,[32] que instituiu o SUS, e a expansão da APS, por meio da Estratégia Saúde da Família. Desde então, a autonomia da prática profissional é exercida em espaços regulados por diversos dispositivos legais (ver Capítulo 1 – Diretrizes para o Trabalho dos Enfermeiros na Atenção Primária à Saúde e Capítulo 3 – O Processo de Enfermagem como Fundamento para o Cuidado na Atenção Primária à Saúde), entre eles as definições sobre as atribuições e competências do enfermeiro em serviços de APS descritas nos documentos técnicos do Ministério da Saúde (MS) para os Programas de Saúde Pública e para a Política Nacional de Atenção Básica (PNAB),[33] apoiados por Manuais e Cadernos de Atenção Básica (CAB), Protocolos, Diretrizes Clínicas e Terapêuticas. Há ainda as Portarias Regulamentadoras do sistema Cofen/Corens e outras normativas estabelecidas pelos gestores federal, estaduais, municipais ou do Distrito Federal.[2,8,19]

A ampliação do escopo de trabalho da APS e do enfermeiro que ocorreu no Brasil se deve, em parte, às rápidas transformações demográficas e epidemiológicas em curso no País, as quais trouxeram consigo uma situação de tripla carga de doenças, definidas por Mendes[34] como a situação em que coexistem doenças infecciosas, desnutrição e problemas de saúde reprodutiva, aumento de problemas por causas externas e situações de violência e, por fim, doenças crônicas e seus fatores de risco (tabagismo, sobrepeso, obesidade, sedentarismo, estresse e alimentação inadequada). Acrescenta-se a esse contexto a pandemia da Covid-19, que trouxe novos desafios, tornando esse escopo de trabalho mais complexo, quer seja pela necessidade de alteração dos processos de trabalho ou pelas iniquidades sociais que sempre demandam ações para o sistema de saúde.[35] Dessa forma, há necessidade de ampliar o acesso da população a serviços e profissionais de saúde capacitados para atuar na porta de entrada do SUS, ampliando o acesso com qualidade, equidade e integralidade.

Verifica-se que as atividades administrativas e/ou gerenciais prevalentes até a década de 1980 no escopo de trabalho dos enfermeiros foram acrescidas ao longo do tempo com novas ações clínicas de atenção direta ao usuário, expandindo o escopo da prática na APS e produzindo impactos em seu exercício profissional.[12-15,21] As profissões não são estáticas e mudam à medida que se modificam as necessidades em saúde, o perfil populacional, o modo de organização dos serviços e dos cuidados em saúde,[36] o que abre possibilidades para o aumento de competências tanto da equipe multiprofissional quanto das ações e da autonomia do enfermeiro.

No Brasil, o exercício profissional da enfermagem é regulamentado e fiscalizado por meio do sistema Cofen/Corens, mas as práticas cotidianas do enfermeiro na APS, isto é, o escopo do seu trabalho, continuam sendo determinadas por normativas governamentais/institucionais das mais diversas instâncias, muitas vezes elaboradas sem a participação dos enfermeiros ou de suas entidades representativas, não sendo infrequente a ocorrência de conflitos e questionamentos sobre "ter que ou dever" realizar alguma ação ou mais uma nova ação.[2] O processo de trabalho do enfermeiro na APS é uma questão complexa e multifatorial e pode ser analisada em diferentes perspectivas de acordo com o local (município de pequeno, médio e grande porte), o tipo de instituição e contrato de trabalho do profissional, o grupo de profissionais que compõem a equipe e sua formação com/sem pós-graduação na área (especialmente a residência) e o modelo assistencial vigente, o qual é definido em consonância com as diretrizes das políticas de saúde hegemônicas no País.[2,8,19]

Nessa lógica, as normativas existentes para a prática do enfermeiro na APS variam de acordo com o contexto macro e microrregional, isto é, os profissionais realizam o que é permitido no campo das negociações políticas, conforme as necessidades em saúde da população e contratualizações realizadas com o poder público segundo interesses locais da gestão e da microgestão de poder; contudo, os enfermeiros não costumam estar articulados como categoria para atuar política e tecnicamente no sentido de negociar como será sua atuação no contexto local.[2] Dutra e colaboradores[7] alertam que o papel do cuidado direto, que está ligado à autonomia do enfermeiro, tem sido diminuído com a progressiva aproximação e encargos do trabalho administrativo. Outro aspecto apontado refere-se à realização das atividades coletivas, que consomem boa parte do tempo de trabalho dos enfermeiros, e com o número de profissionais insuficiente para realizar todas as atividades descritas no escopo de práticas os cuidados que seriam realizados de modo individual pelo enfermeiro ficam reduzidos na rotina diária e muitas vezes são direcionados a outros profissionais da equipe.[7]

Pode-se observar uma grande diversidade na forma de atuação do enfermeiro na APS brasileira, o que gera a percepção de que existem "vários escopos de trabalho do enfermeiro".[2] Acioli, David e Brandão[16] organizaram as práticas identificadas no estudo sobre o escopo de trabalho do enfermeiro na APS em oito campos de atuação: promoção da saúde; prevenção de doenças e agravos, rastreamento; diagnóstico, tratamento e cuidado; reabilitação; vigilância em saúde; educação permanente em saúde; informação e comunicação; planejamento e gestão. Em cada um desses campos, os enfermeiros desenvolvem inúmeras atividades, o que tanto remete à reflexão sobre os potenciais avanços no processo de trabalho com mais autonomia quanto alerta para os riscos de maior sobrecarga e exploração econômica desse potencial de trabalho.[2]

Existe uma complexidade de fatores que determinam as práticas profissionais, as quais podem estar relacionadas à maneira como o enfermeiro percebe o campo profissional, a relação multiprofissional e interprofissional que ocorre nas equipes, a concepção de APS vigente, as competências técnicas e políticas instituídas ao enfermeiro pela PNAB, os modelos de gestão e os processos de formação e Educação Permanente em Saúde (EPS).[2] E, justamente nessa multiplicidade de contextos, identifica-se a diversidade de atuação do enfermeiro e o quanto esse profissional vem contribuindo para a universalização do acesso à APS resolutiva e de qualidade, para o fortalecimento dos espaços democráticos de participação e controle social, para a mediação de ações intersetoriais, para a promoção da saúde e a redução das desigualdades e para a formação de profissionais de saúde para uma APS robusta.[2,8]

O estudo de Galavote e colaboradores,[12] em 3.972 municípios brasileiros participantes do Programa Nacional de Melhoria do Acesso e da Qualidade da Atenção Básica (PMAQ), destaca uma posição diferenciada do enfermeiro na equipe da APS, apontando para a ampliação dos limites de atuação profissional, o que tem suscitado novas modelagens na produção do cuidado, as quais não apenas alteram o modo de organização do processo produtivo, conforme os interesses do capital, mas também invertem o núcleo tecnológico do cuidado.[12]

Os olhares sobre as práticas do enfermeiro na APS fazem perceber que, mesmo diante dos conflitos na busca da superação do modelo tradicional de atenção à saúde, a enfermagem brasileira vem imprimindo novos modos de cuidado no cotidiano do trabalho, com estabelecimento de vínculos, responsabilização, escuta qualificada e acolhimento aos usuários, fortalecendo a APS e a Estratégia Saúde da Família. Ao mesmo tempo em que se ganham reconhecimento e valorização, reforça-se a necessidade de luta da categoria na perspectiva de melhoria das condições de trabalho, no dimensionamento adequado de profissionais, na redução da carga horária de trabalho e no estabelecimento de um piso salarial digno, os quais ainda configuram conquistas importantes a serem legitimadas na trajetória da enfermagem.[8,19]

Desafios e Perspectivas do Trabalho do Enfermeiro no Contexto da Atenção Primária à Saúde

A literatura[12,15,16,22] demonstra que os enfermeiros assumem fazer/produzir saúde de diferentes formas e que utilizar todo o seu escopo de práticas é um caminho promissor, que melhora a experiência das pessoas em relação aos cuidados recebidos e, também, contribui na eficiência do serviço de saúde.

A enfermagem, como prática social e com atuação em um campo interdisciplinar, tem por objeto de trabalho o cuidado, o que determina várias possibilidades de práticas.[2] Nessa perspectiva, é necessário promover espaços de reflexão para os enfermeiros que atuam no cotidiano dos serviços de saúde, sobre o perfil de trabalho que desejam construir na APS. A organização dos enfermeiros que atuam na APS é essencial para qualificar a discussão sobre seu escopo profissional, para estruturar e fortalecer uma proposta de carreira, contribuindo para a consolidação das mudanças necessárias no modelo assistencial à saúde do SUS.[2] É importante o apoio das Instituições de Ensino Superior (IES), das entidades de classe (associações e sindicatos) e do sistema Cofen/Corens, pois de forma conjunta poderão imprimir nesse processo direções coerentes e determinadas pelos âmbitos técnico, ético e político.[2]

Não é possível dimensionar o trabalho em saúde no Brasil sem mencionar o trabalho da enfermagem, bem como deixar de falar do protagonismo do enfermeiro e da sua contribuição na conformação do SUS.[2,8] O trabalho do enfermeiro vem conquistando espaço social e reconhecimento dos integrantes da equipe de saúde da APS e dos usuários que vivenciam o atendimento clínico e/ou educativo nas CE. Entretanto, os enfermeiros referem em diversos momentos o sentimento de sobrecarga e falta de valorização do trabalho realizado, tanto por parte da população quanto pela gestão, especialmente no que se refere ao reconhecimento financeiro em termos de remuneração.[2,12,13,15]

É evidente a importância do papel do enfermeiro na APS; entretanto, existe escassez de profissionais no País, o que torna mais difícil o dimensionamento adequado de trabalhadores para a realização do cuidado de maneira holística e integral.

Outro desafio para ampliar a autonomia e o escopo de trabalho do enfermeiro na APS brasileira é a superação do modelo biomédico hegemônico na atenção à saúde, associado aos obstáculos das políticas corporativistas que tendem a inibir, limitar e/ou prejudicar de modo recorrente o exercício profissional do enfermeiro.[2]

Ressalta-se que, para executar a diversidade de ações que competem ao enfermeiro, é necessário desenvolver várias competências, as quais os cursos de graduação e de especializações da área nem sempre desenvolvem durante o processo de formação.[37-39] Dentre a gama de atividades desenvolvidas na APS por esse profissional, a CE é considerada uma das mais relevantes, mas nem sempre o enfermeiro tem conseguido realizá-la de maneira integral.

Cabe destacar que os enfermeiros, especialmente os recém-formados, referem à falta de conhecimento e domínio prático para realizar CE, bem como desenvolver e registrar todas as etapas do Processo de Enfermagem (PE), pois não tiveram muitas oportunidades de praticar essa atividade durante a formação. Estudo[37] realizado na APS, com alunos de instituições do ensino superior, revelou que aproximadamente 10% dos graduandos de enfermagem dos últimos semestres que passaram pela APS não fizeram nenhuma CE. Outros estudos[38,39] apontaram algumas fragilidades dos acadêmicos de enfermagem diante da implementação do PE, evidenciadas principalmente pelos breves registros de anamnese e exame físico, dificuldade na integração das etapas do PE e no uso dos diagnósticos de enfermagem (DE). Essas lacunas no aprendizado de graduandos e graduados trazem consequências como a falta de domínio e habilidade para execução da CE e da aplicação do PE e implicam na necessidade de se articular em nível local Programas de Educação Permanente (PEP), especialmente para atualização sobre CE, pois ela amplia a autonomia profissional por meio de uma prática clínica sustentada na perspectiva da integralidade e do cuidado às famílias e comunidades em todo o seu ciclo de vida.[2,8]

Atualmente, os Programas de Residência em Enfermagem na área de Saúde da Família são uma potente ferramenta para o fortalecimento do aprendizado iniciado na graduação e podem ser um mecanismo de reforço e potencialização da habilidade prática da CE e do PE.[40]

Desconhece-se na atualidade a existência de publicações de conselhos e entidades de classe da enfermagem, bem como de instituições formadoras de graduação e pós-graduação, que apresentem claramente uma proposta quanto ao escopo de trabalho do enfermeiro na APS ou que busquem determinar as atribuições e competências específicas nessa área. Em geral, os enfermeiros apenas respondem com suas ações às demandas a eles direcionadas por meio das Políticas Públicas de Saúde em nível nacional, estadual e municipal.

Em vista disso, outro desafio que se apresenta é a necessidade de pesquisar, conhecer e descrever o escopo de trabalho do enfermeiro, por regiões e em nível nacional, para garantir a autonomia existente, bem como condições dignas de trabalho, jornada e salários, para posteriormente identificar, com a categoria e usuários dos serviços de APS, no que as necessidades em saúde da população brasileira ainda não estão sendo atendidas e quais seriam as práticas a serem implementadas para dar conta dessas necessidades; inclusive, se de fato essas práticas seriam de competência dos enfermeiros. Não é possível comparar o escopo de práticas do enfermeiro brasileiro na APS com o de outros países que não possuem a especificidade política e organizacional do SUS e que apresentam uma realidade sociocultural e econômica muito diversa da nossa. É essencial, antes de instituir novas práticas, garantir que as práticas que são legalmente de competência do enfermeiro, por formação, como realizar CE, solicitar exames e prescrever medicamentos, de acordo com protocolos institucionais, estejam implementadas nos municípios brasileiros. Para isso, há necessidade de articulação política da categoria para modificar a realidade existente.

A construção de um documento regional e nacional, pelos enfermeiros, com a descrição do seu escopo de trabalho na APS, legalmente amparado, adaptável às necessidades locais em saúde e que reflita o propósito da existência da prática nos territórios e nas US, com base nos preceitos curriculares da graduação e das especializações, entre elas as Residências em Saúde da Família, poderá fortalecer as práticas e promover o seu reconhecimento.

Faz-se primordial a criação de redes de comunicação dos enfermeiros da APS para o compartilhamento de informações, para atuação efetiva na definição do escopo profissional e para (re) escrever, quando necessário, as definições preestabelecidas, rompendo com a premissa histórica de que apenas os gestores, por meio de portarias e políticas de Saúde Pública, escritas sem a participação ou consulta às entidades representativas da categoria, fazem essa definição.[2]

Os enfermeiros são importantes atores políticos na construção e na sustentação de um dos maiores sistemas públicos de saúde do mundo e atuam no sentido de promover acesso à atenção integral à saúde, bem como viabilizar e fomentar políticas públicas de valorização da saúde, da vida, do trabalho em equipe e da sua profissão.

O futuro das práticas dos enfermeiros na APS depende, essencialmente, de que cada profissional, em cada canto e recanto deste imenso País, consiga coletivamente realizar o reconhecimento do campo político em que atua e do que está nacionalmente em disputa na pauta do setor saúde, principalmente na APS, para atuar, enquanto sujeitos coletivos, pelo fortalecimento do SUS e de suas práticas profissionais.

Aspectos-chave

- O Brasil é um país com enormes desigualdades sociais, políticas e econômicas e foi nessa moldura de históricas desigualdades locorregionais que o Sistema Único de Saúde (SUS) se constituiu e completou, em 2023, 35 anos de existência.
- A Atenção Primária à Saúde (APS) tem-se mostrado a estratégia central e orientadora de políticas que fortalecem os sistemas de saúde e tem sido fundamental na melhoria das condições de saúde dos indivíduos e da população.
- O enfermeiro tem sido no SUS um ator imprescindível, especialmente na construção e na estruturação de um modelo de APS forte e qualificada, bem como na ampliação do acesso a serviços de saúde à população.
- O trabalho do enfermeiro na APS abrange cinco dimensões: assistir, gerenciar (administrar), ensinar (educativa), pesquisar e participar politicamente, as quais podem ser executadas concomitantemente, de forma complementar e interdependente.
- Na dimensão "assistir" a prática clínica dos enfermeiros resultou em melhor acesso a serviços na APS para diferentes grupos de usuários por meio da oferta de consultas de enfermagem em todo o ciclo vital.
- Na APS, as equipes de saúde frequentemente delegam ao enfermeiro o papel de "gerenciar" os processos de organização do trabalho e ele assume essa responsabilidade pelo serviço de saúde.

- A atuação do enfermeiro na dimensão "educativa", no território, qualifica a atenção à saúde e aproxima o profissional das condições de saúde da população com prioridade para os determinantes sociais.
- Na dimensão "pesquisa", o enfermeiro na APS atua de modo a repensar o seu fazer profissional, identificar novas formas de desenvolver suas ações na busca da construção do conhecimento.
- Na dimensão "política", o enfermeiro, entre outras ações, desenvolve colaboração com os Conselhos de Saúde e atua como interlocutor e articulador intersetorial com outros equipamentos existentes no território e com a sociedade.

Referências

1. Fundação Nacional de Saúde (FNS). Cronologia Histórica da Saúde Pública: uma Visão Histórica da Saúde Brasileira. Set 2017. [Acesso 5 Set 2022]. Disponível em:http://www.funasa.gov.br/cronologia-historica-da-saude-publica.
2. Associação Brasileira de Enfermagem-Seção RS [ABEn]. Departamento de Atenção Primária à Saúde (DAPS) da ABEn-Seção RS. Reflexões sobre o escopo do trabalho da enfermeira na atenção primária à saúde: contribuições do grupo de estudo do DAPS-ABEn-RS. Ferreira SRS, Mai S, Périco LAD, Micheletti VCD, Rosa JS (Orgs.). Porto Alegre: Associação Brasileira de Enfermagem, 2020. [Acesso 16 Jul 2022]. Disponível em: https://www.portalcoren-rs.gov.br/docs/E-book_DAPS-ABEn-RS.pdf.
3. Santos MFR, Kuhn MF. Health as human right: everyday experiences in the SUS. Research, Society and Development [Internet], 2021 Sep. 27. [Acesso 5 Set 2022]; 10(12):e489101220704. Disponível em: https://rsdjournal.org/index.php/rsd/article/view/20704.
4. Brasil. Presidência da República. Casa Civil. Subchefia para assuntos jurídicos. Emenda Constitucional n. 95/2016. Altera o Ato das Disposições Constitucionais Transitórias, para instituir o Novo Regime Fiscal, e dá outras providências. 15 de dezembro de 2016. [Acesso 25 Set 2022]. Disponível em: http://www.planalto.gov.br/ccivil_03/constituicao/emendas/emc/emc95.htm.
5. Conselho Federal de Enfermagem [COFEN]. Enfermagem em números [Internet]. Brasília: COFEN, 2023. [Acesso 17 Jul 2023]. Disponível em: http://www.cofen.gov.br/enfermagem-em-numeros.
6. Matumoto S, Fortuna CM, Kawata LS, Mishima SM, Pereira MJB. A prática clínica do enfermeiro na atenção básica: um processo em construção. Rev. Latino-Am. Enfermagem. 2011. [Acesso 16 Jul 2022]; 19(1):1-8. Disponível em: https://www.scielo.br/pdf/rlae/v19n1/pt_17.pdf.
7. Dutra CD, Soares MC, Meincke SMK, Matos GC. Processo de trabalho da enfermagem na Atenção Primária à Saúde: Revisão Integrativa. Ver Enferm Ufpe [Online]. Recife, 2016. [Acesso 16 Jul 2022]; 3(10):1523-1534. Disponível em: https://periodicos.ufpe.br/revistas/revistaenfermagem/article/view/11094.
8. Nunciaroni AT, Cunha CLF, Borges FA, Souza IL, Koster I, Souza IS et al. Enfermagem na APS: contribuições, desafios e recomendações para o fortalecimento da Estratégia Saúde da Família. APS em revista [Internet]. 29 de abril de 2022. [Acesso 17 Jul 2022]; 4(1):61-80. Disponível em: https://apsemrevista.org/aps/article/view/234.
9. Pires DE. Divisão Técnica do trabalho. Dicionário da Educação profissional em Saúde. Fiocruz. Escola Politécnica de Saúde Joaquim Venâncio. 2009 [Online]. [Acesso 16 Jul 2022]. Disponível em: http://www.sites.epsjv.fiocruz.br/dicionario/verbetes/.
10. Horta NC, Pereira SA. Processo de trabalho em Saúde e em Enfermagem. *In*: Souza MCMR, Horta NC (Orgs.). Enfermagem em Saúde Coletiva: teoria e prática. Rio de Janeiro: Guanabara Koogan, 2017. p. 47-69.
11. Caçador BS, Brito MJM, Moreira DA, Rezende LC, Vilela GS. Being a nurse in the family health strategy programme: challenges and possibilities. Rev Min Enferm. [Internet]. 2015. [Acesso 20 Set 2022]; 19(3):612-26. Disponível em: http://www.reme.org.br/artigo/detalhes/1027.
12. Galavote HS, Zandonade E, Garcia ACP, Freitas PSS, Seidl H, Contarato PC et al. O trabalho do enfermeiro na atenção primária à saúde. Esc Anna Nery 2016. [Acesso 20 Set 2022]; 20(1):90-98. Disponível em: http://www.scielo.br/pdf/ean/v20n1/1414-8145-ean-20-01-0090.pdf.

13. Barbiani R, Dalla NCR, Schaefer R. Nursing practices in the primary health care context: a scoping review. Rev. Latino-Am. Enfermagem. 2016. [Acesso 20 Set 2022]; 24:e2721. Disponível em: http://www.scielo.br/pdf/rlae/v24/pt_0104-1169-rlae-24-02721.pdf.
14. Lopes OCA, Henriques SH, Soares MI, Celestino LC, Leal LA. Competências dos enfermeiros na Estratégia de Saúde da Família. Esc. Anna Nery [Internet]. 2020. [Acesso 14 Set 2022]; 24(2):e20190145. Disponível em: https://www.scielo.br/j/ean/a/zB5Npy99wyPDGX4jXzdNDYp/?lang=pt.
15. Ferreira SRS, Périco LAD, Dias VRFG. A complexidade do trabalho do enfermeiro na Atenção Primária à Saúde. Rev. Bras. Enferm. [Internet]. 2018. [Acesso 25 Set 2022]; 71(Suppl 1):704-709. Disponível em: https://www.scielo.br/j/reben/a/qTVY5r3JLdL8xcTHNf9ZhxF/?lang=pt&format=pdf.
16. Acioli ES, David HMSL, Seidl HM, Brandão PS. O Enfermeiro na Atenção Básica: processo de trabalho, práticas de saúde e desafios contemporâneos. *In*: Mendonça MHM et al. Atenção Primária à Saúde no Brasil: conceitos, práticas e pesquisa. Rio de Janeiro: Fiocruz, 2018, p. 337-368.
17. Macinko J, Mendonça CS. Estratégia Saúde da Família, um forte modelo de Atenção Primária à Saúde que traz resultados. Saúde debate [Internet]. 2018 Sep. [Acesso 20 Set 2022]; 42(spe1):18-37. Disponível em: https://pesquisa.bvsalud.org/portal/resource/pt/biblio-979272.
18. Organização Pan-Americana da Saúde. Ampliação do papel dos enfermeiros na atenção primária à saúde. Washington, D.C.: OPAS; 2018. [Acesso 22 Set 2022]. Disponível em: https://iris.paho.org/handle/10665.2/34960.
19. Sousa MF (Coord); Núcleo de Estudos em Saúde Pública, Centro de Estudos Avançados Multidisciplinares (CEAM), Universidade de Brasília (UnB), Conselho Federal de Enfermagem (COFEN). Práticas de Enfermagem no Contexto da Atenção Primária à Saúde (APS): Estudo Nacional de Métodos Mistos (Relatório final). Brasília: Editora ECoS, 2022. [Acesso 16 Jul 2022]. Disponível em: http://www.cofen.gov.br/wp-content/uploads/2022/06/Relatorio-Final-Web-1.pdf.
20. Thumé E, Fehn AC, Acioli S, Fassa MEG. Formação e prática de enfermeiros para a Atenção Primária à Saúde – avanços, desafios e estratégias para fortalecimento do Sistema Único de Saúde. Saúde debate [Internet]. 2018 Set. [Acesso 2022 Jul 17]; 42(spe1):275-288. Disponível em: https://www.scielo.br/j/sdeb/a/GnsG3ZWVxkVkSFPGNXVxmQF/abstract/?lang=pt.
21. Pereira JG, Oliveira MAC. Autonomia da enfermeira na Atenção Primária: das práticas colaborativas à prática avançada. Acta Paul. Enferm. [Internet]. 2018 Dec. [Acesso 25 Set 2022]; 31(6):627-635. Disponível em: https://www.scielo.br/j/ape/a/RYqyjz7Xdt6ZrtXT9RhKJ9Q/?lang=pt.
22. Borges SR, Brault I, Pineault R, Chouinard MC, Prud'homme A, D'Amour D. Nursing Practice in Primary Care and Patients' Experience of Care. J Prim Care Community Health. 2018. [Acesso 25 Set 2022]; 9:2150131917747186. Disponível em: https://pubmed.ncbi.nlm.nih.gov/29357748/.
23. Santos JLG, Pestana AL, Guerrero P, Meirelles BSH, Erdmann AL. Práticas de enfermeiros na gerência do cuidado em enfermagem e saúde: revisão integrativa. Revista Brasileira de Enfermagem [Online]. 2013. [Acesso 27 Ago 2022]; 66(2):257-263. Disponível em: https://www.scielo.br/j/reben/a/zpPkwjwD6CkNvKnXvRWmXQv/?lang=pt.
24. Rodrigues WP, Martins FL, Carvalho FLO, Costa DM, Fraga FV, Paris LRP et al. A importância do enfermeiro gestor nas instituições de saúde. Revista Saúde em Foco, [Internet], 2019. [Acesso 2022 Ago 25]; 11:382-395. Disponível em: https://portal.unisepe.com.br/unifia/wp-content/uploads/sites/10001/2019/03/031_a-import%c3%82ncia-do-enfermeiro-gestor.pdf.
25. Origa VCM, Costa EA. A dimensão educativa da enfermagem no seu processo de trabalho. Revista Científica Multidisciplinar Núcleo do Conhecimento. [Internet], 2020. [Acesso 2022 Ago 28]; ano 05, 06(04):95-133. Disponível em: https://www.nucleodoconhecimento.com.br/saude/dimensao-educativa.
26. Merhy EE. Saúde: a cartografia do trabalho vivo. 2. ed. São Paulo: Hucitec; 2005.
27. Melnyk BM, Fineout-Overholt E, Gallagher-Ford L, Kaplan L. The state of evidence-based practice in US Nurses: critical implications for nurse leaders and educators. J Nurs Adm. 2012 Sep. [Acesso 22 Set 2022]; 42(9):410-7. Disponível em: https://pubmed.ncbi.nlm.nih.gov/22922750/.
28. Paula M, Peres AM, Bernardino E, Eduardo EA, Sade PMC,Larocca LM. Características do processo de trabalho do enfermeiro da estratégia de saúde da família. Rev Min Enferm. REME; 18(2):454-470, [Internet] Abr/Jun, 2014. [Acesso 28 Ago 2022]. Disponível em: http://reme.org.br/artigo/detalhes/939.
29. Peres EM, Pires BMFB, Lins SMSB, Gomes HF, Santos BMP, Behring LPB et al. Práticas Avançadas de Enfermagem no Brasil. Enferm. Foco. 2021. [Acesso 4 Out 2022]; 12(6):1256-62. Disponível em: http://revista.cofen.gov.br/index.php/enfermagem/article/view/5337.

30. Sousa MLO, Oliveira GS, Bezerra YCP, Silva FAB, Sobreira MVS, Medeiros RLSFM. Práticas Avançadas de Enfermagem à Atenção Primária: estratégias para implantação no Brasil. Temas em saúde [Internet] João Pessoa, 2021. [Acesso 5 Out 2022]; 21(1):210-227. Disponível em: https://temasemsaude.com/wp-content/uploads/2021/02/21112.pdf.
31. Brasil. Presidência da República. Casa Civil. Lei n. 7.498/86. Dispõe sobre a regulamentação do exercício de enfermagem e dá outras providências. 25 de junho de 1986. [Acesso 15 Jul 2022]. Disponível em: https://legislacao.presidencia.gov.br/atos/?tipo=LEI&numero=7498&ano=1986&ato=b30ITQE5UMBpWTbd9.
32. Brasil. Presidência da República. Casa Civil. Constituição da República Federativa do Brasil de 1988. Brasília, 5 de outubro de 1988. [Acesso 15 Jul 2022]. Disponível em: https://legislacao.presidencia.gov.br/atos/?tipo=CON&numero=&ano=1988&ato=b79QTWE1EeFpWTb1a.
33. Brasil. Ministério da Saúde. Portaria n. 2.436/2017. Aprova a Política Nacional de Atenção Básica, estabelecendo a revisão de diretrizes para a organização da Atenção Básica, no âmbito do Sistema Único de Saúde (SUS). Brasil: Ministério da Saúde, 21 de setembro de 2017. [Acesso 15 Jul 2022]. Disponível em: https://bvsms.saude.gov.br/bvs/saudelegis/gm/2017/prt2436_22_09_2017.html.
34. Mendes EV. As Redes de Atenção à Saúde. Brasília: Organização Pan-Americana de Saúde, 2011 [Acesso 5 Set 2022]; 549 p. Disponível em: https://www.paho.org/bra/dmdocuments/Redes_Atencao_Saude_Eugenio_2ed.PDF.
35. Medina MG, Giovanella L, Bousquat A, Mendonça MHM, Aquino R. Comitê Gestor da Rede de Pesquisa em Atenção Primária à Saúde da Abrasco. Atenção Primária à Saúde em tempos de COVID-19: o que fazer? Cad. Saúde Pública, Rio de Janeiro, Ago 2020. [Acesso 10 Set 2022]; 36(8):1678-4464. Disponível em: http://cadernos.ensp.fiocruz.br/csp/artigo/1140/atencao-primaria-a-saude-em-tempos-de-covid-19-o-que-fazer.
36. Peduzzi M. O SUS é interprofissional. Interface – Comunicação, Saúde, Educação [Online]. 2016. [Acesso 15 Set 2022]: 20(56):199-201. Disponível em: https://www.scielo.br/j/icse/a/7MgQL4JM9dRYFDLYYzQVLHM/?lang=pt.
37. Medeiros VC, Peres AM. Atividades de formação do enfermeiro no âmbito da atenção básica à saúde. Texto & Contexto Enferm. [Internet]. 2011. [Acesso 21 Ago 2022]; 20(esp.):27-35. Disponível em: https://www.scielo.br/j/tce/a/L6syXWYdYvZZZbjZdMqsYTJ/?lang=pt.
38. Zocche DAA, Adamy EK, Pertille F, Kuczmainski AG, Durand M. O processo de enfermagem como dispositivo de fortalecimento das habilidades e competências no estágio curricular supervisionado: um relato de experiência. *In*: Anais do 2° congresso Sul Brasileiro de Sistematização da Assistência de Enfermagem e 1ª Mostra Internacional de Cuidado de Enfermagem no ciclo da vida: processo de enfermagem como ferramenta de cuidado [Internet]. Chapecó: Udesc; 2017. [Acesso 18 Ago 2022]; 66-68. Disponível em: https://www.udesc.br/arquivos/ceo/id_cpmenu/1752/anais_2_CONSAI_1MICENF_15293511791346_1752.pdf.
39. Kuczmainski AG, Pertille F, Adamy EK, Zocche DAA. Ensino do processo de enfermagem: percepção de docentes no estágio curricular supervisionado I. *In*: Anais do 2° congresso Sul Brasileiro de Sistematização da Assistência de Enfermagem e 1ª Mostra Internacional de Cuidado de Enfermagem no ciclo da vida: processo de enfermagem como ferramenta de cuidado [Internet]. Chapecó: Udesc; 2017. p. 49-52. [Acesso 18 Ago 2022]. Disponível em: https://www.udesc.br/arquivos/ceo/id_cpmenu/1752/anais_2_CONSAI_1MICENF_15293511791346_1752.pdf.
40. Ramos TM, Rennó HMS. Formação na residência de enfermagem na Atenção Básica/Saúde da Família sob a ótica dos egressos. Revista Gaúcha de Enfermagem [Online]. 2018. [Acesso 5 Out 2022]; 39:e2018-0017. Disponível em: https://doi.org/10.1590/1983-1447.2018.2018-0017.

5

A Enfermagem Baseada em Evidências

Sandra Rejane Soares Ferreira
Vilma Regina Freitas Gonçalves Dias

O que há neste capítulo?

Aborda-se a Prática Baseada em Evidências (PBE) visando contribuir para o pensamento crítico e o uso das evidências no cotidiano de trabalho dos enfermeiros que atuam na Atenção Primária à Saúde (APS). Esses conteúdos servem de base para que a prática dos enfermeiros seja sustentada por conhecimentos atualizados e as melhores evidências produzidas pela ciência, garantindo, assim, mais efetividade no cuidado da saúde de indivíduos, famílias e comunidades. Espera-se que, ao final da leitura, os enfermeiros compreendam a importância da PBE, conheçam suas ferramentas e se apropriem desses conteúdos para articulá-los em sua prática na APS.

Introdução

O fluxo vertiginoso e complexo de informações e de novos conhecimentos da época atual resultou na necessidade de recursos e ferramentas para se obter acesso seletivo às informações que sejam, de fato, relevantes. Nesse contexto, no campo da Medicina, surgiu a Medicina Baseada em Evidências (MBE) e a Prática Baseada em Evidências (PBE) e, no campo da Enfermagem, a Enfermagem Baseada em Evidências (EBE), as quais objetivam minimizar o distanciamento entre os avanços científicos das pesquisas e a prática assistencial.[1]

A PBE teve origem no trabalho do epidemiologista e pesquisador britânico Archie Cochrane, autor do livro *Effectiveness and efficiency: random reflections on health services* (1972). Seu trabalho foi reconhecido e homenageado com a criação dos centros de pesquisa de MBE – os Cochrane Centres – e de uma organização internacional chamada Cochrane Collaboration. O avanço tecnológico possibilitou intensificar o acesso aos resultados de estudos e o desenvolvimento de metodologia de pesquisa.[2]

O movimento da PBE vem sendo discutido, principalmente no Canadá, no Reino Unido e nos Estados Unidos da América. No Brasil, esse movimento se desenvolveu na Medicina, sendo ainda incipiente na Enfermagem brasileira.[1]

A PBE é uma abordagem que associa a melhor evidência científica disponível com a experiência clínica do profissional e as preferências do usuário, para auxiliar na tomada de decisão. O termo "baseado em evidências" teve sua origem nos anos 1990 na MBE[2] e, atualmente, seus princípios estão presentes em várias disciplinas, como Enfermagem, Odontologia, Serviço Social, Psicologia, entre outras. A utilização da PBE "configura-se como uma forma coerente, segura e sistematizada para prover maior qualidade na assistência e a otimização dos recursos, alcançando a eficácia e a relação custo-benefício da prestação de cuidados em saúde".[3] A PBE é oriunda da pesquisa clínica relevante, focada no paciente para aprimoramento das medidas de diagnóstico, indicadores de prognóstico e tratamento, reabilitação e prevenção.[4]

A utilização do termo "evidência"[a] na área da saúde implica no uso de pesquisas (em especial as que fazem parte de revisões sistemáticas[a]) ou consensos de especialistas reconhecidos como base para a tomada de decisões sobre a assistência.[5] A PBE não conta com a intuição, observações não sistematizadas ou princípios patológicos. Ela enfatiza o uso de pesquisas para guiar a tomada de decisão clínica. Essa abordagem requer conhecimento sobre os tipos principais de pesquisas/estudos, pois sem esse conhecimento é difícil compreender uma escala de evidência científica.[4]

Tipos de Estudos Epidemiológicos

Os estudos epidemiológicos (estudos populacionais), quanto à intervenção do investigador, podem ser didaticamente classificados em experimentais e observacionais. Os estudos epidemiológicos observacionais, quanto ao seu propósito geral, podem ser classificados em descritivos e analíticos (Figura 5.1).[6]

1. **Estudos experimentais (ensaios):** para saber se um tratamento é superior ao outro, nada melhor que um experimento. Por exemplo, separam-se dois grupos, A e B, ministra-se a medicação A para um e a B para outro e depois se comparam os resultados. Estudos experimentais também podem ser subdivididos em dois: aleatorizados ou randomizados e não randomizados (seleção aleatória do objeto/sujeito em estudo). São exemplos de estudos experimentais: ensaio clínico, ensaio de campo, ensaio clínico cruzado.[6]
2. **Estudos observacionais:** observam o que acontece ao longo do tempo, portanto determinam prevalência, incidência ou risco. Podem ser analíticos ou descritivos. São exemplos de estudos observacionais: coorte, prevalência ou transversais, caso-controle e ecológicos.[6]
   - 2.1. **Descritivos:** os estudos descritivos têm por objetivo determinar a distribuição de doenças ou condições relacionadas à saúde, segundo o tempo, o lugar e/ou as características dos indivíduos. Em outras palavras, visam responder, por exemplo, à pergunta: quando, onde e quem adoece? Exemplos: relato de caso e série de casos (sem um grupo de comparação). Nesse tipo de estudo, os investigadores não podem examinar associações ou testar hipóteses.[6]
   - 2.2. **Analíticos:** os estudos analíticos são aqueles delineados para examinar a existência de associação entre uma exposição e uma doença ou condição relacionada à saúde, ou seja, entre uma causa e um efeito. Os principais delineamentos de estudos analíticos são: a) ecológico; b) estudo de prevalência (transversal); c) caso-controle

---

[a] A revisão sistemática é uma revisão da literatura com objetivos e critérios explícitos, preestabelecidos. Os critérios devem ser suficientemente claros para que outro pesquisador possa chegar ao mesmo resultado aplicando a mesma metodologia de pesquisa. São estudos secundários, ou seja, dependem de estudos primários com qualidade para derivarem inferências.[5]

(caso-referência); e d) estudo de coorte (prospectivo). Nos estudos ecológicos, tanto a exposição quanto a ocorrência da doença são determinadas para grupos de indivíduos. Nos demais delineamentos, tanto a exposição quanto a ocorrência da doença ou evento de interesse são determinados para o indivíduo, permitindo inferências de associações nesse nível.[6] As principais diferenças entre os estudos de prevalência, caso-controle e de coorte residem no modo de seleção de participantes para o estudo, no método e na capacidade de mensuração da exposição no passado.[6]

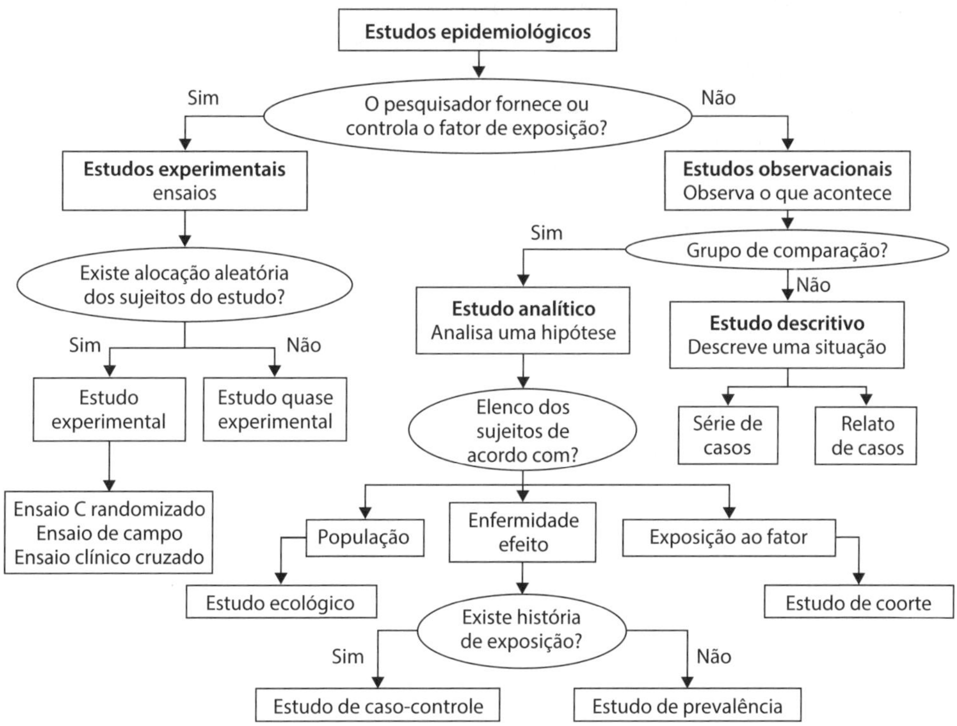

Figura 5.1 – Tipos de estudos epidemiológicos.
Fonte: Elaborada pela autoria com base na literatura consultada: Rouquayrol e Gurgel, 2017[6].

Os delineamentos de pesquisa produzem evidências de diferentes qualidades. Os estudos experimentais são situados acima dos observacionais em razão da qualidade metodológica. Nos estudos observacionais, há também hierarquia. Os situados mais alto são os estudos de coorte, seguidos dos casos-controle e de prevalência (transversais). Portanto, o primeiro julgamento da qualidade da evidência se dá ao se examinar o tipo de delineamento das pesquisas.[7]

Na PBE, os tipos de estudo são hierarquizados de acordo com o seu nível de confiança e sua validade, e essa hierarquia apresenta a seguinte ordem decrescente:

1) revisões sistemáticas ou metanálises;
2) ensaio clínico randomizado;

3) estudo de coorte;
4) estudo de caso-controle;
5) estudo de casos;
6) opinião de especialista, baseada em evidência clínica, estudos descritivos ou informes de comitês de especialidades;
7) pesquisa animal;
8) pesquisa *in vitro*.[5]

Na avaliação da literatura, são necessárias habilidades para a avaliação do nível de evidência[b] do estudo, bem como do uso de diferentes processos para a tomada de decisão, como a aplicação formal das regras da evidência.[5]

As escalas de evidência são muito úteis para identificar os tipos de estudo mais consistentes publicados e ajudam a discernir a melhor conduta diagnóstica/preventiva ou terapêutica pesquisada. Têm por objetivo determinar entre muitos estudos qual o melhor para apoiar as condutas dos profissionais de saúde e contam com o apoio dos conhecimentos de epidemiologia, estatística, metodologia científica e do bom senso.[8] Cada revista científica usa uma escala específica, normalmente apresentada com as normas de publicação. Da mesma maneira, os centros de pesquisa e instituições também criam ou adotam uma escala ou sistema de avaliação e classificação das evidências científicas. Apesar das inúmeras escalas, o objetivo é o mesmo: explicitar a aplicação formal das "regras da evidência" ao avaliar a literatura. Neste capítulo, abordam-se as duas escalas mais utilizadas: Oxford e Grade.

Sistema Oxford, do Centro de Medicina Baseada em Evidências

O Prof. David Sackett foi pioneiro nessa área, com a publicação de um artigo para ajudar os médicos a entenderem os estudos científicos e seus resultados; a partir do sucesso dessa iniciativa, ele foi convidado a trabalhar em Oxford, onde montou o Centro de Medicina Baseada em Evidência. A escala de evidência desse centro de Oxford foi desenvolvida para auxiliar na classificação de estudos de acordo com seu nível de evidência. É uma das mais usadas atualmente, sendo dividida em cinco grandes domínios, relacionados a seguir:[9]

1. terapia/prevenção; etiologia/dano;
2. prognóstico;
3. diagnóstico;
4. diagnóstico diferencial/estudos de prevalência;
5. estudos econômicos/análise de decisão.

Dentro de cada domínio, existem desenhos de estudos diferentes, sendo que cada desenho de estudo corresponde a um nível de evidência e, por fim, cada nível de evidência corresponde a um grau de recomendação, com suas exceções.[9]

A força da evidência é definida por características das fontes em que foram geradas e, segundo a Oxford, pode ser categorizada em cinco níveis, a saber:[9]

- **Nível 1:** evidência forte de, pelo menos, uma revisão sistemática de múltiplos estudos randomizados, controlados, bem delineados.[9]

---

[b] Nível de evidência representa a confiança na informação utilizada em apoio a determinada recomendação.

- **Nível 2:** evidência forte de, pelo menos, um estudo randomizado, controlado, de delineamento apropriado e tamanho adequado.[9]
- **Nível 3:** evidência de estudos bem delineados sem randomização, grupo único pré e pós-coorte, séries temporais ou caso-controle pareado.[9]
- **Nível 4:** evidência de estudos bem delineados não experimentais, realizados em mais de um centro ou grupo de pesquisas.[9]
- **Nível 5:** opiniões de especialistas, baseadas em evidências clínicas, estudos descritivos ou relatórios de comitês de especialistas.[9]

O nível de evidência refere-se à qualidade dos estudos e o grau de recomendação do quanto essa evidência deve ou não deve ser colocada em prática. As recomendações para as práticas na Oxford são estabelecidas por quatro graus:[9]

- **Grau A:** existem boas evidências para apoiar a recomendação.
- **Grau B:** existem evidências razoáveis para apoiar a recomendação.
- **Grau C:** existem mínimas evidências satisfatórias na análise dos desfechos, mas conclui-se que os benefícios e os riscos do procedimento não justificam a generalização da recomendação. Há evidências insuficientes, contra ou a favor.
- **Grau D:** estudos de nível 5 ou qualquer estudo inconclusivo. Estudos pobres em qualidade. Há evidências para descartar a recomendação.

Com base nessa classificação, aplicar os resultados encontrados nas pesquisas com grau de recomendação A e B seguramente produzirá bons resultados para a saúde dos pacientes. Já resultados com grau D de recomendação não deverão ser utilizados.[9]

Existem situações em que um estudo nível 1 determina que um tratamento não deve ser feito, ou seja, o estudo é nível 1, porém o grau de recomendação é baixo.[9] Por exemplo, existem estudos que avaliam a qualidade dos medicamentos ou outras técnicas (estudos *Disease Oriented Evidence* – DOE) e outros que associam essas técnicas ao impacto na morbimortalidade (estudos *Patient Oriented Evidence that Matters* – POEM).[10] Por essa razão, alguns estudos com nível 1 são descartados, ou seja, o medicamento é bom para reduzir o dano, mas não reduz morbimortalidade e não aumenta a qualidade de vida.[11]

A qualidade da pesquisa é fundamental para sua credibilidade. Algumas investigações, apesar de utilizarem delineamento forte, como os ensaios clínicos randomizados, pecam em aspectos (na maioria das vezes, metodológicos) que acabam por diminuir a credibilidade dos resultados. Outras investigações são tão bem-feitas que, mesmo se utilizando delineamentos relativamente mais fracos, como o estudo de coorte, seus resultados alcançam alta credibilidade. A avaliação da qualidade da evidência produzida pela revisão deve levar em conta as características dos estudos individuais que contribuíram para o desfecho, assim como dos seus resultados agregados,[8] cujo efeito pode ser calculado com o uso da metanálise.[c]

---

[c] Metanálise é uma técnica estatística especialmente desenvolvida para integrar os resultados de dois ou mais estudos independentes, sobre uma mesma questão de pesquisa, combinando, em uma medida-resumo, os resultados desses estudos. Na área da saúde, um exemplo é a combinação do risco relativo entre dois tratamentos estimado em diferentes estudos.[14]

Existem muitos métodos para avaliar a qualidade da evidência. Os primeiros que surgiram baseavam-se principalmente no delineamento da investigação, a exemplo dos níveis de evidência de Oxford.[9] Nesse critério, a evidência é classificada em 1a, 1b, 1c, 2a, 2b, 2c, 3a, 3b, 4 e 5. A interpretação dessas categorias, entretanto, requer que o leitor consulte com frequência a classificação para entender o que cada nível significa.[9]

Sistema Grading of Recommendations, Assessment, Development and Evaluation

O Grading of Recommendations, Assessment, Development and Evaluation (Grade) é um sistema desenvolvido por um grupo colaborativo de pesquisadores que visa à criação de um sistema universal, transparente e sensível para graduar a qualidade das evidências e a força das recomendações.[12] Atualmente, mais de 80 instituições internacionais utilizam o Grade, entre elas a Organização Mundial da Saúde (OMS), o National Institute for Health and Clinical Excellence (Nice), a Scottish Intercollegiate Guidelines Network (Sign), o Centers for Disease Control and Prevention (CDC) e a colaboração Cochrane.[13]

O Sistema Grade é uma proposta que combina a força da recomendação e a qualidade da evidência para orientar quais condutas devem ser adotadas ou evitadas na prática clínica. Busca uniformizar os critérios usados para definir recomendações para condutas clínicas. Comparado com outros sistemas, define, de uma maneira mais clara e objetiva, o nível (qualidade) de evidência científica e força (ênfase) da recomendação para se adotar ou não adotar determinada conduta.[12]

Por exemplo, para utilizar o Grade, todos os desfechos fundamentais analisados na revisão sistemática devem ser listados e classificados na sua essência, os importantes e os de importância limitada para a decisão clínica. Isso vai ajudar os leitores da revisão sistemática a distinguir, por exemplo, quando a qualidade for alta somente para desfechos de menor relevância.[12]

O ponto de partida da avaliação do Grade é a apreciação do delineamento da pesquisa. Desfechos provenientes de ensaios clínicos randomizados iniciam a avaliação com pontuação de alta qualidade (4 pontos), enquanto aqueles gerados por estudos observacionais começam como baixa qualidade (2 pontos). Em seguida, é utilizado um sistema de ponderação para diminuir ou aumentar a qualidade da evidência. Informações adicionais para aplicar o método estão disponíveis no sítio do Grade.[12]

A partir da classificação inicial, critérios são definidos, e o julgamento desses aspectos permite reduzir ou elevar o nível de evidência. Os fatores responsáveis pela redução no nível de evidência ou por sua elevação estão no Quadro 5.1.[12]

Após se concluir a avaliação, os resultados dos desfechos são apresentados acompanhados da qualidade da evidência. No Grade, recomenda-se a elaboração de tabela-síntese, contendo os resultados do desfecho (número de estudos que contribuíram para os achados, valor da medida de associação e respectivo intervalo de confiança). Nessa tabela-síntese, acrescentam-se: o resultado do julgamento de cada um dos fatores que alteram a qualidade da evidência (inclusive a justificativa para rebaixar ou aumentar a qualidade); e o resultado da avaliação da qualidade para aquele desfecho. Dessa maneira, os resultados não são dissociados da sua qualidade, facilitando tomadas de decisão a partir da evidência produzida pela revisão.[12]

QUADRO 5.1 **Aplicação dos fatores que diminuem ou aumentam a qualidade da evidência no método Grading of Recommendations, Assessment, Developing and Evaluation (Grade).**

Itens	Critérios	Aplicação
Fatores que diminuem a qualidade da evidência		
1. Limitações do estudo (risco de viés)	Resultado da avaliação metodológica de cada delineamento	Diminuir 1 ponto se o risco de viés for considerado sério ou 2 pontos se for muito sério
2. Inconsistência dos resultados (heterogeneidade)	No caso de desfechos inconsistentes, avaliar a semelhança das estimativas, sobreposição dos intervalos de confiança e resultados dos testes de heterogeneidade e do I-quadrado	Reduzir 1 ponto caso a inconsistência seja importante
3. Evidência indireta	Avaliar se existem diferenças na população, intervenção, comparação ou desfechos entre os estudos incluídos e a pergunta de interesse da revisão	Rebaixar 1 ponto se a evidência indireta for séria ou 2 pontos se for muito séria
4. Imprecisão	Avaliar a amplitude do intervalo de confiança ou se o número de eventos e o tamanho da amostra são pequenos	Reduzir 1 ou 2 pontos se houver imprecisão
5. Viés de publicação	Avaliar se há possibilidade de estudos não terem sido publicados, bem como a influência dos financiamentos da pesquisa	Rebaixar 1 ponto caso haja suspeita de viés de publicação
Fatores que aumentam a qualidade da evidência (aplicável aos estudos observacionais)		
1. Grande magnitude do efeito	A observação de grande efeito aumenta a confiança na evidência encontrada	Elevar a qualidade em 1 ponto (se RR $\geq$ 2 ou $\leq$ 0,5) ou 2 pontos (se RR $\geq$ 5 ou $\leq$ 0,2)
2. Gradiente dose-resposta	A observação de alteração do efeito, conforme a exposição se modifica, auxilia na definição da causalidade	Aumentar a qualidade em 1 ponto se houver gradiente dose-resposta
3. Confundidores ou vieses que confundiriam o efeito encontrado	A presença de confundidores (que estariam indo na direção oposta à do efeito) não impede que o resultado favorável à intervenção seja encontrado	Aumentar a qualidade em 1 ponto se os confundidores existentes diminuíram o efeito observado

Legenda: RR: risco relativo.
Fonte: Adaptado de Grade Working Group, 2014[12]; Brasil, Ministério da Saúde, 2014[13].

É importante observar a qualidade das fontes de evidência em que se baseia uma recomendação para adotar ou não adotar uma conduta, considerando-se que as fontes primárias de informação variam de maneira muita ampla em sua qualidade científica. Nesse método, a qualidade da evidência é classificada em quatro níveis, que representam a confiança na estimativa dos efeitos apresentados. São eles:[12]

- **Nível A – Alta:** esse nível de evidência ocorre quando os resultados são provenientes de ensaios clínicos randomizados bem planejados e conduzidos, com grupos paralelos, com controles adequados, análise de dados adequada e achados consistentes, tendo como alvo o desfecho clínico de interesse para o médico e o paciente. Em algumas situações, estudos observacionais podem ser considerados de nível alto de qualidade para apoiar recomendações, inclusive terapêuticas. Esse nível de evidência para estudo de tratamento pode ocorrer com estudo observacional, particularmente com coorte prospectivo, quando é bem planejado e conduzido, utilizando métodos especiais de análise para controle de variáveis de confusão e mostrando efeitos muito fortes de intervenções terapêuticas que não podem ser explicados por potenciais vieses. Quando a qualidade da evidência é considerada alta, é muito improvável que trabalhos adicionais modificarão a confiança na estimativa do efeito.[12]
- **Nível B – Moderada:** esse nível de evidência ocorre quando os resultados são provenientes de ensaios clínicos randomizados com importantes problemas na condução, inconsistência nos resultados, avaliação de um desfecho substituto (*surrogate endpoint*) em lugar de um desfecho de maior interesse para o médico e o paciente, imprecisão nas estimativas e vieses de publicação. Os resultados podem ser também provenientes de estudos observacionais. Quando a qualidade da evidência é considerada moderada, trabalhos adicionais ainda não publicados poderão modificar a confiança na estimativa de efeito, sendo possível, inclusive, modificar a estimativa.[12]
- **Nível C – Baixa:** esse nível de evidência ocorre quando os resultados são provenientes de estudos observacionais, mais especificamente estudos de coorte e caso-controle, considerados altamente suscetíveis a vieses. Podem ser também ensaios clínicos com importantes limitações. Quando a qualidade da evidência é considerada baixa, outros trabalhos ainda não publicados (particularmente ensaios clínicos com melhor qualidade metodológica) muito provavelmente terão um importante impacto na confiança na estimativa de efeito.[12]
- **Nível D – Muito baixa:** este nível de evidência ocorre quando os resultados são provenientes de estudos observacionais não controlados e observações clínicas não sistematizadas, por exemplo relato de casos e série de casos. Quando a qualidade da evidência é muito baixa, qualquer estimativa de efeito deve ser vista como incerta.[12]

A qualidade da evidência reflete o quanto se está confiante no resultado apresentado. Se a revisão sistemática apresentou o resultado de um desfecho classificado como de qualidade alta, entende-se que pesquisas futuras dificilmente modificarão o efeito observado; ao passo que um desfecho de qualidade muito baixa provavelmente terá suas estimativas alteradas com a publicação de novos estudos.[12]

No sistema Grade, a força da recomendação para apoiar-se uma conduta é considerada forte quando as evidências disponíveis permitem concluir que os benefícios suplantam os malefícios. Quando as evidências permitem concluir que a conduta é claramente maléfica, a força da recomendação para evitar a conduta é também considerada forte. Contrariamente, quando a relação entre benefícios e riscos não é muito clara, a força da recomendação é considerada fraca. A recomendação forte é designada como "1" e a fraca como "2" nesse sistema.[13]

1 – Forte: as vantagens de dada conduta claramente suplantam as desvantagens; ou as desvantagens claramente suplantam as vantagens.[13]

2 – Fraco: há um grau de incerteza sobre a relação entre vantagens e desvantagens de dada conduta.[13]

Ao combinar força da recomendação e qualidade da evidência, são obtidos os graus de recomendação, ou seja, Grade 1A, 1B, 1C, 1D, Grade 2A, 2B, 2C e 2D.[13]

Recomendações oriundas de opiniões de especialistas são classificadas como nível de evidência "muito baixo". Opiniões de especialista não são caracterizadas formalmente como evidências, devendo-se preferencialmente buscar outras fontes de informação, como estudos observacionais não comparados (séries e relatos de casos).[13]

O Grade caracteriza-se como um instrumento abrangente no processo de avaliação das evidências, compreendendo diversos fatores em sua análise. O foco de avaliação não é apenas no delineamento, mas também em outros sistemas de avaliação de evidências. No entanto, apresenta algumas limitações, por exemplo a sua complexidade na avaliação, assim como a necessidade de um julgamento qualitativo do avaliador para realizar julgamentos a respeito de cada um dos domínios avaliados.[13]

Enfermagem Baseada em Evidências

Os avanços tecnológicos representam aquisições ao processo de cuidar e à prática profissional dos enfermeiros e exigem novas atitudes, condutas e formas de ser e pensar. Assim, é necessário compreender o impacto que esses avanços apresentam no cuidado, no sentido de validar conhecimentos e produzir evidências que subsidiem sua aplicação.

Emerge na prática dos enfermeiros a necessidade de pesquisas que comprovem a efetividade das intervenções atuais, tornando-as mais confiáveis. Na atualidade, a prática profissional aponta para a necessidade de validação dos conhecimentos gerados pelas pesquisas sistemáticas, aliada à competência clínica do avaliador e ao conhecimento da epidemiologia clínica, princípios integrados pela PBE.[15]

A enfermagem ainda não tem pesquisas suficientes para formar um corpo científico de conhecimento necessário para sustentar a PBE, principalmente estudos com evidências nível 1.[1] A maioria dos estudos e pesquisas utilizam a abordagem qualitativa, que não tem sido reconhecida como capaz de gerar evidências, o que dificulta o incremento da EBE. Portanto, existe a necessidade de uma cultura gerencial, organizacional e de ensino que estimule e favoreça a realização e a utilização da PBE e, apesar de os enfermeiros apresentarem atitudes favoráveis à PBE e acreditarem que as pesquisas contribuem para o avanço da enfermagem, essa prática ainda se encontra limitada em decorrência dos entraves, como sobrecarga de trabalho e enfermeiros que não desejam mudar a prática assistencial e não compreendem o delineamento da PBE.[16]

O desenvolvimento de mais pesquisas na área da enfermagem é fundamental, pois permitirá o enriquecimento do conhecimento científico e da prática profissional por meio da construção de um corpo de conhecimento próprio que possibilite a busca de soluções para os problemas vivenciados no cotidiano e resultará na melhoria da assistência de enfermagem prestada aos indivíduos/famílias/comunidade.

Mas, mesmo no contexto atual de carência de produção científica específica que ampare a prática da EBE, é importante que o enfermeiro conheça a metodologia da PBE e faça uso do melhor conhecimento científico disponível produzido por pesquisas científicas em todos os campos de conhecimento e que dialogue direta ou indiretamente com a prática de enfermagem.

Como se faz Prática Baseada em Evidências?

Operacionalmente, a PBE baseia-se em cinco etapas:[4,5]

a) A primeira etapa é a definição do problema. A necessidade de cuidado observada em um indivíduo ou em um grupo de pessoas ou mesmo na organização do serviço deve ser convertida em uma pergunta, e a adequada formulação dessa pergunta direcionará a pesquisa bibliográfica. Uma boa questão clínica deve ser formulada englobando a estratégia PICO (detalhada no item sobre revisão sistemática de literatura, neste capítulo).[5]

b) A segunda etapa consiste na busca na literatura da melhor evidência relacionada à pergunta. A busca precisa ser feita em fontes primárias (bancos de dados *on-line*, como Pubmed, Embase, Cochrane Library, entre outros) e/ou secundárias (revisões sistemáticas). Os critérios de inclusão e de exclusão nortearão a busca dos artigos.[5]

c) Na terceira etapa, as evidências encontradas são avaliadas em termos de validade e confiabilidade metodológica, além da sua aplicabilidade em nível local (habilidade clínica, estrutura, equipamento, cultura institucional). Nessa etapa, os conhecimentos sobre metodologia da pesquisa são importantes para o profissional analisar, com segurança, o desenho da pesquisa, a exposição de sua condução e os métodos estatísticos empregados.[5]

   Como fonte de auxílio para a realização dessa análise, o Centro Cochrane do Brasil (http://www.epm.br/cochrane) disponibiliza as revisões sistemáticas já realizadas, como também auxilia na busca de ensaios clínicos registrados. As revisões sistemáticas construídas com a metanálise são consideradas as melhores evidências sobre determinados assuntos, uma vez que a associação da revisão meticulosa da literatura ao método estatístico possibilita a aquisição de resultados combinados e avaliados qualitativamente (revisão da literatura) e quantitativamente (metanálise), podendo-se inferir a magnitude do efeito da intervenção, as diferenças e contradições entre diferentes estudos, o grau de confiabilidade, entre outras análises que não sofrem a influência da posição do autor.[17]

d) A quarta etapa operacional da PBE compreende a aplicação, na prática clínica, dos achados escolhidos mediante a análise crítica da literatura investigada. Trata-se de discussão conjunta das possibilidades de conduta e análise das decisões possíveis. É fundamental a aceitação das condutas indicadas pelas pessoas/famílias para sua utilização na prática.[5]

e) A quinta etapa consiste na avaliação da eficiência e da efetividade das condutas. Quais foram os resultados obtidos com a implementação das condutas indicadas?[4,5]

Para a implementação da EBE, os enfermeiros necessitam ter conhecimento e competência para interpretar os resultados oriundos de pesquisa, os quais auxiliarão na tomada de decisão em relação à assistência de enfermagem.

Para a operacionalização das etapas da EBE, os enfermeiros necessitam construir competências relacionadas, principalmente, à(ao):[5]

1) capacidade de analisar criticamente o contexto da prática;
2) habilidade de converter situações-problema em foco investigativo;
3) conhecimento sobre metodologia de pesquisa: desenho do estudo, análises de confiabilidade, efetividade, custo-benefício;
4) capacidade de associar os achados científicos ao seu contexto de prática;
5) habilidade de implementar mudanças e de avaliá-las continuamente.

As evidências científicas fornecerão subsídios para a execução do Processo de Enfermagem (PE), isto é, desde a coleta de dados, a determinação das necessidades (diagnósticos) e a elaboração do plano de cuidados.[17]

A tomada de decisão sobre quais condutas/recomendações farão parte do plano de cuidado a ser implementado na assistência à saúde depende, também, da habilidade clínica do enfermeiro e das preferências das pessoas em acompanhamento.[17,18]

A habilidade clínica dos enfermeiros é a capacidade de articular os conhecimentos científicos e as experiências prévias na identificação do estado de saúde das pessoas e formular diagnósticos, bem como orientar sobre os riscos individuais e os possíveis benefícios das intervenções propostas no processo de cuidado. As preferências das pessoas/famílias sugerem que seus valores, expectativas e preocupações sejam considerados no cuidado, e cabe ao profissional, na medida do possível, integrá-los às decisões clínicas.[18,19]

Como realizar a busca de informações relevantes no cotidiano?

Para os enfermeiros, a maior parte das necessidades de informação científica poderá ser atendida utilizando-se cinco tipos de fontes, sendo que a definição sobre qual fonte escolher depende do tipo de pergunta que precisa de respostas. Cada tipo de fonte tem uma aplicação adequada.[20]

1) **Livros-textos:** busca de informações que podem ser consideradas "estáveis" (anatomia, princípios e mecanismos básicos das doenças, entre outros). Admite-se que as informações contidas nos livros já terão atraso de pelo menos dois anos à época de sua publicação, em razão do tempo requerido para preparação, edição e produção.[20]
2) **Periódicos:** os periódicos são fóruns de divulgação de avanços e novas ideias, provendo aos leitores um mecanismo para contínua atualização em pesquisa sobre diversos assuntos. Há inúmeros periódicos de enfermagem, e a escolha deve considerar três aspectos: a) se o periódico tem comitê de revisores que avaliam e julgam o material que é publicado; b) se o periódico é local, nacional ou internacional; e c) se o periódico inclui relatos de pesquisas ou se é um mais geral, que apresenta notícias profissionais, relatos de experiências e discussões gerais sobre assuntos clínicos atuais. Como fonte de informação, os periódicos têm limitações, como os vieses de publicação. Sabe-se que as pesquisas com resultados positivos têm mais probabilidade de serem publicadas ou são publicadas mais rapidamente do que pesquisas em que não são comprovadas diferenças.[20]
3) **Bases bibliográficas eletrônicas:** as bases de dados bibliográficos proveem acesso a citações e, frequentemente, a resumos dos estudos e revisões mais originais publicados na literatura em saúde. Exemplos de bases de dados: Norte-Americanas, o CINAHL (base

geral para enfermeiros e outros profissionais de saúde), Medline (base geral). O BDEnf e o PERIenf são exemplos de bases das publicações brasileiras de enfermagem.[20]

4) **Bases de dados com fontes de informações refinadas e consolidadas:** a busca *on-line* de informações pode ser feita em fontes primárias e/ou secundárias. Como citado anteriormente, são exemplos: CINAHL, Medline, Embase, Cochrane Library, entre outras. Inicialmente, deve-se buscar revisões sistemáticas (fontes secundárias) já realizadas sobre o tema e estudos compatíveis metodologicamente com a evidência que se deseja encontrar.[20]

   4.1) **Bases de dados com fontes de informações refinadas (sinopses):** produtos de análises que consolidam resultados de pesquisas (periódicos que filtram e analisam as publicações e bases de informações consolidadas). As fontes de informações filtradas são representadas pelos periódicos que apresentam análises críticas de pesquisas relatadas em diversas fontes. A vantagem é economizar o tempo que poderia ser despendido na recuperação de pesquisas sem o rigor metodológico adequado, o que só seria identificado após ler-se o resumo ou o artigo como um todo. Exemplos de fontes desse tipo são os periódicos da série Evidence-Based (Evidence-Based Nursing, Evidence-Based Medicine e Evidence-Based Mental Health).[20]

   4.2) **Bases de dados com informações consolidadas:** as bases de informações consolidadas podem ser exemplificadas por meio da Cochrane Collaboration, que é uma rede internacional de profissionais de saúde e pessoas leigas comprometidas com a produção e a manutenção de revisões sistemáticas sobre os resultados das intervenções em saúde. As revisões sistemáticas e citações de ensaios clínicos controlados podem ser obtidas na Cochrane Library.[20]

5) **Internet:** a internet é um instrumento poderoso para a recuperação de informações importantes para a enfermagem. No entanto, a análise da qualidade dos sítios e, por conseguinte, das informações neles contidas ainda é um desafio. Assim, os enfermeiros precisam aplicar critérios diversos para julgar a confiabilidade e a validade das informações que obtêm nas fontes da internet. O Google Acadêmico é uma fonte comumente utilizada (Quadro 5.2).[20]

QUADRO 5.2 **Exemplos de bases de dados eletrônicos para pesquisa.**

Base	Endereço	Acesso
Medline/Pubmed	http://www.ncbi.nlm.nih.gov/pubmed	Livre
Lilacs	http://lilacs.bvsalud.org/	Livre via BVS
Canadian Task Force	http://canadiantaskforce.ca/ctfphc-guidelines	Livre
Us Task Force	http://www.uspreventiveservicestaskforce.org	Livre
Scielo	http://www.scielo.org/php/index.php	Livre
National Guideline Clearinghouse	http://www.guidelines.gov/	Livre

(*Continua*)

QUADRO 5.2	Exemplos de bases de dados eletrônicos para pesquisa. (*Continuação*)	
Base	**Endereço**	**Acesso**
Health Systems Evidence	http://www.mcmasterhealthforum.org/healthsystemsevidence-en	Livre Requer cadastro
Cochrane Library	http://cochrane.bvsalud.org/cochrane/ www.thecochranelibrary.com	Livre via BVS Restrito
Clinical Trials	https://clinicaltrials.gov/ct2/home	Livre
Rebrats	http://www.saude.gov.br/rebrats	Livre
NHS Evidence	http://www.evidence.nhs.uk/default.aspx	Livre
HTAi	http://www.htai.org/	Livre
Scirus	http://www.scirus.com/	Livre
BVS-Brasil	http://www.bireme.br/php/index.php	Livre
Adolec – jovens e adolescentes	http://www.sdolec.br/	Livre
Google Acadêmico	http://scholar.google.com.br/	Livre
Wholis (sistema de informação da biblioteca da OMS)	http://www.who.int/library/database/index.en.shtml	Livre
Paho (OPAS)	http://www.bireme.br/php/index.php	Livre
Proquest	http://periodicos.saude.gov.br	Via Portal Saúde Baseada em Evidências
Dynamed	http://periodicos.saude.gov.br	Via Portal Saúde Baseada em Evidências
BMJ – Best Practice	http://periodicos.saude.gov.br http://brasil.bestpractice.bmj.com/best-practice/welcome.html	Via Portal Saúde Baseada em Evidências
Mycromedex Health Care Series	http://periodicos.saude.gov.br http://rdl.lib.uconn.edu/databases/919	Via Portal Saúde Baseada em Evidências
Cinahl (nurses)	http://www.cinahl.com	Livre

(*Continua*)

QUADRO 5.2	Exemplos de bases de dados eletrônicos para pesquisa. (*Continuação*)	
Base	**Endereço**	**Acesso**
BVS Enfermagem	http://enfermagem.bvs.br/	Livre
BMJ – Evidence-based nursing	http://ebn.bmj.com/	Via Portal Saúde Baseada em Evidências
Embase	http://www.embase.com	Pago
Uptodate	http://www.uptodate.com/home/index.html	Pago
Bandolier	http://www.medicine.ox.ac.uk/bandolier/	Pago

Fonte: Adaptado pela autoria do Quadro 10 (Base de Dados para Tecnologias em Saúde), da publicação das Diretrizes Metodológicas do Ministério da Saúde, 2014[21].

Revisão Sistemática da Literatura

A quantidade e a complexidade de informações na área da saúde, bem como o tempo limitado dos profissionais, têm determinado a necessidade do desenvolvimento de processos que proporcionem caminhos concisos até os resultados oriundos de pesquisas; assim, a revisão sistemática é um recurso importante da PBE, em que os resultados de pesquisas são coletados, categorizados, avaliados e sintetizados. A revisão sistemática é definida como a aplicação de estratégias científicas para limitar o viés de seleção de artigos, avaliar com espírito crítico os artigos e sintetizar todos os estudos relevantes em um tópico específico.[22]

Na enfermagem, as decisões, em sua maioria, ainda são baseadas em conhecimento tácito, experiências, valores e habilidades do profissional, adquiridos durante a observação e a prática.[22] O enfermeiro, ao utilizar a PBE, em especial as revisões sistemáticas, pode melhorar sua habilidade clínica, utilizando conhecimentos científicos atualizados.

Estudo realizado sobre a EBE e sua implicação no cuidado mostrou que o tema está presente na literatura e, em certa medida, tem acompanhado e evoluído, no ensino e no trabalho da categoria profissional. No entanto, ainda há carência de estudos que aprofundem o impacto desses dispositivos e estratégias para a qualificação do cuidado e, por conseguinte, na saúde do usuário e comunidade.[22]

As revisões sistemáticas são consideradas estudos secundários, pois sintetizam os resultados de estudos primários existentes na literatura, que se enquadram nos critérios de elegibilidade para responder a uma questão de pesquisa. É uma síntese rigorosa de todas as pesquisas relacionadas a uma pergunta específica. Essa pergunta pode ser sobre causa, diagnóstico, prognóstico de um problema de saúde; e, frequentemente, envolve a análise da melhor evidência de uma intervenção para a resolução dele.[23] A busca por estudos é realizada de maneira sistemática, por meio de várias fontes de dados, com o uso de uma estratégia de busca ampla e sensível. A revisão sistemática difere da revisão tradicional, uma vez que busca superar possíveis vieses em todas as etapas, seguindo métodos rigorosos, explícitos e reprodutíveis, para minimizar o risco de viés, entender as inconsistências dos resultados e então fornecer resultados confiáveis para a tomada de decisão.[23]

Entende-se por estudos primários os artigos científicos que relatam os resultados de pesquisa em primeira mão. São mais frequentes as revisões sistemáticas de ensaios clínicos randomizados. No entanto, há número crescente de revisões preparadas com base em investigações observacionais, como as de coorte, de caso-controle, transversal, série e relato de casos. Outros delineamentos utilizados são os estudos de avaliação econômica e os qualitativos.[5] Quando se verifica que os estudos primários incluídos em revisão sistemática seguem procedimentos homogêneos, os seus resultados são combinados, utilizando-se técnicas de metanálise.[5]

Os métodos para elaboração de revisões sistemáticas preveem:

1) elaboração da pergunta de pesquisa;
2) busca na literatura;
3) seleção dos artigos (a seleção dos artigos que embasarão a recomendação clínica deve seguir critérios de inclusão e de exclusão, os quais devem ser definidos anteriormente ao início da busca deles, a fim de evitar viés);
4) extração dos dados;
5) avaliação da qualidade metodológica (a avaliação crítica da validade e da relevância da evidência encontrada é fundamental, pois, caso a evidência não seja relevante ou o avaliador utilize suas experiências e opiniões na formulação da recomendação clínica, esta poderá ser incompleta ou enganosa e até causar danos às pessoas/famílias);
6) síntese dos dados (metanálise);
7) avaliação da qualidade das evidências; e
8) redação e publicação dos resultados.[5]

Uma boa pergunta de pesquisa analítica, a que investiga a relação entre dois eventos, é formada por diversos componentes. Quatro deles estão relacionados no anagrama **PICO:** população; intervenção (ou exposição); comparação; e desfecho/resultado (O, *outcome*, do inglês). Um quinto componente da pergunta, que por vezes vale a pena acrescentar, é o tipo de estudo (S, *study type*). O anagrama mudaria para **PICOS**.[5,24]

Tomemos como exemplo uma revisão que tenha o objetivo de avaliar o uso das técnicas da terapia cognitivo-comportamental, nas Consultas de Enfermagem (CE), para aumentar a adesão ao tratamento de pessoas com diabetes *mellitus* Tipo 2. Apresentam-se no Quadro 5.3 os componentes do anagrama PICOS retirados da pergunta de pesquisa: a utilização da ferramenta "terapia cognitivo-comportamental" na CE aumenta a adesão ao tratamento de pessoas com diabetes *mellitus* Tipo 2?

QUADRO 5.3 Componentes da pergunta de pesquisa, seguindo-se o anagrama PICOS.

Descrição	Abreviação	Componentes da pergunta
População	P	Pessoas com diabetes *mellitus* Tipo 2
Intervenção	I	Inclusão da terapia cognitivo-comportamental nas CE
Comparação	C	Consultas-padrão
Desfecho	O	Controle glicêmico
Tipo de estudo	S	Experimentais e observacionais

Fonte: Elaborado pela autoria com base na literatura consultada: Pereira e Galvão, 2014[5]; e Dias e Neyeloff, 2015[24].

Observe que três campos do Quadro 5.3 foram preenchidos de maneira genérica – o comparador, o desfecho e o tipo de estudo. Muitas vezes, no início da pesquisa, não se tem certeza do que será relatado pelos estudos disponíveis na área. Convém, nesse momento, definir o mínimo necessário para iniciar a pesquisa, evitando-se especificações excessivas. Igualmente é importante fazer testes-piloto para avaliar a viabilidade da proposta. Recomenda-se pesquisar fontes secundárias sobre o tema, em especial as diretrizes clínicas e as revisões, narrativas ou sistemáticas, de modo que haja amadurecimento da pergunta de pesquisa. O sucesso das demais etapas da revisão depende da pergunta de pesquisa. Vale a pena dedicar tempo à formulação da questão para iniciar a revisão sistemática.[5]

Para sintetizar o conjunto de pesquisas encontradas sobre determinado tema, sugere-se a elaboração de um fluxograma (Figura 5.2) para resumir o trabalho de busca e deixar claro o motivo de exclusão de determinadas publicações. Veja no exemplo a seguir que, na fase de seleção, a pesquisadora encontrou 109 publicações sobre o tema. Após a remoção das duplicatas, a pesquisadora ficou com 97 publicações para verificar a elegibilidade e, no final da revisão, apenas 5 publicações foram incluídas no estudo.

A revisão sistemática tem potencial para minimizar algumas barreiras para a utilização de resultados de pesquisas na prática assistencial, entretanto os enfermeiros têm tido dificuldades na execução e na utilização dessas pesquisas, causadas por diversos fatores, entre eles: a falta de tempo, a falta de pesquisas em determinadas áreas da enfermagem, a falta de qualidade das pesquisas publicadas, falhas na busca de pesquisas e deficiência de habilidades para avaliar e sintetizar as pesquisas encontradas,[22] além do baixo domínio da leitura na língua inglesa. Nesse contexto, entende-se que compete aos enfermeiros buscarem, na literatura, revisões sistemáticas já elaboradas, as quais respondam a questionamentos sobre o melhor cuidado a ser prestado, bem como realizar uma avaliação crítica da sua aplicabilidade no seu cotidiano.[25]

As revisões sistemáticas já elaboradas, na área de enfermagem, podem proporcionar uma síntese do conhecimento baseado em pesquisas, relativo a um tópico específico, o qual pode ser um recurso para guiar a prática profissional e identificar a necessidade de futuras pesquisas.[5,25]

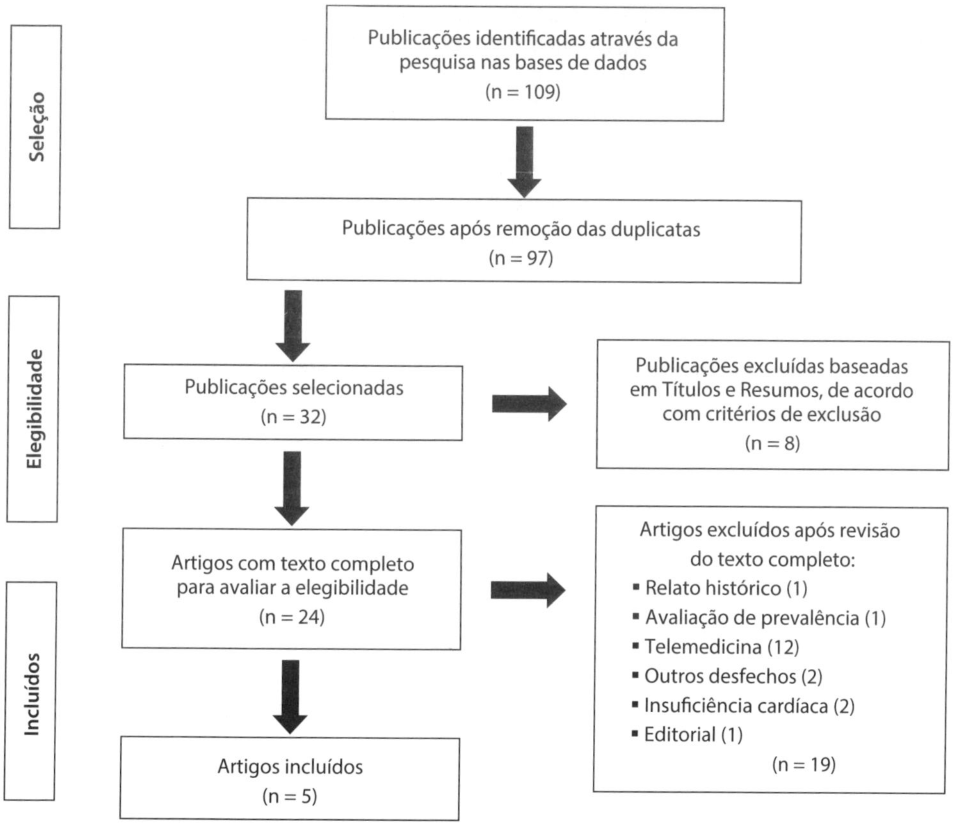

Figura 5.2 – Fluxograma de busca e seleção dos estudos em revisão sistemática.
Legenda: n = número.
Fonte: Reprodução de Dias e Neyeloff, 2015.[24]

A utilização de revisões sistemáticas para a PBE é uma necessidade para aumentar a efetividade dos serviços de saúde, bem como diminuir os custos operacionais (eficácia). O processo de descoberta, avaliação e aplicação de evidências científicas para o cuidado e gerenciamento da saúde é fundamental, e o enfermeiro poderá guiar o cuidado à saúde por meio de resultados de pesquisas, consenso de especialistas ou a combinação de ambos, organizados por meio de protocolos para a atenção à saúde.[25]

Considerações Finais

Os enfermeiros vêm gradativamente ampliando o uso da PBE no seu processo de trabalho. A EBE é definida como "uma abordagem de resolução de problemas para a tomada de decisão clínica que incorpora a busca das melhores e mais recentes evidências, experiência e avaliação clínica e valores de preferência do paciente dentro de um contexto de cuidado".[4] A apropriação da metodologia, por esses profissionais, tornará sua prática mais efetiva e atualizada cientificamente, tendo como consequência maior benefício para os usuários dos serviços de APS.

Os enfermeiros, no esforço de superar a ausência de estudos experimentais para atender aos requisitos das revisões sistemáticas, têm trabalhado com a revisão integrativa da literatura, a qual é considerada um método de pesquisa que permite a incorporação do conhecimento científico na prática clínica.[26] Portanto, a PBE dentro da profissão da enfermagem evoluiu de uma base estritamente clínica para incorporar uma abordagem mais holística, que reflete adequadamente a pesquisa e a prática dos enfermeiros.

A revisão integrativa é relatada na literatura científica da enfermagem desde 1980 e inclui a análise de pesquisas relevantes que dão suporte para a tomada de decisão e a melhoria da prática clínica. Essa modalidade de revisão aceita a inclusão de diferentes tipos de estudos, com diferentes metodologias, pois busca reunir e sintetizar resultados de muitas pesquisas sobre um delimitado tema ou questão.[26]

Aspectos-chave

- A prática baseada em evidência (PBE) busca a integração da melhor evidência oriunda de revisão sistemática de pesquisas com a experiência clínica.
- A enfermagem ainda não tem pesquisas suficientes para formar um corpo científico de conhecimento necessário para sustentar a PBE. Entretanto, existem evidências comuns a todas as categorias profissionais, como as de medidas de prevenção e de promoção, além de clínicas (diagnóstico e tratamento), que podem ser utilizadas.
- No contexto atual de carência de produção científica específica que ampare a prática da enfermagem baseada em evidência, é importante que o enfermeiro conheça a metodologia da PBE e faça uso do melhor conhecimento científico disponível produzido por pesquisas científicas em todos os campos de conhecimento que dialoguem direta ou indiretamente com a prática de enfermagem.
- A revisão sistemática é uma síntese rigorosa de todas as pesquisas relacionadas a uma questão específica sobre causa, diagnóstico, prognóstico de um problema de saúde, eficácia de uma intervenção, entre outros, sendo uma excelente fonte de conhecimento de qualidade para o amparo da prática profissional da enfermagem.
- A utilização de revisões sistemáticas para a PBE é uma necessidade para aumentar a efetividade dos serviços de saúde, bem como diminuir os custos operacionais (eficácia).
- Compete aos enfermeiros conhecer o método de pesquisa utilizado na PBE e buscar, na literatura, revisões sistemáticas já elaboradas, as quais respondam a questionamentos sobre o melhor cuidado a ser prestado, bem como realizar uma avaliação crítica da sua aplicabilidade no seu cotidiano.
- A enfermagem tem despendido esforços para superar a ausência de estudos experimentais para atender aos requisitos das revisões sistemáticas e tem trabalhado com a revisão integrativa.

Referências

1. Galvão CM, Sawada NO, Trevizan MA. Revisão sistemática: recurso que proporciona a incorporação das evidências na prática da enfermagem. Rev Latino-am Enfermagem. 2004 Maio-Jun; 12(3): 549-56. [Acesso 10 Out 2022]. Disponível em: http://www.scielo.br/pdf/rlae/v12n3/v12n3a14.
2. Faria L, Oliveira-Lima J, Almeida-Filho N. Medicina baseada em evidências: breve aporte histórico sobre marco conceitual e objetivos práticos do cuidado. História, Ciências, Saúde-Manguinhos. 2021. [Acesso 4 Out 2022]. Disponível em: https://www.scielo.br/j/hcsm/a/R8z4HdFLyXTRWk6dmxBgvkK/?format=pdf&lang=pt.

3. Mackey A, Bassendowski S. The History of Evidence-Based Practice in Nursing Education and Practice. J Prof Nurs. 2017 Jan-Feb; 33(1): 51-55. [Acesso 22 Ago 2022]. Disponível em: https://pubmed.ncbi.nlm.nih.gov/28131148/.
4. Pedrolo E, Danski MTR, Mingorance P, Lazzari LSM, Méier MJ, Crozeta K. A prática baseada em evidências como ferramenta para prática profissional do enfermeiro. Cogitare Enferm. 2009 Out-Dez; 14(4):760-3. [Acesso 8 Out 2022]. Disponível em: http://www.revenf.bvs.br/pdf/ce/v14n4/a23v14n4.pdf.
5. Pereira MG, Galvão TF. Revisões sistemáticas da literatura: passos para sua elaboração. Epidemiol Serv Saúde. 2014 Jan-Mar; 23(1):183-4. [Acesso 7 Out 2022]. Disponível em: https://www.scielo.br/j/ress/a/yPKRNymgtzwzWR8cpDmRWQr/?lang=pt&format=pdf.
6. Rouquayrol MZ, Gurgel M. Desenhos de Pesquisa em Epidemiologia. *In*: Rouquayrol MZ, Gurgel M. Rouquayrol epidemiologia & saúde. Cap. 6, 8. ed., Rio de Janeiro: MedBook, 2017.
7. Galvão TF, Pereira MG. Avaliação da qualidade da evidência de revisões sistemáticas. Epidemiol. Serv. Saúde. 2015; v. 24, n. 1, p. 173-175. [Acesso 8 Out 2022]. Disponível em: http://scielo.iec.gov.br/pdf/ess/v24n1/v24n1a19.pdf.
8. Pereira MG, Galvão TF. Extração, avaliação da qualidade e síntese dos dados para revisão sistemática. Epidemiol Serv Saude. 2014 Jul-Set; 23(3): 577-8. [Acesso 7 Out 2022]. Disponível em: http://scielo.iec.gov.br/pdf/ess/v23n3/v23n3a21.pdf.
9. Oxford Centre for Evidence-based Medicine: levels of evidence [Online]. 2009 Mar. [Acesso 7 Out 2022]. Disponível em: https://www.cebm.ox.ac.uk/resources/levels-of-evidence/oxford-centre-for-evidence-based-medicine-levels-of-evidence-march-2009.
10. Biblioteca Virtual em Saúde – BVS Atenção Primária à Saúde. [Online]. [Acesso 7 Out 2022]. Disponível em: https://aps-repo.bvs.br/pearl/.
11. Rodrigues CL, Ziegelmann PK. Metanálise: Um Guia Prático. Clin Biomed Res [Internet]. 11 de janeiro de 2011. [Acesso 9 Out 2022]. Disponível em: https://seer.ufrgs.br/index.php/hcpa/article/view/16571/10735.
12. GRADE Working Group: the Grading of Recommendations, Assessment, Development and Evaluation [Internet]. 2014. [Acesso 8 Out 2022]. Disponível em: http://www.gradeworkinggroup.org.
13. Brasil. Ministério da Saúde. Secretaria de Ciência; Tecnologia e Insumos Estratégicos. Departamento de Ciência e Tecnologia. Diretrizes metodológicas: Sistema GRADE. Manual de graduação da qualidade da evidência e força de recomendação para tomada de decisão em saúde. Brasília: Ministério da Saúde, 2014, 72 p. [Acesso 8 Out 2022]. Disponível em: http://bvsms.saude.gov.br/bvs/publicacoes/diretrizes_metodologicas_sistema_grade.pdf.
14. Rodrigues CL, Ziegelmann PK. Metanálise: um guia prático. Rev HCPA 2010; 30(4):436-447. [Acesso 10 Out 2022]. Disponível em: file:///C:/Documents%20and%20Settings/fsandra/Meus%20documentos/Downloads/16571-65230-5-PB.pdf.
15. Weber ML, Vendrusculo C, Adamy EK, Lorenzon TLN, Ferraz L, Zanatta EA. Prática de enfermagem baseada em evidências e suas implicações no cuidado: uma revisão integrativa. Revista Enfermagem Atual In Derme. [Internet], 2019. [Acesso 23 Ago 2022]. 90(28). Disponível em: https://revistaenfermagematual.com/index.php/revista/issue/view/24.
16. Mcsherry R, Proctor-childs T. Promoting evidence-based practice through an integrate model of care: a patient case studies as a teaching method. Nurse Education in Practice 2001 March; 1(1): 19-26.
17. Domenico EBLD, Ide CAC. Enfermagem baseada em evidências: princípios e aplicabilidades. Rev Latino-am Enfermagem 2003 Jan-Fev; 11(1):115-8. [Acesso 8 Out 2022]. Disponível em: https://www.scielo.br/j/rlae/a/TKXfMmLCGccjfbRxggnJxcK/?lang=pt&format=pdf.
18. Galvão CM, Sawada NO, Mendes IAC. A busca das melhores evidências. Revista da Escola de Enfermagem da USP [Online]. 2003. 37(4):43-50. [Acesso 28 Ago 2022]. Disponível em: https://doi.org/10.1590/S0080-62342003000400005.
19. Galvão CM. A prática baseada em evidências: uma contribuição para a melhoria da assistência de enfermagem perioperatória. [livre-docência]. Ribeirão Preto (SP): Escola de Enfermagem de Ribeirão Preto/USP; 2002. [Acesso 8 Out 2022]. Disponível em: https://www.scielo.br/j/rlae/a/TGbFqShkRD65bzZF557K3bP/abstract/?lang=pt.
20. Cruz DALM, Pimenta CAM. Prática baseada em evidências, aplicada ao raciocínio diagnóstico. Rev Latino-am Enfermagem. 2005 Maio-Jun. 13(3):415-22. [Acesso 4 Out 2022]. Disponível em: https://www.scielo.br/j/rlae/a/BvWsnhPBBKJxScyHcShGNQc/?format=pdf&lang=pt.
21. Brasil. Ministério da Saúde. Secretaria de Ciência; Tecnologia e Insumos Estratégicos. Departamento de Ciência e Tecnologia. Diretrizes metodológicas: elaboração de pareceres técnico-científicos. 4. ed., Brasília: Ministério da Saúde, 2014. [Acesso 28 Ago 2022]; 80 p. Disponível em: https://bvsms.saude.gov.br/bvs/publicacoes/diretrizes_metodologicas_elaboracao_parecer_tecnico.pdf.

22. Santos KLA, Niranda RS, Alves CL, Silva NI, Xavier TS, Gondin AK. Entraves na implementação da prática baseada em evidências (PBE) em enfermagem: revisão integrativa. Diversitas Journal. Santana do Ipanema/AL. Jan-Abr 2022; 7(1):0238-0246. [Acesso 8 Out 2022]. Disponível em: https://www.diversitasjournal.com.br/diversitas_journal/article/view/1491/1590.
23. Pereira MG, Galvão TF. Etapas de busca e seleção de artigos em revisões sistemáticas da literatura. Epidemiol Serv Saude. 2014 Abr-Jun; 23(2):369-71.
24. Dias VRFG, Neyeloff JL. Efetividade do telemonitoramento no controle de Diabetes Mellitus tipo II. Curso de Especialização em Avaliação de Tecnologias em Saúde (ATS). Universidade Federal do Rio Grande do Sul (UFRGS). Porto Alegre, maio de 2015.
25. Pedrosa KKA, Oliveira ICM, Feijão AR, Machado RC. Enfermagem baseada em evidência: caracterização dos estudos no Brasil. Cogitare Enferm. 2015 Out/Dez; 20(4):733-741. [Acesso 23 Ago 2022]. Disponível em: https://docs.bvsalud.org/biblioref/2016/08/1128/40768-166899-1-pb.pdf.
26. Mendes KDS, Silveira RCCP, Galvão CM. Revisão Integrativa: Método de pesquisa para a incorporação de evidência científica na saúde e na enfermagem. Texto Contexto Enferm. Florianópolis, 2008 Out-Dez; 17(4):758-64. [Acesso 23 Ago 2022]. Disponível em: https://www.scielo.br/j/tce/a/XzFkq6tjWs4wHNqNjKJLkXQ/?format=pdf&lang=pt.

6

O Trabalho do Enfermeiro na Atenção Primária à Saúde Frente às Pandemias

Juliana Santos da Rosa
Luciano Vilmar Albrecht
Patrícia Silva da Silva

O que há neste capítulo?

Neste capítulo, será abordada a atuação do enfermeiro no contexto de pandemias no âmbito da Atenção Primária à Saúde (APS), com enfoque nas ações de gestão, assistência à saúde e nos desafios vivenciados no cotidiano do trabalho. A partir da experiência dos autores na atenção aos usuários com Covid-19, objetiva-se contribuir para o pensamento crítico frente a situações semelhantes, com conteúdos que auxiliem nos processos de trabalho, estimulando reflexões sobre o escopo de atuação em situações de importante magnitude, que exigem readequações imediatas da equipe de saúde, visando garantir cuidado de elevada qualidade.

Introdução

As doenças infecciosas provocadas por vírus e bactérias acometem a saúde das populações em nível global, por toda a trajetória de existência da humanidade. Uma das primeiras pandemias historicamente conhecidas foi a Peste do Egito (430 a.C.), a qual provocou a morte de um quarto das tropas da cidade de Atenas e um quarto da população da cidade durante a Guerra do Peloponeso, em decorrência da febre tifoide. Por ser extremamente rápida a transmissão da doença, os hospedeiros foram dizimados antes mesmo de ser possível a disseminação da doença para outras regiões.[1]

Ao realizar-se um estudo retrospectivo, encontrou-se a ocorrência de inúmeras pandemias. Dentre elas, citam-se: a peste negra, com registros documentais a partir do século XIV; a varíola e a cólera, ambas documentadas a contar do século XIX; e a gripe espanhola, no período de 1918 a 1921.[2]

A mais recente foi decretada pela Organização Mundial da Saúde (OMS) em 11 de março de 2020, em razão da alta taxa de contágio e elevada infectividade ocasionada pelo novo coronavírus (Sars-CoV-2) e do aumento gradativo da doença em diversos países.[3] Essa declaração ratificou a necessidade de que os países implementassem medidas de prevenção, controle e manejo da doença. A Covid-19, como também é conhecida, teve seus primeiros casos identificados na cidade de Wuhan, na China e, em fevereiro de 2020, foi confirmado o primeiro caso no Brasil.[4]

Evidenciou-se que a pandemia por Sars-CoV-2, vivenciada em diversos países desde o final do ano de 2019, gerou uma crise sanitária que impôs limitações às práticas cotidianas da população e às rotinas dos serviços de saúde, entre eles os serviços de Atenção Primária à Saúde (APS), acarretando a implantação de novos arranjos organizacionais no ambiente de trabalho, na conformação do cuidado integral no território, e em ações específicas visando promover e preservar a saúde da população e dos trabalhadores da saúde.[5]

No Brasil, as Unidades Federadas traçaram suas estratégias de vigilância e de controle da infecção por Sars-CoV-2 com base nas orientações do Guia de Vigilância Epidemiológica da Emergência de Saúde Pública de Importância Nacional pela Doença pelo Coronavírus 2019.[6] O foco foi estabelecer os protocolos de manejo clínico dos pacientes em todos os níveis de atenção, principalmente no que se refere aos sinais e sintomas de gravidade e condições de risco para complicações e grupos que seriam investigados laboratorialmente.

Nessa perspectiva, a APS fez-se importante no manejo clínico da infecção por Sars-CoV-2, visto que é a principal via de acesso ao Sistema Único de Saúde (SUS), presta cuidados em casos leves e moderados da doença, detecta os casos graves e os encaminha para a atenção secundária ou terciária, após a classificação de risco, reduzindo a superlotação dos serviços especializados e de emergência, sendo ordenadora do cuidado por intermédio da integração com as Redes de Atenção à Saúde (RAS).[7] Destaca-se que o enfermeiro, como responsável pela equipe de enfermagem e integrante da equipe de saúde na APS, foi (e tem sido) essencial na linha de frente do combate da pandemia.

Neste capítulo, busca-se refletir sobre: a atuação do enfermeiro em cenários de pandemias, no âmbito da APS, no que tange à gestão e à assistência à saúde; a importância da aplicação do Processo de Enfermagem (PE) para a organização da atenção à saúde e para o planejamento (nessas situações de incertezas); e a sobrecarga de trabalho. Também são apresentadas informações sobre a infecção e a pandemia por Sars-CoV-2, bem como são compartilhadas situações vivenciadas pelos autores durante a pandemia da Covid-19, por acreditarem que essas informações e experiências poderão auxiliar o trabalho dos enfermeiros e das equipes em outros momentos de aumento significativo de casos de doenças, sejam em surtos, epidemias ou mesmo em uma nova pandemia.

Pelo recente e importante impacto negativo sobre a situação de saúde da população mundial e pela forte, e ainda presente, contribuição na carga de doenças, a pandemia por Sars-CoV-2 terá o papel de fundamentar e ilustrar as considerações que serão apresentadas sobre o trabalho de enfermeiros em pandemias ao longo deste capítulo. Os autores não pretendem com este material elaborar alguma espécie de guia ou protocolo a ser seguido em situações de pandemia e emergências sanitárias, mas sim apresentar reflexões com base na perspectiva da recente crise global vivenciada, que poderão servir para fortalecer as ações de saúde desenvolvidas pelos profissionais enfermeiros nesse contexto.

Distribuição no Espaço e Tempo das Doenças – Conceitos de Pandemia, Epidemia, Surto e Caso

A distribuição, no espaço e no tempo, das doenças e dos agravos em geral mereceu desde sempre a atenção da área da saúde.

Pandemias atingem o mundo há séculos e, atualmente, a Organização Mundial da Saúde (OMS) define esse problema de Saúde Pública como a disseminação mundial de uma nova doença que afeta uma região e se espalha por diferentes continentes, com transmissão sustentada de pessoa para pessoa.

O que diferencia uma pandemia de um surto ou epidemia é sua magnitude e tratar-se de um evento extraordinário que se constitui em uma Emergência de Saúde Pública de Importância Internacional (ESPII), considerado pela OMS e previsto no Regulamento Sanitário Internacional como o mais alto nível de alerta.[4]

A **pandemia** é conceituada como uma enfermidade epidêmica disseminada, caracterizada por uma ampla distribuição espacial que acomete diversas nações.[8] Já a **epidemia** é definida como uma elevação abrupta e temporária, além do esperado, da incidência de determinada enfermidade.[9] O **surto** é a situação em que existe aumento além do esperado da ocorrência de casos, eventos ou doenças em uma área ou um grupo específico de pessoas, em determinado período. Para doenças raras, somente um **caso** pode representar um surto.[10]

Para as diferentes situações (caso, surto ou epidemia), existem protocolos de investigação epidemiológica, que iniciam com as equipes de APS, conforme detalhado no *Guia de Vigilância em Saúde*.[11] O controle dessas situações visa evitar seu agravamento para níveis mais complexos.

Para acessar o *Guia de Vigilância em Saúde*, direcione a câmera do seu *smartphone* para o QR Code ao lado:

Enfermeiro e a Gestão do Serviço de Saúde de Atenção Primária à Saúde no Cenário da Pandemia de Covid-19

Na perspectiva de gestão do sistema de saúde, é preciso considerar que a pandemia de Covid-19 chegou ao País em um momento em que a própria APS passava por mudanças trazidas pelas alterações que foram realizadas em 2017, por meio da Política Nacional de Atenção Básica (PNAB) do Ministério da Saúde (MS), como a flexibilização do quantitativo mínimo de agentes comunitários de saúde (ACS) na Estratégia Saúde da Família (ESF) e a criação da Equipe de Atenção Primária (EAP), com a redução dos integrantes das equipes de saúde. Em meio a essas mudanças, em 2019 também foi estabelecido um novo modelo de financiamento da APS, que passou a vigorar em 2020, em meio à crise sanitária. Repasses financeiros que antes eram *per capita* foram substituídos por cadastramento populacional, avaliação de desempenho com base em indicadores de saúde e adesão a programas específicos.[12,13]

A crise social e sanitária provocada pela pandemia agigantou os desafios enfrentados pelo SUS e pelas equipes de saúde no âmbito da APS.[12,13] Dessa forma, durante a pandemia da Covid-19 foi necessária uma rápida reorganização dos serviços, suas práticas e rotinas de saúde, vista a urgência da ampliação de acesso e atendimento dos casos sintomáticos. A APS teve importante papel na triagem, na condução e no acompanhamento dos casos leves, bem como na identificação dos casos de maior gravidade de Covid-19, ampliando a cobertura dos serviços e também o acesso universal.[4,5]

O dinamismo exigido ao enfrentamento de uma pandemia requer resiliência, planejamento estratégico, flexibilidade, celeridade de respostas, adaptabilidade no uso de recursos em termos de estrutura física, suprimentos e pessoal, ou seja, pontos diretamente ligados à liderança política. A atuação do MS diante da pandemia de Covid-19 foi considerada frágil, em vários momentos, por não traduzir as necessidades epidemiológicas e sociais como um todo, dificultando a gestão do trabalho das equipes de saúde nesse período pela ausência do protagonismo do órgão máximo de referência da saúde.[14]

Isso ocasionou uma transferência de responsabilidade aos Estados e municípios, que tiveram não somente que lidar com situações do desafio clínico em relação à pandemia, mas também incluir no processo de gestão todas as dificuldades e desinformações em relação às *fake news*. Dentre elas, quanto às medidas de prevenção, como o uso de máscaras, e à realização da vacinação, visto que, embora boa parte da população tenha aderido às recomendações sanitárias da OMS, outra parte contribuiu com negacionismo e propagação de *fake news*, acrescentando ao cenário conflitos e dúvidas acerca das orientações.[12] Por consequência, o País enfrentou a pandemia com pouca convergência.[13]

Do sistema de saúde, exigiram-se ajustes em tempo real diante da pandemia, protagonizados pelos serviços em nível tático, estratégico e operacional, originando novos modos de organização das ações de atenção à saúde, considerando aspectos científicos, assistenciais, tecnológicos e humanos disponíveis para enfrentar um problema de saúde, ou seja, novos arranjos tecnoassistenciais.[14] Esses arranjos são descritos em três categorias, podendo ser classificados conforme o Quadro 6.1.

QUADRO 6.1	**Categorias dos arranjos tecnoassistenciais.**
1. Atenção à saúde	Aborda os arranjos concebidos por indução da gestão e trabalhadores de saúde voltados diretamente ao cuidado às pessoas, correlacionando, aos fluxos de acolhimento/atendimento, estratégias de comunicação, monitoramento dos casos, vacinação e rotinas na prevenção do contágio e da disseminação, bem como atenção diferenciada a grupos vulneráveis
2. Gestão	Está relacionada aos processos gerenciais voltados ao nível estratégico, evidenciando a forma de organizar e dar diretrizes para a organização dos serviços. Dentro desse arranjo, também se destacam a coordenação do cuidado e funcionamento dos serviços por meio de diretrizes, cooperação interinstitucional, qualidade e agilidade da informação/comunicação e gestão de pessoas em cenário crítico. Como elemento transversal, o maior desafio da gestão é a necessidade constante de replanejamento e tomada de decisão envolvendo múltiplos atores em um cenário de incertezas
3. Incorporação de tecnologias	Visando o controle, a qualidade e a capilaridade das ações, desenvolveu-se tanto pela equipe quanto pelos gestores incorporação de tecnologias que mudam a forma habitual de responder às necessidades dos territórios durante a pandemia

Fonte: Adaptado pela autoria de Lima et al., 2022[14].

As incertezas geradas pela Covid-19, considerando sua forma de transmissão, velocidade de disseminação e taxa de letalidade elevada entre os grupos mais vulneráveis, acabaram por ser os grandes desafios no combate à pandemia.[15] Esse cenário desafiou habilidades de gestão na APS, visto que as incertezas e a dinamicidade do comportamento do vírus resultaram na necessidade de planejamento e tomada de decisões em curto prazo, modulados pelas evidências epidemiológicas dos territórios. A estratégia de criação de Comitês de Crise[a] foi um importante método adotado para fortalecer a gestão baseada em evidências,[b] que cooperou para manter a organização logística de atendimento dos serviços, objetivando evitar a saturação das Unidades de Saúde (US) e a sobrecarga do trabalho da equipe, mediante respostas rápidas na implementação de fluxos, escalas de trabalhos que favorecessem a eficiência e o gerenciamento de cenários de conflito.[16]

Destacou-se a presença do enfermeiro ocupando cargos de gestão na saúde, visto que sua formação contempla noções de administração de serviços, visão holística da saúde e competências profissionais voltadas ao cuidado integral. Esses fatores possibilitaram sua atuação integrada entre diferentes profissionais e setores, liderança inovadora e criativa, além da gestão dinâmica e responsiva, evidenciando sua capacidade e contribuições significativas para a gestão dos serviços e cuidados em tempos de pandemia.[14]

Ações Assistenciais e Educativas Realizadas pelo Enfermeiro nos Cenários de Pandemia na Atenção Primária à Saúde

O escopo de trabalho do enfermeiro diante dos cenários de crises sanitárias e pandemias vem sendo desenvolvido ao longo da história, com o objetivo de responder às necessidades em saúde da população. Portanto, à medida que as necessidades em saúde, os serviços e o perfil populacional se modificam, as competências e a autonomia são redesenhadas e, muitas vezes, ampliadas para atender a essas mudanças. A pandemia Covid-19 provocou forte impacto sobre a APS, alterando o processo de trabalho como um todo, mas principalmente as práticas da equipe de enfermagem, evidenciando a necessidade de desenvolver-se novas formas de trabalho articulado em equipe.[5]

Nesse contexto de enormes desafios, a enfermagem demonstrou protagonismo por estar, também, ativamente presente: na linha de frente no combate à pandemia, prestando assistência e orientando a população sobre a doença, a necessidade do uso de máscaras e do isolamento social, o cuidado com a saúde em geral; na organização dos serviços no quesito de provimento de insumos e materiais necessários; e na realização da capacitação com os demais profissionais de saúde.[18]

Além disso, a enfermagem na APS destacou-se pelas ações voltadas à educação em saúde e à vacinação da população em larga escala, as quais estão apresentadas de maneira mais detalhada a seguir, pela importância no contexto da pandemia.

O Brasil conta com um dos maiores e mais completos programas de vacinação do mundo, o Programa Nacional de Imunizações (PNI), reconhecido mundialmente como referência por sua trajetória de sucesso na erradicação e no controle de doenças imunopreveníveis[19] (ver Capítulo 16 – Imunizações) e amplamente operacionalizado por meio da APS em todo o País. Esse fato

---

[a] Comitê de crise: instância de discussão entre poderes para coordenação e/ou articulação de medidas e estratégias de combate a situações de risco e enfrentamento.[16]

[b] Gestão baseada em evidências: conjunto de abordagens baseadas no conhecimento científico e nas melhores evidências científicas disponíveis, com a finalidade de subsidiar os processos decisórios de gestão e tomada de decisão.[16]

permitia que se colocasse uma grande expectativa de sucesso na proteção da população brasileira pela vacinação contra Covid-19, tão logo ela estivesse disponível.

Como estratégia de mitigação da pandemia, houve, inicialmente, esforços globais para o desenvolvimento de vacinas contra a Covid-19. Posteriormente, a aquisição delas e a organização das logísticas de fornecimento e distribuição do imunobiológico em larga escala passaram a ser as prioridades, visando a imunidade coletiva.[20]

No Brasil, a Campanha Nacional de Vacinação contra a Covid-19 teve início em 18 de janeiro de 2021. De modo geral, as primeiras estratégias utilizadas para a vacinação da população incluíram a priorização de grupos vulneráveis e de profissionais atuantes na linha de frente do combate à pandemia, a vacinação extramuros e a reorganização de grandes espaços para acomodar centros de vacinação.[20] Nesse processo, destacou-se a atuação do enfermeiro, com papel estratégico e fundamental nos diferentes pontos de atuação, da gestão à assistência. A atuação desse profissional na APS englobou a realização de ações como organização dos locais de vacinação, previsão e provisão de insumos, administração dos imunobiológicos, notificação e acompanhamento de eventos adversos, farmacovigilância, controle da rede de frio, repasses dos boletins de doses aplicadas e registros nos sistemas de informação (ver Capítulo 16 – Imunizações). Ressalta-se ainda sua função específica quanto a responsabilidade técnica, treinamento, capacitação e supervisão da equipe de enfermagem em sala de vacinação, além das atividades de planejamento e gerenciamento do processo de imunização.[21]

Os enfermeiros atuaram, também, no desenvolvimento de ações de educação em saúde sobre Covid-19 para a população, no âmbito individual e coletivo. A educação em saúde se estabeleceu como uma importante ferramenta, sendo amplamente utilizada no combate à pandemia, visto que a transmissão respiratória e por gotículas ocorre de forma direta, de pessoa para pessoa. A OMS orientou e reforçou a importância do uso de máscara, da etiqueta respiratória e das boas práticas de higiene, essenciais para estarem associadas à vacinação da população, quando começou a ser disponibilizada.[4,5] Esse trabalho informativo e educativo foi amplamente desenvolvido pela equipe de enfermagem junto com os demais integrantes das equipes de saúde.

As rápidas mudanças impostas pela pandemia Covid-19 resultaram na regulamentação das teleconsultas pelos Conselhos de Classe e pelo MS, amparando legalmente essa modalidade de atuação (ver Capítulo 8 – A Saúde Digital e a Prática da Telenfermagem na Atenção Primária à Saúde). A prática de teleatendimento na saúde utilizou-se de ferramentas de suporte tecnológico e virtuais com o intuito de orientar, monitorar e/ou encaminhar as pessoas atendidas, sendo de suma importância em casos de abordagem pré-clínica, consulta, suporte e monitoramento no sistema de saúde brasileiro. A incorporação dessa prática no escopo da profissão ampliou o acesso, a longitudinalidade do cuidado e a capacidade de atendimento dos serviços de saúde, possibilitando atendimento remoto dos profissionais, inclusive em modalidade *home office*. A utilização dessa tecnologia na pandemia possibilitou à população ter acesso a informações qualificadas e fidedignas em relação ao cenário de saúde vivido. Além disso, objetivou contribuir para a redução da sobrecarga nos serviços de saúde, principalmente na APS, possibilitando às pessoas manterem as medidas de isolamento domiciliar e distanciamento social.[5]

Dentre as ações assistenciais desenvolvidas pelo enfermeiro durante a pandemia, junto com a equipe da APS, podemos destacar: o acolhimento e a assistência aos pacientes sintomáticos respiratórios e seus contatos dentro do território; a vigilância, o acompanhamento e o monitoramento dos casos suspeitos e confirmados de Covid-19; a realização da testagem diagnóstica na US; o atendimento de urgência e emergência, com a realização de procedimentos relacionados; o atendimento remoto para o monitoramento dos casos e seu contatos.

Para realizar essas ações essenciais à assistência à saúde da população, foi necessário que o enfermeiro desenvolvesse previamente diversas atividades administrativas relacionadas à gestão do cuidado para ter disponível na US materiais, insumos, equipamentos, entre outros. Também foram realizadas inúmeras atividades-meio, como a alimentação de novos sistemas de vigilância e acompanhamento, alimentação de indicadores de saúde, previsão e solicitação de Equipamentos de Proteção Individual (EPI) em larga escala, gestão de insumos para os atendimentos de urgência (equipamentos/instrumentos, medicações e suporte de O_2). Salientou-se também a gestão dos casos complexos, em vulnerabilidade econômica e/ou social, em conjunto com outros serviços, setores ou pontos da RAS.[5]

Os enfermeiros foram cotidianamente desafiados a pensar novas formas de prestar atenção à saúde e assegurar o cuidado à saúde da população nos serviços de APS, atendendo às situações relacionadas à Covid-19, mas também a outras situações de saúde que não podiam esperar passar a crise sanitária (p. ex., acompanhamento de condições crônicas de saúde), mantendo os protocolos de biossegurança, mas sem se concentrar apenas na crise sanitária e nas ações curativistas. Inicialmente, as atividades em grupo e consultas eletivas foram canceladas, mas os acompanhamentos como pré-natal e puericultura foram mantidos, com horários bem definidos, evitando aglomerações nas US e reforçando a higienização dos ambientes.[12]

Processo de Enfermagem na Atenção Primária à Saúde Aplicado ao Cuidado de Pessoas em Situações de Pandemia

O PE é uma ferramenta de trabalho do enfermeiro que possibilita a organização do cuidado profissional e organiza-se em cinco etapas inter-relacionadas, interdependentes: coleta de dados, Diagnóstico de Enfermagem (DE), planejamento de enfermagem, implementação e avaliação de enfermagem (ver Capítulo 3 – O Processo de Enfermagem como Fundamento para o Cuidado na Atenção Primária à Saúde).[22] À vista disso, sendo as tecnologias leves produzidas no trabalho vivo em ato[23] durante as pandemias, é o PE que orienta, delibera, sistematiza e viabiliza o pensamento crítico-reflexivo no cuidado profissional de enfermagem nos serviços públicos e privados de saúde. Esse instrumento auxilia o enfermeiro no julgamento clínico e terapêutico na sua tomada de decisão,[24] fortalecendo as ações coordenadas no combate à pandemia. Além disso, o PE organiza o plano do cuidado de enfermagem, favorecendo a identificação das condições de saúde, dos problemas de saúde que estão sendo vivenciados, para o planejamento das intervenções e cuidados necessários, visando o restabelecimento da saúde, bem como a organização dos serviços nos cenários de enfrentamento à pandemia por Sars-CoV-2.

No cenário da pandemia de Covid-19, a coleta de dados concentrou-se no levantamento das informações clínicas a partir da anamnese e do exame físico, com atenção aos sintomas respiratórios e termorreguladores, e nas comorbidades existentes. Essas informações foram essenciais para o rastreio de casos suspeitos ou confirmados para infecção por Sars-CoV-2.

Após a coleta de dados, o enfermeiro levanta as hipóteses diagnósticas, que serão confirmadas ou refutadas, apoiadas nas evidências presentes na documentação do prontuário do paciente. Esse momento exige o pensamento crítico-reflexivo, a acurácia, a capacidade intelectual e cognitiva, a fim de que os dados clínicos sejam interpretados para definição dos DE, os quais traduzem as necessidades humanas básicas ou respostas humanas do indivíduo, bem como das coletividades,[24] que podem ter sido afetadas em contextos de pandemias.

Considerando o vivenciado na pandemia por Sars-CoV-2, a Rede de Pesquisa em Processo de Enfermagem (RePPE) criou cinco instrumentos que envolvem os elementos da prática de enfermagem – diagnósticos, resultados e intervenções de enfermagem – na assistência à comunidade, ao paciente e na proteção à saúde do trabalhador de enfermagem. Esses documentos estão alicerçados nas etapas do PE e nos sistemas de classificação de enfermagem, como a Classificação dos Diagnósticos de Enfermagem da NANDA-I[25] e a Classificação Internacional para a Prática de Enfermagem (Cipe®).[26] A RePPE orienta que os instrumentos devem ser utilizados após a coleta de dados individualizados, com base nos protocolos do MS quanto à vigilância e ao controle da infecção por Sars-CoV-2.[28]

Conforme a taxonomia da NANDA-I,[25] a família é um sujeito do diagnóstico, sendo definida como "um grupo de duas ou mais pessoas que têm relações contínuas ou permanentes, que percebem obrigações recíprocas, têm sentidos comuns e compartilham determinadas obrigações com outras pessoas; relacionadas pelo sangue e/ou por escolha". A família compõe a comunidade, cuja definição é "um grupo de pessoas que moram em um mesmo lugar, sob um mesmo governo".[25]

Os pesquisadores da RePPE, na sua primeira versão, listaram 20 DE no atendimento à família/comunidade, assim distribuídos:[28]

a) dois em relação ao evento da contaminação (Risco de Contaminação e Contaminação);
b) um relacionado à manutenção do lar prejudicada;
c) seis referentes ao processo psicossocial (Medo, Ansiedade, Ansiedade Relacionada à Morte, Campo de Energia Desequilibrado, Síndrome de Estresse por Mudança e Desesperança).
d) três relativos ao processo de socialização (Interação Social Prejudicada, Risco de Solidão e Envolvimento em Atividades de Recreação Diminuído);
e) um quanto ao Comportamento de Busca de Saúde Propenso a Risco;
f) um sobre o Conhecimento Deficiente;
g) quatro no que diz respeito ao processo de luto (Processo de Luto Antecipado, Processo de Luto Familiar, Risco de Processo de Luto Familiar Disfuncional e Processo de Luto Disfuncional); e
h) dois relacionados ao enfrentamento (Enfrentamento Ineficaz da Comunidade e Enfrentamento Familiar Comprometido).

Para os pacientes com suspeita de infecção por Sars-CoV-2 ou com perfil clínico leve e moderado para a enfermidade, a RePPE[28] selecionou como importantes respostas humanas possivelmente manifestadas por eles: Risco de Infecção; Padrão Respiratório Ineficaz; Troca de Gases Prejudicada; Desobstrução Ineficaz de Vias Aéreas; Ventilação Espontânea Prejudicada; Intolerância à Atividade; Hipertermia; Diarreia; Conforto Prejudicado.[25]

Estabelecidas as intervenções de enfermagem e definido o plano em conjunto com a pessoa/família, dá-se início à fase de implementação das prescrições pactuadas.[29] Para a operacionalização das intervenções junto às pessoas com infecção por Sars-CoV-2, é importante: avaliar o nível educacional e as vulnerabilidades, a rede de contatos suspeitos, o padrão e a função respiratória, os recursos para o enfrentamento da Covid-19; instituir medidas para diminuir anseios, mitos e medos; promover a educação em saúde; garantir oxigenioterapia; monitorar sinais vitais; entre outras.[30] Além disso, durante a etapa da execução das intervenções planejadas, o enfermeiro tem de acompanhar a pessoa/família e avaliar os resultados.[29]

Na fase de avaliação, é necessário realizar uma comparação sistematizada dos resultados aguardados com os obtidos no curso do acompanhamento do paciente/família.[29] Destaca-se que se trata de um julgamento clínico sobre as respostas do indivíduo, da família, da comunidade quanto à infecção por Sars-CoV-2, atentando-se para os sinais e sintomas da doença.

Perante uma crise, refuta-se a ideia de somente retornar ao trabalho para aperfeiçoar o sistema quando os acontecimentos estiverem voltados à normalidade.[31] Logo, os desafios advindos da pandemia não devem ser esquecidos, mas sim considerados como um novo cenário, provocando questionamentos sobre quantos riscos podem ser minimizados nessas conjunturas. Desse modo, é necessário harmonizar as ações preventivas com as estratégias de segurança, concentradas em gerir ameaças e pressões dinâmicas.[31]

A pandemia por Sars-CoV-2 foi uma oportunidade para o aprendizado sobre o modo como os serviços de saúde respondem às crises. Tornou-se necessário equilibrar ações preventivas com estratégias de segurança com ênfase no gerenciamento das ameaças e nas pressões dinâmicas, sendo processos característicos das organizações de alta confiabilidade.[31]

Cabe destacar que o conceito de organizações de alta confiabilidade tem sua origem em estudos de organizações de setores que apresentam falhas com consequências drásticas, portanto esforços coordenados são necessários visando garantir desfechos seguros. Além disso, as organizações de alta confiabilidade apresentam uma cultura de confiança, estimulam relações de trabalho fortes, combinadas com antecipação e resiliência, mantendo assim o desempenho confiável mesmo diante das contínuas mudanças.[32]

Nesse sentido, o Quadro 6.2 apresenta um referencial estabelecido por organizações de alta confiabilidade para recomendar ações que contribuam para a segurança dos pacientes, familiares e profissionais no enfrentamento da pandemia por Sars-CoV-2.[33]

QUADRO 6.2	**Princípios das organizações de alta confiabilidade empregados no enfrentamento da pandemia por Sars-CoV-2.**
Preocupação com falhas	Simular frequentemente os processos fundamentais Observar a paramentação e a desparamentação
Relutância em simplificar interpretações	Compreender detalhadamente os desafios enfrentados Analisar os perigos e incidentes de segurança Ter consciência do viés cognitivo na tomada de decisão
Sensibilidade às operações	Realizar ronda da gestão na linha de frente Implementar *Huddles* de segurança regulares Observar de modo planejado os processos cruciais
Compromisso com a resiliência	Possuir disposição para mudar decisões conforme a informação se modifica Discutir e tratar o bem-estar da equipe
Respeito ao conhecimento	A decisão tem de ser tomada por aqueles que detêm a experiência mais relevante Os líderes devem reconhecer e respeitar a *expertise* da linha de frente

Fonte: Adaptado pela autoria de Thull-Freedman et al., 2020[33].

Enfermeiro e Sobrecarga de Trabalho Durante a Pandemia

Os impactos da pandemia se propagaram para além das questões clínicas, sociais e econômicas, impondo aos gestores de saúde a necessidade de voltar o seu olhar, também, para os recursos humanos em saúde e as condições sensíveis à saúde do trabalhador.[34]

A enfermagem é composta por enfermeiros, técnicos e auxiliares de enfermagem e constitui-se na maior força de trabalho em saúde no Brasil (ver Capítulo 4 – As Dimensões do Trabalho do Enfermeiro na Atenção Primária à Saúde). Ainda assim, em algumas regiões do País, essa distribuição aponta carências no quantitativo desses profissionais. Durante a pandemia, ficou ainda mais evidente essa falta de profissionais, superada muitas vezes pelo compromisso e pela dedicação desses trabalhadores para com a vida e a saúde dos indivíduos, famílias e comunidades e pela sua fundamental articulação em equipe e em rede.[35] Durante o combate à Covid-19, os trabalhadores de enfermagem foram os profissionais mais afetados e expostos, estando sob contínuas situações de medo, estresse e adoecimento.[13,35]

O afastamento dos profissionais de saúde interfere diretamente na qualidade do cuidado ao usuário e na prestação dos serviços essenciais à população. Esse nó crítico da gestão dos serviços abala os processos de trabalho, gerando consequências negativas, como sobrecarga dos demais colegas das equipes e elevação dos custos para os serviços. Entretanto, o aumento desses afastamentos é também um reflexo direto das más condições de saúde e de trabalho desses profissionais, agravado por emergências de Saúde Pública.[34]

Entretanto, para uma melhor reflexão sobre as questões de condições de trabalho do enfermeiro e da equipe de enfermagem durante a pandemia, é preciso contextualizar as construções sociais e políticas que envolvem o cenário do País nesse período. A realidade brasileira, como um todo, vem sofrendo impactos da precarização dos serviços, marcada pelas perdas de direitos trabalhistas. Esse movimento leva os trabalhadores, a exemplo da enfermagem, a buscarem mais de um emprego para manterem suas famílias.[36]

A precarização das relações de trabalho, associada à visão produtivista, que exige números de ações sem as devidas condições laborais, pode contribuir com o aumento das desordens psíquicas e físicas dos trabalhadores da saúde, aumentando os índices de afastamento laboral e causando o uso cada vez maior de psicofármacos. Essa perspectiva eleva o risco de exposição a acidentes de trabalho e ao adoecimento desses trabalhadores. Quando traçado um paralelo para o período da pandemia Covid-19, os conselhos de classe apontaram de maneira negativa as condições vividas pelas trabalhadoras da saúde, evidenciando que o Brasil é o país com maior número de mortes de profissionais em decorrência da contaminação pelo novo coronavírus e que a maior parte das inconformidades e agravos encontrados nos serviços foi a escassez de EPI e insumos de higiene (álcool, sabonete, papel-toalha, desinfetantes etc.).[36-38]

Cerca de 85% dos trabalhadores de enfermagem são do sexo feminino e, para estarem na linha de frente no combate da pandemia da Covid-19, exigiu-se dessas profissionais conciliar seu trabalho ao cuidado e às demandas familiares. Muitas mulheres são responsáveis pela família e, quando ocorreu o fechamento de escolas e creches em todo o País, houve impacto negativo, elevando o absenteísmo no trabalho, bem como prejuízo da qualidade de vida das trabalhadoras de saúde.[34,36,38]

O medo constante da morte provocado pela disseminação da infecção por Covid-19, a possível transmissão aos familiares e o déficit de autocuidado imposto pela pandemia, associado a longas jornadas de trabalho desgastantes e com repouso ineficiente, permeiam os fatores de desgaste e adoecimento das trabalhadoras da saúde.[36,37] Além disso, o aumento do número de pacientes, aliado ao quantitativo inadequado de profissionais para isso, pode causar sobrecarga de trabalho, insatisfação profissional e síndrome de *burnout*. Essa sobrecarga repercute diretamente na sensação de insatisfação, impotência e desmotivação profissional, além de menor satisfação do usuário e da família para com o cuidado de enfermagem recebido.[37,38]

O aumento dos afastamentos dos profissionais da enfermagem durante a pandemia evidenciou-se por quadros de insônia, estresse, sintomas depressivos e ansiosos, mas, embora os afastamentos por esses motivos tenham sido elevados, não se configuraram entre os mais frequentes. Destacaram-se no ano de 2020 os acometimentos por causas respiratórias e as doenças osteomusculares e do tecido conjuntivo, de origem mecânica e passíveis de prevenção.[34]

As sobrecargas de trabalho tiveram impacto não apenas nas questões do absenteísmo-doença,[c] mas também na saúde dos trabalhadores por meio das lesões por fricção e cisalhamento, que ocorreram como consequência do uso contínuo e prolongado de EPI. Destacou-se ainda que, mesmo com todo o esgotamento físico e psíquico presentes, muitos profissionais não se ausentaram de suas atividades (presenteísmo),[d] agravando seus condicionantes de saúde, visto a inadequação de dimensionamento de pessoal para a linha de frente.[37]

Salienta-se que muitos serviços, diante da insuficiência ou inexistência de recursos humanos, ficaram impossibilitados de abrir. Não raro, muitos profissionais da saúde foram remanejados de setor e tiveram de passar a desenvolver atividades complexas e novas que antes não faziam parte de seus cotidianos de trabalho.[37]

Considerações Finais

A compreensão em relação à Covid-19 requer uma interpretação para além do foco biológico em relação à doença. A pandemia expôs dilemas com relação a questões não somente sanitárias, mas também políticas, econômicas, sociais e suas repercussões no agravamento da qualidade de vida da população. Seus impactos expuseram a dimensão para além do processo saúde-doença, para um fenômeno social e político, complexo e multidimensional, com raízes em dimensões da sociedade que vão além da dimensão geral, abrangendo também a particular e a individual. Destaca-se, na dimensão geral, a expansão desenfreada em ecossistemas não saudáveis; na particular, o acometimento maior das classes mais vulneráveis; e, na dimensão individual, estilos de vida mais propensos à exposição, como desnutrição e comorbidades.[17]

Os impactos negativos da pandemia foram, e ainda são, densos, evidentes e indiscutíveis, permeados de dilemas éticos. A enfermagem brasileira conviveu com carência de recursos humanos, com escassez de insumos e leitos e com o luto muito próximo. Os impactos emocionais e psicológicos permanecem alvo de estudos e acompanhamento.

A pandemia desafiou e excedeu, por muitas vezes, as capacidades de trabalho, de cuidar de si e do próximo. Também levou muitos enfermeiros a refletirem quanto à sua escolha profissional e à desvalorização da enfermagem; alguns chegaram a pensar em abandonar a profissão, visto o desrespeito diante da contratação com salários incompatíveis com sua formação profissional e, inclusive, com a dignidade de trabalho. Os dilemas enfrentados pela categoria se deram para além do âmbito da gestão e do cuidado, materializando-se na exaustão física, mental e emocional, na insegurança, no medo, na exposição contínua aos agentes biológicos e na sobrecarga de trabalho.[39]

---

[c] Absenteísmo-doença: ausência do trabalho por motivo de doença.

[d] Presenteísmo: forma de ausência em que o trabalhador se apresenta a seu posto de trabalho, mas é incapaz de se dedicar completamente às suas tarefas.

Mesmo diante da extrema adversidade produzida pela pandemia por Sars-CoV-2, a enfermagem mostrou-se protagonista e fundamental, com atuação intensiva e exemplar.[39] No ano de 2020, marcado não somente pela pandemia, mas também pelo bicentenário de Florence Nightingale e pelo "Ano internacional dos profissionais de enfermagem e parteiras", foi promovida pelo Conselho Internacional de Enfermeiros (CIE) a campanha Nursing Now, destacando nas mídias e redes sociais os potenciais dessa categoria profissional e suas contribuições para a melhoria das condições de saúde das populações, especialmente na área da APS. A Campanha destacou e reforçou as competências centrais do trabalho em enfermagem no âmbito da prática clínica, da experiência na atenção às pessoas, famílias e comunidades, na prevenção e na promoção à saúde e, também, na liderança da equipe e dos serviços de saúde.

Por fim, considera-se urgente o reconhecimento da categoria pela sociedade, pelos gestores dos serviços e autoridades políticas, a exemplo da recente aprovação do piso salarial da enfermagem, para o alcance de melhores condições de vida e trabalho. A pandemia explicitou a precarização das condições de trabalho da enfermagem e da APS, e este é um momento decisivo para a proposição e a implementação de melhorias às questões de trabalho, provimento de pessoal e remuneração, porque somente dessa maneira será possível que o escopo da profissão se fortaleça e a categoria preste assistência à saúde em condições dignas e continue contribuindo cada vez mais com a ampliação do acesso a serviços de saúde qualificados.[5]

Aspectos-chave

- A Organização Mundial de Saúde (OMS) decretou estado de pandemia por Sars-CoV-2 em 11 de março de 2020, em razão da alta taxa de contágio, da elevada infectividade da doença e do aumento gradativo em diversos países.
- A OMS orientou e reforçou a importância do uso de máscara, da etiqueta respiratória e das boas práticas de higiene, essenciais para estarem associadas à vacinação da população, quando esta começou a ser disponibilizada.
- A compreensão em relação às pandemias requer uma interpretação para além do foco biológico em relação à doença.
- A enfermagem demonstrou protagonismo na pandemia por Covid-19 por estar ativamente presente na linha de frente de seu combate.
- Durante emergências de Saúde Pública, faz-se necessária uma rápida reorganização dos serviços, suas práticas e rotinas de saúde, tendo em vista a urgência da ampliação de acesso e atendimento dos casos sintomáticos.
- A Atenção Primária à Saúde (APS), como porta de entrada no Sistema Único de Saúde e orientadora do cuidado nas Redes de Atenção à Saúde, teve importante papel na identificação de risco, condução e acompanhamento dos casos leves e moderados de Covid-19, bem como na identificação dos casos de maior gravidade para encaminhamento a outros níveis de atenção, ampliando o acesso universal à atenção à saúde.
- A enfermagem na APS realizou inúmeras atividades, mas destacou-se pelas ações voltadas à vacinação da população em larga escala.
- O dinamismo exigido ao enfrentamento de uma pandemia requer resiliência, planejamento estratégico, flexibilidade, celeridade de respostas, adaptabilidade no uso de recursos em termos de estrutura física, suprimentos e pessoal.

Referências

1. Observatório Covid-19. Fiocruz. [Acesso 13 Set 2022]. Disponível em: https://portal.fiocruz.br/observatorio-covid-19.
2. Brandão PTJ, Cruz SS, Santana CO. Lições pandêmicas históricas na atualidade. Caderno Sisterhood, v. 2, n. 1, 2022. [Acesso 10 Out 2022]. Disponível em: https://www3.ufrb.edu.br/seer/index.php/negras/article/view/2964.
3. Pascarella G, Strumia A, Piliego C, Bruno F, Del BR, Costa F et al. Covid-19 diagnosis and management: a comprehensive review. J Intern Méd. [Internet]. 2020 Aug. [Acesso 13 Set 2022]; 288(2):192-206. Disponível em: https://www.ncbi.nlm.nih.gov/pmc/articles/PMC7267177/. DOI: https://doi.org/10.1111/joim.13091.
4. Organização Pan-Americana de Saúde (OPAS). Site da OPAS. Folha informativa sobre Covid-19. 2022. [Acesso 13 Set 2022]. Disponível em: https://www.paho.org/pt/covid19.
5. Associação Brasileira de Enfermagem – Seção RS. Departamento de Atenção Primária à Saúde (DAPS) da ABEn – Seção RS. Reflexões sobre o escopo do trabalho da Enfermeira na atenção primária à saúde: contribuições do grupo de estudo do DAPS-ABEn-RS. Mancia JR, Capellari C, Pinheiro JORA. Organização de Sandra Rejane Soares Ferreira et al. Porto Alegre: Associação Brasileira de Enfermagem, 2020.
6. Brasil. Ministério da Saúde. Guia de vigilância epidemiológica emergência de saúde pública de importância nacional pela doença pelo coronavírus 2019 – Covid-19. 2021. [Acesso 13 Set 2022]; 86 p. Disponível em: https://www.gov.br/saude/pt-br/centrais-de-conteudo/publicacoes/guias-e-manuais/2021/guia-de-vigilancia-epidemiologica-covid-19-3.pdf/view.
7. Brasil. Ministério da Saúde. Protocolo de Manejo Clínico da Covid-19 na Atenção Especializada. Brasília: Ministério da Saúde. 2020. [Acesso 13 Set 2022]. Disponível em: https://bvsms.saude.gov.br/bvs/publicacoes/manejo_clinico_covid-19_atencao_especializada.pdf.
8. Rouquayrol MZ, Almeida FN. Epidemiologia e saúde. *In*: Epidemiologia e Saúde. 2003.
9. Medronho RA, Block KV, Luiz RR, Wenwck GL. Epidemiologia. 2. ed. Rio de Janeiro: Atheneu, 2009.
10. Brasil. Ministério da Saúde. Secretaria de Vigilância em Saúde. Departamento de Vigilância das Doenças Transmissíveis. Guia para Investigações de Surtos ou Epidemias /Ministério da Saúde, Secretaria de Vigilância em Saúde, Departamento de Vigilância das Doenças Transmissíveis – Brasília: Ministério da Saúde. 2018. [Acesso 10 Out 2022]. Disponível em: https://bvsms.saude.gov.br/bvs/publicacoes/guia_investigacao_surtos_epidemias.pdf.
11. Brasil. Ministério da Saúde. Secretaria de Vigilância em Saúde. Coordenação-Geral de Desenvolvimento da Epidemiologia em Serviços. Guia de Vigilância em Saúde: volume único [Recurso eletrônico]/Ministério da Saúde, Secretaria de Vigilância em Saúde, Coordenação-Geral de Desenvolvimento da Epidemiologia em Serviços. – 3. ed. – Brasília: Ministério da Saúde. 2019. [Acesso 10 Out 2022]. Disponível em: https://bvsms.saude.gov.br/bvs/publicacoes/guia_vigilancia_saude_3ed.pdf.
12. Silva WRS et al. A gestão do cuidado em uma unidade básica de saúde no contexto da pandemia de Covid-19. Trabalho, Educação e Saúde, Rio de Janeiro. 2021. [Acesso 12 Set 2022]; v. 19, e00330161. Disponível em: https://www.scielo.br/j/tes/a/PDVNj7xLyJGYPxJvwVVFHDQ/.
13. Massuda A et al. A resiliência do Sistema Único de Saúde frente à Covid-19. Cadernos EBAPE.BR, v. 19, dezembro de 2021. [Acesso 13 Set 2022]; p. 735-44. Disponível em: https://doi.org/10.1590/1679-395120200185.
14. Lima KJV et al. Technical-assistance arrangements in coping with the Covid-19 pandemic from the managers' perspective. Rev. Latino-Am. Enfermagem. 2022. [Acesso 12 Set 2022]; 30:e3539. Disponível em: https://doi.org/10.1590/1518-8345.5799.3539.
15. Maciel E, Fernandez M, Calife K, Garrett D, Domingues C, Kerr L et al. A campanha de vacinação contra o Sars-CoV-2 no Brasil e a invisibilidade das evidências científicas. Ciência & Saúde Coletiva [Internet]. Mar 2022. [Acesso 12 Out 2022]; 27(3):951-6. Disponível em: https://doi.org/10.1590/1413-81232022273.21822021.
16. Almeida IM. Proteção da saúde dos trabalhadores da saúde em tempos de Covid-19 e respostas à pandemia. Revista Brasileira de Saúde Ocupacional [Internet]. 2020. [Acesso 12 Out 2022]; 45. Disponível em: https://doi.org/10.1590/scielopreprints.140.
17. Fonseca RMGS, Fornari LF. Lourenço RG. Desafios da atenção básica no cuidado à população em tempo de pandemia. *In*: Teodósio SSS, Leandro SS (Orgs.). Enfermagem na atenção básica no contexto da Covid-19. 2. ed. rev. Brasília, DF: Editora ABEn. 2020. [Acesso 13 Set 2022]; p. 4-10. (Série Enfermagem e Pandemias, 3). Disponível em: https://doi.org/10.51234/aben.20.e03.c01.
18. Silva VGF, Silva BN, Pinto ESG, Menezes RMP. The nurse's work in the context of Covid-19 pandemic. Rev Bras Enferm. 2021. [Acesso 12 Set 2022]; 74(Suppl 1):e20200594. Disponível em: http://dx.doi.org/10.1590/0034-7167-2020-0594.

19. Brasil. Ministério da Saúde. Secretaria de Vigilância em Saúde. Departamento de Imunização e Doenças Transmissíveis. Plano Nacional de Operacionalização da Vacinação contra a Covid-19/Ministério da Saúde, Secretaria de Vigilância em Saúde, Departamento de Imunização e Doenças Transmissíveis. – 2. ed. – Brasília: Ministério da Saúde, 2022.
20. Almeida LY et al. Implementação da estratégia drive-through para vacinação Covid-19: um relato de experiência. Revista da Escola de Enfermagem da USP. 2022. [Acesso 12 Out 2022]; 56. Disponível em: https://doi.org/10.1590/1980-220x-reeusp-2021-0397pt.
21. Cerqueira ITA, Barbara JS. Atuação da Enfermeira na Sala de Vacinação em Unidades de Saúde da Família. Revista Baiana de Saúde Pública [Internet]. 17 Set 2017. [Acesso 12 Out 2022]; 40(2). Disponível em: https://doi.org/10.22278/2318-2660.2016.v40.n2.a734.
22. Conselho Regional de Enfermagem (Cofen). Resolução n. 358/2009, que dispõe sobre Sistematização da Assistência de Enfermagem e a implementação do Processo de Enfermagem.
23. MERHY EE. Saúde: a cartografia do trabalho vivo. São Paulo: Hucitec, 2002.
24. Cruz DALM. Diagnóstico de Enfermagem. *In*: Garcia TR, Egry YE (Orgs.). Integralidade da atenção no SUS e a Sistematização da Assistência de Enfermagem. Porto Alegre (RS): Artmed; 2010. p. 111-7.
25. Herdman TH, Kamitsuru S. Diagnósticos de enfermagem da NANDA-I: Definições e classificação 2018-2020. 11. ed. Porto Alegre: Artmed; 2018.
26. International Council of Nurse. Classificação Internacional para a Prática de Enfermagem – CIPE®. 2019 Garcia TM, Nóbrega MML, Cubas MR (Trads.) [Acesso 12 Set 2022]. Disponível em: https://www.icn.ch/what-we-doprojectsehealthicnp-download/icnp-translations.
27. Cubas MR et al. Mapeamento dos termos dos eixos tempo, localização, meio e cliente entre versões da CIPE® e CIPESC®. Revista Brasileira de Enfermagem, v. 64, p. 1100-1105, 2011. [Acesso 12 Set 2022]. Disponível em: https://www.scielo.br/j/reben/a/njY6hYFrNGzCGVLZLFZm4JD/?lang=pt&format=pdf.
28. Barros ALBL et al. Contribuições da rede de pesquisa em processo de enfermagem para assistência na pandemia de Covid-19. Rev Bras Enferm, v. 73, n. 2, p. e20200798. 2020. [Acesso 12 Set 2022]. Disponível em: https://www.scielo.br/j/reben/a/PYtPFCnwjNNrzXsP5Qn49mK/?format=pdf&lang=pt.
29. Ferreira SRS et al. O processo de enfermagem como fundamento para o cuidado na Atenção Primária à Saúde. *In*: Ferreira SRS, Perico LAD, Dias VRFG. Atuação do Enfermeiro na Atenção Primária à Saúde. Ed. Rio de Janeiro: Atheneu, 2017.
30. Bulechek GM et al. Classificação das Intervenções de Enfermagem – NIC. 6. ed. São Paulo: Elsevier; 2016.
31. Amalberti R, Vicent C. Managing risk in hazardous conditions: improvisation is not enough. BMJ Quality & Safety. 2019. [Acesso 16 Set 2022]; 29(1):60-63. Disponível em: https://qualitysafety.bmj.com/content/qhc/29/1/60.full.pdf.
32. Weick KE, Sutcliffe KM. Managing the Unexpected: sustained performance in a complex world. 3. ed. Hoboken: Wiley, 2015.
33. Thull-Freedman J. et al. Going to the Covid-19 Gemba: using observation and high reliability strategies to achieve safety in a time of crisis. CJEM. 2020. [Acesso 15 Set 2022]; 22(6):738-741. Disponível em: https://www.ncbi.nlm.nih.gov/pmc/articles/PMC7211801/.
34. Garbin AJI et al. Sickness absenteeism of Primary Health Care professionals before and during the Covid-19 pandemic. Rev Bras Enferm. 2022. [Acesso 12 Set 2022]; 75(Suppl 1):e20220028. Disponível em: https://doi.org/10.1590/0034-7167-2022-0028pt.
35. Souza IL et al. A atenção primária à saúde na pós-pandemia e a prática dos profissionais de enfermagem. *In:* Teodósio SSS; Leandro SS (Orgs.). Enfermagem na atenção básica no contexto da Covid-19. 2. ed. rev. Brasília, DF: Editora ABEn. 2020. [Acesso 13 Set 2022]. p. 11-17. (Série Enfermagem e Pandemias, 3). Disponível em: https://doi.org/10.51234/aben.20.e03.c02.
36. Bitencourt SM, Andrade CB. Trabalhadoras da saúde face à pandemia: por uma análise sociológica do trabalho de cuidado. Ciência & Saúde Coletiva, v. 26, n. 3, março de 2021. [Acesso 12 Set 2022], p. 1013-22. Disponível em: https://doi.org/10.1590/1413-81232021263.42082020.
37. Nishiyama JAP et al. Dimensões laborais, éticas e políticas do dimensionamento de pessoal de enfermagem diante da Covid-19. Escola Anna Nery, v. 24, n. spe. 2020. [Acesso 12 Set 2022], p. e20200382. Disponível em: https://doi.org/10.1590/2177-9465-ean-2020-0382.
38. Caliari JS et al. Quality of life of nurse practitioners during the Covid-19 pandemic. Rev Bras Enferm. 2022. [Acesso 13 Set 2022]; 75(Suppl 1):e20201382. Disponível em: https://doi.org/10.1590/0034-7167-2020-1382.
39. Ribeiro AA et al. Impactos da pandemia Covid-19 na vida, saúde e trabalho de enfermeiras. Acta Paul Enferm. 2022. [Acesso 13 Set 2022]; 35:eAPE01046. Disponível em: http://dx.doi.org/10.37689/acta-ape/2022AO010466.

7

Educação em Saúde e Promoção da Saúde

Marina da Silva Sanes
Ivonete Terezinha Shülter Buss Heidemann

O que há neste capítulo?

Este capítulo fornece subsídios para os enfermeiros atuarem nas ações de educação em saúde (ES), promoção de saúde e prevenção de doenças ofertadas na Atenção Primária à Saúde. Aborda os contextos históricos e conceituais, as ações prioritárias, a composição e o arcabouço das políticas públicas de saúde, desenhadas pela Política Nacional de Educação Popular em Saúde e pela Política Nacional de Promoção da Saúde. Contém informações sobre as áreas fundamentais para o desenvolvimento de ações de ES, aproximando-se do conceito dialógico da interação entre enfermeiros e a população do território, pela qual a equipe de saúde tem responsabilidade sanitária. Pontua os seguintes elementos para o planejamento de ações: diagnóstico, construção do plano, execução e avaliação. Aborda ainda a potencialidade da ES no autocuidado apoiado, com vistas ao alcance de melhores desfechos em saúde.

Introdução

O cenário brasileiro apresenta-se em plena transição demográfica e epidemiológica, evidenciando a tripla carga de doença: desafio no cuidado às condições crônicas, existência de problemas não resolvidos sobre as condições agudas e crescimento expressivo de problemas vinculados à violência e causas externas (ver Capítulo 11 – Abordagem das Condições Crônicas na Atenção Primária à Saúde). Impera a necessidade de reorganização/revisão das práticas de saúde ofertadas na Atenção Primária à Saúde (APS), no sentido de responder às demandas essenciais da população, o que tem sido uma busca constante no Brasil, por meio das Redes de Atenção à Saúde (RAS).[1]

O trabalho dos enfermeiros na APS implica, necessariamente, operacionalizar os atributos da APS (ver Capítulo 1 – Diretrizes para o Trabalho dos Enfermeiros na Atenção Primária à Saúde) e as diretrizes da Estratégia de Saúde da Família (ESF), no sentido de servir como base teórico-prática para que as ações sejam ofertadas de maneira coerente em relação às necessidades de indivíduos, famílias e comunidades.

As responsabilidades dos enfermeiros na APS transitam por ações de promoção da saúde (PS), passando pelas atividades de prevenção, tratamento e reabilitação de doenças e agravos, incluindo aquelas de abordagem individual, familiar e/ou coletiva, que podem ocorrer nas Unidades de Saúde (US) e nos mais diversos espaços comunitários e setoriais.[2] A educação em saúde (ES) e a PS são estratégias teórico-práticas que descortinam possibilidades de enfrentamento da realidade em saúde e, conforme a Política Nacional de Atenção Básica (PNAB),[2] são ações comuns a todos os membros das equipes e se dão no pleno exercício da interdisciplinaridade.

Julga-se procedente, assim, ampliar conhecimentos sobre as dimensões teórico-práticas da ES e da PS, no sentido de ampliar o escopo de atuação, considerando que o cuidado de enfermagem deve prover autonomia, emancipação e responsabilização. Nesse enfoque, amplia-se a discussão para refletir sobre como os enfermeiros apoiam indivíduos/famílias/comunidades para uma experiência/vivência de sua saúde de maneira autônoma e empoderada.

Na área da ES, trabalha-se com ações de PS e de prevenção de agravos. Como PS, entendem-se ações mais amplas, intersetoriais, que visam o empoderamento e a autonomia para o alcance de melhores condições de vida; e, como prevenção de doenças/agravos, ações mais específicas. A prevenção está diretamente vinculada à redução do risco de doenças e/ou agravo específico, inferindo-se a causalidade, com avaliação da probabilidade da ocorrência do evento exposto a determinados fatores, sendo limitada em suas ações por não permitir a integralidade do fenômeno.[3]

Saberes, Competências e Habilidades para a Atividade de Educação em Saúde

No início do século XX, a ES no Brasil, sob o nome de educação sanitária, surgiu da necessidade de combate às doenças infectocontagiosas, com o objetivo de conter esses agravos e provocar mudanças nos hábitos e comportamentos das pessoas. As práticas de ES estruturaram-se em abordagens de cunho higienista e curativo, pouco participativas, com enfoque biologicista, metodologicamente autoritárias, de modo a contemplar populações de baixa renda.[4,5] Eram identificadas como fragmentadas, reducionistas, autoritárias, descontextualizadas, sem significado para as pessoas; não contemplavam a multidimensionalidade dos problemas de saúde, a subjetividade das pessoas; e expressavam fortemente o modelo biomédico (ainda vigente em muitas práticas).[4-7]

A partir dos anos 1970, a efervescência dos movimentos sociais na América Latina provocou uma série de questionamentos sobre o modelo tradicional de educação, o que invadiu também os espaços do campo da saúde, entendendo-se que existia uma limitação dessas práticas em responder à complexidade dos problemas vivenciados pelas pessoas. No Brasil, o modelo de atenção à saúde vigente à época estava sendo colocado em análise, o que impulsionou os primeiros movimentos da Reforma Sanitária.[9]

Na área da saúde, Paulo Freire (defensor da educação libertadora na América) contribuiu de modo bastante significativo para os questionamentos do modelo vigente e estabeleceu uma base teórico-prática sobre os processos educativos, considerando questões sobre quem são as pessoas envolvidas no processo educativo, como se estabelecem as relações entre educadores e educandos, de que maneira, como e por que aprendem.[10]

No campo da saúde, é imprescindível compreender o ser humano como um ser social e histórico, singular, que influencia e é influenciado por sua realidade/meio; em função disso, o cuidado em saúde deve ser adaptado a essa singularidade, estabelecendo uma comunicação eficaz, em especial na APS, por ser o nível de cuidado favorável para as práticas de ES.[4,5] É de fundamental importância o exercício da corresponsabilidade pela saúde das pessoas, tarefa urgente na prática dos enfermeiros. Esse compartilhamento entre enfermeiros e pessoas/famílias/comunidades contempla a valorização dos sujeitos no processo de construção e manutenção da sua própria saúde, favorecendo o diálogo, a problematização e o empoderamento[a] de cada pessoa sobre si mesma.[12]

Passados 30 anos de história de cunho participativo e emancipatório, a ES é compreendida, atualmente, como uma ferramenta teórico-prática, de atuação interdisciplinar, desenvolvida com pessoas/famílias/comunidades, com o objetivo de promover espaços de autonomia e corresponsabilidade, no sentido positivo de manter a saúde e/ou melhorar desfechos do processo saúde-adoecimento-cuidado, visando a qualidade de vida.[4-6,9-13]

A ES considera as dimensões contextuais (política, social, religiosa, cultural e filosófica); pressupõe a oferta de práticas com vistas ao exercício da autonomia e à tomada de decisões conscientes e saudáveis em relação à vida. Assim, evidencia possibilidades de conscientização, mobilização e transformação de realidades, tanto na perspectiva individual quanto na da coletividade.[5,6,9-13]

Trata-se de uma abordagem dos profissionais de saúde que visa promover a reflexão, sensibilizar as pessoas para a percepção de sua realidade e a análise dela, intervir, comunicar, cuidar, resolver problemas, apoiar na sensibilização para modificação de hábitos, formas pelas quais acontece uma interação terapêutica que se considera construtivista. Profissionais de saúde se apresentam e constroem práticas horizontalizadas, dialógicas, de abertura à escuta do outro e da consideração da subjetividade.[4,6,8,9]

No cenário da APS, o que se evidencia a partir disso são exercícios para mudanças no modelo de atenção à saúde, que vai ao encontro dos pressupostos da prevenção das doenças, da PS e da qualidade de vida. Corrobora essa visão a ideia de que a ES é uma possibilidade de intervenção ao permitir formação crítica com foco na cidadania. Assim, são pressupostos da ES: diálogo, respeito, escuta, valorização da experiência, participação, independência, autonomia, protagonismo, compartilhamento de saberes.[8,13,14]

Na literatura, apesar de a temática se apresentar com várias possibilidades, autores acrescentam que as estratégias de ES ainda são pouco utilizadas pelos profissionais de saúde, cujo entendimento passa pela desmotivação e/ou obrigatoriedade.[8,15] Muitas vezes, também as instituições de saúde e as de formação profissional validam as atividades de ES com pesos diferentes, deixam-nas em segundo plano, não exigem ações e/ou metas, colocam-nas como não importantes, o que se reflete também na prática profissional.[7,16]

A Política Nacional de Educação Popular em Saúde (PNEPS),[17] estabelecida pela Portaria n. 2.761, em novembro de 2013, veio corroborar a consolidação das práticas de ES, na medida em que resgata o arcabouço participativo e emancipatório destacado ao longo deste texto. Prevê a valorização da humanização e da integralidade como sentidos fundamentais para a democratização das relações no campo das políticas públicas.[14,15]

A PNEPS prevê a reafirmação do compromisso com os princípios do Sistema Único de Saúde (SUS), de modo a efetivar a participação popular organizando-se como uma prática político-pedagógica. Orienta-se pelos seguintes princípios: "diálogo, amorosidade, problematização, construção compartilhada do conhecimento, emancipação e compromisso com a população".[17]

---

[a] Conforme o glossário temático de Promoção da Saúde, "empoderamento", do inglês, *empowerment*, é compreendido como o processo em que as pessoas/coletividades são estimuladas a desenvolver e assumir suas capacidades e habilidades de construir uma vida mais plena, tomando decisões que vão no sentido da promoção da saúde e da qualidade de vida, ou seja, dos componentes positivos da saúde. Implica num processo de conscientização e está relacionado a diversos aspectos da vida das pessoas. O empoderamento vai na via do exercício para uma vida cidadã.[11]

A educação popular em saúde precisa ser incorporada de maneira genuína à prática profissional, não havendo momentos para ser realizada, já que estabelece os pressupostos da relação profissional de saúde-indivíduos/famílias/comunidades, sendo possível a sua aplicação em atendimentos individuais e coletivos. Vasconcelos e Vasconcelos[15] vinculam, inclusive, a eficácia clínica à eficácia pedagógica, o que significa pensar que a prática educativa é parte essencial da relação terapêutica estabelecida, quer seja na dimensão individual, familiar e/ou comunitária.

Soma-se a isso que, muitas vezes, o momento em que a pessoa estreita seu contato com os serviços de saúde é o momento do cuidado de uma doença/agravo, o que é positivo no sentido de que as práticas pedagógicas possam mobilizar a pessoa a refletir sobre seu modo de andar na vida, para assumir posturas que resultem em experiências positivas com a saúde.

Assim, a educação popular em saúde é inerente à prática profissional do enfermeiro quando realiza consultas individuais e coletivas, visitas domiciliares, atividades coletivas, grupos, ou seja, é uma estratégia de cuidado que pode ser desenvolvida em todos os contextos da APS.[8,9]

Saberes, Competências e Habilidades para as Atividades de Promoção da Saúde e Prevenção de Agravos

A PS simboliza uma estratégia favorável para enfrentar as situações de saúde que acometem as populações humanas. Em uma concepção ampla do processo saúde-doença e de seus determinantes, essa estratégia propõe a vinculação de saberes técnicos e populares, bem como a mobilização de recursos institucionais e comunitários, públicos e privados, a favor da qualidade de vida.

Os princípios de PS, em uma retrospectiva histórica, colocam-se na tradição sanitária, do pensamento médico social do século XIX. O conceito de promoção à saúde tradicional foi definido inicialmente a partir do modelo de Leavell e Clark, na década de 1940, no esquema da História Natural da doença, como um dos elementos do nível primário de atenção em medicina preventiva.[18,19]

A PS desponta como uma concepção de saúde em debates internacionais, a partir dos anos 1970. O moderno movimento de PS surgiu no Canadá, com a divulgação do Informe de Lalonde (*A new perspective on the health of Canadians*, 1974).[20] O Informe foca na PS, reforçando que o tradicional modelo médico pouco estava conseguindo interferir na melhoria das condições de saúde. Além disso, impulsiona as concepções de "Saúde para Todos no Ano 2000" e "Estratégias de Atenção Primária" para os países que, em 1978, seriam formalizados na Conferência Internacional de Cuidados Primários de Saúde de Alma-Ata (WHO, 1978).[21]

A partir desse cenário, foi realizada a primeira Conferência Internacional sobre Promoção da Saúde, em Ottawa, em 1986.[22] A PS passou a ser definida como "o processo que capacita indivíduos e comunidades para atuar na melhoria da sua qualidade de vida e saúde, incluindo uma maior participação no controle deste processo".[22] Nesse momento, o conceito de intersetorialidade fica expresso como um pressuposto das práticas de PS.[23]

A partir disso, o conceito se desenvolveu, sendo reforçado pela divulgação e pela contribuição das Conferências Internacionais que a sucederam, trazendo à tona de maneira mais robusta as perspectivas da PS, como se pode acompanhar no Quadro 7.1.

Atualmente, o conceito de PS é permeado por ambiguidades e divergências. Na realidade, constatam-se duas concepções diversas: uma destaca a tecnologia médica, a modificação dos riscos e comportamentos individuais, como direcionamento para as situações de saúde e doença identificados; e a outra busca encorajar o empoderamento e a autonomia das pessoas, para transformação da realidade social.[25]

QUADRO 7.1	Conferências Internacionais sobre Promoção da Saúde.
Conferências Internacionais de Saúde	
Conferência de Ottawa (1986)	Origem da Carta de Ottawa, um dos documentos fundadores do conceito contemporâneo de PS **Campos de ação** 1. Elaboração e implementação de políticas públicas saudáveis 2. Criação de ambientes favoráveis à saúde 3. Reforço da ação comunitária 4. Desenvolvimento de habilidades pessoais 5. Reorientação do sistema de saúde A implementação de políticas públicas saudáveis implica na construção da saúde como prioridade de políticos e dirigentes de todos os setores
Conferência de Adelaide (1988)	Políticas públicas voltadas para a saúde; reafirmação das cinco linhas de ação de Ottawa e da Declaração de Alma-Ata. Enunciação de que as políticas se caracterizam "pelo interesse e preocupação explícitos de todas as áreas das políticas públicas em relação à saúde e à equidade e pelos compromissos com o impacto de tais políticas sobre a saúde da população"
Conferência de Sundsval (1991)	Importância do ambiente favorável para a saúde em todos os seus aspectos Apontamento para a situação de extrema pobreza e privação, em um ambiente de risco. Engajamento de diversos setores no desenvolvimento de ambientes favoráveis
Conferência de Jacarta (1987)	Primeira conferência realizada em um país em desenvolvimento Participação do setor privado no apoio à PS e reexame dos determinantes da saúde
Conferência do México (2000)	Avaliação do impacto da PS para as pessoas que vivem em circunstâncias adversas. Ênfase da saúde nos programas de desenvolvimento das organizações internacionais, nacionais e locais. Incentivo de alianças para a saúde
Conferência de Bangkok (2005)	Reforço no contexto da saúde global, incluindo o crescimento das doenças transmissíveis e crônicas
Conferência de Nairobi (2009)	Primeira conferência realizada no continente africano. Fortalecimento das lideranças, investimento na força de trabalho em saúde, capacitação de comunidades e indivíduos e aprimoramento da participação
Conferência de Helsinque (2013)	Desafio na construção de estratégias sinérgicas, com ênfase na saúde em todas as políticas. Aprofundamento das implicações das decisões de todas as áreas, a favor da equidade
Conferência em Shangai (2016)	Foco na adoção de medidas condizentes com o alcance dos Objetivos de Desenvolvimento Sustentável (ODS)

Fonte: Adaptado pela autoria de Buss et al., 2020[24].

Dentre essas concepções de PS, Buss e colaboradores[24] reforçam que uma delas está atrelada à corrente hegemônica, direcionada à transformação dos estilos de vida individuais, localizando-os no seio das famílias e nos ambientes comunitários. Geralmente, as ações de promoção estão atreladas ao componente educacional, uma ES bancária, de mudança de comportamento e controle das pessoas, como consumo de álcool e outras drogas, alimentação saudável, atividade física e mobilidade segura. Já a outra destaca a relevância da intervenção nos determinantes sociais de modo a alcançar a melhoria das condições de saúde e vida e reduzir as iniquidades.

No entanto, a PS apresenta um desenho mais amplo, no qual determinantes de saúde estão vinculados ao processo de nascer, crescer, viver, trabalhar e morrer de pessoas/famílias/comunidades, explicitando uma visão positiva dos componentes da saúde, que vai além da área de atuação do setor saúde, envolvendo políticas públicas saudáveis que, quando adotadas, proveem a saúde de uma coletividade, como o tratamento da água, sua fluoretação, a diminuição do sal nos alimentos industrializados, entre outras. Na PS, a ampliação da autonomia, do cuidado consigo mesmo e das práticas participativas e cidadãs desenvolve-se de modo processual, sendo um objetivo que não se encerra, ao contrário da prevenção de doenças, que tem como objetivo estabelecido a ausência de doenças.[22]

De maneira conceitual e pragmática, a PS, desde a sua origem, estreita relações com a prevenção de doenças. Importa aqui destacar os pontos em que esses conceitos têm semelhanças, diferenças e em que se entremeiam.

Nas semelhanças se aproximam por se constituírem complementares em todo o processo saúde-adoecimento-cuidado, tanto na abordagem individual quanto na coletiva.[23]

A prevenção de doenças, em sentido mais restrito, prevê que as pessoas vivam sem doenças, sendo orientada pelas ações de detecção, controle, identificação e enfraquecimento das vulnerabilidades, dos fatores de risco e/ou de doenças específicas. Aponta medidas para agravos específicos (p. ex., doenças como coqueluche, poliomielite e Covid, por meio de vacinação; doenças sexualmente transmissíveis, com o uso de preservativos).[23]

Segundo estudiosos da temática,[26] a prevenção de doenças aproxima-se da ideia de se antever e/ou antecipar algo, pois se estrutura a partir dos conceitos da história natural das doenças e da epidemiologia. Nessa linha, ações de prevenção constituem-se em atividades que visam evitar o aparecimento de doenças específicas, de modo a reduzir a incidência e a prevalência desses agravos na população. Utiliza-se da produção e da divulgação de informações científicas sobre o comportamento das doenças, assim como de recomendações normativas sobre mudanças nos estilos de vida de pessoas e/ou comunidades, com o intuito de não adoecerem.

Nesse contexto, o conceito de PS caminha no sentido de fomentar algo, dar impulso, produzir. Concentra-se em potencializar a dimensão positiva dos componentes da saúde, sendo dirigida ao bem-estar geral da população, sem direcionamento para alguma doença e/ou agravo.[26] A PS vai ao encontro do sujeito e da vida; já a prevenção se vincula à ocorrência das doenças, com mudança dos comportamentos de risco.[27]

Vale destacar que tanto a prevenção quanto a PS têm sua importância e seu papel no contexto dos serviços de saúde, mas considera-se importante que o enfermeiro conheça essas conceituações e reconheça na sua prática o momento adequado de usar uma ou outra, ou ainda de se utilizar das duas ferramentas de trabalho a partir da compreensão da complexidade do problema de saúde que está abordando e do contexto em que ele acontece.

Em 2006, foi criada a Política Nacional de Promoção da Saúde (PNPS),[28] que concentrou esforços nos seguintes temas: determinantes sociais da saúde; desenvolvimento sustentável; produção de saúde e cuidado; ambientes e territórios saudáveis; vida no trabalho; cultura de paz e direitos humanos.[28] O PNPS foi redefinido em 2014, pela Portaria n. 2.446 do MS,[29] que objetivou promover a equidade por meio da melhoria das condições e modos de viver, ampliando a potencialidade da saúde individual e coletiva e reduzindo as vulnerabilidades e os riscos à saúde decorrentes dos determinantes sociais, econômicos, políticos, culturais e ambientais. Em 2017, a PNPS vigente foi revogada pela Portaria de Consolidação n. 2,[30] de 28 de setembro daquele ano, a qual dispõe sobre as políticas nacionais de saúde do SUS, ratificando a ampliação e a qualificação de ações de PS. A PNPS se constituirá em avanços de saberes e mudanças das práticas em saúde à medida que consiga resgatar o princípio da participação popular conforme diretriz do SUS.

Como essas Práticas são Operacionalizadas?

A ES, a serviço da PS e/ou da prevenção de doenças/agravos, é operacionalizada no exercício profissional da enfermagem, de modo autônomo e/ou com a equipe de saúde, como parte de um cuidado que é corresponsabilizado e compartilhado.[4]

A ES pode ser uma estratégia eficaz no trabalho das equipes, desde que seus membros estejam aptos para realizá-la. Portanto, ao desenvolver atividades de ES, sejam elas de PS ou de prevenção de agravos, os enfermeiros devem ter como ponto de partida o planejamento desses processos com as equipes de saúde, por meio da realização de diagnóstico dos temas a serem trabalhados, construção do plano, execução e avaliação dos resultados obtidos.[31]

O diagnóstico é um processo de apropriação de informações e consiste na análise da realidade, com a finalidade de conhecer as condições de vida, de saúde e adoecimento em determinado território, assim como compreender e atuar sobre as necessidades em saúde de indivíduos/famílias/comunidades. O profissional de enfermagem identifica relações, realiza conexões, expõe potencialidades, aproxima causas de consequências, sem perder a dimensão contextual (social, ambiental, econômica, religiosa e cultural) de onde as pessoas vivem.[32,33] Além disso, no Brasil, a atuação dos agentes comunitários de saúde enriquece o diagnóstico, porque traz informações vivas e ricas dos territórios. Sabe-se que, quando os serviços de saúde pautam a sua atuação nas necessidades da população, há mais possibilidade de serem eficientes e efetivos.[34]

As necessidades em saúde podem ser definidas como situações nas quais as pessoas vivem uma carência de cuidado, ou percebem que vivem, que pode ser identificada por um profissional de saúde.[35] Alguns autores descrevem, a partir de uma visão polissêmica, a taxonomia das necessidades em saúde, retratada de modo a compreender as necessidades em saúde sob quatro grandes perspectivas:

a) acesso a boas condições de vida;
b) acesso à rede de atenção à saúde;
c) vínculo entre usuários e equipes de saúde; e
d) autonomia.

Esse prisma auxilia na construção de planos de ação para os enfermeiros atuarem no âmbito da APS, o que permite compreender as necessidades em saúde, para além dos conceitos biológicos e de fatores de risco.[36]

Pensando-se no cenário de atuação dos enfermeiros na APS, agregam-se as noções de vulnerabilidade[b] e de risco, já que muitas atividades de PS e prevenção de doenças/agravos podem ter esses enfoques. Algumas pessoas podem não ter doenças, mas podem estar em situação de vulnerabilidade, considerando-se esse conceito como o resultado da interação de diversos fatores individuais, coletivos e contextuais que colocam essas pessoas e/ou grupos em situação de vulnerabilidade.[37]

Já o conceito de risco[c] tem sua origem na epidemiologia, compreendendo-se como a identificação e a associação entre doenças e condições não patológicas, com o intuito de conhecer qual a probabilidade de uma pessoa pertencente a determinando grupo (exposição) pertencer a outro (doença). Ao passo que, na redução das vulnerabilidades, o foco está nas populações suscetíveis, a finalidade é capacitar as pessoas para que transformem os seus contextos, o risco centra-se nas pessoas expostas e busca-se sensibilizá-las para que modifiquem seus comportamentos e/ou seus hábitos que possam trazer prejuízos.[37]

Destaca-se que os enfermeiros, por estarem muitas vezes liderando e representando as equipes de saúde em outros espaços, são profissionais essenciais na composição de ações de PS e prevenção de doenças, visto que trabalham com o cuidado ("conhecer para cuidar, cuidar para confrontar e cuidar para emancipar"),[14] com a noção de promoção da autonomia para a vida,[23] e mantêm estreita relação com a comunidade adscrita, qualificando a identificação mais precisa de prioridades locais.[38]

Na perspectiva coletiva, são estratégias úteis no conhecimento do território: reuniões comunitárias (conselho de saúde, intersetoriais, associações de moradores de bairros etc.); reuniões e espaços de escuta nos grupos terapêuticos da US; inquéritos domiciliares; entrevistas com informantes-chave; pesquisas de satisfação dos usuários; formulários *on-line*; documentos que descrevem a situação de saúde do bairro/cidade; dados produzidos por agravos (informes da vigilância epidemiológica sobre dengue, coronavírus, HIV/Aids, sífilis); pesquisa em bases gerais de dados (Instituto Brasileiro de Geografia e Estatística – IBGE, Departamento de Informática do Sistema Único de Saúde – DATASUS, Salas de Situação de Saúde).

Após o diagnóstico, os enfermeiros sistematizam e apresentam os achados para a equipe e, juntos, discutem e planejam as ações, elegendo prioridades. A depender do grau de interação da equipe de saúde com a comunidade, essas ações podem ser realizadas de maneira participativa.[39]

Para a análise e a compreensão dos problemas, pode-se dispor de ferramentas ativas e participativas, como painéis interativos, "chuva de ideias", rodas de conversas, árvore explicativa, grupos

---

[b] Compreende um conjunto de elementos sociais, políticos e culturais, contextualizados numa situação individual ou coletiva, que tem a capacidade de expor a pessoa, em maior ou menor grau, a doenças e outros agravos. O conceito vincula-se a questões de ordem socioeconômica, de acesso a bens e serviços, incluindo o acesso à informação. Relaciona-se a questões de relevância política e cultural que podem configurar barreiras às pessoas. Essa noção de vulnerabilidade pode ser utilizada para descrever famílias e/ou grupos específicos.[11]

[c] Fatores de risco: condições que colocam um indivíduo em maior predisposição de desenvolver uma doença. Essa predisposição pode ser genética, comportamental, social, cultural ou ambiental. Classificam-se os fatores de risco em: não modificáveis, como a herança genética, por exemplo; e modificáveis ou comportamentais, como o consumo de álcool, sal e tabaco.[11]

de trabalho, entre outros. Matrizes de priorização também podem ser utilizadas no momento de eleição de prioridades, nas quais cada pessoa atribui peso de acordo com a gravidade, a urgência e a relevância[d] do tema, por exemplo.

Definidas as prioridades de atuação, passa-se para o momento de desenvolver o plano de ação, que visa descrever e responder aos seguintes itens: justificativa da atividade, objetivos, temas que precisam ser contemplados na atividades, pessoas que podem se beneficiar com as atividades; metodologia que será adotada; recursos humanos, materiais, financeiros, didáticos, audiovisuais; cronograma; avaliação pelos participantes; avaliação pelo profissional/grupo condutor da atividade (se participativo, envolver a comunidade nesse momento).

Entre as possibilidades que podem surgir nos territórios, algumas ações são comuns e podem auxiliar os enfermeiros na programação. As ações descritas a seguir beneficiarão a população do território se desenvolvidas por meio de abordagem educativa. As evidências apontam que essas práticas são efetivas e, portanto, podem e devem ser incorporadas pelos enfermeiros:

- Promoção da saúde para toda a população (incentivo à alimentação saudável, promoção da atividade física, incentivo à cultura de paz e direitos humanos, respeito à diversidade, promoção de exercícios dos direitos e cidadania, incentivo ao desenvolvimento de ambientes e territórios saudáveis, organização de hortos comunitários).
- Promoção da saúde diante dos ciclos de vida (processo de crescimento e desenvolvimento saudável de crianças, adolescentes, adultos, idosos; práticas seguras em cada ciclo vital; direitos da criança e do adolescente, promoção da saúde sexual e reprodutiva, gestação e compreensão dos processos de viver em cada ciclo vital).
- Prevenção de doenças por ciclos da vida (agravos típicos da primeira e da segunda infância, riscos e vulnerabilidades da adolescência, agravos relacionados a violência e mortalidade por causas externas, problemas comuns no adulto e doenças sexualmente transmissíveis).
- Prevenção de doenças por agravos prevalentes no território da US (doenças cardiovasculares, respiratórias, infectocontagiosas, psicossociais, cânceres, causas externas e desastres naturais).

O desenvolvimento das ações atende a um processo sistemático de revisão das necessidades em saúde, objetivos, metodologia, cronograma e avaliação, sendo que esta última sempre vai disponibilizar informações valiosas sobre o andamento e o impacto das atividades no nível de saúde das pessoas/famílias/comunidades.

Compete dizer que PS e prevenção de doenças são complementares, apesar de historicamente diferentes. Sobre a abordagem individual ou coletiva, trata-se de um ponto que deve ser sublinhado, pois é o exercício prático dos enfermeiros que, cotidianamente, vai indicar uma abordagem educativa no âmbito individual e/ou coletivo. O enfermeiro tem ferramentas para identificar qual

---

[d] Trata-se de uma matriz de priorização em que os atores atribuem pesos diferentes (1 a 5) conforme compreendem: a gravidade (quão grave é o problema?); a urgência (qual a urgência em resolver o problema?); a tendência (caso não seja resolvido, qual a tendência de a situação piorar?). Os extremos 4 e 5 correspondem a situações graves/muito graves, urgentes/muito urgentes e com tendência a piorar. Os extremos 1 e 2 correspondem a situações nada graves/pouco graves, não urgentes/pouco urgentes e sem tendência a piorar. Na priorização, os valores atribuídos são somados; aqueles com maior valor são as situações que devem ser priorizadas.[40]

intervenção é mais apropriada para o indivíduo, assim como esse indivíduo também tem conhecimento e experiência para avaliar o que é melhor para si mesmo. Dessa forma, o compartilhamento dessa decisão deve ser colocado pelos enfermeiros, ao propor esta ou aquela abordagem.

Sabe-se que pessoas que convivem com determinadas doenças podem se beneficiar, em maior ou menor grau, de atividades educativas em consultas individuais, com familiares ou em espaços coletivos. Os enfermeiros devem ter em mente que os cuidados de enfermagem são ofertados por meio de intervenções de enfermagem, sempre com base no julgamento clínico e no melhor conhecimento científico disponível, que visam empoderar as pessoas/famílias/comunidades em relação aos seus próprios cuidados.[41]

A perspectiva do cuidado centrado na pessoa também é espaço de ES para PS e prevenção de doenças. A premissa do autocuidado se apoia na concepção positiva de saúde, ao destacar como fundamental o papel das pessoas no seu processo de viver. A patogênese cede lugar para a salutogênese, no sentido de abarcar processos que geram pessoas saudáveis. Nesse pensamento, a tomada de decisão sobre a saúde é também responsabilização, que se dá com acesso a cuidados profissionais e a informações adequadas para fomentar a capacidade de decisão das pessoas.[42]

Educação em Saúde no Apoio ao Autocuidado

Diversos autores discorrem sobre a origem do termo autocuidado, associando o conceito a uma ampla gama de perspectivas, como: modalidade de construção de projeto terapêutico;[43] conceito, estrutura, modelo, teoria, fenômeno;[42] atividade, capacidade e processo;[43] capacidade, disposição e ação.[45] Na enfermagem, a Teoria do Déficit do Autocuidado, proposta por Dorothea E. Orem, é uma das formas de abordagem do autocuidado nos cuidados às pessoas. A Organização Mundial da Saúde (OMS) define autocuidado como "a capacidade das pessoas/famílias/comunidades para promover saúde, prevenir doenças, manter a saúde e enfrentar agravos e incapacidades com ou sem apoio de um profissional de saúde".[46]

O autocuidado prevê que as pessoas desenvolvam um senso de responsabilidade que permite, a partir de uma relação terapêutica colaborativa, "estabelecer as metas, pactuar os planos de cuidado e resolver os problemas que apareçam ao longo do processo de manejo da condição crônica".[1] Isso está ancorado em ofertar cuidados profissionais baseados em evidências, pactuar metas colaborativamente, qualificar profissionais para o trabalho com o enfoque do autocuidado, acompanhar metas, ofertar atenção coletiva como suporte para o cuidado, ofertar cuidado com enfoque educativo construtivista, bem como ampliar e agregar recursos comunitários.[47]

As ações de ES são fundamentais para a compreensão do autocuidado apoiado, porque se trata da "prestação sistemática de serviços educacionais e de intervenções de apoio para aumentar a confiança e as habilidades das pessoas usuárias dos sistemas atenção à saúde em gerenciar seus problemas".[47]

Se as pessoas saudáveis se beneficiarão do autocuidado com o objetivo de se manterem saudáveis e evitarem adoecimento, as pessoas com agravos/doenças seguirão com esses objetivos para recuperar a saúde e agregarão estratégias para o manejo e o controle da condição ou agravo. Em outras palavras, trata-se de um modo de vincular e acompanhar pessoas/famílias/comunidades que mais expressa a corresponsabilização, o apoio e o respeito às pessoas do que a prescrição de modos de ser e viver a vida.[44]

Deve-se ter em mente que o autocuidado apoiado depende de uma série de elementos que, juntos e associados ao trabalho do enfermeiro, têm potencial de qualificar o cuidado e melhorar os desfechos das condições e agravos. É preciso considerar "o nível de conhecimento, as crenças sobre a condição de saúde, as atitudes frente às mudanças, o grau de importância, o nível de confiança, a robustez das redes de suporte social e o nível de motivação".[47]

Assim, ao desenvolverem-se as ações e intervenções de enfermagem, dois pontos devem ser considerados: a) ofertar informações sobre como prevenir o agravo e como manejar os sinais e sintomas; e b) auxiliar a pessoa no exercício do autocuidado e do gerenciamento da sua condição.[47] Fato é que diversos fatores individuais, familiares, contextuais, culturais e socioeconômicos podem influenciar em maior ou menor grau.

Ao observar as condições financeiras de uma pessoa que vive com diabetes, o enfermeiro e a própria pessoa poderão ter mais dificuldades em compor metas e ações sobre alimentação. Isso vale também para as histórias de vida dos indivíduos e das famílias com experiências prévias com as doenças, como ter perdido um familiar por uma complicação decorrente de uma doença crônica. Durante o atendimento de enfermagem, sugere-se considerar os pilares do autocuidado apoiado, que são: informação e educação, construção e monitoramento de plano de autocuidado e oferta de material de apoio.[47] É por isso que os enfermeiros devem compreender que se trata de um trabalho processual, porque envolve motivação, disponibilidade, necessitando de estímulo permanente e compromisso.[48]

Um modo de trabalhar o autocuidado apoiado foi proposto no final dos anos 1980, pelo National Cancer Institute, para grupos de pessoas tabagistas. A metodologia está ancorada em cinco pilares: avaliação, aconselhamento, acordo, assistência e acompanhamento.[43,47] A utilização dessa proposta pode ser útil para a aplicação na prática clínica dos enfermeiros, porque reúne saberes, habilidades e conhecimentos centrados nas necessidades das pessoas atendidas, o que vai ao encontro da abordagem de ES tratada aqui.

Desse modo, a ES encontra espaço no autocuidado apoiado, porque permite, a partir de uma prática emancipatória e reflexiva, colocar pessoas/indivíduos e famílias a serviço do que é possível fazer de maneira concreta, o que situa as práticas de saúde num paradigma centrado nas pessoas, e não nas condições, doenças e/ou agravos.

Por fim, espera-se que os enfermeiros da APS, ao cuidarem das pessoas ao longo do tempo e em diferentes momentos da vida, utilizem estratégias mais participativas de ES para o enfrentamento das realidades vividas por elas, já que é no cuidado das pessoas que o trabalho da enfermagem se baseia. O apoio profissional é promissor para o autocuidado. No entanto, ele não deve se dar de um modo prescritor, autoritário e descontextualizado. Por esse motivo, é imperioso que se supere a contradição entre enfermeiro/educador e paciente/educando. É preciso compreender o outro como um ser com experiência, com desejos, autônomo – não porque precisa decidir sobre sua saúde, mas porque tem condições concretas de definir os modos de viver a sua vida.

Enfermeiros não detêm todo o conhecimento que as pessoas precisam e, por essa razão, é preciso ter uma prática reflexiva sobre a realidade profissional vivida e buscar constantemente as evidências científicas para garantir uma prática atualizada e que possa impactar positivamente o nível de saúde das pessoas. O conhecimento adquirido deve ser colocado ao alcance das pessoas que cuidam. Sobretudo, é preciso rever como profissionais de saúde educam e agem na ES, já que, "ao educar, não se espera definir comportamentos adequados para os sujeitos, mas criar oportunidades de diálogo, reflexão e interação entre as partes envolvidas".[49]

Aspectos-chave

- A Educação em Saúde (ES) e a Promoção da Saúde (PS) são estratégias teórico-práticas que descortinam possibilidades de enfrentamento da realidade em saúde e, conforme a Política Nacional de Atenção Básica, são ações comuns a todos os membros das equipes e que se dão no pleno exercício da interdisciplinaridade.
- No campo da saúde, é imprescindível compreender a pessoa como um ser singular, e o cuidado em saúde deve ser adaptado a essa singularidade, estabelecendo uma comunicação eficaz, em especial na Atenção Primária à Saúde, por ser o nível de cuidado favorável para as práticas de ES.
- Na área da ES, trabalha-se com ações de PS e de prevenção de agravos. Como PS, entendem-se ações mais amplas, intersetoriais, que visam o empoderamento e a autonomia para o alcance de melhores condições de vida; como prevenção de doenças/agravos, entende-se ações diretamente vinculadas à redução do risco de doenças e/ou agravos específicos, inferindo a causalidade.
- Ao desenvolver atividades de ES, sejam elas de PS ou de prevenção de agravos, os enfermeiros devem ter como ponto de partida o planejamento desses processos com as equipes de saúde, por meio da realização de: diagnóstico dos temas a serem trabalhados, construção do plano, execução e avaliação dos resultados obtidos.

Referências

1. Mendes EV. As redes de atenção à saúde. Brasília: Organização Pan-Americana da Saúde, 2011. [Internet]. 549 p. [Acesso 15 Ago 2022]. Disponível em: https://www.paho.org/bra/dmdocuments/Redes_Atencao_Saude_Eugenio_2ed.pdf.
2. Brasil. Ministério da Saúde. Política Nacional de Atenção Básica. Brasília: Ministério da Saúde, 2017. [Acesso 15 Ago 2022]. Disponível em: https://bvsms.saude.gov.br/bvs/saudelegis/gm/2017/prt2436_22_09_2017.html.
3. Czeresnia D, Freitas CM. Promoção da saúde: conceitos, reflexões e tendências [Online] ebook. Rio de Janeiro: Editora Fiocruz, 2009. [Acesso 11 Set 2022]. Disponível em: http://books.scielo.org.
4. Borba AKOT, Marques APO, Leal MCC, Ramos RSPS. Práticas educativas em diabetes mellitus: revisão integrativa da literatura. Rev Gaucha Enferm., Mar 2012; 33(1)169-76. [Acesso 2 Ago 2022]. Disponível em: https://www.scielo.br/j/rgenf/a/6xRqTGD9yHYWXZRpRpCCJMC/?lang=pt.
5. Flisch TMP, Alves RH, Almeida TAC, Torres HC, Schall VT, Reis DC. Como os profissionais da atenção primária percebem e desenvolvem a Educação Popular em Saúde? Interface (Botucatu) [Internet]. 2014. [Acesso 2 Ago 2022]; 18(Suppl 2):1255-1268. Disponível em: https://www.scielo.br/j/icse/a/zkb4dn5RRtrRnDJZ84mPngG/?lang=pt.
6. Costrato G, Bueno SMV. Concepção de enfermeiros de uma rede pública de saúde sobre educação para a saúde. Rev Esc Enferm. USP, 2013; 47(3);714-21. [Acesso 10 Ago 2022]. Disponível em: https://www.scielo.br/j/reeusp/a/mhgjV36ymSjw7hc9Xsc4Jkw/abstract/?lang=pt.
7. Gomez SS, Moya JLM. La interación entre la perspectiva epistemológica de las enfermeiras educadoras y los participantes (em programas educativos): limites y oportunidades em el desarollo del empoderamiento para el fomento del autocuidado em salud. Texto Contexto Enferm., Abr-Jun; 2015 24(2):301-9. [Acesso 10 Ago 2022]. Disponível em: https://www.scielo.br/j/tce/a/4rjxNZ8sKJYPgsXVJJrzkBh/?format=pdf&lang=es.
8. Cervera DPP, Parreira BDM, Goulart BF. Educação em saúde: percepção dos enfermeiros da atenção básica em Uberaba (MG). Ciência e Saúde Coletiva, 16(Supl. 1):1547-1554, 2011. [Acesso 15 Ago 2022]. Disponível em: https://www.scielo.br/j/csc/a/RdyTCQt4Nn9DtKVYgk6B98L/?lang=pt.
9. Salci MA, Maceno P, Rozza SG, Silva DMGV, Boehs AE, Heidemann ITSB. Educação em saúde e suas perspectivas teóricas: algumas reflexões. Texto Contexto – Enferm. Jan-Mar; 2013, 22(1):224-30. [Acesso 18 Ago 2022]. Disponível em: https://www.scielo.br/j/tce/a/VSdJRgcjGyxnhKy8KvZb4vG/?format=pdf&lang=pt.

10. Freire P. Pedagogia do Oprimido. 21. ed. Rio de Janeiro: Paz e Terra. 1993. 184 p.
11. Brasil. Ministério da Saúde. Secretaria-Executiva. Secretaria de Vigilância em Saúde. Glossário temático: promoção da saúde/Ministério da Saúde. Secretaria-Executiva. Secretaria de Vigilância em Saúde. Brasília: Ministério da Saúde, 2013. 48 p. [Acesso 10 Out 2022]. Disponível em: https://bvsms.saude.gov.br/bvs/publicacoes/glossario_tematico_promocao_saude.pdf.
12. Freire P. Pedagogia da autonomia. 29. ed. São Paulo: Paz e Terra. 2004. 148 p.
13. Malmann DG, Galindo NNM, Sousa JC, Vasconcelos EMR. Educação em saúde como principal alternativa para promover a saúde do idoso. Ciência e Saúde Coletiva, 2015; 20(6):1763-1772. [Acesso 2 Out 2022]. Disponível em: https://www.scielo.br/j/csc/a/MQYsHjXzsJfwNgwfKrGVcfp/abstract/?lang=pt.
14. David HMAL, Bonetti OP, Silva MRF. A enfermagem brasileira e a democratização da saúde: nota sobre a Política Nacional de Educação Popular em Saúde. Rev Bras Enferm. Jan-Fev 2013; 65(1):179-85. [Acesso 2 Out 2022]. Disponível em: https://www.scielo.br/j/reben/a/s6dLCjwcfmh7zZvdxnsXK6p/abstract/?stop=next&format=html&lang=pt.
15. Vasconcelos EM, Vasconcelos MOD. Educação popular. *In:* Gusso G, Lopes JMC (Orgs.) Tratado de medicina de família e comunidade: princípios, formação e prática. Porto Alegre: Artmed, 2012.
16. Ferrugem RD, Pekelman R, Silveira, LR. Atividades educativas no serviço de atenção primária à saúde: a educação popular em saúde orienta os princípios dessas práticas? Rev. APS. 2015 Out-Dez; 18(4):409-423. [Acesso 2 Out 2022]. Disponível em: https://periodicos.ufjf.br/index.php/aps/article/view/15694.
17. Brasil. Ministério da Saúde. Secretaria de Gestão Estratégica e Participativa. Portaria n. 2.761, de 19 de novembro de 2013. Institui a Política Nacional de Educação Popular em Saúde no âmbito do Sistema Único de Saúde (PNEPS-SUS). 2013. [Acesso 14 Out 2022]. Disponível em: https://bvsms.saude.gov.br/bvs/saudelegis/gm/2013/prt2761_19_11_2013.html.
18. Heidemann ITSB et al. Promoção à saúde: trajetória histórica de suas concepções. Texto & Contexto – Enfermagem [Online]. 2006, v. 15, n. 2 [Acesso 10 Ago 2022], p. 352-358. Disponível em: https://doi.org/10.1590/S0104-07072006000200021.
19. Leavell H, Clark EG. Medicina Preventiva. São Paulo: McGraw-Hill Inc.; 1976.
20. Lalonde M. A new perspective on the health of Canadians. *In*: Organização Pan-Americana da Saúde (OPAS). Promoción de la Salud: Una Antología. Washington: OPAS; 1996. (Publ. Cient. 557). [Acesso 14 Out 2022]. Disponível em: https://www.nescon.medicina.ufmg.br/biblioteca/imagem/2130.pdf.
21. WHO. World Health Organization. International Conference on Primary Health Care. Alma-Ata, URSS: WHO, 1978. [Acesso 15 Ago 2022]. Disponível em: https://www.who.int/teams/social-determinants-of-health/declaration-of-alma-ata.
22. WHO. World Health Organization. The Ottawa Charter For Health Promotion. Ottawa, Canada: WHO, 1986. [Acesso 15 Ago 2022]. Disponível em: https://www.who.int/publications/i/item/ottawa-charter-for-health-promotion.
23. Buss PM. Uma introdução ao conceito de promoção da saúde. *In*: Czeresnia D, Freitas CM (Orgs.). Promoção da saúde: conceitos, reflexões e tendências. [Online] ebook. Rio de Janeiro: Fiocruz, 2009. [Acesso 16 Set 2022]. Disponível em: http://books.scielo.org.
24. Buss PM et al. Promoção da saúde e qualidade de vida: uma perspectiva histórica ao longo dos últimos 40 anos (1980-2020). Ciência & Saúde Coletiva [Online]. 2020, v. 25, n. 12. [Acesso 12 Out 2022]; p. 4723-4735. Disponível em: <https://doi.org/10.1590/1413-812320202512.15902020>.
25. Heidemann ITSB et al. Estudo comparativo de práticas de promoção da saúde na atenção primária em Florianópolis, Santa Catarina, Brasil e Toronto, Ontário, Canadá. Cad. Saúde Pública, Rio de Janeiro, v. 34, n. 4, 2018. Disponível em: https://doi.org/10.1590/0102-311X00214516.
26. Czeresnia D. O conceito de saúde e a diferença entre prevenção e promoção. *In*: Czeresnia D, Freitas CM (Orgs.). Promoção da saúde: conceitos, reflexões e tendências [Online] ebook. Rio de Janeiro: Editora Fiocruz, 2009. [Acesso 15 Set 2022]. Disponível em: http://books.scielo.org.
27. Heidemann ITSB, Wosny AM, Boehs AE. Promoção da Saúde na Atenção Básica: estudo baseado no método de Paulo Freire. Ciência & Saúde Coletiva, v. 19, n. 8, agosto, 2014, p. 3553-3559. Associação Brasileira de Pós-Graduação em Saúde Coletiva Rio de Janeiro, Brasil. [Acesso 2 Out 2022]. Disponível em: https://www.scielo.br/j/csc/a/t3TH4gMP4GNjV6RGzSTwZRp/?lang=pt.
28. Brasil. Ministério da Saúde. Secretaria de Vigilância em Saúde. Secretaria de Atenção à Saúde. Política Nacional de Promoção da Saúde: PNPS: revisão da Portaria MS/GM n. 687, de 30 de março de 2006. Brasília: Ministério da Saúde, 2015. 36 p. [Acesso 1 Out 2022]. Disponível em: https://bvsms.saude.gov.br/bvs/publicacoes/pnps_revisao_portaria_687.pdf.

29. Brasil. Portaria n. 2446, de 11 de novembro de 2014. Redefine a Política Nacional de Promoção da Saúde. Ministério da Saúde. [Acesso 12 Ago 2022]. Disponível em: https://bvsms.saude.gov.br/bvs/saudelegis/gm/2014/prt2446_11_11_2014.html.
30. Brasil. Portaria de Consolidação n. 2. Ministério da Saúde. [Acesso 10 Out 2022]. Disponível em: https://bvsms.saude.gov.br/bvs/saudelegis/gm/2017/prc0002_03_10_2017.html.
31. Arantes RKM, Salvagioni DAJ, Araujo JP, Roecker S. Educação que produz saúde: atuação da enfermagem em grupo de hipertensos. Rev Enferm. UFSM Abr/Jun 2015; 5(2):213-223. [Acesso 10 Out 2022]. Disponível em: https://periodicos.ufsm.br/reufsm/article/view/13472/pdf.
32. São Paulo. Secretaria do Estado da Saúde. Educação em Saúde: Planejando as ações educativas teoria e prática – manual para operacionalização das ações educativas no SUS. São Paulo: Fesima, 2001. [Acesso 10 Out 2022]. Disponível em: https://cursosextensao.usp.br/pluginfile.php/48569/mod_resource/content/1/Educa%C3%A7%C3%A3o%20em%20sa%C3%BAde.pdf.
33. Barcellos CC, Monken M. Instrumentos para o diagnóstico sócio-sanitário no Programa Saúde da Família. *In:* Fonseca AF, Corbo AMD (Orgs.). O território e o processo saúde-doença. Rio de Janeiro: EPSJV/FIOCRUZ, 2007. p. 225-265.
34. Hino P, Ciosak SI, Fonseca RMGS, Egry EY. Necessidades em saúde e atenção básica: validação de Instrumentos de Captação. Rev Esc Enferm. USP 2009; 43(Esp 2):1156-67. [Acesso 15 Set 2022]. Disponível em: https://www.scielo.br/j/reeusp/a/hvBsDqXtTGgJjpJpdXr3wDw/abstract/?lang=pt.
35. Brasil. Ministério da Saúde. Secretaria-Executiva. Secretaria de Ciência, Tecnologia e Insumos Estratégicos. Glossário temático: economia da saúde 2. ed. amp Brasília: Ministério da Saúde, 2009. 60 p. [Acesso 15 Set 2022]. Disponível em: https://bvsms.saude.gov.br/bvs/publicacoes/glossario_ecos2.pdf.
36. Cecílio LCO, Matsumoto NF. Uma taxonomia operacional de necessidades de saúde. *In*: Pinheiro R, Ferla AA, Mattos RA (Orgs.). Gestão em redes: tecendo os fios da integralidade em saúde. Rio de Janeiro: EdUCS: IMS/UERJ: CEPESQ, 2006. [Acesso 30 Set 2022]. Disponível em: https://lappis.org.br/site/wp-content/uploads/2017/12/Gest%C3%A3o-em-Redes-Tecendo-os-fios-da-Integralidade-em-Sa%C3%BAde.pdf.
37. Ayres JRMC, França JI, Calazans GJ, Saletti FHC. O conceito de vulnerabilidade e as práticas de saúde: novas perspectivas e desafios. *In*: Czeresnia D, Freitas CM (Orgs.). Promoção da saúde: conceitos, reflexões e tendências [Online] ebook. Rio de Janeiro: Editora Fiocruz, 2009. [Acesso 11 Set 2022]. Disponível em: http://books.scielo.org.
38. Sant'Anna CF, Cezar-Vaz MR, Cardoso LS, Bonow CA, Silva MRS. Comunidade: objeto coletivo do trabalho das enfermeiras da Estratégia Saúde da Família. Acta Paul Enferm. 2011; 24(3):341-47. [Acesso 6 Out 2022]. Disponível em: https://www.scielo.br/j/ape/a/prgBbkGjxQCt4rrfpSprVwq/?lang=pt&format=pdf.
39. Meneses MO, Anjos AMC, Lopes CAS, Oliveira VAS, Leal SRMD. O planejamento estratégico situacional como ferramenta de gestão na atenção primária em saúde. Brazilian Journal of Surgery and Clinical Research. v. 28, n. 4, p. 13-16 (Set-Nov 2019). [Acesso 13 Out 2022]. Disponível em: https://www.mastereditora.com.br/periodico/20191110_131936.pdf.
40. Aguiar DT, Silva MD, Tajra FS, Travecedo SP, Gouveia AM, Aguiar DMC et al. Matriz GUT como estratégia de planejar as ações de auditoria no SUS para subsidiar a gestão do município de Sobral – CE. Interface (Botucatu) [Online], supl. 3, 2014. [Acesso 13 Out 2022]. Disponível em: http://conferencias.redeunida.org.br/ocs/index.php/redeunida/RU11/paper/view/1836.
41. Scain SF, Franzen E, Santos LB, Heldt E. Acurácia das intervenções de enfermagem para pacientes com diabetes mellitus tipo 2 em consulta ambulatorial. Rev Gaúcha Enferm. 2013; 34(2):14-20. [Acesso 15 Set 2022]. Disponível em: https://www.scielo.br/j/rgenf/a/dpQXGMNWjYHVyw4FrzbKb7k/abstract/?lang=pt.
42. Martins T, Brito A. Autocuidado: uma abordagem com futuro nos contextos de saúde. Teresa Martins, Alice Brito. Autocuidado: um foco central da enfermagem. Escola Superior de Enfermagem do Porto. [Acesso 8 Out 2022]. Disponível em: https://comum.rcaap.pt/bitstream/10400.26/39313/1/e-book-1.pdf.
43. Fernandes LTB et al. Supported self-care for children and adolescents with chronic disease and their families. Revista Brasileira de Enfermagem [Online]. 2017, v. 70, n. 6 [Acesso 8 Out 2022]. Disponível em: <https://doi.org/10.1590/0034-7167-2016-0553>.
44. Matarese M, Lommi M, Marinis MG, Riegel B. A Systematic Review and Integration of Concept Analyses of Self-Care and Related Concepts. Journal of Nursing Scholarship. v. 50, 3, May 2018, p. 296-305. [Acesso 3 Out 2022]. Disponível em: https://pubmed.ncbi.nlm.nih.gov/29645402/.

45. Leblanc RG, Jacelon CS. Self-care among older people living with chronic conditions. International Journal of Older People Nursing. v. 13, 3, Set 2018. [Acesso 10 Out 2022]. Disponível em: https://onlinelibrary.wiley.com/doi/abs/10.1111/opn.12191.
46. OMS. Directrices de la OMS sobre intervenciones de autocuidado para la salud y el bienestar, revisión 2022: resumen ejecutivo [WHO guideline on self-care interventions for health and well-being, 2022 revision: executive summary 2022. [Acesso 30 Set 2022]. Disponível em: https://www.who.int/es/publications/i/item/9789240052239.
47. Mendes EV. O cuidado das condições crônicas na atenção primária à saúde: o imperativo da consolidação da estratégia da saúde da família./Eugênio Vilaça Mendes. Brasília: Organização Pan-Americana da Saúde, 2012. 512 p.: il. [Acesso 30 Set 2022]. Disponível em: https://bvsms.saude.gov.br/bvs/publicacoes/cuidado_condicoes_atencao_primaria_saude.pdf.
48. Teston. Effect of the consultation of nursing on knowledge, quality of life, attitude towards disease and self-care among persons with diabetes. Rev Min Enferm. 2018; 22:e-1106. [Acesso 2 Out 2022]. Disponível em: https://cdn.publisher.gn1.link/reme.org.br/pdf/e1106.pdf.
49. Amthauer C. A educação popular e a fusão dos diferentes saberes nas práticas educativas em saúde. Rev Enferm. UFPE [Online], Recife, 11(Supl. 1):438-41, Jan. 2017. [Acesso 12 Out 2022]. Disponível em: https://periodicos.ufpe.br/revistas/revistaenfermagem/article/view/13573/16369.

8

A Saúde Digital e a Prática da Telenfermagem na Atenção Primária à Saúde

Laura Ferraz dos Santos
Fabiane Elizabetha de Moraes Ribeiro
Juliana Cipriano de Arma

O que há neste capítulo?

Este capítulo apresenta uma revisão dos aspectos conceituais, metodológicos e práticos sobre o tema da Saúde Digital e a Prática da Telenfermagem na Atenção Primária à Saúde, com o objetivo de oferecer subsídios para a atuação profissional do enfermeiro. A Saúde Digital é uma realidade irrevogável e a enfermagem apresenta ampla condição de atuar e inovar nessa modalidade de assistência que não dispensa os preceitos éticos profissionais já estabelecidos, mas demanda conhecimento e habilidades específicas relacionadas a comunicação e tecnologias.

Introdução

O relatório da 58ª Assembleia Mundial da Saúde, do ano de 2005, reconhece o potencial impacto que os avanços nas tecnologias de informação e comunicação (TIC) podem significar para melhorias nos sistemas de saúde, considerando a realidade dos diferentes países.[1] O mesmo documento apresenta recomendações incentivando os Estados-membros na mobilização para planejamento, desenvolvimento e implementação de ações de *eHealth* que se adequassem às necessidades de cada local.[1] Entende-se por *eHealth* o uso de tecnologias da informação e comunicação como ferramentas de apoio às áreas da saúde, incluindo serviços, vigilância, educação e pesquisa em saúde.[2]

Seguindo a necessidade de acompanhar a evolução das tecnologias, a Organização Mundial da Saúde (OMS) adotou, a partir de 2019, o termo "Saúde Digital", que compreende o uso de recursos de TIC para produzir e disponibilizar informações confiáveis sobre o estado de saúde, para quem precisa e quando precisa.[3] "Saúde Digital" é mais abrangente do que *eHealth*, uma vez que inclui os consumidores digitais e incorpora os recentes avanços na tecnologia. Incorpora também o uso de dispositivos pessoais, tecnologias emergentes, aplicações de redes sociais, Internet das Coisas (IoT), Inteligência Artificial (IA), entre outros.[2,3]

A Telessaúde é componente estratégico da Saúde Digital e pode ser entendida como a realização de atividades à distância relacionadas à saúde por meio das TIC.[4,5] O termo engloba ofertas assistenciais, como a teleconsulta, o telediagnóstico, o telemonitoramento, ações de suporte assistencial (teleconsultoria) e aquelas destinadas a processos educacionais e processos de trabalho (teleducação e segunda opinião formativa).[5]

Saúde Digital no Sistema Único de Saúde

Desde 2006, o Ministério da Saúde desenvolve ações para consolidação da Telessaúde no Brasil, inicialmente por meio da Portaria n. 561/2006, que instituiu a Comissão Permanente de Telessaúde,[6] mais tarde revogada pela Portaria n. 452/2010.[7] De modo geral, essa Comissão tem como atribuição elaborar propostas, articular parcerias intersetoriais e assessorar projetos de Telemedicina e Telessaúde. Nesse contexto, em 2007 foi instituído o Programa Nacional de Telessaúde,[8] redefinido e ampliado em 2011 com a denominação Programa Nacional Telessaúde Brasil Redes.[9]

De acordo com a Portaria n. 2.546/2011, o Telessaúde Brasil Redes disponibiliza diversos serviços aos profissionais das Redes de Atenção à Saúde (RAS) do Sistema Único de Saúde (SUS). Logo os Núcleos de Telessaúde Técnico-Científico – instituições formadoras e de gestão e/ou serviços de saúde – são responsáveis pela formulação e pela gestão dos serviços de teleconsultoria, telediagnóstico, segunda opinião formativa e teleducação, desenvolvendo, até os dias atuais, diversas formas de suporte à prática em Saúde Pública no País.[9]

Em 2020, o Ministério da Saúde apresentou o Plano de Ação para a Saúde Digital 2020-2028, que sintetiza as ações já desenvolvidas e propõe estratégias para o enfrentamento dos desafios na área. O documento reconhece a área de conhecimento e de prática como extremamente complexa, em razão da diversidade de atores e de interesses, da falta de maturidade das organizações de saúde, da escassez de recursos humanos e de lideranças capacitadas e, sobretudo, da complexidade inerente aos processos de cuidado em saúde.[10]

O Plano de Ação para a Saúde Digital é organizado em três eixos: a) ações do Ministério da Saúde para o SUS; b) definição de diretrizes para colaboração; e c) implantação do espaço de colaboração. Tem como objetivo construir um arcabouço organizacional, legal, regulatório e de governança que viabilize a colaboração efetiva em Saúde Digital, entre os atores que estiverem comprometidos com os propósitos e as metas a serem estabelecidos.[10]

Para saber mais sobre **Estratégia de Saúde Digital para o Brasil 2020-2028 (ESD28)**, aponte a câmera do seu celular para o QR Code ao lado e, sobre **Saúde Digital**, acesse o site https://www.gov.br/saude/pt-br/composicao/seidigi/saude-digital. [Acesso 18 Ago 2022].

O escopo da prática dos profissionais de saúde é dinâmico e responsivo às mudanças nas necessidades em saúde da população, bem como ao desenvolvimento do conhecimento e dos avanços tecnológicos. A área da enfermagem é uma combinação de conhecimento, julgamento e habilidades que permite ao enfermeiro prestar cuidados diretos e avaliar seu impacto, advogar pelos usuários e pelas políticas de saúde, delegar a outros e supervisionar, liderar, administrar, ensinar, realizar pesquisas e desenvolver políticas de saúde para os sistemas de saúde. Portanto, o âmbito da prática deve ser suficientemente amplo e flexível para permitir a liberdade de inovação, de crescimento e de mudança (ver Capítulos 1 – Diretrizes para o Trabalho dos Enfermeiros na Atenção Primária à Saúde; e 4 – As Dimensões do Trabalho do Enfermeiro na Atenção Primária à Saúde).[11]

Essa amplitude de escopo vem ao encontro das abordagens digitais. Há um corpo crescente de literatura demonstrando que as TIC em saúde podem tornar a assistência mais eficaz e eficiente, possibilitando a conexão eletrônica profissional-profissional, profissional-usuário e até mesmo usuário-usuário. Essa abordagem facilita o diagnóstico e o tratamento/cuidado remotos, o monitoramento contínuo e o ajuste das terapias, o suporte para o autocuidado da pessoa assistida e o melhor aproveitamento de profissionais de saúde, em grandes populações de usuários.[12]

A comunicação entre os profissionais de saúde, comumente conhecida por consultoria, pode ser feita por uma variedade de razões, inclusive para obter assistência com diagnósticos, monitorar remotamente o estado de saúde dos usuários por meio de sinais vitais e conduzir atividades de gerenciamento de casos. Essa comunicação entre profissionais de saúde pode ocorrer: de forma assíncrona (*store-and-forward*), por meio da troca de arquivos de texto, vídeo e imagem, para serem revisados posteriormente; ou de forma síncrona, em contatos e trocas em tempo real.[13]

Os países-membros da OMS encomendaram uma revisão sobre Saúde Digital, com o objetivo de entender a adoção de intervenções baseadas em evidências nessa área. O estudo realizado identificou que os profissionais de saúde apreciam a oportunidade de se comunicarem uns com os outros e reduzirem seu isolamento profissional, permitindo que tenham acesso a conselhos de profissionais de saúde especializados, possibilitando melhor qualidade de atendimento e satisfação das pessoas assistidas.[13]

A interação à distância entre um usuário (usualmente em seu domicílio) e um profissional da saúde por meio da utilização das TIC configura-se como uma consulta remota, usualmente chamada de teleconsulta.[5,13] As consultas remotas estabelecem-se como uma estratégia custo-efetiva e contribuem para a melhoria do acesso à saúde, especialmente para pessoas que vivem em áreas remotas, bem como para o acompanhamento contínuo de pessoas com condições crônicas.[14-16] A pandemia de Covid-19 catalisou a implementação de ferramentas de Telessaúde no cotidiano dos serviços, entre elas a consulta remota, uma vez que o cenário exigiu a imediata reorganização das práticas assistenciais para responder às necessidades de saúde das pessoas em um contexto de crise e distanciamento social.[16]

Com o rápido crescimento da atuação na Saúde Digital, vários termos são utilizados e podem ter significados diferentes para pessoas diferentes, dependendo do contexto em que são utilizados, não havendo consenso na literatura para o uso dos termos com o prefixo "tele", como em teleconsulta e teleatendimento.[17] Ao encontro desse cenário, o Conselho Federal de Enfermagem (Cofen) inicia um movimento nacional de reconhecimento dessas práticas dentro da profissão e propõe estabelecer o uso do termo "Telenfermagem" em razão de sua exclusividade.[17-19]

Apesar de já amplamente utilizado, principalmente no exterior, por meio do termo em inglês *Telenursing*, o estabelecimento oficial desse modelo taxonômico para a prática da enfermagem no Brasil pretende facilitar o entendimento de que, assim como na modalidade de serviços presenciais, as atividades previstas na lei do exercício profissional e no decreto que a regulamenta continuam a ser a base para as ações da equipe de enfermagem.

Telenfermagem no Brasil

Na assistência de enfermagem, as TIC têm o papel de superar barreiras de distância e tempo e estão ligadas diretamente à facilitação do acesso do usuário ao serviço de saúde.[20] Historicamente, com o avanço das tecnologias, as TIC têm sido utilizadas na atenção às pessoas com doenças crônicas, de modo a contribuir para o monitoramento, a prevenção e o diagnóstico, pois facilitam a comunicação do profissional de saúde com o usuário. O contato telefônico tem sido descrito na literatura como ferramenta para fortalecer o vínculo do usuário com o serviço de saúde e sua equipe, apresentando-se como potencial para o cuidado integral. Estudos[21,22] evidenciam que o monitoramento por telefone possibilita um controle de glicemia ou da pressão arterial mais eficaz em pessoas com diabetes, favorecendo a adesão a medicamentos prescritos e reduzindo as chances de complicações e internações. Além do acompanhamento de condições crônicas, serviços de oncologia utilizam do telefone para monitorar efeitos adversos de tratamento e para reforçar orientações de autocuidado.[23-25]

A prática da Consulta de Enfermagem (CE) mediada por TIC é reconhecida oficialmente no contexto do início da pandemia de coronavírus (Covid-19), após a epidemia na China, que rapidamente se transformou em emergência de Saúde Pública pela sua proporção e rápida propagação para todos os continentes, chegando ao Brasil em fevereiro de 2020, quando houve o registro do primeiro caso, na cidade de São Paulo.[26]

A alta disseminação e o grande potencial de letalidade trouxeram a necessidade de formulações de planos de contingência para o enfrentamento da pandemia visando reduzir a transmissão do vírus.[26] Essas medidas envolveram a suspensão de atividades não essenciais e a orientação e o incentivo à população para permanecer em suas casas, caracterizando o isolamento social. Vale ressaltar que, nesse contexto, os serviços da Atenção Primária à Saúde (APS) foram mantidos e tornou-se imprescindível a reestruturação dos serviços e do processo de trabalho, bem como a utilização de novos recursos para propiciar atendimento aos que precisavam, fosse por demanda de sintomas respiratórios, fosse por queixas comuns e próprias de resolução da APS.[27]

A partir da Resolução n. 634/2020, do Cofen, a qual normatiza e regulamenta a realização da teleconsulta em enfermagem, essa prática se tornou uma ferramenta para possibilitar a continuidade da atenção à saúde com base nos atributos da APS, em especial o acesso, de modo a manter os serviços em funcionamento e as agendas dos profissionais disponíveis para ofertar atendimento aos usuários durante o cenário pandêmico.[28] Esse momento histórico acelerou a normatização e a implementação das práticas de atendimento remoto como medida para reduzir o risco de transmissão da Covid-19 e muitos profissionais iniciaram a realização de consultas e outros tipos de atendimento à distância, beneficiando os usuários do SUS, da Saúde Suplementar e privada, tanto da APS quanto dos demais níveis de atenção.

O Cofen, em 2022, ao considerar: a) o avanço irrevogável do uso de recursos de TIC para produzir e disponibilizar as informações, para ofertar serviços de saúde confiáveis, no momento certo, seja de promoção, prevenção, cura e/ou reabilitação, e b) o papel central e imprescindível da enfermagem no cuidado em saúde em todos os níveis de atenção, independentemente do método de oferta utilizado, regulamentou a Telenfermagem, por meio da Resolução n. 696,[19] de maneira definitiva, e não mais restrita a um momento específico, como o da pandemia. A prática da Telenfermagem passa a englobar atividades como CE, consultoria, monitoramento, educação em saúde e acolhimento de usuários, mediados por TIC.[19]

Consultas Remotas em Serviços de Atenção Primária à Saúde

▪ Organização do serviço para implantação

A comunicação digital na saúde deve ser compatível com a Lei Geral de Proteção de Dados (LGPD)[29] e exige uma estrutura mínima para sua realização, tanto em termos de equipamentos utilizados quanto em relação aos ajustes no processo de trabalho. Na APS, o planejamento e a organização dos serviços para a implantação da consulta remota de enfermagem exigem articulação prévia com o coordenador ou gerente da Unidade de Saúde (US) e com os profissionais da equipe que participarão dos atendimentos mediados por TIC, seja na execução, no agendamento ou na orientação para tal.[31]

É fundamental padronizar quais demandas ou usuários serão atendidos com o uso de TIC e quais serão orientados ao atendimento presencial, além de definir horários para a realização das consultas remotas e estabelecer média de tempo de atendimento para auxiliar no processo de inserção da prática na rotina do enfermeiro. A pontualidade, assim como na prática presencial, é critério-chave para o bom andamento do serviço. Para evitar atrasos no início das consultas, sugere-se que um profissional administrativo possa entrar em contato com o usuário de forma prévia e/ou enviar uma mensagem de texto (atentar para as diferentes capacidades de entendimentos dos usuários), com orientações para o início do atendimento.

Deve-se também definir quais dispositivos ou aparelhos (telefone fixo, *smartphone*, computador, *tablet*) ou programas (*software* específico para o atendimento ou aplicativos de mensagens comuns) serão utilizados.[31,32]

O serviço de saúde precisa estabelecer fluxos para o contato após o atendimento da pessoa (p. ex., como se dará o fornecimento de atestados ou outros documentos) e garantir que a farmácia receba diretamente as prescrições virtuais (ou solicitar que o usuário ou familiar busque a receita impressa na US).[30] Conforme a Resolução Cofen n. 696/2022, a emissão de receitas e a solicitação de exames à distância serão válidas em meio eletrônico mediante o uso de assinatura eletrônica, por meio de certificados e chaves emitidos pela Infraestrutura de Chaves Públicas Brasileira (ICP-Brasil).[19]

Os empregadores têm a responsabilidade de apoiar os enfermeiros dentro de seu escopo completo de atribuições no campo da APS, o que inclui não colocá-los em situações em que sejam solicitados a realizar ações além de seu nível de competência ou fora de seu âmbito legal de práticas. Também devem ofertar capacitação em teleatendimento, além de prover ambiente, material e equipamentos que permitam a realização da atenção à saúde da população de maneira efetiva, segura e competente, tal qual é ofertada de forma presencial.

Critérios para atendimento remoto

No que se refere às consultas mediadas por TIC, os enfermeiros devem seguir os mesmos protocolos ou instruções normativas que utilizam para as consultas presenciais. Além disso, é importante delimitar, em cada realidade, quais situações serão elencadas previamente para atendimento remoto e quais serão exclusivamente presenciais. As condições mais comumente recomendadas para o Telenfermagem são:[30-33]

- acompanhamento de pessoas com condições crônicas (ver Capítulo 11 – Abordagem das Condições Crônicas na Atenção Primária à Saúde), especialmente se o usuário estiver estável e tiver equipamentos de monitorização em casa;
- consultas de rotina para usuários sem queixas;
- abordagem em saúde reprodutiva;
- abordagem ou aconselhamento em saúde mental;
- estratégias de cuidado apoiado (autocuidado);
- queixas comuns da APS, observando sempre sinais de alerta e fatores de risco.

Os estudos mostram que algumas situações não devem ser atendidas com o uso de TIC, entre elas:[30,33,34]

- avaliação de usuários com condições de risco elevado ou graves, que provavelmente precisam de um exame físico presencial;
- avaliação de queixas ginecológicas, que exigem exame físico;
- situações clínicas que afetem a capacidade do usuário para utilizar a tecnologia (p. ex., confusão mental);
- usuários portadores de necessidades especiais, como deficiência auditiva ou dificuldade auditiva grave;
- situações de urgência ou emergência.

Aspectos técnicos

O gerenciamento da implantação das consultas mediadas por TIC demanda estrutura dos serviços de saúde, e as instituições precisam se ajustar para fornecer condições para a realização desse tipo de atendimento. A seguir são listados requisitos mínimos para a prática:[30,34,35]

- consultório privativo, silencioso e bem iluminado;
- horário programado para o atendimento, estar pronto para a consulta de modo a evitar interrupções: equipamentos preparados; prontuário revisado;
- pontualidade no atendimento (caso o usuário não atenda, sugere-se realizar por volta de três tentativas de contato e aguardar por 10 ou 15 minutos; caso o usuário não atenda à chamada, recomenda-se o envio de uma mensagem informando o cancelamento do atendimento e orientando como o usuário deve proceder, caso ainda necessite da consulta);
- computador com conexão à internet (sempre que possível, banda larga por linha digital, via cabo ou fibra óptica, em vez de *wi-fi* ou 4G, pois fornece conexão mais rápida e estável);
- *software* de videochamada e periféricos como *webcam* e microfone ou aparelho celular tipo *smartphone* com conexão à internet e áudio e vídeo funcionando e em conformidade com a LGPD;[29]
- *software* para registro do atendimento no prontuário do usuário (não havendo disponibilidade do registro eletrônico, é imprescindível que seja feito em papel);
- informativos para os usuários a respeito das tecnologias que eles precisam para participar do atendimento;
- profissionais capacitados para a execução da consulta remota;
- protocolos de apoio à decisão clínica.

Com relação ao preparo das tecnologias, é essencial estabelecer uma segunda opção de atendimento; caso a ligação pelo *software* ou *smartphone* falhe, pode-se optar por uma chamada telefônica comum. Para isso, é necessário ter fácil acesso ao número de telefone do usuário no momento do atendimento remoto. Se o enfermeiro estiver trabalhando à distância, em *home office*, por exemplo, deve assegurar que a tecnologia de casa é compatível para a realização de consultas, se será garantido o sigilo exigido e se é possível acessar e editar o prontuário do usuário.[30]

Os usuários também devem ser orientados a respeito dos aspectos técnicos para a realização de consultas mediadas por TIC, como:

- ambiente privativo (os usuários devem ser orientados a encontrar um ambiente tranquilo, privado e confortável para estar no momento do atendimento, mas o enfermeiro precisa reconhecer que isso nem sempre será possível; importante frisar para o usuário que não esteja em locais públicos, como supermercados ou ônibus, e que não dirija durante a consulta);

- testar os equipamentos (microfone, câmera e internet) antes da consulta;
- estar com a bateria do celular ou computador carregada;
- estar atento ao horário da consulta agendada para atender o enfermeiro;
- evitar distrações e outras atividades enquanto está na consulta, como caminhar, lavar louça ou cozinhar.

Consulta de Enfermagem Mediada por Tecnologias de Informação e Comunicação na Atenção Primária à Saúde (Figura 8.1)

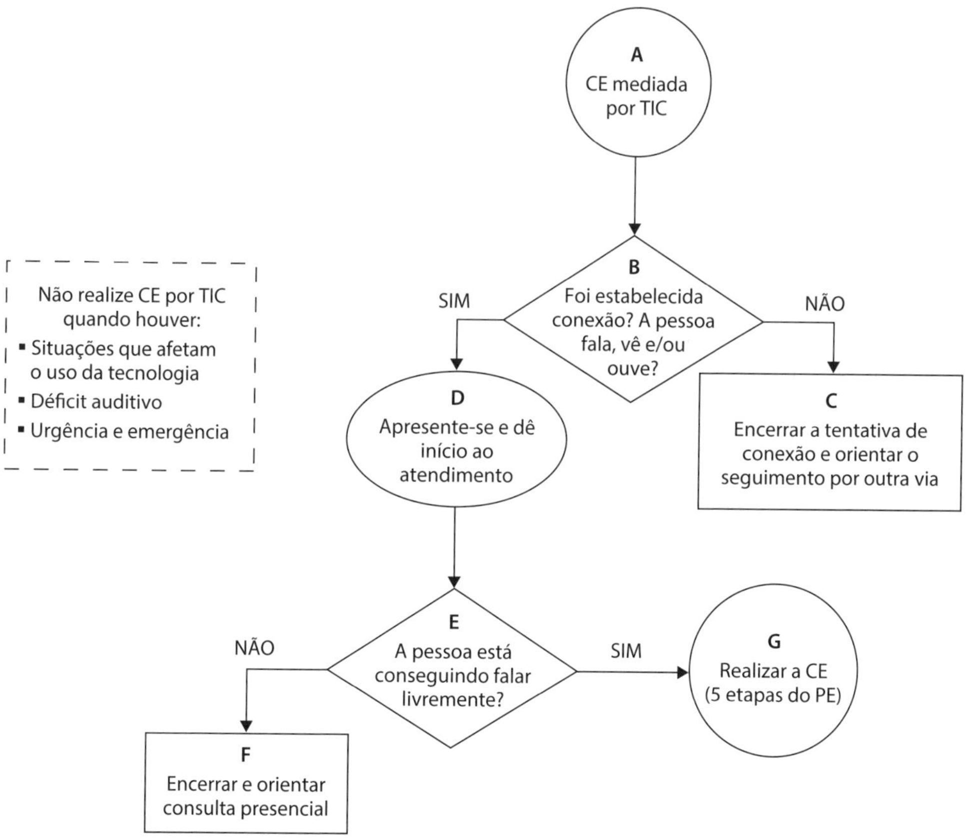

Figura 8.1 – Algoritmo da Consulta de Enfermagem mediada por tecnologias de informação e comunicação na APS.

Legenda: CE: Consulta de Enfermagem; TIC: tecnologia da informação e comunicação; PE: Processo de Enfermagem.

Fonte: Elaborada pela autoria com base na literatura consultada[19,20,30,33-35,37,38].

▪ Anotações do algoritmo da Consulta de Enfermagem mediada por tecnologias de informação e comunicação

A) Consulta de Enfermagem mediada por tecnologias de informação e comunicação

A CE mediada por TIC é privativa do enfermeiro, sendo realizada de forma síncrona.[19] O profissional deve lembrar de avaliar previamente se uma consulta mediada por TIC será apropriada para o usuário naquele momento. Preconiza-se utilizar a modalidade da chamada de vídeo, sempre que possível, considerando-se os elementos não verbais agregados a essa modalidade, em contraponto a uma chamada de voz, em que há apenas o tom de voz, além das palavras ditas, o que limita a comunicação com o usuário, havendo risco de perder informações importantes, que seriam transmitidas pela linguagem não verbal presencialmente ou por vídeo.[20,30,35]

B) Foi estabelecida conexão? A pessoa fala, vê e/ou ouve?

Ao iniciar a chamada, o enfermeiro deve confirmar se o usuário está vendo e/ou ouvindo e falando, esclarecer que a consulta à distância é realizada considerando os mesmos requisitos da consulta presencial e explicar quais são.[34] Confirmar a identidade do usuário (considerar acesso a documento com foto) e obter consentimento antes de iniciar a consulta resguarda enfermeiro e usuário no que se refere ao uso de TIC.[33] De acordo com a Resolução Cofen n. 696/2022,[19] o consentimento poderá ser por escrito (impresso ou digital) ou de forma verbal, desde que o enfermeiro transcreva em prontuário físico ou eletrônico, ou no registro de atividades coletivas.

C [não]) Encerrar a tentativa de conexão e orientar o seguimento por outra via

Dificuldades com tecnologia e internet podem ocorrer ao longo do atendimento em consulta via TIC. Nessas situações, será mais adequado entrar em contato com a pessoa utilizando outra via ou forma de comunicação, para encerrar a tentativa de consulta e reagendar para outro momento ou para atendimento presencial.

D [sim]) Apresente-se e dê início ao atendimento com uma pergunta aberta

Na sequência, o profissional deve realizar a sua apresentação, assim como das demais pessoas que porventura estejam no consultório (mesmo que não apareçam no vídeo ou que não sejam ouvidas na chamada de voz). Importante solicitar ao usuário que também apresente as pessoas que estejam com ele ou confirme que está sozinho.

Recomenda-se iniciar a consulta com uma pergunta aberta, que tem o potencial de incentivar o usuário a falar livremente, tendo em mente que a comunicação mediada por TIC pode ser mais difícil para o usuário e pode exigir estratégias do enfermeiro para identificar e esclarecer a situação.[20]

E) A pessoa está conseguindo falar livremente?

A interação enfermeiro-usuário, quando conduzida conforme os princípios do cuidado centrado na pessoa, com uma visão mais ampliada do contexto e considerando as capacidades e limitações de cada pessoa, tem potencial para incluí-la e transformá-la em participante ativa de seu próprio cuidado.[20] Para isso se concretizar, evidenciam-se a importância das habilidades de comunicação no contato com o usuário e a necessidade de modificar as técnicas para que seja possível se expressar de maneira efetiva. É preciso reconhecer as limitações existentes na comunicação durante a execução da consulta remota, de maneira que o enfermeiro utilize habilidades de comunicação específicas a essa modalidade de atendimento, a fim de remover os entraves na troca de informações.

Nas consultas mediadas por TIC, a compreensão pode ser comprometida porque as pistas visuais não verbais, que são importantes para enviar e interpretar mensagens, não estão disponíveis para ambos – enfermeiro e usuário.[37] Nesse sentido, há necessidade de o enfermeiro estar sensível a essas limitações e desenvolver habilidades para superá-las ou para reconhecer que o usuário não forneceu a informação completa para o atendimento. A escuta e a observação atentas são essenciais para decodificar o que o paciente expressa por meio da linguagem verbal e da não verbal. A atenção plena proporcionada pela escuta possibilita uma avaliação mais profunda acerca do indivíduo e da situação relatada por ele.[38]

F [não]) Encerrar e orientar consulta presencial

Nos casos em que o enfermeiro perceba que a comunicação com a pessoa em atendimento está muito comprometida, torna-se necessário orientar para a necessidade de encerramento e de um atendimento presencial.

G [sim]) Realizar a Consulta de Enfermagem utilizando as cinco etapas do Processo de Enfermagem

A CE mediada por TIC deve seguir, da mesma maneira que a CE presencial, as cinco etapas do Processo de Enfermagem (ver Capítulo 3 – O Processo de Enfermagem como Fundamento para o Cuidado na Atenção Primária à Saúde), de acordo com a Resolução Cofen n. 358/2009:[36] coleta de dados (histórico de enfermagem, exame físico e resultado dos exames); diagnóstico; planejamento; implementação; e avaliação de enfermagem. Ademais, o profissional precisa estar sempre atento aos sinais de alerta e às indicações para a necessidade de converter a consulta mediada por TIC para uma consulta presencial, com foco na segurança do profissional e do usuário.[19]

Quando for seu momento de falar, o enfermeiro deve fornecer informações aos poucos, fazendo pequenas pausas e verificando se o usuário está compreendendo as questões colocadas. As orientações fornecidas precisam ser completas, mas é preciso ter cuidado para não sobrecarregá-lo. O hábito de sumarizar os pontos-chave pode ser útil, uma vez que é possível que alguma informação seja perdida por interferência técnica.[37] Algumas vezes é importante solicitar que o usuário fale o que entendeu das explicações.

O planejamento e a implementação dos cuidados em saúde devem ser elaborados de maneira clara, objetiva, com informações relevantes e considerando o grau de compreensão da pessoa; além disso, devem ser construídos considerando-se as orientações da equipe de saúde como um todo e em concordância mútua com o usuário, para garantir a adesão e a continuidade do cuidado. Por fim, é relevante estabelecer uma rede de apoio junto ao usuário e ao cuidador ou familiar, com o objetivo de auxiliar caso a(s) condição(ões) de saúde em acompanhamento não melhore(m), se altere(m) ou haja novas preocupações sobre sua saúde, como o surgimento de sinais de alerta que tenham sido abordados na consulta, por exemplo. Antes de encerrar a consulta, é fundamental perguntar se há alguma dúvida ou preocupação pendente. O registro da CE mediada por TIC deve ocorrer no prontuário do usuário da mesma maneira que numa consulta presencial.[20,35]

Conduzir uma consulta remota pode ser um desafio para o profissional e para o usuário. Na intenção de reduzir o risco de perder informações que sejam relevantes durante a consulta, o enfermeiro pode utilizar-se de algumas estratégias, descritas no Quadro 8.1.

QUADRO 8.1	Estratégias para reduzir o risco de perder informações relevantes.

- Fale diretamente com o usuário sempre que possível
- Faça perguntas abertas e que obedeçam a uma sequência lógica
- Esteja atento ao nível de atenção e entendimento do usuário
- Busque soluções conjuntas para possíveis entraves na comunicação, seja por questões culturais ou de idioma
- Esteja atento a "pistas" verbais, emocionais e comportamentais que podem transmitir informações importantes
- Evite conclusões precipitadas
- Evite linguagem técnica
- Realize o encaminhamento adequado, quando as necessidades do usuário ultrapassarem o seu escopo de atuação

Fonte: Desenvolvido pela autoria com base na literatura consultada: Nurses Association of New Brunswick, 2020[39].

Competências, Habilidades e Atitudes na Prática da Telenfermagem

Em geral, as competências exigidas na prática da Telenfermagem são as mesmas exigidas de todos os enfermeiros. No entanto, algumas características pessoais e o desenvolvimento de habilidades e atitudes podem facilitar o exercício profissional no contexto da Saúde Digital. Pessoas que tenham conhecimento e prática no manuseio de tecnologias (celulares, computadores e outros equipamentos) e que se sintam confortáveis no diálogo com outras pessoas – habilidades de comunicação – possivelmente praticarão a Telenfermagem de maneira mais orgânica.[40] Além disso, outros pontos podem ser relevantes, como a capacidade de compreensão das limitações da tecnologia utilizada, o conhecimento de protocolos e procedimentos para a atuação e a atenção para o reconhecimento quando as abordagens de Telessaúde não são indicadas para as necessidades do usuário.[40]

Considerando as constantes mudanças no cenário da saúde, são fundamentais a manutenção e o fomento da capacitação e do suporte aos profissionais de saúde para atuação com as diferentes ferramentas digitais.[16] O enfermeiro deve estar ciente de que, em razão da natureza da metodologia utilizada, pode encontrar limitações e desafios à interação que não encontra normalmente na prestação de cuidados presenciais.[32,41] Serviços de saúde caracterizados como APS, pautados na longitudinalidade do cuidado, beneficiam-se do vínculo para realizar esse julgamento.

Uma atitude fundamental ao profissional que lançar mão da prática da Telenfermagem diz respeito à preservação da sua privacidade, além, por óbvio, da privacidade da pessoa atendida. Devem ser utilizados telefones fixos e computadores corporativos para realizar atendimentos remotos. No caso de equipamentos pessoais, podem ser utilizados aplicativos com versões pessoais e versões profissionais, o que permite configurações mais rígidas de segurança para os dados profissionais, como o bloqueio da opção de salvar mídias recebidas na galeria do dispositivo. Não misturar a vida pessoal virtual com a vida profissional virtual deve ser um ponto de atenção permanente.[32]

Desafios para a Implantação da Telenfermagem

As questões estruturais para a realização de consultas remotas estão entre os principais desafios para a consolidação da prática no Brasil. O enfermeiro precisa de equipamentos mínimos e funcionando, porém se faz necessário que os usuários que serão atendidos também os tenham. Isso nem sempre é uma realidade. É fundamental que o serviço de saúde e o enfermeiro estejam atentos às questões de vulnerabilidade para não restringir acesso caso a pessoa não tenha *internet* ou acesso ao telefone naquele momento, observando-se a lei dos cuidados inversos.[a] Por esse ângulo, é preciso também estar atento à população imigrante e que não fala português ou às pessoas portadoras de necessidades especiais, as quais podem ter a comunicação verbal prejudicada.

Outro desafio se refere à realização do exame físico à distância. Fazer algumas avaliações por telefone ou vídeo é possível, porém exige profissional capacitado. O município de Florianópolis incluiu em seu *Guia de Orientações para Teleconsulta de Enfermagem*[33] um capítulo contendo recomendações e sugestões de como realizar uma avaliação física mínima à distância, seja por meio da análise de fotos ou mesmo da imagem da chamada de vídeo durante a consulta, ou até mesmo por meio de instrumentos de verificação de sinais vitais que o usuário porventura tenha em casa.

Considerações Finais

A Telessaúde, em suas diversas expressões, ganhou destaque nos últimos anos e é o componente da Saúde Digital que dialoga com a prática dos serviços. Para que o processo de consolidação siga acontecendo, uma ação integrada que envolva aspectos legais e operacionais deve ser conduzida, de modo a incorporar a consulta remota, a consultoria mediada por TIC e outras ações no cotidiano das equipes de saúde.[10] A implementação de consultas remotas, seja na Atenção Primária, Secundária ou Terciária, pode ser elemento estratégico para a organização e a articulação das RAS. Na intenção de qualificar a assistência, garantir o acesso e a continuidade do cuidado, o equilíbrio entre atendimentos presenciais e não presenciais é um horizonte a ser alcançado por meio de uma construção diária.[42]

Os enfermeiros têm um papel importante na defesa dos cuidados centrados na pessoa, que podem ser melhorados por meio das TIC. É importante reconhecer que a disponibilidade de recursos financeiros influencia a oferta de serviços mediados por TIC, com uma demarcação clara entre países de alta e baixa renda. Uma liderança clara e políticas focadas nos níveis global, regional, nacional e local podem ajudar a fornecer a infraestrutura e as habilidades necessárias para tornar as TIC uma realidade.[12]

A partir do movimento nacional para a Telenfermagem, é esperado que se identifique a necessidade de educação formal e treinamento no trabalho. A quantidade e/ou tipo necessário dependerá da natureza do serviço de Telessaúde oferecido. Aos poucos, as ofertas de formação em Telessaúde se tornarão comuns nas universidades e faculdades brasileiras.[40]

O Conselho Internacional de Enfermeiros (CIE) considera essencial que os órgãos de classe de cada país estejam vigilantes e apoiem iniciativas que capacitem e forneçam liderança e inovação na prática, sendo os enfermeiros preparados com as competências, as evidências e o apoio de pares necessários para funcionar em todos os níveis do sistema de saúde.[12]

---

[a] Lei do cuidado inverso: *The inverse care Law* é uma publicação do médico de família Julian Tudor Hart, datada de fevereiro de 1971. No artigo, o autor descreve a relação entre o atendimento e o acesso dos usuários, afirmando que a disponibilidade de um bom atendimento médico tende a variar inversamente às necessidades da população atendida. Em outras palavras, quem mais necessita de atendimento é quem, provavelmente, tem menos acesso a ele.

Aspectos-chave

- A Telessaúde, em suas diversas expressões, ganhou destaque nos últimos anos e é o componente da Saúde Digital que dialoga com a prática dos serviços.
- A implementação de consultas remotas, seja na Atenção Primária, Secundária ou Terciária, pode ser elemento estratégico para a organização e a articulação das Redes de Atenção à Saúde.
- Os enfermeiros têm um papel importante na defesa dos cuidados centrados na pessoa, que podem ser melhorados por meio das tecnologias de informação e comunicação.
- A Telenfermagem deve ser pautada na responsabilidade do profissional em fornecer atendimento personalizado legal, baseado em evidências e de alta qualidade, com base no Código de Ética dos Profissionais de Enfermagem.
- A enfermagem deve estar equipada e familiarizada com os determinantes digitais da saúde, que incluem: seu nível de alfabetização digital e acesso a equipamentos tecnológicos e infraestrutura de internet.
- A tecnologia deve ser aproveitada para acessar suporte à decisão clínica, por meio de treinamentos e consultorias entre profissionais, e ampliar o acesso de usuários a profissionais, permitindo o atendimento remoto e a capacitação de usuários e, dessa maneira, melhorar a prestação de serviços de Atenção Primária à Saúde.
- A Telenfermagem é um método e, portanto, não deve alterar os padrões de prática profissional ao fornecer cuidados de saúde ou educação em saúde.

Referências

1. World Health Organization (WHO). Fifty-Eighth World Health Assembly. Geneva: World Health Organization; 2005. [Acesso 18 Ago 2022]. Disponível em: https://apps.who.int/gb/ebwha/pdf_files/WHA58-REC1/english/A58_2005_REC1-en.pdf.
2. World Health Organization (WHO). Global strategyon digital health 2020-2025. Geneva: World Health Organization; 2021. [Acesso 18 Ago 2022]. Disponível em: https://www.who.int/docs/default-source/documents/gs4dhdaa2a-9f352b0445bafbc79ca799dce4d.pdf.
3. Brasil. Ministério da Saúde. Site Ministério da Saúde: Saúde Digital [Internet]. [Acesso 18 Ago 2022]. Disponível em: https://www.gov.br/saude/pt-br/assuntos/saude-digital.
4. Brasil. Ministério da Saúde. Site Ministério da Saúde/Saúde Digital: Telessaúde [Internet]. [Acesso 18 Ago 2022]. Disponível em: https://www.gov.br/saude/pt-br/assuntos/saude-digital/telessaude/telessaude.
5. Brasil. Ministério da Saúde. Secretaria de Ciência, Tecnologia e Insumos Estratégicos Departamento de Ciência e Tecnologia. Guia Metodológico para Programas e Serviços em Telessaúde [Recurso eletrônico]. Brasília: Ministério da Saúde, 2019. [Acesso 18 Ago 2022]. Disponível em: http://www.ans.gov.br/images/MS-telessaude-manual_2019.pdf.
6. Brasil. Ministério da Saúde. Portaria n. 561, de 16 de março de 2006. Brasília: Ministério da Saúde, 2006. [Acesso 18 Ago 2022]. Disponível em: https://bvsms.saude.gov.br/bvs/saudelegis/gm/2006/prt0561_16_03_2006_comp.html.
7. Brasil. Ministério da Saúde. Portaria n. 452, de 04 de março de 2010. Brasília: Ministério da Saúde, 2010. [Acesso 18 Ago 2022]. Disponível em: https://bvsms.saude.gov.br/bvs/saudelegis/gm/2010/prt0452_04_03_2010.html.
8. Brasil. Ministério da Saúde. Portaria n. 35, de 04 de janeiro de 2007. Brasília: Ministério da Saúde, 2007. [Acesso 18 Ago 2022]. Disponível em: https://bvsms.saude.gov.br/bvs/saudelegis/gm/2007/prt0035_04_01_2007_comp.html.
9. Brasil. Ministério da Saúde. Portaria n. 2.546, de 27 de outubro de 2011. Brasília: Ministério da Saúde, 2011. [Acesso 18 Ago 2022]. Disponível em: https://bvsms.saude.gov.br/bvs/saudelegis/gm/2011/prt2546_27_10_2011.html.
10. Brasil. Ministério da Saúde. Secretaria-Executiva. Departamento de Informática do SUS. Estratégia de Saúde Digital para o Brasil 2020-2028 [recurso eletrônico]. Brasília: Ministério da Saúde, 2020. [Acesso 18 Ago 2022]. Disponível em: https://bvsms.saude.gov.br/bvs/publicacoes/estrategia_saude_digital_Brasil.pdf.

11. World Health Organization (WHO). State of the world's nursing 2020: investing in education, Jobs and leadership. Geneva: World Health Organization; 2020. [Acesso 18 Ago 2022]. Disponível em: https://www.who.int/publications-detail-redirect/9789240003279.
12. International Council of Nurses (ICN). The right to connect via information and communication technology [Internet]. Geneva, Switzerland, 2014. [Acesso 18 Ago 2022]. Disponível em: https://www.icn.ch/sites/default/files/inline-files/E12a_Right_Connect_Information_Communication_Technology.pdf.
13. World Health Organization. WHO guideline: recommendations on digital interventions for health system strengthening. Geneva: World Health Organization; 2019. [Acesso 20 Ago 2022]. Disponível em: https://apps.who.int/iris/bitstream/handle/10665/311941/9789241550505-eng.pdf?ua=1.
14. Levin K, Madsen JR, Petersen I, Wanscher CE, Hangaard J. Telemedicine diabetes consultations are cost-effective, and effects on essential diabetes treatment parameters are similar to conventional treatment: 7-year results from the Svendborg Telemedicine Diabetes Project. J Diabetes SciTechnol; 2013. [Acesso 20 Ago 2022]; 7(3):587-595. Disponível em: https://journals.sagepub.com/doi/10.1177/193229681300700302.
15. Buvik A, Bergmo TS, Bugge E, Smaabrekke A, Wilsgaard T, Olsen JA. Cost-Effectiveness of Telemedicine in Remote Orthopedic Consultations: Randomized Controlled Trial. J Med Internet Res; 2019 Feb 19. [Acesso 21 Ago 2022]; 21(2):e11330. Disponível em: https://pubmed.ncbi.nlm.nih.gov/30777845/.
16. European Observatoryon Health Systems and Policies, Richardson E, Aissat D, Williams GA, Fahy N. Keeping what works: remote consultations during the COVID-19 pandemic. Eurohealth, 2020. [Acesso 14 Ago 2022]; 26(2):73-76. Disponível em: https://apps.who.int/iris/handle/10665/336301.
17. Bashshur R, Shannon G, Krupinski E, Grigsby J. The Taxonomy of Telemedicine. Telemedicine and e-Health; 2011 Jul-Aug. [Acesso 17 Ago 2022]; 17(6):484-94. Disponível em: doi: 10.1089/tmj.2011.0103.
18. Brasil. Decreto n. 94.406, de 08 de junho de 1987. Brasília: Ministério da Saúde, 1987. [Acesso 20 Ago 2022]. Disponível em: http://www.planalto.gov.br/ccivil_03/decreto/1980-1989/d94406.htm#:~:text=DECRETO%20No%2094.406%2C%20DE,enfermagem%2C%20e%20d%C3%A1%20outras%20provid%C3%AAncias.
19. Conselho Federal de Enfermagem. Resolução n. 696, de 17 de maio de 2022. Brasília: Conselho Federal de Enfermagem, 2022. [Acesso 20 Ago 2022]. Disponível em: http://www.cofen.gov.br/resolucao-cofen-no-696-2022_99117.html.
20. Boström E, Ali L, Fors A, Ekman I, Andersson AE. Registered nurses' experiences of communication with patients when practising person-centred care over the phone: a qualitative interview study. BMC Nurs, 19 June 2020. [Acesso 22 Ago 2022]; 54. Disponível em: https://bmcnurs.biomedcentral.com/articles/10.1186/s12912-020-00448-4.
21. Vasconcelos HCA, Freitas RWJF, Marinho NBP, Damasceno MMC, Araújo TL, Teixeira FE. Eficácia de intervenções que utilizam o telefone como estratégia para o controle glicêmico: Revisão integrativa da literatura. Texto & Contexto Enfermagem, Florianópolis, SC, Jan-Mar 2013. [Acesso 17 Ago 2022]; 22(1):239-246. Disponível em: https://repositorio.ufc.br/handle/riufc/7842.
22. Kim HS, Oh JA. Adherence to diabetes control recommendations: impact of nurse telephone calls. J Adv Nurs. 2003 Nov. [Acesso 17 Ago 2022]; 44(3):256-61. Disponível em: https://pubmed.ncbi.nlm.nih.gov/14641395/.
23. Cruz FOAM, Ferreira EB, Reis PED. Consulta de enfermagem via telefone: relatos dos pacientes submetidos à quimioterapia antineoplásica. R. Enferm. Cent. O. Min. 2014. [Acesso 17 Ago 2022]; 4(2). Disponível em: http://www.seer.ufsj.edu.br/index.php/recom/article/view/639.
24. Palmeira CS, Ramos GA, Mussi FC. Avaliação da experiência do telemonitoramento de enfermagem por mulheres com excesso de peso. Esc. Anna. Nery, 2021. [Acesso 10 Ago 2022]; 25(1). Disponível em: https://www.scielo.br/j/ean/a/Ky7NvzHMxtWKpf5YyJTFbgS/?lang=pt.
25. Vaz DC, Silva CRL, Silva, RCL. Acompanhamento presencial e telefônico dos sintomas em mulheres com câncer de mama submetidas à quimioterapia. Revista Enfermagem UERJ, 2016. [Acesso 20 Ago 2022]; 24(5). Disponível em: https://www.e-publicacoes.uerj.br/index.php/enfermagemuerj/article/view/15577.
26. Werneck GL, Carvalho MS. A pandemia de COVID-19 no Brasil: crônica de uma crise sanitária anunciada. Rio de Janeiro: Cadernos de Saúde Pública, 2020. [Acesso 20 Ago 2022]; 36(5). Disponível em: http://cadernos.ensp.fiocruz.br/csp/artigo/1036/a-pandemia-de-covid-19-no-brasil-cronica-de-uma-crise-sanitaria-anunciada.
27. Guerra ÉR, Carmo NB, Boueri ADG, Santos TFS, Oliveira LV. Implementação da teleconsulta na enfermagem de reabilitação durante a pandemia pelo coronavírus: relato de experiência. Rev. Enferm. Digit. Cuid. Promoção Saúde, 2021. [Acesso 20 Ago 2022]; 6. Disponível em: https://doi.org/10.5935/2446-5682.20210018.

28. Conselho Federal de Enfermagem. Resolução n. 634, de 26 de março de 2020. Brasília: Conselho Federal de Enfermagem, 2020. [Acesso 20 Ago 2022]. Disponível em: http://www.cofen.gov.br/resolucao-cofen-no-0634-2020_78344.html.
29. Brasil. Lei n. 13.709, de 14 de agosto de 2018. Lei Geral de Proteção de Dados Pessoais (LGPD). [Acesso 20 Ago 2022]. Disponível em: http://www.planalto.gov.br/ccivil_03/_ato2015-2018/2018/lei/l13709.htm.
30. Greenhalgh T. Video consultations: a guide for practice [Internet]. University of Oxford. [Acesso 20 Ago 2022]. Disponível em: https://bjgplife.com/consultas-por-video-um-guia-pratico-brazil/.
31. Greenhalgh T, Koh GCH, Car JC. Covid-19: a remote assessment in primary care. BMJ; 2020 Mar 25. [Acesso 20 Ago 2022]; 368:m1182. Disponível em: https://pubmed.ncbi.nlm.nih.gov/32213507/.
32. Schmitz CAA, Gonçalves MR, Umpierre RN, Molina-Bastos CG, Costa MM, Silva RS. Consulta remota: fundamentos e prática. Porto Alegre: Artmed, 2021.
33. Prefeitura de Florianópolis. Secretaria Municipal de Saúde. Guia de orientação para teleconsulta de enfermagem. Florianópolis, 2020. [Acesso 20 Ago 2022]. Disponível em: http://www.pmf.sc.gov.br/arquivos/arquivos/PDF/Guia_para_orientacao_de_TELECONSULTA_Enfermagem.pdf.
34. Car J, Koh GC-H, Foong PS, Wang CJ. Video Consultations in Primary and Specialist Care during the Covid-19 Pandemic and beyond. 2020. [Acesso 19 Ago 2022]; 371:m3945. Disponível em: https://www.bmj.com/content/371/bmj.m3945.
35. Pygall S. Triagem e consulta ao telefone: estamos realmente ouvindo? Porto Alegre: Artmed, 2018.
36. Conselho Federal de Enfermagem. Resolução n. 358, de 15 de outubro de 2009. Brasília: Conselho Federal de Enfermagem, 2009. [Acesso 19 Ago 2022]. Disponível em: http://www.cofen.gov.br/resoluo-cofen-3582009_4384.html.
37. College of Nurses of Ontario. Ordre dês infirmieres et infirmiers de L'Ontario. Practice Guideline. Telepractice. Updated June 2020. [Acesso 19 Ago 2022]. Disponível em: https://www.cno.org/globalassets/docs/prac/41041_telephone.pdf.
38. Barbosa IA, Silva MJP. Nursing care by tele health: what is the influence of distance on communication? Rev. Bras. Enferm. Sep-Oct 2017. [Acesso 19 Ago 2022]; 70(5). Disponível em: http://dx.doi.org/10.1590/0034-7167-2016-0142.
39. Nurses Association of New Brunswick. Practice Guideline: Telenursing Practice. July 2020. [Acesso 19 Ago 2022]; 16 p. Disponível em: http://www.nanb.nb.ca/media/resource/NANB-PracticeGuideline-Telenursing-July20-E.pdf.
40. College of Registered Nurses of Nova Scotia. Telenursing Practice Guidelines. 2008. [Acesso 19 Ago 2022]; 32 p. Disponível em: https://www.telemedecine-360.com/wp-content/uploads/2019/03/2008-CRRNS-Telenursing-practice-guidelines.pdf.
41. Ordem dos Enfermeiros. Consultas de Enfermagem à distância: telenfermagem. Guia de Recomendações [Internet]. Fev 2021. [Acesso 16 Ago 2022]; 30 p. Disponível em: https://www.ordemenfermeiros.pt/media/21380/guia-telenfermagem_final.pdf.
42. Mendes EV. As redes de atenção à saúde. Brasília: Organização Pan-Americana da Saúde, 2011. [Acesso 16 Ago 2022]. Disponível em: https://bvsms.saude.gov.br/bvs/publicacoes/redes_de_atencao_saude.pdf.

9

Atenção Domiciliar

Vilma Regina Freitas Gonçalves Dias
Sandra Rejane Soares Ferreira
Maria Inês Guedes Borges

O que há neste capítulo?

Este capítulo apresenta a Atenção Domiciliar (AD) como uma modalidade de atenção à saúde, caracterizada por um conjunto de ações de promoção da saúde, prevenção, tratamento e reabilitação em domicílio, com garantia de cuidado, integrada às Redes de Atenção à Saúde. Aborda o Processo de Enfermagem na AD, destacando a importância das ações realizadas pelo enfermeiro. Os temas abordados visam instrumentalizar o profissional na avaliação da realidade domiciliar do usuário em AD, sua família e o cuidador, nas dimensões do contexto social e familiar, no grau de autonomia das atividades diárias e de dependência de cuidados. Objetiva-se, também, contribuir com reflexões acerca da Política Nacional de Atenção Domiciliar e sobre a prática profissional, visando a qualificação dessa modalidade de cuidado.

Introdução

A Atenção Domiciliar (AD) é definida como uma modalidade de atenção à saúde que envolve ações de promoção da saúde, prevenção, tratamento, reabilitação e paliação em domicílio de maneira integrada com as Redes de Atenção à Saúde (RAS).[1] É uma modalidade de atendimento que vem crescendo no mundo nas três últimas décadas em virtude da mudança do perfil epidemiológico (aumento das doenças crônicas) e demográfico (aumento de idosos), do crescimento das tecnologias em saúde, da ampliação das modalidades de acesso aos serviços de saúde, da racionalização do uso dos leitos hospitalares e dos recursos em saúde e, muitas vezes, em decorrência propriamente das necessidades das pessoas.[2]

Essa mudança do perfil demográfico e epidemiológico também ocorre no Brasil, onde se apresenta como uma nova carga de doenças,[3] com o aumento da prevalência das Doenças Crônicas Não Transmissíveis (DCNT). O envelhecimento da população, associado ao aumento dessas doenças, produz danos à saúde e exige cuidados com complexidades passíveis de serem atendidas no âmbito do domicílio.[4] Por exemplo, um estudo transversal realizado com idosos em 23 estados do Brasil apontou que as mulheres mais velhas, com menor escolaridade e poder aquisitivo, com diagnóstico de morbidade crônica, história de queda, hospitalização prévia e consulta médica nos últimos três meses, eram as que mais utilizavam AD.[4]

A AD apresentou ao longo do tempo diferenças e particularidades importantes em sua forma de organização no Brasil e, durante os últimos anos, tem-se buscado definir conceitos em comum, entre eles: critérios de admissão/exclusão/alta de pacientes, as modalidades e os recursos necessários dentro de cada modalidade, os papéis dos profissionais e as responsabilidades dos gestores, além do financiamento, registro e avaliação.[2]

Os serviços de AD são de grande importância por garantirem acesso aos cuidados de saúde para as pessoas restritas ao domicílio, sendo considerados uma especialidade e uma prática que exige conhecimento científico e tecnológico, competência e profissionalismo, pois se trata de um exercício profissional complexo e subjetivo, o qual requer profissionais com formação e apropriação de modelos de *expertise* clínica.[5] Nas suas diferentes conformações, têm protagonizado mudanças nas redes, na perspectiva da substitutividade da organização da atenção, ou seja, como dispositivo para a produção de cuidados que não vêm sendo produzidos nos espaços tradicionais do cuidado em saúde.[6]

Aspectos Históricos da Atenção Domiciliar

No Brasil, a primeira experiência de atendimento domiciliar organizada como um serviço foi o Serviço de Assistência Médica Domiciliar de Urgência (SAMDU), fundado em 1949 e vinculado ao Ministério do Trabalho. Ao longo do tempo, seguindo a tendência mundial e impulsionado pela mudança no perfil demográfico e epidemiológico da população brasileira, o Ministério da Saúde (MS) instituiu de maneira organizada, mas incipiente, a modalidade de cuidado domiciliar, que foi gradativamente evoluindo por meio de Portarias que foram sendo editadas para readequação de suas normas e diretrizes, constituindo uma política sólida de AD no País, presente em diferentes níveis de atenção.[7,5]

Em 2011, o MS publicou a Portaria n. 2.093, que redefiniu a AD no âmbito do Sistema Único de Saúde (SUS) e estabeleceu normas de cadastro dos Serviços de Atenção Domiciliar (SAD), suas respectivas Equipes Multidisciplinares de Atenção Domiciliar (EMAD) e Equipes Multidisciplinares de Apoio (EMAP), além da habilitação dos estabelecimentos de saúde aos quais estarão vinculadas, regras de habilitação e valores de incentivo. A partir dessa Portaria, a AD começou a se constituir, em nível nacional, de maneira organizada e financiada pelo SUS.[7] Atualmente, no âmbito do SUS, é regulamentada pela Portaria GM/MS n. 825, de 25 de abril de 2016.[1] Essa Portaria define e considera três aspectos importantes para a AD no SUS, a saber: a AD, os SAD e o Cuidador, os quais se caracterizam a seguir.[1]

▪ Atenção Domiciliar

A AD é definida como uma modalidade abrangente de atenção à saúde, substitutiva ou complementar às já existentes, integrada às RAS.[1,8,9] É caracterizada por um conjunto de ações de promoção à saúde, prevenção e tratamento de doenças, reabilitação e cuidados paliativos, prestadas em domicílio, garantindo continuidade de assistência.[1] Na AD, os cuidados à saúde podem ser oferecidos ao indivíduo e a sua família por meio de visita domiciliária, atendimento domiciliar e internação domiciliar, objetivando maximizar o nível de independência, minimizando os efeitos das incapacidades ou doenças, incluindo aquelas sem perspectiva de cura.[10]

A **visita domiciliária** (VD) pode ser definida como um instrumento (técnicas, procedimentos e saberes) utilizado para avaliação e intervenção no processo de saúde-adoecimento da unidade familiar. Realizada no local de moradia, recorre a três formas de abordagens: entrevista, observação sistematizada e intervenção orientada e participativa.[11]

A entrevista é uma conversa dirigida por um roteiro de questões orientadoras e tem por finalidade obter dados e fatos objetivos e vivências concretas da realidade, além de conhecer atitudes, valores, cultura, historicidade do núcleo familiar, simbolismos, sentimentos e opiniões.[11]

A observação sistematizada consiste na incorporação do sujeito observador ao processo de vida da população que é investigada, subordinada a um projeto estratégico e ao registro diário das observações.[12]

A intervenção orientada e participativa segue os preceitos e pressupostos metodológicos do Processo de Enfermagem (PE), cujo objetivo é assistir, tendo como foco central a família, na sua dimensão singular e coletiva.[12]

Utilizada para conhecimento e aproximação das famílias, identificação e monitoramento das necessidades em saúde, a VD é considerada um instrumento para o diagnóstico da realidade da pessoa/família e a realização da assistência à saúde domiciliar, sendo programada e praticada com o intuito de subsidiar intervenções ou o planejamento de ações.[5,11,12]

Na Atenção Primária à Saúde (APS), de modo geral, a estratégia da VD apresenta critérios definidos, é direcionada às famílias da área de abrangência da Unidade de Saúde (US) e pode ser realizada tanto pelo enfermeiro quanto pelos demais profissionais da equipe.

O **atendimento domiciliar** é uma categoria da AD que pode ser denominada de "assistência" ou "cuidado domiciliar" e baseia-se na plena interação do profissional com a pessoa, sua família e o cuidador, quando este existe.[7] Segundo o Conselho Federal de Enfermagem (Cofen), o atendimento domiciliar compreende todas as ações, sejam elas educativas ou assistenciais, desenvolvidas pelos profissionais de enfermagem no domicílio, direcionadas às pessoas e seus familiares.[13]

A **internação domiciliar**, por sua vez, é uma categoria mais específica, que envolve a utilização de aparato tecnológico em domicílio, de acordo com as necessidades do indivíduo, sendo caracterizada pela permanência da equipe de saúde na residência por no mínimo quatro horas diárias, com acompanhamento contínuo. Para ser internada em domicílio, a pessoa precisa apresentar quadro clínico estável, assim como a equipe profissional necessita de rede de suporte para possíveis eventualidades.[7]

Serviços de Atenção Domiciliar

Os SAD são complementares aos cuidados realizados na atenção básica e em serviços de urgência, apresentam caráter substitutivo ou complementar à internação hospitalar e são responsáveis pelo gerenciamento e pela operacionalização das EMAD e EMAP.[1]

Os SAD, segundo o MS, objetivam: a) a redução da demanda por atendimento hospitalar; b) a redução do período de permanência de usuários internados; c) a humanização da atenção à saúde, com a ampliação da autonomia dos usuários; e d) a desinstitucionalização e a otimização dos recursos financeiros e estruturais da RAS.[1] As equipes do SAD devem ser organizadas e devidamente cadastradas no Sistema de Cadastro Nacional de Estabelecimentos de Saúde (SCNES), conforme descrito a seguir:[1,14]

- **EMAD:** pode ser constituída como EMAD Tipo 1 ou EMAD Tipo 2, conforme composição da equipe. Os profissionais de EMAD não poderão ter carga horária semanal inferior a 20 (vinte) horas de trabalho e realizarão atendimento, no mínimo, 1 (uma) vez por semana a cada usuário.[14]

A EMAD Tipo 1 terá a composição mínima de: a) profissional(is) médico(s) com somatório de carga horária semanal de, no mínimo, 40 (quarenta) horas de trabalho por equipe; b) profissional(is) enfermeiro(s) com somatório de carga horária semanal de, no mínimo, 40 (quarenta) horas de trabalho por equipe; c) profissional(is) fisioterapeuta(s) ou assistente(s) social(is) com somatório de carga horária semanal de, no mínimo, 30 (trinta) horas de trabalho por equipe; e d) profissionais auxiliares ou técnicos de enfermagem, com somatório de carga horária semanal de, no mínimo, 120 (cento e vinte) horas de trabalho por equipe.[1,14]

A EMAD Tipo 2 será composta minimamente por: a) profissional médico com carga horária semanal de, no mínimo, 20 (vinte) horas de trabalho; b) profissional enfermeiro com carga horária semanal de, no mínimo, 30 (trinta) horas de trabalho; c) profissional fisioterapeuta ou assistente social com somatório de carga horária semanal de, no mínimo, 30 (trinta) horas de trabalho; e d) profissionais auxiliares ou técnicos de enfermagem, com somatório de carga horária semanal de, no mínimo, 120 (cento e vinte) horas de trabalho.[1,14] Compor uma EMAD é pré-requisito para implantação de uma EMAP.[1,14]

- **EMAP:** os profissionais de EMAP não poderão ter carga horária semanal inferior a 20 (vinte) horas de trabalho e serão acionados somente a partir da indicação clínica da EMAD, para dar suporte e complementar suas ações.[1,14]

  A EMAP contará com pelo menos 3 (três) profissionais de nível superior, e a soma das cargas horárias semanais de seus componentes será de, no mínimo, 90 (noventa) horas de trabalho. Pode ser composta a partir da escolha entre as ocupações: I – assistente social; II – fisioterapeuta; III – fonoaudiólogo; IV – nutricionista; V – odontólogo; VI – psicólogo; VII – farmacêutico; ou VIII – terapeuta ocupacional.[1,14]

O SAD deverá articular-se com os outros serviços da RAS, principalmente hospitais, serviços de urgência e Atenção Básica, buscando evitar demanda direta dos usuários. A admissão do usuário ao SAD exigirá a sua prévia concordância e de seu familiar ou, na inexistência de familiar, de seu cuidador, com assinatura de termo de esclarecimento e responsabilidade.[1]

Cuidador

Os cuidadores, segundo o MS, são pessoas, com ou sem vínculo familiar com o usuário, aptas para auxiliá-lo em suas necessidades e atividades da vida cotidiana e que, dependendo da condição funcional e clínica do paciente, deverão estar presentes no atendimento domiciliar.[1] Devem ter capacidade para auxiliar a pessoa em suas necessidades e atividades da vida cotidiana, além de serem os vigilantes do seu estado de saúde e da efetiva operacionalização do plano de cuidados ou do projeto terapêutico.[14]

O cuidador precisa ter resiliência, boa capacidade cognitiva, de discernimento, adaptação e enfrentamento das situações inerentes ao cuidado. Mesmo os mais resilientes estarão sujeitos a alguma sobrecarga física e emocional, tornando-se potencialmente doentes. Para cuidar de um adulto dependente, é necessário condicionamento físico capaz de dar conta de tarefas complexas e pesadas, além de recuperar-se rapidamente de atividades extenuantes ou de uma noite maldormida.[15]

De acordo com Oliveira e colaboradores, ter cuidadores familiares vinculados a um programa de internação domiciliar demonstra o envolvimento da família nos cuidados diários, o que pode proporcionar sentimentos positivos, mas também pode haver sentimentos negativos, como cansaço físico e emocional, sobrecarga, perda da liberdade e falta de apoio social.[16,17]

A equipe de saúde deve estar atenta não só às características do cuidador, apontadas anteriormente, mas também ao perfil para cuidar do outro, considerando aspectos como idade e se a atividade é solitária, pois a sobrecarga para o cuidador está diretamente ligada à possibilidade de poder ou não dividir as responsabilidades da casa com outra pessoa.[15]

Na VD é importante que se faça além da avaliação do "perfil" do familiar a identificação do cuidador e a avaliação das condições em que ele se apresenta: Espontâneo e satisfeito? Pressionado pela família, com medo e assustado? Resistente e magoado? Cansado e se sentindo explorado? A Escala de Zarit[18,19] é um excelente instrumento para avaliar a sobrecarga dos cuidadores de idosos, sendo esse contexto objeto de trabalho da enfermagem e da equipe como um todo e pode ser acessada pelo QR Code ao lado.

Os problemas dos cuidadores relacionados à sobrecarga dos cuidados domiciliares constituem um aspecto relevante e sua avaliação deve fazer parte do plano de acompanhamento dos doentes/idosos. Muitas dessas situações, por sua complexidade, exigem que se lance mão do trabalho interdisciplinar da equipe da APS, incluindo as equipes do Núcleo de Apoio à Saúde da Família (NASF) e do SAD.[1,7,9]

As atribuições do cuidador têm sido objeto de estudo e constam nos documentos produzidos pelo MS,[7] destacando-se:

- Ajudar o usuário no cuidado corporal (cabelo, unhas, pele, barba, banho parcial ou completo, higiene oral e íntima).
- Estimulá-lo e ajudá-lo na alimentação.
- Ajudá-lo a sair da cama, mesa, cadeira e voltar.
- Ajudá-lo na locomoção e nas atividades físicas apoiadas (andar, tomar sol, movimentar as articulações).
- Participar do tratamento diretamente observado (TDO).
- Fazer mudança de decúbito e massagem de conforto.
- Servir de elo entre o usuário, a família e a equipe de saúde.
- Administrar medicações, exceto em vias parenterais, conforme prescrição.
- Comunicar as intercorrências à equipe de saúde.
- Encaminhar solução quando do agravamento do quadro, conforme orientação da equipe.
- Dar suporte psicológico aos pacientes em AD.

Recomenda-se à equipe de APS, após formalmente definido quem será o cuidador, promover apoio e capacitação por meio de ação educativa. Todos os cuidadores precisam participar da formulação do plano de cuidado e receber capacitação quanto aos cuidados que precisam ser dispensados. Necessitam ser orientados sobre sinais de alerta ou de piora do quadro clínico, também em que situações devem acionar a rede de apoio e as equipes de saúde, bem como por que via de contato devem chamar os profissionais e o que podem fazer no momento etc.[9,15]

Destaca-se que nas ações educativas não basta o enfermeiro treinar o cuidador nas habilidades técnicas e informá-lo sobre as normas para a realização dos procedimentos. É preciso, também, realizar a educação em saúde, estimulando o diálogo, a indagação, a expressão de medos ou inseguranças e a reflexão, para que o cuidador possa realizar a ação com confiança e eficiência.

Organização da Atenção Domiciliar: Modalidades, Características e Responsabilidades pelo Cuidado

A AD, no âmbito do SUS, deverá ser organizada em modalidades definidas a partir da caracterização da pessoa que necessita de cuidado e do tipo de atenção e procedimentos utilizados na assistência. A determinação da modalidade está atrelada às necessidades de cuidado de cada pessoa em relação à periodicidade das visitas, à intensidade do cuidado multiprofissional e ao uso de equipamentos, sendo sua divisão importante para identificação do perfil de atendimento e para os adequados planejamento e gestão dos recursos humanos, materiais necessários, bem como os fluxos intrasetoriais e intersetoriais.[1] De acordo com Pires e colaboradores,[10] são as variáveis do contexto social, familiar e clínico do indivíduo que determinam o tipo de oferta da AD que o usuário necessita. A classificação dentro das modalidades contribui para a gestão do cuidado nas RAS, além de auxiliar na abordagem integral e na tomada de decisão pela equipe.

Segundo a Portaria n. 825/2016, poderão ser disponibilizadas três modalidades de AD:[1]

1. **Modalidade AD1:** destina-se aos usuários que apresentem problemas de saúde controlados/compensados e com dificuldade ou impossibilidade física de locomoção até uma US, os quais necessitem de cuidados com menor frequência e menos recursos de saúde ou de intervenções multiprofissionais. A prestação da assistência na modalidade AD1 é de responsabilidade das equipes de APS e inclui a atenção dos Núcleos de Apoio à Saúde da Família (NASF), ambulatórios de especialidades e centros de reabilitação.[14,20]
2. **Modalidade AD2:** destina-se aos usuários que apresentem problemas de saúde e dificuldade ou impossibilidade física de locomoção até uma US e que necessitem de maior frequência de cuidado, recursos de saúde e acompanhamento contínuo, podendo ser oriundos de diferentes serviços da RAS.[14,20] O objetivo da AD2 é abreviar ou evitar hospitalizações, sendo oferecida para pessoas com: afecções agudas ou crônicas agudizadas, com necessidade de cuidados intensificados e sequenciais, como tratamentos parenterais ou reabilitação; afecções crônico-degenerativas, considerando-se o grau de comprometimento causado pela doença, que demande atendimento no mínimo semanal; necessidade de cuidados paliativos com acompanhamento clínico no mínimo semanal, com o fim de controlar a dor e o sofrimento do usuário; ou prematuridade e baixo peso em bebês com necessidade de ganho ponderal.[1] A prestação de assistência à saúde na modalidade AD2 é de responsabilidade da EMAD e da EMAP, ambas designadas para essa finalidade.[1]
3. **Modalidade AD3:** destina-se aos usuários com qualquer das situações listadas na modalidade AD2, quando necessitar de cuidado multiprofissional mais frequente, uso de equipamento(s) ou agregação de procedimento(s) de maior complexidade (p. ex., ventilação mecânica, paracentese de repetição, nutrição parenteral e transfusão sanguínea), usualmente demandando períodos maiores de acompanhamento domiciliar.[14,20]

Para a admissão de usuários nas modalidades AD2 e AD3, é fundamental a presença de cuidador identificado. Também deverão ser garantidos, se necessários, transporte sanitário e retaguarda de unidades assistenciais de funcionamento 24 horas, definidas previamente como referência para o usuário, nos casos de intercorrências.[1] As equipes do SAD são responsáveis pela prestação de assistência à saúde na modalidade AD2 e AD3, ficando facultada à EMAP tipo 2 a responsabilização pelo cuidado, caso não apresente condições técnicas e operacionais para a execução da modalidade AD3.[1]

Domicílio, Família, Atribuições e Abordagem Integral Realizada pela Equipe da Atenção Primária à Saúde na Atenção Domiciliar

O domicílio é o espaço onde se constroem as relações e interações do sistema familiar (ver Capítulo 2 – A Família como Unidade de Cuidado na Atenção Primária à Saúde), em seus aspectos afetivo, social, educacional, cultural, emocional e psicológico. O espaço de moradia fornece informações valiosas sobre a família e seu modo de viver e de interagir, suas condições socioeconômicas, culturais, crenças/mitos, ritos de passagem (implícitos e explícitos) etc.[21] Na maioria das vezes, é um local de proteção, aconchego e abrigo, mas pode ser também o local onde nascem traumas, guardam-se segredos e vivencia-se o medo.[21]

Além de identificar a rede familiar e suas interações, o enfermeiro precisa estar atento a outro aspecto importante para o processo de cuidado na AD, a avaliação da rede social ou apoio social com que a pessoa em acompanhamento pode contar. A literatura é unânime ao destacar sua importância para a saúde física e mental, considerando o efeito do apoio como fator protetivo e promotor de saúde (ver Capítulo 2 – A Família como Unidade de Cuidado na Atenção Primária à Saúde).[22]

Nas três modalidades de AD, as equipes responsáveis pela atenção à saúde têm as seguintes atribuições, definidas pelo MS:[1]

I. Trabalhar em equipe multiprofissional integrada à RAS.
II. Identificar, orientar e capacitar o(s) cuidador(es) do usuário em atendimento, envolvendo-o(s) na realização de cuidados, respeitando seus limites e potencialidades, considerando-o(s) sujeito(s) do processo.
III. Acolher demandas de dúvidas e queixas dos usuários, familiares ou cuidadores.
IV. Promover espaços de cuidado e de trocas de experiências para cuidadores e familiares.
V. Utilizar linguagem acessível, considerando o contexto.
VI. Pactuar fluxos para atestado de óbito, devendo ser preferencialmente emitido por médico da EMAD ou da Equipe de Atenção Básica do respectivo território.
VII. Articular, com os demais estabelecimentos da RAS, fluxos para admissão e alta dos usuários em AD, por meio de ações como busca ativa e reuniões periódicas.
VIII. Participar dos processos de educação permanente e capacitações pertinentes.[1]

No âmbito da APS, a AD deve-se inserir no processo de trabalho das equipes de saúde com o suporte das equipes do SAD.[10] Da mesma forma, durante o período em que o usuário estiver sob os cuidados do SAD, a equipe de APS de sua referência deverá compartilhar o cuidado, participando na elaboração do Projeto Terapêutico Singular (PTS) a ser implementado.

Uma tecnologia importante que os profissionais podem utilizar na AD é a clínica ampliada.[23] O cuidado no domicílio naturalmente provoca a necessidade da ampliação da clínica, uma vez que a pessoa cuidada demanda diversidades de olhares e necessita de múltiplos serviços, introduzindo, de maneira sistematizada, o atendimento sistêmico e integral voltado à pessoa, respeitando a autonomia e os saberes de todos.[9]

Outra tecnologia importante a ser utilizada por todos os profissionais de saúde é o teleatendimento. A Telenfermagem é uma tecnologia alternativa importante para a AD e tem se mostrado eficaz ao promover o acesso da população aos serviços de saúde (ver Capítulo 8 – A Saúde Digital e a Prática da Telenfermagem na Atenção Primária à Saúde).

Trabalho do Enfermeiro da Atenção Primária à Saúde na Atenção Domiciliar

A AD não é uma ação exclusiva do enfermeiro, mas é reconhecida como parte importante do trabalho desse profissional. A enfermagem ocupa, na equipe multiprofissional, um lugar fundamental no trabalho de AD em diversos aspectos, entre eles o reconhecimento da equipe e dos cuidadores do seu papel na gestão do cuidado, no suporte para o núcleo familiar se organizar frente às dificuldades do cuidado no domicílio, no estabelecimento de vínculo com o serviço e na coordenação do cuidado.[12]

A função do enfermeiro na AD não é apenas lidar com a saúde da família, mas com as condições que permitem sua integridade, dado que o meio familiar sofre influência do estado de saúde de seus membros.[12] As ações desse profissional incluem identificar e compreender como a saúde de cada membro da família influencia na singularidade familiar e na privacidade dos indivíduos; nesse sentido, conhecer algumas ferramentas específicas para a abordagem familiar pode auxiliar no processo de trabalho (ver Capítulo 2 – A Família como Unidade de Cuidado na Atenção Primária à Saúde). É essencial que o enfermeiro desempenhe seu trabalho seguindo os princípios éticos e legais para a garantia dos direitos dos usuários e uma assistência de qualidade e prestada de maneira eficiente que, sem dúvida, refletem na recuperação da saúde e na qualidade de vida dos usuários.[24] Para o desenvolvimento dessas ações é necessário ter conhecimento clínico sobre os problemas de saúde da pessoa em atendimento, além do conhecimento das técnicas de enfermagem e sua adaptação ao contexto domiciliar.

Uma revisão da sistemática[36] identificou que, entre as atividades instrumentais do enfermeiro mais requeridas no cuidado às pessoas em AD, estão: os cuidados com sondas enterais, vesicais e traqueostomia; avaliação com definição do tipo de tratamento e cobertura para os diferentes tipos de lesões de pele (cirúrgicas, causadas por pressão etc.); administração de medicamentos; administração de alimentos por sonda; mudança de decúbito; entre outros. Esses procedimentos, embora alguns sejam invasivos, são de baixa complexidade, e o enfermeiro deverá estar apto a realizá-los, bem como ensinar e supervisionar os cuidadores para sua execução, auxiliando-os sempre que necessário.[25]

Destaca-se que a inserção do enfermeiro no contexto familiar exigirá aprimoramento e conhecimento que direcione sua prática para além da qualidade técnica, incluindo ações interdisciplinares e, principalmente, de interação com a unidade familiar, de maneira atenta para as questões que vão além do problema clínico da pessoa, de modo que possa também reconhecer os mecanismos de enfrentamento dos problemas da família, os quais podem estar abalados.[25]

O enfermeiro que cuida de pessoas acamadas em domicílio lida com diversas situações. Em algumas delas, há perspectiva de ampliação da autonomia do paciente; em outras, a perspectiva possível é de construção da autonomia do cuidador em relação às equipes de saúde. Contudo, normalmente, essas situações geram longos processos de acompanhamento, que demandam estratégias de cuidados técnicos.[26] As atividades educativas com a pessoa (quando possível), a família e os cuidadores são fundamentais durante todo o processo de acompanhamento domiciliar, e essas ações podem facilitar o cuidado diferenciado, comprometido e, principalmente, capaz de auxiliar a restabelecer formas saudáveis de viver da pessoa e de sua família.[25]

O enfermeiro atuará na organização do cuidado de uma pessoa restrita ao domicílio coletando dados sobre sua situação de saúde, realizando diagnóstico das necessidades e planejando com a família e cuidadores a assistência com ênfase nas necessidades identificadas utilizando o PE.

Processo de Enfermagem aplicado à Consulta de Enfermagem no Domicílio

A especificidade do saber da enfermagem, que contribuirá de maneira expressiva no cuidado de pessoas restritas ao domicílio, será aplicada por meio do PE. Independentemente do local onde este é realizado, deve-se seguir as suas cinco etapas: coleta de dados (investigação), Diagnóstico de Enfermagem (DE), plano de cuidado, implementação das ações e avaliação do cuidado prestado (ver Capítulo 3 – O Processo de Enfermagem como Fundamento para o Cuidado na Atenção Primária à Saúde).

Na etapa de coleta de dados (investigação), o enfermeiro deve buscar informações por meio da entrevista e da observação sistematizada sobre a pessoa que necessita de cuidado domiciliar, sua família/cuidador e o domicílio (espaço físico e social de cuidado). A premissa básica da entrevista realizada pelo enfermeiro é a situação de interação, não sendo uma simples coleta de dados, pois as informações advindas dos sujeitos entrevistados podem ser profundamente afetadas pela natureza de suas relações com o entrevistador. Nessa situação de interação, há uma evidente troca desigual.[12] É igualmente relevante que a equipe tenha conhecimento para avaliar a subjetividade das relações existentes em cada família, assim como o ambiente onde o cuidado será prestado, e, conforme já mencionado, trabalhar com todas as pessoas, utilizando ferramentas de abordagem familiar como o genograma, o ecomapa e o ciclo de vida familiar, entre outras (ver Capítulo 2 – A Família como Unidade de Cuidado na Atenção Primária à Saúde).

Na segunda etapa do PE, são estabelecidos os DE, que nesta modalidade de atenção implica inicialmente na avaliação e identificação da necessidade ou não desse serviço e, a seguir, no reconhecimento do quadro clínico específico para definir a modalidade de AD de que a pessoa necessita para melhor atender às suas necessidades em saúde com os recursos da RAS.

Com os principais DE definidos, o enfermeiro poderá realizar com mais propriedade a avaliação dos critérios para inclusão ou não da pessoa em acompanhamento domiciliar. A seguir, apresentam-se, no Quadro 9.1, exemplos de DE da NANDA-Internacional (NANDA-I)[27] que podem ser encontrados na avaliação de pessoas que requerem essa modalidade de atenção e, no Quadro 9.2, exemplos de DE da NANDA-I[27] que podem ser identificados na avaliação dos cuidadores no domicílio.

QUADRO 9.1 **Diagnósticos de Enfermagem da NANDA-I[27] e fatores relacionados[28] para pessoas em AD.**

Domínio/classe	Diagnóstico de Enfermagem	Fatores relacionados
Atividade/repouso **Classe 2: atividade/exercício Diminuição da tolerância à atividade**	Mobilidade física prejudicada Mobilidade no leito prejudicada	Atividade física diária inferior à recomendada; comportamento sedentário; dificuldade de ingestão de alimentos; textura e coloração da pele alteradas; baixa qualidade da alimentação; resistência aos cuidados de saúde
Segurança/proteção **Classe 2: lesão física**	Risco de integridade da pele prejudicada Risco de úlcera por pressão	
Nutrição **Classe 1: ingestão**	Nutrição desequilibrada: menor do que as necessidades corporais	
Promoção da saúde **Classe 2: gestão de saúde**	Comportamento de saúde propenso a risco	

Fonte: Elaborado pela autoria com base na literatura consultada: Herdman et al., 2021[27]; e Marin et al., 2008[28].

QUADRO 9.2 Diagnósticos de Enfermagem da NANDA-I[27] e fatores relacionados[28] para cuidadores na AD.

Domínio/classe	Diagnóstico de Enfermagem	Fatores relacionados
Percepção/cognição Classe 4: cognição	Conhecimento deficiente	Cuidado diário é inferior ao recomendado; frequente diálogo alterado; tumulto nas reuniões de família; cochilos durante o dia e manifestação constante de cansaço
Relação de função Classe 1: funções de cuidado	Tensão do papel de cuidador	
Relação de função Classe 2: relações familiares	Processos familiares disfuncionais	
Atividade/repouso Classe 1: sono/ repouso	Padrão de sono perturbado	

Fonte: Elaborado pela autoria com base na literatura consultada: Herdman et al., 2021[27]; e Marin et al., 2008[28].

A identificação dos principais DE pelo enfermeiro permite estabelecer, com a participação da pessoa, família e cuidador, o plano de cuidado ou PTS, de acordo com a complexidade da modalidade da AD (1, 2 ou 3) recomendada, o que inclui a definição da equipe responsável pela AD, o número mínimo de visitas mensais, a preparação do domicílio e da família, a identificação, o treinamento e a preparação do cuidador, bem como estabelecer a forma como se dará a implementação das ações e a avaliação do cuidado prestado.

O enfermeiro deve planejar e implementar cuidados que visem à prevenção de complicações relativas a incapacidades, atuando de maneira preventiva e educativa na abordagem do binômio pessoa/cuidador.[29] Faz-se necessário proporcionar à pessoa condições para que possa alcançar o máximo de independência possível, com melhoria da mobilidade física, comunicação e integralidade da pele, além de auxílio para o autocuidado e a restauração do contexto familiar.[25]

Cada família, a depender de suas características, exige diferentes informações, combinações e intervenções. A assinatura do termo de consentimento livre esclarecido pela pessoa ou pelo familiar, no momento da admissão na AD, é importante por propiciar mais um espaço onde os profissionais explicam claramente para a pessoa/cuidador/família como é possível e necessário efetuar determinados cuidados, além das rotinas e do suporte da equipe e dos serviços. Nesse momento se esclarece o papel da equipe na AD e no suporte para a família como um todo e do cuidador.[1,9]

Para o melhor cuidado das pessoas, é importante a existência de protocolos e fluxos pactuados entre os serviços da RAS, bem como estreito relacionamento, comunicação amistosa (promotora de qualificada assistência) e troca de informações entre as equipes responsáveis pelas modalidades de AD1, AD2 e AD3, uma vez que poderá haver necessidade de troca de modalidade da AD (piora ou melhora do quadro clínico do paciente) e a transição deve-se dar de modo a garantir o cuidado preconizado pelo SUS.[1,9]

Para implementação das ações previstas no plano de cuidados, é imprescindível a prévia pactuação entre a equipe de saúde e a(o) pessoa/família/cuidador sobre os cuidados necessários, independentemente da modalidade de AD, pois para a execução dele precisam estar bem-informados a respeito daquilo em que consiste a AD.[1,7]

Na quinta etapa do PE, é realizada a avaliação do cuidado prestado e dos seus resultados, podendo ocorrer a identificação de novas necessidades e a pactuação de novas intervenções. Existem diversas situações que podem gerar alta da AD e, por essa razão, a reavaliação das condições de saúde e dos critérios que permitem manter ou não as pessoas em AD deve ser contínua e sistemática, respeitando-se os protocolos desenhados em cada plano de cuidado. Diante de situações de melhora clínica ou de diminuição da dependência funcional, poderá haver evolução para alta da AD.[1,14] A equipe deverá se preocupar com a continuidade do cuidado após a AD, visando minimizar medo, ansiedade e insegurança das pessoas.[29]

Outro desfecho que deve ser previsto, a depender de cada caso, é o óbito. Para o manejo do óbito no domicílio, a equipe precisa orientar antecipadamente a família sobre como proceder em caso do falecimento fora do horário de funcionamento da EMAD ou da equipe de APS (AD1). É de suma importância tranquilizar previamente os familiares, por exemplo, quanto a quem recorrer na ocorrência de óbito noturno: nesse caso, o Serviço de Atendimento Móvel de Urgência (SAMU) ou equivalente pode ser acionado para constatar o óbito. Há a possibilidade de o corpo ser velado no próprio domicílio durante a noite, para aguardar a declaração de óbito (DO), caso seja realizada pela EMAD, ou por sua retaguarda estabelecida, a partir do início das atividades do serviço. Uma das prerrogativas do SAD que é muito valorizada pelas famílias é a tranquilidade oferecida em caso de óbito durante o período de AD. A garantia da DO é, em muitas ocasiões, um fator importante na decisão da família para concordar com a desospitalização do seu familiar e na pactuação dessa modalidade de cuidados.[9]

Ressalta-se que o registro da AD é fundamental e que o prontuário da pessoa pode ser constituído em uma versão domiciliar (prontuário físico), pois ele é uma ferramenta de extrema importância para a gestão do cuidado, na medida em que permite, por meio dos registros das evoluções do cuidado, a avaliação das condições de saúde da pessoa e a reavaliação das condutas adotadas pela equipe, favorecendo a integração, a integralidade e a longitudinalidade do cuidado.[1,7]

Destaca-se, ainda, a importância de o enfermeiro utilizar as ações educativas para a implantação do plano assistencial pactuado com a pessoa/família e cuidadores, as quais devem ser dinâmicas e acompanhar as necessidades identificadas a cada visita domiciliar.

▪ Visita domiciliar e acesso a uma das modalidades de Atenção Domiciliar

O acesso à AD pode se dar por meio de indicação/encaminhamento da rede de serviços de saúde, por busca ativa ou por demanda espontânea. A indicação poderá ter três origens principais: APS; Serviço de Atenção às Urgências e Emergências; e hospital.[14] Acolher uma pessoa na AD é uma tarefa que exige, além da escuta qualificada, a visita ao domicílio ou hospital para verificar suas necessidades e conseguir adequar o atendimento à modalidade mais compatível com o caso.

É critério para inclusão na AD que as pessoas apresentem problemas de saúde e dificuldade ou impossibilidade física de locomoção até um serviço de saúde, exceto quando a complexidade e/ou gravidade do caso necessitem de internação hospitalar.

Na APS, a inclusão de uma pessoa na AD é realizada mediante a solicitação da família/cuidador à US. Recomenda-se, na VD prévia, a utilização de ferramentas, citadas anteriormente, para facilitar o processo de avaliação e definição do tipo de atenção necessária. É importante haver acordo formal com a família e, se confirmada a necessidade de AD1, será realizada a admissão pelo serviço de APS com orientações pertinentes à pessoa, seus familiares e cuidadores.[1]

Nos casos de solicitação de acompanhamento para o SAD, a primeira visita domiciliar deverá ser realizada preferencialmente pela EMAD completa, visando avaliação conjunta para elaboração do plano terapêutico. Além de colher a assinatura da pessoa ou do familiar no Termo de Consentimento Livre Esclarecido realizado no momento da admissão no SAD, os profissionais da equipe devem informá-los cotidianamente acerca dos seguintes aspectos:[1,7]

- dias e horários de funcionamento e de visitas da equipe;
- participação da família;
- importância da presença de um cuidador;
- equipe de referência, com todos os contatos telefônicos e endereços;
- orientação para casos de urgência e acionamento do SAMU;
- atendimento ao óbito que ocorrer no domicílio: a declaração de óbito deverá ser fornecida pelo médico da EMAD que estiver disponível na ocasião, após comunicação e constatação do óbito do paciente cadastrado e acompanhado pelo Programa, durante o período de trabalho da equipe de AD, excetuando-se os casos suspeitos de morte violenta. No período noturno, finais de semana e feriados, a família deverá entrar em contato com a referência para o fornecimento do atestado, orientada pela equipe de AD.[9]

Para auxiliar o enfermeiro da APS no processo de avaliação da necessidade do usuário ser incluído em uma das modalidades de AD apresenta-se a seguir a Figura 9.1 com uma síntese das ações que devem ser realizadas durante a VD.

As VD devem ser programadas rotineiramente pelo enfermeiro, devendo a seleção do indivíduo e/ou das famílias ser pautada nos critérios definidores de prioridades, por conta de especificidades individuais ou familiares. A sistematização da visita dá-se por meio do planejamento para garantir o alcance do objetivo proposto, sua execução e avaliação conjunta com os demais profissionais da equipe.[11]

Para organizar e gerir a AD, no âmbito da US, é imprescindível refletir sobre como a equipe efetua esse cuidado no dia a dia, no domicílio das pessoas. O domicílio é o local onde a equipe operacionalizará a AD e, portanto, precisa entender as regras e a cultura existentes em cada *locus* de cuidado.[1,9]

Os profissionais das equipes de saúde precisam estar atentos para identificar situações de violência e maus-tratos contra a pessoa em AD para atuarem de maneira preventiva e com intervenções assertivas, sendo fundamental que os conceitos de violência sejam amplamente difundidos entre todos os integrantes da equipe.

Para o sucesso do cuidado, é imprescindível haver diálogo qualificado entre profissional/cuidador/usuário, onde as singularidades são reconhecidas e respeitadas, para que o plano de cuidado seja amplamente debatido e as ações/procedimentos pactuados/realizados, estabelecendo-se o vínculo fundamental para o processo de cuidado.

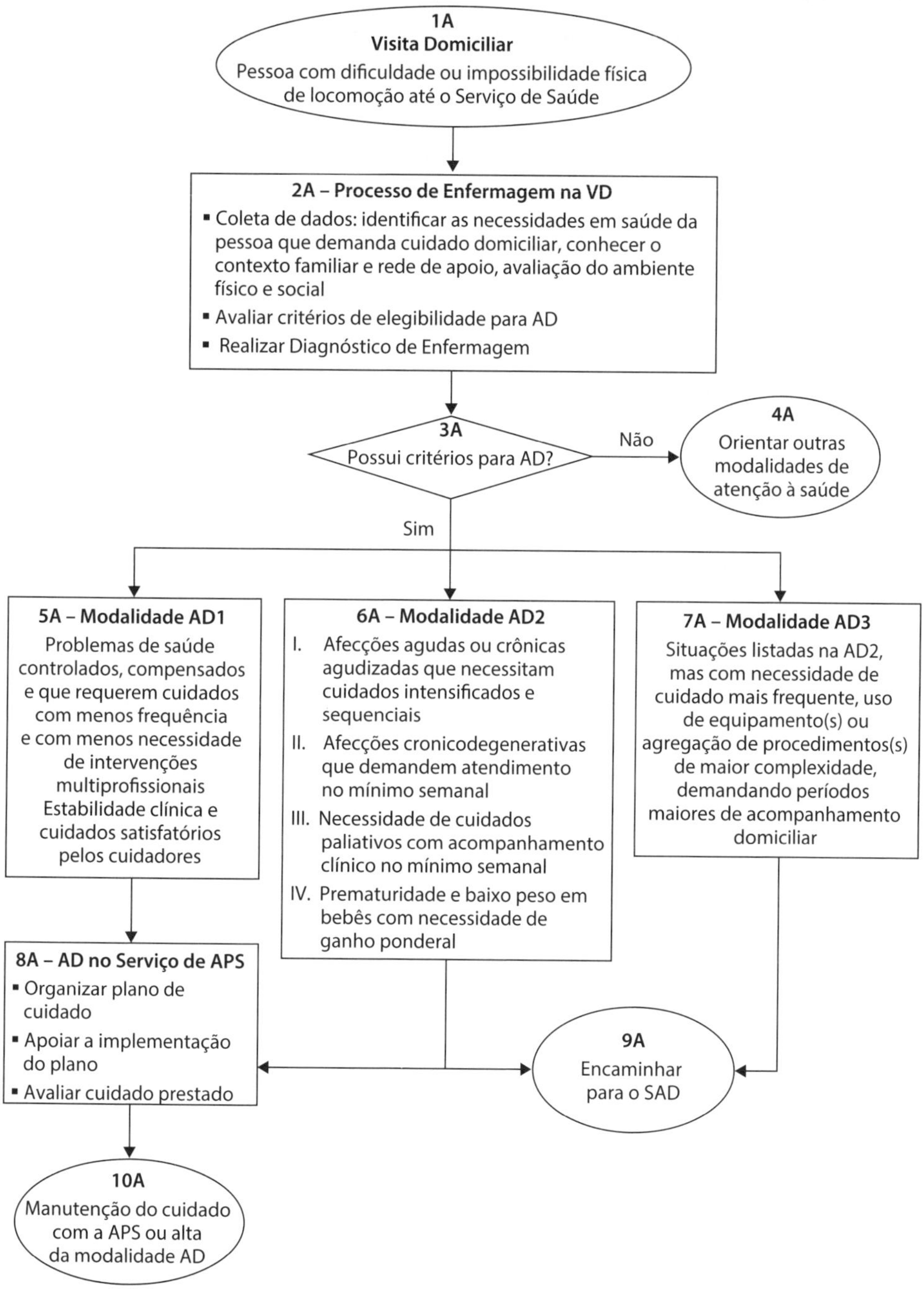

Figura 9.1 – Síntese das ações do enfermeiro em visita domiciliar para a avaliação da necessidade de Atenção Domiciliar.

Fonte: Elaborada pela autoria com base na literatura consultada: Brasil, 2016[1]; Brasil, 2012[7]; Brasil, 2013[14].

Considerações Finais

Para que avanços sejam empreendidos, há necessidade de ampliar o entendimento sobre o papel do enfermeiro na AD, suas funções durante o processo de cuidar, o objetivo a que se propõe ao adentrar no domicílio do usuário e a utilização dos diversos tipos de conhecimento envolvidos.[30] Para que isso ocorra, é necessário promover a reflexão sobre a formação dos enfermeiros. Os conteúdos ministrados sobre a AD nos cursos de graduação de Enfermagem e pós-graduações em Enfermagem na APS, bem como nos processos de Educação Permanente em Saúde (EPS), precisam ser revistos.

Um desafio para a qualificação da AD tem sido a incorporação de tecnologias leves nesse processo, pois só assim será possível superar o paradigma biomédico predominante nos serviços de saúde. Também se faz necessária a efetiva articulação da AD com os demais serviços da RAS, evidenciando que há um caminho a ser percorrido para a integralidade do cuidado, sobretudo na relação com a APS. Contudo, isso não é tarefa simples e exige pensar em soluções e estratégias que tomem as demandas e necessidades de usuários e suas famílias como centrais, seja na elaboração de políticas, na gestão das redes ou no cotidiano do trabalho no domicílio; trata-se de um exercício que convoca a problematizar e reinventar o cuidado.

Aspectos-chave

- A Atenção Domiciliar (AD) é uma modalidade de atenção à saúde, substitutiva ou complementar às já existentes, caracterizada por um conjunto de ações de promoção à saúde, prevenção e tratamento de doenças e reabilitação prestadas em domicílio, com garantia de continuidade de cuidados e integrada às Rede de Atenção à Saúde (RAS) do Sistema Único de Saúde (SUS).
- A AD é uma especialidade e uma prática que exige conhecimento científico e tecnológico, competência e profissionalismo, além da aceitação da família/cuidador, para que sua operacionalização seja de qualidade.
- O atendimento domiciliar é um exercício profissional complexo e requer formação e educação continuada, para o uso de tecnologias leves e a apropriação de modelos de *expertise* clínica.
- O domicílio é o espaço de vida das pessoas, impregnado de histórias e da mais profunda intimidade. É onde se operacionaliza a AD; portanto, a equipe precisará entender as regras e a cultura existentes em cada *locus* de cuidado.
- A depender das características do paciente, do tipo de atenção e dos procedimentos necessários para o cuidado no domicílio, poderão ser disponibilizados diferentes tipos de AD (AD1, AD2 ou AD3).
- Os cuidadores fazem parte do cuidado domiciliar e necessitam atenção e suporte das equipes, pois o processo de cuidar do outro em casa promove cansaço, desgaste e, por vezes, adoecimento.
- Recomenda-se ao enfermeiro apropriar-se dos documentos do Ministério da Saúde que descrevem os requisitos e as normas da AD, no âmbito da unidade de saúde e das RAS do Município, para articular o uso dos recursos existentes no SUS.

- O enfermeiro utiliza o Processo de Enfermagem para a organização do cuidado de uma pessoa em AD, atuando de maneira preventiva e educativa na abordagem do binômio pessoa/cuidador, diagnosticando, planejando e implementando cuidados que visem à prevenção de complicações relativas a incapacidades, com ênfase nas necessidades identificadas.
- O enfermeiro da Atenção Primária à Saúde necessita aprimorar seus conhecimentos para avançar na qualificação da AD e, nesse sentido, faz-se necessária a implementação, pela gestão da saúde, de processos de Educação Permanente em Saúde, a fim de instrumentalizá-lo para o exercício da arte de cuidar em domicílio de modo fiel aos princípios da atenção primária.

Referências

1. Brasil. Ministério da Saúde. Portaria n. 825, de 25 de abril de 2016. Redefine a Atenção Domiciliar no âmbito do Sistema Único de Saúde (SUS) e atualiza as equipes habilitadas [Internet]. Brasília, DF. Ministério da Saúde; 2016. [Acesso 12 Set 2022]. Disponível em https://bvsms.saude.gov.br/bvs/saudelegis/gm/2016/prt0825_25_04_2016.html.
2. Brasil. Ministério da Saúde. Organização Pan-Americana da Saúde. Atenção Domiciliar no SUS: resultados do laboratório de inovação em atenção domiciliar. Brasília: Ministério da saúde, 2014. [Acesso 11 Set 2022]. Disponível em: https://bvsms.saude.gov.br/bvs/publicacoes/atencao_domiciliar_sus_resultados_laboratorio_inovacao.pdf.
3. Mendes EV. O cuidado das condições crônicas na atenção primária à saúde: o imperativo da consolidação da estratégia da saúde da família. Brasília: Organização Pan-Americana da Saúde, 2012. [Acesso 11 Set 2022]. Disponível em: http://bvsms.saude.gov.br/bvs/publicacoes/cuidado_condicoes_atencao_primaria_saude.pdf.
4. Wachs LS, Nunes BP, Soares UM, Fachinni LA, Thumé E. Prevalência da assistência domiciliar prestada à população idosa brasileira e fatores associados. Cad. Saúde Pública, Rio de Janeiro, Mar 2016. [Acesso 11 Set 2022]; 32(3):e00048515. Disponível em: https://www.scielo.br/j/csp/a/BRMgtbjG85DmCg3ZDzW99GD/?format=pdf&lang=pt.
5. PROENF: Programa de Atualização em Enfermagem: Saúde do adulto: Ciclo 1, Módulo 2. Kalinowski CE, Martini JG, Felli VEA (Orgs.), 2006. [Acesso 11 Set 2022]. Porto Alegre: Artmed/Panamericana. Disponível em: https://repositorio.usp.br/item/002348669.
6. Procópio LCR, Seixas CT, Avellar RS, Silva KL, Santos MLM. A Atenção Domiciliar no âmbito do Sistema Único de Saúde: desafios e potencialidades. Saúde Debate, Rio de Janeiro, Abr-Jun 2019. [Acesso 11 Set 2022]; 43(121):592-604. Disponível em: https://www.scielo.br/j/sdeb/a/Yz6YQWK9z67wqgrssVY7LBk/?lang=pt&format=pdf.
7. Brasil. Ministério da Saúde. Secretaria de Atenção à Saúde. Departamento de Atenção Básica. Melhor em casa: a segurança do hospital no conforto do seu lar. Caderno de atenção domiciliar. v. 1. Brasília: Ministério da Saúde, 2012. [Acesso 11 Set 2022]. Disponível em: http://189.28.128.100/dab/docs/publicacoes/geral/cad_vol1.pdf.
8. Mendes EV. As redes de atenção à saúde. Brasília: Organização Pan-Americana da Saúde, 2011. [Acesso 11 Set 2022]. Disponível em: https://bvsms.saude.gov.br/bvs/publicacoes/redes_de_atencao_saude.pdf.
9. Brasil. Ministério da Saúde. Portaria GM/MS n. 963, de 27 de maio de 2013. Redefine a Atenção Domiciliar no âmbito do Sistema Único de Saúde (SUS). Brasília, 2013. Disponível em: http://bvsms.saude.gov.br/bvs/saudelegis/gm/2013/prt0963_27_05_2013.html.
10. Pires MRGM, Duarte EC, Göttems LBD, Figueiredo NVF, Spagnol CA. Fatores associados à atenção domiciliária: subsídios à gestão do cuidado no âmbito do SUS. Rev. Esc. Enferm. USP [Internet]. 2013 Jul [Acesso 11 Set 2022]; 47(3):648-656. Disponível em: https://www.scielo.br/j/reeusp/a/NkGfgngC9dmq8gYyLnZNmPg/?lang=pt.
11. Cunha CLF, Gama MEA. A visita domiciliar no âmbito da atenção primária em saúde. *In*: Malagutti W (Org.). Assistência Domiciliar: Atualidades da Assistência de Enfermagem. Rio de Janeiro: Rubio, 2012.
12. Gomes MF, Fracolli LA, Machado BC. Atenção domiciliar do enfermeiro na Estratégia Saúde da Família. O Mundo da Saúde, São Paulo, 2015. [Acesso 12 Set 2022]; 39(4):470-475. Disponível em: http://www.saocamilo-sp.br/pdf/mundo_saude/155572/A08.pdf.

13. Conselho Federal de Enfermagem (COFEN). Resolução COFEN n. 464/2014. Normatiza a atuação da equipe de enfermagem na atenção domiciliar. Brasília, 20 de outubro de 2014. [Acesso 11 Set 2022]. Disponível em: https://www.legisweb.com.br/legislacao/?id=276411.
14. Brasil. Ministério da Saúde. Manual de Instrução do Programa Melhor em Casa: a segurança do hospital no conforto do seu lar. Brasília: Ministério da Saúde, 2013. [Acesso 11 Set 2022]. Disponível em: http://189.28.128.100/dab/docs/portaldab/documentos/manual_instrucao_melhor_casa.pdf.
15. Silva KL, Medeiros A, Mendes AO, Seixas CT, Araújo MRN. Atenção Domiciliar na Rede Básica de Saúde. Belo Horizonte: NESCON/UFMG, 2013. [Acesso 12 Set 2022]; 87 p. Disponível em: https://www.nescon.medicina.ufmg.br/biblioteca/imagem/4257.pdf.
16. Oliveira SG, Quintana AM, Budó MLD, Kruse MHL, Beuter M. Internação Domiciliar e internação hospitalar: semelhanças e diferenças no olhar do cuidador familiar. Texto Contexto Enferm. Florianópolis, 2012 Jul-Set. [Acesso 12 Set 2022]; 21(3):591-9. Disponível em: https://www.scielo.br/j/tce/a/xYzfq76MSQN48qvx7tmXT8y/?lang=pt&format=pdf.
17. Oliveira SG, Garcia RP, Quintana AM, Budó MLD, Wünsch S, Silveira CL. Dinâmica de organização dos cuidadores familiares do paciente terminal em internação domiciliar. Cienc Cuid Saúde [Internet]. 28 de agosto de 2012. [Acesso 12 de Set 2022]; 10(4):674-81. Disponível em: https://periodicos.uem.br/ojs/index.php/CiencCuidSaude/article/view/18310.
18. Taub A, Andreoli SB, Bertolucci PH. Dementia caregiver burden: Reliability of the Brazilian version of the Zarit Caregiver Burden Interview. Cadernos de Saúde Pública, 2004. [Acesso 12 Set 2022]; 20:372-376. Disponível em: https://www.scielo.br/j/csp/a/PLpr6J5WhkDgcxh9W4j8wMQ/?lang=en.
19. UNA/SUS. Universidade Federal de Pelotas/RS. Departamento de Medicina Social. Avaliação da sobrecarga dos cuidadores: Escala de Zarit. Materiais de apoio. Atenção domiciliar – situações clínicas comuns em idosos. 2015. [Acesso 12 Set 2022]. Disponível em: https://dms.ufpel.edu.br/static/bib/apoio/zarit.pdf.
20. Brasil. Ministério da Saúde. Secretaria de Atenção à Saúde. Departamento de Atenção Básica. Manual de monitoramento e avaliação: Programa Melhor em Casa. 1. ed. Revisada. Brasília: Ministério da Saúde, 2016. [Acesso 12 Set 2022]. Disponível em: https://bvsms.saude.gov.br/bvs/publicacoes/manual_monitoramento_avaliacao_programa.pdf.
21. Mahmud SJ, Man MAM, Lopes JMC. Abordagem comunitária: cuidado domiciliar. *In*: Gusso G, Lopes JMC. Tratado de Medicina de Família e Comunidade: princípios, formação e prática. Porto Alegre: Artmed, 2012, 2 v. p. 255-264.
22. Gonçalves TR, Pawlowski J, Bandeira DR, Piccinini CA. Avaliação de apoio social em estudos brasileiros: aspectos conceituais e instrumentos. Ciência & Saúde Coletiva [Online]. 2011. [Acesso 12 Set 2022]; 16(3):1755-1769. Disponível em: https://doi.org/10.1590/S1413-81232011000300012.
23. Brasil. Ministério da Saúde. Secretaria de Atenção à Saúde. Política Nacional de Humanização. Formação e intervenção. Brasília: Ministério da Saúde, 2010. [Acesso 12 Set 2022]; 242 p. Disponível em: https://bvsms.saude.gov.br/bvs/publicacoes/cadernos_humanizaSUS.pdf.
24. Brito MJM, Andrade AM, Caçador BS, Freitas LFC, Penna CMM. Atenção domiciliar na estruturação da rede de atenção à saúde: trilhando os caminhos da integralidade. Esc. Anna Nery, Sep-Dec 2013. [Acesso 12 Set 2022]; 17(4):603-610. Disponível em: https://www.scielo.br/j/ean/a/Nhc646sMKwwZJDMXMMwZSrt/abstract/?lang=pt#.
25. Vieira HF, Bezerra ALD, Sobreira MVS, Silva JB, Feitosa ANA. Assistência de enfermagem ao paciente acamado em domicílio: uma revisão sistemática. FIEP Bulletin [Online]. 2015. [Acesso 12 Set 2022]; 85(Special Edition). Disponível em: http://www.fiepbulletin.net/index.php/fiepbulletin/article/view/85.a2.60.
26. Feuerwerker LCM, Merhy EE. A contribuição da atenção domiciliar para a configuração de redes substitutivas de saúde: desinstitucionalização e transformação de práticas. Rev Panam Salud Publica. 2008. [Acesso 12 Set 2022]; 24(3):180-8. Disponível em: https://scielosp.org/pdf/rpsp/2008.v24n3/180-188/pt.
27. Herdman HT, Kamitsuru S, Lopes CK. Diagnósticos de Enfermagem da NANDA-I: definições e classificação 2021-2023. Tradução Regina Machado Garcez. Porto Alegre: Artmed, 2021.
28. Marin MJS, Mesquita SRAM, Gazetta GHAK, Lira TF. Diagnósticos de enfermagem de pacientes e cuidadores de um programa de internação domiciliar. REME – Rev Min Enferm. Jan/Mar 2008. [Acesso 12 Set 2022]; 12(2):235-240. Disponível em: http://www.reme.org.br/artigo/detalhes/263.
29. Nogueira IS, Previato GF, Scolari GAS, Gomes ACO, Carreira L, Baldissera VDA. Intervenção domiciliar como ferramenta para o cuidado de enfermagem: avaliação da satisfação de idosos. Rev Gaúcha Enferm. 2016. [Acesso 12 Set 2022]; 37(esp):e68351. Disponível em: https://www.scielo.br/j/rgenf/a/PwWHxdrM99Tjdw6VhpFt4wN/?format=pdf&lang=pt.
30. Lionello CDL, Duro CLM, Silva AM, Witt RRI. O fazer das enfermeiras da estratégia de saúde da família na atenção domiciliária. Rev. Gaúcha Enferm. Porto Alegre, Dec 2012. [Acesso 12 Set 2022]; 33(4) Disponível em: https://www.scielo.br/j/rgenf/a/nqWKzxLqFRKrZFnhbtckGqy/?lang=pt.

10

A Vigilância da Saúde na Atenção Primária

Lisiane Andréia Devinar Périco
Vilma Regina Freitas Gonçalves Dias

O que há neste capítulo?

Este capítulo apresenta uma revisão dos aspectos conceituais e metodológicos sobre o tema Vigilância da Saúde na Atenção Primária à Saúde, com o objetivo de oferecer subsídios para a atuação profissional do enfermeiro. A Vigilância da Saúde utiliza os referenciais teóricos da epidemiologia e das ciências sociais para a análise da situação de saúde da população, visando o planejamento e a organização do trabalho direcionado para a promoção da saúde e para o enfrentamento dos problemas e das necessidades identificados pelos serviços de saúde. Remete-nos à reflexão sobre como os serviços de saúde precisam se organizar para colocar ao alcance da população novos modelos de atenção que possam proporcionar maior impacto no nível de saúde das pessoas, famílias e comunidades assistidas.

Introdução

O trabalho do enfermeiro na Atenção Primária à Saúde (APS) apresenta dimensões individuais, coletivas e sociais de atuação, pois as pessoas/famílias e comunidades necessitam de diferentes cuidados em saúde, tendo em vista sua singularidade e o fato de que o processo saúde-adoecimento é socialmente determinado, portanto os níveis de saúde e qualidade de vida variam conforme o contexto social, político e econômico no qual os sujeitos estão inseridos.

As necessidades, os problemas e as demandas em saúde constituem noções conexas, pois as necessidades são, de algum modo, tradução de problemas, transformando-se em demandas quando levadas pelas pessoas aos serviços com uma expectativa de resposta satisfatória a suas aspirações. São determinadas pelas condições de vida existentes nos diferentes espaços organizativos da realidade e em diferentes períodos do processo saúde-doença.[1]

Ao planejar a assistência de enfermagem, individual ou coletiva, para as necessidades em saúde mais frequentes da população, o enfermeiro precisa considerar o modelo de atenção à saúde existente no serviço em que está inserido, para verificar se há como imprimir ao cuidado recomendado um estreito alinhamento com as respostas satisfatórias indicadas para as demandas apresentadas. Caso não encontre esse alinhamento, deverá refletir, com a equipe de saúde, a população e a gestão, sobre a importância de rever o modelo de atenção à saúde utilizado no processo de trabalho, buscando que o modelo adotado seja capaz de promover essas respostas.

Como foi descrito no Capítulo 1 – Diretrizes para o Trabalho dos Enfermeiros na Atenção Primária à Saúde, existem vários modelos de atenção à saúde e cada um determina aspectos fundamentais no tipo de assistência que é prestada. Neste Capítulo, vamos abordar especificamente o estudo sobre o modelo embasado nos conceitos da Vigilância da Saúde, porque possibilita conectar-se e interagir dinamicamente com as necessidades em saúde e com os problemas de saúde no cotidiano de trabalho. Esse modelo propõe atuação na prevenção de riscos e agravos, por meio de ações intersetoriais e setoriais para a promoção da saúde e, principalmente, oportuniza aos profissionais das equipes de saúde vivenciar na prática os princípios da APS.

Vigilância – Aspectos Históricos, Conceituais e Metodológicos

Inicialmente, é importante saber que existem diversas concepções no debate em torno do tema **Vigilância**, as quais estão referenciadas na ampla produção de literatura brasileira nos anos 1990, que consolidou um arcabouço teórico sobre a temática e permanece atual e útil para os serviços de APS.

Em meados da década de 1970, iniciou-se no Brasil uma discussão na área da saúde que tinha como enfoque a mudança do modelo de atenção, com uma análise sobre as práticas de saúde vigentes, ponto de partida do movimento da reforma sanitária.[2] A seguir, o movimento da reforma assumiu um caráter de luta pela incorporação dos princípios doutrinários do Sistema Único de Saúde (SUS) na Constituição Brasileira de 1988.[2] Somente no final da década de 1980, com a implantação dos Distritos Sanitários, é que foi resgatado o foco da mudança do modelo de atenção.[2] O uso do termo "Vigilância da Saúde" surgiu naquela época para denominar uma proposta de mudança do modelo assistencial e pela confluência de três elementos: a experiência de construção dos Distritos Sanitários; a discussão sobre planejamento em saúde (principalmente em planejamento situacional pela difusão das ideias de Carlos Matus); e a discussão sobre o processo de trabalho em saúde, quando Jairnilson Paim e Eugênio Vilaça Mendes elaboraram os primeiros conceitos de Vigilância,[2] evoluindo ao longo dos anos por meio da produção científica de outros autores, com destaque para Carmem Fontes Teixeira.

A 1ª Conferência Nacional de Vigilância em Saúde (CNVS),[3] realizada entre os dias 27 de fevereiro e 2 de março de 2018, teve como principal objetivo propor diretrizes para a formulação da Política Nacional de Vigilância em Saúde e o fortalecimento de ações de promoção e proteção à saúde no Brasil.[4] O fato de pela primeira vez no País ter sido organizada uma conferência nacional especificamente sobre o tema foi uma oportunidade de aprofundar o diálogo na sociedade a respeito da integração do campo da Vigilância às Redes de Atenção à Saúde (RAS), sua capacidade de promover e proteger a saúde individual e coletiva e o seu financiamento.[4] As propostas aprovadas na conferência constituem um importante e atual referencial para o trabalho na APS, reafirmando a importância de que as ações da Vigilância em Saúde estejam alinhadas com os princípios do SUS. Observa-se que muitos conteúdos debatidos na 1ª CNVS[3] remetem aos pilares básicos da Vigilância da Saúde como modelo de atenção elaborados nos anos 1990, demonstrando, assim, uma interligação histórica e conceitual entre as Vigilâncias. Recomenda-se o acesso ao conteúdo completo do Relatório Final da 1ª CNVS[3] como forma de aprofundar o seu conhecimento sobre esse importante marco histórico na construção de políticas para o SUS.

Para saber mais sobre a 1ª Conferência Nacional de Vigilância em Saúde aponte a câmera do celular para o QR Code ao lado:

As diferentes concepções sobre Vigilância se expressam na utilização de variações terminológicas como "Vigilância à Saúde", "Vigilância em Saúde" e "Vigilância da Saúde" e reportam singularidades conceituais, que destacam aspectos mais restritos ou amplos de percepção e atuação no trabalho em saúde. O eixo comum entre todas essas concepções é a epidemiologia, sua contribuição para a análise dos problemas de saúde, para o planejamento e organização de sistemas e serviços, orientando novas práticas assistenciais.[5]

A **Vigilância à Saúde** é um conjunto de ações voltadas para o conhecimento, a previsão, a prevenção e o enfrentamento continuado de problemas de saúde específicos e para os fatores e condições de risco atuais e potenciais de uma população num território determinado, significando uma ampliação da vigilância epidemiológica com incorporação da vigilância sanitária sem, entretanto, prever a reorganização do conjunto das ações e serviços de atenção à saúde.[5] Nessa perspectiva, há pelo menos três elementos que devem estar integrados: a vigilância de efeitos sobre a saúde, como agravos e doenças (vigilância epidemiológica); a vigilância de perigos, como agentes químicos, físicos e biológicos que possam ocasionar doenças e agravos (vigilância sanitária); e a vigilância de exposições, por meio do monitoramento da exposição de indivíduos ou grupos populacionais a um agente ambiental (vigilância ambiental).

Por sua vez, a **Vigilância em Saúde** resgata, no desenvolvimento conceitual e metodológico, os preceitos do modelo clássico da História Natural das Doenças, com uma visão ampliada de saúde e da formulação de modelos de interpretação dos determinantes, riscos, agravos e danos, à luz da moderna epidemiologia, incorporando desde as ações sociais organizadas pelos distintos atores até as ações específicas de prevenção de riscos e agravos, bem como as de recuperação e reabilitação das pessoas doentes.[5]

Historicamente, as tentativas de aproximação entre epidemiologia, planejamento e organização dos serviços ganharam força como movimento deflagrado institucionalmente no Brasil na década de 1980, a partir da proposição de que a disponibilização da oferta de serviços deveria ser articulada sob enfoque epidemiológico, na medida em que a programação e a execução das ações e dos serviços partiriam da identificação dos problemas e das necessidades da população em territórios delimitados, a exemplo do que vinha ocorrendo em vários Distritos Sanitários, em processo de implantação naquela época. Foi Jairnilson Paim quem introduziu a discussão sobre a possibilidade de que análises mais abrangentes da situação de saúde conduzissem propostas de reorganização dos serviços num processo de transição para um novo modelo assistencial, no qual a oferta organizada de serviços superasse ações dirigidas ao atendimento da chamada "demanda espontânea" ou para grupos populacionais específicos.[2,5]

Já a **Vigilância da Saúde**[5] é uma **proposta de redefinição das práticas sanitárias**; apresenta duas concepções que, embora não sejam divergentes, enfatizam aspectos distintos: uma privilegia a dimensão técnica ao conceber a Vigilância à Saúde como um modelo assistencial alternativo conformado por um conjunto de práticas sanitárias que encerram combinações tecnológicas distintas, destinadas a controlar determinantes, riscos e danos;[6] e a outra privilegia a dimensão gerencial da noção de Vigilância à Saúde, caracterizando-a como uma prática que organiza processos de trabalho em saúde sob a forma de operações, para confrontar problemas de enfrentamento contínuo, num território delimitado, por meio de operações montadas sobre os problemas em seus diferentes períodos do processo saúde-doença.[6]

"Vigilância da Saúde" tem sido a terminologia cunhada para representar a reconstrução das práticas dos serviços de saúde, entretanto a mesma terminologia também apresenta outros usos:

a) **Vigilância da Saúde equivalendo a Análise de Situações de Saúde:** ainda que ampliando e redefinindo o objeto de análise, restringe o alcance da proposta ao monitoramento da situação de saúde, não incorporando as ações voltadas ao enfrentamento dos problemas. Do ponto de vista da prática epidemiológica em serviços, passa a abordar não apenas as doenças transmissíveis, mas também a investigação e a montagem de bancos de dados sobre outros agravos, como mortalidade infantil, materna, doenças crônicas, acidentes e violência, além dos aspectos relativos à organização e à produção dos serviços de saúde, contribuindo para um planejamento de saúde mais abrangente.[7,8] Percebe-se que essa primeira definição chama a atenção para o objeto da vigilância.

b) **Vigilância da Saúde como proposta de integração institucional entre a Vigilância Epidemiológica e a Vigilância Sanitária:** essa vertente se concretizou em várias das reformas administrativas levadas a cabo pelas Secretarias Estaduais de Saúde na primeira metade dos anos 1990, com a criação de Departamentos de Vigilância da Saúde, resultando, em alguns casos, no fortalecimento das ações de vigilância sanitária e na articulação com centros de saúde do trabalhador, constituindo-se em espaço privilegiado para a implementação das campanhas de imunização e programas de controle de epidemias e endemias.

Modelo Assistencial Embasado na Vigilância da Saúde

Comparando os diferentes modelos assistências em saúde, observa-se que as formas de organização dos processos de trabalho envolvidas em cada um desses modelos são diversas. Do trabalho intensivo condensado na rede de prestação de serviços de saúde cujo sítio privilegiado no modelo médico assistencial é o hospital, passa-se para as unidades de saúde no modelo sanitarista, a partir das quais se operacionalizam as campanhas, programas e ações de vigilância epidemiológica e sanitária.[5]

A proposta de modelo da **Vigilância da Saúde**, entretanto, transcende os espaços institucionalizados do sistema de serviços de saúde e se expande a outros setores e órgãos de ação governamental e não governamental, envolvendo uma trama complexa de entidades representativas dos interesses de diversos grupos sociais. A Vigilância da Saúde propõe a incorporação de novos sujeitos no planejamento, organização e ação nos serviços de saúde, extrapolando os profissionais de saúde, envolvendo a população e o uso dos conhecimentos e tecnologias médico-sanitárias, incluindo tecnologias de comunicação social que estimulam a mobilização, a organização e a atuação dos diversos grupos na promoção e na defesa das condições de vida e saúde.[5]

A Vigilância da Saúde corresponde, assim, a um modelo assistencial que incorpora e supera os modelos tradicionais de organização do processo de trabalho em saúde vigente, implicando a redefinição do objeto, dos meios de trabalho, das atividades, das relações técnicas e sociais, bem como das organizações de saúde e da cultura sanitária. Nessa perspectiva, aponta na direção da superação da dicotomia entre as chamadas práticas coletivas (vigilância epidemiológica e sanitária) e as práticas individuais (assistência ambulatorial e hospitalar), por meio da incorporação das contribuições da nova geografia, do planejamento urbano, da epidemiologia, da administração estratégica e das ciências sociais em saúde, tendo como suporte político-institucional o processo de descentralização e de reorganização dos serviços e das práticas de saúde ao nível local.[5]

Considerando a abrangência de todos os aspectos apontados, optamos por desenvolver teoricamente neste capítulo a concepção do termo **Vigilância da Saúde**, com significado de expressão de um modelo de atenção à saúde que traz uma concepção ampliada de atuação de profissionais e serviços de saúde, frente à diversidade das necessidades em saúde (sentidas ou não pela população usuária), traduzidas em problemas de saúde.

▪ Sete características básicas do Modelo de Vigilância da Saúde[5]

1. **Intervenção sobre problemas de saúde (danos, riscos e/ou determinantes):** os problemas de saúde, determinados pelo modo de vida das pessoas, devem ser objeto de análise contínua e sistemática dos serviços de saúde, de modo a subsidiar as ações de intervenção.
2. **Ênfase em problemas que requerem atenção e acompanhamento contínuo:** trata-se de acompanhamento das pessoas ao longo de sua vida, sendo importante na medida em que dada população possa identificar "sua" equipe de saúde como fonte contínua de atenção, estabelecendo uma relação de troca de conhecimentos e momentos de recíproca aprendizagem. Essa identificação tem trazido benefícios, tanto para quem assiste como para quem é assistido. Para o profissional, existe a possibilidade de identificar os problemas e encaminhar as possíveis soluções em tempo muito menor do que para pacientes novos; e, para o usuário, a facilidade de ter seu problema solucionado em tempo bastante abreviado. A relação de confiança e o vínculo que se estabelecem nessa reciprocidade promovem um grande incremento na qualidade da atenção dispensada.
3. **Operacionalização do conceito de risco:** dada a diversidade dos determinantes envolvidos no processo saúde-doença e dos problemas de saúde, torna-se necessário identificar os que proporcionam maiores danos, tanto em nível individual quanto coletivo.
4. **Articulação entre ações promocionais, preventivas, curativas e reabilitadoras:** as ações de saúde devem ser planejadas considerando-se a integralidade; assim, a partir da identificação dos problemas de saúde e de seus determinantes, torna-se importante desencadear operações que articulem os diferentes níveis de intervenção, por meio de linhas de cuidados.
5. **Atuação intersetorial:** os problemas de saúde estão diretamente relacionados ao acesso que a população possui aos bens e serviços, tornando importante atuar sobre as diferentes interfaces dos determinantes, de modo a incrementar esse acesso.
6. **Ações sobre um território:** intervir em um espaço delimitado proporciona maior apropriação dos fenômenos que nele se dão, oferecendo elementos concretos para o planejamento das ações. Importante considerar a estratificação da população em segmentos que possibilitem a identificação de níveis de complexidade para planejar as ações (trabalhando ou não sobre um território).
7. **Intervenção sob a forma de operações:** a partir da identificação dos principais determinantes dos diferentes problemas de saúde, deve-se montar operações (ações planejadas) que possam trazer impacto efetivo.

Três Pilares Básicos do Modelo da Vigilância da Saúde

Os três pilares básicos do modelo de atenção da Vigilância da Saúde são o **território**, os **problemas de saúde** e a **intersetorialidade**. O trabalho das equipes, considerando o modelo de Vigilância da Saúde, deve combinar ações de promoção da saúde, prevenção de doenças e acidentes e a atenção curativa.[9]

1 Território – ponto de partida para a Vigilância da Saúde

O ponto de partida para o desencadeamento do processo de planejamento da Vigilância da Saúde é a territorialização, isto é, o reconhecimento e o esquadrinhamento do território segundo a lógica das relações entre condições de vida, saúde e acesso às ações e serviços de saúde.[5]

Isso implica um processo de coleta e sistematização de dados demográficos, socioeconômicos, político-culturais, epidemiológicos e sanitários que, posteriormente, devem ser sistematizados de modo a se construírem o mapa básico e os mapas temáticos do município.[10-13]

Um mapa básico contém a delimitação territorial do município, com o desenho da configuração urbano-rural, ou seja, a delimitação dos distritos, bairros, ruas, contemplando o adensamento demográfico da população.

Os mapas temáticos implicam, em primeiro lugar, na localização espacial dos serviços de saúde e outros equipamentos sociais, como creches, escolas, igrejas, com a delimitação das vias de acesso da população aos serviços, o que já dá uma ideia dos fluxos da demanda às diversas unidades de saúde do município.

Em segundo lugar, recomenda-se fazer a caracterização dos diversos grupos populacionais do território segundo suas condições de vida, o que permitirá a justaposição do mapa básico com o mapa temático dos serviços de saúde e o mapa temático das condições de vida. Finalmente, é necessário realizar a distribuição espacial dos principais problemas de saúde, identificados em função de informações epidemiológicas extraídas de bancos de dados oficiais ou obtidas por meio de "estimativa rápida" com "informante-chave", cruzando essas informações com os mapas elaborados anteriormente. O processamento das informações e a sua projeção em mapas permite a identificação de vários territórios superpostos.[13]

Assim é que as experiências de distritalização permitiram que se avançasse para a identificação do "território distrito" (ou município, caso este corresponda a um único distrito sanitário), cuja base é geográfico-populacional, configurada segundo a distribuição da população nos vários aglomerados urbanos (bairros, favelas, invasões etc.), ao qual se superpõe o "território área de abrangência das unidades de saúde", delimitadas em função da demanda e do acesso (geográfico) aos serviços. Em seguida, é possível delimitar as "microáreas" em função das condições de vida e mapear os principais problemas que atingem grupos populacionais e até mesmo grupos de famílias específicos em determinadas ruas e bairros.[5]

As microáreas são definidas como espaços menores, com certa homogeneidade social, econômica e sanitária caracterizando grupos populacionais mais ou menos semelhantes, conforme suas condições de existência; e essa denominação é dada porque muitas vezes caracteriza espaços específicos com grupos populacionais menos privilegiados, mais expostos aos riscos de adoecer e morrer. Esses grupos, por sua vez, têm chances de vida e, portanto, riscos de saúde similares, devendo ser as microáreas espaços privilegiados para o enfrentamento dos problemas de saúde por meio de ações interdisciplinares e intersetoriais.[11]

O propósito fundamental desse processo de territorialização é permitir a definição de prioridades em termos de problemas e grupos, o mais aproximadamente possível, o que se refletirá: na definição das ações mais adequadas, de acordo com a natureza dos problemas identificados; na concentração de intervenções sobre grupos priorizados; e, consequentemente, em um maior impacto positivo sobre os níveis de saúde e as condições de vida.[6]

O reconhecimento do território é um passo básico para a caracterização da população e de seus problemas de saúde, bem como para a avaliação do impacto dos serviços sobre os níveis de saúde da população.[14]

2 Problemas de saúde

O segundo pilar da Vigilância da Saúde são os **problemas de saúde**. Estes são as representações sociais de necessidades sanitárias dos diferentes grupos populacionais. Trata-se da "(...) identificação de uma diferença entre 'o que é' e o que 'deveria ser', de acordo com os padrões e valores considerados desejáveis do ponto de vista de um ator social".[15] Os problemas de saúde são definidos na relação das pessoas com seu modo de conduzir a vida, podendo estar relacionados ao espaço de trabalho, escola, moradia, meio ambiente e às relações sociais propriamente ditas.

Os problemas de saúde, na concepção mais atual, são as consequências de necessidades não resolvidas pelas ações de saúde, sendo identificados e hierarquizados conforme o entendimento e a percepção daqueles que os manifestam. O impacto sobre eles pode ser determinado por ações interdisciplinares e intersetoriais, considerando-se que os problemas, nessa concepção, apresentam diferentes origens e exigem diferentes saberes.

3 Intersetorialidade

A intersetorialidade, o terceiro pilar da Vigilância da Saúde, é a ruptura de barreiras que impedem a troca e a possibilidade de construções otimizadoras entre os diferentes setores responsáveis por políticas públicas (incluindo as de saúde) que possam, de alguma forma, contribuir para a melhoria da qualidade de vida.

O desenvolvimento intersetorial é o resultado das relações que se estabelecem entre os distintos setores econômicos e sociais, é o produto da coordenação de esforços entre órgãos do governo e da articulação de vínculo entre setores.[16]

A participação do setor saúde no desenvolvimento de ações intersetoriais ganha importância na medida em que os resultados de suas atividades dependem em grande medida do progresso alcançado pelos outros setores, como a educação, políticas habitacionais, saneamento básico, acesso facilitado aos bens e serviços, política agrícola, estando todos estes estreitamente relacionados a melhores condições de saúde.[16]

A intersetorialidade busca "uma unidade de fazer" e se associa a vinculação, reciprocidade e complementaridade na ação humana.[15]

As operações desenvolvidas com a prática da Vigilância da Saúde tendem a desfocar o modelo médico-curativo ou sanitarista para um novo modelo de construção social da saúde.

Nesse novo fazer, os sujeitos envolvidos nas ações são as equipes de saúde, com uma relação interdisciplinar, e a população de dado território, os quais, por meio de ações próprias dos serviços de saúde e de ações intersetoriais, buscam construir uma melhor qualidade de vida.

Para que a Vigilância da Saúde possa se efetivar como uma prática diferenciada da forma tradicional de organizar o trabalho em saúde, é preciso desencadear-se um processo de mudança no interior das instituições de saúde, a partir de uma decisão política, tendo como objetos a reorganização e a redefinição dos conteúdos das práticas de saúde em direção a esse novo modelo de atenção.[17]

Planejamento e Programação Local de Saúde como Ferramentas para a Operacionalização do Modelo da Vigilância da Saúde em Serviços de APS

Assim que a equipe local de saúde tiver realizado o processo de territorialização partindo da análise das condições de vida e da situação de saúde da população, é possível dar seguimento ao processo de planejamento e programação em saúde, na Unidade Básica de Saúde (UBS).[5]

O planejamento e a programação não se resumem a uma simples técnica que pode ser reproduzida em qualquer circunstância de tempo ou lugar, pois envolvem sujeitos dotados de vontade política, o que significa dizer que podem ser não apenas instrumentos de manutenção de determinada situação, mas também instrumentos de mudança e de transformação dessa situação.[18]

Não se trata de fazer tudo que é possível tecnicamente, e sim aquilo que é necessário para dar conta de solucionar os problemas reais existentes na população de determinado território, seja este uma microárea onde se localizam famílias em condições de vida precárias, a área de abrangência de uma Unidade de Saúde ou um município como um todo. E não se esgotam na mera racionalização da oferta de serviços.[5]

Planejar a partir da identificação, descrição e análise dos determinantes sociais dos problemas de saúde implica na definição dos objetivos, metas, ações e atividades que serão realizadas para o enfrentamento dos problemas de saúde identificados e priorizados na área de atuação, com o estabelecimento das ações, dos responsáveis, das metas, dos prazos, dos recursos envolvidos e dos indicadores de monitoramento e de avaliação. Do ponto de vista metodológico, o planejamento e a programação situacional em saúde têm-se fundamentado na chamada trilogia matusiana: o Planejamento Estratégico em Saúde (PES), o Método Altadir de Planejamento Participativo (MAPP) e o Planejamento de Projeto Orientado por Objetivos (ZOOP),[19,20] originando propostas de planejamento e programação local.[5]

Ressalta-se que, com a utilização desse enfoque, pode-se construir, coletivamente, uma "árvore de problemas"[21] ou um fluxograma situacional para sistematizar as necessidades em saúde de determinada população que vive em dado território.

Princípios para a Atuação no Modelo da Vigilância da Saúde

O trabalho em APS deve ser realizado, por princípio, em equipe multiprofissional, pois são necessários os saberes das mais diversas profissões para contemplar a integralidade do cuidado, considerando a diversidade e a singularidade das necessidades em saúde. Também deve basear-se em um modelo de atenção à saúde que oriente as práticas profissionais necessárias para um cuidado qualificado e eficaz, com o objetivo de promover a saúde e a qualidade de vida.

O trabalho em equipe na APS é constituído da atuação individual dos profissionais, mas é muito mais e maior do que o simples somatório dessas individualidades. Constitui-se a partir da percepção de que o saber profissional individual deve estar a serviço de um planejamento de equipe, cujas diretrizes serão baseadas no modelo de atenção escolhido, e esse planejamento deverá imprimir na prática de cada profissional uma forma de atuar capaz de oferecer para a população o retorno desejado em termos de ações dos serviços de saúde.

As equipes de APS que trabalham com um modelo como a Vigilância da Saúde, que aponta caminhos para a necessidade de reorganização das ações, precisam desenvolver habilidades de programação e planejamento, de maneira a organizar ações programadas e de atenção à demanda espontânea que garantam o acesso da população em diferentes atividades e ações de saúde, para, dessa maneira, impactar positivamente os principais indicadores de saúde e auxiliar na melhoria da qualidade de vida da comunidade. O modelo da Vigilância da Saúde exige a implementação de mudanças no processo de trabalho, tanto no que se refere a seus propósitos ou finalidades quanto nos seus elementos estruturais, isto é, no objeto de trabalho, nos meios de trabalho, no perfil dos sujeitos e, principalmente, nas relações estabelecidas entre eles e a população que utiliza os serviços.[20,22,23]

Mas qual seria a Contribuição da Prática e do Saber de Enfermagem e as Atribuições do Enfermeiro na Vigilância da Saúde?

O enfermeiro, como membro da equipe de saúde, tem atribuições na assistência, na administração do serviço, no ensino, na pesquisa e na interação com a comunidade, outros setores e serviços. Na APS, poderá contribuir em todas essas dimensões implementando e articulando na sua prática os princípios da Vigilância da Saúde.

Exemplos de atribuições do enfermeiro no contexto da Vigilância da Saúde

- Desenvolver a prática vigilante e o "olhar" atento sobre o processo saúde-doença e os riscos e vulnerabilidades das pessoas sob seu cuidado.
- Considerar, na realização do planejamento da assistência de enfermagem, as necessidades que emergem do território e seus habitantes, num processo proativo de (re) conhecimento da realidade.
- Incentivar a participação ativa das pessoas no seu processo de cuidado e no cuidado coletivo.
- Mobilizar os diversos setores da sociedade para que estejam envolvidos na promoção da saúde.
- Trabalhar em equipe.
- Monitorar e avaliar os resultados dos trabalhos desenvolvidos, considerando a epidemiologia e as ciências sociais.

Realização do Processo de Enfermagem no Modelo da Vigilância da Saúde

Considerando as características e os pilares da Vigilância da Saúde, o enfermeiro poderá aplicar o Processo de Enfermagem utilizando as informações sobre o território e os problemas de saúde que se apresentam para realizar a atribuição de Diagnósticos de Enfermagem e indicar as intervenções que serão necessárias. Pode-se dizer que, dentro da Vigilância da Saúde, será possível utilizar as classificações de Diagnósticos de Enfermagem da NANDA Internacional (NANDA-I)[24] nos mais variados aspectos de sua extensão, na perspectiva das necessidades das pessoas e das comunidades em que estão inseridas. Por exemplo, o diagnóstico "Saúde da comunidade deficiente", definido como a presença de um ou mais problemas de saúde ou fatores que impedem o bem-estar ou aumentam o risco de problemas de saúde experimentados por um grupo ou população, será frequentemente encontrado em diagnósticos sobre a realidade de comunidades cujo contexto socioeconômico seja desfavorável. Exemplos de intervenções possíveis sugeridas por Nursing Intervention Classification (NIC)[25] para esse diagnóstico seriam: identificar preocupações, pontos fortes e prioridades de saúde com parceiros da comunidade; ajudar os membros da comunidade a aumentar a conscientização sobre problemas e preocupações de saúde; envolver-se no diálogo para definir as preocupações de saúde da comunidade e desenvolver planos de ação; facilitar a implementação e revisão de planos comunitários; auxiliar os membros da comunidade no desenvolvimento e aquisição de recursos; melhorar as redes de apoio da comunidade; identificar e desenvolver potenciais líderes comunitários; construir compromisso com a comunidade, demonstrando como a participação influenciará vidas individuais e melhorará os resultados. Cabe ao enfermeiro, inserido na equipe de saúde, contribuir com o seu saber específico na constituição de um plano para intervenção sobre os problemas de saúde encontrados, especialmente para aqueles que requerem atenção e acompanhamento contínuos, auxiliando nas conquistas de melhores níveis de saúde para pessoas e comunidades.

Considerações Finais

O arcabouço conceitual-operacional de Vigilância da Saúde constitui uma base política e sanitária para a consolidação do paradigma da promoção da saúde no campo da APS, sendo necessário resgatar os horizontes filosóficos que a proposta traz para o modo como as práticas de saúde devem ser organizadas e implementadas, gerando processos criativos e solidários de melhoria da vida e saúde dos indivíduos e coletividades.[7]

Onde encontrar mais informações?

O tema da Vigilância da Saúde conta com uma literatura com publicações clássicas, de autores que são referências na construção do SUS. Sugerimos o acesso aos seguintes textos, leituras fundamentais para a construção do pensamento e da prática do enfermeiro na Vigilância da Saúde:

- Carmem Fontes Teixeira e Jorge Pereira Solla – *Modelos de atenção à saúde no SUS.*[22]
- Carmem Fontes Teixeira, Jairnilson Silva Paim e Ana Luiza Vilasboas – *SUS, modelos assistenciais e vigilância da saúde.*[5]
- Carmem Fontes Teixeira – *Promoção e vigilância da saúde no contexto da regionalização da assistência à saúde no SUS.*[23]
- Mauricio Monken e Christovam de Castro Barcellos – *O território na promoção e vigilância em saúde.*[14]

Aspectos-chave

- As necessidades em saúde são determinadas pelas condições de vida existentes nos diferentes espaços organizativos e períodos do processo saúde-doença.
- Existem vários modelos assistenciais em saúde; cada um deles determina aspectos fundamentais no tipo de assistência que é prestada; e o enfermeiro, ao planejar a assistência de enfermagem, precisa considerar o modelo vigente.

- A Vigilância da Saúde é um modelo que possibilita conectar e interagir dinamicamente com a forma de apresentação das necessidades em saúde no cotidiano de trabalho, atua na prevenção de riscos e agravos, utiliza-se de ações intersetoriais e setoriais para a promoção da saúde e oportuniza aos profissionais das equipes de saúde a vivência prática dos princípios da APS.
- As sete características básicas da Vigilância da Saúde são: a intervenção sobre problemas de saúde (danos, riscos e/ou determinantes); a ênfase em problemas que requerem atenção e acompanhamento contínuos; a operacionalização do conceito de risco; a articulação entre ações promocionais, preventivas e curativas; a atuação intersetorial; as ações sobre o território; e a intervenção sob a forma de operações.
- Os três pilares básicos do modelo de atenção à saúde da Vigilância da Saúde são: o território; os problemas de saúde; e a intersetorialidade.
- A proposta de Vigilância da Saúde transcende os espaços institucionalizados do sistema de serviços de saúde e se expande para outros setores e órgãos de ação governamental e não governamental, propondo a incorporação de novos sujeitos no planejamento, organização e ação nos serviços de saúde, envolvendo a população e o uso dos conhecimentos e tecnologias médico-sanitárias, incluindo tecnologias de comunicação social e plataformas de interoperabilidade dos dados para que as equipes trabalhem informações atualizadas.
- Atribuições do enfermeiro no contexto da Vigilância da Saúde: desenvolver a prática vigilante e o "olhar" atento sobre o processo saúde-doença e os riscos e vulnerabilidades das pessoas sob seu cuidado; considerar na realização do planejamento da assistência de enfermagem as necessidades que emergem do território e seus habitantes, num processo proativo de (re)conhecimento da realidade; incentivar a participação ativa das pessoas no seu processo de cuidado e no cuidado coletivo; mobilizar os diversos setores da sociedade para que estejam envolvidos na promoção da saúde; trabalhar em equipe; monitorar e avaliar os resultados dos trabalhos desenvolvidos, considerando a epidemiologia e as ciências sociais.

Referências

1. Castellanos PL. Sobre el concepto de salud-enfermedad. Descripción y explicación de la situación de salud. Boletín Epidemiológico da Organización Panamericana de la Salud. v. 10, n. 4, 1990 *apud* Dias, VRFG. Vigilância da Saúde: dimensões do conhecimento técnico e suas representações sociais. Dissertação de Mestrado. Canoas, 2001.
2. Entrevista: Carmem Teixeira. Trab. educ. saúde 6 (1). Jun. 2008. [Acesso 23 Ago 2022]. Disponível em: <https://www.scielo.br/j/tes/a/Yz3dPtcRNYp5yf3vG8m9K8y/?lang=pt>.
3. Conselho Nacional de Saúde. 1ª Conferência Nacional de Vigilância em Saúde/Proteção Social – Território – Democracia. Relatório final. Brasília, 2018. [Acesso 24 Ago 2022]. Disponível em: <https://conselho.saude.gov.br/16cns/assets/files/relatorios/Relatorio_Final_1_CNVS.pdf>.
4. Santos RF. Ciência & Saúde Coletiva. Editorial. 22(10). 2017. [Acesso 24 Ago 2022]. Disponível em https: <//www.scielo.br/j/csc/a/KNLYtKdNQvPJ3nbdH7dfLpz/?lang=pt>.
5. Teixeira CF et al. SUS, Modelos Assistenciais e Vigilância da Saúde. IESUS, VII(2), Abr-Jun, 1998. [Acesso 24 Ago 2022]. Disponível em: <http://scielo.iec.gov.br/pdf/iesus/v7n2/v7n2a02.pdf>.
6. Mendes EV. Distrito Sanitário: o processo social de mudança das práticas sanitárias do Sistema Único de Saúde. HUCITEC/ABRASCO, São Paulo – Rio de Janeiro, 1993.
7. Arreaza ALV, Moraes JC. Vigilância da saúde: fundamentos, interfaces e tendências. Ciência & Saúde Coletiva, 2010. [Acesso 24 Ago 2022]; 15(4):2215-2228. Disponível em:< https://scielosp.org/article/csc/2010.v15n4/2215-2228/pt/#ModalArticles>.

8. Epidemiologia e planejamento de saúde. Ciência & Saúde Coletiva, 4(2):287-303, 1999. [Acesso 24 Ago 2022]. Disponível em: https://www.scielo.br/j/csc/a/Pd4BXD9Y6J7t37XJFhDQb7s/?format=pdf&lang=pt.
9. Mendes, EV. Uma agenda para a saúde. São Paulo: HUCITEC, 1996.
10. Unglert C. Territorialização em sistemas de saúde. *In*: Mendes EV. Distrito Sanitário: o processo social de mudança das práticas sanitárias do Sistema Único de Saúde, HUCITEC-ABRASCO, São Paulo – Rio de Janeiro, p. 221-235, 1993.
11. Kadt E, Tasca R. Promovendo a equidade: um novo enfoque com base no setor da Saúde. HUCITEC/Cooperação Italiana em Saúde, São Paulo – Salvador, p. 107, 1993.
12. Tasca R. Sistemas de informação em saúde para Distritos Sanitários. *In*: Mendes EV. Distrito sanitário: o processo social de mudança das práticas sanitárias do Sistema Único de Saúde. 1999. São Paulo: Hucitec.
13. Notarbartolo VF. A estimativa rápida e a divisão do território no distrito sanitário. Manual de instruções. OPS, Série Desenvolvimento de Serviços de Saúde, n. 11, p. 54, 1993.
14. Monken M, Barcellos CC. O território na promoção e vigilância em saúde. *In*: Fonseca AF, Corbo AMA (Orgs.). O território e o processo saúde-doença. Rio de Janeiro: EPSJV/FIOCRUZ, 2007. [Acesso 23 Ago 2022]; p. 177-224. Disponível em: < https://www.arca.fiocruz.br/handle/icict/39206>.
15. Mendes EV. Distritos Sanitários: conceitos chaves. *In*: Mendes EV (Org.). Distrito Sanitário: o processo social de mudança das práticas sanitárias do Sistema Único de Saúde. São Paulo – Rio de Janeiro: HUCITEC – ABRASCO, 1999.
16. Mendes EV et al. A vigilância à saúde no Distrito Sanitário. Série Desenvolvimento dos Serviços de Saúde, n. 10. Brasília; Organização Panamericana da Saúde. Escritório Regional da Organização Mundial da Saúde; 1993. 104 p. (Série Desenvolvimento de Serviços de Saúde, 10).
17. Teixeira CF. Epidemiologia e planejamento de saúde. Ciência & Saúde Coletiva. v. 4, n. 2, p. 287-303, 1999.
18. Testa M. Pensar em Saúde. Intermédica, Porto Alegre, Rio Grande do Sul, 1991.
19. Artmann E. O planejamento estratégico situacional: a trilogia matusiana e uma proposta para o nível local de saúde (uma abordagem comunicativa). Tese de Mestrado, ENSP/FIOCRUZ, Rio de Janeiro, 1993.
20. Mendes E. Planejamento e programação local da Vigilância da Saúde no Distrito Sanitário. Organização Pan-Americana da Saúde, Brasília, 1994. 109 p. (Série Desenvolvimento de Serviços de Saúde, 13).
21. Magajewski FRL. Identificando e explicando problemas. Fundação Oswaldo Cruz, Instituto Leonidas e Maria Deane, 2012.
22. Teixeira CF, SOLLA, JP. Modelo de atenção à saúde: vigilância e saúde da família [Online]. Salvador: Editora EDUFBA, 2006. 237 p. Sala de aula series, n. 3. ISBN 85-232-0400-8. [Acesso 23 Ago 2022]. Disponível em: SciELO Books <http://books.scielo.org>.
23. Teixeira CF. Promoção e vigilância da saúde no contexto da regionalização da assistência à saúde no SUS. Cad. Saúde Pública, Rio de Janeiro, 2002. [Acesso 24 Ago 2022]; 18(Suplemento):153-162. Disponível em: https://www.scielo.br/j/csp/a/Xkdt9Fc34L4YQNFdFJ7tQ3v/?lang=pt&format=pdf.
24. Herdman HT, Kamitsuru S, Lopes CT. Diagnósticos de Enfermagem da NANDA-I: definições e classificação 2021-2023. Tradução Regina Machado Garcez. Porto Alegre: Artmed, 2021.
25. Butcher HK, Bulechek GM, Dochterman JM, Wagner CM (Ed.). Nursing interventions classification (NIC). 7. ed. Tradução de Vilma Ribeiro de Sousa Vargas. Rio de Janeiro: Guanabara Koogan, 2020.

11

Abordagem das Condições Crônicas na Atenção Primária à Saúde

Sandra Rejane Soares Ferreira
Vilma Regina Freitas Gonçalves Dias

O que há neste capítulo?

Neste capítulo apresenta-se o conceito de condições agudas e crônicas de saúde, Doenças Crônicas não Transmissíveis e do Modelo de Atenção às Condições Crônicas. Aborda-se a necessidade de implementar um modelo inovador de atenção à saúde, capaz de produzir as mudanças necessárias na forma de organizar o cuidado das condições crônicas. Essas mudanças precisam ocorrer em todos os níveis do Sistema de Saúde, ou seja, no microssistema (profissional e pessoa/família), no mesossistema (organizações de saúde e comunidade) e no macrossistema (política), pois eles interagem entre si e se influenciam de maneira dinâmica. O objetivo é contribuir com a reflexão sobre o sistema de saúde brasileiro e o modo com que os enfermeiros atuam, na Atenção Primária à Saúde, na abordagem das condições crônicas, em especial das mais prevalentes em cada comunidade.

Introdução

As condições de saúde podem ser definidas como as circunstâncias na saúde das pessoas que se apresentam de maneira mais ou menos persistente e que exigem respostas sociais reativas ou proativas, episódicas ou contínuas, fragmentadas ou integradas, dos sistemas de atenção à saúde, dos profissionais de saúde e das pessoas usuárias.[1] A definição de condição de saúde vai além de doenças, por incorporar certos estados fisiológicos, como a gravidez, e os acompanhamentos dos ciclos de vida, como o acompanhamento das crianças (puericultura), dos adolescentes (hebicultura) e das pessoas idosas (senicultura), que não são doenças, mas são condições de saúde que exigem cuidado dos sistemas de atenção à saúde.[1]

O conceito de condição de saúde é orientado por algumas variáveis-chave: a) tempo de duração, breve ou longo; b) a forma de enfrentamento pelos profissionais de saúde, pelo sistema de atenção à saúde e pelas pessoas usuárias, se episódica, reativa e feita com foco nas doenças e na queixa-conduta, ou se contínua, proativa e realizada com foco nas pessoas e nas famílias por meio de cuidados, mais ou menos permanentes, contidos num plano de cuidado elaborado conjuntamente pela equipe de saúde e pelas pessoas usuárias.[1]

Neste Capítulo será dado enfoque às condições crônicas consideradas problemas de saúde, as quais exigem cuidados permanentes e requerem gerenciamento contínuo por anos ou décadas.[2] Além disso, de acordo com a Organização Mundial da Saúde (OMS), elas compartilham algumas características preocupantes:[2]

- Estão aumentando no mundo e nenhum país está imune ao impacto causado por elas.[2]
- A ameaça das Doenças Crônicas não Transmissíveis (DCNT) constitui um dos principais desafios para o desenvolvimento no século XXI, reduzindo pouco a pouco o crescimento socioeconômico e ameaçando a consecução das metas de desenvolvimento.[2]
- As DCNT são um grande motivo de preocupação entre as populações que estão envelhecendo, não só em países de alta renda, mas também em nações de baixa renda, nas quais está havendo um aumento desproporcional da carga dessas doenças, com consequências econômicas importantes.[2]
- Somente cerca de 50% dos doentes são diagnosticados e, destes, apenas cerca de metade é tratada.[2]
- Dos 25% das pessoas com DCNT assistidas, somente cerca de metade alcança as metas desejadas de tratamento clínico.[2]
- Poderão ser minimizadas quando os líderes do governo e da saúde, profissionais de saúde e a própria população buscarem e adotarem as mudanças e inovações indicadas para prevenção, manejo e controle.[2]

Condições Agudas e Crônicas de Saúde

O conceito de condições de saúde, desenvolvido, inicialmente, por teóricos ligados ao modelo de atenção crônica[3,4] foi acolhido pela OMS, que recomenda aos gestores e profissionais que repensem seu modelo de atenção e tornem mais efetivas suas respostas às necessidades em saúde da população.[2] As condições agudas de saúde, em geral, apresentam um curso curto (inferior a 3 meses de duração), manifestação abrupta, tendem a se autolimitar e recebem diagnóstico e prognóstico mais precisos, com intervenções efetivas. A cura é o resultado esperado.[2] As condições crônicas, por sua vez, têm um período de duração superior a 3 meses e podem ser permanentes na vida das pessoas.[1]

As condições crônicas de saúde, especialmente as doenças crônicas, iniciam e evoluem lentamente e, em geral, apresentam múltiplas causas, que variam no tempo, incluindo hereditariedade, estilos de vida, exposição a fatores ambientais e a fatores fisiológicos.[2] As condições crônicas causam um número maior de sintomas e a perda de capacidade funcional, com manifestação gradual, não autolimitadas, com diagnóstico e prognóstico usualmente incertos; as intervenções ocorrem com alguma incerteza e o resultado esperado é o controle, conquistado por meio do efetivo autocuidado, suportado pelo apoio das equipes, em especial do enfermeiro.[2]

As condições crônicas vão muito além das doenças crônicas (diabetes, doenças cardiovasculares, cânceres etc.), ao envolverem doenças infecciosas persistentes (hanseníase, tuberculose, HIV/Aids, doenças respiratórias crônicas, entre outras), condições ligadas à maternidade e ao período perinatal (acompanhamento das gestantes e atenção perinatal, às puérperas e aos recém-natos); condições ligadas à manutenção da saúde por ciclos de vida (puericultura, hebicultura e senicultura); distúrbios mentais de longo prazo; deficiências físicas e estruturais contínuas (amputações, cegueiras, deficiências motoras persistentes etc.); doenças metabólicas; doenças bucais; condições de saúde caracterizadas como enfermidades (*illnesses*), em que há sofrimento, mas não doenças que se inscrevam nos padrões biomédicos.[1,2]

Acrescenta-se a esse conjunto de informações que as condições crônicas também podem apresentar, em determinados períodos de sua história, eventos agudos, muitas vezes causados pelo mau manejo delas, especialmente na Atenção Primária à Saúde (APS). Podem se manifestar, em momentos episódicos, sob a forma de eventos agudos.[1]

A OMS alerta aos gestores e profissionais da saúde que, "quando os problemas de saúde são crônicos, o modelo de tratamento agudo não funciona".[2]

Condições Crônicas e os Sistemas de Saúde

De acordo com Mendes,[1] o Brasil vive uma situação de saúde que combina uma transição demográfica acelerada e uma transição epidemiológica singular, expressa na tripla carga de doenças: uma agenda não superada de doenças infecciosas e carenciais; uma carga importante de causas externas; e uma presença fortemente hegemônica das condições crônicas.

Para Mendes,[1] os sistemas de atenção à saúde são respostas sociais deliberadas às necessidades de saúde da população; devem guardar uma coerência com a situação de saúde, e a falta dessa coerência entre as respostas dos serviços de saúde às necessidades da população coloca o sistema em crise. Essa crise é fruto do descompasso entre a velocidade com que avançam os fatores contextuais (a transição demográfica, a transição epidemiológica e a inovação e a incorporação tecnológica) e a lentidão com que se movem os fatores internos que representam a capacidade adaptativa e disruptiva do sistema de atenção à saúde a essas mudanças (cultura organizacional, arranjos organizativos, sistemas de pagamento e incentivos, estilos de liderança e organização dos recursos).[1,2,5]

Os gestores dos sistemas de saúde, os trabalhadores e a população/usuários dos serviços precisam reconhecer que o controle eficaz das condições crônicas requer um tipo diferente de sistema de saúde. A mudança de paradigma aumentará de maneira substancial os esforços para solucionar o problema do gerenciamento das necessidades distintas das pessoas/famílias, ante os limitados recursos.[2]

A reformulação do atual modelo de atenção, historicamente voltado para o atendimento das condições agudas, em um novo modelo que considere tanto as condições agudas quanto as crônicas, deve ser uma preocupação dos gestores do sistema de saúde (público e privado), na busca pela eficiência, eficácia e efetividade dos resultados das ações pactuadas com cada usuário e dos serviços de saúde.[6]

Implantar um sistema de saúde integrado significa (re)organizar o atual sistema para implementar um novo modelo de atenção à saúde e, portanto, exige mudar o processo de trabalho dos gestores, dos sistemas logísticos e de apoio dos serviços e das equipes de saúde.[6] As condições de saúde da população estão correlacionadas com seu nível socioeconômico e com o acesso aos serviços de saúde, que são mediados pela oferta pública e privada da rede de serviços.[7] Assim, os trabalhadores da saúde precisam estar aptos a colocar em prática esse novo jeito de cuidar, para que – de fato – o sistema de saúde possa influenciar positivamente as condições de saúde da população pela qual é responsável. Atualmente, os gestores da saúde, em todo o mundo, enfrentam a difícil tarefa de gerir com qualidade os serviços de saúde incluindo uma abordagem adequada para as condições crônicas não transmissíveis, pois, apesar de o número de anos em que se espera que uma pessoa goze de boa saúde ter aumentado continuamente (mais de 6,5 anos) entre 1990 e 2019, não aumentou tanto quanto a expectativa de vida geral, indicando que as pessoas estão vivendo mais com problemas de saúde.[8]

Em razão do crescimento populacional e do aumento da longevidade, o número total de mortes atribuíveis às condições crônicas aumentou mundialmente. O maior efeito cumulativo sobre a saúde vem do aumento de 1,5% ao ano, desde 2010, dos riscos metabólicos (IMC elevado, hiperglicemia, hipertensão e hipercolesterolemia). Juntos foram responsáveis por quase 20% da perda total de saúde global em 2019 (aumento de 50% desde 1990). Também são responsáveis por muitas mortes: a hipertensão contribuiu para 1 em cada 5 mortes (quase 11 milhões) em 2019; a hiperglicemia, para 6,5 milhões de mortes; IMC elevado, para 5 milhões; e a hipercolesterolemia, para 4,4 milhões.[8] A pandemia ocasionada pela Covid-19 interrompeu muitos cuidados das condições crônicas de saúde, houve diminuição dos profissionais da saúde responsáveis pelos cuidados dos usuários com condições crônicas de saúde, dificuldade na realização dos exames de rastreio e diminuição no número de consultas agendadas e de emergência. O impacto também foi observado no fornecimento dos medicamentos com diminuição da distribuição pela Agência Nacional de Vigilância Sanitária e de retirada pelos usuários. O isolamento social resultou em menor ingestão de frutas e hortaliças, diminuição de atividade física e aumento do consumo de álcool e tabaco. Ademais, o crescimento dos fatores de risco e a falta de acompanhamento nos serviços de saúde aumentam as chances de desenvolvimento e agravamento das DCNT o que poderá elevar o aumento das mortes por essas condições.[9] Pessoas com condições crônicas que tiveram Covid-19 correm maior risco de doença grave e morte, bem como da permanência dos sintomas da doença por mais tempo, como se tem observado os casos de Covid de longa duração. Diversas DCNT e fatores de risco destacados no estudo publicado pela *The Lancet*,[8] incluindo obesidade, diabetes e doenças cardiovasculares, estão associados a um risco aumentado de doença grave e morte pela Covid-19.[8]

Doenças Crônicas Não Transmissíveis

Este livro aborda uma parte do contexto das condições crônicas, com foco na atenção à saúde realizada pelos enfermeiros da APS no enfrentamento das condições crônicas não transmissíveis, em especial o tabagismo (Capítulo 28 – Tabagismo) e as DCNT, como a hipertensão (Capítulo 24 – Hipertensão Arterial Sistêmica), diabetes (Capítulo 25 – Diabetes *Mellitus* Tipo 2), sobrepeso e obesidade (Capítulo 27 – Sobrepeso e Obesidade), que são demandas frequentes nos serviços de APS.

Destaca-se que as quatro DCNT de maior impacto mundial (doenças cardiovasculares; diabetes; câncer; e doenças respiratórias crônicas) têm quatro fatores de risco modificáveis em comum: tabagismo, inatividade física, alimentação não saudável e uso abusivo de álcool.[1]

A incapacidade, em vez da morte precoce, tornou-se uma parcela cada vez maior da carga global de doenças – aumentando a carga total de cerca de 21% em 1990 para mais de 34% em 2019. Em 11 países, mais da metade de todas as perdas de saúde (medida por anos de vida perdidos ajustados por incapacidade [DALYs]) são decorrentes de incapacidades/deficiências causadas por condições crônicas e lesões.[8]

A mudança nos padrões de morbimortalidade nos países desenvolvidos ocorreu em razão da redução de mortalidade por doenças infecciosas e elevação de óbitos decorrentes de DCNT, fenômeno conhecido como transição epidemiológica.[6] Essa mudança também vem ocorrendo de maneira progressiva nos países em desenvolvimento[10] e constitui um desafio para as políticas de saúde desses países.

No Brasil, as DCNT constituem o problema de saúde de maior magnitude. As causas da maioria das mortes dos brasileiros tiveram as seguintes variações positivas entre 2009 e 2019: doença isquêmica do coração (18%); doença cerebrovascular (14,2%); diabetes (33,6%); doença renal crônica (42,4%); doença pulmonar obstrutiva crônica (28,2%); Alzheimer (49,3%); e cirrose (14,1%).[11]

As mudanças no estilo de vida dos cidadãos, como o sedentarismo, aumento da ingesta de comidas denominadas não saudáveis, aumento do consumo do álcool, entre outros hábitos que promovem o prejuízo do nível de saúde, em muito contribuíram para o predomínio das DCNT na tripla carga de doença. Determinantes proximais do processo saúde-doença, como os padrões alimentares e a exposição aos fatores comuns de risco, são evidenciados anualmente nas pesquisas do sistema de Vigilância de Fatores de Risco e Proteção para Doenças Crônicas por Inquérito Telefônico (Vigitel; 2014 e 2021), conduzidas pelo Ministério da Saúde (MS).[12,13]

Para dar conta desse panorama desafiador no campo da saúde que exige soluções complexas e sistêmicas,[14] é necessária a formulação de novos modelos locais de gestão e de atenção à saúde para que os serviços possam realizar, com eficiência, a promoção da saúde, a prevenção e o controle das DCNT, em especial do sobrepeso/obesidade, da hipertensão arterial sistêmica (HAS) e do diabetes *mellitus* (DM).

O Modelo de Cuidados Crônicos (MCC),[3,4] os Cuidados Inovadores para Condições Crônicas (CICC),[2] o Modelo de Atenção às Condições Crônicas (MACC)[1] e a atuação em Redes de Atenção à Saúde (RAS)[15,16] são exemplos de propostas concretas, amplas e disponíveis que visam subsidiar a gestão local dos serviços de saúde a se (re)organizarem, de modo a serem capazes de responder, de maneira integrada, às necessidades relacionadas às condições agudas e crônicas de saúde.[17]

Mendes[1] desenvolveu o MACC como base em três outros modelos: o MCC, o Modelo da Pirâmide de Risco e o Modelo de Determinação Social da Saúde de Dahlgren e Whitehead, com o objetivo de adaptar essas propostas ao contexto do sistema público de saúde brasileiro e aplicá-las ao Sistema Único de Saúde (SUS). Você pode conhecer mais sobre a proposta acessando o QR Code ao lado.

Modelo de Cuidados Crônicos

O MCC é uma tradução do Chronic Care Model (CCM),[3] que foi desenvolvido pela equipe do MacColl Institute for Healthcare Innovation, nos Estados Unidos, e testado nacionalmente por meio de um programa denominado Improving Chronic Illness Care.[4] O modelo foi atualizado e cinco novos temas foram incorporados ao MCC:

1) a segurança das pessoas usuárias;
2) a competência cultural;
3) a coordenação da atenção;
4) os recursos da comunidade; e
5) a gestão de caso.[14]

No MCC, existem elementos que são necessários para melhorar o cuidado.[14] São eles: sistemas de atenção à saúde e recursos comunitários.[1] Vamos conhecer esses elementos.

▪ Sistemas de Atenção à Saúde

O sistema de atenção à saúde é subdividido em cinco elementos: organização da atenção à saúde (como os serviços são colocados ao alcance da população de modo a atender as suas necessidades); promoção do autocuidado apoiado (estratégias e ações para favorecer sua implementação); desenho do sistema de prestação de serviço (linha de cuidado); o suporte às decisões clínicas (por meio do uso criterioso das práticas baseadas em evidências- protocolos e linhas-guias); e os sistemas de informação para gestão clínica (para que haja prontuários com qualidade de registro).[1,14] É nesse espaço que se deve estabelecer a organização da RAS.[1]

A seguir descreve-se conceitualmente os cinco elementos que compõem os sistemas de atenção à saúde:[14]

1) **Organização da atenção à saúde**

   Objetiva criar uma cultura de organização e mecanismos que promovam uma atenção à saúde segura e de alta qualidade.[14] A atenção à saúde deve ser estruturada em um ambiente adequado, e a gestão junto aos profissionais deve estabelecer fluxos e normas que visem a implementação contínua da melhoria da qualidade do cuidado às pessoas com doenças crônicas.[14] É imprescindível haver qualificada comunicação entre gestores e prestadores de serviço, bem como incentivos aos provedores do cuidado (equipe) e às pessoas que recebem os cuidados, possibilitando crítica permanente e coerente com o propósito dessa melhoria contínua.[1]

2) **Apoio para o autocuidado**

   A promoção do autocuidado efetivo vai além de ações informativas para os usuários sobre o que eles precisam fazer. Aqui as pessoas com condições crônicas e suas famílias têm o papel central no gerenciamento do cuidado e no desenvolvimento de autorresponsabilidade sanitária. O apoio ao autocuidado visa desenvolver/fortalecer a autonomia das pessoas e sua responsabilidade por sua saúde.[14] O autocuidado assenta-se na utilização de um enfoque de cooperação entre a equipe de saúde e os usuários, para que, conjuntamente, possam identificar os problemas, estabelecer as prioridades, definir ações que possam ser implementadas, pactuar as metas e os planos de cuidado e monitorar os resultados.[1,14] É a gestão colaborativa do cuidado, em que os profissionais de saúde deixam de ser prescritores para se transformarem em parceiros dos usuários dos sistemas de saúde.

3) **Desenho do sistema de prestação de serviço**

   Em consonância com a proposta de RAS, as **Linhas de Cuidado** são ferramentas que possibilitam descrever a atenção necessária para uma determinada condição de saúde, estabelecer fluxos, funções e atividades para garantir que a pessoa receba a atenção adequada e necessária; assegurar que todos os profissionais de saúde tenham acesso às informações atualizadas e unificadas sobre o estado de saúde dos usuários do serviço de saúde; estruturar a logística da rede (percurso do indivíduo no sistema de saúde, referência e contrarreferência), garantindo o seguimento como parte do procedimento-padrão.[1]

4) **Suporte para as decisões clínicas**

   Decisões clínicas/terapêuticas devem basear-se em **Diretrizes/Protocolos** ou **Linhas-Guias** explícitas e sustentadas por evidência científica. Os protocolos devem promover a atenção integral e integrada, podendo ser aplicados no dia a dia pelos profissionais, de maneira facilitada. Também se exigem a integração da APS com a atenção especializada e o uso de ferramentas de educação permanente e de educação em saúde de comprovada efetividade.[1]

5) **Sistema para informação**

   Para qualificar a atenção à saúde, é necessária a existência de um sistema de informação e de registro que permita identificar tanto a pessoa como a população específica que é acompanhada pelo serviço de saúde.[14] Esse sistema de informação/de gestão da clínica possibilita que a equipe cuidadora tenha acesso oportuno e ágil às informações para poder localizar as pessoas com necessidades específicas e proporcionar-lhes o cuidado adequado; além disso, esse sistema poderá retroalimentar os profissionais sobre seu desempenho e apresentar alertas para a busca ativa de situações clínicas de maior risco e diversas outras necessidades de saúde, com impacto inclusive na adesão das pessoas ao seu plano terapêutico.[1]

- **Recursos Comunitários**

Consiste na formação de alianças e parcerias do setor da saúde com os recursos comunitários existentes, sejam eles públicos ou privados, como escolas, igrejas, representações de bairros, empresas, voluntários, clubes, outros programas assistenciais públicos e organizações não governamentais (ONG).[14]

O objetivo do trabalho nessa área é mobilizar esses recursos para atender às necessidades dos usuários, o que poderá ser realizado por meio de:

a) encorajamento das pessoas usuárias para participarem em programas comunitários efetivos;
b) parcerias entre as organizações de saúde e as organizações comunitárias para dar apoio e desenvolver programas que ajudem a atender às necessidades dos usuários;
c) *advocacy*,[a] defesa de políticas que melhorem a atenção à saúde.[1,14]

> Para saber mais sobre o MCC, você pode acessar o site https://www.act-center.org/application/files/1616/3511/6445/Model_Chronic_Care.pdf e visualizar a figura-resumo da proposta elaborada pelo The MacColl Institute.[18]

Mendes[1] ressalta que existem evidências, na literatura internacional, sobre os efeitos positivos do MCC na atenção às condições crônicas, seja na sua avaliação conjunta, seja na avaliação de seus elementos separadamente. Seus elementos apresentam inter-relações que permitem desenvolver usuários informados e ativos, bem como equipes de saúde preparadas e proativas para produzir melhores resultados sanitários e funcionais para a população.[1]

Analisando os elementos descritos pelo MCC, observa-se que quatro deles (organização dos sistemas de saúde; sistema de prestação de serviço/desenho de linha de cuidado;[15] suporte para decisões clínicas (protocolos); e sistema de informação/gestão da clínica) compõem os arranjos organizativos de ações e serviços de saúde que, se integrados, conformam as RAS, segundo a Portaria n. 4.279/2010,[16,17] do Ministério da Saúde (Brasil), abordada no Capítulo 1 – Diretrizes para o Trabalho dos Enfermeiros na Atenção Primária à Saúde, desta publicação.

Tendo em vista o aumento das condições crônicas, elas passaram a ser uma das principais preocupações dos sistemas de saúde em todo o mundo. A OMS, em conjunto com o Instituto

---

[a] *Advocacy* é uma prática política levada a cabo por indivíduo, organização ou grupo de pressão, no interior das instituições do sistema político, com a finalidade de influenciar a formulação de políticas e a alocação de recursos públicos.[19] A *advocacy* pode incluir inúmeras atividades, como campanhas por meio da imprensa, promoção de eventos públicos, comissionamento e publicação de estudos, pesquisas e documentos para servir aos seus objetivos.[19,20] O *lobbying* é uma forma de *advocacy* realizada mediante a abordagem direta dos legisladores para defender determinado objetivo e tem um papel importante na política moderna.[20]

MacColl for Healthcare Innovation, buscando uma resposta para esse desafio, adaptou o MCC dentro de uma perspectiva de implementação global.[2] O resultado desse esforço foi a proposta dos CICC, que ampliou os aspectos comunitários e de políticas de melhoria dos cuidados de saúde para condições crônicas do primeiro modelo e incluiu novos componentes, definidos como: a) microssistemas (nível da relação profissional com a pessoa/família); b) mesossistema (nível da organização de saúde e da comunidade); e c) macrossistema (nível das políticas).[2,5]

A OMS recomenda que os gestores dos serviços de saúde e profissionais iniciem o processo por meio de um questionamento – "Quais são os problemas/necessidades atuais na área da saúde?" – e que, a seguir, estratifiquem esses problemas/necessidades de saúde nos níveis do micro, meso e macrossistema. Esses níveis não são entes separados, pois interagem e se influenciam de maneira dinâmica. Segundo esse esquema, as pessoas/famílias/comunidade respondem ao sistema do qual recebem cuidados; as organizações de saúde e as comunidades respondem às políticas; e as políticas, por sua vez, influenciam as pessoas/famílias/comunidades.[2,5]

Há necessidade de evolução em cada um desses níveis (estratos) e, para o aprimoramento dos cuidados das condições crônicas, é preciso: focar no comportamento das pessoas e aumentar as habilidades de comunicação dos trabalhadores da saúde; ter prática sustentada por evidências científicas; integrar os recursos da comunidade, a fim de se obterem ganhos significativos; elevar o nível de capacitação dos trabalhadores; enfatizar a prevenção; estabelecer sistemas de seguimento de informação, com o intuito de proporcionar atenção planejada para as complicações previsíveis; coordenar o financiamento; e fortalecer os vínculos intersetoriais.[2]

Conforme Mendes,[1] equipes de saúde proativas podem organizar Projetos Colaborativos com Modelos de Melhoria (MM) para implementar mudanças no seu processo de trabalho. O MM está associado a um conceito importante de microssistemas clínicos, que são definidos como um pequeno grupo de pessoas que trabalham juntas, de modo regular, para prover cuidados, e das pessoas que recebem esses cuidados.[1] Esse microssistema clínico é o lugar de encontro entre profissionais de saúde, pessoas usuárias dos serviços e suas famílias.[1] O foco em um microssistema clínico é fundamental para a prestação de cuidados de maneira efetiva, eficiente e com base nas necessidades da população a ele adscrita. Entretanto, as mudanças organizacionais não ocorrem até que alguém assuma a liderança e tenha iniciativa, pois toda melhoria requer mudança, entretanto nem toda mudança implementada resulta em melhoria.

As equipes de saúde de APS precisam repensar sua forma de atuação e aplicar no cotidiano os conceitos do MM, de modo a modificarem a abordagem tradicional, inovando na atenção das condições crônicas de saúde.

O cuidado aos portadores de condições crônicas considera os níveis de complexidade dos casos e, para conhecer os diferentes segmentos, é preciso **estratificar**. Estratificar é dividir por estratos, segundo algum critério definido.[22]

A proposta de estratificação nasceu do princípio de que pessoas com diferentes riscos/vulnerabilidades têm diferentes necessidades de cuidado e que devem ser avaliadas pelas equipes de saúde, visando construir com elas a melhor resposta e a adequação no uso dos recursos dos serviços.[21] A estratificação permite identificar qual a principal necessidade de cada grupo e, a partir dela, definir qual ação será mais efetiva para determinado conjunto de pessoas. Por exemplo, indivíduos que apresentam condições crônicas muito complexas e poucos recursos de autocuidado necessitam de ferramentas como a gestão de caso; já pessoas que são portadoras de condições de baixo e médio risco e que apresentam capacidade para se cuidarem necessitam, principalmente, do uso da ferramenta de autocuidado apoiado.[23]

Na atenção às condições crônicas, Stürmer e Bianchini[21] propuseram a identificação de grupos de pessoas com necessidades semelhantes de acordo com dois critérios estabelecidos por Mendes:[1] 1) a gravidade/complexidade da condição crônica estabelecida; e 2) a capacidade de autocuidado, que contempla, entre outros aspectos, o grau de confiança e o apoio que as pessoas têm para cuidar de si mesmas.[21,22]

a) A gravidade ou severidade da condição crônica

A gravidade ou severidade da condição crônica de uma pessoa é resultado de dois componentes: 1) a complexidade do problema e sua interferência na qualidade de vida da pessoa; e 2) o risco de ocorrer um evento que gere prejuízo à sua saúde (morbimortalidade). No contexto das doenças cardiovasculares, pode-se estabelecer quatro graus de gravidade; em ordem crescente,[21,22] são eles:

- **GRAU 1:** Presença de fatores de risco ligados aos comportamentos e estilos de vida na ausência de doença cardiovascular. Exemplo: tabagismo, excesso de peso, sedentarismo etc.
- **GRAU 2:** Condição crônica simples, com fatores biopsicológicos de baixo ou médio risco. Exemplo: DM e/ou HAS controladas conforme a meta, sem complicações e com baixo ou médio risco cardiovascular.
- **GRAU 3:** Condição crônica complexa ou presença de fatores de alto risco para complicações cardiovasculares. Exemplos: DM tipo 2 acima da meta glicêmica; HAS acima da meta pressórica; hipertrofia ventricular esquerda.
- **GRAU 4:** Condição crônica muito complexa ou de muito alto risco (complicações estabelecidas e com grande interferência na qualidade de vida). Exemplo: cardiopatia isquêmica, AVC prévio, retinopatia por DM, Pé diabético, neuropatia periférica, insuficiência renal crônica.

b) Avaliação da capacidade para o autocuidado

Essa avaliação apresenta uma grande parcela de subjetividade e está diretamente ligada à percepção do profissional, ao observar o contexto e as atitudes da pessoa diante de sua condição crônica.[1] Entretanto, segundo Mendes[1], é importante aperfeiçoar a capacidade técnica para avaliar aspectos como: o conhecimento e as crenças de cada pessoa sobre sua condição de saúde; as atitudes, a confiança e a motivação frente às necessidade de mudança; a importância dada à sua condição; e a presença e a força das redes de suporte social.[1]

As situações a seguir, identificadas por Stürmer e Bianchini na prática cotidiana em serviços de APS, ajudam a ilustrar circunstâncias em que o autocuidado foi considerado **insuficiente** pelos autores:[21]

- Pessoas com dificuldade de compreensão de sua condição crônica, por exemplo com expectativa de cura ou controle em curto prazo, ou que não valorizam as medidas não farmacológicas e o estabelecimento de um plano de cuidados em médio e longo prazo.
- Pessoas que se encontram no estágio pré-contemplativo de mudança de comportamento (ver Capítulo 12 – Promoção de Mudanças no Estilo de Vida na Atenção Primária à Saúde), isto é, que não demonstram interesse em realizar a mudança no estilo de vida nos próximos meses.

- Pessoas com baixo suporte/apoio social[b] (ausência de apoio familiar, problemas familiares e importante dificuldade socioeconômica).
- Pessoas com baixa autoeficácia,[c] isto é, que não acreditam em si mesmas como agentes de mudança de suas condições ou que abandonam o tratamento por não atingirem as metas.
- Pessoas com postura reativa a suas condições crônicas, que reduzem sua sociabilidade e tornam-se reclusas por causa de suas limitações, muitas vezes fazendo dos seus problemas o centro de suas vidas.
- Pessoas com depressão grave, a ponto de afetar seu desempenho nas atividades diárias.

De modo geral, os estudos analisados em uma revisão sistemática[24] foram unânimes em destacar a importância das relações sociais, da rede social e/ou do apoio social para a saúde física e mental das pessoas, considerando esses aspectos como fatores protetivos e promotores de saúde, auxiliando no enfrentamento de situações específicas, como doenças crônicas ou agudas, estresse, crise desenvolvimental e vulnerabilidade social ou física.

Mendes[23] propõe a graduação do autocuidado em três níveis (baixo, médio e alto). Entretanto, como o profissional não consegue determinar com precisão esses graus, parece ser adequado aplicar a dicotomização da capacidade de autocuidado, considerando-a **suficiente** ou **insuficiente**.[21,22] Stürmer e Bianchini[21] consideram que é o profissional que conhece a pessoa e o seu contexto, por meio do seu julgamento clínico, quem pode identificar como está essa capacidade.[21,22] Cabe destacar que a avaliação da capacidade de autocuidado apresenta um caráter muito dinâmico, dependente da postura da pessoa diante de sua condição crônica; e, portanto, deve ser avaliada, no mínimo, anualmente. É desejável que pessoas com capacidade de autocuidado considerado **insuficiente** progridam para um grau **suficiente**.[21,22]

▪ Como estratificar de maneira mais abrangente e o que fazer após a estratificação

Uma vez avaliada a severidade da condição crônica e a capacidade para o autocuidado, constrói-se uma matriz que auxilia na identificação de diferentes necessidades de atenção dos serviços de saúde. Essas necessidades podem ser organizadas em níveis, que expressam distintos tipos de respostas das equipes de saúde.[21,22] Mendes[1] propôs para o Modelo de Atenção aos Crônicos, no Brasil, a estratificação em cinco níveis e as seguintes atividades para o cuidado das pessoas em cada um desses estratos:

- **Nível 1:** representa as pessoas que apresentam fatores de risco ligados a comportamentos, situação em que o autocuidado é quase a única estratégia de controle da condição.

---

[b] Apoio social é definido, de maneira abrangente, como qualquer informação, falada ou não, de assistência material e/ou proteção oferecida por outras pessoas e/ou grupos com os quais se têm contatos sistemáticos e que resultam em efeitos emocionais e/ou comportamentos positivos. É um conceito multifacetado e há falta de consenso quanto à sua definição conceitual e operacional. Com base em revisões teóricas e de termos, alguns pesquisadores destacam que as principais dimensões do apoio social envolveriam o apoio emocional, instrumental, informacional e cognitivo.[24]

[c] Autoeficácia é um conceito muito utilizado em mudanças de comportamento. Pode ser definida pela confiança do indivíduo de que ele possa realizar determinada atividade. A autoeficácia pode ser aumentada por: a) aquisição de habilidades que tornem o objetivo mais fácil de alcançar (p. ex., ler e compreender as informações nutricionais dos rótulos aumenta a confiança da pessoa em mudar sua dieta); b) lembrança de sucessos pessoais prévios; e c) observação de outros pares que atingiram um objetivo comum ao da pessoa.[25]

As atividades de educação em saúde direcionadas à abordagem dos fatores de risco realizadas em grupos e oficinas de educação em saúde são formas importantes de atuação das equipes.[21,22]

- **Nível 2:** corresponde a pessoas cujos fatores de risco biopsicológicos estabelecidos exijam um cuidado profissional mais intenso, mas o autocuidado ainda é a base do tratamento. Em razão do baixo risco expresso pela condição, as ações de autocuidado apoiado, como a **consulta coletiva**, são as mais recomendadas para esse nível.[21,22] No contexto das condições crônicas cardiovasculares, por exemplo, a consulta coletiva, com abordagem multiprofissional, tem cerca de 2,5 horas de duração, procura dar resposta às questões do tratamento medicamentoso da hipertensão e do diabetes, do apoio ao autocuidado, da motivação para as modificações de estilo de vida e abordagem das necessidades psicológicas e sociais que interferem diretamente no cuidado das pessoas portadoras dessas enfermidades.[21,22]
- **Nível 3:** compreende um estrato intermediário, em que a condição crônica representa um risco maior. Nesse nível, as pessoas apresentam capacidade suficiente de autocuidado e a ação recomendada vai depender do quão sujeita à atenção individual é a condição.[21,22]
- **Nível 4:** representa pessoas com alto risco e que apresentam capacidade insuficiente para o autocuidado ou aquelas que já apresentam uma enfermidade crônica muito complexa, mas mantêm capacidade suficiente de autocuidado. Esse grupo demanda atenção individual, como consultas sequenciais (consultas consecutivas com diferentes profissionais, no mesmo turno de trabalho da equipe de saúde).[21,22] Ao final do turno, pode acontecer também um trabalho em grupo para educação em saúde para trabalhar o plano de cuidados e o engajamento das pessoas nele. As pessoas participam da consulta sequencial mediante convite da equipe.[21]
- **Nível 5:** corresponde às pessoas com maior concentração de atenção profissional, pois agrega à gravidade da condição estabelecida a capacidade insuficiente de autocuidado. Essas pessoas devem ser cuidadas, prioritariamente, por meio da **gestão de caso**.[21,22] A gestão de caso é um processo de cuidado que envolve o profissional de saúde (denominado gestor do caso), a pessoa portadora da condição crônica complexa e sua rede de apoio. As atividades principais da gestão de caso incluem a elaboração, a implementação e o monitoramento de um plano de cuidados, que tem como objetivo manter a melhor capacidade funcional possível da pessoa, preservando a autonomia individual e familiar. Contempla, também, diversas ações de saúde realizadas pela equipe de APS ou por profissionais de outros níveis de atenção e coordenadas pelo gestor do caso.[1,21]

Na organização da atenção à saúde a partir da estratificação de riscos, observa-se que a necessidade de concentração de cuidados por profissionais de saúde (atenção individual e multiprofissional) será proporcionalmente inversa à necessidade de autocuidado apoiado, nos cinco estratos. Nos níveis 1 e 2, casos de menor risco e complexidade, verifica-se que as pessoas terão recomendação para receber autocuidado apoiado e será menor a concentração de cuidados por profissionais. No nível 3, os casos de risco intermediário e média complexidade, terão recomendação para receber o autocuidado apoiado em uma proporção menor que os níveis anteriores e aumentará a concentração de cuidados por profissionais. Nos níveis 4 e 5, os casos de maior risco e complexidade, necessitarão de uma concentração maior de cuidado profissional do que de autocuidado apoiado.[21]

É importante destacar que essa proposta apresenta uma recomendação populacional e que as ações de saúde listadas são aquelas predominantes para cada estrato. Evidentemente, é possível que uma pessoa, dentro das especificidades de suas necessidades individuais, necessite e venha a receber uma atenção diferente daquela recomendada para o grupo a que ela pertence.[21]

Atuação do Enfermeiro na Abordagem das Condições Crônicas na Atenção Primária à Saúde

A OMS alerta que, nos países em desenvolvimento, as condições crônicas surgem basicamente no nível da APS e devem ser tratadas, principalmente, nesse âmbito. Como parte de um conjunto de esforços, recomenda aos gestores e políticos que, primeiramente, melhorem a APS.[7] Um sistema de saúde com o nível da APS incapaz de gerenciar com eficácia condições como o diabetes, a hipertensão arterial, a depressão, o sobrepeso e a obesidade, entre outros, tornar-se-á obsoleto em pouco tempo.[2,26]

Os sistemas de saúde precisam de profissionais com novas habilidades, como: comunicação efetiva, técnicas de mudança de comportamento, educação das pessoas/famílias e habilidades de aconselhamento, para gerenciar as condições crônicas.[1,2]

Uma vez que o gerenciamento das condições crônicas requer mudanças no estilo de vida e no comportamento diário, o papel central e a responsabilidade da pessoa devem ser enfatizados. O foco na pessoa constitui-se em uma importante mudança na prática clínica vigente[1,2] visto que, usualmente, os sistemas de saúde relegam a pessoa/família ao papel de recebedor passivo do tratamento, perdendo a oportunidade de trabalhar em parceria com eles para serem os protagonistas de sua própria saúde. Para gerenciar com sucesso as condições crônicas, as pessoas e seus familiares precisam de apoio não só dos serviços de saúde, mas também de outras instituições na comunidade.[1,2]

Nesse contexto, os enfermeiros precisam atuar de maneira integrada com a equipe multiprofissional, participando da construção e do apoio à consolidação das linhas de cuidado relacionadas às condições crônicas de saúde.

> O enfermeiro tem um papel importante na atenção às condições crônicas, em especial às DCNT; entretanto, ressalta-se a importância do enfoque multidisciplinar nos serviços de APS e do trabalho intersetorial na atenção dessas condições, pois são necessários os saberes das mais diversas profissões e os recursos interinstitucionais para contemplar a integralidade do cuidado, considerando-se a diversidade e a singularidade das necessidades em saúde.

O enfermeiro, como integrante da equipe, pode contribuir em inúmeras atividades no cuidado das pessoas com condições crônicas ou risco de desenvolvê-las, entre elas: a implantação, coordenação e manutenção de Ações Programáticas[d] e de Linhas de Cuidado; a coordenação e/ou participação em atividades educativas (cursos, grupos, oficinas, entre outros); realização de supervisão e capacitação dos auxiliares e técnicos de enfermagem e agentes comunitários de

[d] Denomina-se "Ações Programáticas" um conjunto de atividades que visam organizar as respostas dos serviços de saúde para os problemas e/ou necessidades frequentes nas populações de determinado território. São instrumentos de planejamento e, por meio delas, os serviços de saúde buscam atender de maneira sistematizada às situações/problemas comuns, sejam eles de natureza preventiva, de diagnóstico precoce, de tratamento, de reabilitação, de promoção da saúde, ou situações de maior risco ou vulnerabilidade.[27]

saúde (ACS) no cuidado das pessoas; atividades educativas de promoção de saúde, cuidados no domicilio, Consultas de Enfermagem (CE) individual e/ou coletiva, entre outras.

Na CE, o enfermeiro pode atuar na promoção, na prevenção, na educação em saúde e no acompanhamento clínico das pessoas com condições crônicas ou em risco de desenvolvê-las. É importante que o enfermeiro conheça em qual estrato (nível) a pessoa se encontra. Caso não tenha essa informação, deverá realizar a estratificação, conforme metodologia padronizada no município ou no serviço. As CE terão como principal objetivo a motivação para mudança no estilo de vida, a adesão ao tratamento (medicamentoso e não medicamentoso), identificação do estágio de mudança, o apoio ao autocuidado e o desenvolvimento ou manutenção da autonomia, de acordo com as possibilidades de cada sujeito.

Considerando-se que a maioria dos cuidados diários necessários para a prevenção ou controle das condições crônicas de saúde são realizadas pela pessoa e/ou seus familiares, o maior desafio dos profissionais de saúde consiste em estabelecer um processo efetivo de educação em saúde para o desenvolvimento do autocuidado, da autonomia e da corresponsabilidade por sua saúde.[28]

O enfermeiro e os demais profissionais de saúde interagem com as pessoas portadoras de condições crônicas por poucas horas durante o ano. Na maior parte do tempo, as pessoas cuidam de si mesmas no contexto em que vivem, exigindo, portanto, atenção integral e longitudinal, bem como a utilização de mecanismos de gestão para o autocuidado,[21] além de metodologias clínicas desenvolvidas dentro de uma abordagem centrada na pessoa e que promova o autocuidado e a autogestão da saúde.

Destaca-se que as recomendações para promover mudanças no estilo de vida (Capítulo 12 – Promoção de Mudanças no Estilo de Vida na Atenção Primária à Saúde) são praticamente as mesmas para as pessoas com DCNT ou fatores de risco para desenvolvê-las. O que varia na abordagem é a singularidade do sujeito, a condição crônica estabelecida e/ou a quantidade de fatores de risco presentes e as metas que serão possíveis de pactuar para o acompanhamento do plano de cuidado.

O Quadro 11.1 apresenta exemplos de ações que podem ser desenvolvidas pelo enfermeiro no cuidado de pessoas com condições crônicas ou em risco de desenvolvê-las.[29]

QUADRO 11.1	**Ações do enfermeiro para o cuidado de pessoas com condições crônicas ou em risco de desenvolvê-las.**
• Promoção da saúde e de estilo de vida saudável (ver Capítulo 12 – Promoção de Mudanças no Estilo de Vida na Atenção Primária à Saúde) • Identificação de pessoas com fatores de risco para desenvolver DCNT (hábitos alimentares não saudáveis, sedentarismo, obesidade, entre outros) • Abordagem das pessoas identificadas para motivá-las a refletir sobre as mudanças de estilo de vida necessárias (ver Capítulo 12 – Promoção de Mudanças no Estilo de Vida na Atenção Primária à Saúde)	

(Continua)

QUADRO 11.1	Ações do enfermeiro para o cuidado de pessoas com condições crônicas ou em risco de desenvolvê-las. (*Continuação*)

- Rastreamento das pessoas em maior risco de desenvolver DCNT (ver Capítulo 24 – Hipertensão Arterial Sistêmica, Capítulo 25 – Diabetes *Mellitus* Tipo 2, Capítulo 27 – Sobrepeso e Obesidade e 28 – Tabagismo) e oferecer informações e apoio para fazer as mudanças necessárias
- Detecção clínica de casos não diagnosticados (ver Capítulo 24 – Hipertensão Arterial Sistêmica, Capítulo 25 – Diabetes *Mellitus* Tipo 2 e Capítulo 27 – Sobrepeso e Obesidade), para tratamento integral e longitudinal
- Orientação e apoio para ações de adequação do controle metabólico de pessoas com hipertensão, hipercolesterolemia e diabetes, visando prevenir complicações agudas e crônicas
- Monitoramento do desenvolvimento de complicações crônicas para intervir em momentos mais propícios e de maior resolutividade (p. ex., consulta de avaliação do pé diabético – Capítulo 26 – Avaliação e Cuidado dos Pés de Pessoas com Diabetes)
- Estratificação por níveis de risco para definir o tipo e a intensidade da atenção a cada caso (consulta individual, coletiva, sequencial ou em grupos, periodicidade de consultas, entre outros)

Fonte: Elaborado pela autoria com base na literatura consultada: Brasil, 2014[22]; Brasil, 2013[29].

Aspectos-chave

- As condições crônicas vão além das doenças crônicas (diabetes, doenças cardiovasculares, cânceres, entre outras); envolvem doenças infecciosas persistentes (hanseníase, tuberculose, HIV/Aids, Covid etc.), condições ligadas à maternidade e ao período perinatal, condições ligadas à manutenção da saúde por ciclos de vida, entre outras.[1]
- Problemas complexos exigem soluções complexas e sistêmicas; portanto, a atenção às condições crônicas exige um modelo de atenção à saúde que apresente uma abordagem complexa e sistêmica.
- O Modelo de Cuidados Crônicos, o Modelo de Cuidados Inovadores para Condições Crônicas e o Modelo de Atenção às Condições Crônicas apresentam-se como alternativa capaz de produzir as mudanças necessárias ao modelo de atenção à saúde brasileiro.
- A avaliação da capacidade de autocuidado apresenta um caráter muito dinâmico e dependente da postura da pessoa diante de sua condição crônica. Para as pessoas com capacidade de autocuidado considerado insuficiente, é fundamental o estímulo dos profissionais para que adotem uma postura proativa de cuidado.
- As recomendações para promover mudanças no estilo de vida são semelhantes para as pessoas com doenças crônicas não transmissíveis ou fatores de risco para desenvolvê-las; e as Consultas de Enfermagem (CE) estão indicadas para prevenção primária e secundária dessas condições.
- Na CE, o enfermeiro pode atuar na promoção, na prevenção, na educação em saúde e no acompanhamento clínico das pessoas com condições crônicas ou em risco de desenvolvê-las.
- As CE terão como principais objetivos a motivação para mudança no estilo de vida, a adesão ao tratamento (medicamentoso e não medicamentoso), o apoio ao autocuidado e o desenvolvimento ou a manutenção da autonomia, de acordo com as possibilidades de cada sujeito.

Referências

1. Mendes EV. O modelo de atenção às condições crônicas na ESF. *In*: Mendes, EV. O cuidado das condições crônicas na atenção primária à saúde: imperativo da consolidação da estratégia da saúde da família. Brasília: Organização Panamericana de Saúde, 2012. [Acesso 13 Set 2022]; 139-176. Disponível em: https://bvsms.saude.gov.br/bvs/publicacoes/cuidado_condicoes_atencao_primaria_saude.pdf.
2. Organização Mundial da Saúde. Cuidados inovadores para condições crônicas: componentes estruturais de ação. Brasília: Organização Mundial da Saúde; 2003. [Acesso 13 Set 2022]. Disponível em: https://www.saudedireta.com.br/docsupload/1334798934Cuidados%20inovadores%20parte_001.pdf.
3. Wagner EH. The changing face of chronic disease care. *In*: Schoeni PQ. Curing the system: stories of change in chronic illness care. Whashington/Boston: The National Coalition on Health Care/The Institute for Healthcare Improvement, 2002.
4. Pan American Health Organization (PAHO). Improving Chronic Illness Care through Integrated Health Service Delivery Networks. Washington DC: PAHO, 2012. [Acesso 3 Out 2022]. Disponível em: https://www.paho.org/hq/dmdocuments/2012/PAHO-improving-chronic-ill-2012-en1.pdf.
5. Epping-Jordan JE, Pruitt SD, Bengoa R, Wagner EH. Developing research and practice. Improving the quality of health care for chronic conditions. Qual Saf Health Care 2004. [Acesso 13 Set 2022]; 13:299-305. Disponível em: https://qualitysafety.bmj.com/content/13/4/299.full.
6. Rosa T. Desafios do SUS: o que esperar para os próximos anos de gestão? CONSENSUS, Revista do Conselho Nacional de Secretários de Saúde. [Online]. Jan-Fev-Mar 2015. [Acesso 4 Out 2022]; 5(14):12-30. Disponível em: https://www.conass.org.br/biblioteca/pdf/revistaconsensus_14.pdf.
7. Viacava F, Bellido JG. Condições de saúde, acesso a serviços e fontes de pagamento, segundo inquéritos domiciliares. Ciênc. saúde coletiva [Internet]. 2016 Feb. [Acesso 20 Set 2022]; 21(2):351-370. Disponível em: http://www.scielo.br/scielo.php?script=sci_arttext&pid=S1413-81232016000200351&lng=en.
8. Global Burden Disease (GBD) 2019. Diseases and Injuries Collaborators. Global burden of 369 diseases and injuries, 1990-2019: a systematic analysis for the Global Burden of Disease Study 2019. *The Lancet*. 17 October 2020. [Acesso 4 Out 2022]. Disponível em: https://www.thelancet.com/action/showPdf?pii=S0140-6736%2820%2930925-9.
9. Malta DC, Gomes CS, Barros MBA, Lima MG, Almeida WS, Micheletti AC et al. Doenças crônicas não transmissíveis e mudanças nos estilos de vida durante a pandemia de COVID-19 no Brasil. Rev Bras Epidemiol 2021; 24:E210009. [Acesso 4 Out 2022]. Disponível em: https://www.scielo.br/j/rbepid/a/rhTGSqRDbs94Wh8CmjggYTb/.
10. Institute for Health Metrics and Evaluation – IHME. The Lancet: As últimas estimativas de doenças globais revelam uma tempestade perfeita de doenças crônicas crescentes e falhas na saúde pública que alimentam a pandemia de Covid-19. University of Washington. 2020. [Acesso 22 Set 2022]. Disponível em: https://www.healthdata.org/sites/default/files/files/Projects/GBD/GBD-2019-News-Release_Portuguese.pdf.
11. Institute for Health Metrics and Evaluation (IHME). Brazil profile. Seattle, WA: IHME, University of Washington, 2021. [Acesso 3 Out 2022]. Disponível em: https://www.healthdata.org/brazil?language=129.
12. Brasil. Ministério da Saúde. Secretaria de Vigilância em Saúde. Departamento de Vigilância de Doenças e Agravos não Transmissíveis e Promoção da Saúde. Vigitel Brasil 2014: vigilância de fatores de risco e proteção para doenças crônicas por inquérito telefônico: estimativas sobre frequência e distribuição sociodemográfica de fatores de risco e proteção para doenças crônicas nas capitais dos 26 estados brasileiros e no Distrito Federal em 2014. Brasília: Ministério da Saúde, 2015. [Acesso 2 de Out 2022]; 152 p. Disponível em: https://bvsms.saude.gov.br/bvs/publicacoes/vigitel_brasil_2014.pdf.
13. Brasil. Ministério da Saúde. Secretaria de Vigilância em Saúde. Departamento de Análise em Saúde e Vigilância de Doenças Não Transmissíveis. Vigitel Brasil 2021: vigilância de fatores de risco e proteção para doenças crônicas por inquérito telefônico: estimativas sobre frequência e distribuição sociodemográfica de fatores de risco e proteção para doenças crônicas nas capitais dos 26 estados brasileiros e no Distrito Federal em 2021. Brasília: Ministério da Saúde, 2022. [Acesso 20 Set 2022]. Disponível em: https://www.forumdcnts.org/post/resultados-vigitel-2021.
14. Health Disparities Collaboratives. Training manual, changing practice, changing lives. Alabama, Institute for Health Care Improvement, 2004. [Acesso 2 Out 2022]. Disponível em: https://www.ihi.org/resources/Pages/Tools/Health-DisparitiesCollaborativesTrainingManualforChronicConditions.aspx.
15. Brasil, Ministério da Saúde. Portaria n. 4.279/2010. Estabelece diretrizes para a organização da Rede de Atenção à Saúde no âmbito do Sistema Único de Saúde. 30 de dezembro de 2010. [Acesso 13 Set 2022]. Disponível em: http://bvsms.saude.gov.br/bvs/saudelegis/gm/2010/prt4279_30_12_2010.html.

16. Brasil, Ministério da Saúde. Anexo a Portaria n. 4.279/2010. Diretrizes para organização da rede de atenção a saúde do SUS. 30 de dezembro de 2010. [Acesso 13 Set 2022]. Disponível em: http://bvsms.saude.gov.br/bvs/saudelegis/gm/2010/anexos/anexos_prt4279_30_12_2010.pdf.
17. Brasil. Ministério da Saúde. Secretaria de Atenção à Saúde. Departamento de Atenção Básica. Documento de diretrizes para o cuidado das pessoas com doenças crônicas nas Redes de Atenção à Saúde e nas linhas de cuidado prioritárias. Brasília: Ministério da Saúde, 2013. [Acesso 2 Out 2022]; 28 p. Disponível em: https://bvsms.saude.gov.br/bvs/publicacoes/diretrizes%20_cuidado_pessoas%20_doencas_cronicas.pdf.
18. Center for Accelerating Care Transformation (ACT Center) [Internet]. Accelerating Care Transformation. The Chronic Care Model. s/d. [Acesso 4 Out 2022]. Disponível em: https://www.act-center.org/application/files/1616/3511/6445/Model_Chronic_Care.pdf.
19. International Council of Nurses (ICN). Promoting Health Advocacy. Guide For Health Professionals. Geneva, Switzerland: International Council of Nurses, 2010. [Acesso 2 Out 2022]; 88 p. Disponível em: https://www.whcaonline.org/uploads/publications/ICN-NEW-28.3.2010.pdf.
20. Wikipédia enciclopédia livre. Advocacy. [Acesso 2 Out 2022]. Disponível em https://pt.wikipedia.org/wiki/Advocacy.
21. Stürmer PL, Bianchini I. Atenção às condições crônicas cardiovasculares: uma proposta de estratificação baseada nas necessidades das pessoas. Serviço de Saúde Comunitária do Grupo Hospitalar Conceição. Porto Alegre. Documento institucional, 2012.
22. Brasil. Ministério da Saúde. Secretaria de Atenção à Saúde. Departamento de Atenção Básica. Estratégias para o cuidado da pessoa com doença crônica. CAB n. 35. Brasília: Ministério da Saúde, 2014. [Acesso 2 Out 2022]; 162 p. Disponível em: http://189.28.128.100/dab/docs/portaldab/publicacoes/caderno_35.pdf.
23. Mendes EV. As redes de atenção à saúde. Brasília: Organização Pan-Americana da Saúde, 2011. [Acesso 12 Set 2022]; 549 p. Disponível em: https://bvsms.saude.gov.br/bvs/publicacoes/redes_de_atencao_saude.pdf.
24. Gonçalves TR, Pawlowski J, Bandeira DR, Piccinini CA. Avaliação de apoio social em estudos brasileiros: aspectos conceituais e instrumentos. Ciênc. saúde coletiva [Internet]. 2011 Mar. [Acesso 12 Set 2022]; 16(3):1755-1769. Disponível em: https://www.scielo.br/j/csc/a/cHhgT5Hz5ssyR9cP99wmhxS/?lang=pt.
25. Cole KA, Kern DE. Patient education and the promotion of healthy behaviors. *In*: Barker LR, Burton JR, Zieve PD, Fiebach NH, Kern DE, Thomas PA, Ziegelstein RC (Editors). Principles of Ambulatory Medicine. 6th ed. Philadelphia (PA): Lippincott Williams & Wilkins, 2003.
26. Malta DC, Morais NOT, Silva JJB. Apresentação do plano de ações estratégicas para o enfrentamento das doenças crônicas não transmissíveis no Brasil, 2011 a 2022. *Epidemiol. Serv. Saúde* [Online]. 2011. [Acesso 10 Set 2022]; 20(4):425-438. Disponível em: http://scielo.iec.pa.gov.br/scielo.php?pid=S1679-49742011000400002&script=sci_arttext&tlng=en.
27. Ferreira SRS, Takeda SMP, Lenz ML, Flores R. As ações programáticas em serviços de Atenção Primária à Saúde. Revista Brasileira Saúde da Família. Jul-Set 2009. [Acesso 10 Set 2022]; 10(23). Disponível em: https://bvsms.saude.gov.br/bvs/periodicos/revista_brasiliera_saude_familia_n23_2009.pdf.
28. Cavalcanti AM, Oliveira ACL (Orgs.). Autocuidado apoiado: manual do profissional de saúde. [Internet] Curitiba: Secretaria Municipal de Saúde, 2012. [Acesso 10 Set 2022]; 92 p. Disponível em: https://www.curitiba.pr.gov.br/noticias/livro-digital-traz-estrategia-de-curitiba-na-area-da-saude/28105.
29. Brasil. Ministério da Saúde. Secretaria de Atenção à Saúde. Departamento de Atenção Básica. Estratégias para o cuidado da pessoa com doença crônica: diabetes mellitus. Brasília: Ministério da Saúde, 2013. [Acesso 20 Set 2022]; 160 p. Disponível em: https://bvsms.saude.gov.br/bvs/publicacoes/estrategias_cuidado_pessoa_diabetes_mellitus_cab36.pdf.

12

Promoção de Mudanças no Estilo de Vida na Atenção Primária à Saúde

Sandra Rejane Soares Ferreira
Viviane Gonçalves Barroso

O que há neste capítulo?

Neste capítulo abordam-se os conceitos de motivação, mudança, autocuidado, terapia cognitivo-comportamental, modelo transteórico de mudança do comportamento e entrevista motivacional. O objetivo é contribuir para a instrumentalização do enfermeiro para o exercício das ações educativas, na Atenção Primária à Saúde, voltadas para a motivação e promoção de mudanças no estilo de vida, necessárias para uma vida mais saudável. Espera-se contribuir com a reflexão sobre o processo educativo do enfermeiro voltado para motivação do autocuidado, para promoção de melhores condições de saúde e manutenção ou melhoria da qualidade de vida com autonomia.

Introdução

A abordagem para mudanças no estilo de vida realizadas na Atenção Primária à Saúde (APS) pelos enfermeiros tem como objetivo informar, sensibilizar, motivar e apoiar pessoas e famílias a adotarem medidas, em seu cotidiano, que promovam a saúde e favoreçam a redução dos riscos, em especial daqueles relacionados às condições crônicas não transmissíveis.

As equipes de APS precisam organizar seu processo de trabalho de modo a garantir uma abordagem adequada das condições de saúde prevalentes no território sob sua responsabilidade, sendo capaz de responder, entre outras questões, às necessidades em saúde das pessoas com condições crônicas não transmissíveis e seus fatores de risco, que são complexos e multicausais.[1]

Os principais fatores de risco para doenças crônicas não transmissíveis são tabagismo, alcoolismo, alimentação não saudável, inatividade física e excesso de peso e necessitam ser abordados de maneira integrada para prevenção e cuidado de condições como diabetes, hipertensão e obesidade.[2] Estudos[3-7] indicam que alcançam melhores resultados as equipes multidisciplinares que atuam de maneira coordenada, preparadas para orientar e apoiar as pessoas a lidarem com suas condições crônicas e seus fatores de risco.

Destaca-se, ainda, que comportamentos humanos desempenham papel fundamental no estado de saúde das pessoas, estando relacionados às principais causas de morte nos países em desenvolvimento e desenvolvidos. Compreender esses comportamentos é essencial para o desenvolvimento de intervenções eficazes de mudança de comportamento, baseadas em evidências.[8]

Motivação para Mudanças no Estilo de Vida e para o Autocuidado

Para os profissionais de saúde, em especial os da APS, que atuam cotidianamente com abordagens educativas individuais ou coletivas para a promoção de saúde e a prevenção de doenças, sensibilizar pessoas/famílias para estilos de vida e comportamentos mais saudáveis tem sido um desafio que requer aprendizado sobre os processos de mudança, bem como de ferramentas para a abordagem motivacional.

O que é motivação?

A **motivação** é um estado de prontidão para mudança, que pode oscilar de tempos em tempos ou de uma situação para outra. É um estado que pode ser influenciado, isto é, que se refere ao processo de estimular o indivíduo a agir.[9]

A motivação para a mudança de comportamento pode ser de dois tipos: intrínseca e extrínseca.[9] A motivação intrínseca relaciona-se aos desejos e às necessidades do indivíduo, e as metas pessoais são estabelecidas a partir da vontade de se alcançar uma recompensa interna, por exemplo, pode decorrer do desejo de manter uma boa saúde e de prevenir doenças para potencializar propósitos de vida. Já a motivação extrínseca (não intencional) é uma resposta às recompensas ou punições externas ao indivíduo (regulação exterior) e inclui o suporte social recebido.[9]

A decisão de modificar determinado comportamento ou estilo de vida é pessoal e ocorre se houver motivação intrínseca do sujeito desse processo, mas as orientações dos profissionais de saúde podem apoiar o indivíduo a identificar e mobilizar a motivação, seja intrínseca ou extrínseca.[10] A perspectiva de cada pessoa, considerando o conjunto de valores e crenças relacionadas a determinado comportamento, orienta as formas de abordagem dos profissionais de saúde. A abordagem focada no impacto negativo do comportamento pode, por vezes, contribuir para a permanência desse comportamento. Por sua vez, o foco nos impactos positivos da modificação do comportamento pode mobilizar a motivação para a mudança. Da mesma forma, as queixas de familiares relacionadas ao comportamento de determinado membro da família podem atuar tanto de maneira positiva, estimulando a mudança de comportamento, como negativa, favorecendo a manutenção do comportamento, isto é, podem estimular ou prejudicar a realização de mudanças no comportamento daquele hábito.[10]

O processo motivacional desenvolvido pelos profissionais de saúde deverá ocorrer até que o comportamento esperado tenha se consolidado e, até mesmo, nas possíveis recaídas. Esse processo contínuo possibilitará o fortalecimento do vínculo, indispensável para incentivar e sensibilizar a pessoa/família para o autocuidado e a corresponsabilidade pelo cuidado da saúde. As ações para mudanças de estilo de vida muitas vezes são complexas para a pessoa/família implementarem sozinhas, sendo necessário apoio para que estabeleçam o autocuidado com sucesso.[11]

O que é autocuidado e déficit de autocuidado?

Autocuidado é a capacidade da pessoa de engajar-se no seu cuidado e realizar atividades em seu benefício para manter a vida, a saúde e o bem-estar.[12] São as ações que as pessoas desempenham para reverter, prevenir, controlar ou reduzir o impacto dos problemas de saúde de que são portadoras.[13]

Já o **déficit de autocuidado** ocorre quando a pessoa está limitada para prover o seu cuidado de maneira sistemática, necessitando de ajuda para garantir os resultados.[12]

O autocuidado e a teoria do déficit de autocuidado constituem-se na essência da teoria geral de enfermagem descrita por Dorothea E. Orem,[12] pois permite identificar em que momentos da vida o indivíduo encontra-se incapacitado ou limitado para prover autocuidado contínuo e eficaz (por fatores físicos, sociais, culturais, psicológicos, entre outros), elencando-se as necessidades de cuidados de enfermagem. Com base na capacidade da pessoa/família de desenvolver o autocuidado, Orem criou três sistemas de enfermagem para atender às necessidades relativas ao desenvolvimento e à manutenção do autocuidado:[12] a) o sistema totalmente compensatório, no qual o indivíduo apresenta limitações (físicas ou psicológicas) que impedem a realização do autocuidado; b) o sistema parcialmente compensatório, no qual o indivíduo apresenta limitações parciais e tanto o enfermeiro quanto ele executam medidas ou outras ações de cuidado; e c) o sistema de apoio-educação, no qual a pessoa consegue executar ou pode e deve aprender a executar medidas de autocuidado terapêutico.[12] Neste capítulo, abordam-se propostas de atuação para o enfermeiro, relacionadas ao terceiro sistema desenvolvido por Orem,[12] o "sistema de apoio-educação", no qual o papel do profissional é promover condições e motivar as pessoas para o autocuidado e, por conseguinte, para a adoção de medidas benéficas para a saúde e o abandono daquelas que trazem prejuízo, promovendo mudanças de estilo de vida.

O que é autocuidado apoiado?

O **autocuidado apoiado** consiste na sistematização de intervenções educacionais e de apoio realizadas pela equipe de saúde com o intuito de ampliar a habilidade e a confiança das pessoas em gerenciarem o cuidado de suas condições de saúde. As intervenções da equipe de saúde para auxiliar as pessoas a qualificarem o processo de gerenciar seu cuidado caracterizam o apoio ao autocuidado.[13]

Na APS, o enfermeiro é um dos profissionais da equipe multiprofissional que poderá atuar no autocuidado apoiado (ou apoio ao autocuidado) por meio de ações educativas e de intervenções para promoção do desenvolvimento do autocuidado com autonomia e autoeficácia. Esse trabalho exige planejamento em conjunto com as pessoas/famílias e pode ser realizado em diversos espaços de interação, entre eles: Consulta de Enfermagem (CE), atividades coletivas (grupos, associação comunitária, entre outros), visita domiciliar ou consulta coletiva, provendo informações que sejam do interesse/necessidade das pessoas/famílias/coletividade e possam contribuir com o processo de reflexão sobre a necessidade de implementação da mudança de estilo de vida.[14]

As intervenções educacionais englobam duas dimensões:[13] a) o âmbito da condição crônica, no qual as pessoas precisam conhecer suas condições de saúde e desenham, em conjunto e de modo consciente, suas metas de cuidado e as possibilidades de tratamento e acompanhamento pela equipe de saúde; e b) o âmbito do cuidado, no qual o profissional e a pessoa precisam compreender que a mudança de comportamento é processual e que existem estratégias efetivas para a sua concretização. Nesta dimensão, as pessoas precisam treinar com o apoio dos profissionais de saúde a enfrentar situações de risco e manter o foco na mudança, por meio de estratégias como o reconhecimento e o manejo da ambivalência, a construção de um plano de ação e o apoio para resolver problemas do cotidiano que favoreçam as recaídas.[13]

O que é autoeficácia?

A **autoeficácia** é definida como a crença que o indivíduo tem sobre sua capacidade de realizar com sucesso determinada atividade (sentimento de valor próprio, adequação, eficácia e competência no enfrentamento de problemas). A teoria da autoeficácia refere-se à autoestima, em crer nas próprias habilidades. Não se trata de apresentar certas capacidades, mas sim de acreditar que as tem, ou que pode adquiri-las por meio de esforço pessoal.[15]

A **autoeficácia percebida** é definida como a opinião da pessoa sobre suas capacidades em produzir níveis de desempenho que exercem influência sobre os eventos que afetam sua vida. Crenças de autoeficácia determinam como as pessoas sentem, pensam, motivam-se e comportam-se.[15] Essas crenças produzem efeitos diversos por meio de quatro processos principais:[15] cognitivos, motivacionais, afetivos e processos de seleção. Uma **autoeficácia elevada** relaciona-se a graus maiores de perseverança e motivação frente a obstáculos, o que influencia diretamente as escolhas das pessoas.[13]

No processo de mudança de estilo de vida, ter autoeficácia elevada é fundamental, pois auxilia na implementação e na manutenção das mudanças necessárias. A confiança que a pessoa tem em sua capacidade a auxilia no enfrentamento das tarefas, em direção ao alcance das metas.[16] Ela as interpreta como desafios a serem superados, em vez de ameaças a serem evitadas.[16] Essa perspectiva eficaz promove o interesse intrínseco e a dedicação profunda às atividades, produz realizações pessoais, reduz o estresse e diminui a vulnerabilidade e a desistência.[10,13]

As crenças de autoeficácia têm um papel-chave na autorregulação da motivação, pois a maioria dos elementos relacionados à motivação humana são gerados cognitivamente. As pessoas motivam-se e guiam suas ações de modo antecipatório pelo exercício da premeditação (planejamento antecipado, precaução). Dão forma à opinião sobre o que podem fazer.[15]

Com o objetivo de qualificar as ações das equipes de APS, voltadas para abordar as mudanças do comportamento para alterações do estilo de vida, é importante promover a capacitação profissional para aquisição de competências que apoiem os indivíduos no sentido desejado, incluindo a utilização de modelos teóricos no planejamento e no acompanhamento das ações.

Modelos Teóricos

Uma teoria pode ser definida como um conjunto de conceitos, definições e proposições que apresentam uma visão sistemática de eventos ou situações, de modo a explicá-los, potencializá-los ou predizê-los.[16] Na área da saúde, podem auxiliar na compreensão de diversos comportamentos que prejudicam ou favorecem a saúde e sugerir meios de alcançar mudanças. As teorias costumam empregar vocabulário único para articular os fatores gerais e específicos que são considerados importantes dentro do seu arcabouço teórico.[16]

Na prática, pode-se dizer que as teorias representam a base importante para o planejamento, a implementação e a avaliação de intervenções na saúde, possibilitando a aproximação dos mecanismos e das respostas para questões (porquê, o que e como) relativas às recomendações de saúde.[10] Orientar a busca pelo "**porquê**", quando consideramos as recomendações científicas, implica incentivar, por exemplo, o "abandono do uso do tabaco" para a mitigação de complicações e redução de riscos e, também, identificar os mecanismos com potencial para mobilizar cada pessoa/família para a mudança necessária. É importante identificar, ainda, o porquê do não seguimento das recomendações. Além disso, deve-se considerar "**o que**" a equipe deve saber antes de propor a organização das ações, seu monitoramento e avaliação. Essa perspectiva se aplica a uma Ação Programática (Programa) ou a uma intervenção individual. Adicionalmente, cabe definir "**como**" desenvolver estratégias que tenham real impacto no grupo/pessoa-alvo e quais são os mecanismos, abordagens e ferramentas indicadas para o caminho até os objetivos traçados, bem como para a avaliação dos resultados alcançados.[10]

Tendo em vista a complexidade da maioria dos comportamentos que impactam no nível de saúde, acredita-se que, dificilmente, uma única teoria seja suficiente para explicá-los ou modificá-los.[10] Portanto, podem ser utilizados diferentes modelos teóricos e um conjunto de métodos de abordagem e ferramentas que facilitam a aplicação e o enfrentamento de um problema específico, em um contexto particular. Existem muitas teorias, mecanismos de ação e técnicas de mudança; Michie e colaboradores,[17] por exemplo, catalogaram 82 teorias de mudança, 26 mecanismos de ação e 93 técnicas de mudança. Conhecer o arcabouço teórico disponível e os mecanismos que explicam o funcionamento de determinada técnica ou intervenção é essencial para a abordagem efetiva na direção de comportamentos.[8,18] Parte desse referencial teórico é amplamente utilizado e será abordado neste capítulo, ainda que de maneira sintética.

Terapia Cognitivo-comportamental

Os princípios básicos da Psicologia Cognitiva apontam para o sistema representacional humano como principal fator de gerenciamento dos processos psíquicos; e englobam desde a atenção e a percepção até a capacidade metacognitiva[a] humana. Portanto, o conhecimento das dinâmicas das representações mentais, bem como dos processos por elas derivados, tem importante implicação na abordagem cognitivo-comportamental.[19]

Os profissionais que atuam no campo das mudanças de comportamento precisam aprender a conhecer e reconhecer os conteúdos das representações mentais das pessoas/famílias em acompanhamento, pois são eles os responsáveis pelas crenças centrais, que, posteriormente, se organizam em esquemas programáticos operacionais e conduzem as pessoas por determinados caminhos.[19]

A terapia cognitiva baseia-se no Modelo Cognitivo, que levanta a hipótese de que as emoções e os comportamentos das pessoas são influenciados por sua percepção dos eventos. Mais do que qualquer evento propriamente dito, é a forma que pensamos sobre o evento que determina a maneira como nos sentimos, reagimos e nos comportamos. É uma abordagem que utiliza recursos para modificação do **pensamento automático**[b] disfuncional, que causa um comportamento-problema.[20]

---

[a] O conceito de metacognição está relacionado à consciência e ao automonitoramento do ato de aprender; é a aprendizagem sobre o processo da aprendizagem ou a apropriação e comando dos recursos internos se relacionando aos objetos externos. A metacognição é a capacidade do ser humano de monitorar e autorregular os processos cognitivos.[21]

[b] Pensamentos automáticos são aqueles que brotam em nossas mentes sem que haja nenhuma reflexão ou deliberação. Costumam ser considerados como verdades incontestáveis para quem os tem, mesmo antes de qualquer avaliação. Nem todos os pensamentos automáticos são negativos, alguns podem ser positivos. Mesmo os negativos podem ter sua utilidade, pois podem nos ajudar a realizar um julgamento rápido, quando isso é necessário. Os pensamentos automáticos negativos, em geral, são responsáveis pelo adoecimento das pessoas e, por isso, são chamados de "disfuncionais" ou "erros cognitivos".[20]

O Modelo Cognitivo faz quatro afirmativas, de acordo com a teoria de Beck,[20] as quais guiam o tratamento proposto: a) os indivíduos constroem ativamente sua realidade; b) a cognição medeia o afeto e o comportamento; c) a cognição é passível de ser reconhecida e acessada; e d) a mudança na cognição é um componente central no processo de mudança do ser humano.[20]

A terapia cognitiva identifica três níveis de cognição: o pensamento automático, as crenças intermediárias e as crenças centrais. A crença central (algum conceito absoluto, elaborado sobre um fato) vai determinar as crenças intermediárias (conjunto de "leis" que regem a vida de uma pessoa sobre o fato da crença central), gerando pensamentos automáticos (pensamentos não resultantes de raciocínio lógico) específicos em relação a esse fato. Esse sistema se chama "esquema mental" e se estabelece a partir de cada conceito elaborado na relação do indivíduo com o meio, causando ou não prejuízo. Os pensamentos automáticos (disfuncionais) são o resultado das crenças intermediárias e centrais (disfuncionais) que levam a pessoa ao "comportamento-problema" (reação emocional, comportamental ou fisiológica), o que acaba por confirmar e reforçar essa crença, criando um ciclo que se retroalimenta e dificulta a mudança no "comportamento-problema".[20] Na Figura 12.1 apresenta-se um exemplo de pensamentos automáticos disfuncionais de um caso de tabagismo para auxiliar na compreensão conceitual.

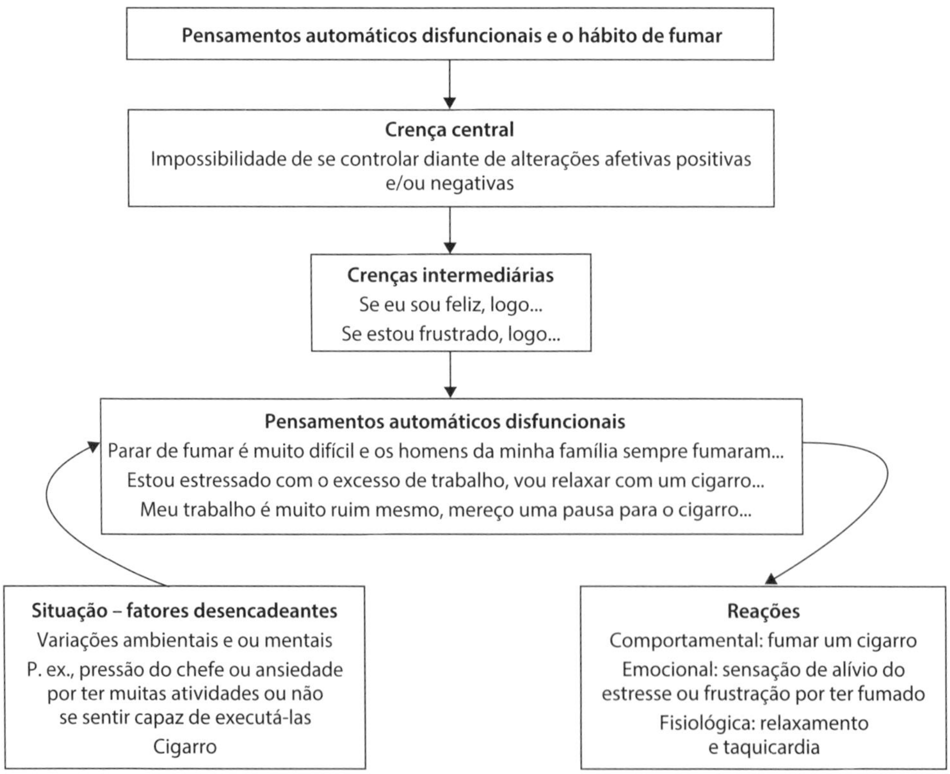

Figura 12.1 – Exemplo de pensamentos automáticos disfuncionais de um caso de tabagismo.
Fonte: Adaptada pela autoria de Knapp, 2004[20].

A terapia cognitivo-comportamental (TCC) busca identificar as crenças disfuncionais e os pensamentos automáticos disfuncionais e seus desencadeantes para reestruturação cognitiva por meio da análise lógica. Tem sido utilizada em diversos contextos clínicos, como na atenção à dependência química (tabaco, álcool e outras drogas ilícitas), obesidade, depressão, transtorno bipolar, fobias, ansiedade, estresse pós-traumático, entre outros.[19,20]

Na TCC, o indivíduo/família aprende a: distinguir o que é pensamento, sentimento e a própria realidade; tornar-se consciente sobre as maneiras com que seus pensamentos influenciam seus sentimentos; avaliar criticamente a veracidade dos seus pensamentos automáticos e suposições; desenvolver as habilidades para perceber, interromper e intervir no nível dos pensamentos automáticos e como eles acontecem.[20]

▪ Modelo Transteórico de Mudança do Comportamento

Alguns autores[10,22,23] ressaltam que o modelo transteórico (MTT) pode ser considerado um instrumento promissor de auxílio na compreensão da mudança comportamental relacionada à saúde. O modelo foi desenvolvido por dois pesquisadores norte-americanos, James O. Prochaska e Carlo DiClemente, na década de 1980.[24] As pesquisas dos dois cientistas culminaram na elaboração e na confirmação de um modelo, no qual demonstraram que existem princípios básicos que explicariam a estrutura das mudanças de comportamento em geral.[24]

Em resumo, o MTT de mudança delineia o caminho percorrido por uma pessoa em qualquer processo de mudança comportamental, quer seja impulsionado e gerenciado por ela mesma, quer seja em função (ou com o apoio) de agentes/elementos externos.[25]

O que são mudanças?

Uma **mudança** pressupõe uma alteração de estado ou situação anterior para um estado ou situação diferente no futuro, que pode ocorrer por razões inesperadas e incontroláveis ou por razões planejadas e premeditadas, resultando em uma atividade que uma pessoa/família inicia para ajudar a modificar a sua maneira de pensar, sentir ou comportar-se.[9,13]

E o que são comportamentos?

O **comportamento** é a maneira de proceder das pessoas (reagir, portar-se), consciente ou inconscientemente, perante os estímulos que recebe. O comportamento consciente é aquele que se realiza na sequência de um processo de raciocínio; já o inconsciente ocorre de maneira praticamente automática, uma vez que o sujeito não pensa ou reflete sobre a ação.[8]

De acordo com o MTT, as mudanças no comportamento relacionado à saúde ocorrem por meio de cinco estágios distintos de motivação e prontidão: pré-contemplação, contemplação, decisão, ação e manutenção (Quadro 12.1). É um processo dinâmico, modificando-se no tempo e nas diferentes circunstâncias. Cada estágio representa a dimensão temporal da mudança do comportamento, ou seja, mostra quando a mudança ocorre e qual é seu grau de motivação para realizá-la.[10,13]

O processo não é linear, podendo ocorrer inúmeras progressões ou regressões. Alguém que estava em manutenção e recaiu pode recomeçar a partir da ação e, após outra recaída, pode regredir para a pré-contemplação. Por isso, até alcançar mudanças mais duradouras, a pessoa geralmente passa várias vezes pelos diversos estágios, como se o processo fosse uma espiral.[13]

Prochaska e Velicer[26] descrevem o movimento entre os estágios de mudança do comportamento como uma espiral. Esse modelo permite à pessoa chegar ao estágio de ação ou qualquer outro e voltar ao estágio de pré-contemplação ou contemplação, várias vezes, antes de chegar ao estágio final de manutenção.[24]

QUADRO 12.1	Estágios da mudança do comportamento.
Pré-contemplação	▪ Indivíduo não apresenta intenções de modificação comportamental num futuro próximo (considera-se, geralmente, 6 meses). Não existe a consciência do problema ou de uma necessidade de mudança ▪ Motivos: desconhecimento sobre as consequências do seu comportamento ou da situação na qual o indivíduo, após diversas tentativas frustradas de mudança, não confia mais em sua capacidade de mudar de maneira efetiva ▪ Maior resistência, pouca motivação, indivíduo não disposto à mudança no estilo de vida
Contemplação	▪ O indivíduo tem consciência da existência de um problema e das vantagens e desvantagens de sua condição; começa a refletir sobre a realização de uma mudança de comportamento ▪ Ambivalência: busca de razões para iniciar uma mudança paralela à recusa em aceitá-la. Por exemplo: indivíduo reconhece que tem um padrão alimentar pouco saudável, mas acredita que a falta de tempo, o preço ou o sabor desagradável de alimentos tidos como saudáveis não possibilitam a adoção de uma dieta adequada ▪ Pretensão de modificar o comportamento num futuro próximo, mas sem estabelecimento de um prazo
Decisão/ preparação	▪ Quando já reconheceu que existe o problema e que precisa mudar ▪ Tem a intenção de modificar o comportamento num futuro próximo, geralmente no mês seguinte. Por exemplo, está planejando como fazer: "Na próxima semana, começarei a dieta" ▪ São realizadas pequenas mudanças e um plano de ação é adotado, ainda sem assumir um compromisso sério com ele
Ação	▪ Quando está realizando a mudança. Existe uma estratégia para a mudança e a pessoa a coloca em ação; requer considerável compromisso, tempo e energia ▪ Intencionalidade na mudança de hábitos e ambientes, com alterações significativas no estilo de vida
Manutenção	▪ Indivíduo já modificou seu comportamento e o manteve por mais de 6 meses. É a integração da mudança ao seu estilo de vida ▪ São desenvolvidos esforços, na manutenção dos ganhos alcançados durante o estágio de ação

Fonte: Adaptado de Prochaska e Velicer, 1997[26]; Cavalcanti e Oliveira, 2012[13].

A partir da classificação do estágio em que as pessoas se encontram, é possível identificar quais estratégias podem ser adotadas para intervir, em cada um dos estágios de mudança, de modo a estimular a modificação do comportamento ou do conjunto de comportamentos e implementar as mudanças necessárias no estilo de vida. Para a mudança começar, o indivíduo precisa estar no estágio de decisão/preparação ou de ação, ou seja, motivado ou a caminho da motivação para a mudança de comportamento.[13] Ação é o estágio no qual a pessoa se engaja na mudança de comportamento e assume atitudes específicas para alcançá-la.[25] Esse processo é muitas vezes reconhecido pelos familiares e amigos.[13]

Não existe métrica absoluta, mas, em geral, seis meses após a adoção do novo comportamento, pode-se considerar que a pessoa está no estágio de manutenção.[10] O desafio dessa fase é o de persistir no novo comportamento e evitar eventuais deslizes ou recaídas ou aprender a lidar com eles.[13] As habilidades e estratégias exigidas agora são diferentes das utilizadas na preparação e na ação.[13]

Quando o deslize ou a recaída ocorrem, a autoeficácia fica enfraquecida e pensamentos de culpa, fracasso ou impotência podem ganhar força. A pessoa pode se sentir envergonhada e desistir de persistir no processo de mudança.[13] A equipe de saúde também pode vivenciar pensamentos e sentimentos semelhantes quando se depara com os deslizes ou recaídas da pessoa em processo de mudança. Pensamentos como "falhamos", "não soubemos atuar", "ela não quer mesmo" ou "é mais forte que ela" podem surgir e precisam ser reelaborados.[13] O diálogo entre os membros da equipe permite o questionamento desses pensamentos para a sua reelaboração; e a participação do psicólogo nesse momento é recomendada.[13]

Os deslizes e recaídas fazem parte do processo, são normais e frequentes; e podem ser compreendidos como oportunidades de aprendizagem para o reconhecimento de situações-problema e o exercício de elaboração de novos planos de ação mais efetivos.[10] Esse recomeço não é linear e não parte, necessariamente, do primeiro estágio, seguindo para o segundo e assim sucessivamente. Uma pessoa após um deslize pode retomar prontamente para decisão e ação.[13]

Quando já integrou a mudança ao seu estilo de vida, o indivíduo fica mais confiante na capacidade de manutenção do processo (autoeficácia), não apresenta deslizes frequentes e, quando esses ocorrem, retoma o processo, naturalmente. Nesse ponto, pode-se considerar que o comportamento atual é duradouro e que o processo de mudança terminou. O comportamento novo passa a ser o padrão e várias outras mudanças são assumidas para preservá-lo. Essa experiência pode ser utilizada como exemplo para ilustrar o processo, valorizar a conquista e motivar a adoção de outros comportamentos ainda não assumidos.[13]

Pode ser frustrante para a equipe de saúde reconhecer que, muitas vezes, a pessoa deixa de procurá-la por perceber que está fazendo as mudanças sozinha. É importante, no entanto, salientar que este é um dos principais objetivos: respeitar a autonomia da pessoa e fortalecer o grau de confiança em si mesma para lidar com o cotidiano, alcançando-se o aprendizado, que decorre do processo de construção do percurso da mudança. Isso aumentará sua autoeficácia e independência.[13]

No Quadro 12.2, são apresentadas estratégias de intervenção motivacionais que podem ser utilizadas pelos profissionais de saúde em cada um dos cinco estágios de mudança do comportamento.

QUADRO 12.2	Estratégias de intervenção profissional para os estágios de mudança do comportamento.
Estágio	**Intervenção motivacionais do profissional da saúde**
Pré-contemplação	▪ Oferecer informações relevantes, fazer considerações e acentuar o lado positivo da mudança de comportamento. Para isso, abordagens motivacionais podem facilitar o processo de trânsito da ponderação para a tomada de decisões. Técnicas como a "balança decisória" (ver no item "Entrevista Motivacional"), que levantam os prós e contras do comportamento-problema e os prós e contras da mudança, são as mais indicadas. É importante estar atento porque, em geral, pessoas buscam atendimento por pressão da família/amigos/chefe ou outros e não percebem que têm algum problema. A intervenção deve ser principalmente no sentido de levantar dúvidas e despertar o interesse sobre o tema. Na existência de dúvidas, é possível começar fornecendo informações que auxiliem na percepção acerca dos riscos e das consequências do comportamento atual
Contemplação	▪ Fornecer informações que possam auxiliar na percepção acerca dos riscos e das consequências do comportamento atual, uma vez que existe abertura para os temas abordados. Quanto mais específicas e pessoais as razões, mais efetivo é o processo decisório em direção a um comportamento mais saudável. Como o indivíduo está, em geral, ambivalente, cabe intervir no sentido de fortalecer a consciência do problema e evidenciar a discrepância entre os objetivos pessoais e o comportamento
Decisão/ preparação	▪ Auxiliar na elaboração e no detalhamento de um plano de ação: questionar quando, como e onde pretende realizá-lo, como se organizar, qual a data de início, quais são as metas e os prazos, quais os possíveis obstáculos, quem ou o que ajudará ▪ Definir o plano de ação que será implementado nos próximos 30 dias, estimulando o alcance de objetivos específicos
Ação	▪ O profissional deve ajudar a pessoa a dar rumos à mudança, oferecer informações a respeito de vários modelos (opções) de sucesso e aumentar sua autoeficácia. Para tanto, é importante valorizar as atividades bem-sucedidas e reafirmar permanentemente suas decisões. Acompanhar a realização dos passos para a mudança, avaliar em conjunto o foco na mudança, os resultados atuais, a necessidade de adequação, a persistência, reforçar a autoeficácia. Ainda, fortalecer suas habilidades para alterar o comportamento por mais tempo e fornecer materiais individualizados e estratégias práticas, envolvendo o suporte social (relacionamentos de auxílio à mudança) e recompensas

(Continua)

QUADRO 12.2	Estratégias de intervenção profissional para os estágios de mudança do comportamento. (*Continuação*)
Estágio	**Intervenção motivacionais do profissional da saúde**
Manutenção (trabalha a prevenção de recaídas e a consolidação dos ganhos obtidos)	▪ Para apoiar a manutenção do novo comportamento, auxiliar na identificação dos benefícios que o indivíduo já obteve e valorizar aquilo que está funcionando; promover a autoeficácia. Ajudá-lo a reconhecer as situações de risco para deslizes e recaídas e as estratégias de enfrentamento que podem ser utilizadas. Desenvolver sua habilidade para enfrentar novas dificuldades e estimular a manutenção dos objetivos alcançados. **Se houver deslizes e recaídas**, auxiliá-lo a renovar os processos de contemplação, decisão e ação, sem tornar-se culpado, imobilizado ou desmoralizado. Avaliar de maneira objetiva o fato e evocar o aprendizado para prevenir e/ou lidar com futuras situações

Fonte: Adaptado de Toral e Slater, 2011[25]; Cavalcanti e Oliveira, 2012[13].

▪ Entrevista Motivacional

A entrevista motivacional (EM) é definida como um método de abordagem diretivo (intencionalmente dirigido à resolução da ambivalência, frequentemente numa direção particular de mudança), centrado no cliente (considera a pessoa como centro e ator da sua própria mudança) e com o objetivo de intensificar a motivação intrínseca para a mudança, explorando e resolvendo a ambivalência.[9] Acrescenta-se, ainda, que a EM é um método de comunicação, mais do que um conjunto de técnicas, pois não pretende levar as pessoas a fazer o que não querem. Os profissionais de saúde cooperam e colaboram, no lugar de deliberar e prescrever.[9] É considerada um estilo clínico habilidoso para evocar nas pessoas as suas boas motivações para fazer mudanças de estilo de vida de interesse de sua própria saúde (valores, desejos, habilidades e saberes).[9,27] Destaca-se que envolve orientação mais que direção, acompanhamento mais que confronto, e tem como fundamento o caráter colaborativo, evocativo e de respeito pela autonomia da pessoa, incluindo a liberdade para não mudar, o que pode ajudar a tornar a mudança possível.[9,13,27]

No Quadro 12.3 apresenta-se os princípios da EM e as atitudes recomendadas ao profissional de saúde na adoção desse método centrado no cliente. Essa abordagem foi criada para auxiliar as pessoas a reconhecer e fazer algo a respeito de seus problemas presentes e potenciais. É particularmente útil com pessoas que relutam em mudar e que são ambivalentes quanto à mudança. Pretende ajudar a resolver a ambivalência e colocar a pessoa em movimento, no caminho para a mudança. Reconhece a motivação para mudar como maleável, sendo formada, principalmente, no contexto dos relacionamentos.[27]

Trata-se de um método favorável à abordagem terapêutica, uma vez que elege a empatia e a aceitação como primeiros passos, princípios comuns a outras abordagens terapêuticas com enquadramentos teóricos distintos.[13] O objetivo é ajudar as pessoas a definirem e persistirem na busca e no alcance de suas metas. Os profissionais precisarão trabalhar quatro aspectos fundamentais para auxiliá-las. São eles:[13]

a) **Ambivalência:** ambivalência significa o conflito da pessoa em "querer e não querer" mudar, ou seja, ao mesmo tempo em que dá sinais de entender que é necessária uma mudança ou desejá-la, acaba se comportando como se não quisesse. A ambivalência é natural em qualquer processo de mudança de comportamento e não é, necessariamente, um mau sinal. É um processo que deve ser compreendido pelo profissional da saúde para ser usado a favor do comprometimento efetivo da pessoa com a mudança necessária. Envolve conflitos, basicamente, entre quatro termos: vontade, capacidade, razões e necessidades. Por exemplo: "Eu realmente deveria (necessidade), mas não consigo (capacidade)" ou "Eu quero (vontade), mas é muito difícil (razão)".[13]

b) **Responsabilização:** quando o profissional de saúde assume pelo outro a responsabilidade pelo tratamento (a famosa situação "resolva meu problema de forma mágica, permanente e sem esforço para mim"), isso gera efeito contrário ao esperado, reforçando o comportamento negativo.[13]

   É importante definir tarefas e/ou responsabilidades para a pessoa, de modo que siga na direção da mudança esperada. Para apoiá-la na realização das mudanças, podem ser pactuadas, também, tarefas e/ou responsabilidades dos profissionais de saúde, considerando o apoio ao processo de mudança.

c) **Prevenção de recaídas:** a recaída faz parte do processo de mudança de comportamento e pode ser usada a favor desse processo, se não for interpretada pelos profissionais como um sinal de que a pessoa "não vai mudar mesmo", "não quer mudar" e que "é melhor desistir dela". Ao contrário, pode ser compreendida como oportunidade de aprendizado e fortalecimento da decisão de mudar.[13] Na abordagem sobre o processo de mudança, deve-se incluir a possibilidade de recaídas, o papel delas no processo e possíveis formas de enfrentamento.

d) **Compromisso com a mudança:** a mudança de comportamento é um processo e, por vezes, difícil. Isso significa que continuamente o profissional deve criar uma atmosfera positiva que conduza à mudança, cuja meta final é aumentar a motivação intrínseca da pessoa.[13] O fortalecimento desse compromisso pode ocorrer por meio de estratégias identificadas, em cada situação, pelo profissional e pela pessoa.

QUADRO 12.3	**Princípios da entrevista motivacional e atitudes recomendadas ao profissional de saúde.**
Princípios da EM	**Atitudes do profissional**
Expressar empatia	▪ Demonstrar empatia é uma das essências da EM. Significa expressar que o profissional está atento aos sentimentos e às visões da pessoa, aceitando a sua postura sem julgamento. Uma atitude empática auxilia a sensação de aceitação e facilita a mudança. A ambivalência, vale lembrar, é normal e demonstrar frustração com ela é contraproducente à empatia. Por isso, é importante o desenvolvimento das habilidades básicas da EM, sobre as formas de perguntar, escutar e informar, além dos cuidados com a expressão da postura corporal, o tom de voz, a qualidade do contato visual, entre outras habilidades

(*Continua*)

QUADRO 12.3	Princípios da entrevista motivacional e atitudes recomendadas ao profissional de saúde. (*Continuação*)
Princípios da EM	**Atitudes do profissional**
Desenvolver discrepância	▪ Na EM, é importante avaliar a distância entre onde a pessoa está e onde ela quer estar. Faz-se necessário, para isso, conscientizar quanto às consequências do comportamento atual. Fomentar a discrepância entre comportamento e metas (ou princípios e valores) auxilia no processo de motivação para mudança. Quem deve apresentar os argumentos para a mudança deve ser a própria pessoa. É ela quem deve dizer quais são seus objetivos de vida, quais seus princípios, não o profissional. A EM ajuda a buscar, na pessoa, esses argumentos
Evitar argumentação ou confrontação	▪ Quando é o profissional quem apresenta os argumentos para a mudança e decide por ela, ele está prescrevendo e esperando obediência. Isso é contraproducente, por gerar atitudes de defesa. Quanto mais uma pessoa é forçada a se defender, mais esse ato reforça as próprias atitudes de defesa e aumenta os argumentos contra a mudança. Quando se observa resistência, isso é um sinal de que a estratégia do profissional necessita ser revista
Acompanhar a resistência	▪ É importante fluir com a resistência ao invés de enfrentá-la. A pessoa é o recurso mais valioso na busca de soluções para os seus próprios problemas. A força que ela aparenta mostrar contra a mudança pode ser usada em seu benefício. As percepções e os posicionamentos podem ser alterados, mas novas perspectivas são sempre oferecidas, nunca impostas. À resistência, a resposta deve ser empatia e compreensão, não confronto. A EM pode ser comparada ao ato de dançar com a pessoa, não de brigar com ela
Promover a autoeficácia	▪ A crença na possibilidade de mudança é um motivador importante. Promover a crença de uma pessoa em sua capacidade de realizar transmite a ideia de que há esperança no conjunto de abordagens e alternativas disponíveis. Conversar sobre histórias anteriores, identificando os fatores que tornaram determinada mudança bem-sucedida, pode ser uma forma de identificar o conjunto de forças de cada pessoa

Fonte: Adaptado de Cavalcanti e Oliveira, 2012[13]; Miller e Rollnick, 2016[27].

▪ Estratégias Motivacionais

Diariamente, os profissionais de saúde orientam as pessoas a assumirem o cuidado de si, por meio de comportamentos saudáveis. Durante os atendimentos individuais e coletivos, nos diferentes espaços de saúde, é fundamental realizar a abordagem de acordo com as recomendações estratégicas da EM:[13]

- **Tocando no assunto:** estabelecer um relacionamento de confiança e empatia que favoreça a discussão do "problema".[13] Buscar as oportunidades apresentadas em cada contato de cuidado, identificando as brechas para a apresentação do assunto e as formas de abordagem propícias a cada contexto e momento.

- **Perguntas abertas:** como se deve obter da pessoa as razões para a mudança, é importante que ela possa falar. Perguntas fechadas são aquelas que podem ser respondidas com "sim", "não" ou alguma outra informação breve e objetiva. As perguntas fechadas têm seu papel, mas, no início da entrevista, devem ser evitadas por condicionarem a pessoa a participar passivamente do processo e, assim, não se responsabilizar por ele. As perguntas abertas a encorajam a falar e, assim, o profissional consegue obter mais informações a respeito de seus próprios motivos para a mudança.[13] Por exemplo: "O que a trouxe aqui?"/"Fale-me sobre o problema."/"Quais são as suas preocupações?".[13]
- **Escutar reflexivamente:** escutar de maneira reflexiva significa ouvir a pessoa, atentamente, evitando interrompê-la ou concluir as frases e ideias por ela. Encorajá-la a falar e demonstrar interesse é fundamental para expressar compreensão do seu ponto de vista e de suas motivações.[13] O elemento essencial aqui é o modo como o profissional responderá ao que ouve, decodificando aquilo que ouviu e parafraseando para a pessoa na forma de uma afirmação. A escuta reflexiva é um modo de verificar o que ela está dizendo, ao invés de pressupor.[13]
- **Encorajar:** a escuta reflexiva, por si só, pode ser bastante encorajadora, mas algumas afirmações de apreciação e compreensão podem ser usadas. Por exemplo: "Fico feliz que você tenha conseguido dar esse passo."/"Essa é uma boa ideia!"/"Compreendo o que você quer dizer com (...); imagino que tenha sido bastante difícil".[13]
- **Resumir:** resumos são usados para mostrar/verificar a compreensão do profissional e servem para valorizar algumas ideias que a própria pessoa trouxe. Também permitem apreciar a ambivalência, examinando simultaneamente os pontos positivos e negativos que a pessoa trouxe ao longo da conversa.[13] Por exemplo: "Entendo que esteja dividido."/"Ao mesmo tempo que você vê vantagens para mudar seu comportamento, como (...), ele também traz dificuldades para você, como (...)".[13]
- **Fazer emergirem afirmações automotivacionais:** buscar na própria pessoa as razões para a mudança é um dos meios para fazê-la caminhar em direção à mudança de comportamento. O papel do profissional é facilitar a expressão dessas afirmações e reforçá-las por meio da escuta reflexiva e dos resumos.[13] Afirmações automotivacionais compreendem frases ou comportamentos que envolvam reconhecimento do problema ("Não tinha percebido que meu comportamento é incompatível com meu projeto de vida"); expressões de preocupação ("Nossa, o problema é mais sério do que eu imaginava!"); intenção de mudança ("Eu preciso fazer alguma coisa para mudar"); otimismo em relação à mudança ("Dessa vez eu estou decidido a mudar").[13]

Técnicas Automotivacionais

Algumas técnicas, descritas a seguir, podem ser utilizadas pelos profissionais para auxiliar a pessoa a encontrar afirmações automotivacionais para a mudança do comportamento-alvo.[13]

- **Perguntas evocativas:** refere-se ao uso de perguntas abertas que auxiliam na reflexão sobre o tema.[13]
- **Balança decisória:** é útil fazer a pessoa levantar e discutir aspectos positivos e negativos do seu comportamento. Por exemplo, as vantagens e desvantagens de comer exageradamente, fumar ou usar drogas.[13]
- **Aprofundar:** quando surge um tópico motivacional, é importante pedir à pessoa que o aprofunde. Por exemplo, se ela refere o assunto de comer exageradamente, peça exemplos e pergunte sobre o motivo pelo qual isso lhe preocupa.[13]

- **Usar extremos:** pergunte sobre qual a pior coisa que pode acontecer se não houver uma mudança de comportamento ou a melhor coisa se o comportamento for alterado.[13]
- **Olhar para trás:** pergunte sobre como era a vida antes da instalação do comportamento a ser modificado.[13]
- **Olhar para a frente:** pergunte sobre as expectativas para um futuro ideal, sobre como gostaria que as coisas fossem. Pode ser útil também explorar metas, perguntando sobre os valores da pessoa ou seus projetos de vida.[13]

Uma entrevista que está funcionando bem geralmente evoluirá da seguinte maneira: uma nova estratégia é introduzida por uma pergunta aberta do profissional e isso poderá resultar no aprofundamento por parte da pessoa. O aprofundamento pode ser potencializado pelo uso de afirmações de escuta reflexiva e mais perguntas abertas. No entanto, quando existir a necessidade de mudar a direção da abordagem ou usar outra estratégia, o entrevistador deverá resumir o que foi dito e então fará outra pergunta aberta; a entrevista, então, passará por todo o ciclo novamente.[13,27]

A abordagem da EM tem sido a mais recomendada para os profissionais que desejam atuar no processo de mudança comportamental, pois atitudes como tentar convencer, persuadir ou confrontar tendem a aumentar a resistência da pessoa/família e diminuir a probabilidade de decisão pela mudança.[10,13,23] Apresentam-se, a seguir, seis passos que resumem as recomendações básicas para o uso dessa abordagem, utilizando o exemplo de uma pessoa que está buscando apoio para mudar os hábitos alimentares.[13]

1. **Pergunte em detalhes sobre o comportamento-problema:**

   Por exemplo: "Como é sua alimentação? O que você gosta de comer?".
2. **Pergunte sobre um dia típico (um relato de evento):**

   Por exemplo: "Como é sua rotina alimentar? O que você comeu ontem, por exemplo?".
3. **Pergunte sobre o estilo de vida e o estresse:**
   - Pergunte primeiro sobre a saúde e, então, sobre o comportamento: "O que será que seu peso tem a ver com isso?".
   - Pergunte primeiro sobre as coisas boas, depois sobre as não tão boas (relacionadas ao problema), para então descobrir se isso a preocupa ou não: "O quanto isso a incomoda?".
   - Pergunte sobre seu comportamento agora e no passado: "Qual é a diferença entre seu peso de hoje e o de 5 anos atrás?".
   - Ofereça informações e pergunte: "O que você acha disso?"/"Como isso se aplica a você?".
   - Pergunte diretamente sobre suas preocupações – essa estratégia direta só funcionará se a pessoa parecer disposta a falar sobre isso. Use uma pergunta aberta: "Fale sobre as preocupações que você tem em relação ao seu peso?".
4. **Resuma o que foi dito e acrescente:**
   - "Você me contou que a alimentação na sua casa...".
   - "Também que já tentou mudar os hábitos alimentares várias vezes...".
   - "Me conte, 'Que outras preocupações você tem?' – construa um quadro de preocupações".
5. **Pergunte sobre o próximo passo:**
   - A questão da mudança só deve ser abordada se a pessoa parecer pronta para isso. "Parece que você está preocupada com seu peso. Qual o próximo passo?".

6. **A negociação que se segue será mais efetiva ao considerar as possibilidades levantadas pela pessoa:**
   - Você pode sugerir opções de mudança ou estratégias para lidar com situações difíceis, mas é ela quem deve decidir o que é melhor.

A EM atua aumentando o comprometimento da pessoa com a mudança e a adesão ao tratamento. A postura e a comunicação entre o profissional e ela, especialmente nas formas de perguntar, informar e escutar, são fundamentais.[13]

É importante considerar que todo profissional de saúde desenvolve, ao longo da sua experiência, estratégias para interagir com as pessoas. A questão não é classificar se essas estratégias são certas ou erradas, mas evitar aquelas que podem diminuir a chance de a pessoa falar sobre o comportamento em foco e explorar suas razões e perspectivas. Por isso, **algumas atitudes devem ser evitadas**, como:[13,27] considerar-se o detentor do conhecimento e do poder (por vezes, o domínio do conteúdo faz com que o profissional desconsidere o saber da pessoa/comunidade e estabeleça uma relação hierárquica de superioridade); dar ordens; ameaçar; dar conselhos; argumentar e contra-argumentar usando a lógica; interrogar e dialogar com o estilo pergunta e resposta (pingue-pongue); fazer sermões (sejam eles moralizantes ou em forma de elogio); consolar, concordar ou aconselhar; estabelecer um confronto (discordar, julgar ou criticar, culpabilizar, ridicularizar); demonstrar desaprovação ou aprovação, irritabilidade ou intolerância; interpretar ou analisar; rotular; não ouvir, interromper a pessoa, concluir suas frases; estabelecer um foco prematuro; não valorizar as informações da pessoa, distraindo-se ou mudando de assunto.[13,27]

Importância da Abordagem para Mudança no Estilo de Vida em Serviços de Atenção Primária à Saúde

A adoção precoce (preferencialmente desde a infância), por toda a população, de um estilo saudável de vida, como o consumo de uma alimentação saudável e a prática regular de atividade física, é componente básico para a promoção da saúde e a prevenção das doenças, melhorando as condições físicas e a autoestima. Além disso, são ações fundamentais e da competência dos serviços de APS: atuar educativamente com a população para evitar ou cessar o abuso do álcool e o uso de tabaco; e prevenir, cuidar e controlar condições como o diabetes, hipertensão e obesidade. O acompanhamento pelo enfermeiro e pela equipe de saúde poderá ser realizado de maneira individual e/ou por meio da participação em atividades coletivas de educação para a saúde (consulta coletiva ou grupos educativos).[1]

Entretanto, são as pessoas que decidem quais comportamentos querem adotar, cabendo aos profissionais de saúde o apoio a essas decisões. Contudo, cabe lembrar que as decisões sofrem influência do meio socioeconômico-cultural e, algumas vezes, em razão de carências nessas áreas, as pessoas podem não ter muitas opções. Portanto, para realizar a abordagem para a mudança do estilo de vida de modo adequado, a equipe de saúde precisa aprender sobre as dimensões relacionadas à dinâmica e aos processos de mudança de comportamento, bem como conhecer o contexto pessoal, social, econômico, cultural e político das pessoas/famílias, pois estes influenciam e/ou atuam como determinantes no processo decisório. Dessa maneira, estabelece-se uma relação ética em que a valorização do outro, da sua história de vida e da sua capacidade em resolver seus problemas é considerada.[13] Quando a pessoa/família não reconhece que tem um problema ou um risco/vulnerabilidade à sua saúde, cabe aos profissionais auxiliá-las a estabelecer uma conexão com essas questões para, a partir da compreensão do problema/necessidade em saúde, refletir sobre a importância (ou não) da mudança no seu estilo de vida. Se a decisão pela mudança ocorre, a equipe apoia, discute objetivos e metas com a pessoa/família e, a seguir, pactua e elabora, em parceria, um plano de ação. A equipe de saúde acompanha e monitora esse processo, auxiliando na adequação do plano de acordo com os resultados esperados/alcançados. É uma parceria que se estabelece entre os profissionais de saúde, os usuários, seus familiares e a comunidade, para a construção de competências necessárias ao cuidado de si.[13]

As ações para mudança no estilo de vida são complexas, mas, em termos de serviço de saúde, apresentam baixo custo e risco mínimo, ajudam na remissão e no controle de doenças crônicas e de fatores de risco, aumentam a eficácia do tratamento medicamentoso (gerando necessidade de menores doses e de menor quantidade de fármacos) e diminuem a magnitude de muitos outros fatores de risco.[7,28,29]

Os resultados do *Diabetes Prevention Program*, por exemplo, demonstraram que medidas preventivas, como a adoção de um estilo de vida saudável, que inclui dieta balanceada (restrição calórica moderada com controle de gorduras saturadas e ingestão de fibras) visando discreta redução de peso (5% a 10%) e sua manutenção, bem como atividade física regular (caminhar pelo menos 30 minutos, 5 dias na semana), podem reduzir a incidência de DM tipo 2 em até 58% das pessoas com alto risco para essa doença, em até 3 anos, sendo uma intervenção mais efetiva do que o uso de metformina.[30]

Consulta de Enfermagem e Estímulo para Mudanças no Estilo de Vida

A importância da realização das CE, especialmente na APS, com foco na motivação para mudanças de estilo de vida e no autocuidado, bem como de ações que visam o controle dos fatores de risco modificáveis para doenças cardiovasculares (DCV), tem sido reforçada por estudos que indicam sua efetividade na melhoria da saúde da população.[14,29,31,32]

O enfermeiro na APS deve realizar o apoio ao autocuidado, especialmente nas CE com pessoas portadoras de condições crônicas ou em risco de desenvolvê-las, para que os indivíduos/famílias implementem as ações de autocuidado adaptadas às suas condições de vida e saúde. Essa ação educativa deve ocorrer de modo que a relação de ajuda se expresse no diálogo aberto e promova a independência, até que as pessoas adquiram confiança e habilidades para efetivar o autocuidado.[14] Um dos focos dessa intervenção é auxiliá-las a superarem as barreiras que acreditam e/ou que de fato existem, para que a mudança ocorra.

Recomenda-se ao enfermeiro fundamentar sua abordagem para mudanças no estilo de vida em teorias como o MTT e a TCC, bem como utilizar metodologias como a EM, entre outras que facilitam o processo de promoção do autocuidado, com respeito à autonomia do sujeito. Essas tecnologias leves permitem ao enfermeiro realizar uma abordagem eficaz, capaz de auxiliá-lo a refletir sobre os fatores de risco e/ou condições de saúde identificadas durante a avaliação e de motivá-lo para que busque, com o apoio do serviço de saúde, possibilidades e alternativas para a mudança no seu estilo de vida.

De acordo com Orem,[12] há cinco métodos pelos quais o enfermeiro pode auxiliar no déficit de autocuidado: a) agir ou fazer para o outro; b) guiá-lo; c) apoiá-lo (física e/ou psicologicamente); d) proporcionar um ambiente que promova o desenvolvimento pessoal para realizar o autocuidado; e) ensiná-lo a fazer (apontar caminhos) quando ele estiver motivado ou for capaz de satisfazer demandas futuras ou atuais de ação.[12]

O processo educativo deve preconizar a orientação de medidas que comprovadamente melhoram a qualidade de vida, por exemplo nas condições crônicas de saúde: hábitos alimentares adequados para a manutenção do peso corporal e do perfil lipídico desejável; estímulo à vida ativa e aos exercícios físicos regulares; redução do teor de açúcar refinado na dieta e restrição do consumo de sal; controle do estresse, da qualidade do sono, adoção de relacionamentos saudáveis; ampliação da rede de relacionamentos; e abandono do uso de toxinas como o tabagismo e o álcool, entre outros.[1,11,14,31,32]

É importante destacar que o fornecimento de informações sobre qualquer comportamento de saúde é fundamental nas atividades educativas. O conhecimento contribui para sustentar ou desenvolver novas atitudes; é o componente racional necessário para motivar uma ação desejada. Apesar de o fornecimento de informações não ser um motivador incondicional das ações visadas, não há ação que ocorra sem motivação, e a motivação não ocorre sem que haja a formação de uma base de experiências prévias, construídas a partir de informações recebidas.[14]

Um dos desafios da promoção da saúde é atuar de modo a tornar o indivíduo capaz de traduzir as inúmeras informações sobre cuidados e prevenção da saúde, de modo a dar um sentido interno a elas para transformá-las em informações práticas que possa utilizar cotidianamente; por exemplo, conhecer e saber quais alimentos deve escolher para garantir uma alimentação saudável ou saber quanto tempo deve caminhar para minimizar os riscos do sedentarismo.

Para a abordagem das mudanças de estilo de vida, é importante que sejam consideradas as principais recomendações da literatura sobre hábitos saudáveis de vida, as quais podem servir de informação no processo motivacional, de modo a auxiliar a percepção acerca dos riscos e das consequências do comportamento atual da pessoa, na sua conscientização sobre o problema e na escolha das prioridades que vão direcionar o plano de cuidados. As mudanças de estilo de vida recomendadas devem ter evidências de impacto na melhoria das condições de saúde, constituindo um plano de cuidados resultante da interação entre o profissional de saúde e a pessoa em atendimento, o que envolve a compreensão e a concordância em três pontos principais: a) definição do problema; b) estabelecimento de metas e prioridades; e c) a identificação dos papéis de cada um. As decisões de formulação do plano devem estar apoiadas em metas e prazos acordados e podem demandar ações de maneira concomitante ou isolada, dependendo das combinações entre o profissional e a pessoa, bem como dos recursos dela (considerar recursos habilidades, conhecimentos e outros fatores que favoreçam o processo de mudança), da Unidade de Saúde (US) e da Rede de Atenção à Saúde (RAS), em geral.[1,13]

O enfermeiro pode realizar o apoio ao autocuidado e auxiliar a vislumbrar os rumos da mudança, oferecendo, por exemplo, informações a respeito das condições crônicas de saúde e suas repercussões na saúde e todas as demais que cada pessoa exigir, dentro de sua singularidade. Também poderá apresentar modelos (opções) de sucesso por meio do relato de situações (casos) para provocar a reflexão e aumentar a autoeficácia da pessoa/família em acompanhamento e, consequentemente, a motivação para iniciar as mudanças de estilo de vida necessárias à manutenção da saúde e da qualidade de vida.[13] O apoio da família e do grupo de amigos ao plano de cuidado é muito importante. As intervenções propostas precisam ser adaptadas à sua situação socioeconômica e à sua cultura, possibilitando, assim, que sejam executadas e resultem em maior adesão.

Nas CE para a promoção de estilos saudáveis de vida, educação em saúde e acompanhamento de condições crônicas de saúde, o enfermeiro precisa estar atento para as seguintes situações:[1,11]

a) dificuldades e déficits cognitivos;
b) analfabetismo;
c) diminuição da acuidade visual e auditiva;

d) dificuldade de compreender sua condição crônica;
e) problemas emocionais;
f) depressão ou sintomas depressivos;
g) barreiras psicológicas;
h) pouco ou nenhum apoio familiar e/ou social;
i) desinteresse na mudança de comportamento necessária para melhorar sua condição de saúde;
j) sentimento de fracasso pessoal;
k) crença no aumento da severidade da doença;
l) medo relacionado a condição crônica e seu prognóstico.

A literatura aponta algumas atitudes que o profissional pode desenvolver na abordagem para facilitar a participação da pessoa na elaboração do plano de cuidados:[1,13] a) avaliar sentimentos, ideias, funcionalidade e expectativas da pessoa em relação ao problema identificado; b) ouvir e respeitar suas opiniões; c) explicar as opções, vantagens e desvantagens de cada intervenção, mas evitar dar opiniões ou decidir pela pessoa; e d) evitar o uso de jargões.

A atuação do enfermeiro e da equipe multiprofissional deve levar em consideração que, embora a motivação seja um estágio interno de disposição para a mudança (motivação intrínseca), ela sofre influência de fatores externos (motivação extrínseca).

Para que as abordagens sobre o estilo de vida e as recomendações de saúde se tornem efetivas e resultem em mudanças significativas de comportamento, os profissionais de saúde precisam desenvolver novas competências e práticas. Novos conhecimentos e habilidades são requeridos para que os processos de mudança aconteçam de maneira particularizada e sustentável, com colaboração e negociação. A abordagem especializada em processos de mudança tem sido desenvolvida, entre outros campos, no de atuação do *Coaching* de Saúde e Bem-Estar, em que foram definidas intervenções comportamentais chave em saúde. Nesse sentido, ampliar o campo de visão sobre esse campo, bem como estabelecer contato com estudos sobre o tema, é fundamental.[33-35]

Aspectos-chave

- Os principais fatores de risco para doenças crônicas não transmissíveis são: tabagismo, alcoolismo, alimentação não saudável, inatividade física e excesso de peso, os quais necessitam ser abordados de maneira integrada para a prevenção e o cuidado de condições como diabetes, hipertensão e obesidade.
- As orientações para a promoção de mudanças no estilo de vida realizadas na Atenção Primária à Saúde pelos enfermeiros têm como objetivo informar, sensibilizar e motivar as pessoas e famílias a adotarem medidas em seu cotidiano que favoreçam a redução do risco à saúde provocado por condições crônicas não transmissíveis.
- O enfermeiro precisa instrumentalizar-se para aplicar o conhecimento sobre a terapia cognitivo-comportamental, o modelo transteórico e a entrevista motivacional voltados para a motivação e a promoção de mudanças de estilo de vida.
- As pessoas apresentam dificuldades para implementar mudanças de estilo de vida duradouras e, muitas vezes, precisam do suporte e do autocuidado apoiado para conquistarem a autonomia e a autoeficácia.

- O enfermeiro deve levar em consideração que, embora a motivação seja um estágio interno de disposição para a mudança, ela sofre influência de fatores externos.
- O enfermeiro precisa estar preparado para atuar como motivação extrínseca para as pessoas que acessam os serviços de saúde e contribuir com a realização de um processo educativo voltado para o autocuidado, para mudanças de estilo de vida e promoção de melhores condições de vida e saúde, com autonomia e autoeficácia.
- Por mais eficazes que sejam os tratamentos cientificamente comprovados e por mais bem elaborados e escritos que sejam os programas educativos, tudo se perde se não houver motivação e adesão às recomendações às mudanças de estilo de vida e ações diárias de autocuidado, por parte da pessoa/família.
- Para o desenvolvimento de novas práxis, são requeridos novos conhecimentos e novas habilidades dos profissionais.

Referências

1. Brasil. Ministério da Saúde. Secretaria de Atenção à Saúde. Departamento de Atenção Básica. Estratégias para o cuidado da pessoa com doença crônica. Brasília: Ministério da Saúde, 2014. [Acesso 10 Set 2022]; n. 35, 162 p. Disponível em: https://bvsms.saude.gov.br/bvs/publicacoes/estrategias_cuidado_pessoa_doenca_cronica_cab35.pdf.
2. Duncan BB, Chor D, Aquino EML, Bensenor IM, Mill JG, Schmidt MI et al. Doenças Crônicas não transmissíveis no Brasil: prioridade para enfrentamento e investigação. Rev Saúde Pública 2012. [Acesso 10 Set 2022]; 46(Supl):126-34. Disponível em: https://www.scielo.br/j/rsp/a/WJqKxczd7dnYmzhvVdFMgyd/?lang=pt&format=pdf.
3. Sharma AM, Wittchen HU, Kirch W, Pittrow D, Ritz E, Goke B et al. High prevalence and poor control of hypertension in primary care: cross-sectional study. JHypertension. 2004 Mar. [Acesso 10 Set 2022]; 22(3):479-86. Disponível em: https://pubmed.ncbi.nlm.nih.gov/15076152/.
4. Contreras EM, Otero BR, Garrote JAD, Blázquez ES, Otero ML. Are hypertensive patients managed in primary care well evaluated and controlled? HICAPstudy. An Med Interna. 2007 Jul. [Acesso 10 Set 2022]; 24(7):312-6. Disponível em: https://pubmed.ncbi.nlm.nih.gov/18020886/.
5. Orduñez-Garcia P, Muñoz JLB, Pedraza D, Espinosa-Brito A, Silva LC, Cooper RS. Success in control of hypertension in a low-resource setting: the Cuban experience. JHypertens. 2006 May. [Acesso 10 Set 2022]; 24 (5):845-9. Disponível em: https://pubmed.ncbi.nlm.nih.gov/16612245/.
6. Bahia LR, Araújo DV, Schaan BD, Dib AS, Negrato CA, Leão MPS et al. The costs of type 2 diabetes mellitus out patient care in the Brazilian public health system. Value Health. 2011 Jul. [Acesso 10 Set 2022]; 14(5 Suppl1):S137-140. Disponível em: https://pubmed.ncbi.nlm.nih.gov/21839888/.
7. Grandi AM, Maresca AM, Sessa A, Stella R, Ponti D, Barlocco E et al. Longitudinal study on hypertension control in primary care: the Insubria study. Am J Hypertens. 2006 Feb. [Acesso 10 Set 2022]; 19(2):140-5. Disponível em: https://pubmed.ncbi.nlm.nih.gov/16448882/.
8. Davis R, Campbell R, Hildon Z, Hobbs L, Michie S. Theories of behaviour and behaviour change across the social and behavioural sciences: a scoping review. Health Psychol. Rev. 2015. [Acesso 10 Set 2022]; 9(3):323-344. Disponível em: https://pubmed.ncbi.nlm.nih.gov/25104107/.
9. Rollnick S, Miller WR, Butler CC. Entrevista motivacional no cuidado da saúde: ajudando pacientes a mudar o comportamento. Porto Alegre: Artmed, 2009.
10. Toral N, Slater B. Abordagem do modelo transteórico no comportamento alimentar. Ciênc. Saúde Coletiva. 2007 Dez. [Acesso 10 Set 2022]; 12(6):1641-1650. Disponível em http://www.scielo.br/scielo.php?script=sci_arttext&pid=S1413-81232007000600025.
11. Brasil. Ministério da Saúde. Secretaria de Atenção à Saúde. Departamento de Atenção Básica. Estratégias para o cuidado da pessoa com doença crônica: diabetes mellitus. Brasília: Ministério da Saúde, 2013. [Acesso 10 Set 2022]; n. 36, 160 p. Disponível em: https://bvsms.saude.gov.br/bvs/publicacoes/estrategias_cuidado_pessoa_diabetes_mellitus_cab36.pdf.

12. Foster PC, Benett AM, Dorothea E. Orem. *In*: George JB. Teorias de enfermagem: os fundamentos à prática profissional [Tradução de Ana Maria Vasconcellos Thorell]. 4. ed. Porto Alegre (RS): Artmed; 2000. 375 p. p. 83-102.
13. Cavalcanti AM, Oliveira ACL (Orgs.). Autocuidado apoiado: manual do profissional de saúde. [Internet].Curitiba: Secretaria Municipal de Saúde, 2012. [Acesso 10 Set 2022]; 92 p. Disponível em: https://www.curitiba.pr.gov.br/noticias/livro-digital-traz-estrategia-de-curitiba-na-area-da-saude/28105.
14. Becker RM, Heidemann ITSB. Health promotion in care for people with chronic non-transmitable disease: integrative review. Texto & Contexto Enfermagem [Online]. 2020. [Acesso 10 Set 2022]; v. 29, e20180250. Disponível em: https://doi.org/10.1590/1980-265X-TCE-2018-0250.
15. Bandura, A. (2012) On the functional properties of self-efficacy revisited. Journal of Management. 2012 Jan. [Acesso 10 Set 2022]; 38(1):9-44. Disponível em: http://jom.sagepub.com/content/38/1/9.full.pdf+html.
16. Brandão MAG, Martins JSA, Peixoto MAP, Lopes ROP, Primo CC. Reflexões teóricas e metodológicas para a construção de teorias de médio alcance de enfermagem. Texto & Contexto – Enfermagem [Online]. 2017. [Acesso 11 Set 2022]; 26(4): e1420017. Disponível em: https://doi.org/10.1590/0104-07072017001420017.
17. Michie S, Richardson M, Johnston M, Abraham C, Francis J, Hardeman W et al. The behavior change technique taxonomy (v. 1) of 93 hierarchically clustered techniques: building an international consensus for there porting of behavior change interventions. Ann Behav Med. [Internet] 2013 Aug. [Acesso 10 Set 2022]; 46(1):81-95. Disponível em: https://pubmed.ncbi.nlm.nih.gov/23512568/.
18. Michie S, Carey RN, Johnston M, Rothman AJ, Bruin M, Kelly MP et al. From theory-inspired to theory-based interventions: a protocol for developing and testing a methodology for linking behaviour change techniques to theoretical mechanism sofaction. Ann Behav Med. [Internet] 2018 May 18. [Acesso 10 Set 2022]; 52(6):501-512. Disponível em: https://pubmed.ncbi.nlm.nih.gov/27401001/.
19. Caminha RM, Vasconcellos JLC. Os processos representacionais nas práticas das terapias cognitivo comportamentais. *In*: Caminha RM, Wainer R, Oliveira M, Piccoloto NM (Orgs.). Psicoterapias Cognitivo-comportamentais: teoria e prática. São Paulo: casa do psicólogo, 2004. p. 23-28.
20. Knapp P, Rocha DB. Conceitualização Cognitiva: modelo de Beck. *In*: Caminha RM, Wainer R, Oliveira M, Piccoloto NM (Orgs.). Psicoterapias Cognitivo-comportamentais: teoria e prática. São Paulo: Casa do psicólogo, 2004. p. 40-45.
21. Dantas C, Rodrigues CC. Estratégias metacognitivas como intervenção psicopedagógica para o desenvolvimento do automonitoramento. Revista Psicopedagogia, 2013. [Acesso 11 Set 2022]; 30(93):2026-2035. Disponível em: http://pepsic.bvsalud.org/scielo.php?script=sci_arttext&pid=S0103-84862013000300009&lng=pt&tlng=pt.
22. Reis GG, Nakata LE. Modelo transteórico de mudança: Contribuições para o coaching de executivos. Revista Brasileira de Orientação Profissional. Jan.-Jun. 2010. [Acesso 11 Set 2022]; 11(1):61-72. Disponível em: http://pepsic.bvsalud.org/pdf/rbop/v11n1/v11n1a07.pdf.
23. Oliveira MS,Laranjeira R. Teoria e prática da entrevista motivacional. *In*: Knapp P et al. Terapia cognitivo-comportamental na prática psiquiátrica. Porto Alegre: Artmed, 2007, p. 468-482.
24. Prochaska JO, DiClemente CC, Norcross JC. *In*: search of how people change. Applications to addictive behaviors. Am Psychol. 1992 Sep. [Acesso 11 Set 2022]; 47(9):1102-14. Disponível em: http://www.ncbi.nlm.nih.gov/pubmed/1329589.
25. Toral N, Slater B. Aplicação do Modelo Transteórico em Estudos de Nutrição. *In*: Diez-Garcia RW, Cervato-Mancuso AM. Mudanças alimentares e educação nutricional. Rio de Janeiro: Guanabara Koogan, 2011.
26. Prochaska JO, Velicer WF. The Transtheoretical Modelo of Health Beavior Change. Am J Health Promot. 1997. [Acesso 11 Set 2022]; 12(1):38-48. Disponível em: https://pubmed.ncbi.nlm.nih.gov/10170434/.
27. Miller WR, Rollnick S. Entrevista Motivacional: preparando pessoas para a mudança de comportamentos adictivos. 3.Ed. Porto Alegre: Artmed, 2016.
28. Schmidt MI, Duncan BB, Silva GA, Menezes AM, Monteiro CA, Barreto SM et al. Doenças crônicas não transmissíveis no Brasil: carga e desafios atuais. www.lancet.com [Internet] 2011. [Acesso 11 Set 2022]. Disponível em: https://www.idec.org.br/pdf/schmidtetal_lancet2011.pdf.
29. Saaristo T, Moilanen L, Korpi-Hyövälti, Vanhala M, Slatevo J, Niskanen L et al. Life style intervention for prevention of type 2 diabetes in primary healthcare: one-year follow-up of the Finnish National Diabetes Prevention Program (FIN-D2D). Diabetes Care [Internet] 2010 Out. [Acesso 10 Set 2022]; 33(10):2146-2151. Disponível em: https://pubmed.ncbi.nlm.nih.gov/20664020/.
30. Molitch ME, Fujimoto W, Hamman RF, Knowler WC. Diabetes Prevention Program Research Group.The diabetes prevention program and its global implications. J Am Soc Nephrol. 2003 Jul. [Acesso 11 Set 2022]; 14(7 Suppl2):S103-7. Disponível em: https://pubmed.ncbi.nlm.nih.gov/12819312/.

31. Soósová MS, Hrehová J. The effect of education on life style changes and metabolic syndrome components. Cent Eur J Nurs Midw [Internet] 2014. [Acesso 10 Set 2022]; 5(4):161-168. Disponível em:https://cejnm.osu.cz/pdfs/cjn/2014/04/05.pdf.
32. Soares JD, Machado LM, Bendin BB, Moreschi C, Silva SO. Atuação do enfermeiro na mudança do estilo de vida de pessoas com hipertensão: revisão narrativa da literatura Research, Society and Development. [Internet] 2021. [Acesso 10 Set 2022]; v. 10, n. 11, e20101119152. Disponível em: https://rsdjournal.org/index.php/rsd/article/view/19152.
33. Frates EP, Bonnet J. Collaboration and negotiation: the key to therapeutic life style change. Am J Life style Med. 2016 Jul. [Acesso 11 Set 2022]; 10(5):302-312. Disponível em: https://pubmed.ncbi.nlm.nih.gov/30202286/.
34. Wolever RQ, Simmons LA, Sforzo GA, Dill D, Kaye M, Bechard EM et al. A systematic review of the literature on health and wellness coaching: defining a key behavior al intervention in healthcare. Glob Adv Health Med. 2013 Jul. [Acesso 11 Set 2022]; 2(4):38-57. Disponível em: https://pubmed.ncbi.nlm.nih.gov/24416684/.
35. Hofmann SG, Hayes SC. The future of intervention science: Process-based therapy. Clin Psychol Sci. 2019 Jan. [Acesso 11 Set 2022]; 7(1):37-50. Disponível em: https://pubmed.ncbi.nlm.nih.gov/30713811/.

13

A Atenção Primária à Saúde na Saúde Suplementar e o Enfermeiro

Vilma Regina Freitas Gonçalves Dias

O que há neste capítulo?

Neste capítulo, abordam-se conteúdos relacionados à Saúde Suplementar (SS) do Brasil, entre eles: como o setor se organiza, o modelo de atenção predominante, os movimentos de reorganização do modelo assistencial, a Atenção Primária à Saúde (APS) na SS e o enfermeiro inserido nesse contexto. Os conteúdos visam proporcionar ao enfermeiro o conhecimento de como esse mercado se ordena, considerando que, cada vez mais, o seguimento está contratando profissionais de APS. Espera-se que ao final da leitura os enfermeiros compreendam como está a organização da APS nesse setor e como suas práticas podem contribuir de maneira efetiva na prestação do cuidado e na construção de um novo modelo de atenção à saúde, na SS.

Introdução

O sistema de saúde brasileiro segue as diretrizes estabelecidas na Constituição Federal de 1988 e se divide em dois subsistemas: o público e o privado.[1] O subsistema privado é dividido em dois subsetores: o da Saúde Suplementar (SS) e o liberal (denominado "particular").

O subsetor particular é conformado por serviços autônomos com clientes captados por estratégias de cada serviço/profissional. Os valores praticados, as formas de tratamento e os protocolos utilizados são definidos de maneira independente e liberal por cada profissional. O controle do acesso e da qualidade dos serviços prestados é também feito individualmente e não há referência científica preconizada/controlada pelo governo para o seguimento deles. O desembolso dos valores relacionados aos custos dos tratamentos é realizado pelo cliente.

O subsetor da SS é composto por cinco modalidades de Operadoras de Planos de Saúde (OPS):[2] Seguradoras, Cooperativas, Medicina de Grupo, Autogestões e Filantropia, todas reguladas e fiscalizadas pela Agência Nacional de Saúde Suplementar (ANS). O total da população assistida por esse seguimento, em maio de 2022, era de 49.584.238 pessoas (Tabela 13.1). O financiamento é privado, sendo que cerca de 68% são planos coletivos, portanto financiados pelos empregadores (o plano coletivo empresarial oferece cobertura a um conjunto de trabalhadores de determinada empresa e pode prever a cobertura de dependentes legais; e o plano coletivo por adesão é oferecido a um conjunto específico de pessoas e a adesão dos funcionários é espontânea e opcional, com ou sem a opção de inclusão de dependentes).

TABELA 13.1 **Beneficiários de planos de saúde, segundo o tipo de contratação, no Brasil, em maio de 2022.**

Tipo de contratação	Assistência médica	Exclusivamente odontológico
Individual ou familiar	8.971.767	5.194.735
Coletivo empresarial	34.290.044	21.559.773
Coletivo por adesão	6.272.160	2.864.891
Coletivo não identificado	392	1.631
Não informado	49.875	4.354
Total	**49.584.238**	**29.625.384**

Fonte: ANS.[2]

Nessa modalidade, os prestadores de assistência são privados, contratados pelas OPS, conformando a rede credenciada, e muitos prestadores atendem a várias OPS. Algumas modalidades de OPS contam com serviços próprios, ou seja, estruturam os serviços com quadro de pessoal contratado e definem o modelo de atuação que oferecem aos seus beneficiários. Por vezes, o subsetor da SS não oferece alguns serviços e os contrata do subsistema público, com repasse regulado pela ANS, a partir de tabela previamente definida.

O subsistema de planos de saúde é definido, no Brasil, como suplementar em razão da opção de se pagar um seguro privado para ter acesso à assistência, mesmo se mantendo a contribuição para o subsistema público, por meio da contribuição compulsória para a seguridade social, que inclui o direito ao acesso ao serviço público. Entretanto, poderia ser classificado de complementar, e por vezes o é, quando supõe a existência e a limitação do sistema de saúde público – nesse caso, o sistema privado complementa a cobertura de determinados serviços.[3]

Considerando a quantidade de pessoas que utilizam os serviços oferecidos pela SS e o fato de o subsetor estar contratando cada vez mais profissionais de Atenção Primária à Saúde (APS), este Capítulo visa proporcionar o conhecimento de como esse mercado se ordena, como está a organização da APS na SS e como podem se dar as práticas do enfermeiro nesse contexto, de modo a contribuir efetivamente na construção de um novo modelo de atenção à saúde na SS.

Contexto Histórico e Organizativo da Saúde Suplementar

Na construção histórica do Sistema de Saúde brasileiro, prevalecia o modelo do seguro social organizado em torno dos Institutos de Aposentadorias e Pensões (IAP). Esses institutos, representantes de diversas categorias de trabalhadores urbanos, compravam a prestação de serviços de consultórios médicos ou de estabelecimentos hospitalares. Nos anos 1940, foram estruturadas as Caixas de Assistência à Saúde, em decorrência da insatisfação de alguns trabalhadores com os IAP. As Caixas proporcionavam atendimento diferenciado e o pagamento se dava por meio de empréstimos ou reembolso pela utilização de serviços de saúde externos à Previdência Social, ainda que esses serviços pudessem ser prestados por ela.[1]

Na década de 1950, com a instalação no País de empresas estatais e multinacionais, surgiram os sistemas assistenciais próprios, isto é, que prestavam assistência médica de maneira direta a seus funcionários, eram então chamados de assistência patronal e atendiam principalmente aqueles representantes de categorias com maior poder econômico. Sua rede de atendimento era constituída de unidades próprias e credenciadas, em dois subsistemas: um voltado ao atendimento de trabalhadores rurais; e o outro, ao de trabalhadores urbanos. Simultaneamente, as Caixas de Assistência e os sistemas patronais também estendiam seus credenciamentos para atender à demanda cada vez maior por atendimentos externos à Previdência Social.[1]

Desde a década de 1960, trabalhadores de estatais, bancários, algumas instituições do governo federal, entre outros, já contratavam planos de saúde. Na década de 1990, com a promulgação da Lei Orgânica da Saúde – Lei n. 8.080,[4] o segmento privado da saúde ficou como complementar ao Sistema Único de Saúde (SUS), sendo controladas pelo setor público as definições de como devem funcionar em termos de estrutura, por meio das definições da Agência Nacional de Vigilância Sanitária (Anvisa), as liberações de registros e controles de funcionamento pela instância pública onde o serviço se encontra etc. Esse período representou um marco na história da SS no Brasil e os diversos arranjos estabelecidos na relação público/privado, por quase seis décadas, conformaram esse setor, que exibe diferenciação entre as modalidades de operadoras de planos e seguros de saúde, estabelecida de acordo com características relacionadas à sua forma de organização, conforme se descreve a seguir.[5]

▪ Modalidades de operadoras de planos e seguros de saúde[5]

a) **Seguradora especializada em saúde:** empresa constituída em sociedade seguradora com fins lucrativos que comercializa seguros de saúde e oferece, obrigatoriamente, reembolso das despesas médico-hospitalares ou odontológicas, ou que comercializa ou opera seguros que preveja a garantia de assistência à saúde.[5]

b) **Autogestão:** modalidade na qual é classificada uma entidade que opera serviços de assistência à saúde ou empresa que se responsabiliza pelo plano privado de assistência à saúde, destinado, exclusivamente, a oferecer cobertura aos empregados ativos de uma ou mais empresas, associados integrantes de determinada categoria profissional, aposentados, pensionistas ou ex-empregados, bem como a seus respectivos grupos familiares definidos. As autogestões podem ser classificadas em autogestão por recursos humanos, autogestão com mantenedor e autogestão sem mantenedor.[5]

c) **Cooperativa:** operadora que se constitui na forma de associação de pessoas sem fins lucrativos, composta por médicos ou dentistas, e que comercializam ou operam planos de assistência à saúde ou de odontologia.[5]

d) **Filantropia:** operadora que se constitui em entidade sem fins lucrativos que opera planos de saúde e que tenha obtido certificado de entidade filantrópica junto ao Conselho Nacional de Assistência Social (CNAS).[5]

e) **Medicina de grupo:** operadora que se constitui em sociedade que comercializa ou opera planos de saúde, excetuando-se as classificadas nas seguintes modalidades: administradora, cooperativa médica, autogestão, filantropia e seguradora especializada em saúde.[5]

Regulação do mercado da Saúde Suplementar

A ANS nasceu pela Lei n. 9.961, de 28 de janeiro de 2000, como instância reguladora de um setor da economia que não apresentava padrão de funcionamento,[6] e vem, ao longo dos anos, buscando regular o setor, protegendo os direitos dos beneficiários possuidores de planos coletivos e individuais. É vinculada ao Ministério da Saúde e adota o sistema de indicação política para sua presidência.

Assim, todos os anos é lançado um conjunto importante de Resoluções Normativas (RN) que, com as Instruções Normativas (IN), regulam o mercado.[6] A cada RN não atendida pela OPS, ocorre incidência de multa e até mesmo suspensão de produto ou da operação no mercado, como um todo.[7]

A ANS busca, segundo seus objetivos, garantir qualidade para os beneficiários da SS e, nesse sentido, lança a cada dois anos a atualização do rol de procedimentos e eventos[8] (conformado pela lista dos procedimentos, exames e tratamentos com cobertura obrigatória pelos planos de saúde).

Existem algumas RN que causam mais impacto na operação das OPS, como: a RN n. 259/268, de 2011,[9] que obriga a garantia de atendimento aos beneficiários; a RN n. 386/2015,[10] que trata da qualificação das Operadoras de Saúde – Índice de Desempenho da Saúde Suplementar (IDSS); e a Lei n. 13.003/2014, que trata de três importantes temas: contratualização com a Rede Credenciada (RN n. 503/2022),[11] definição de índice de reajuste (RN n. 512/2022)[12] e substituição de prestadores de serviços de saúde não hospitalares (RN n. 365/2014).[13]

Outra medida adotada pela ANS é o Programa de Qualificação de Prestadores de Serviços de Saúde (Qualiss),[14] desenvolvido em parceria com representantes de prestadores, de consumidores, de operadoras, das instituições de ensino, da Anvisa e do Ministério da Saúde. O Qualiss visa estimular a qualificação dos prestadores de serviços na SS e aumentar a disponibilidade de informações. O intuito é ampliar o poder de avaliação e escolha de prestadores de serviços por parte das operadoras e dos beneficiários de planos de saúde.

O mercado da SS tem discutido fortemente o desafio de sua sobrevida. Atualmente, está vivenciando a recuperação dos números de pessoas vinculadas aos planos de saúde em decorrência da crise instalada no País, no período da pandemia da Covid-19, a qual gerou demissões e, com elas, a perda da cobertura do plano coletivo de assistência à saúde.[15] A Figura 13.1 demonstra esse resultado.

Ao ser analisado o perfil demográfico das carteiras da SS, observa-se predominância da população trabalhadora (faixa dos 25 aos 50 anos), o que remete ao acesso aos planos, que é realizado, em sua maior parte, por intermédio da empresa. No subsistema privado, por vezes é demorado obter agenda para um atendimento e, quando este ocorre, o tempo de espera (na sala de espera) é menor e o tempo de consulta é maior, quando comparados com o que acontece no subsistema público (SUS).[16] Durante a pandemia, observou-se que o subsistema público teve relevância na vida de todos os brasileiros, incluindo as pessoas que contam com plano de saúde, pois a maioria das oportunidades de cuidado foram via SUS.

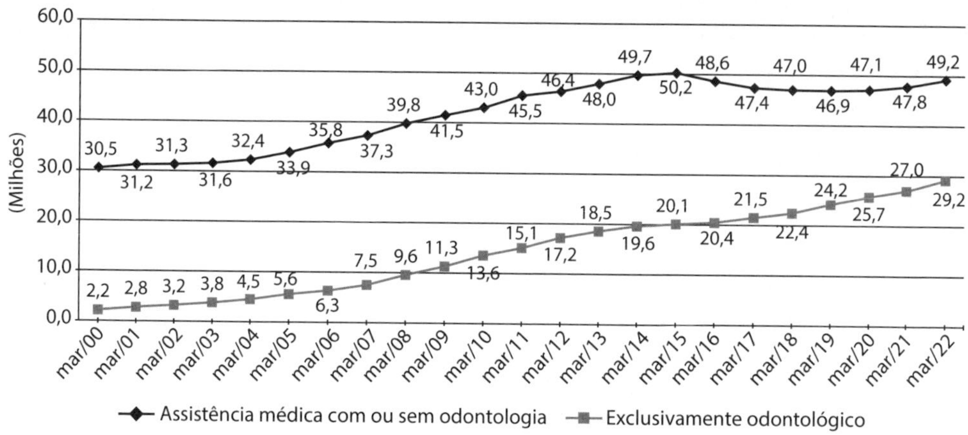

Figura 13.1 – Taxa de crescimento anual dos beneficiários[a] de planos de saúde, por cobertura assistencial (Brasil, maio de 2022).
Fonte: SIB/ANS/MS, 2022[15].

Como o acesso aos planos de saúde se dá, em sua maioria, por meio das empresas, a pirâmide etária da população de beneficiários dos planos de saúde apresenta como maior faixa a correspondente à idade produtiva, conforme a Figura 13.2.

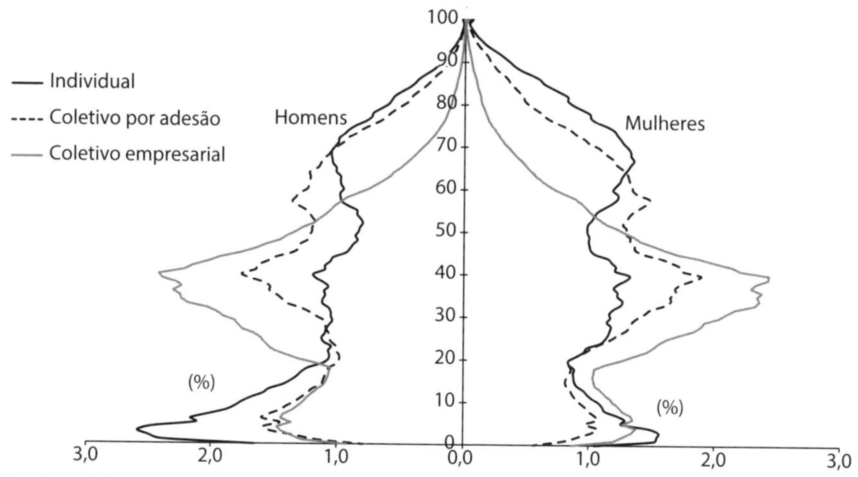

Figura 13.2 – Pirâmide etária dos beneficiários de planos de assistência médica, por tipo de contratação (Brasil, março de 2022).
Fonte: SIB/ANS/MS, 2022[15].

[a] O termo "beneficiário" refere-se a vínculos aos planos de saúde, podendo incluir vários vínculos para o mesmo indivíduo.

Ao ser analisada a distribuição geográfica dos beneficiários das OPS, observa-se que a cobertura dos planos de saúde segue a do eixo industrial e comercial do País, conforme demostrado na Figura 13.3.

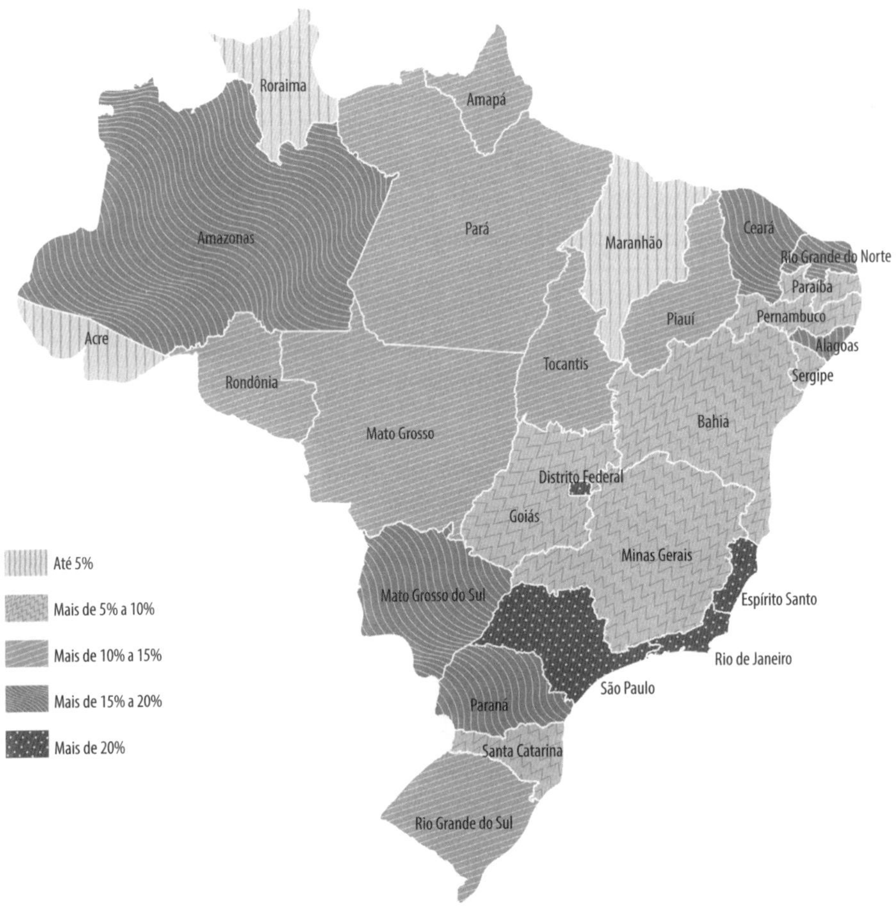

Figura 13.3 – Taxa de cobertura dos planos privados de assistência médica por Unidades da Federação (Brasil, julho de 2022).
Fonte: SIB/ANS/MS, 2022[15].

O total de Operadoras de Saúde acompanha o movimento econômico e político do País, e pode-se observar, conforme a Figura 13.4 a seguir, que há um decréscimo dos números, demonstrando, claramente, a dificuldade que esse mercado vem enfrentando ao longo dos anos, em decorrência de vários fatores, entre eles: o modelo de atenção praticado, *over use*, ausência de protocolos sustentados por evidências, liberdade para solicitações e prescrições, desperdícios, cultura dos *players* da cadeia produtiva e variação do dólar.

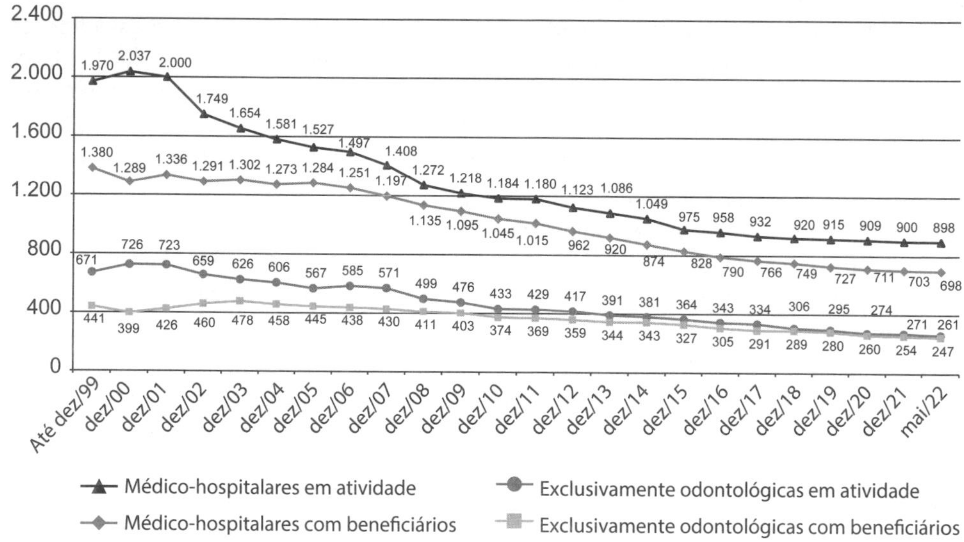

Figura 13.4 – Evolução do registro de operadoras de saúde com beneficiários (Brasil, dezembro de 1999 a maio de 2022).

Fonte: CADOP/ANS/MS e SIB/ANS/MS, 2022[15].

Há grande variedade de OPS dentro das modalidades existentes e chama a atenção o resultado que vêm obtendo em seu desempenho. A maioria das OPS apresenta elevada taxa de sinistralidade (percentual da receita consumido no pagamento da assistência), o que ameaça sua sobrevida. Muitas têm carteiras que englobam os aposentados, que fazem maior uso dos serviços, aumentando os custos. Os preços praticados pela rede prestadora de assistência, quer seja pela incorporação acrítica de tecnologias em saúde, pelo impacto da pandemia da Covid-19 ou pelo resultado de uma série de variáveis, culminaram em elevado aumento, a chamada inflação médica.

O Instituto de Estudos da Saúde Suplementar (IESS) analisa a Variação de Custos Médicos Hospitalares (VCMH), que é uma medida da variação do custo médico-hospitalar de operadoras de planos e seguros de saúde. O cálculo é feito para um conjunto de planos individuais (antigos e novos) de operadoras que representam cerca de um quarto do mercado. Em maio de 2022, a VCMH/IESS fechou em 27,7%[17] contra 11,89%[18] do Índice de Preços ao Consumidor (IPCA). Isso mostra quanto as OPS precisam desembolsar para cumprir a agenda de pagamentos aos prestadores, garantindo cobertura assistencial, e também como os empresários são chamados a praticar elevados reajustes dos planos que cobrem a assistência de seus funcionários. Intencionalmente, não serão debatidos aqui os desperdícios existentes nos subsistemas privado e público, como realizações de exames e procedimentos com frágil ou total ausência de evidência científica, por não estar no escopo deste Capítulo. Entretanto, destaca-se que é imperioso trabalhar na perspectiva da mudança do modelo de atenção à saúde vigente na SS para um modelo que contemple a APS, a integração efetiva entre a rede de serviços, o uso de plataformas com interoperabilidade e as boas práticas avaliativas, além da necessária alteração do modelo de pagamento dos prestadores.

Modelos de Atenção à Saúde na Saúde Suplementar

Os modelos de atenção à saúde são formas de organização das relações entre sujeitos (profissionais de saúde e usuários) mediadas por tecnologias (materiais e não materiais) utilizadas no processo de trabalho em saúde, cujo propósito é intervir sobre problemas (danos e riscos) e necessidades sociais de saúde historicamente definidas,[19] conforme se aborda no Capítulo 1 – Diretrizes para o Trabalho dos Enfermeiros na Atenção Primária à Saúde, deste livro.

O modelo assistencial hegemônico na SS caracteriza-se pelo enfoque biologicista da saúde/doença, desconsiderando seus determinantes sociais, com ações desarticuladas, desintegradas, pouco cuidadoras, centradas na assistência médico-hospitalar especializada e com incorporação acrítica de novas tecnologias, constituindo-se em um modelo pouco eficiente, pouco eficaz e pouco efetivo.[19]

Nesse modelo, os indivíduos são atendidos a partir da demanda espontânea, suscitada pela presença de sintomas ou doenças. Há uma concentração crescente de consultas médicas especializadas, exames diagnósticos, terapias, internações e cirurgias que nem sempre se traduzem em maior resolutividade e recuperação da saúde. Além disso, as práticas de promoção da saúde e prevenção de riscos e doenças ainda são utilizadas de maneira acessória ou são totalmente desconsideradas.[20]

Em busca de novos resultados econômicos que possam garantir a sustentabilidade, algumas OPS têm estudado modelos internacionais e o próprio modelo operado no subsistema público do Brasil, centrados na APS.

O modelo de cuidado focado na APS, operacionalizado pelo subsistema público brasileiro, foi amplamente apresentado no Capítulo 1 – Diretrizes para o Trabalho dos Enfermeiros na Atenção Primária à Saúde, deste livro. Destaca-se que as OPS que pretendem implementar atendimentos considerando essa modalidade devem aprofundar seus conhecimentos na APS, para que – de fato – organizem sistemas de saúde com práticas efetivas e, principalmente, custo-efetivas.

Ao longo dos últimos anos, a ANS tem buscado fortalecer a prática da APS e lançou, em 2018, o Programa de Certificação de Boas Práticas em Atenção à Saúde de Operadoras de Planos Privados de Saúde, por meio das Resoluções Normativas (RN): n. 440, de 13 de dezembro de 2018;[21] n. 450, de 6 de março de 2020;[22] n. 463, de 23 de dezembro de 2020;[23] e n. 506, de 30 de março de 2022[21] (que revogou as anteriores).

A RN n. 506/2022 traz, em seu anexo IV,[24] o Manual de Certificação de Boas Práticas em APS, o qual detalha a forma como as operadoras poderão ser certificadas por uma entidade acreditadora reconhecida e homologada pela ANS.

As operadoras de planos privados de assistência à saúde poderão submeter-se de maneira voluntária ao Programa de Certificação de Boas Práticas em APS e, para tanto, precisam cumprir uma série de exigências, explicitadas no supracitado anexo IV[24] da RN n. 506/2022[21] (Manual de Certificação).[24] A Figura 13.5 aponta alguns dos direcionamentos trazidos pela ANS, sendo que, para a adesão ao Programa, é condição obrigatória a inclusão dos adultos e dos idosos como população-alvo. As demais pessoas e condições de saúde consideradas prioritárias poderão ser incorporadas de maneira gradativa e cumulativa.

A ANS definiu a quantidade de profissionais por equipe, a formação desses profissionais e o número de vidas para fazer parte da APS, conforme o tamanho (porte) da operadora. Definiu as metas escalonadas para dois anos e os indicadores de avaliação, bem como se estes são essenciais, complementares ou de excelência.[24]

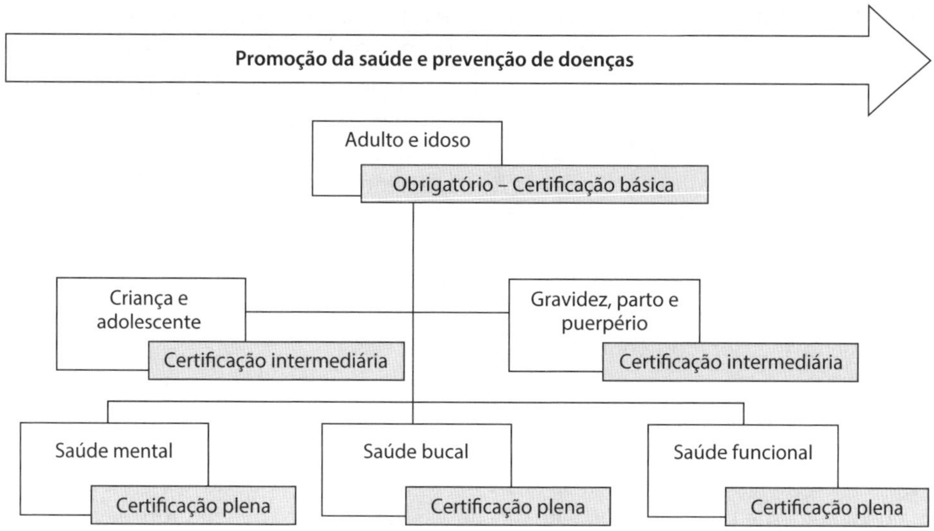

Figura 13.5 – Organização da atenção no programa APS (Brasil, março de 2022).
Fonte: ANS, 2022[24].

Na Carteira de Serviços da APS[25] da ANS, estão listadas, de maneira exemplificativa, as populações e as condições de saúde que deverão ser prioritariamente atendidas:

I. atenção à saúde do adulto e do idoso;
II. atenção à saúde da criança e do adolescente;
III. gravidez, parto e puerpério;
IV. primeiro atendimento às urgências e emergências;
V. procedimentos/cirurgias ambulatoriais;
VI. saúde bucal;
VII. procedimentos gerais: controle de infecção.

As operadoras podem participar do Programa de APS de duas formas: a) Certificação de Boas Práticas em APS da Operadora; e b) Projeto-piloto. A primeira exige a certificação *in loco* dos requisitos e itens de verificação, por entidade certificadora, e a ANS passa a monitorar o conjunto de indicadores, além de efetuar a divulgação. No segundo, a ANS divulga as características das operadoras, e estas, em qualquer momento, podem solicitar que sejam certificadas. O projeto-piloto pode ser encarado como uma fase preparatória para a certificação.[24]

Os dados de maio de 2022, do site da ANS,[26] informam que existem quatro operadoras certificadas, sendo duas no nível I, uma no nível II e uma no nível III. Considerando-se que a primeira RN foi aprovada em dezembro de 2018 e que existem (em maio de 2022) mais de 800 operadoras em atividade, percebe-se baixa adesão ao Programa.

Ao ser analisada a documentação da RN n. 506/2022,[21] percebe-se que há várias oportunidades de melhoria na proposta, a começar pelo nome de "programa"; entretanto, esse início vem rompendo movimentos importantes dentro da SS e iniciando a construção de uma nova cultura na forma de organização do setor, processo que deverá ser lento e, a depender dos movimentos do País, novos direcionadores poderão surgir, acelerando ou não a cultura da APS.

Um ponto que exige aprofundamento na SS é o modo como os serviços de APS se relacionam com os demais níveis de atenção à saúde, na medida em que é preciso definir quem são os especialistas que receberão os encaminhamentos das equipes de APS e trabalharão com a contrarreferência, bem como qual modelo de pagamento (para além do *fee for service* atual) pode ser trabalhado com vistas a fortalecer a relação entre os níveis e trabalhar com linhas de cuidado visando a conquista de melhores indicadores de saúde. Ter Key Performance Indicators (KPI) pactuados para mensurar os resultados das práticas executadas em todos os níveis de atenção auxilia muito nessa construção, pois quando a prática não produz resultados satisfatórios, adequadamente mensurados, pode haver perda da receita.

Por fim, como consta nos indicadores de certificação em APS a redução das Internações por Condições Sensíveis de APS (ICSAPS) e de visitas ao Pronto-Socorro[21], cabe estudar como esse processo pode ser pactuado com a rede prestadora, de modo que todos possam trabalhar com os mesmos direcionadores. A missão da APS é resolver todos os casos de ICSAPS, e a rede prestadora poderá, desde que haja equipe de APS de referência para o beneficiário, devolver para a APS todas essas situações, evitando a internação.

Redes de Atenção à Saúde e a Saúde Suplementar

De acordo com o Capítulo 1 – Diretrizes para o Trabalho dos Enfermeiros na Atenção Primária à Saúde, desta publicação, as Redes de Atenção à Saúde (RAS) constituem-se de **três elementos fundamentais:** uma população, uma estrutura operacional e um modelo de atenção à saúde.[20]

Para tornar realidade uma RAS no subsistema da SS, conforme descrito em bibliografia específica do tema,[20] torna-se imperioso que as OPS e a rede prestadora firmem novo modelo de relacionamento e de atenção à saúde, uma vez que hoje cada ponto de atenção apresenta lógica singular de funcionamento, a comunicação entre eles não se estabelece de maneira efetiva e os sistemas logísticos também são independentes. A população beneficiária desse subsistema tem, em sua imagem-objetivo, o modelo de consumo focado na diversidade, livre acesso e atenção curativa e, por fim, mas não menos importante, as OPS não conseguem estabelecer entre si efetivas parcerias com vistas à construção desse novo modo de organizar o subsistema da SS.

Portanto, implantar RAS na SS significa reformular toda a lógica organizativa desse subsistema, desde o modelo de atenção à saúde, a contratação e a relação com os prestadores de serviços de saúde, até a contratação e a relação com os fornecedores, priorizando o estabelecimento de objetivos comuns entre as OPS, focados na efetiva construção da RAS.

Mesmo reconhecendo as limitações e a diversidade de interesses na reformulação organizativa desse subsistema, algumas OPS têm buscado reformular o modelo de atenção à saúde, dando foco para a APS, como via preferencial de acesso ao sistema como um todo.

Há OPS que iniciaram suas atividades com entrada única (porta de entrada obrigatória) organizada na rede prestadora de serviços e com as especialidades básicas; e outras que priorizaram essa modalidade de atendimento em seus serviços próprios.

A organização do subsistema da SS ainda ocorre de maneira fragmentada e precisa, para sua transformação, cada vez mais, de profissionais com conhecimento em sistemas integrados e experiência em APS, para que possa ser alterado em sua lógica organizativa e atender as pessoas dentro dos preceitos da integralidade e de todos os atributos inerentes à boa prática da APS. Esta pode ser a via que garanta a sustentabilidade do subsistema, mas desde que feita com a qualidade exigida e devidamente mensurada por meio de indicadores de elevada qualidade.

Enfermeiro na Atenção Primária à Saúde da Saúde Suplementar

As ações do enfermeiro relacionadas à APS – como a consulta, as atividades coletivas, a coordenação do cuidado, a supervisão de auxiliares e técnicos de enfermagem, a gestão de serviços e de "carteiras" (p. ex., entendida aqui como um conjunto de pessoas sob a responsabilidade de uma equipe de saúde, análoga à população de um território), o monitoramento e a avaliação dos serviços e das ações de saúde,[27] entre outras que são desenvolvidas por esse profissional no subsistema público – podem e devem ser igualmente desenvolvidas pelo enfermeiro que trabalha na APS da SS. O enfermeiro precisa, no entanto, considerar todo o arcabouço regulatório inerente ao subsistema da SS, a cobertura da operadora de saúde e o contexto em que a APS se estabelece (dentro da empresa; dentro da operadora; fora da empresa ou da operadora, mas de forma exclusiva; fora da empresa ou da operadora, mas de forma não exclusiva; entre outras possíveis variações).

As atribuições específicas do enfermeiro, de acordo com a PNAB,[27] abrangerão ações de enfermagem dirigidas a indivíduos, famílias e comunidades, com a finalidade de garantir a assistência integral da saúde em promoção e proteção da saúde, prevenção de agravos, diagnóstico, tratamento, reabilitação e manutenção da saúde, nos diferentes espaços sociais e em todas as fases do ciclo vital. As ações do enfermeiro incluem a Consulta de Enfermagem (CE), a solicitação de exames complementares e a prescrição de medicamentos, conforme protocolos estabelecidos pelos gestores de saúde, bem como o planejamento, o gerenciamento, a supervisão do trabalho da equipe de enfermagem, a educação permanente da equipe de saúde, o gerenciamento dos insumos necessários para o adequado funcionamento do serviço, entre outras.

Para o trabalho transcorrer conforme a legislação, é essencial que o enfermeiro que atua na SS cumpra as Regulamentações do Conselho Federal de Enfermagem (Cofen) e do Conselho Regional de Enfermagem (Coren), bem como a Lei do Exercício Profissional (n. 7.498/1986),[28] no tocante a organização e uso dos protocolos para a realização da CE, com solicitação de exames e prescrição de medicamentos.

É importante considerar que, na SS, também existem metas de estrutura, processos e resultados para todas as categorias profissionais, e esses indicadores comporão o painel de monitoramento e avaliação da OPS, incluindo os que ela preconizou em seu Planejamento Estratégico, e os da ANS, como o IDSS, citado anteriormente.

O enfermeiro que trabalha com APS, na SS, é o profissional que assume a liderança na organização dos processos do cuidado dos beneficiários, alinhado aos elementos estruturantes da APS, efetuando esforços para que toda a equipe trabalhe com foco na conquista de excelentes resultados (de custeio, sanitário e de satisfação dos usuários).

Os enfermeiros, na prática da APS, acumulam atribuições assistenciais e administrativas, o que, por vezes, pode gerar desafios importantes.[29] Em geral, os enfermeiros lideram os processos de Gestão de Saúde da População, bem como de gerenciamento das condições crônicas, de navegação dos beneficiários, gestão dos resultados, supervisão dos auxiliares e técnicos de enfermagem, entre outros.

No subsistema da SS, nas OPS que oferecem serviços próprios, o enfermeiro realiza atendimentos presenciais e por teleconsulta de enfermagem, realização de procedimentos, entre outros. Também pode coordenar as ações de atendimento domiciliar ou de supervisão (quando o beneficiário faz uso de internação domiciliar por meio de empresas que prestam atendimento em *Home Care*).

Para o registro de suas atividades, sejam elas individuais ou coletivas, o enfermeiro utiliza o Prontuário Eletrônico do Paciente (PEP), garantindo que os registros atendam às recomendações preconizadas pela legislação profissional e à prática ética exigida para um cuidado de excelência. Para que a prática do enfermeiro e de toda a equipe cumpra as diretrizes do subsistema de SS, é imperioso que todos conheçam a estruturação legal do subsistema.

O trabalho das equipes na SS é avaliado na lógica de ampliação da qualidade do cuidado em saúde para os beneficiários e nos resultados econômico-financeiros da OPS. Não é raro encontrar enfermeiros que são os responsáveis pela operacionalização da APS em OPS e por toda a interface desse nível de cuidado com os demais. A coordenação do cuidado, além dos demais atributos da APS, deve fazer parte da agenda diária desses profissionais.

Implementar APS em serviços próprios da OPS ou junto à rede credenciada e treinar a todos para que a APS se dê com qualidade não são tarefas fáceis, pois no subsistema privado há muita discussão sobre a forma de remuneração[30] desses profissionais e, muitas vezes, acaba sendo replicado o modelo *fee for service* (pagamento por serviço),[25] que é inadequado para todo o sistema de saúde e, em especial, para aqueles que primam pela APS.

Atualmente, o Brasil ocupa o quarto lugar, entre os 36 países-membros e oito parceiros da Organization for Economic Cooperation and Development (OCDE), com a pior média do número de profissionais de enfermagem por mil habitantes, havendo escassez de profissionais de enfermagem em todo o território nacional.[31] O acelerado crescimento de instituições de ensino, de maneira descontrolada, tem proporcionado um processo de formação frágil, sem qualidade e sem o preparo adequado para a realidade dos serviços de saúde,[31] o que exigirá dos contratantes desses profissionais forte atuação e investimento em educação permanente para a qualificação e o preparo para a realização dos cuidados em saúde à população.

Aspectos-chave

- O sistema de saúde brasileiro segue as diretrizes estabelecidas pela Constituição Federal de 1988 e se divide em dois subsistemas: o público e o privado.
- O subsistema privado é dividido em dois subsetores: o subsetor Saúde Suplementar (SS) e o subsetor liberal/particular. Esse é conformado por serviços autônomos, com clientes captados por estratégias de cada serviço/profissional.
- O subsetor da SS é composto por cinco modalidades de OPS: Seguradoras, Cooperativas, Medicina de Grupo, Autogestões e Filantropia, todas reguladas e fiscalizadas pela Agência Nacional de Saúde Suplementar (ANS).
- Assim como o subsistema público, o subsistema privado ainda não promove a integração sistêmica de ações e serviços de saúde, com provisão de atenção contínua, integral, com qualidade mensurada, responsável e humanizada, com base nas características epidemiológicas, bem como no incremento do desempenho do sistema, em termos de acesso, equidade, eficácia clínica e sanitária e eficiência econômica.
- O modelo de atenção à saúde existente no subsistema privado mantém-se com forte enfoque curativo, hospitalocêntrico e focado nas especialidades médicas. Há muito que se trabalhar em prol de uma atenção à saúde que contemple os preceitos organizativos de uma APS de excelência.

- As RAS são um modelo de arranjos organizativos de ações e serviços de diferentes densidades tecnológicas que atuam de maneira integrada, sendo a APS o primeiro nível de atenção, com responsabilidade de coordenar o cuidado prestado pelo sistema a cada usuário. Esse modelo pode servir de inspiração para o processo de reorganização do subsistema público e privado de saúde.
- As RN's da ANS, apesar do esforço empregado pela Agência, ainda não promovem a efetiva ampliação da APS no subsistema privado de atenção à saúde.
- O trabalho do enfermeiro é de extrema relevância para a implementação da APS no subsistema da SS, com base nos atributos essenciais e derivados, propostos por esse modelo de atenção.
- O enfermeiro que atua na APS dentro do subsistema privado precisa conhecer toda a lógica organizativa dele, além dos atributos da APS, pois seguramente se relacionará com todos os níveis de atenção quando trabalhar em OPS ou empresa que priorizem a APS na organização de seu subsistema.
- As ações assistenciais do enfermeiro na APS dentro do subsistema privado são semelhantes às do subsistema público e seguem os mesmos preceitos regulatórios; o que se modifica é o contexto em que essas ações são desenvolvidas.

Referências

1. BRASIL. Ministério da Saúde. Conselho Nacional de Secretários de Saúde. Saúde Suplementar. Brasília: CONASS, 2007. [Acesso 18 Jul 2022]. Disponível em: http://bvsms.saude.gov.br/bvs/publicacoes/colec_progestores_livro11.pdf.
2. Brasil. Agência Nacional de Saúde Suplementar. Sala de situação. Dados dos beneficiários de planos de saúde, segundo tipo de contratação, no Brasil. [Acesso 11 Jul 2022]. Disponível em: https://www.ans.gov.br/images/stories/Materiais_para_pesquisa/Perfil_setor/sala-de-situacao.html.
3. Pietrobon L, Prado ML, Caetano JC. Saúde suplementar no Brasil: o papel da Agência Nacional de Saúde Suplementar na regulação do setor. Physis, Rio de Janeiro, v. 18, n. 4, p. 767-783, 2008. [Acesso 18 Jul 2022]. Disponível em: http://www.scielo.br/scielo.php?script=sci_arttext&pid=S0103-73312008000400009.
4. Brasil. Presidência da República. Casa Civil. Subchefia para Assuntos Jurídicos. Lei n. 8.080, de 19 de setembro de 1990. Dispõe sobre as condições para a promoção, proteção e recuperação da saúde, a organização e o funcionamento dos serviços correspondentes e dá outras providências. [Acesso 13 Ago 2022]. Disponível em: http://www.planalto.gov.br/ccivil_03/leis/l8080.htm.
5. Brasil. Agência Nacional de Saúde Suplementar. Glossário temático: saúde suplementar/Ministério da Saúde, Agência Nacional de Saúde Suplementar – Brasília: Editora do Ministério da Saúde, 2009. [Acesso 17 Jul 2022]. Disponível em: http://www.ans.gov.br/images/stories/Materiais_para_pesquisa/Materiais_por_assunto/ProdEditorialANS_Glossario_Tematico_Saude_Suplementar.pdf.
6. Brasil. Agência Nacional de Saúde Suplementar. Histórico da ANS. [Acesso 18 Jul 2022]. Disponível em: http://www.ans.gov.br/aans/quem-somos/historico.
7. Brasil. Agência Nacional de Saúde Suplementar. Atenção à saúde no setor suplementar: evolução e avanços do processo regulatório. Agência Nacional de Saúde Suplementar (Brasil). Rio de Janeiro: ANS, 2009. Disponível em: http://www.ans.gov.br/images/stories/Materiais_para_pesquisa/Materiais_por_assunto/Livro_Manual_AtencaoSaude.pdf.
8. Brasil. Agência Nacional de Saúde. Normas mais acessadas. [Acesso 16 Jul 2022]. Disponível em: http://www.ans.gov.br/perfil-do-setor/normas-mais-acessadas.
9. Brasil. Agência Nacional de Saúde Suplementar. Resolução Normativa – RN n. 268, de 1º de setembro de 2011. Altera a Resolução Normativa – RN n. 259, de 17 de junho de 2011, que dispõe sobre a garantia de atendimento dos beneficiários de plano privado de assistência à saúde. [Acesso 15 Jul 2022]. Disponível em: https://bvsms.saude.gov.br/bvs/saudelegis/ans/2011/res0268_01_09_2011.html.

10. Brasil. Agência Nacional de Saúde Suplementar. Programa de qualificação das OPS. [Acesso 17 Jul 2022]. Disponível em: https://www.gov.br/ans/pt-br/assuntos/informacoes-e-avaliacoes-de-operadoras/qualificacao-ans.
11. Brasil. Agência Nacional de Saúde Suplementar. Resolução Normativa – Resolução Normativa ANS n. 503, de 30 de março de 2022. Dispõe sobre as regras para celebração dos contratos escritos firmados entre as operadoras de planos de assistência à saúde e os prestadores de serviços de atenção à saúde, dá outras providências e revoga as Resoluções Normativas n. 363, de 11 de dezembro de 2014 e n. 436, de 28 de novembro de 2018. [Acesso 18 Jul 2022]. Disponível em: https://www.ans.gov.br/component/legislacao/?view=legislacao&task=textoLei&format=raw&id=NDE2Mw==.
12. Brasil. Agência Nacional de Saúde Suplementar. Resolução Normativa – RN n. 512, de 31 de março de 2022. Dispõe sobre a definição de índice de reajuste pela Agência Nacional de Saúde Suplementar – ANS – a ser aplicado pelas operadoras de planos de assistência à saúde aos seus prestadores de serviços de atenção à saúde em situações específicas e revoga as Resoluções Normativas n. 364, de 11 de dezembro de 2014 e n. 391, de 04 de dezembro de 2015. [Acesso 18 Jul 2022]. Disponível em: https://www.ans.gov.br/component/legislacao/?view=legislacao&task=textoLei&format=raw&id=NDE3MQ==.
13. Brasil. Agência Nacional de Saúde Suplementar. Resolução Normativa – RN n. 365, de 11 de dezembro de 2014. Dispõe sobre a substituição de prestadores de serviços de atenção à saúde não hospitalares. [Acesso 18 Jul 2022]. Disponível em: http://www.ans.gov.br/component/legislacao/?view=legislacao&task=TextoLei&format=raw&ancora=&id=Mjg1OQ.
14. Brasil. Agência Nacional de Saúde Suplementar. Programa de Qualificação de Prestadores de Serviços de Saúde – QUALISS. [Acesso 18 Jul 2022]. Disponível em: https://www.gov.br/ans/pt-br/assuntos/prestadores/qualiss-programa-de-qualificacao-dos-prestadores-de-servicos-de-saude-1.
15. Brasil. Agência Nacional de Saúde Suplementar. Dados consolidados do setor. Mapa Assistencial da Saúde Suplementar. Atualizado em 28 de junho de 2022. [Acesso 12 Jul 2022]. Disponível em: https://www.gov.br/ans/pt-br/acesso-a-informacao/perfil-do-setor/dados-e-indicadores-do-setor.
16. Szwarcwald CL, Damacena GN, Souza JPRB, Almeida WS, Malta DC. Percepção da população brasileira sobre a assistência prestada pelo médico. Brasil, 2013. Ciênc. saúde coletiva [Internet]. 2016 Feb [Cited 5 May 2016]; 21(2):339-350. [Acesso 14 Jul 2022]. Disponível em: http://www.scielosp.org/scielo.php?script=sci_arttext&pid=S1413-81232016000200339&lng=en.
17. Instituto de Estudos da Saúde Suplementar (IESS). Variação de Custos Médico-hospitalares. Edição junho de 2022. [Acesso 17 Jul 2022]. Disponível em: https://www.iess.org.br/vcmh/25o-vcmhiess.
18. Instituto Brasileiro de Geografia e Estatística (IBGE). [Internet]. Inflação. IPCA acumulado de 12 meses. [Acesso 17 Jul 2022]. Disponível em: https://www.ibge.gov.br/explica/inflacao.php.
19. Malta DC, Cecílio LCO, Merhy EE, Franco TB, Jorge AO, Costa MA. Perspectivas da regulação na saúde suplementar diante dos modelos assistenciais. Ciência & Saúde Coletiva, 9(2):433-444, [Internet] 2004. [Acesso 18 Jan 2022]. Disponível em: https://www.nescon.medicina.ufmg.br/biblioteca/imagem/1054.pdf.
20. Mendes EV. As redes de atenção à saúde. Brasília: Organização Pan-Americana da Saúde, 2011. [Acesso 13 Jul 2022]. Disponível em: https://bvsms.saude.gov.br/bvs/publicacoes/redes_de_atencao_saude.pdf.
21. Brasil. Agência Nacional de Saúde Suplementar. Resolução Normativa – RN n. 506, de 30 de março de 2022. Institui o Programa de Certificação de Boas Práticas em Atenção à Saúde de Operadoras de Planos Privados de Assistência à Saúde e Revoga as Resoluções Normativas n. 440, de 13 de dezembro de 2018, n. 450, de 06 de março de 2020, e n. 463, de 23 de novembro de 2020. [Acesso 18 Jul 2022]. Disponível em: https://www.ans.gov.br/component/legislacao/?view=legislacao&task=textoLei&format=raw&id=NDE2Ng==.
22. Brasil. Agência Nacional de Saúde Suplementar. Resolução Normativa – RN n. 450, de 06 de março de 2020. Altera a Resolução Normativa – RN n. 440, de 13 de dezembro de 2018, que instituiu o Programa de Certificação de Boas Práticas em Atenção à Saúde de Operadoras de Planos Privados de Assistência à Saúde. [Acesso 18 Jul 2022]. Disponível em: https://bvsms.saude.gov.br/bvs/saudelegis/ans/2020/res0450_12_03_2020.html.
23. Brasil. Agência Nacional de Saúde Suplementar. Resolução Normativa – RN n. 463, de 20 de novembro de 2020. Altera a Resolução Normativa – RN n. 440, de 13 de dezembro de 2018, que institui o Programa de Certificação de Boas Práticas em Atenção à Saúde de Operadoras de Planos Privados de Assistência à Saúde. [Acesso 18 Jul 2022]. Disponível em: https://bvsms.saude.gov.br/bvs/saudelegis/ans/2020/res0463_24_11_2020.html.
24. BRASIL. Agência Nacional de Saúde Suplementar. Manual de Certificação de Boas Práticas em Atenção Primária à Saúde de Operadoras de Planos Privados de Assistência à Saúde. [Acesso 16 Jul 2022]. Disponível em: https://www.ans.gov.br/images/stories/Legislacao/rn/RN_506_-_ANEXO_IV_-_TAMANHO_CORRETO_Conferir_se_houve_altera%C3%A7%C3%A3o.pdf.

25. BRASIL. Agência Nacional de Saúde Suplementar. Carteira de Serviços em Atenção Primária à Saúde de Dezembro de 2018. [Acesso 16 Jul 2022]. Disponível em: https://www.ans.gov.br/images/stories/Legislacao/rn/RN_506_-_ANEXO_-_CARTEIRA_DE_SERVI%C3%87OS_EM_APS.pdf.
26. Brasil. Agência Nacional de Saúde Suplementar. Certificação em Atenção Primária à Saúde. Atualizado em 02 de maio de 2022. [Acesso 18 Jul 2022]. Disponível em: https://www.gov.br/ans/pt-br/assuntos/gestaosaude/programa-de-certificacao-de-boas-praticas-em-atencao-a-saude-1/certificacao-em-atencao-primaria-a-saude-aps.
27. Brasil. Ministério da Saúde. Gabinete do Ministro. Portaria n. 2.436, de 21 de setembro de 2017. Aprova a Política Nacional de Atenção Básica, estabelecendo a revisão de diretrizes para a organização da Atenção Básica, no âmbito do Sistema Único de Saúde (SUS). Brasília. 2017. [Acesso 17 Jul 2022]. Disponível em: https://bvsms.saude.gov.br/bvs/saudelegis/gm/2017/prt2436_22_09_2017.html.
28. Brasil. Presidência da República. Casa Civil. Lei n. 7.498/86, de 25 de junho de 1986. Dispõe sobre a regulamentação do exercício da enfermagem e dá outras providências. [Acesso 18 Ago 2022]. Disponível em: http://www.cofen.gov.br/lei-n-749886-de-25-de-junho-de-1986_4161.html.
29. Ferreira SRS, Périco LAD, Dias VRGF. The complexity of the work of nurses in Primary Health Care. Rev Bras Enferm [Internet]. 2018;71(Supl 1):704-9. [Issue Edition: Contributions and challenges of practices in collective health nursing]. [Acesso 13 Jul 2022]. Disponível em: https://www.scielo.br/j/reben/a/qTVY5r3JLdL8xcTHNf9ZhxF/?format=pdf&lang=pt.
30. Bessa RO. Análise dos modelos de remuneração médica no setor de saúde suplementar brasileiro 2011. [Acesso 18 Jul 2022]. Disponível em: https://bibliotecadigital.fgv.br/dspace/bitstream/handle/10438/8151/61090100005.pdf?sequence=1.
31. Rede de Pesquisa em APS (Org.). Bases para uma Atenção Primária à Saúde integral, resolutiva, territorial e comunitária no SUS: aspectos críticos e proposições. Rio de Janeiro: Abrasco, 2022. [Acesso 16 Ago 2022]; E-Book. 111 p. Disponível em: https://www.abrasco.org.br/site/wp-content/uploads/2021/02/e-book_rede_APS_29_07.pdf.

14

Gestão em Saúde e Gestão do Cuidado na Atenção Primária à Saúde

Janaina dos Reis Tedesco
Marcele Peretto

O que há neste capítulo?

Neste capítulo, é apresentada uma síntese dos principais conceitos de gerenciamento, gestão da saúde e gestão do cuidado na Atenção Primária à Saúde e sua relação com as atividades do enfermeiro. Também se apontam os principais aspectos relativos às habilidades necessárias para a atuação do enfermeiro nesse cenário e os principais desafios enfrentados. Buscando ampliar a aproximação com o tema e oferecer subsídios para os enfermeiros, as autoras compartilham algumas de suas vivências na gestão local de Unidades de Saúde e na gestão da saúde municipal.

Introdução

As mudanças nos processos de trabalho, no âmbito dos serviços de saúde, vêm acontecendo conforme a evolução histórica das políticas públicas do País. Para responderem às necessidades de saúde da população, os trabalhadores da Atenção Primária à Saúde (APS) precisam, muitas vezes, estabelecer uma releitura dos modos de produzir saúde, ressignificando as práticas, o que não é considerado uma tarefa fácil.[1] Nesse sentido, a utilização de tecnologias leves[2] (que são as tecnologias de relações: produção de vínculo, autonomização, acolhimento e gestão de processos de trabalho) pode auxiliar as equipes na produção do cuidado.

A gestão no campo da saúde tem como finalidade otimizar o funcionamento dos serviços de modo a obter o máximo de eficiência (relação entre produtos e recursos empregados), eficácia (alcançar os objetivos estabelecidos) e efetividade (resolução dos problemas identificados),[3] considerando o contexto demográfico, epidemiológico, sociocultural e político-institucional. Isso inclui conduzir e dirigir os sistemas, além de formular políticas; planejar, financiar e contratar serviços; organizar e estruturar a rede em seus diferentes níveis; dimensionar a oferta; e avaliar as ações.[4]

Legalmente, o enfermeiro é o responsável pela gestão dos cuidados realizados pela enfermagem nos serviços de saúde, tanto no meio hospitalar quanto na APS, assumindo historicamente o processo de organização do trabalho com enfoque na promoção da saúde, prevenção de doenças e recuperação da saúde dos indivíduos, famílias e comunidade. Nesse contexto, mais recentemente, tem assumido a função de gestor das Unidades de Saúde (US) e também papel importante na gestão dentro das secretarias de saúde em diversos municípios brasileiros. O enfermeiro, na gestão ou no gerenciamento do cuidado, pretende articular as dimensões gerencial e assistencial no processo de trabalho.[5]

Neste capítulo, abordam-se os conceitos-chave relacionados à gestão em saúde, bem como os principais aspectos que envolvem a gestão do cuidado no âmbito da APS, com destaque ao trabalho desenvolvido pelos enfermeiros nesse contexto. Além disso, salienta-se no processo de formação do enfermeiro o enfoque dado às habilidades consideradas necessárias para desempenhar o papel de gestor e, por fim, os desafios que esses profissionais encontram no exercício dessa função em serviços de APS, contribuindo para a reflexão sobre o tema.

Gestão em Saúde – Aspectos Conceituais e Breve Contextualização

Ao longo da história, a saúde vem sendo produzida de muitos modos e por diversos atores sociais,[6] sendo uma área em permanente estruturação, fundamentalmente conflitiva, de acordo com os sujeitos coletivos em cena. A consolidação efetiva do setor saúde foi gerando novas necessidades para o desenvolvimento das tecnologias de gestão, apoiadas em novos paradigmas gerenciais, já que, com o passar do tempo, os clássicos mostravam-se insuficientes.[7]

Quando se fala em paradigmas clássicos, é marcante a presença das Teorias da Administração – como a Científica de Taylor, a Clássica de Fayol, a Burocrática de Weber, dentre outras – que, desde o final do século XIX e início do século XX até os dias atuais, influenciaram a organização e o gerenciamento dos serviços de saúde, especialmente na enfermagem. Estão entre as heranças dessas teorias: a divisão do trabalho em tarefas; a utilização de manuais de procedimentos, rotinas, normas e escalas; a fragmentação do trabalho; a preocupação com o quantitativo de procedimentos realizados; a hierarquização – técnicos e auxiliares de enfermagem na execução das tarefas, enfermeiros na supervisão e no controle dos processos de trabalho; e a centralização do poder de decisão.[6]

Entretanto, nos modelos contemporâneos de gestão há a indicação de um trabalho articulado e participativo, no qual os profissionais sejam corresponsáveis pelas ações e decisões. No Brasil, com a instituição dos Conselhos de Saúde, das Conferências de Saúde e das Comissões Intergestoras no processo de implantação do Sistema Único de Saúde (SUS), a gestão da saúde começou a se modificar, ampliando o processo de democratização das decisões, compartilhadas entre gestores, trabalhadores e usuários.[1] Ainda assim, a literatura tem indicado que a gestão dos serviços de saúde, com base nas premissas do SUS, continua sendo um desafio,[8] constituindo-se de um processo complexo, em que há o enfrentamento da tensão nos terrenos da política e do processo de trabalho,[7] sendo a gestão uma função, muito mais do que administrativa, também política.[4]

O modelo de gestão em saúde é um meio de organizar os recursos humanos, materiais e financeiros para a prestação ou produção dos serviços de saúde, respondendo aos objetivos, metas, interesses pessoais ou partidários e ideológicos. Dessa forma, não há um modelo ideal ou uma única possibilidade para o sucesso de qualquer organização, pois cada uma tem sua história, sua missão e seus valores – o que a torna única, demandando ações específicas de gestão.[8] Como possibilidades para o enfrentamento dos diversos desafios nesse campo, apresentam-se os modelos de gestão[8] a seguir.

- **Gestão da qualidade:** a qualidade em saúde é exigida como necessidade, comprometendo ainda mais os gestores com ações e programas direcionados a esse fim. Na APS, a Estratégia de Saúde da Família (ESF) se apresenta como um modelo assistencial importante no tocante à melhoria da qualidade dos serviços, pois tem como pontos fortes a ruptura com a lógica taylorista de organização e a gestão do trabalho, ainda que apresente falhas nas condições e na organização. Nesse modelo, a **gestão do cuidado** tem ocupado cada vez mais espaço na agenda dos gestores, profissionais de saúde e usuários, especialmente aqueles inseridos no controle social. As proposições para a melhoria da qualidade estão diretamente ligadas ao papel e à inserção de cada sujeito na gestão e na produção do cuidado. Nesse item, inclui-se também a **gestão da clínica**, definida como a aplicação de tecnologias de microgestão dos serviços, visando assegurar ótimos padrões clínicos, aumentar a eficiência, diminuir o risco para os usuários e profissionais, além de prestar serviços efetivos e de melhor qualidade. Existe, ainda, a proposta da **gestão da clínica ampliada**, em que se compartilha com os usuários os diagnósticos e as condutas envolvidos em seu tratamento, buscando sua participação e sua autonomia.[8]

- **Gestão das Redes de Atenção à Saúde (RAS):** é centrada na organização e na articulação das RAS, que são arranjos organizativos de ações e serviços de saúde, de diferentes densidades tecnológicas, que objetivam promover a integração sistêmica de ações e serviços de saúde para uma atenção contínua integral, de qualidade, responsável e humanizada, além de incrementar o sistema no que se refere ao acesso, à equidade, à eficácia clínica e sanitária e à eficiência econômica.[8]
- **Gestão participativa – cogestão:** é centrada no trabalho em equipe, na construção coletiva entre gestores, trabalhadores e usuários, bem como em colegiados que garantem que o poder seja de fato compartilhado; e marcada pela interação com troca de saberes, poderes e afetos e maior democratização nos processos de decisão. Pretende assegurar a implementação das diretrizes do SUS, garantir a motivação, o estímulo à reflexão e o aumento da autoestima dos profissionais, bem como o fortalecimento do empenho no trabalho, a criatividade na busca de soluções e o aumento da responsabilidade social. Nesse sentido, destaca-se a **Política Nacional de Humanização (PNH) – HumanizaSUS**, que, desde 2003, estabelece diretrizes que atravessam as ações e instâncias do SUS, englobando os diferentes níveis e dimensões da atenção e da gestão. A PNH propõe direcionar estratégias e métodos de articulação de ações, saberes, práticas e sujeitos, a fim de potencializar a garantia de uma atenção integral, resolutiva e humanizada – que valorize os diferentes sujeitos implicados no processo de produção de saúde. Para promover a gestão participativa, vários caminhos podem ser adotados, como: a implementação dos conselhos de gestão participativa (Conselhos Locais de Saúde); contratos de gestão, mesa de negociação permanente e colegiados gestores – tanto dos distritos sanitários e das secretarias de saúde quanto da própria US.[9]

Na década de 1990, antes mesmo da criação da PNH pelo Ministério da Saúde (MS), Gastão Wagner de Souza Campos introduziu o modelo de gestão colegiada ou gestão democrática, centrada em equipes de saúde, pois acreditava ser imprescindível a criação de um modelo que atendesse às mudanças sugeridas pelo SUS.[10] Campos propôs ainda o conceito de cogestão ou de cogoverno, modelo no qual todos decidem, isto é, um processo de negociação permanente, de discussão e de recomposição com outros desejos, interesses e outras instâncias de poder presentes, além dos da gestão.[11] O mesmo autor apresentou o método Paideia ou da Roda,[10] que tem base nos campos da política, do planejamento, da análise institucional e da educação permanente e que apoia a construção e a implementação de sujeitos e de coletivos organizados.

Todavia, em pleno século XXI, existe ainda no cotidiano de muitos serviços de saúde uma gestão pautada em paradigmas mais tradicionais, com o trabalho centralizado na figura do gestor principal, que não atua em processos de gestão participativa e de cogestão, o que não permite a participação da equipe no processo, resultando em situações nas quais a comunicação com seus gestores é tímida, com baixa articulação entre gerenciamento e situações reais, desinteresse e desmotivação dos profissionais, além da fragmentação do processo de trabalho.[12]

Portanto, o modelo de gestão escolhido interfere não apenas na organização de aspectos administrativos, mas também nas relações entre os profissionais, gestores e usuários, bem como nos resultados – produção de cuidados em saúde para a população. O modelo instituído impacta na maneira como os profissionais realizam o seu fazer cotidiano e na assistência prestada.[12]

Não é possível falar de gestão sem pensar em resultados e qualidade do trabalho prestado. Para garantir qualidade em saúde, é necessário combinar autonomia profissional, conhecimento científico e elevado grau de responsabilidade. A participação democrática na gestão e o trabalho clínico apoiado no vínculo seriam modos de organizar serviços em que cada um soubesse suas atribuições com clareza, reforçando essa autonomia, já que os trabalhadores em saúde são, ao mesmo tempo, produto e produtores do sistema de relações em que estão inseridos.[13]

O enfermeiro tem sido uma figura essencial no gerenciamento de serviços de saúde, promovendo uma gestão participativa ao fomentar espaços de troca e discussão de dúvidas e ao coordenar o cuidado – sendo elo mediador entre usuários e profissionais, tanto de sua US quanto dos demais serviços da rede.[12]

De acordo com Matumoto e colaboradores,[14] o trabalho do enfermeiro na APS está pautado em duas vertentes: a) produção do cuidado e gestão do processo terapêutico (gestão do cuidado); e b) atividades de gestão do serviço de saúde, da equipe de enfermagem e do trabalho dos Agentes Comunitários de Saúde (ACS).

A seguir, aborda-se o trabalho do enfermeiro na **gestão do cuidado** (gestão do processo terapêutico) e na **gestão dos serviços** de saúde no contexto da APS, pois ele tem sido um profissional importante nessas duas funções.

Enfermeiro e a Gestão do Cuidado

O cuidado de enfermagem na APS envolve técnicas, tecnologias, procedimentos e ações para a prevenção de agravos, promoção, reabilitação e educação em saúde, e pode ocorrer em diferentes espaços, tanto nas US quanto em visitas domiciliares e em atividades coletivas.[15] Como vimos anteriormente, a PNH nos propõe um olhar direcionado ao cuidado integral, cada vez menos fragmentado, levando em consideração todos os aspectos singulares do indivíduo no processo de produção de saúde.

Nesse sentido, a sistematização da assistência de enfermagem (SAE) é uma ferramenta importante para o cuidado integral, pois organiza o trabalho profissional quanto ao método, pessoal e instrumentos, possibilitando a operacionalização do Processo de Enfermagem (PE), o qual deve ser realizado em todos os ambientes em que ocorre o cuidado profissional de enfermagem,[16] inclusive durante a Consulta de Enfermagem (CE) (ver Capítulo 3 – O Processo de Enfermagem como Fundamento para o Cuidado na Atenção Primária à Saúde), uma das mais importantes atividades privativas do enfermeiro.

O enfermeiro que trabalha na APS tem grande importância como ator social na gestão do cuidado, principalmente por sua habilidade em entender a assistência à saúde de maneira ampliada, destacando-se no processo de qualificação do cuidado.[17] Além disso, tem uma posição fundamental na articulação e na integração das ações do trabalho em equipe para a resolução dos problemas de saúde dos usuários e da comunidade em que atua.[18]

Luiz Carlos Oliveira Cecílio[19] apresenta uma definição de gestão do cuidado em saúde enquanto provimento ou a disponibilização das tecnologias de saúde, em conformidade com as singularidades de cada indivíduo, em diferentes momentos de sua vida, visando seu bem-estar, segurança e autonomia, para seguir uma vida produtiva e feliz. Segundo Cecílio, o cuidado acontece em seis dimensões, sendo que o cuidado integral e a gestão permeiam todas elas, unindo teoria e prática. São elas: individual, familiar, profissional, organizacional, sistêmica e societária.[15,18,19]

A **dimensão individual** remete ao sentir-se responsável pelo autocuidado, à autonomia para a realização das atividades diárias e aos processos de escolha do próprio indivíduo.[19] Nessa dimensão, podemos citar o exemplo do manejo das doenças crônicas não transmissíveis, como hipertensão e diabetes, em que o indivíduo pode participar ativamente das escolhas no estilo de vida, alimentação, prática de atividades físicas e tomada correta da medicação quando necessário, e o enfermeiro atua no gerenciamento, podendo verificar o engajamento do usuário ao seu plano de cuidado e monitorar seu estado de saúde.

Já a **dimensão familiar** engloba o suporte de familiares, amigos e vizinhos, que assumem determinada importância em diferentes momentos da vida,[19] contribuindo para a adesão dos usuários ao tratamento e à reabilitação da saúde, tendo o enfermeiro como um suporte importante para o apoio dos familiares.[18]

A **dimensão profissional** abrange a relação entre profissionais e usuários, exigindo competências técnicas, postura ética e vínculo com o ser cuidado.[19] Na prática assistencial do enfermeiro, essa dimensão se apresenta em atividades como a CE e a aplicação do PE, na prática baseada em evidências, na realização de planos de cuidados, no vínculo com os usuários e na relação com a equipe.[18]

A **dimensão organizacional** está relacionada aos serviços de saúde, no que tange à equipe de trabalho, à coordenação de atividades, à comunicação e à própria função gerencial.[19] Nessa dimensão, reforça-se a importância do enfermeiro em seu trabalho gerencial desempenhando papéis formais – como gestor do sistema de saúde ou coordenador da US – e informais – na prática da liderança, na gestão de conflitos e na articulação com a gestão municipal, com os usuários e com a equipe matricial.[18]

A **dimensão sistêmica** está relacionada às conexões formais, regulares e regulamentadas entre os serviços de saúde, por meio da troca de conhecimentos entre referência e contrarreferência, compondo "redes" ou "linhas" de cuidado, na perspectiva da integralidade, e ocupa-se, também, da programação orçamentário-financeira da saúde.[18,19]

Por fim, a **dimensão societária**, que inclui a sociedade civil e o Estado, cuja disputa determinará as condições de vida da população, especialmente por meio das políticas públicas.[18,19]

Para efetuar a gestão do cuidado integral, o enfermeiro pode utilizar ferramentas de gestão, como indicadores de saúde, planejamento de insumos e recursos humanos, processo de tomada de decisão, entre outras.[15] Na experiência das autoras deste capítulo, que atuam em uma US de um município da região metropolitana de Porto Alegre, o planejamento das ações com base nos indicadores tem se mostrado cada vez mais importante, para além dos números que subsidiam o novo modelo de custeio da APS – o Programa Previne Brasil.[20] Analisar os indicadores de maneira qualitativa gerou mudanças positivas no processo de trabalho e nos fluxos de acolhimento à demanda espontânea e atendimento da equipe, facilitando a gestão do cuidado e impactando, principalmente, na qualidade do acompanhamento dos usuários com Doenças Crônicas não Transmissíveis (DCNT), das gestantes e das crianças menores de dois anos.

Enfermeiro e a Gestão dos Serviços de Saúde

Historicamente, o enfermeiro foi instigado a reagir à evolução tecnológica e social, sendo chamado a buscar conhecimentos e habilidades administrativas, visando a qualidade do cuidado ofertado pela equipe, assim como o alcance de objetivos e metas das instituições.[21]

De acordo com os dispositivos legais da profissão, compete ao enfermeiro:

a) a direção do órgão de enfermagem integrante da estrutura básica da instituição de saúde, pública ou privada, e a chefia de serviço e de unidade de enfermagem;

b) a organização e a direção dos serviços de enfermagem e de suas atividades técnicas e auxiliares nas empresas prestadoras desses serviços;

c) o planejamento, a organização, a coordenação, a execução e a avaliação dos serviços de assistência de enfermagem.[22]

Em 1988, com a criação do SUS, iniciou-se uma discussão sobre o perfil de competências necessárias aos enfermeiros, o que anos mais tarde resultou na aprovação das Diretrizes Curriculares Nacionais para os Cursos de Graduação em Enfermagem (DCENF). De acordo com as DCENF, o enfermeiro deveria ter formação generalista, humanista, crítica e reflexiva, além de desenvolver conteúdos curriculares compreendendo as ciências biológicas e sociais da saúde, as ciências humanas e as ciências de enfermagem, os fundamentos, a administração, o ensino e a assistência. Além disso, considerando a APS como o primeiro nível para toda a organização do SUS, as DCENF também trazem uma definição robusta na abordagem de competências específicas para os enfermeiros, destacando-se a atuação em equipe multiprofissional/interdisciplinar, a integralidade da atenção, a ênfase na promoção à saúde, o foco nos indivíduos, na família e na comunidade e competências para o planejamento em saúde.[23]

Planejar, gerenciar e avaliar as atividades realizadas pela equipe de saúde perpassa as atribuições de todos os profissionais que a compõem,[12] porém comumente os enfermeiros são reconhecidos na APS como gerentes/gestores e muito frequentemente têm ocupado posições de gestão nas US e no sistema como um todo. O que muitas vezes é visto como um "dom natural" dos enfermeiros, na realidade se revela como um reflexo de formação, por ser uma das poucas profissões a desenvolver saberes gerenciais e administrativos durante a caminhada acadêmica.

Dentre as competências gerenciais necessárias aos enfermeiros, pode-se destacar: análise crítica necessária nas tomadas de decisão e no desenvolvimento de autonomia; organização de redes de serviços; realização de planejamento e programação, essencial para a análise situacional e a elaboração de propostas de intervenção; utilização dos sistemas de informação; e aprimoramento dos conhecimentos gerenciais a partir de novas técnicas de gestão.[24]

Na percepção dos enfermeiros participantes de um estudo[12] sobre gerenciamento na ESF, a função inclui planejamento das ações a serem implementadas, coordenação do trabalho da equipe, gestão de recursos materiais e de pessoal. Eles percebem ainda o gerenciamento como um potente instrumento para consolidar o processo de trabalho em saúde, ao passo que possibilita e incentiva a articulação das ações e dos profissionais.

Assim como na percepção dos enfermeiros do estudo citado, as autoras também vivenciam a gestão da equipe como um todo. O cotidiano é permeado pelas ações assistenciais e de supervisão, além de questões administrativas: solicitações de reparo em equipamentos e nas instalações, realização de relatórios mensais (estoque de vacinas, realização de testes rápidos de infecções sexualmente transmissíveis, atividades de ACS e controle dos Programas da Tuberculose e de Combate ao Tabagismo), respostas às ouvidorias realizadas pelos usuários e aos ofícios solicitados pelo Ministério Público, organização das escala de folgas e férias, memorandos para os demais setores da Secretaria Municipal de Saúde, entre outras.

À medida que o trabalho avança, seguem identificando práticas importantes para um gerenciamento mais efetivo, eficaz e eficiente, como: a organização das reuniões semanais de equipe, com pautas, leituras de documentos importantes, discussões de problemas para decisões compartilhadas e estabelecimento da rotina de educação permanente; a utilização de uma comunicação clara e objetiva, tanto com os colegas quanto com a comunidade; e o estímulo ao trabalho compartilhado.

A experiência das autoras também lhes permite afirmar que o gerenciamento da US é um desafio constante, especialmente quando há a necessidade de ser conciliado com a assistência. A alternativa tem sido estimular a permanência do Colegiado de Gestão, a fim de compartilhar as atribuições comuns aos demais membros da equipe, mostrando-se uma fortaleza no enfrentamento das dificuldades e tomadas de decisão. Com isso, tem sido possível dedicarem-se mais às suas atividades privativas.

▪ Habilidades necessárias para o processo gerencial

De acordo com a regulamentação do exercício da enfermagem, são atributos dos enfermeiros em cargos de chefia: coordenação, planejamento, organização e avaliação das atividades de enfermagem – importantes ferramentas para o exercício gerencial.[22] Para estarem preparados para essas funções, as DCENF elencam também as competências e as habilidades gerais a serem desenvolvidas: atenção à saúde, tomada de decisão, comunicação, liderança, administração e gerenciamento e educação permanente.[25]

O trabalho cotidiano de gerenciamento de serviços de APS requer desse profissional não só o dinamismo, mas a capacidade de análise crítica, diálogo e vínculo com a equipe de saúde,[26] além de ter atitudes de cooperativismo, ser observador, comprometido, versátil e paciente.[27]

Dentre as principais habilidades necessárias para o exercício da gestão, a experiência no campo permite destacar: a **liderança**, a **comunicação**, a **tomada de decisão**, a **flexibilidade** e a **capacidade de resiliência**.

Ao longo do tempo, o modelo de gerenciamento adotado pelos serviços de saúde, associado às exigências com relação à qualidade da assistência prestada, impulsionou mudanças que fizeram as instituições optarem por um modelo gerencial com base na quebra das hierarquias tradicionais e ênfase no trabalho em equipe. Desse modo, a **liderança** surgiu como um mecanismo para o alcance das metas e o sucesso da organização de saúde.[28]

As teorias iniciais sobre liderança tinham como foco central a figura do líder e suas características pessoais, comparando atributos entre líderes e não líderes. A liderança comportamental propõe modos específicos, orientados para as tarefas ou para as pessoas – denominados estilo *laissez-faire*, autocrático e democrático. O líder *laissez-faire* é aquele distante da equipe, alheio à tomada de decisão. O autocrático é aquele que não tem ampla participação na equipe, toma atitudes individualmente e delega tarefas a serem executadas. Já o democrático fomenta o trabalho em equipe, toma decisões em grupo, oferece liberdade de escolha quanto à operacionalização dos trabalhos e estimula seus liderados por meio de fatos, elogios ou até mesmo críticas.[29]

Nessa perspectiva, o enfermeiro, enquanto líder, tem a possibilidade de criar alicerces para uma relação em que a distribuição do poder de gestão entre os demais membros da equipe acontece com confiança e respeito. Cabe salientar que o enfermeiro em cargo de gestão, assim como na assistência, deve priorizar uma prática reflexiva e estar em constante análise de sua função e do seu desempenho, visto que apenas o cargo não faz um líder, mas sim seu comportamento e suas entregas; e que estas resultam de um efetivo trabalho em equipe.[21,30] Para conduzir bem esse aspecto, os enfermeiros necessitam dispor de habilidades que favoreçam o enfrentamento e a resolução de conflitos, articulando, orientando e preparando continuamente a equipe para lidar com essas situações. Para isso, as reuniões de equipe e os momentos de educação permanente são essenciais, por serem espaços de diálogo e representarem oportunidade para promover um bom relacionamento, com vistas ao fortalecimento de um gerenciamento mais democrático.[12,31]

A **comunicação** é um recurso eficiente para a manutenção das interações e a cooperação entre profissionais da equipe, pacientes e famílias, sendo facilitadora de um cuidado participativo.[26] É capaz de reunir pessoas em torno de projetos, metas, objetivos e processos de trabalho, para a obtenção de resultados significativos, motivando o grupo e criando um clima de trabalho favorável.[32] Nesse contexto, aparece também a expressão "comunicação assertiva", a qual indica que o gestor precisa comunicar-se com clareza, objetividade, racionalidade, com demonstração de autoconfiança, credibilidade, cordialidade e respeito.[33] Cabe ressaltar que o ato de comunicar-se não é algo simples, pois comumente os indivíduos estão fechados "dentro de si mesmos", tanto pela educação que receberam quanto por relacionamentos conflitantes, por timidez e até mesmo pela fobia social, e essas razões podem interferir na interação dos diferentes grupos sociais.[34]

A **tomada de decisão** implica na análise de situações e resolução de problemas, destacando-se a necessidade de compreensão dos fatores que interferem no processo decisório referente ao desenvolvimento de atividades de planejamento, comunicação, administração de conflitos, negociação, liderança e de como podem influenciar na assistência implementada. Nessa perspectiva, a tomada de decisão em saúde se limita pela capacidade física e intelectual do ser humano, relativa à complexidade em processar todas as informações necessárias, dominar o tempo, resolver as situações e minimizar as incertezas nas organizações.[35]

A **flexibilidade** e a **resiliência** também são qualidades essenciais para um enfermeiro gestor, que pode exercitá-las cotidianamente, seja na vivência dinâmica dos processos ou no enfrentamento às diferentes situações que se apresentam. Ser flexível é ser capaz de adaptar-se, e isso é indispensável para ser resiliente. Tem-se utilizado o conceito de resiliência para denominar a capacidade de um indivíduo, ou de um coletivo, de se construir ou se reconstruir positivamente frente às adversidades, mesmo que num ambiente desfavorável. O indivíduo resiliente é aquele que está em constante processo de renovação e transformação, é um ser proativo e criativo.[27]

O exercício constante para o desenvolvimento dessas habilidades foi fundamental no cotidiano das autoras, que, com o passar do tempo, sentiram-se mais fortalecidas para enfrentar as situações estressoras que se apresentavam no trabalho de gestão das equipes em que atuaram, principalmente com relação à mediação de conflitos das relações entre os demais membros. Afirmam que ainda hoje se utilizam desses recursos, pois entendem que o conhecimento é algo que se constrói diariamente e nunca está pronto.

Condições Necessárias para a Gestão do Trabalho e do Cuidado na Atenção Primária à Saúde

Existem condições que influenciam positivamente na gestão do processo de trabalho em uma US da APS, como: uma boa estrutura física e ambiência; a disponibilidade de equipamentos e insumos; a mobilidade no território; a composição das equipes; o acesso a exames, procedimentos e consultas especializadas; a articulação com a rede de saúde; planos de cargos, carreiras e salários para os trabalhadores; informatização e conectividade; entre outras. Entretanto, existem aspectos que prejudicam diretamente a gestão do trabalho e do cuidado, como a escassez de recursos financeiros, a dificuldade de atrair e fixar profissionais em locais com poucos recursos, a ingerência político-partidária e o perfil inadequado de formação profissional para o trabalho em APS.

Entende-se como necessário que o enfermeiro conheça a realidade epidemiológica e dos serviços de saúde em que atua, bem como o modelo de assistência adotado no município e os recursos disponíveis, além de trabalhar de maneira compartilhada e participativa, envolvendo a comunidade e a equipe nas discussões e no planejamento das ações em saúde. Isso implica promover reuniões, trabalhar em rede, pensar projetos terapêuticos singulares e trabalhar junto ao Conselho Local de Saúde, quando estiver instituído, ou ao menos dialogar com líderes comunitários ou associações de moradores.

É fundamental conhecer os indicadores pactuados nacionalmente, bem como o Plano Municipal de Saúde e o que a Gestão Municipal traçou como objetivos e metas para as equipes de APS. É necessário, também, monitorar os dados e avaliar se os resultados estão sendo atingidos. Nesse processo, o gestor pode utilizar-se de conhecimentos, técnicas e procedimentos que lhe permitam conduzir o funcionamento dos serviços na direção dos objetivos definidos.[3]

Portanto, para o sucesso de suas ações – com vistas a assegurar, recuperar e manter a saúde da população sob sua responsabilidade –, compete às equipes identificarem os problemas de saúde no seu território de abrangência e realizar o planejamento e a programação local das ações de saúde, a fim de estabelecer um plano de intervenção e acompanhar as ações implementadas. O Planejamento Estratégico Situacional (PES) atende aos requisitos exigidos nesse delineamento e deve ser realizado com a participação da população. A riqueza do PES está no processo de análise de determinada realidade: o que facilita a identificação dos problemas no território, o que se almeja alcançar e quais decisões precisam ser tomadas para produzir resultados de acordo com o esperado.[36]

Com relação à gestão do cuidado, podem ser citados dispositivos e instrumentos de apoio (tecnologias leves) que podem contribuir com o trabalho das equipes na produção do cuidado de maneira efetiva, entre eles: a) linhas de cuidado; b) diretrizes clínicas e protocolos; c) projetos terapêuticos singulares; d) prontuários eletrônicos do cidadão; e e) práticas avaliativas e de monitoramento.

As **linhas de cuidado** referem-se aos itinerários que o usuário faz por dentro de uma rede de saúde, que contempla fluxos assistenciais seguros e garantidos, no sentido de atender às suas necessidades de saúde. A APS tem papel importante nessa rede, pois é a ordenadora do cuidado.[37] Além disso, para planejar esse itinerário e definir as necessidades reais de cada usuário, o profissional de saúde precisa conhecer as **diretrizes clínicas e os protocolos** vigentes e desenvolver o seu trabalho a partir deles.[38]

O **projeto terapêutico singular** é o conjunto de ações de cuidado pensados para resolver determinado problema de saúde do usuário, com base em uma avaliação de risco, não apenas clínico, mas também social, econômico, ambiental e afetivo. A partir disso, o trabalhador de saúde vai pactuar o plano de cuidado com cada pessoa, combinar como será desenvolvido o trabalho de equipe no apoio ao autocuidado, os retornos, e orientar, se necessário, o usuário a buscar na RAS os recursos necessários ao atendimento de suas necessidades que não estão disponíveis na APS.[37]

O **prontuário eletrônico do cidadão** é um sistema de *software* que promove suporte ao planejamento e à programação das ações locais, organização de agendas e dos fluxos de atendimento aos usuários. Além disso, permite o compartilhamento de informações entre os profissionais da rede, qualificando a gestão do cuidado.[39]

O **monitoramento** e a **avaliação das ações de saúde** realizadas são fundamentais no processo de gestão dos serviços de saúde. O monitoramento é um processo contínuo de acompanhamento da implementação de ações de saúde, bem como dos resultados obtidos no alcance dos objetivos e metas, por meio dos indicadores definidos no processo de planejamento. A avaliação consiste em fazer um julgamento de valor sobre uma intervenção, para ajudar na tomada de decisão. Avaliar é medir e comparar. É uma ação que, após um ciclo, possibilita aferir o resultado alcançado.

Considerações Finais

As autoras defendem que, para atuar em quaisquer das diferentes instâncias da gestão, é preciso ser consciente para assumir uma função importante, delicada, desafiadora e, por vezes, "indigesta", pois acaba sendo um lugar de diálogos difíceis, cobranças, tensões, sobrecarga de trabalho, em que se lida com indisposições, negociações, conflitos interpessoais e acontecem encontros entre sujeitos de diferentes desejos, interesses, saberes e coeficientes de poder.

Na APS, é impreterível que seus gestores tenham domínio para identificar, por meio de um olhar diferenciado e preciso, todo o contexto que envolve o sistema de saúde. Reforça-se, ainda, que a atuação do enfermeiro, nesse cenário, é bastante ampla, com múltiplas funções e atividades, evidenciando-se a autonomia desse profissional e a maior possibilidade em ampliá-la. Entretanto, trabalhar na gestão traz inúmeras demandas aos enfermeiros, e estes nem sempre contam com conhecimento e habilidades técnicas para enfrentá-las, sendo imprescindível o estudo e o aprimoramento nessa área, seja por meio de educação permanente na própria equipe, ou de cursos de aperfeiçoamento, mestrado e doutorado.

Também entendem que não se pode perder de vista a reflexão frente à importância que o enfermeiro tem ao assumir seu papel como gestor, pois, onde há uma equipe de enfermagem, haverá um enfermeiro gestor – e isto é um fato. Ainda, concordam que a discussão sobre o acúmulo de funções entre a assistência e a gestão deve ser permanente, uma vez que, somente com mais conhecimento, vivências de trabalho e maior maturidade, visualiza-se mais claramente que há diversas outras possibilidades de encarar esse desafio, e acreditam que isso é ser estrategista no processo de gestão. Por fim, consideram fundamentais o trabalho coletivo e a gestão compartilhada para entregar à população cuidados efetivos e de qualidade.

Aspectos-chave

- A gestão no campo da saúde tem como finalidade otimizar o funcionamento dos serviços com o máximo de eficiência, eficácia e efetividade, considerando o contexto demográfico, epidemiológico, sociocultural e político-institucional.
- Em paradigmas clássicos, é marcante a presença das Teorias da Administração, que influenciaram a organização e o gerenciamento dos serviços de saúde em vários aspectos, como a fragmentação e a hierarquização do trabalho, especialmente na enfermagem. Entretanto, nos modelos contemporâneos de gestão, há orientação para um trabalho articulado e participativo, no qual os profissionais sejam corresponsáveis pelas ações e decisões.
- O trabalho do enfermeiro na Atenção Primária à Saúde (APS) está pautado na produção do cuidado e na gestão do processo terapêutico, bem como nas atividades de gerenciamento do serviço de saúde, da equipe de enfermagem e do trabalho dos Agentes Comunitários de Saúde.

- O enfermeiro é figura essencial no gerenciamento de serviços de saúde, porque promove uma gestão participativa ao fomentar espaços de troca e discussão de dúvidas e ao coordenar o cuidado, sendo elo mediador entre usuários e profissionais de saúde, tanto de sua US quanto dos demais serviços da rede.
- O trabalho cotidiano de gerenciamento de serviços de APS requer dinamismo, capacidade de análise crítica, diálogo e vínculo com a equipe de saúde, além de ter atitudes de cooperativismo, ser observador, comprometido, versátil e paciente.
- Dentre as principais habilidades necessárias para o exercício da gestão, destacam-se: a liderança, a comunicação, a tomada de decisão, a flexibilidade e a capacidade de resiliência.
- Na gestão do cuidado em saúde, o enfermeiro utiliza o Processo de Enfermagem enquanto tecnologia de saúde, considerando as singularidades de cada indivíduo, visando seu bem-estar, sua segurança e sua autonomia para seguir uma vida produtiva e feliz.
- Na APS, é impreterível que gestores tenham domínio para identificar, por meio de um olhar diferenciado e preciso, todo o contexto que envolve o sistema de saúde. A atuação do enfermeiro, nesse cenário, é bastante ampla, com múltiplas funções e atividades, evidenciando-se a autonomia desse profissional e a maior possibilidade em ampliá-la.

Referências

1. Tedesco JR. O apoio institucional na atenção básica: um estudo de caso. [Dissertação na internet]. São Leopoldo: Universidade do Vale do Rio dos Sinos; 2013. [Acesso 17 Jul 2022]. Disponível em: http://www.repositorio.jesuita.org.br/handle/UNISINOS/4714.
2. Merhy EE, Chakkour M, Stéfano E, Stéfano ME, Santos CM, Rodrigues RA (Orgs.). Em busca de ferramentas analisadoras das tecnologias em saúde: a informação e o dia a dia de um serviço, interrogando e gerindo trabalho em saúde. *In*: Merhy EE, Onoko R. Agir em saúde: um desafio para o público. 2. ed. São Paulo: Hucitec; 2002. p. 113-150.
3. Tanaka OY, Tamaki EM. O papel da avaliação para a tomada de decisão na gestão de serviços de saúde. Ciênc Saúde Colet. [Internet]. 2012;17(4):821-28. [Acesso 28 Ago 2022]. Disponível em: https://www.scielo.br/j/csc/a/jPGmmcBncYzk36SvwvC3bzj/?format=pdf&lang=pt.
4. Lobato LVC, Giovanella L. Sistemas de Saúde: origens, componentes e dinâmica. *In*: Giovanella L, Escorel S, Lobato LVC, Noronha JC, Carvalho AI (Orgs.). Política e sistema de saúde no Brasil. Rio de Janeiro: Editora Fiocruz; 2012. p. 89-120.
5. Bica MC, Cremonese L, Barreto CN, Rodrigues ALM, Alves FQ. Gerenciamento do cuidado em estratégias saúde da família na percepção de enfermeiros. Rev Enferm UFSM [Internet]. 2020;10(74):1-18. [Acesso 3 Jul 2022]. Disponível em: https://doi.org/10.5902/2179769242518.
6. Matos E, Pires D. Teorias Administrativas e Organização do Trabalho: de Taylor aos dias atuais, influências no setor saúde e na enfermagem. Texto Contexto Enferm [Internet]. 2006;15(3):508-14. [Acesso 28 Ago 2022]. Disponível em: https://doi.org/10.1590/S0104-07072006000300017.
7. Merhy EE. O ato de governar as tensões constitutivas do agir em saúde como desafio permanente de algumas estratégias gerenciais. Ciênc Saúde Colet [Internet]. 1999;4(2):305-14. [Acesso 3 Jul 2022]. Disponível em: https://www.scielo.br/j/csc/a/vWLtrWY4YSbWpJzwG7YrBwz/?format=pdf&lang=pt.
8. Jorge MSB, Leitão IMTA, Sousa FSP, Brilhante APCR, Oliveira ACS (Orgs.). Gestão em Saúde: modelos, desafios e possibilidades. *In*: Silva RM, Jorge MSB, Silva Júnior AG. Planejamento, gestão e avaliação nas práticas de saúde [Internet]. Fortaleza: EdUECE; 2015. p. 249-69. [Acesso 27 Ago 2022]. Disponível em: http://www.uece.br/eduece/wp-content/uploads/sites/88/2013/07/PLANEJAMENTO-GESTAO-E-AVALIACAO-NAS-PRATICAS-DE-SAUDE-EBOOK-548pg.pdf.
9. Ministério da Saúde (BR). Secretaria de Atenção à Saúde. HumanizaSUS: gestão participativa: co-gestão [Internet]. 2. ed. rev. Brasília: Ministério da Saúde; 2009. p. 1-20. [Acesso 27 Ago 2022]. Disponível em: https://bvsms.saude.gov.br/bvs/publicacoes/humanizasus_gestao_participatica_cogestao_2ed.pdf.

10. Campos GWS. Um método para análise e co-gestão de coletivos: a constituição do sujeito, a produção de valor de uso e a democracia em instituições: o método da roda. 3. ed. São Paulo: Hucitec, 2007. Capítulo 4. Método para o Apoio a Coletivos Organizados para a produção: a capacidade de análise e de intervenção. p. 185-213.
11. Campos GWS. O anti-Taylor: sobre a invenção de um método para co-governar instituições de saúde produzindo liberdade e compromisso. Cad Saúde Pública [Internet]. 1998;14(4):863-70. [Acesso 2 Jun 2022]. Disponível em: https://www.scielo.br/j/csp/a/NFSNGnbbPr3DFy89XCbSZLN/?format=pdf&lang=pt.
12. Mateus LC, Condeles PC, Bracarense CF, Parreira BDM, Simões ALA, Goulart BF. Gerenciamento na Estratégia Saúde da Família: percepção de enfermeiros. Rev Enferm UERJ [Internet]. 2021;29(e57262):1-7. [Acesso 24 Jun 2022]. Disponível em: https://docs.bvsalud.org/biblioref/2022/01/1353616/gerenciamento-na-estrategia-pt.pdf.
13. Campos GWS. Subjetividade e administração de pessoal: considerações sobre modos de gerenciar o trabalho em equipes de saúde. *In*: Merhy EE, Onocko R. Agir em saúde: um desafio para o público. 2. ed. São Paulo: Hucitec; 2006. p. 229-66.
14. Matumoto S, Fortuna CM, Kawata LSK, Mishima SM, Pereira MJB. A prática clínica do enfermeiro na atenção básica: um processo em construção. Rev Latino-Am. Enfermagem [Internet]. 2011;19(1):1-8. [Acesso 7 Jun 2022]. Disponível em: https://www.scielo.br/j/rlae/a/cMqtYP4XYqDCyDw94qD4Bhb/?format=pdf&lang=pt.
15. Siewert JS, Rodrigues DB, Malfussi LBH, Andrade SR, Erdmann AL. Gestão do cuidado integral em enfermagem: reflexões sob a perspectiva do pensamento complexo. Rev Min Enferm [Internet]. 2017;21(e1047):1-5. [Acesso 24 Jun 2022]. Disponível em: http://www.dx.doi.org/10.5935/1415-2762.20170057.
16. Conselho Federal de Enfermagem. Resolução n. 358, de 15 de outubro de 2009. Dispõe sobre a Sistematização da Assistência de Enfermagem e a implementação do Processo de Enfermagem em ambientes, públicos ou privados, em que ocorre o cuidado profissional de Enfermagem, e dá outras providências. Diário Oficial da República Federativa do Brasil [Internet]. 2009; Seção 1:1. [Acesso 8 Set 2022]. Disponível em: https://www.jusbrasil.com.br/diarios/911010/pg-179-secao-1-diario-oficial-da-uniao-dou-de-23-10-2009.
17. Ferreira SRS, Périco LAD, Dias VRFG. The complexity of the work of nurses in Primary Health Care. Rev Bras Enferm [Internet]. 2018;71(1):704-9. [Acesso 24 Jun 2022]. Disponível em: http://dx.doi.org/10.1590/0034-7167-2017-0471.
18. Metelski FK, Alves TF, Rosa R, Santos JLG, Andrade SR. Dimensões da gestão do cuidado na prática do enfermeiro na atenção primária: revisão integrativa. Rev Enferm UERJ [Internet]. 2020;28(e51457):1-9. [Acesso 24 Jun 2022]. Disponível em: http://dx.doi.org/10.12957/reuerj.2020.51457.
19. Cecílio LCO. Apontamentos teórico-conceituais sobre processos avaliativos considerando as múltiplas dimensões da gestão do cuidado em saúde. Interface [Internet]. 2011;15(37):589-99. [Acesso 24 Jun 2022]. Disponível em: https://www.scielo.br/j/icse/a/sBcTQJFRbBYmMgwSpNRkSrt/?format=pdf&lang=pt.
20. Ministério da Saúde (BR). Portaria n. 2.979, de 12 de novembro de 2019. Institui o Programa Previne Brasil, que estabelece novo modelo de financiamento de custeio da Atenção Primária à Saúde no âmbito do Sistema Único de Saúde, por meio da alteração da Portaria de Consolidação n. 6/GM/MS, de 28 de setembro de 2017. Brasília: Ministério da Saúde. [Internet]. 2019. Edição: 220. Seção: 1. [Acesso 6 Ago 2022]. Disponível em: https://bvsms.saude.gov.br/bvs/saudelegis/gm/2019/prt2979_13_11_2019.html.
21. Marquis BL, Huston CJ. Integração entre habilidades de liderança e funções administrativas. *In*: Administração e Liderança em Enfermagem: teoria e prática. 4. ed. Porto Alegre: Artmed, 2005; p. 29-41.
22. Conselho Federal de Enfermagem. Lei n. 7.498, de 25 de junho de 1986. Dispõe sobre a regulamentação do exercício da enfermagem e dá outras providências. Diário Oficial da República Federativa do Brasil. [Internet]. 1986. Seção 1:1. [Acesso 24 Jun 2022]. Disponível em: http://www.planalto.gov.br/ccivil_03/leis/L7498.htm.
23. Magnago C, Pierantoni CR. A formação de enfermeiros e sua aproximação com os pressupostos das Diretrizes Curriculares Nacionais e da Atenção Básica. Ciênc Saúde Colet [Internet]. 2020;25(1):704-9. [Acesso 26 Jun 2022]. Disponível em: https://www.scielo.br/j/csc/a/QV8MBZ3YqvMrPLXy9gNCV9w/?lang=pt.
24. Peduzzi M, Aguiar C, Lima AMV, Montanari PM, Leonello VM, Oliveira MR. Ampliação da prática clínica da enfermeira de Atenção Básica no trabalho interprofissional. Rev Bras Enferm [Internet]. 2019;72(1):114-21. [Acesso 24 Jun 2022]. Disponível em: https://www.scielo.br/j/reben/a/gWx6FSpL6DMHm7n9nwXXZNf/?format=pdf&lang=pt.
25. Conselho Nacional de Educação. Resolução CNE/CES n. 3, de 7 novembro de 2001. Diário Oficial da União [Internet]. 2001. [Acesso 24 Jun 2022]. Disponível em: http://www.cofen.gov.br/wpcontent/uploads/2012/03/resolucao_CNE_CES_3_2001Diretrizes_Nacionais_Curso_Graduacao_Enfermagem.pdf.

26. Silva GTR, Varanda PAG, Santos NVC, Silva NSB, Salles RS, Amestoy SC et al. Gestão e liderança na percepção de enfermeiros: um caminhar à luz da burocracia profissional. Esc Anna Nery [Internet]. 2022;26(e20210070):1-9. [Acesso 7 Jun 2022]. Disponível em: https://www.scielo.br/j/ean/a/vWSnBFg6kNhy3Dyr4hDWrYL/?format=pdf&lang=pt.
27. Fernandes JC. Educação permanente em saúde: estratégia para o fortalecimento de competências gerenciais dos enfermeiros de unidades básicas de saúde. [Dissertação na internet]. Niterói: Escola de Enfermagem Aurora de Afonso Costa, Universidade Federal Fluminense; 2017. [Acesso 17 Jul 2022]. Disponível em: https://app.uff.br/riuff/bitstream/handle/1/5934/Josieli%20Cano%20Fernandes.pdf?sequence=1&isAllowed=y.
28. Ribeiro M, Santos SL, Meira TGBM. Refletindo sobre liderança em enfermagem. Esc. Anna Nery R Enferm [Internet]. 2006.abr;10(1):109-15. [Acesso 17 Ago 2022]. Disponível em: https://doi.org/10.1590/S1414-81452006000100014.
29. Chiavenato I. Teoria das Relações Humanas. In: Introdução à teoria geral da administração: uma visão abrangente da moderna administração das organizações. 10. ed. rev. e atual. São Paulo: Atlas, 2020; p. 67-91.
30. Castilho ALR, Padilla MER, Hernández DG. Autoavaliação e avaliação nos estilos de liderança dos gestores de Enfermagem. Rev Latino-Am. Enfermagem [Internet]. 2021;29(e3393):2-10. [Acesso 17 Jun 2022]. Disponível em: https://doi.org/10.1590/1518-8345.3435.3393.
31. Camelo SHH, Soares MI, Chaves LDP, Rocha FLR, Silva VLS. Enfermeiros gerentes de um hospital de ensino: formação profissional, responsabilidades e desafios. Rev Enferm UERJ [Internet]. 2016;24(3):e11637:1-6. [Acesso 24 Jun 2022]. Disponível em: https://www.e-publicacoes.uerj.br/index.php/enfermagemuerj/article/view/11637.
32. Souza IB, Tenório HAA, Junior ELG, Santos RFEP, Correia DS, Viana LS et al. Gestão e Gerenciamento de Enfermagem: Perspectiva de Atuação do Discente. Rev Enferm UFPE [Internet]. 2019;13(e240535):1-10. [Acesso 17 Jun 2022]. Disponível em: https://periodicos.ufpe.br/revistas/revistaenfermagem/article/view/240535.
33. Primo FV, Bucci S. Comunicação Assertiva como Recurso da Inteligência Emocional no Ambiente Corporativo. Empreendedorismo, Gestão e Negócios [Internet]. 2020;9(9):275-90. [Acesso 27 Jun 2022]. Disponível em: https://fatece.edu.br/arquivos/arquivosrevistas/empreendedorismo/volume9/Fabiana%20Valerio%20Primo;%20Steffano%20Bucci.pdf.
34. Santos DJ, Henriques SH, Leal LA, Soares MI, Chaves LDP, Silva BR. A competência relacional de enfermeiros em unidades de centros cirúrgicos. Rev Enferm UERJ [Internet]. 2020;28(e51314):1-7. [Acesso 27 Jun 2022]. Disponível em: https://www.e-publicacoes.uerj.br/index.php/enfermagemuerj/article/view/51314/35195.
35. Saraiva IRA, Viana APG, Monteiro VCM, Belarmino AC, Morais JMO, Ferreira JAR. Tomada de decisão na gerência em Atenção Primária à Saúde: percepção de enfermeiros. Rev APS. [Internet]. 2020;23(3):640-55. [Acesso 7 Jun 2022]. Disponível em: https://periodicos.ufjf.br/index.php/aps/article/view/31058/22914.
36. Lacerda JT, Botelho LJ, Colussi CF (Orgs.). Planejamento na atenção básica. Florianópolis: Especialização Multiprofissional na Atenção Básica – Modalidade à Distância. Universidade Federal de Santa Catarina; 2016 [Internet.] [Acesso 18 Out 2022]. Disponível em: https://unasus.ufsc.br/atencaobasica/files/2017/10/Planejamento-na-Aten%C3%A7%C3%A3o-B%C3%A1sica-ilovepdf-compressed.pdf.
37. Franco TB, Franco CM. Linhas de cuidado integral: Uma proposta de organização da rede de saúde. [Internet]. 2012. [Acesso 7 Ago 2022]. Disponível em: https://dms.ufpel.edu.br/sus/files/media/Linha-cuidado-integral.pdf.
38. Ministério da Saúde (BR). Protocolos clínicos e diretrizes terapêuticas: volume 3. Brasília: Ministério da Saúde. [Internet] 2014. 604 p. [Acesso 17 Ago 2022]. Disponível em: https://bvsms.saude.gov.br/bvs/publicacoes/protocolos_clinicos_diretrizes_terapeuticas_v3.pdf.
39. Ministério da Saúde (BR). E-SUS atenção básica: manual do sistema com prontuário eletrônico do cidadão PEC (versão 3.1). Brasília: Ministério da Saúde. [Internet]. 2018. [Acesso 17 Ago 2022]. Disponível em: http://aps.saude.gov.br/ape/esus/manual/.

PARTE 2

Atuação do Enfermeiro nas Necessidades em Saúde da População na Atenção Primária à Saúde

15

O Acolhimento da População na Atenção Primária à Saúde

Lisiane Andréia Devinar Périco
Scheila Mai

O que há neste capítulo?

Neste capítulo, foram sistematizados conhecimentos relacionados aos temas acolhimento e organização dos serviços no contexto da Atenção Primária à Saúde (APS), desenvolvidos na perspectiva de contribuir para a melhoria do acesso e da assistência à saúde da população. O capítulo oferece subsídios para o enfermeiro realizar o acolhimento na APS, orientado pela integralidade e para o exercício profissional que promova o cuidado à saúde das pessoas que demandam espontaneamente os serviços. Contém informações que subsidiam a realização do Processo de Enfermagem no acolhimento em serviços de APS.

Introdução

Acolher, em todas as suas dimensões conceituais, é ato inerente ao exercício do trabalho em saúde, em especial ao da enfermagem, porque para cuidar bem é necessário acolher bem. O acolhimento assume um papel de destaque nas políticas sanitárias públicas do País, sendo valorizado como dimensão importante do trabalho em saúde, motivado principalmente pela Política Nacional de Humanização (PNH) do Ministério da Saúde (MS).[1]

A prática do acolhimento como uma tecnologia do cuidado nos serviços de saúde tem sido estimulada e exercida no cotidiano das equipes, visando contribuir para melhorar a experiência de acesso e a resolutividade das demandas das pessoas aos serviços. Nesse contexto, a atuação profissional do enfermeiro no acolhimento também tem sido repensada e (re)construída, tanto pelos trabalhadores como pela população usuária dos serviços, pelos órgãos de representação profissional e gestores institucionais, em uma perspectiva que busca contemplar a integralidade do cuidado em saúde, a efetivação do exercício profissional, os interesses das populações assistidas e os das instituições que oferecem serviços de saúde.

Considerações Gerais sobre Acolhimento

Genericamente, o acolhimento é conceituado como uma prática presente em todas as relações de cuidado, nos encontros reais entre trabalhadores de saúde e usuários, nos atos de receber e escutar as pessoas, podendo acontecer de maneiras variadas;[2] não como algo que acontece apenas em determinado espaço físico, mas sim como uma postura profissional (ser acolhedor), que deve ser valorizada pela política institucional.

O MS[2] apresenta três concepções associadas ao termo:

a) O acolhimento como postura, atitude e tecnologia de cuidado.

b) O acolhimento como mecanismo de ampliação e facilitação do acesso.

c) O acolhimento como dispositivo de (re)organização dos processos de trabalho em equipe, capaz de provocar mudanças nos modos de organização das equipes, nas relações entre os trabalhadores e destes com os usuários e nos modos de cuidar.

Conforme a PNH,[1] o acolhimento é uma ação tecnoassistencial (tecnologia) que pressupõe mudanças na relação profissionais-usuários, por meio de parâmetros técnicos, éticos, humanitários e de solidariedade, e que reconhece o usuário como sujeito e participante ativo na produção de sua saúde. O acolhimento é um modo de operar os processos de trabalho em saúde.[3] A evolução do acolhimento para tecnologia do cuidado, como parte de organização do trabalho em saúde e estratégia de melhoria de acesso, pode se dar em etapas, à medida que vão se aperfeiçoando os aspectos conceituais e as características dos processos organizativos de uma equipe de saúde da Atenção Primária à Saúde (APS). Sua efetivação depende de um constante processo de discussão, organização e ressignificação em equipe sobre o que é preciso para que o acolhimento se torne uma tecnologia utilizada no cotidiano dos serviços de APS.[4]

Necessidades, Problemas e Demandas em Saúde

Apesar da existência de formas cientificamente fundamentadas para definição objetiva das necessidades de saúde e das maneiras de lidar com elas, é preciso entender que a ciência e os profissionais de saúde não são os únicos definidores de necessidades, pois a pessoa também define o que é necessidade de saúde para si mesma, podendo apresentá-la enquanto demanda ao serviço de saúde.[2] Como abordado no Capítulo 10 – A Vigilância da Saúde na Atenção Primária, é importante caracterizar que as necessidades, os problemas e as demandas em saúde constituem noções amplas (por considerarem componentes sociais e humanos para além das questões biológicas) e conexas (na medida em que as necessidades traduzem, de alguma maneira, os problemas e transformam-se em demandas quando levadas pelas pessoas aos serviços de saúde, sempre de modo singular). Cabe ao serviço de saúde utilizar tecnologias que permitam escutá-las, acolhê-las, reconhecê-las como legítimas e problematizá-las para oferecer um retorno adequado e satisfatório, pois a saúde constitui uma necessidade permanente e atemporal; são as mediações para sua satisfação que mudam historicamente.[5]

Acolhimento como tecnologia para ampliação da escuta qualificada na Atenção Primária à Saúde

O aspecto conceitual abordado neste capítulo tem, como "acolhimento atitude", a postura que está presente em todas as relações de cuidado e, como "acolhimento atividade", a referência a uma série de atos e modos que constituem o processo de trabalho das equipes de saúde da APS, como tecnologia de cuidado, sabendo que ambas estão simbioticamente interligadas.

A APS lida com situações diversas, que exigem diferentes tipos de esforços e conhecimentos de suas equipes, compostas por profissionais de diferentes núcleos de formação para contemplar as diversas possibilidades de respostas para essas necessidades. Essa complexidade se caracteriza pela exigência de se considerar, todo tempo e de acordo com cada situação, as dimensões orgânica, subjetiva e social do cuidado no processo de saúde-doença, para que as ações possam ser efetivas.[2]

Vários tipos de demandas podem ser acolhidas e atendidas na APS utilizando-se modalidades de tecnologias leves (conhecimentos), leves-duras (protocolos) e duras (materiais, equipamentos), que podem e devem estar disponíveis nesse tipo de serviço.[2,6] Quando se entende que o acolhimento implica em prestar uma assistência com resolutividade e responsabilização, existe uma interligação na perspectiva de compreender que o acolhimento é a humanização da assistência, mas que também poderá ser uma etapa do processo de trabalho, utilizada para melhorar o acesso aos serviços de saúde.

Na APS, observa-se que o acolhimento pode ser entendido como uma prática em que se realizam as ações de forma humanizada e, também, como um modo de operar os processos de trabalho em saúde, de maneira a acolher a todos que procuram os serviços, efetivar uma escuta qualificada das demandas apresentadas, estabelecer vínculos e orientar e/ou encaminhar, quando necessário, para outros dispositivos de rede intra e intersetorial para a continuidade do cuidado de forma integral.[3] Por isso, o acolhimento é um dispositivo potente de ampliação e facilitação do acesso e da resolutividade dos serviços de APS.

No cotidiano da APS, o acolhimento pode restabelecer o princípio da universalidade. Além de ampliar e qualificar o acesso, produz mudanças no processo de trabalho, na gestão do cuidado e no modelo de atenção.[9] Nesse sentido, desafia uma prática técnico-assistencial que perpassa o modelo biomédico, que visa ir além da triagem e reforça a necessidade contínua de reflexão para modelos de atenção que protagonizam o sujeito sobre o agir em saúde.[10]

Entretanto, muitas vezes os serviços de saúde se organizam para atender as pessoas por ordem de chegada e fazem uma triagem para priorizar situações mais graves ou para indicar a necessidade de procura de outro recurso para obter a resposta desejada, sem uma escuta qualificada. Em outras palavras, as pessoas apresentam suas demandas ao serviço, que encaminha o atendimento conforme disponibilidade, preparo, interesse ou mesmo a "pressão" que recebem dos usuários. O significado da palavra "triagem" remete a fazer uma seleção, a separar algo de um grupo ou conjunto, a realizar escolhas. Apesar de a realização da triagem permitir a priorização de um atendimento necessário, não apresenta o caráter abrangente e integral que o acolhimento preconiza. Serviços de APS deveriam aperfeiçoar seus processos de triagem para processos de acolhimento, menos focados em problemas e mais focados nas pessoas.

Para implantar práticas e processos de acolhimento visando melhorar o acesso e a acessibilidade dos usuários, além de oferecer a qualificada escuta dos profissionais, são necessários arranjos organizacionais (modelagens de acolhimento) que se adaptem à demanda real de cada situação.[2]

O Quadro 15.1 apresenta como a prática do acolhimento pode ampliar a atenção aos problemas e necessidades em saúde da população em comparação com o modelo mais restritivo, que utiliza triagem no acesso, à medida que ocorre um aumento no conjunto de ações que são ofertadas pelas equipes de saúde da APS, provocadas por essa prática.

QUADRO 15.1 **Demandas frequentes, ações usualmente ofertadas na restrição de acesso por triagem e qualificação e ampliação das ações ofertadas em APS com uso do acolhimento.**

Demanda	Ações ofertadas com restrição no acesso	Acolhimento como dispositivo de qualificação e ampliação do acesso
▪ Condições agudas ▪ Condições crônicas agudizadas ▪ Condições gerais e inespecíficas ▪ Condições crônicas não agudizadas ▪ Enfermidades ▪ Pessoas hiperutilizadoras ▪ Administrativas ▪ Atenção preventiva ▪ Atenção domiciliar ▪ Autocuidado apoiado	▪ Triagem ▪ Consultas médicas ▪ Consultas de Enfermagem ▪ Consulta odontológica ▪ Trabalhos em grupo e palestras ▪ Vacinação ▪ Procedimentos em geral ▪ Visitas domiciliares ▪ Dispensação de medicamentos ▪ Solicitação, coleta ou realização de exames ▪ Fornecimento de atestados de saúde	▪ Escuta qualificada e ampliada ▪ Avaliação/estratificação de risco e de vulnerabilidades ▪ Consultas médicas ▪ Consultas de Enfermagem ▪ Consulta odontológica ▪ Grupos terapêuticos ▪ Educação popular & Educação em saúde com estímulo ao autocuidado ▪ Vacinação ▪ Rastreamento de doenças ▪ Atenção domiciliar ▪ Dispensação de medicamentos ▪ Solicitação, coleta ou realização de exames ▪ Fornecimento de atestados de saúde ▪ Atendimentos compartilhados/ discussões de casos/matriciamento apoiado ▪ Elaboração de projetos terapêuticos singulares ▪ Práticas integrativas em saúde ▪ Encaminhamento para rede intrasetorial e intersetorial

Fonte: Adaptado pela autoria de CONASS, 2015[7]; e Governo do Distrito Federal, 2018[8].

Modelagens de acolhimento no processo de trabalho em Atenção Primária à Saúde

Pela natureza de seu trabalho, todos os profissionais de saúde fazem (ou deveriam fazer) acolhimento. Entretanto, as portas de entrada dos serviços de saúde podem exigir a organização dos profissionais para o primeiro contato do usuário com o serviço. De qualquer modo, é equivocado restringir a responsabilidade pelo ato de acolher a qualquer trabalhador ou categoria profissional isoladamente, pois o acolhimento não se reduz a uma etapa, nem a um lugar ou uma pessoa. É necessário, também, organizar o processo de trabalho da equipe de APS em fluxos e atividades para que todas as ações necessárias possam ser realizadas de maneira qualificada e simultânea (acolhimento atividade, consultas agendadas, consultas marcadas no dia, grupos educativos etc.).[2]

O principal papel de quem faz a primeira escuta é organizar o acesso dos usuários que buscam a Unidade de Saúde (US) de maneira espontânea. No primeiro contato, as pessoas devem ser informadas a respeito do processo de trabalho da equipe e do fluxo do cuidado do usuário na demanda espontânea. O profissional deve esclarecer a possibilidade de diferentes tempos de espera e de manejo de cada caso, considerando o processo de avaliação de risco e vulnerabilidades.[11]

Giordani e colaboradores[4] publicaram em 2020 uma revisão sistemática e metassíntese sobre o tema "Acolhimento na Atenção Primária à Saúde", identificando que existem contradições e dúvidas quanto à necessidade de participação de todos os trabalhadores de saúde no processo de acolher o usuário, mas considerando que o acolhimento, quando exercido por todos esses profissionais, permite que o espaço dos serviços seja campo de práticas e saberes compartilhados. O acolhimento, segundo os autores, é uma nova tecnologia de trabalho, que se situa no âmbito da denominada micropolítica do trabalho em saúde, na qual o processo de trabalho se torna passível de discussão coletiva e de reorientações, permitindo a efetiva autogestão de trabalhadores e a construção da autonomia dos usuários.[4]

Não existe uma única e melhor forma de acolher a demanda espontânea nos serviços de saúde, pois existem diferentes possibilidades de modelagens, cuja experimentação pode propiciar tanto o ajuste à realidade de cada US como o protagonismo dos trabalhadores na implementação do acolhimento.[2] Acolhimento não pode ser uma ferramenta metodológica e protocolar pré-pronta; precisa ser inventado e reinventado em cada serviço, para resolver conflitos e contradições, e constituir um espaço privilegiado de diálogo entre profissional e usuário, na busca pela superação do modelo biomédico.[12]

A lógica dos arranjos organizacionais deve supor que os trabalhadores encarregados de escutar demandas que surgem sem agendamento prévio precisam ser capazes de:[2] a) analisar as demandas (muitas vezes trazidas como problemas pelos usuários); b) identificar riscos e analisar vulnerabilidades; c) ter clareza das ofertas de cuidado existentes na US; d) dialogar com outros colegas; e e) apresentar algum grau de resolutividade e respaldo para acionar as ofertas de cuidado em tempos e modos que considerem a necessidade dos usuários. Como modo de apoiar o desenvolvimento e a realização dessas habilidades, intensifica-se a importância da adaptação e/ou instituição de fluxos e protocolos institucionais para subsidiar a prática de quem está realizando a escuta inicial. Ressalta-se que o processo de acolhimento deve ser desenvolvido de maneira solidária por parte de toda a equipe de saúde no cotidiano de trabalho,[2] com profissionais envolvidos com a primeira escuta de pessoas e de suas necessidades e profissionais realizando a "retaguarda" dessa "linha de frente" e promovendo as respostas necessárias. O acolhimento deve servir como principal orientador dos fluxos e da organização das diversas atividades de uma equipe de saúde de APS.

Enfermagem no Acolhimento da Demanda Espontânea na Atenção Primária à Saúde

No cotidiano de trabalho dos serviços de APS que utilizam acolhimento como tecnologia de cuidado, observa-se que frequentemente o enfermeiro e a equipe de enfermagem têm assumido a linha de frente e inovado ao oferecer uma grande disponibilidade e mobilização dos seus profissionais para enfrentar o desafio de receber e atender as pessoas e às suas demandas. Considerando que as várias possibilidades de modelagens do acolhimento exigem, também, uma variabilidade nas formas de atuação dos profissionais, o Quadro 15.2 descreve as possibilidades sugeridas pelo MS,[2] destacando as formas de atuação indicadas para a enfermagem nas diferentes modelagens.

QUADRO 15.2	Diferentes modelagens de acolhimento e formas de atuação dos profissionais de enfermagem.
a) **Acolhimento feito pela equipe de referência do usuário:** poderá o enfermeiro de cada equipe realizar a primeira escuta, atendendo à demanda espontânea da população residente na sua área de abrangência e, também, os seus usuários agendados, ou mais de um profissional estará simultaneamente realizando a primeira escuta dos usuários de sua área de abrangência, organizando o acesso dos usuários em determinado momento e, posteriormente, assumindo suas demais atribuições. Em algumas equipes, o enfermeiro realiza a primeira escuta do acolhimento até determinada hora, a partir da qual desempenha outras atribuições, passando a primeira escuta do acolhimento a ser realizada pelo técnico de enfermagem e ficando o enfermeiro na retaguarda	
b) **Acolhimento feito por uma equipe a cada dia:** em unidades com mais de uma equipe, o enfermeiro e/ou técnico de enfermagem de determinada equipe ficam na linha de frente do acolhimento, atendendo os usuários que chegam por demanda espontânea de todas as áreas/equipes da unidade. Os demais integrantes da(s) equipe(s) ficam, de maneira organizada, na retaguarda	
c) **Acolhimento misto (equipe de referência do usuário + equipe de acolhimento do dia):** em unidades com mais de uma equipe, onde se estipula determinada quantidade de usuários ou horário definido, o enfermeiro de cada equipe acolhe a demanda espontânea da sua área, bem como uma quantidade de casos agudos encaminhados pelo acolhimento do dia, e o médico de cada equipe atenderá os pacientes de sua área durante o turno. Nessa modalidade, cada um dos enfermeiros fica, a cada dia, sem atendimentos agendados, para atender à demanda espontânea de todas as áreas	
d) **No primeiro momento do funcionamento da unidade:** toda a equipe (incluindo o enfermeiro e os técnicos de enfermagem) se reúne com os usuários que vieram à US por demanda espontânea e, nesse espaço coletivo, fazem-se escutas e conversas com eles (se necessário ou mais apropriado, essa escuta é feita num consultório)	

Fonte: Adaptado pela autoria de MS, 2013[2].

Dificuldades e Conflitos no Exercício do Trabalho no Acolhimento

A recepção das US sempre foi considerada um lugar onde aparecem muitas situações geradoras de estresse que dificultam o trabalho. Tradicionalmente, a recepção se tornou um lugar de conflitos, no qual não era difícil encontrar relatos ou presenciar agressões verbais e físicas, porque se de um lado existia um usuário que entendia que sua queixa era urgente e devia ser atendida dessa forma, de outro havia um trabalhador de saúde que não dispunha de possibilidades de ofertas ou não conseguia enxergá-las.[12]

Receber as pessoas, conhecer e compreender suas demandas, dialogar e oferecer oportunidades de cuidado pode ser uma experiência muito satisfatória para o profissional de saúde. A possibilidade de a experiência ser vivenciada como difícil, mas gratificante, está diretamente associada ao grau de aperfeiçoamento da organização dos serviços de saúde visando à melhoria de acesso. Para tanto, torna-se necessário um alinhamento conceitual para clarear a concepção de acolhimento e permitir novos arranjos organizacionais com base nessa concepção, com o objetivo de eliminar conflitos entre profissionais, gestores e a população que utiliza os serviços de saúde.

Milagres e colaboradores[13] publicaram um estudo sobre a atuação dos enfermeiros no acolhimento à demanda espontânea em US da Equipe de Saúde da Família (ESF), o qual possibilitou identificar a compreensão das enfermeiras sobre o acolhimento que acontece dentro das unidades nas quais elas trabalham e conhecer diferentes aspectos associados ao desenvolvimento da ação de acolher a população naqueles locais. A pesquisa evidenciou que, apesar de terem conhecimento sobre o assunto, as enfermeiras não conseguiam organizar o acolhimento no seu cotidiano conforme preconizado, em razão de dificuldades como estrutura física inadequada e grande demanda espontânea, que prejudicavam, especialmente, o atendimento e a escuta ao usuário.[13]

Para minimizar as dificuldades relacionadas à área física, é importante prover um espaço físico adequado para a realização do acolhimento. Alocar espaços minúsculos, sem ventilação adequada e sem privacidade, ou improvisar o uso de salas já destinadas a outras atividades de forma simultânea, gera tensão, desconforto, riscos e impede que as pessoas e os profissionais vivenciem uma experiência agradável e satisfatória no momento do acolhimento. Segundo o MS,[2] é importante garantir espaços mais reservados para escuta e identificação de riscos, porque o limiar de dor e o modo de manifestação de sofrimento variam entre as pessoas e há situações em que a exposição pública do motivo da procura intimida ou desrespeita os usuários.

Outras dificuldades são referentes à organização dos processos de trabalho, à falta de apoio no que se refere à retaguarda em equipe e ao sistema de referência e contrarreferência para as ações que deverão ser realizadas após a qualificação da demanda apresentada. Nessas situações, o profissional de saúde se vê desamparado para dar o seguimento necessário e sente-se isoladamente responsável por dar uma resposta, que muitas vezes pode extrapolar sua competência profissional. A solução desses problemas perpassa pela incorporação do acolhimento como uma atividade de responsabilidade de toda a equipe da APS.

Quanto às dificuldades relacionadas aos profissionais, um fator que pode contribuir muito para a vivência no acolhimento ser considerada uma tarefa difícil está na deficiência do treinamento para a atividade, na falta de competência técnica para acolher e resolver de maneira assertiva as demandas e nos aspectos legais do exercício profissional. Nessas situações, atividades de educação permanente e uso de protocolos podem gerar mais segurança e satisfação com a realização do acolhimento, porque pode potencializar seu caráter resolutivo.

Além disso, para além da proposta de humanização e muitas vezes visando, prioritariamente, eliminar o "estrangulamento" da capacidade instalada e desafogar os serviços, as instituições de saúde têm implementado acolhimento e triagem, com ou sem classificação de risco,[14,15] sem muita clareza conceitual ou com distorções provocadas por interesses econômicos e políticos, gerando uma imposição de realização e uma atividade sem o devido propósito, desvirtuando o caráter original de facilitação de acesso e impondo ao serviço de APS também a realização de atividades pertinentes aos níveis secundário e terciário de atenção à saúde.

Para que o acolhimento seja qualificado e resolutivo, os enfermeiros terão que buscar na teoria e na prática as melhores maneiras de aplicá-lo, tornando sua realização um fazer humanizado, com uma escuta cuidadosa e ao mesmo tempo ampliada, valorizando a subjetividade de cada usuário e certificando o direito a um atendimento digno e adequado.[13]

Consulta de Enfermagem para o Acolhimento na Atenção Primária à Saúde

Como citado anteriormente, a realização do acolhimento como prática de humanização e como dispositivo para qualificar/ampliar o acesso não é prerrogativa exclusiva de nenhum profissional, devendo ser prática assumida por toda a equipe.

Na definição do papel de cada membro da equipe na modelagem de acolhimento escolhida pela gestão do serviço e equipe de saúde, deve-se considerar as atribuições de cada um dos profissionais da equipe de APS, conforme disposições legais que regulamentam o exercício de suas respectivas profissões, salientando-se as atribuições comuns a todos eles.[2]

O acolhimento ao usuário deverá ocorrer durante todo o período de funcionamento da US, por qualquer um de seus profissionais, sempre buscando otimizar as agendas destes.

O enfermeiro é frequentemente reconhecido pelas equipes e por gestores da saúde como um profissional que apresenta as características referenciadas pelo MS[2] para o trabalho no acolhimento: a) capacidade de análise; b) clareza das ofertas de cuidado; c) possibilidade de diálogo; d) resolutividade; e e) respaldo para acionar as ofertas de cuidado em tempos e modos.

Nesse sentido, é frequente que o enfermeiro realize Consulta de Enfermagem (CE) para acolher a população em serviços de APS.

Assim, para ampliar a reflexão sobre o tema, apresenta-se o Quadro 15.3, com a descrição de diferentes modos de inserção do enfermeiro no processo de acolhimento, diante das diversas possibilidades de organização, a qual deverá considerar a realidade de cada território e equipe.

QUADRO 15.3	Diferentes possibilidades de inserção do enfermeiro na organização do acolhimento, considerando a realidade de cada território e equipe.

1. O enfermeiro de cada equipe realiza a primeira escuta, atendendo à demanda espontânea da população residente na sua área de abrangência, bem como os usuários agendados. Nessa situação, o enfermeiro tem sua agenda intercalada com espaços de escuta em que faz a classificação de risco das demandas; e o médico faz a retaguarda para os casos agudos da sua área e também atende os usuários agendados
2. Mais de um profissional (p. ex., enfermeiro e médico) simultaneamente realizam a primeira escuta dos usuários e organizam o acesso em determinado momento e, posteriormente, assumem suas demais atribuições
3. O enfermeiro realiza a primeira escuta e classificação de risco e vulnerabilidades até determinada hora; e, a partir de determinado horário, desempenha outras atribuições
4. A primeira escuta do acolhimento é realizada pelo técnico de enfermagem e/ou outro profissional da equipe multiprofissional, estando o enfermeiro e o médico na retaguarda
5. Em unidades com mais de uma equipe, o enfermeiro e/ou técnico de enfermagem de determinada equipe ficam na linha de frente do acolhimento, durante um turno e/ou o dia todo, atendendo os usuários que chegam por demanda espontânea de todas as áreas/equipes da unidade. Há um médico e um enfermeiro da equipe que ficam responsáveis pela retaguarda das demandas provenientes da escuta
6. Em unidades com mais de uma equipe, também é possível que a equipe multiprofissional acolha usuários, independentemente da área, e os encaminhe para o médico e/ou enfermeiro da equipe de referência
7. Todos os profissionais da equipe ficam com suas agendas voltadas para as demandas espontâneas
8. Cada técnico e/ou enfermeiro e/ou outros integrantes da equipe acolhem os usuários de sua área adscrita em horário predeterminado (esse não é o modelo mais indicado na literatura, pois restringe o acesso a determinados horários)

Fonte: Adaptado pela autoria de Governo do Distrito Federal, 2018[8].

Algoritmo da Consulta de Enfermagem no "Acolhimento Atividade" na Atenção Primária à Saúde

A realização pelo enfermeiro da CE como uma atividade para o acolhimento da população em serviços de APS é uma ação complexa e que pode se beneficiar do uso de um algoritmo como tecnologia de apoio ao processo de tomada de decisão. Assim, a Figura 15.1 apresenta no formato de um algoritmo a sistematização de uma sequência finita de ações (fluxo) que inclui a diversidade de aspectos e necessidades a serem consideradas no processo de acolher pessoas em uma US da atenção primária e descreve diferentes formas de resposta para cada situação.

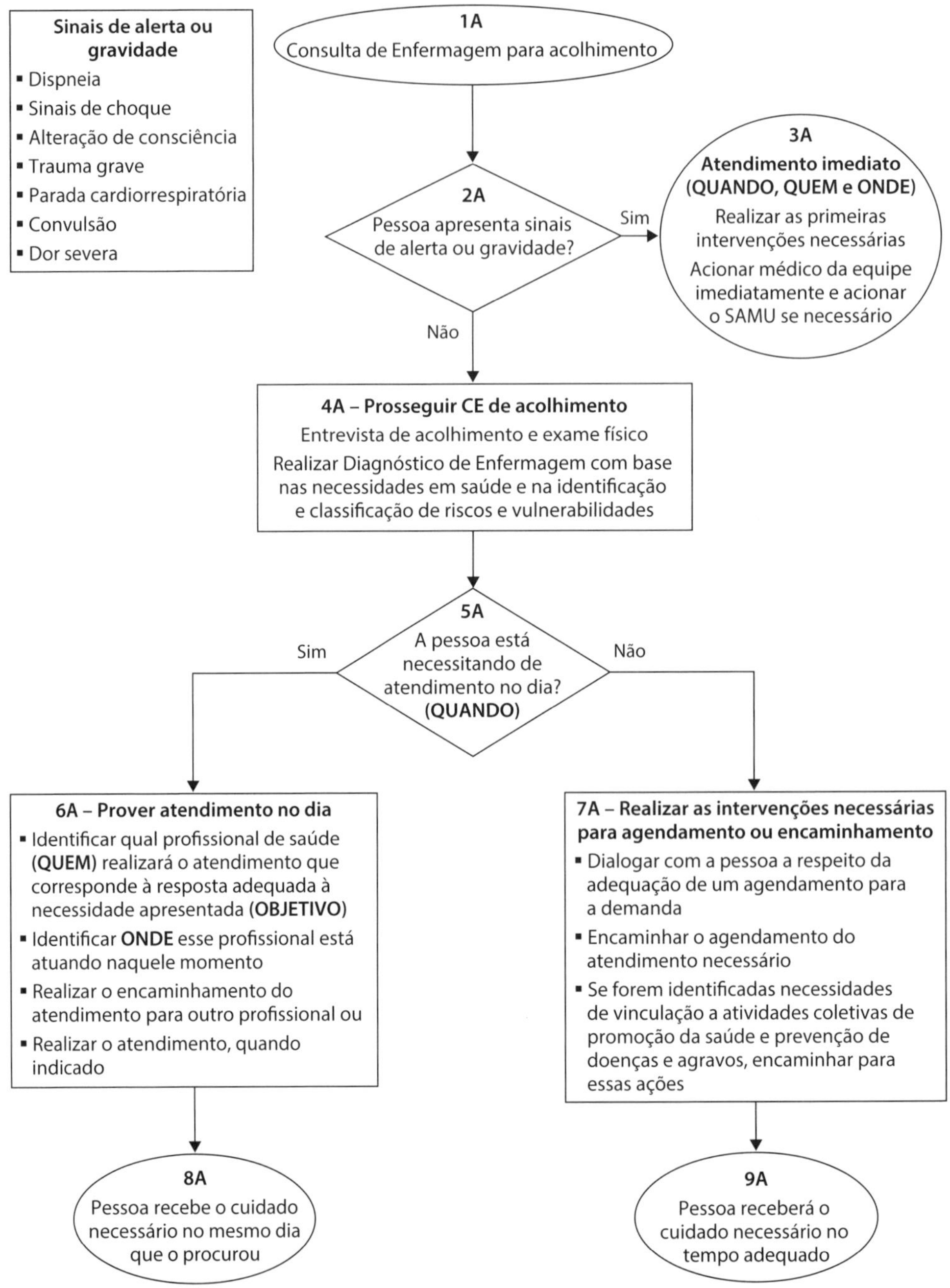

Figura 15.1 – Algoritmo da Consulta de Enfermagem no "Acolhimento Atividade" na Atenção Primária à Saúde.

Fonte: Desenvolvida pela autoria.

Anotações do Algoritmo da Consulta de Enfermagem no "Acolhimento Atividade" na Atenção Primária à Saúde

- **1A – Consulta de Enfermagem para acolhimento**

O enfermeiro, ao atuar no acolhimento como atividade, deve ter clareza sobre o seu papel e suas atribuições, preparar-se tecnicamente para esse trabalho e realizar suas ações com atitude acolhedora e ética. Nesse sentido, a revisão dos princípios legais do exercício profissional por meio de estudos dos documentos elaborados e publicados pelos diversos órgãos responsáveis pela normatização e fiscalização do exercício profissional (Cofen e Corens) promove esclarecimentos importantes sobre o papel e as responsabilidades de enfermeiros e técnicos de enfermagem, na realização de triagem e na classificação de riscos.[14-17] Deve orientar-se pelo Processo de Enfermagem (PE) voltado para o "acolhimento atividade", que promove a segurança necessária para a realização da ação de maneira competente, resolutiva e que contribua para o trabalho em equipe e para melhorias na saúde da população.

- **2A – Pessoa apresenta sinais de alerta ou gravidade?**

O enfermeiro deve iniciar a avaliação verificando se existem sinais de alerta ou gravidade (ver quadro no algoritmo – Figura 15.1), como casos de dispneia, sinais de choque, alteração de consciência, trauma grave, parada cardiorrespiratória, convulsão e dor severa, que exigem atendimento imediato, em razão do alto risco de morte, e necessitam de intervenção da equipe no mesmo momento, obrigatoriamente com a presença do médico.

- **3A – Atendimento imediato**

No acolhimento, o enfermeiro tomará decisões com base na avaliação da necessidade (ou não) do atendimento imediato, isto é, QUANDO será o momento ideal para a pessoa receber a resposta adequada que necessita para a sua demanda. Também precisará avaliar: QUEM será o profissional (da equipe ou da rede de atenção à saúde) que melhor responde a essa demanda: e em que local da rede de atenção se encontra essa resposta (ONDE).

Na situação de atendimento imediato (sinais de alerta), o enfermeiro deverá realizar as primeiras intervenções imediatamente e acionar médico da equipe e o Serviço de Atendimento Móvel de Urgência (SAMU) se necessário.

- **4A – Prosseguir Consulta de Enfermagem de acolhimento**

Excluída a possibilidade de gravidade, o enfermeiro deve prosseguir com a entrevista, que será composta de: coleta de dados que permitam a identificação da pessoa (p. ex., nome, idade ou data de nascimento, sexo, número do registro na UBS, endereço, entre outros); e de perguntas abertas, que possibilitem a avaliação da vulnerabilidade e da vivência do problema pela pessoa que demanda o serviço de saúde, além das possibilidades de respostas do serviço às necessidades identificadas, em um processo dialógico de acordo com as possibilidades dela (exceção para as situações de urgência e emergência em que a pessoa esteja inconsciente, com dispneia grave ou com dor forte, quando o mais importante é agir imediatamente; também em casos em que a pessoa apresente transtorno psíquico ou seja uma criança).[2]

As perguntas a seguir são úteis no processo de acolhimento na APS, quando o motivo da procura não for evidente ou for necessário qualificá-lo:[2]

1) O que você acha (acredita) que está acontecendo?
2) Por que essa situação incomoda/preocupa você?
3) Como essa situação interfere na sua vida?
4) Como você percebe que a equipe pode ajudá-lo(a) hoje?

A partir dessas perguntas desencadeadoras, novas perguntas mais específicas poderão ser realizadas, com o objetivo de captar o maior número possível de informações e percepções sobre a pessoa que demanda e sua necessidade relatada.

No acolhimento, deve ser realizado o exame físico sumário, direcionado à(s) necessidade(s) apresentada(s) e às vulnerabilidade(s) percebida(s). No processo de interpretação e agrupamento dos dados coletados na entrevista e no exame físico, será necessária a tomada de decisão. É nessa etapa que utilizar a estratificação de risco pode ser útil, pois vai orientar não só o tipo de intervenção (ou oferta de cuidado) necessário, mas também o tempo em que isso deve ocorrer.

Enfermagem e Classificação de Risco no Processo de Acolhimento

A inserção da classificação de risco no processo de acolhimento na APS permite cumprir seus princípios e reforçar as diretrizes da PNH. O objetivo da classificação de risco é avaliar os pacientes desde a sua chegada ao serviço, priorizando o atendimento dos casos mais graves (gravidade aqui entendida como necessidade clínica ou situação de vulnerabilidade).[11,18]

A classificação de risco é uma forma dinâmica de organizar a demanda espontânea com base na necessidade de atendimento, sobretudo nos casos de urgências e emergências. Por meio dela, o profissional de saúde avalia e direciona os usuários que procuram atenção para a forma de atendimento mais adequada e equânime.[11,18]

O papel da enfermagem no processo de atenção à demanda espontânea na APS utilizando a classificação de risco inclui: prestar ou facilitar os primeiros socorros; prestar informações gerais a respeito dos serviços da unidade e, especificamente, do atendimento à demanda espontânea; promover ações preventivas individuais ou coletivas; gerir a sala de espera; organizar a disposição dos pacientes no serviço, de modo a acomodar pacientes que necessitam permanecer no serviço para observação ou para administração de medicação, ou que estejam esperando remoção para outro serviço, ou ainda que sejam suspeitos de doenças infectocontagiosas de transmissão aérea; identificar vulnerabilidades individuais ou coletivas. Após o primeiro contato e a primeira avaliação, os pacientes devem ser informados a respeito do tempo de espera e, dependendo do caso, ser reavaliados, considerando-se a dinâmica do processo de avaliação de risco. Esse espaço deve ser sempre considerado como uma área clínica.[11,18]

O principal papel do enfermeiro na classificação de risco é a atribuição da priorização às necessidades escutadas. O enfermeiro deve ser o responsável pelo primeiro contato clínico e, por isso, tem que se tornar excelente na avaliação rápida, o que envolve a tomada ágil de decisões e a delegação de tarefas apropriadas.[11,18]

Vale destacar: não basta olhar o risco considerando apenas a dimensão biológica; é essencial, também, considerar as condições que aumentam a vulnerabilidade das pessoas e o seu sofrimento psíquico; e, especialmente, compreender que o acolhimento representa uma grande oportunidade de inserir essas condições nos planos de cuidado.[2]

No momento do acolhimento, é necessário ter um olhar ampliado, atento à realidade e ao contexto da população, sabendo identificar as reais demandas, a fim de adotar condutas resolutivas para cada especificidade. É necessário garantir a atenção à saúde em sua complexidade e o acesso de acordo com as diferentes necessidades da pessoa. Diferentemente de outros pontos de atenção à saúde, os protocolos de classificação de risco na APS devem ser ajustados para atender a seus princípios, exigindo um olhar para as singularidades de cada sujeito.[7]

Com relação à classificação da necessidade do usuário (mediante avaliação de risco e vulnerabilidades), sugere-se classificá-las em "Não Agudas" (intervenções que podem ser programadas) ou "Agudas" (intervenções em que o atendimento deve ser imediato, atendimento prioritário ou no dia). O Quadro 15.4 exemplifica as diferentes situações e suas possibilidades de intervenção. As situações não agudas e os três tipos de atendimento da situação aguda podem, para fins de visualização e comunicação, ser representados por cores, a exemplo do que é feito nos protocolos de classificação de risco utilizados nos serviços de urgência. É oportuno lembrar ainda que, em qualquer situação, a vulnerabilidade deve ser considerada, com o cuidado de perceber se isso deve ser enfocado de imediato ou num momento posterior (se há alto risco de morte, a prioridade é a preservação da vida, obviamente).[2,7]

QUADRO 15.4 **Classificação das necessidades das pessoas e possibilidades de intervenção em serviços de Atenção Primária à Saúde.**

Situação	Tipos de demandas	Possibilidade de intervenção
Não aguda	Renovação de receitas, solicitação de exames, atestado de saúde, mostrar exames, solicitação de relatórios, preenchimento de formulários de acompanhamento, solicitação de atenção domiciliar, agendamento de consulta de rotina, entre outros	Orientação específica e/ou sobre ofertas da US. Realização de ações previstas em protocolos Agendamento e programação de intervenções (a conduta e o tempo para agendamento devem considerar a história da pessoa, a vulnerabilidade e o quadro clínico)
	Orientação sobre ações de promoção à saúde e prevenção a agravos e doenças, participação de grupos, práticas integrativas, atividades de higiene bucal	
	Cadastro e atualização de dados, cartão SUS, entre outros	
	Vacinação, curativo, injetáveis, retirada de pontos, retirada de medicamentos, entre outros	

(Continua)

QUADRO 15.4 Classificação das necessidades das pessoas e possibilidades de intervenção em serviços de Atenção Primária à Saúde. (*Continuação*)

Situação	Tipos de demandas		Possibilidade de intervenção
Aguda	Atendimento no dia	Disúria, tosse sem sinais de risco, dor lombar leve, renovação de medicamento de uso contínuo, conflito familiar, usuário que não conseguirá acessar o serviço em outro momento	Situação que precisa ser manejada no mesmo dia pela equipe, levando em conta a estratificação de risco biológico e a vulnerabilidade psicossocial. O manejo poderá ser feito pelo enfermeiro e/ou médico e/ou odontólogo ou profissionais do Núcleo Ampliado à Saúde da Família e Atenção Primária (NASF/AP), dependendo da situação e dos protocolos locais
	Atendimento prioritário	Crise asmática leve e moderada, febre sem complicação, gestante com dor abdominal, usuários com suspeita de doenças infectocontagiosas, pessoas com ansiedade significativa, infecções orofaciais disseminadas, hemorragias bucais espontâneas ou decorrentes de trauma, suspeita de violência	Necessita de intervenção breve da equipe, podendo ser ofertadas inicialmente medidas de conforto pela enfermagem até a nova avaliação do profissional mais indicado para o caso Influencia na ordem de atendimento
	Atendimento imediato	Parada cardiorrespiratória, dispneia, convulsão, rebaixamento do nível de consciência e dor severa	Necessita de intervenção da equipe no mesmo momento, obrigatoriamente com a presença do médico

Fonte: Adaptado pela autoria de MS, 2013[2]; e CONASS, 2015[7].

Além de estratificar riscos, nessa etapa se identificam as respostas da pessoa e/ou da família afetadas no processo saúde-doença demandado e os Diagnósticos de Enfermagem (DE) que constituirão a base para a seleção das ações ou intervenções com as quais se objetiva alcançar os resultados esperados. Pela característica peculiar do acolhimento em perceber as mais diversas necessidades em termos de saúde (diversidade e complexidade), não foi possível estabelecer uma listagem de DE mais frequentemente associados ao acolhimento, visto que abrangeria a maior parte dos DE estabelecidos, por exemplo, pela NANDA Internacional (NANDA-I).[19] Também não foram encontrados estudos disponíveis até o presente momento sobre o tema; assim, o recomendado é que se proceda à busca do DE mais adequado caso a caso.

Realizadas a Classificação de Risco e estabelecidos os DE, o enfermeiro validará essa avaliação com a pessoa em atendimento, explicando suas conclusões, e a seguir definirá se as condições de saúde e necessidades identificadas implicam em atendimento no dia ou se poderá aguardar o agendamento e/ou encaminhamento.

▪ 5A – Pessoa está necessitando de atendimento no dia (QUANDO)?

Na atenção primária, diferentemente do que ocorre em um pronto-socorro, não é necessário adotar limites rígidos de tempo para atendimento médico após acolhimento inicial, a não ser em situações de alto risco, nas quais a intervenção médica imediata se faz necessária junto aos outros membros da equipe (3A). Entretanto, em certas situações, é importante priorizar o atendimento, sob pena de manter a pessoa em sofrimento por tempo prolongado. E a estratificação de risco pode ser bastante útil nesse sentido.[2]

Nessa etapa, é realizada a tomada de decisão, de maneira compartilhada com a pessoa, sobre QUANDO será o momento mais adequado para o atendimento da demanda.

▪ 6A – Prover atendimento no dia

No momento de prover o atendimento no mesmo dia para a pessoa, o enfermeiro identificará qual profissional de saúde (QUEM) realizará o atendimento que corresponde à resposta mais adequada à necessidade que foi apresentada (OBJETIVO) e identificará ONDE esse profissional estará atuando naquele momento. Na sequência, fará o encaminhamento do atendimento para o outro profissional e local ou, quando indicado, o próprio enfermeiro irá realizar o atendimento.

▪ 7A – Realizar as intervenções necessárias para agendamento ou encaminhamento

Nessa etapa, será realizado o diálogo com a pessoa a respeito da adequação de um agendamento ou do encaminhamento do atendimento necessário para a demanda. Se forem identificadas necessidades de vinculação às atividades coletivas de promoção da saúde e prevenção de doenças e agravos, encaminhar para essas ações.

▪ 8A – Pessoa recebe o cuidado necessário no mesmo dia que o procurou

Uma demanda frequente das pessoas que procuram os serviços de APS é receber o atendimento no mesmo dia. Quando o serviço avalia, pelo uso de protocolos, que o atendimento deve ser realizado no mesmo dia, a equipe necessita estar organizada para responder a essa demanda. A partir dos DE, se o enfermeiro for o profissional que vai realizar a consulta para atender à necessidade, ele vai definir com a pessoa os objetivos/meta desse atendimento e os resultados que se espera alcançar com as intervenções indicadas.

▪ Avaliação e registro da Consulta de Enfermagem na sala de acolhimento da Unidade de Saúde

Tendo sido realizadas as intervenções, o enfermeiro verifica se ocorreram modificações no quadro inicialmente avaliado, verifica se as ações ou intervenções de enfermagem recomendadas alcançaram os resultados esperados e determina a necessidade de mudanças ou adaptações no plano de cuidados.

Todas as etapas do PE deverão ser registradas nos documentos institucionais definidos como instrumentos de registros para os atendimentos que são realizados (prontuário eletrônicos ou em papel, fichas de registros, boletins, entre outros). Os registros devem seguir as diretrizes apresentadas no Capítulo 1 – Diretrizes para o Trabalho dos Enfermeiros na Atenção Primária à Saúde.

▪ 9A – Pessoa receberá o cuidado necessário no tempo adequado

Na APS, os tempos de resposta para as demandas são os mais variados possíveis. Para que a equipe de saúde possa exercer o atributo de ser a porta de entrada do sistema de saúde, necessita de uma rede de serviços articulados e de uma organização interna para adequar a oferta de atendimento às necessidades da população. Uma alternativa é trabalhar com o sistema de agendamento de consulta "aberto" para todos os profissionais da equipe, que permite flexibilidade na negociação dos tempos necessários para realizar atendimentos efetivos durante o processo de acolhimento.

Para aprofundar o estudo sobre o tema e subsidiar a prática do profissional enfermeiro no acolhimento e na estratificação de risco e vulnerabilidades, sugerimos a leitura dos Cadernos de Atenção Básica Acolhimento à Demanda Espontânea – Volume I (que contextualiza o acolhimento sob o olhar da gestão do processo de trabalho) e Volume II (que apresenta fluxos de demandas comuns que se apresentam no acolhimento). Para acessá-los, aponte a câmera do celular para os QR Codes a seguir.

Aspectos-chave

- Acolher, em todas as suas dimensões conceituais, é ato inerente ao exercício do trabalho em saúde e, em especial, da enfermagem, porque para cuidar bem é necessário acolher bem.
- Na prática da Atenção Primária à Saúde (APS), têm-se observado três características conceituais associadas ao termo acolhimento (postura, atitude e tecnologia de cuidado; mecanismo de ampliação e facilitação do acesso e dispositivo de (re)organização dos processos de trabalho em equipe), existindo uma interligação na perspectiva de aperfeiçoamento entre elas: a compreensão de que acolhimento é a humanização da assistência e também uma etapa do processo de trabalho em saúde, que pode ser utilizada para melhorar o acesso aos serviços e, por conseguinte, melhorar as condições de saúde da população.
- Vários tipos de demandas podem ser acolhidos e resolvidos, em serviços de APS, utilizando-se modalidades de tecnologias leves (acolhimento), leves-duras (conhecimentos, protocolos) e duras (materiais, equipamentos).
- Para implantar práticas e processos de acolhimento são necessários, nos serviços de saúde, arranjos organizacionais (modelagens de acolhimento), os quais se adaptem à demanda real em saúde de cada território.
- Todos os profissionais de saúde podem fazer acolhimento; entretanto, as portas de entrada dos serviços de saúde podem exigir a necessidade de organização de um grupo especializado em promover o primeiro contato do usuário com o serviço.

- O papel do profissional que faz a primeira escuta em serviços de saúde é organizar o acesso dos usuários que buscam atendimento e, nesse primeiro contato e avaliação, informá-los a respeito do processo de trabalho da equipe e do fluxo do cuidado do usuário na demanda espontânea. Também deve esclarecer a possibilidade de diferentes tempos de espera e de manejo de cada caso, considerando o processo de avaliação de risco e vulnerabilidades.
- O principal papel do enfermeiro na classificação de risco é a atribuição da priorização às necessidades escutadas e, quando for responsável pelo primeiro contato clínico, tornar-se excelente na avaliação, o que envolve a tomada rápida de decisões e a delegação de tarefas de maneira apropriada.
- O enfermeiro é frequentemente reconhecido pelas equipes e por gestores da saúde como um profissional que apresenta as características referenciadas pelo Ministério da Saúde para o trabalho no acolhimento: capacidade de análise, clareza das ofertas de cuidado, possibilidade de diálogo, resolutividade e respaldo para acionar as ofertas de cuidado em tempos e modos.
- É fundamental para o enfermeiro ter clareza sobre o seu papel e suas atribuições no acolhimento atividade, preparar-se tecnicamente para esse trabalho e realizar suas ações com atitude acolhedora e ética.
- O enfermeiro deve se orientar pelo Processo de Enfermagem durante a realização do acolhimento, garantindo a segurança necessária para a realização da ação de maneira competente e resolutiva, de modo a contribuir para o trabalho em equipe e para melhorias na saúde da população.

Referências

1. Brasil. Ministério da Saúde. Política Nacional de Humanização. Acolhimento nas práticas de produção de saúde. 2. ed.; Brasília: Ministério da Saúde, 2010. [Acesso 18 Ago 2022]; 44 p. Disponível em: https://bvsms.saude.gov.br/bvs/publicacoes/acolhimento_praticas_producao_saude.pdf.
2. Brasil. Ministério da Saúde. Secretaria de Atenção à Saúde. Departamento de Atenção Básica. Acolhimento à demanda espontânea. CAB n. 28, v. 1, 1 ed. Brasília: Ministério da Saúde, 2013. [Acesso 18 Ago 2022]; 56 p. Disponível em: https://bvsms.saude.gov.br/bvs/publicacoes/acolhimento_demanda_espontanea_cab28v1.pdf.
3. Brasil. Ministério da Saúde. Secretaria Executiva. Núcleo Técnico da Política Nacional de Humanização. HumanizaSUS: acolhimento com avaliação e classificação de risco: um paradigma ético-estético no fazer em saúde Brasília: Ministério da Saúde, 2004. [Acesso 15 Set 2022]. Disponível em: https://portaldeboaspraticas.iff.fiocruz.br/wp-content/uploads/2018/11/acolhimento_com_avaliacao_e_classificacao_de_risco.pdf.
4. Giordani JMA, Unfer B, Merhy EE, Hilgert JB. Acolhimento na atenção primária à saúde: revisão sistemática e metassíntese. Revista de APS, Jan-Mar [Internet]. 2020. [Acesso 18 Ago 2022]; 23(1):7-25. Disponível em: https://periodicos.ufjf.br/index.php/aps/article/view/16690/22834.
5. Winckler MGS, Zioni F, Johnson GA. Necessidades de saúde: uma análise temporal sobre as representações sociais do conceito. Physis: Revista de Saúde Coletiva, Rio de Janeiro, 2021. [Acesso 15 Set 2022]; v.31(3). Disponível em: https://www.scielo.br/j/physis/a/WyW7fFFSXPwCBwSbz7ngGJb/?format=pdf&lang=pt.
6. Merhy EE. Saúde: a cartografia do trabalho vivo. 2. ed. São Paulo: Hucitec; 2005.
7. Brasil. Conselho Nacional de Secretários de Saúde (CONASS). A Atenção Primária e as Redes de Atenção à Saúde. Brasília: CONASS, 2015. [Acesso 18 Ago 2022]; 127 p. Disponível em: https://www.conass.org.br/biblioteca/pdf/A-Atencao-Primaria-e-as-Redes-de-Atencao-a-Saude.pdf.
8. Governo do Distrito Federal. Secretaria de Estado de Saúde. Subsecretaria de Atenção Integral à Saúde. Comissão Permanente de Protocolos de Atenção à Saúde. Protocolo de Atenção à Saúde: protocolo do acesso na Atenção Primária à Saúde do DF. Portaria SES-DF n. 1274 de 22 de novembro de 2018. [Acesso 18 Ago 2022]; publicada no DODF

n. 238 de 17.12.2018. Disponível em: https://www.saude.df.gov.br/documents/37101/87400/Protocolo+de+Acesso+da+Atenção+Primária+à+Saúde+do+DF+–+APS.pdf/2a1f9b6f-46e8-b01c-f656-1f6988251656?t=1648646629690.

9. Abreu TFK, Amendola F, Trovo MM. Tecnologias relacionais como instrumentos para o cuidado na Estratégia Saúde da Família. Rev Bras Enferm [Internet]. 2017. [Acesso 18 Ago 2022]; 70(5):981-987. Disponível em: http://dx.doi.org/10.1590/0034-7167-2016-0337.
10. Lopes JRS, Silva SC, Fidalgo CL, Simão L, Ferreira MS, Castelar M et al. Acolhimento como tecnologia em saúde: revisão sistemática. Revista de Saúde Pública do Paraná [Internet]. 2021. [Acesso 10 Ago 2022]; 4(2):172-83. Disponível em: http://revista.escoladesaude.pr.gov.br/index.php/rspp/article/view/486.
11. Brasil. Ministério da Saúde. Secretaria de Atenção à Saúde. Departamento de Atenção Básica. Acolhimento à demanda espontânea: queixas mais comuns na Atenção Básica. CAB n. 28, v. 2, 1 ed.; Brasília: Ministério da Saúde, 2013. [Acesso 18 Ago 2022]; 290 p. Disponível em: https://bvsms.saude.gov.br/bvs/publicacoes/acolhimento_demanda_espontanea_queixas_comuns_cab28v2.pdf.
12. Coutinho LRP, Barbieri AR, Santos MLM. Acolhimento na atenção primária a saúde: revisão integrativa. Saúde Debate. 2015. [Acesso 15 Set 2022]; 39(105);514-24. Disponível em: https://www.scielo.br/j/sdeb/a/p6vvLB8N6CbmLZFF4SXdxXS/?format=pdf&lang=pt.
13. Milagres GZ, Mocelin G, Lima AS, El Halal GMCA, Carneiro M, Krug SBF. Atuação dos enfermeiros no acolhimento à demanda espontânea em Estratégia Saúde da Família. Research, Society and Development, v. 11, n. 2, 2022.
14. COFEN. Resolução Cofen n. 661/2021. Atualiza e normatiza, no âmbito do Sistema Cofen/Conselhos Regionais de Enfermagem, a participação da Equipe de Enfermagem na atividade de Classificação de Risco. DOU n. 47, de 11 de março de 2021. [Acesso 18 Ago 2022]; p. 192, Seção 1. Disponível em: http://www.cofen.gov.br/resolucao-cofen-no-661-2021_85839.html.
15. Conselho Regional de São Paulo. Parecer COREN-SP CAT n. 001/2012. Acolhimento com classificação de risco pelo sistema de triagem de Manchester, 2012. [Acesso 18 Ago 2022]. Disponível em: http://portal.coren-sp.gov.br/sites/default/files/parecer_coren_sp_2012_1_0.pdf.
16. Conselho Regional de São Paulo. Ementa: Competência dos profissionais de Enfermagem para ações de acolhimento e triagem para o NASF de pacientes da atenção básica. Parecer COREN-SP CT n. 044/2013, 2013. [Acesso 18 Ago 2022]. Disponível em: http://portal.coren-sp.gov.br/sites/default/files/parecer_coren_sp_2013_44.pdf.
17. COFEN. Qual categoria profissional de enfermagem está apta a realizar a classificação de risco? [Acesso 18 Ago 2022]. Disponível em: http://www.cofen.gov.br/qual-a-categoria-profissional-de-enfermagem-esta-apta-a-realizar-a-classificacao-de-risco_15618.html.
18. Brasil. Ministério da Saúde. Secretaria de Atenção à Saúde. Departamento de Atenção Básica. Atenção à demanda espontânea na APS. CAB n. 28. Brasília: Ministério da Saúde, 2010. [Acesso 18 Ago 2022]; 298 p. Disponível em: http://189.28.128.100/dab/docs/publicacoes/cadernos_ab/abcad28.pdf.
19. Herdman HT, Kamitsuru S, Lopes CT. Diagnósticos de Enfermagem da NANDA-I: definições e classificação 2021-2023. Tradução Regina Machado Garcez. Porto Alegre: Artmed, 2021.

16

Imunizações

Marilene Lopes Vieira
Adriana Aparecida Paz

O que há neste capítulo?

Este capítulo apresenta informações sobre os imunobiológicos e como funcionam no organismo. Enfatiza o trabalho da enfermagem na imunização da população, em especial as ações do enfermeiro, considerando a importância da vacinação para o controle e a erradicação de doenças. O conhecimento dessa temática é essencial aos trabalhadores da enfermagem que estão em atividade nos serviços de Atenção Primária à Saúde.

Introdução

Os imunobiológicos têm como principal função reduzir a morbimortalidade por doenças imunopreveníveis, sendo uma das formas mais eficazes de controlar doenças infectocontagiosas. Na situação de queda na cobertura vacinal, o esquema de imunização fica incompleto e a população fica suscetível aos surtos ou epidemias de novas doenças ou daquelas que já estavam controladas,[1,2] aumentando o risco de adoecimento da população e da propagação rápida de doenças, como tem sido evidenciado pelas emergências de Saúde Pública que frequentemente têm sido comunicadas pela Organização Mundial da Saúde (OMS). Entretanto, para que a imunização de fato ocorra e a resposta imunológica do organismo desenvolva a proteção exigida, antes da aplicação das vacinas algumas medidas e/ou cuidados precisam ser estabelecidos, como rede de frio adequada, técnica de aplicação correta, entre outros cuidados que serão abordados neste Capítulo.[1-5]

Mecanismos de Proteção

O corpo humano está em constante exposição a agentes agressores (bactérias, fungos, vírus e parasitas), os quais são eliminados por alguns mecanismos de defesa, como a resposta natural ou inata e a resposta adquirida ou adaptativa (que exige uma exposição prévia ao agente). Nesse processo, são criadas as células de memórias, nas quais linfócitos T e B são acionados, e na ocorrência de uma nova exposição aciona-se a criação de anticorpos humoral e específico contra o agente, tornando a resposta humana robusta e eficaz.[1]

A imunização pode ser classificada como ativa ou passiva. A ativa ocorre quando o organismo se depara com o agente agressor e aciona os seus mecanismos de defesa. A imunização passiva é a recepção de células de defesa prontas, sem o esforço do corpo humano para a formação da proteção de curta duração e sem a formação de células de memória; são exemplos: soros, imunoglobulinas e o colostro.[1]

- **Resposta natural – inespecífica ou inata**

É a linha de defesa que elimina a maior parte dos agentes agressores. Evita a multiplicação, a penetração e a colonização dos agentes no organismo.[1,6] Essa resposta imunológica age rapidamente, por meio de mecanismos bioquímicos, celulares e de barreira, compondo o mecanismo de defesa pela fagocitose, pele, glândulas, mucosas, fatores séricos, interferon, entre outros.[1,6]

- **Resposta adquirida, específica ou adaptativa**

Essa resposta imunológica é construída ao longo do tempo pela exposição do corpo humano aos agentes agressores, com a produção de anticorpos específicos para cada agente. A detecção do agente agressor ocorre pelos linfócitos B e T: os linfócitos B produzem a imunidade humoral (anticorpos específicos); e os linfócitos T retêm informações do agente, gerando as células de memória. Assim, o sistema imunológico estará preparado para se defender na ocorrência de uma nova infecção pelo mesmo agente agressor. Essa linha de defesa se localiza no baço, gânglios linfáticos, intestino, placas de Peyer, timo e medula óssea.[1,6]

Considerando que o corpo humano conta com mecanismos próprios para se defender de agentes invasores agressores, por que razão, então, as pessoas devem receber vacinas? Um motivo importante é o fato de que esses agressores que podem causar doenças graves, com sequelas e até mesmo a morte, se multiplicam no organismo mais rapidamente do que o sistema de defesa pode ser capaz de combatê-los. Outra questão a ser considerada é que, muitas vezes, não estão disponíveis tratamentos como antibióticos ou antivirais para combater essas infecções a tempo. Via de regra, a infectividade e a transmissibilidade das doenças infectocontagiosas variam e propiciam danos em larga escala, os quais, aliados às características individuais, podem trazer prejuízos elevados para a sociedade, sendo, portanto, fundamental a imunização, como medida de proteção. Outro ponto importante sobre a vacinação é o efeito biológico da imunidade de grupo, que reduz a incidência e a taxa de transmissão de doenças em dada população.

Ao serem aplicadas no corpo humano, as vacinas simulam a entrada de um agente agressor e estimulam o sistema para uma resposta imunológica pelo acionamento da segunda linha de defesa, os linfócitos B e T,[1,6] preparando-o para agir mais rapidamente e impedir a multiplicação do agente em uma próxima invasão.

Tipos de Vacinas

As vacinas são classificadas de acordo com a tecnologia que utilizam, como vetor viral, RNAm, atenuada e inativada. A pandemia da Covid-19 alavancou as pesquisas para o desenvolvimento de novas vacinas, reafirmando a importância dos imunobiológicos como ação preventiva à proteção da saúde individual e coletiva.[7,8]

As vacinas atenuadas são produzidas a partir do agente agressor na sua forma enfraquecida. Deve-se ter cautela na aplicação em indivíduos que possam ter alguma contraindicação, em especial nos que apresentam imunidade comprometida e nas gestantes. São exemplos dessas vacinas: febre amarela (FA), tríplice viral (SRC), varicela, rotavírus, BCG e poliomielite atenuada (VOP).[1,4,6]

As vacinas inativadas são produzidas com o agente agressor (inteiro ou fragmentos) por meio de toxinas, polissacarídeas ou conjugadas, engenharia genética, vacinologia reversa, entre outras. Exemplos dessa tecnologia são as vacinas: hepatite B, HPV, difteria, tétano e pertússis (DTP), difteria e tétano (DT), pneumocócica e meningocócica.[1,4,6]

Diante da necessidade instalada pela pandemia de Covid-19, teve-se o acesso a vacinas que utilizam plataformas diferentes. Embora todas elas já tivessem sido estudadas e utilizadas, ganharam destaque e notoriedade por serem produzidas e utilizadas em larga escala. Entre as vacinas disponíveis no Brasil, destacaram-se:

- **Vetor viral:** utilizam um vírus (adenovírus) que não causa nenhum risco ao corpo humano. Nele é inserido a proteína de interesse para desencadear a resposta imune, sendo exemplo a AstraZeneca, da Fiocruz/Oxford, e a Janssen.[4,7,8]
- **RNAm:** usam o material genético de interesse; não existe vírus ou bactérias na sua composição. O material genético é reconhecido pelo sistema imune e estimula o organismo a produzir anticorpos específicos, sendo exemplo dessa vacina a Comirnaty/Pfizer/BioNTech.[4,7,8]

Atuação do Enfermeiro nas Imunizações

O enfermeiro é o coordenador da equipe de enfermagem na Atenção Primária à Saúde (APS) e o responsável pela organização do processo de trabalho na sala de vacinas. Tornam-se essenciais o conhecimento e o domínio sobre as atividades para orientação do controle rigoroso da rede de frio, armazenamento das vacinas e insumos e técnica de aplicação adequada. Também é fundamental identificar as normativas técnicas, as indicações e contraindicações, os possíveis Eventos Adversos Pós-Vacinais (EAPV), os cuidados específicos de cada vacina a ser aplicada, assim como utilizar os sistemas de registro preconizado pelo Programa Nacional de Imunização (PNI): e-SUS AB, SIPNI, E-SUS notifica. Ademais, é crucial orientar os usuários sobre os benefícios dos imunobiológicos, esclarecer as possíveis dúvidas e estimular a vacinação.[1-3]

Nas atividades de rotina da sala de vacinas, é primordial prever e revisar periodicamente os estoques de imunobiológicos, insumos e materiais. Essa conduta permite realizar solicitações às instâncias municipais e estaduais, mensais ou quando necessárias, para a reposição quantitativa, buscando-se evitar desabastecimento e perda de oportunidade na vacinação. Contudo, reforça-se a atenção com a manutenção e o funcionamento dos equipamentos e materiais utilizados na sala de vacinas, como câmara fria de vacinas, ar-condicionado, caixas térmicas, validade das bobinas de gelo (gelox), para garantir a qualidade e a conservação.[1,3-5]

As vacinas devem ser armazenadas em câmaras de vacinas específicas para esse fim, mantendo-se a temperatura dentro do preconizado, que é de + 2 a + 8 ºC.[3,4]

A rotina da sala de vacinas é dinâmica e exige muita atenção. A cada acolhimento de usuário, é preciso identificar as vacinas da faixa etária, conferir a situação vacinal prévia, verificar possíveis contraindicações, instruir sobre possíveis EAPV, orientar e aprazar as próximas doses do esquema vacinal. Ademais, é necessário esclarecer as dúvidas dos usuários, desmistificar as notícias falsas (*fake news*) e reforçar a importância do calendário vacinal completo e os benefícios da vacinação.[1,2,4,5]

Antes de aplicar as vacinas, o profissional precisa verificar sempre: idade do usuário (se mulher em idade fértil, questionar sobre gravidez, puerpério e lactação); alergias e doenças prévias; se teve EAPV na dose anterior da vacina; e uso de medicamentos. Essas perguntas prévias auxiliam na identificação de contraindicações para evitar erros programáticos.[1,4-7]

Contudo, o profissional precisa estar preparado para esclarecer usuários que apresentem EAPV quanto aos eventos esperados, notificar todos os EAPV graves ou não esperados e encaminhá-los ao atendimento médico ou de enfermagem, caso necessário.[5]

As ações de enfermagem na sala de vacinas estão ilustradas na Figura 16.1, sendo o enfermeiro a referência na organização do processo de trabalho e na supervisão da equipe técnica da enfermagem, assim como responsável para propor ações educativas aos profissionais e usuários.

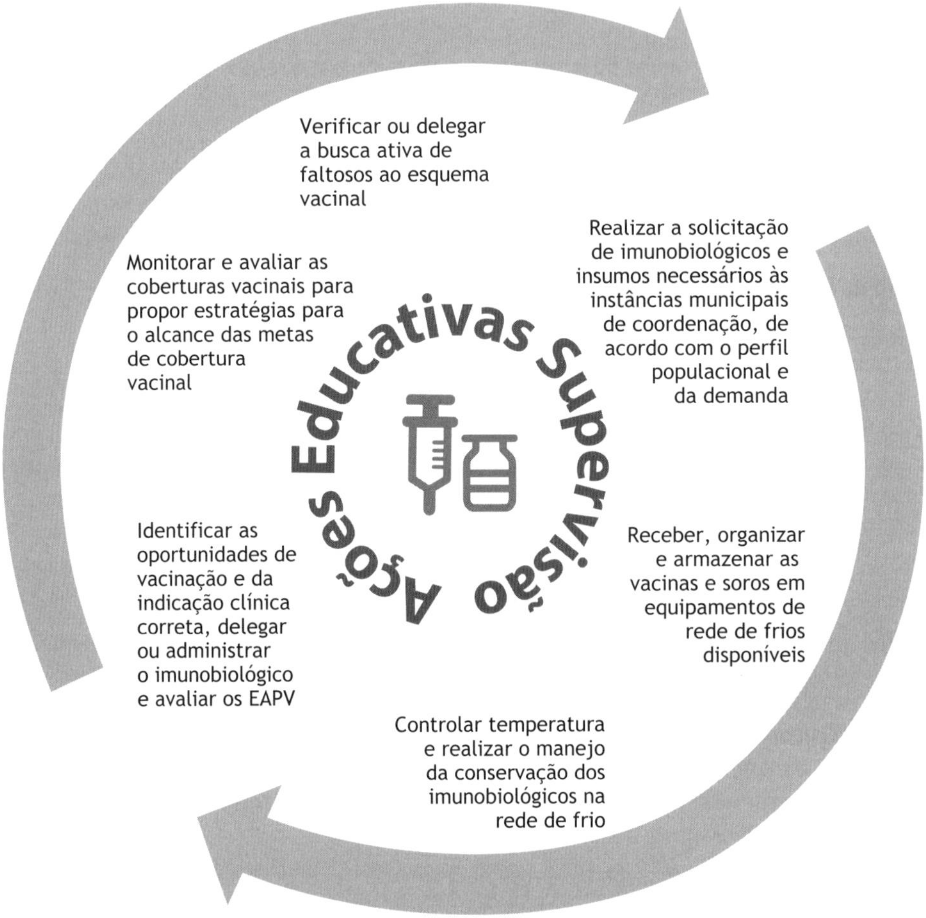
Verificar ou delegar a busca ativa de faltosos ao esquema vacinal
Realizar a solicitação de imunobiológicos e insumos necessários às instâncias municipais de coordenação, de acordo com o perfil populacional e da demanda
Receber, organizar e armazenar as vacinas e soros em equipamentos de rede de frios disponíveis
Controlar temperatura e realizar o manejo da conservação dos imunobiológicos na rede de frio
Identificar as oportunidades de vacinação e da indicação clínica correta, delegar ou administrar o imunobiológico e avaliar os EAPV
Monitorar e avaliar as coberturas vacinais para propor estratégias para o alcance das metas de cobertura vacinal
Ações Educativas
Supervisão

Figura 16.1 – Ciclo de ações de enfermagem na sala de vacina que envolvem a supervisão e ações educativas.
Fonte: Elaborada pela autoria do capítulo.

Atuação da Enfermagem na Sala de Vacinas

A sala de vacinas é considerada um local semicrítico na Unidade de Saúde (US) e, portanto, as recomendações preconizadas precisam ser seguidas com atenção; por exemplo, a de que o local é de uso exclusivo para vacinação, a fim de promover a segurança dos usuários e profissionais.[1]

O enfermeiro é o responsável pela organização e pela supervisão de todos os processos de trabalho inerentes à sala de vacinas.

Quanto a sua estrutura física, deverão ser observadas as recomendações do "Manual de Normas e Procedimentos para Vacinação".[1]

Atribuições da equipe da enfermagem na sala de vacinas

Para o adequado funcionamento diário da sala de vacinas, são exigidas várias atividades, organizadas em cinco processos:[1]

1. **Revisão diária da sala de vacinas**
   a) Realizar, no Mapa de Controle de Registros, a anotação da temperatura da câmara de vacinas (temperatura preconizada entre + 2 e + 8 ºC) no início e no final de cada dia de expediente.
   b) Climatizar a sala de vacinas com temperatura entre 18 e 20 ºC, sendo esse intervalo considerado o ideal.
   c) Higienizar as mãos a cada atendimento.
   d) Organizar a caixa térmica de uso diário e climatizá-la no início do expediente. É indicado o uso de caixa térmica de poliuretano, de no mínimo 12 litros. As bobinas de gelo retiradas do *freezer* ou congelador devem permanecer na bancada até desaparecer a névoa de gelo; somente depois, colocar as bobinas nas laterais internas da caixa e posicionar o sensor do termômetro no centro dela. Atentar-se para verificar a validade das bobinas de gelo, sua integridade e a troca durante o expediente (se necessário).
   e) Inspecionar a temperatura da caixa térmica até que atinja o mínimo de + 1 ºC.
   f) Verificar a validade das vacinas e utilizar aquelas com o menor prazo de validade.
   g) Abastecer a caixa térmica com o quantitativo estimado de vacinas e seus respectivos diluentes para o dia de trabalho, de forma organizada.
   h) Rotular os frascos multidoses com data e validade após abertura ou diluição.
   i) Realizar o abastecimento diário dos insumos da sala de vacinas.
   j) Manter as bancadas limpas e organizadas.
   k) Assegurar o uso adequado de equipamentos de informática e de refrigeração em boas condições.[1,3]
2. **Acolhimento**
   a) É o momento em que o profissional acolhe e escuta o usuário. Não deve julgar (em especial, pais com filhos em situação de atraso vacinal).[1,2]
3. **Anamnese, orientação e registros**
   a) Avaliar a situação vacinal, idade, estado de saúde, doenças prévias, uso de medicamentos, alergias, condição de gestante ou lactante (no caso de mulheres em idade fértil) e reação prévia a doses anteriores da vacina.
   b) Explicar ao usuário as vacinas indicadas para ele, quais serão aplicadas e aprazadas, possíveis EAPV e cuidados.
   c) Reforçar a importância do esquema vacinal completo.

d) Desmistificar possíveis *fake news*.
e) Esclarecer as dúvidas do usuário.
f) Realizar o registro na caderneta de vacinas (com nome da vacina, lote, laboratório, data, nome do profissional e registro do conselho de classe) e no sistema de vacinas (e-SUS AB, SIPNI ou sistema próprio do município).[1,2,4,5]

4. Administração das vacinas

a) Identificar o imunobiológico a ser administrado.
b) Higienizar as mãos.
c) Verificar a via e o local de aplicação do imunobiológico.
d) Utilizar a seringa e a agulha adequadas a cada vacina e usuário.
e) Preparar a vacina conforme as recomendações técnicas do PNI (não deixar agulhas acopladas nos frascos multidoses e vacinas aspiradas em seringas).
f) Administrar os imunobiológicos nos segmentos corporais conforme preconizado.
g) Orientar sobre os possíveis EAPV.
h) Descartar os materiais perfurocortantes na caixa coletora (amarela) e observar os cuidados com os resíduos da sala de vacinas.
i) Verificar com o usuário as orientações recebidas, as necessidades de esclarecimento, aprazamento, orientação do retorno e devolver a caderneta de vacinação.[1,4]

5. Finalização do trabalho diário na sala de vacinas

a) Verificar a validade dos imunobiológicos e descartar os frascos vencidos.
b) Realizar a retirada das vacinas da caixa térmica e guardar os frascos na câmara de vacinas.
c) Limpar e guardar as bobinas reutilizáveis no *freezer* ou congelador do refrigerador.
d) Conferir a temperatura da câmara e registrá-la no Mapa de Controle.
e) Limpar e secar a caixa térmica.
f) Organizar e limpar a sala de vacinas.
g) Notificar os EAPV no sistema e-SUS Notifica.[1,3-5]

Rede de Frio

Os imunobiológicos são considerados termolábeis, exigindo conservação rigorosa para garantir sua qualidade e eficiência. Em todas as etapas (produção das vacinas, armazenamento, transporte, sala de vacinas e administração no usuário), precisa ser garantida a temperatura ideal, sendo chamado esse sistema de cadeia ou rede de frio. Essa cadeia de frio deve ser seguida em todas as instâncias: nacional, estadual, regional, municipal e local.[3]

As geladeiras de uso doméstico não são mais recomendadas para conservação de imunobiológicos, devendo ser substituídas por equipamentos específicos. Os equipamentos de conservação de imunobiológicos devem ser de uso exclusivo. Esses equipamentos de conservação não devem estar próximos de fontes que emitam calor, como estufas e autoclaves, além de não poderem ficar expostos à luz solar. Necessitam de tomada de uso exclusivo, não sendo permitido o uso de adaptadores.[3]

O controle da temperatura dos equipamentos e da caixa térmica pode ser realizado utilizando-se o termômetro de máxima e de mínima. As câmaras frias que emitem relatórios facilitam o monitoramento do equipamento e o controle da temperatura das vacinas.[3] Entretanto, se algum município ainda utiliza o refrigerador doméstico para conservação de imunobiológicos, deverá seguir rigorosamente as recomendações de uso estabelecidas no "Manual da Rede de Frio".[3]

- **Equipamentos de refrigeração**

A câmara de vacina é um equipamento tecnológico que contribui com a qualidade da conservação dos imunobiológicos e com o processo de trabalho na sala de vacinas. Mantém a temperatura programada em todo o seu interior, otimiza a utilização do espaço interno, favorece a organização das vacinas de acordo com a necessidade do serviço, e sua porta em vidro favorece a visualização interna e a identificação dos compartimentos e vacinas.[1,3]

A temperatura programada em todos os compartimentos internos da câmara de vacinas permite ao profissional organizar os imunobiológicos da maneira desejada, porém as bobinas de gelo precisam ser armazenadas, com exclusividade, em um *freezer* ou congelador de refrigerador, com temperatura inferior a 0 ºC.[1,3]

Na limpeza semanal da câmara de vacinas (conforme indicação do fabricante), utilizam-se as caixas térmicas de uso diário para acondicionamento dos imunobiológicos.[1,3] Os imunobiológicos retornarão para a câmara de vacinas somente depois que ela estiver na temperatura ideal.

Rede de Energia Elétrica

A ocorrência de falha na rede de energia elétrica poderá gerar muitos prejuízos aos imunobiológicos. Conhecer o fluxo de contingência do município e acioná-lo (caso necessário) é essencial para manter a temperatura adequada nos equipamentos da sala de vacinas e evitar a perda de imunobiológicos.[3]

Dessa maneira, as ações recomendadas a serem realizadas imediatamente são:

a) Deixar fechada a câmara fria de conservação.
b) Acionar a companhia de energia elétrica local para a resolução da falta de energia.
c) Contatar o setor de imunizações de referência para comunicar o ocorrido e solicitar orientações.
d) Monitorar a temperatura da câmara fria de vacinas, que possui bateria (em boas condições), mantê-la fechada e observar o limite de horas de acionamento da bateria.
e) Transferir as vacinas para um local seguro em situações de elevação da temperatura do equipamento.
f) Organizar e identificar as caixas térmicas com o nome da US para a transferência dos imunobiológicos.
g) Comunicar a instância estadual sobre a alteração de temperatura das vacinas para receber um relatório que contenha as recomendações de uso ou descarte de cada imunobiológico.[3]

Calendários de Vacinação

O PNI preconiza os calendários de acordo com as faixas etárias ou condições de saúde, dividindo-os em: criança, adolescente, gestante, adulto, idoso e especiais. É reconhecido pela OMS como um programa de sucesso, ofertando todas as vacinas indicadas à população.[1,2,6,7]

Além do PNI, a Sociedade Brasileira de Imunizações (SBIm) também é uma referência para os profissionais que atuam nas imunizações. Eles compartilham conhecimento e atualizações, combatem as *fake news* e promovem engajamento da sociedade civil e científica no movimento a favor da vacinação. O acesso às redes sociais da SBIm[7] se dá por seu sítio eletrônico.

O profissional que atua em imunizações precisa estar atento às novas normativas e alterações publicadas pelo MS, pela SBIm e por outras entidades de reconhecido saber científico na área. Em razão de constantes atualizações, os calendários vacinais devem ser consultados por meio das normativas técnicas do PNI e pelo sítio eletrônico da SBIm.[7]

O "Guia de Apoio para Vacinadores na Atenção Primária à Saúde",[4] uma produção científica do Mestrado Profissional em Enfermagem da Universidade Federal de Ciências da Saúde de Porto Alegre/RS (UFCSPA), aborda detalhadamente os calendários e os imunobiológicos, sendo atualizado periodicamente com as normas técnicas do MS. Essa publicação pode ser acessada apontando-se a câmera do celular para o QR Code ao lado.

Centros de Referência de Imunobiológicos Especiais

Os Centros de Referência de Imunobiológicos Especiais (CRIE) são serviços de vacinas regionalizados que disponibilizam imunobiológicos especiais, soros e imunoglobulinas para atender pessoas com exigências específicas. São exemplos de imunobiológicos disponíveis no CRIE: Pneumo 23, Palivizumabe, Hexavalente, HIB, entre outros.[6]

Cuidados com os Resíduos da Sala de Vacinação

Os resíduos gerados na sala de vacinas devem ser segregados e encaminhados para destino correto instituído pelo município. Os resíduos devem ser separados em: recicláveis, comuns e infectantes. A caixa coletora de perfurocortante é um recipiente apropriado para o descarte dos vidros íntegros de vacinas e são essenciais para a segurança dos profissionais e usuários.[1]

Fechamento Mensal e Avaliação na Sala de Vacinas

O fechamento dos estoques de vacinas é realizado no último dia de cada mês, no final do expediente. Todo o estoque de vacinas deverá ser contado, de acordo com a relação do fabricante dos imunobiológicos, sendo conferida a validade. Em seguida, faz-se o preenchimento do formulário preconizado no município. Também é necessário o registro da movimentação no SIPNI rotina. É o momento ideal para realizar, ainda, a avaliação da cobertura vacinal na população sob cuidados da equipe de saúde e estruturar estratégias para a busca ativa, caso existam crianças em atraso vacinal.

Campanhas de Vacinação

Compete ao enfermeiro avaliar o dimensionamento de recursos humanos necessários para atender ao fluxo da população nos locais onde ocorrem as campanhas de vacinação. Geralmente, deseja-se que, em dias de campanha, ocorra uma procura expressiva de usuários pelo local de vacinação. As campanhas podem ser específicas de um imunobiológico ou multivacinação (disponibilização de todas as vacinas). As vacinas de influenza e Covid-19 também necessitam de vacinação extramuros, como a vacinação de pessoas acamadas e institucionalizadas.

Além de dimensionar a equipe, cabe ao enfermeiro capacitar a equipe técnica sobre a campanha de vacinas, a especificidade das vacinas que serão utilizadas e os registros, realizar a solicitação de insumos, planejar as ações extramuros e a divulgação da campanha de vacinação junto à comunidade e às escolas.

Processo de Enfermagem Aplicado às Imunizações

Toda Consulta de Enfermagem (CE) na APS é uma oportunidade de avaliar o esquema vacinal, bem como toda procura espontânea por vacina na US ou visita domiciliar de busca ativa para vacinação. Quando essas ações forem realizadas pelo enfermeiro ele deverá aplicar o Processo de Enfermagem (PE) durante o atendimento.

O PE é um instrumento metodológico que orienta o cuidado e o registro das ações do enfermeiro e se constitui de cinco etapas interrelacionadas, interdependentes e recorrentes (ver Capítulo 3 – O Processo de Enfermagem como Fundamento para o Cuidado na Atenção Primária à Saúde).[9]

▪ Coleta de dados

A entrevista clínica (anamnese) deverá incluir perguntas sobre o calendário vacinal e verificar os registros nos sistemas (e-SUS AB, SIPNI ou sistema próprio do Município) e na caderneta de vacinação, indicando as vacinas recomendadas para a faixa etária. Durante a coleta de dados subjetivos, o enfermeiro precisa atentar-se para o histórico de alergias, EAPV e possíveis contraindicações às vacinas a serem aplicadas, que são:[1,4]

a) relato de alergias e hipersensibilidade à vacina ou a algum dos seus componentes;
b) histórico de imunodeficiência congênita ou adquirida;
c) histórico de doença neoplásica maligna;
d) uso de corticoides em altas dosagens imunossupressoras (com 2 mg/kg/dia para crianças e 20 mg/dia para adultos e tratamento com duração de mais de 7 dias);
e) realização de tratamento quimioterápico ou radioterápico;
f) condição de gestante ou lactante (no caso de vacinas atenuadas);
g) febre ou infecção aguda (nesse caso, deve-se se adiar a vacinação até que haja melhora do quadro clínico).[1,4]

Quanto ao exame físico (dados objetivos), é importante avaliar a integridade da pele, especialmente no local indicado para aplicar a vacina.

▪ Diagnóstico de Enfermagem

Na APS, é comum o enfermeiro utilizar o Código Internacional da Atenção Primária (CIAP), disponível no prontuário eletrônico do cidadão no e-SUS AB, sistema do MS, e consolidado em muitos municípios. O CIAP oportuniza identificar tanto as condições de saúde quanto os motivos do atendimento, procedimentos e ações;[10,11] e pode constituir-se em uma possível fonte de inspiração para os enfermeiros formularem os Diagnósticos de Enfermagem (DE), aplicados ao cuidado em imunizações. Entretanto, não permite a elaboração de um plano de cuidados específico para as ações de enfermagem (3ª etapa do PE – planejamento), sendo necessária a formulação de DE atendo-se ao domínio do exercício profissional do enfermeiro, já que cada diagnóstico demandará um conjunto de prescrições que serão descritas no plano de cuidados. Para tanto, o enfermeiro poderá utilizar-se de classificações internacionais existentes, sendo as mais utilizadas a NANDA Internacional (NANDA-I) e a Classificação Internacional para a Prática de Enfermagem (CIPE®) (ver Capítulo 3 – O Processo de Enfermagem como Fundamento para o Cuidado na Atenção Primária à Saúde). Alguns exemplos de DE frequentemente encontrados nos atendimentos em CE na vacinação, utilizando-se como referencial NANDA-I, são:[12]

a) comportamentos ineficazes de manutenção da saúde, pela falha em tomar medidas que impeçam problema de saúde, como a vacinação, relacionada ao conflito entre crenças culturais e práticas de saúde promovido por *fake news* (presente em casos em que a pessoa relata ter deixado de se vacinar por acreditar em informações falsas divulgadas em redes sociais);

b) risco de infecção associado a vacinação inadequada (presente em casos em que o enfermeiro identifique esquema de vacinação incompleto ou não realizado).

Planejamento do cuidado de enfermagem

O enfermeiro, após a coleta de dados, da avaliação do esquema vacinal da pessoa e das recomendações de imunizantes, conforme a faixa etária, definirá que vacinas estão recomendadas para aplicação no dia e quais deverão ser aprazadas para outro dia. Nesse momento, ao explicitar as necessidades identificadas, em conjunto com a pessoa/família, inicia-se a construção do plano de cuidados, que em imunizações inclui a aplicação do(s) imunobiológico(s) e educação em saúde, com orientações sobre o imunobiológico que será administrado, os possíveis EAPV e o que fazer na presença de um EAPV.

Em situações em que ocorram os casos graves de EAPV, a orientação principal é a procura de um pronto-atendimento para avaliação e atendimento médico imediato. Orienta-se que a pessoa retorne depois ao serviço de saúde em que recebeu a vacina para comunicar o ocorrido, realizando-se os devidos registros e notificação.[5]

São fundamentais, durante a CE, o esclarecimento de todas as dúvidas sobre as vacinas e o reforço sobre a importância de completar o esquema vacinal e sobre os benefícios da prevenção das doenças. Cabe abordar, também, a importância de guardar a caderneta de vacinação, além de fornecer as demais orientações, de acordo com o conjunto de DE identificados na consulta.[1,2]

O uso de analgésicos e antitérmicos de modo profilático nas imunizações não é recomendado, pois pode reduzir a resposta imunológica. No entanto, em alguns casos, poderá haver indicação clínica para o uso, como crianças com histórico de convulsão febril, choro persistente, entre outras condições.[1,5]

As vacinas DTP, pentavalente (DTP, HIB e HepB) e DTPa são os imunobiológicos que comumente apresentam os EAPV leves com sinais e sintomas, como temperatura elevada, algia local, choro e irritação. Nessas condições, o usuário precisa ser avaliado para receber, se necessário, medicamento.[1,4,5] Como medida não farmacológica para aliviar a dor local, podem ser prescritas compressas frias. Elas não podem ser geladas, pelo risco de queimadura pelo frio; portanto, devem estar em temperatura ambiente.[4]

Implementação do cuidado de enfermagem

Nas CE para imunização, o cuidado começa a ser implementado no serviço de saúde, com a administração das vacinas recomendadas, sendo que os demais cuidados prescritos no plano em geral serão realizados pela pessoa (ou pela família, no caso de imunização infantil); por exemplo, verificar a temperatura, monitorar choro e irritação, avaliar o local da vacina e aplicar nele compressas frias, entre outros.

▪ Avaliação de enfermagem

A avaliação de enfermagem nas imunizações tem como propósito verificar mudanças nas respostas das pessoas e comunidades às ações ou intervenções de vacinação, para determinar se promoveram os resultados esperados, como diminuição ou ausência dos casos de doenças transmissíveis passíveis de imunização na população. Para tanto, utiliza os registros realizados em prontuários e sistemas informatizados como o SIPNI. Portanto, o registro é fundamental e pode ser realizado dentro do e-SUS AB. O enfermeiro registra a consulta informando os dados coletados (subjetivos e objetivos), os DE (interpretação/avaliação) e o plano de cuidados (conduta ou plano). Pode organizar as informações no anagrama SOIC ou SOAP proposto pelo sistema Wedd, frequentemente utilizado pelos serviços de saúde (ver Capítulo 3 – O Processo de Enfermagem como Fundamento para o Cuidado na Atenção Primária à Saúde).

Na etapa de avaliação, encontra-se, atualmente, o maior desafio para o trabalho do enfermeiro nas imunizações na APS: a evidência[13,14] da alarmante queda nas coberturas vacinais e o retorno ao cotidiano de trabalho de doenças já controladas e erradicadas. Compreender os determinantes que influenciam na queda das coberturas vacinais é um processo complexo, que pode ser afetado por inúmeros fatores, como contextuais, históricos, socioculturais, ambientais e do sistema de saúde, além de fatores político-econômicos e dos individuais.[2,13,14] O enfermeiro e a equipe de enfermagem têm papel importante na execução do PNI e no processo de avaliação das ações de imunizações; portanto, reflexões sobre o processo de trabalho são fundamentais para o planejamento de estratégias que possam melhorar as coberturas vacinais.[2]

Aspectos-chave

- Nas imunizações, compete ao enfermeiro da Atenção Primária à Saúde realizar: Consulta de Enfermagem, planejamento e supervisão das atividades desenvolvidas na sala de vacinas, avaliação das coberturas vacinais, desenho de estratégias para ampliar a cobertura vacinal, gestão mensal das vacinas e insumos, avaliação do processo para qualificar e corrigir possíveis falhas e promoção de ações educativas com a equipe técnica e a população.
- Em razão da complexidade das atividades na sala de vacinas e das frequentes mudanças nos calendários vacinais e nas informações técnicas de cada imunobiológico, o enfermeiro deverá estar atento para atualizar-se permanentemente sobre o tema, bem como para treinar a equipe de enfermagem e de toda a Unidade de Saúde.
- Os registros no prontuário do paciente e nos sistemas de vacinas são de suma importância para a gestão da informação e indicadores para definir ações estratégicas locais para alcance da cobertura vacinal desejada.

Referências

1. Brasil. Ministério da Saúde. Secretaria de Vigilância em Saúde. Departamento de Vigilância das Doenças Transmissíveis. Manual de Normas e Procedimentos para vacinação. Brasília: Ministério da Saúde; 2014. [Acesso 15 Set 2022]; 176 p. Disponível https://bvsms.saude.gov.br/bvs/publicacoes/manual_procedimentos_vacinacao.pdf.
2. Vieira ML, Soares SR, Santos LB, Moreira FS, Linch GFC, Paz AA. Pentavalent vaccine and family health strategy coverage. Rev Enferm UFSM. 2021. [Acesso 15 Set 2022]; 11:e16:1-22. Disponível em DOI: https://doi.org/10.5902/2179769243442.
3. Brasil. Ministério da Saúde. Secretaria de Vigilância em Saúde. Departamento de Vigilância das Doenças Transmissíveis. Manual de Rede de Frio do Programa Nacional de Imunizações. 5. ed. Brasília: Ministério da Saúde, 2017. [Acesso 12 Jun 2022]. Disponível em: https://bvsms.saude.gov.br/bvs/publicacoes/manual_rede_frio_programa_imunizacoes_5ed.pdf.

4. Vieira ML, Moreira FS, Rosito FB, Rosa MLR, Hahn JRM, Behrends DB et al. Guia de apoio para vacinadores na Atenção Primária à Saúde. Porto Alegre: Universidade Federal de Ciências da Saúde de Porto Alegre. Programa de Pós-Graduação em Enfermagem; Curso de Bacharelado em Enfermagem; Grupo de Pesquisa em Tecnologias, Gestão, Educação e Segurança no Trabalho; 2022. [Acesso 15 Set 2022]. Disponível em: https://bit.ly/GuiaApoioSalaVacinas.
5. Brasil. Ministério da Saúde. Secretaria de Vigilância em Saúde. Departamento de Vigilância das Doenças Transmissíveis. Manual de Vigilância Epidemiológica de Eventos Adversos Pós-Vacinação. 4. ed., Brasília: Ministério da Saúde, 2020. [Acesso 12 Jun 2022]. Disponível em: https://bvsms.saude.gov.br/bvs/publicacoes/manual_vigilancia_epidemiologica_eventos_vacinacao_4ed.pdf.
6. Brasil. Ministério da Saúde. Secretaria de Vigilância em Saúde. Departamento de Imunização e Doenças Transmissíveis. Coordenação-Geral do Programa Nacional de Imunizações. Manual dos centros de referência para imunobiológicos especiais. 5. ed., Brasília: Ministério da Saúde, 2019. [Acesso 15 Set 2022]. Disponível em: https://bvsms.saude.gov.br/bvs/publicacoes/manual_centros_imunobiologicos_especiais_5ed.pdf.
7. Sociedade Brasileira de Imunizações (SBIm). Site SBIm. Vacinas Disponíveis. 2022. [Acesso 19 Jun 2022]. Disponível em: https://familia.sbim.org.br.
8. World Health Organization. Covid-19 vaccines. 2022. [Acesso 3 Jul 2022]. Disponível em: https://www.who.int/emergencies/diseases/novel-coronavirus-2019/covid-19-vaccines.
9. Conselho Federal de Enfermagem (COFEN). Resolução Cofen n. 358/2009. Dispõe sobre a Sistematização da Assistência de Enfermagem e a implementação do Processo de Enfermagem em ambientes, públicos ou privados. 15 de outubro de 2019. [Acesso 15 Set 2022], Brasília. Disponível em: http://www.cofen.gov.br/resoluo-cofen-3582009_4384.html.
10. Rio Grande do Sul (RS). Uso do CIAP2 no PEC e-SUS AB. Atenção Básica do RS. [Acesso 12 Jul 2022]. Disponível em: https://atencaobasica.saude.rs.gov.br/upload/arquivos/201909/09104712-ciap2-no-e-sus-ab.pdf.
11. Conselho Federal de Enfermagem (COFEN). Parecer Conjunto de Câmara Técnica n. 004/2022 CTLN/CTAS/COFEN. Processo de Enfermagem na Atenção Primária. Prontuário Eletrônico do E-SUS, utilizando o método SOAP. 2022. [Acesso 14 Jul 2022]. Disponível em: http://www.cofen.gov.br/parecer-conjunto-de-camara-tecnica-no-004-2022-ctln-ctas-cofen_97506.html.
12. Herdman HT, Kamitsuru S, Lopes CT. Diagnósticos de Enfermagem da NANDA-I: definições e classificação 2021-2023. Tradução Regina Machado Garcez. Porto Alegre: Artmed, 2021.
13. Perin GB, Camillo NS. Possíveis causas e consequências da baixa cobertura vacinal de sarampo: um estudo de revisão integrativa da literatura. Revista Uningá, 2022. [Acesso 15 Set 2022]; 59:eUJ4202. Disponível em: https://revista.uninga.br/uninga/issue/view/182.
14. Souza JFA, Silva TPR, Silva TMR, Amaral CD, Ribeiro EEN, Vimieiro AM et al. Cobertura vacinal em crianças menores de um ano no estado de Minas Gerais, Brasil. Ciência & Saúde Coletiva [Online]. 2022. [Acesso 15 Set 2022]; 27(9):3659-3667. Disponível em: https://doi.org/10.1590/1413-81232022279.07302022.

17

Saúde da Criança

Deisi Cardoso Soares
Sidnéia Tessmer Casarin
Elaine Thumé

O que há neste capítulo?

Este capítulo apresenta as possibilidades de atuação do enfermeiro na atenção à saúde da criança na primeira infância, na Atenção Primária à Saúde. O objetivo é subsidiar os enfermeiros para a aplicação do Processo de Enfermagem, especialmente nas Consultas de Enfermagem, para a prevenção de agravos, bem como para a promoção e o monitoramento das condições de saúde das crianças.

Introdução

A população brasileira de 0 a 19 anos representa cerca de 63 milhões de indivíduos.[1] As políticas direcionadas à criança e ao adolescente têm recebido atenção por meio de estratégias como o Estatuto da Criança e do Adolescente (ECA), que visa garantir proteção à vida e à saúde desde a gestação, passando por um nascimento e um desenvolvimento sadios.[2,3] De acordo com o ECA, quem tem até 12 anos incompletos é considerado criança e quem tem entre 12 e 18 anos é considerado adolescente.[2]

A promoção da saúde integral objetiva promover a qualidade de vida da criança, para que cresça e desenvolva todo o seu potencial, não apenas na área da saúde, mas também na da educação, atendendo assim o preconizado no quarto Objetivo de Desenvolvimento Sustentável (ODS), definido pela Organização Mundial da Saúde (OMS). Para atender a esse ODS, a Atenção Primária à Saúde (APS) deve atuar integralmente, percebendo a criança e sua família em todo o seu contexto social, não perdendo oportunidades de atuação, por meio de ações preventivas, educativas, de promoção da saúde e prestação do cuidado necessário em cada etapa do ciclo vital, com vinculação, acesso e responsabilização sobre a continuidade do cuidado.[4]

Historicamente, o Brasil instituiu inúmeras políticas e programas voltados à saúde da criança e à redução da mortalidade infantil desde a década de 1970.

Atualmente, está em vigor o Programa Nacional de Atenção Integral à Saúde da Criança (PNAISC), proposto em 2015 e organizado em sete eixos prioritários, abordando desde a rede de atenção perinatal até a prevenção do óbito fetal, infantil e materno. Seus eixos são: atenção humanizada à gestação, parto, nascimento e recém-nascido; aleitamento materno e alimentação saudável; promoção e acompanhamento do crescimento e desenvolvimento integral; atenção aos agravos prevalentes na infância e doenças crônicas; atenção a situações de violência e prevenção de acidentes; atenção a crianças com deficiências e/ou situações de vulnerabilidade; e vigilância ao óbito.[5,6] As ações e os serviços da rede para a Atenção Integral à Saúde da Criança devem ser coordenados pela APS a partir da avaliação do risco individual e coletivo.

Na perspectiva do PNAISC, o acompanhamento da criança pelo enfermeiro da APS é um momento prioritário de cuidado tanto da criança quanto de sua família. Nesse processo de cuidar, o enfermeiro precisa centrar o cuidado na pessoa, e não na doença, vencer barreiras de comunicação com pais/cuidadores, oportunizar ações de saúde que contemplem a integralidade e realizar a sistematização no atendimento e nos registros dos documentos da criança.[7]

O tema "saúde da criança" é amplo e complexo e, por esse motivo, o conteúdo deste capítulo oferecerá destaque ao período entre o nascimento e os 2 anos de idade, considerado pelo Fundo das Nações Unidas para a Infância (UNICEF) como um "intervalo de ouro", que pode mudar radicalmente o destino da criança, não apenas em termos biológicos (crescimento e desenvolvimento), mas também em questões intelectuais e sociais.[8]

O período que vai do momento da concepção até os 2 anos de idade da criança (270 dias da gestação mais os 730 dias até o segundo aniversário) tem sido denominado pelo UNICEF como "mil dias" e considerado uma janela de oportunidades, na qual as atitudes e hábitos influenciarão o futuro da criança. Nos seus primeiros mil dias de vida, as crianças respondem mais rapidamente às intervenções do que em qualquer outra fase. É um momento único para focar na atenção integral.[8]

Como os Enfermeiros podem Desenvolver o Processo de Enfermagem na Atenção à Saúde da Criança?

A neurociência comprova que o cérebro da criança pequena tem uma grande plasticidade, ou seja, está sempre aprendendo e é sensível a modificações, particularmente nos primeiros mil dias. Nesse período, o desenvolvimento cerebral ocorre em uma velocidade incrível: as células cerebrais podem fazer até 1 milhão de novas conexões neuronais a cada segundo – uma velocidade única na vida.[8]

Essas conexões formam a base das estruturas que dão sustentação à aprendizagem ao longo da vida. É quando aprendemos as habilidades emocionais, cognitivas e sociais, bem como desenvolvemos nossa capacidade intelectual, aptidões e competências com mais facilidade. A falta de atenção integral – que inclui acesso à saúde, nutrição adequada, estímulos, amor e proteção contra o estresse e a violência – pode impedir o desenvolvimento dessas estruturas cerebrais.[8,10]

Os espaços de atenção à saúde da criança podem ser muito variados em Unidades de Saúde (US) de APS. Entre eles, estão: a sala de acolhimento, a sala de vacinas, os consultórios, os grupos de educação em saúde, o domicílio e, especialmente, as escolas de educação infantil. O Processo de Enfermagem (PE) (ver Capítulo 3 – O Processo de Enfermagem como Fundamento para o Cuidado na Atenção Primária à Saúde) poderá ser desenvolvido pelo enfermeiro por meio da realização da Consulta de Enfermagem (CE) em todos esses espaços, sempre considerando as características peculiares que compõem cada uma das diferentes fases do desenvolvimento infantil e sendo adaptado a elas.

A seguir, abordam-se de maneira mais detalhada as diferentes etapas de realização do PE no atendimento a crianças de 0 a 2 anos, considerando que pais, mães, cuidadoras e cuidadores principais têm a responsabilidade primária de criar suas crianças, mas precisam de apoio e assistência para proporcionar ambientes ideais para o seu desenvolvimento pleno.[8] Nesse sentido, o enfermeiro da APS pode desempenhar um papel fundamental na promoção do desenvolvimento infantil.

Consulta de Enfermagem para Crianças de 0 a 2 anos

O atendimento de puericultura, pelo enfermeiro, é utilizado como ferramenta para prevenir agravos, desmistificar conceitos e promover saúde a partir da orientação de práticas saudáveis, relacionadas à alimentação,[11] ao crescimento e ao desenvolvimento, com vistas a valorizar a criança de forma integral e no contexto em que está inserida.[10]

O cronograma recomendado pelo Ministério da Saúde (MS) é de sete consultas de rotina no 1º ano de vida (1ª semana e 1º, 2º, 4º, 6º, 9º e 12º meses), além de duas consultas no 2º ano de vida (18º e 24º meses) e, a partir do 2º ano de vida, consultas anuais, próximas ao mês do aniversário.[12]

Para o acompanhamento da criança, o enfermeiro deve utilizar o PE (ver Capítulo 3 – O Processo de Enfermagem como Fundamento para o Cuidado na Atenção Primária à Saúde), seguindo suas etapas de: coleta de dados (entrevista/exame físico/exames laboratoriais), Diagnóstico de Enfermagem (DE), planejamento (definição de objetivos, metas e intervenções de enfermagem), apoio para implementação do plano de cuidados (PC) e avaliação dos resultados. Também será necessário utilizar sistemas de registros das informações em saúde, possibilitando a integralidade e a longitudinalidade de assistência. Uma forma de registrar os atendimentos é a utilização de fichas de acompanhamento de puericultura, nas quais, além dos dados de identificação, podem constar gráficos de crescimento (peso e estatura) e um instrumento resumido de avaliação do desenvolvimento, assim como o registro das imunizações e do aleitamento materno. Prontuários físicos ou eletrônicos também podem cumprir o mesmo papel; entretanto, se forem usadas fichas, lembrar que, assim como os prontuários, precisam ser arquivadas por 20 anos.[13] Para o registro das CE na APS, considera-se pertinente o método que utiliza a seguinte ordem de informações: Subjetivo, Objetivo, Avaliação e Plano (SOAP), o qual é utilizado no prontuário eletrônico do cidadão (PEC/e-SUS).[14]

Dentre os objetivos da CE na faixa de 0 a 2 anos de idade, destacam-se:[12]

- Identificar como ocorre o relacionamento familiar com a criança.
- Acompanhar o crescimento e o desenvolvimento neuropsicomotor.
- Incentivar o aleitamento materno exclusivo ou prolongado.
- Avaliar fatores de risco para mortalidade infantil.
- Orientar os dez passos para uma alimentação saudável.
- Estabelecer um plano assistencial pactuado e compartilhado com a família.
- Identificar agravos à saúde da criança e realizar a intervenção adequada.
- Orientar com relação à prevenção de acidentes domésticos.
- Identificar sinais e sintomas de violência.

Primeira Consulta de Enfermagem ao Recém-Nascido

Conforme recomenda o cronograma do MS, a primeira consulta na US deve ser realizada nos primeiros 7 dias de vida. Esse período é ideal para avaliação das condições de saúde da criança, da puérpera, incentivo e apoio à amamentação (com avaliação da mamada *in loco*), realização do teste do pezinho, administração de imunizações, se necessário, à puérpera e à criança, e agendamento da consulta de revisão puerperal e de acompanhamento do recém-nascido (RN).[12]

Coleta de dados

A coleta de dados na primeira consulta permitirá o levantamento de informações que subsidiarão os diagnósticos e as intervenções de enfermagem voltadas a esses primeiros momentos de vida da criança. A seguir, destacam-se alguns aspectos importantes a serem abordados nessa etapa do atendimento:[11,12,14]

- Dados de identificação do RN (nome completo, data de nascimento e endereço completo).
- Dados de identificação dos pais (nome completo, idade, escolaridade, profissão, renda familiar e endereço completo).
- História de pré-natal e perinatal (número de gestações e partos, intervalo interpartal, realização de pré-natal, número de consultas, tipo de parto, idade gestacional, peso de nascimento, Apgar do 1º e do 5º minutos, estatura e perímetro cefálico).
- Dados de condições de moradia (saneamento, tipo de habitação, número de pessoas na residência e outros que forem importantes, conforme cada situação).
- História vacinal da mãe e da criança.
- Triagem neonatal (teste do pezinho, orelhinha, língua e coração).
- Aleitamento materno (exclusivo, predominante ou misto).
- Genograma e ecomapa da família,[15] que poderão ser construídos junto a essa coleta de dados ou posteriormente (ver Capítulo 2 – A Família como Unidade de Cuidado na Atenção Primária à Saúde).

Exame físico

Ao realizar o exame físico no RN, deve-se respeitar seu estado de atividade, atentando para as oportunidades apresentadas. Se a criança estiver dormindo, é oportuno realizar a verificação dos sinais vitais, assim como a palpação abdominal. Seguindo essa lógica, cada etapa será realizada de acordo com a disponibilidade da criança. No geral, o exame físico segue o sentido cefalocaudal (inspeção, palpação, percussão e ausculta).[14,16] Importante compartilhar com os pais os achados do exame, o que os ajuda a perceber alterações e necessidades da criança.[12,14]

A seguir, são apresentados alguns aspectos importantes a serem avaliados no exame físico realizado na primeira consulta:

- **Peso e comprimento:** compare o peso atual com o peso ideal ao nascer. Considerar normal a perda de até 10% ao nascer. Sua recuperação ocorre geralmente até o 15º dia de vida.[12,14]
- **Pele:** observar coloração (icterícia), hidratação, ressecamento, presença de eritema tóxico, alterações vasculares (mancha de salmão, hemangioma), miliária, mancha mongólica.[17]
- **Cabeça:** observar tamanho, forma e simetria do crânio. Palpar as fontanelas: bregmática e lambdoide. Palpar as suturas: coronária, sagital, lambdoide e frontal. Fazer a medida do perímetro cefálico.[12,14]
- **Face:** avaliar expressão de dor, choro, irritação, simetria das estruturas faciais. Inspecionar e palpar o saco lacrimal. Orelhas: analisar alinhamento, integridade e simetria. Nariz: verificar permeabilidade. Boca: avaliar coloração e integridade.[12,14]

- **Tórax:** inspeção das mamas e mamilos; expansão torácica; movimentos respiratórios, ritmo respiratório, ausculta pulmonar e cardíaca; fazer a medida do perímetro torácico.[12,14]
- **Abdome:** observar condições do coto umbilical (higiene, coloração, edema, presença de secreção), movimentos abdominais, auscultar ruídos abdominais.[12,14] No RN, os ruídos hidroaéreos são bem frequentes; sua ausência é um sinal de gravidade.[14]
- **Quadril:** realizar a manobra de Ortolani.[12,14]
- **Membros superiores e inferiores:** mobilidade, simetria, integridade e higiene. Avaliar número e mobilidade dos artelhos do pé.[12,14]
- **Genitais externos: Pênis:** observar integridade, higiene, coloração, meato urinário; palpar bolsa escrotal. **Vulva:** observar integridade, higiene, coloração, presença de secreção.[12,14]
- **Região perineal:** observar integridade e higiene do períneo.[12,14] Observar eliminação fecal e urinária, atentando para os sinais de obstipação intestinal, considerando que a eliminação de mecônio costuma ocorrer nas primeiras 24 a 36 horas de vida.[14]
- **Reflexos:** avaliar reflexo de busca e sucção, de moro, de preensão palmar, de Babinski, de marcha, tônico-cervical, de Galant e preensão plantar.[12,14]
- **Sinais vitais:** verificar frequência cardíaca, respiratória e, se necessário, temperatura corporal.[12,14]

▪ Acompanhamento do desenvolvimento

Abordar as questões do desenvolvimento infantil envolve conhecer, além do desenvolvimento físico, o cognitivo (que abrange a aprendizagem, a atenção, a memória, a linguagem, o pensamento, o raciocínio e a criatividade) e o psicossocial (que abrange as emoções, a personalidade e os relacionamentos sociais). Essas três facetas incluem o campo de estudo "dos processos sistemáticos de mudança e de estabilidade em crianças", as quais fazem parte de uma "análise mais ampla a respeito do desenvolvimento humano". Nessa concepção, considera-se que o ciclo completo da vida humana é organizado em torno de períodos do desenvolvimento,[18] os quais necessitam ser conhecidos pelo enfermeiro atuante na APS.

Como o processo de desenvolvimento cognitivo e psicossocial envolve aspectos qualitativos e não pode ser mensurado de maneira quantitativa, o enfermeiro pode iniciar sua avaliação a partir da conversa com os pais, abordando aspectos do comportamento da criança, e então realizar as avaliações neurológicas e musculoesqueléticas de acordo com a idade. Salienta-se que os três domínios do desenvolvimento estão interrelacionados e qualquer mudança/alteração em um incluirá uma série de interações e mudanças nos outros.[18] Nesse sentido, entende-se que o enfermeiro, ao avaliar o desenvolvimento cognitivo e psicossocial, deve fazê-lo ancorado na avaliação do desenvolvimento do crescimento, mas nunca finalizar seu atendimento com base apenas nesse critério.

Ao realizar a avaliação do desenvolvimento, é importante que o enfermeiro compreenda que "desenvolvimento normal inclui uma ampla faixa de diferenças individuais", que são influenciadas por características inatas (como as genéticas) e também pelas que são adquiridas na interação com o ambiente a partir dos contextos culturais e históricos. Essas características operam simultaneamente e de modo bidirecional, resultando em experiências únicas,[18] porém alguns grupos de crianças são considerados de risco, como os prematuros e os que nasceram com baixo peso, e seu monitoramento deverá ser minucioso.[12]

Nesse sentido, ao avaliar que a criança apresenta algum atraso no desenvolvimento, é importante considerar que esse atraso não está relacionado a um único fator e que esse ponto crítico influenciará em todo o seu ciclo de vida.[18]

Para avaliar o desenvolvimento cognitivo e psicossocial, algumas ferramentas podem ser utilizadas, como os testes e escalas.[19,20]

A Caderneta da Criança do MS (nas páginas 81 a 86) apresenta os principais marcos (que precisam ser avaliados pelos enfermeiros) para a vigilância do desenvolvimento infantil, de acordo com as faixas etárias. O QR Code ao lado permite acessar a caderneta da criança do sexo feminino. Nos marcos elencados como mínimos, na avaliação proposta pelo MS, não há diferença entre os sexos na avaliação do desenvolvimento.[21,22]

Diagnósticos de Enfermagem e Plano de Cuidado na Consulta de Enfermagem ao Recém-Nascido

No Quadro 17.1, apresentam-se exemplos de DE, frequentes na primeira consulta de um RN, acompanhados do PC, que podem ser propostos a mãe/pai/família/cuidadores da criança.[12,16] Destaca-se que o PC deve ser construído junto a mãe/pai/família/cuidadores a partir da formulação de objetivos/metas a serem alcançados(as) por meio das intervenções ou prescrições de enfermagem. Os DE foram selecionados a partir da classificação da NANDA Internacional (NANDA-I).[23]

QUADRO 17.1	**Diagnósticos de Enfermagem de acordo com a classificação da NANDA-I[23] e plano de cuidados na atenção ao recém-nascido.**

- **DE – Padrão ineficaz de alimentação do lactente** (caracteriza-se pela incapacidade de coordenar a sucção, a deglutição e a respiração; pode estar relacionada a deformidade orofaríngea, prematuridade e retardo neurológico)
- **PC** – Investigar uso de mamadeira ou bico artificial; avaliar o nível de ansiedade materna e verificar o papel dos outros membros na família e a rede apoio para a amamentação; avaliar dor ou fadiga materna; orientar aos pais quanto à importância da amamentação e a técnicas adequadas da amamentação, assim como formas de esvaziamento mamário; orientar cuidados com as mamas e os fatores que favorecem a produção de leite; observar e orientar a pega adequada da mama (monitorar o alinhamento adequado do bebê, modo de segurar e de comprimir a aréola e deglutição audível); entre outros[14]

- **DE – Amamentação ineficaz** (refere-se a dificuldade na oferta do leite materno, o que poderá comprometer o estado nutricional do RN; relaciona-se ao uso de mamadeiras, ansiedade materna, pouco conhecimento a respeito das técnicas de amamentação, história anterior de insucesso na amamentação, fadiga ou dor materna)
- **PC** – Os mesmos indicados para o padrão ineficaz de alimentação do lactente[14]

- **DE – Amamentação interrompida** (interrupção no oferecimento de leite materno, amamentação não exclusiva; seus fatores relacionados são contraindicações à amamentação, enfermidade materna, hospitalização da criança, prematuridade, retorno à vida profissional materna)
- **PC** – Apoiar a família na situação de contraindicação à amamentação; orientar sobre as formas de ordenha e armazenagem do leite materno; orientar sobre os direitos da mãe trabalhadora que amamenta[24]

(*Continua*)

QUADRO 17.1	Diagnósticos de Enfermagem de acordo com a classificação da NANDA-I[23] e plano de cuidados na atenção ao recém-nascido. (*Continuação*)

- **DE – Risco de icterícia neonatal** (coloração amarelada da pele e mucosa que poderá ocorrer, quando fisiológica, entre as 24 horas e o 7º dia de vida – do RN a termo; relaciona-se ao atraso na eliminação de mecônio, padrão alimentar ainda não estabelecido, prematuridade e neonato com idade igual ou inferior a 7 dias; também pode estar ligada à amamentação ou ao leite humano)[16]
- **PC** – Avaliar por meio da digitopressão na pele do RN, em local com luz natural, e classificar a icterícia de acordo com as zonas de Kramer; avaliar se há sinais de icterícia patológica (início antes das 24 horas de vida) e realizar encaminhamento para serviço de emergência; encaminhar para realização de exames laboratoriais, caso a icterícia esteja abrangendo até a Zona 2 de Kramer (tronco e região umbilical), associada a avaliação da idade gestacional; no caso de ser fisiológica, realizar avaliação periódica para observar se a área ictérica se estendeu além do umbigo ou para as extremidades;[16] orientar para manter a amamentação exclusiva, se não houver contraindicações

- **DE – Risco de infecção do coto umbilical** (o coto umbilical é inicialmente gelatinoso, evolui secando progressivamente e atingindo a mumificação entre o 3º e o 4º dias de vida. A queda/desprendimento ocorre entre o 6º e o 14º dias)[14]
- **PC** – Pesquisar a presença de secreções na base do coto umbilical ou de eritema da pele ao redor da implantação umbilical;[14] realizar/orientar higiene da região umbilical com álcool etílico 70%, após banho ou troca de fraldas, mantendo-o sempre seco;[14,16,17] orientar que, imediatamente após a limpeza com o álcool etílico 70%, pode-se observar hiperemia transitória da pele, o que não apresenta risco para o RN;[16] orientar a higiene das mãos de quem vai manipular o coto ou trocar as fraldas, a realizar a troca frequente de fraldas depois da micção ou evacuação, como medidas de prevenção a infecções do coto umbilical;[17] orientar quanto aos riscos do uso de faixas, cintas ou outros objetos na região do coto umbilical[14]

Legenda: DE: Diagnóstico de Enfermagem; PC: plano de cuidados; RN: recém-nascido.
Fonte: Elaborado pela autoria com base na literatura consultada: Coren-MT, 2021[14]; MS, 2012[16]; Carvalho et al., 2015[17]; e MS, 2015[24].

O PC da criança é desenvolvido por seus pais e/ou cuidadores. Portanto, é fundamental uma linguagem clara e objetiva na comunicação com a família e/ou cuidadores da criança.

A avaliação, quinta etapa do PE, deve ser realizada de acordo com os objetivos/metas definidos no PC, verificando-se se as intervenções foram realizadas e quais os resultados obtidos. O processo de avaliação é contínuo, deve ocorrer em todas as consultas ou nas visitas domiciliares e ser readequado quando necessário.

Consultas de Enfermagem Subsequentes (até o Segundo Ano de Vida)

As próximas consultas deverão ser agendadas de acordo com as recomendações do MS;[12] no entanto, para crianças com fatores de risco para morbimortalidade infantil (prematuridade, baixo peso, presença de malformação congênita, entre outras) ou que apresentarem condições de vulnerabilidade ou alterações na consulta atual, o intervalo será avaliado e definido conforme as condições sociais, familiares e as necessidades em saúde.

A coleta de dados seguirá a partir das informações registradas em prontuário ou ficha de acompanhamento de puericultura. Aspectos relacionados a alimentação, rotina diária, eliminações, vacinação e dinâmica familiar e social, assim como queixas específicas, tornam a consulta mais sucinta e direcionada. O exame físico deve manter a dinâmica cefalocaudal, avaliando os diferentes segmentos anatômicos, porém direcionado à faixa etária da criança. O exame poderá centrar-se na queixa principal, porém é importante realizar avaliação geral e observar condições de higiene, etapas do desenvolvimento, bem como verificar as medidas antropométricas (acompanhar o crescimento), investigar sinais de violência, avaliar a dentição e realizar ausculta pulmonar e cardíaca.[14]

Após a coleta de dados, na CE deve-se elaborar a lista de DE. No Quadro 17.2, estão elencados alguns diagnósticos comuns no atendimento à criança menor de 2 anos na APS, de acordo com a classificação da NANDA-I,[23] e exemplos de PC recomendados nessas situações.

QUADRO 17.2	Diagnósticos comuns no atendimento à criança menor de 2 anos na Atenção Primária à Saúde, de acordo com a classificação da NANDA-I,[23] e os respectivos planos de cuidado.

- **DE – Motilidade gastrointestinal disfuncional** (atividade peristáltica aumentada, diminuída, ineficaz ou ausente no sistema gastrointestinal, definida por cólica abdominal, distensão abdominal, regurgitação, entre outros)
- **PC** – Esclarecer aos pais que as regurgitações, mesmo que frequentes, desde que não repercutam sobre o peso do lactente, não oferecem riscos; tranquilizar o cuidador, orientando-a sobre o desaparecimento da regurgitação após o 1º ano de vida, com a introdução de alimentos sólidos e a adoção da posição ereta pelo lactente;[14] orientar a manter o lactente na posição vertical por 20 a 30 minutos após cada mamada para facilitar a eructação e o esvaziamento gástrico; se não houver melhora do quadro, com sinais de risco para o bebê, encaminhá-lo para avaliação da necessidade de terapêutica medicamentosa.[25] Para as cólicas, orientar massagem abdominal, movimentos de flexão e extensão de membros inferiores

- **DE – Risco de síndrome de morte súbita** (vulnerabilidade à morte imprevisível do lactante; relaciona-se a excesso de roupas no lactente, posição de dormir, exposição a fumaça e superaquecimento da criança)
- **PC** – Orientar a família a respeito da posição de supina (de barriga para cima);[25] orientar a não colocar o bebê para dormir em superfícies macias (sofás, poltronas, redes); orientar sobre os riscos da cama compartilhada, principalmente quando um dos pais usar substâncias que afetam o sistema nervoso central, tiver o sono pesado ou não tiver consciência da presença do bebê na cama. Desaconselhar a prática quando, no ambiente, houver o consumo de cigarros; orientar para que não sejam utilizados protetores de berço, brinquedos de pelúcia e/ou almofadas durante o sono do bebê no berço; reforçar que o aleitamento materno exclusivo é fator de proteção contra as mortes infantis relacionadas ao sono[26]

- **DE – Nutrição desequilibrada** (ingestão insuficiente de nutrientes para satisfazer as necessidades metabólicas, causada por alteração de paladar, introdução de novos alimentos, diarreia, informações com relação à introdução de alimentos errados e insuficientes, entre outras)
- **PC** – Se a criança está na fase de introdução de novos alimentos, oriente a realizar essa transição gradativamente, respeitando o paladar da criança e avançando para alimentos sólidos conforme a aceitação. Considerar que qualquer agravo na saúde da criança poderá desencadear a falta de apetite; oriente a família a não insistir e aguardar a melhora do quadro clínico. Avaliar com a família o tipo e a quantidade de alimentos oferecidos, se necessário encaminhar para avaliação nutricional[12]

(*Continua*)

QUADRO 17.2 **Diagnósticos comuns no atendimento à criança menor de 2 anos na Atenção Primária à Saúde, de acordo com a classificação da NANDA-I,[23] e os respectivos planos de cuidado. (*Continuação*)**

- **DE – Risco de desenvolvimento atrasado** (vulnerabilidade a atraso de 25% ou mais em uma ou mais áreas de comportamento social, habilidades cognitivas, de linguagem e motoras grossas ou finas, que podem comprometer a saúde. Poderá estar relacionada a prematuridade, exposição à violência, história de adoção e fatores maternos, como gravidez não desejada e não planejada, abuso de substâncias, entre outras)
- **PC –** Incentivar e orientar a família a estimular a criança; caso seja necessário, encaminhar a um profissional habilitado para avaliação[12]

- **DE – Risco de quedas/acidentes** (vulnerabilidade ao aumento da suscetibilidade a quedas, que pode causar dano físico e comprometer a saúde; relaciona-se a ausência de portão em escadarias, ausência de proteção em janelas, principalmente em menores de 2 anos)
- **PC –** Orientar a família para não instalar móveis junto a janelas e providenciar a instalação de barreiras de acesso a janelas, escadas e sacadas; remover tapetes soltos ou espalhados; não utilizar andadores; jamais deixar a criança sozinha sem supervisão; manter as grades do berço totalmente elevadas; nunca deixar o bebê sozinho na cama; manter produtos bem tampados e fora do alcance da criança[12]

- **DE – Desobstrução ineficaz das vias aéreas** (incapacidade de eliminar secreções ou obstruções do trato respiratório para manter as vias aéreas desobstruídas, como muco excessivo, secreções retidas, corpo estranho na via aérea)
- **PC –** Para crianças não amamentadas exclusivamente ou predominantemente, incentivar o aumento da ingesta hídrica, de acordo com a aceitação da criança; instilar soro fisiológico nas narinas e higienizá-las; realizar inalação com água destilada ou soro fisiológico, utilizando aparelho próprio; encaminhar para avaliação médica, se houver sinais de gravidade, fatores de risco e/ou se não apresentar melhora[12,14]

- **DE – Integridade da pele prejudicada** (epiderme ou derme alterada, por umidade ou agente farmacológico. Dermatite de contato/de fralda)
- **PC –** Nas dermatites de fraldas, sugerem-se as seguintes intervenções: deixar a pele seca; troca de fraldas, sempre que necessário, e higiene perineal com água morna e sabão; preferir fraldas de tecido durante o tratamento; evitar uso de lenços umedecidos (preferir panos macios com água e sabão/sabonete neutro); deixar a criança sem fralda para expor a pele ao ar quando for aplicado creme de barreira; avaliar se há característica de lesão bacteriana sistêmica e encaminhar para tratamento. Na presença de dermatofitoses e infecções por Cândida, pode ser prescrito o uso de vitamina A + D + óxido de zinco pomada, aplicar após cada troca de fralda (ou quando necessário) + miconazol dermatológico 20 mg/g.* Aplicar quantidade suficiente do produto para cobrir a área afetada, 2 vezes ao dia (pela manhã e à noite)[14]

Legenda: DE: Diagnóstico de Enfermagem; PC: plano de cuidados.
* Respeitar o protocolo municipal para prescrição de medicamentos pelo enfermeiro.
Fonte: Elaborado pela autoria com base na literatura consultada: MS, 2012[12]; Coren-MT, 2021[14]; Sousa et al., 2022[25]; e Weaver, 2014[26].

Orientações aos Pais/Responsáveis/Cuidadores frente aos Marcos do Desenvolvimento

Essas orientações constituem uma parte significativa da CE à criança. Esse é o momento de responder às dúvidas, apontar estratégias de cuidados e oferecer orientações de maneira clara e objetiva, de acordo com a realidade de cada família. Destacam-se alguns marcos de desenvolvimento infantil, relevantes na conversa com os pais/responsáveis/cuidadores.

▪ Controle de esfíncteres

Refere-se ao controle voluntário dos esfíncteres anal e uretral. Para que isso ocorra, são necessárias algumas aptidões relacionadas à criança (Quadro 17.3).

QUADRO 17.3 Aptidões físicas, mentais e psíquicas necessárias à criança para o treinamento do controle dos esfíncteres.

Tipo de aptidões	Características necessárias
Físicas	▪ Ter idade em torno de 18 a 24 meses ▪ Ter desenvolvido capacidade de ficar seca por 2 horas ▪ Apresentar número diminuído de fraldas molhadas ▪ Acordar seca de um cochilo ▪ Ter movimentos intestinais regulares; apresentar habilidades motoras grossas para sentar, caminhar, agachar ▪ Ter habilidades motoras finas para retirar as roupas
Mentais	▪ Saber reconhecer a urgência para defecar e urinar ▪ Ter desenvolvido a capacidade de comunicação verbal ou não verbal para indicar quando está molhada ou apresenta urgência para evacuar ou urinar ▪ Ter habilidade cognitiva para imitar comportamento apropriado e seguir orientações
Psíquicas	▪ Ser capaz de sentar-se no vaso sanitário por 5 a 10 minutos, sem reclamar ou sair ▪ Ter curiosidade a respeito dos hábitos de eliminação dos adultos ou irmãos mais velhos ▪ Mostrar-se impaciente quando fica suja ou com fraldas molhadas ou manifestar desejo de ser trocada imediatamente

Fonte: Elaborado pela autoria com base na literatura consultada: UFSC, 2018[27].

Em relação aos pais/cuidadores, é necessário oferecer-lhe as seguintes orientações: o treinamento do controle dos esfíncteres precisa ser respeitoso e sem punições, para que saibam reconhecer as características (aptidões físicas, mentais e psíquicas da criança); devem investir o tempo necessário para esse treinamento; o processo não será apropriado se a família estiver passando por período de estresse ou alguma alteração em sua dinâmica, como separações dos pais, mudança de endereço, chegada de novo membro na família, período de férias, troca de escola etc.[27]

Padrão de sono e dificuldades para dormir

Os padrões de sono e de excitação são inatos e individuais e se alteram conforme a faixa etária da criança. Os RN costumam dormir cerca de 18 horas por dia, alternando entre um padrão de sono regular e irregular. A partir do primeiro mês, costumam ficar mais alertas durante o dia, alongando o sono noturno. Aos 6 meses, um bebê em geral dorme por 6 horas noturnas ininterruptas, mas acorda brevemente durante a noite, o que pode perdurar durante toda a primeira infância. Uma criança de 2 anos dorme cerca de 13 horas por dia, incluindo as sonecas.[18]

A preocupação com o padrão de sono na infância é comum nas CE e pode ser um dos fatores de estresse entre os pais/cuidadores. Nesse sentido, é importante que o enfermeiro investigue o motivo da preocupação e o padrão de sono, a fim de orientá-los, conforme a faixa etária. Entre eles, estão: história familiar de transtorno de sono, frequência e duração do despertar, consumo de alimentos estimulantes ou gordurosos pouco tempo antes de dormir, hábito de consumir alimentos durante o período de sono, problemas respiratórios do sono (ronco e apneia) e obesidade.[12]

Com relação aos hábitos saudáveis para o sono (higiene do sono), o enfermeiro pode enfatizar a necessidade de um horário regular, uma rotina estável de dormir cedo, eliminar o uso noturno de mídia e televisor no quarto.[28]

Outras intervenções simples também são efetivas, como dar banho, comunicar a criança que chegou o momento de dormir, colocar uma música suave, contar uma história ou até mesmo realizar uma massagem, o que poderá auxiliar a criança a dormir tranquilamente.[12]

Alimentação saudável

As orientações sobre esse tema necessitam ser claras e diretas, utilizando-se uma linguagem adequada. O enfermeiro deve estimular os pais/cuidadores a falar, escutá-los com atenção e empatia, evitar julgamentos, aceitar o que dizem ou pensam, reconhecer e elogiar atitudes positivas, oferecer sugestões, e não dar ordens.[29]

Para crianças em amamentação exclusiva é relevante, em cada consulta, reforçar sua importância e detectar problemas que possam estar interferindo ou levando ao desmame precoce. Sanar dúvidas como: se o leite é fraco, uso de chás e outros líquidos, entre outras; orientar com relação a esvaziamento mamário, frequência das mamadas, posição confortável para amamentar, aumento da ingestão hídrica da mãe; e apoiar e apresentar recursos às mulheres que necessitam retornar ao trabalho, para que mantenham a amamentação exclusiva.[12,29]

A partir dos 6 meses, a introdução de outros alimentos requer orientações específicas, de acordo com as necessidades detectadas na consulta. É importante ressaltar que novos alimentos sejam introduzidos gradativamente, que as frutas sejam amassadas ou raspadas e que a papa tenha pouca concentração de sal. Lembrando que tudo é novo para criança: a colher, a consistência, o sabor. Observar se essa etapa gera ansiedade na mãe e orientá-la.[12,29] No QR Code ao lado, é possível acessar o "Guia Alimentar para Crianças Brasileiras Menores de 2 anos",[29] que, a partir da página 116, traz as particularidades da alimentação da criança em cada faixa etária.

Suplementação de vitaminas e minerais

No Brasil, mesmo com os avanços alavancados pelo Programa Nacional de Suplementação de Vitamina A, instituído em 2005,[29] cerca de 19% das crianças de 6 a 23 meses têm anemia e mais de 6% dos menores de 5 anos ainda apresentam deficiência de vitamina A.[30]

Para a prevenção e a atenção às deficiências de micronutrientes, atualmente existem, no Brasil, três programas destacados pelo MS: fortificação da alimentação infantil com micronutrientes em pó (NutriSUS); Programa Nacional de Suplementação de Ferro (PNSF); e Programa Nacional de Suplementação de Vitamina A (PNSVA).[31] As crianças que são amamentadas até os 6 meses de idade, por mães bem nutridas, não necessitam de suplementação de vitaminas e minerais, com exceção da vitamina K (ao nascer) e da vitamina D.[12] Contudo, o PNSF recomenda que as crianças que não estão sendo amamentadas exclusivamente e tomam leite de vaca recebam a suplementação profilática de ferro a partir dos 4 meses de idade. Para as crianças de 6 a 24 meses, que não são atendidas pelo NutriSUS, recomendar a suplementação de 10 a 12,5 mg de ferro elementar, com periodicidade de dois ciclos intermitentes de suplementação no período (3 meses de suplementação diária, seguidos de 3 meses de intervalo, e início de novo ciclo).[30]

O PNSVA, a partir de 2022, apresenta critérios mais específicos para a faixa etária a ser suplementada com a megadose de vitamina A, respeitando as diferenças regionais. A partir do 6º mês de idade, as crianças que não fazem parte do NutriSUS devem receber a suplementação com a seguinte orientação de dosagem: de 6 a 11 meses, uma dose de 100.000 UI; de 12 a 59 meses, a dose de 200.000 UI deve ser indicada uma vez a cada 6 meses. Nas regiões Norte, Nordeste e Centro-Oeste, a oferta deve ser até os 59 meses; e nas regiões Sul e Sudeste, até os 24 meses de idade. O intervalo seguro entre uma administração e outra é de, no mínimo, 4 meses.[31]

Cabe destacar que a prescrição de vitaminas ou quaisquer outros medicamentos, pelo enfermeiro, só poderá ser realizada se amparada por protocolos aprovados pela instituição em que atua (ver Capítulo 1 – Diretrizes para o Trabalho dos Enfermeiros na Atenção Primária à Saúde).

▪ Prevenção de acidentes

As orientações relacionadas à prevenção de acidentes precisam ser realizadas em todas as consultas, levando-se em consideração a fase de desenvolvimento da criança. As visitas domiciliares são uma estratégia útil, na revisão, junto aos pais, dos riscos encontrados no ambiente domiciliar, como distribuição das panelas no fogão, uso de protetor de tomadas elétricas, local apropriado para acondicionar medicamentos, produtos de limpeza, tintas, solventes e colas, entre outros. Para as orientações, considerar o contexto socioeconômico e cultural da família.[12,21,22]

Proteção e Alerta para Sinais de Violência

Os profissionais de saúde necessitam estar atentos a sinais e sintomas associados a negligência ou violência. Situações de suspeita de maus-tratos são detectadas, na anamnese ou no exame físico, porém muitos sintomas são inespecíficos. Nesse sentido, é importante realizar a contextualização da situação, avaliando o comportamento da criança e a modo de relacionar-se dentro e fora do núcleo familiar.[12]

Algumas condutas são indicadas, diante da suspeita de violência contra a criança: construir um histórico completo, realizar exame físico detalhado, estar atento a incoerências entre a lesão e o relato familiar (se houver), observar a reação dos familiares diante da gravidade da lesão, verificar se há histórico de situações semelhantes de irmãos.[12,15]

Todos os achados levantados devem ser discutidos em equipe, e esta deve acionar a rede de proteção à criança e à família do município, frente às situações de suspeita ou confirmação. A notificação é obrigatória e deve ser feita pelo profissional de saúde. Uma cópia da notificação deve ser encaminhada ao Setor de Vigilância em Saúde, ou ser digitada no Sistema de Informação de Agravos de Notificação (SINAN). Outra cópia deve ser dirigida aos Conselhos Tutelares e às autoridades competentes (Delegacias de Proteção da Criança e do Adolescente e Ministério Público da localidade). Uma terceira cópia deve ficar anexada ao prontuário da criança.[32]

Imunizações

A CE constitui-se no momento propício para revisão e administração de vacinas, bem como para orientações direcionadas às dúvidas dos pais sobre a importância de manter o calendário vacinal atualizado e desmistificar as *fake news*, com vistas a melhorar a cobertura vacinal (para mais informações, ver Capítulo 16 – Imunizações).

Exames Laboratoriais

Para crianças assintomáticas, os exames laboratoriais são complementares à consulta e estão indicados nas situações em que há suspeita de alguma alteração no estado de saúde ou quando a anamnese e o exame físico não são suficientes para o enfermeiro estabelecer os DE. A solicitação de exames laboratoriais (Quadro 17.4) deverá estar amparada por protocolos institucionais/ municipais referente à temática (ver Capítulo 3 – O Processo de Enfermagem como Fundamento para o Cuidado na Atenção Primária à Saúde).[12]

QUADRO 17.4	Exames laboratoriais que poderão ser solicitados.
Exame*	**Observações**
Hemograma	Solicitar somente para crianças entre 9 e 12 meses que não receberam suplementação de ferro, conforme indicado pelo PNSF, ou para crianças que nasceram prematuras; e aos 15 meses, mesmo que estejam recebendo a suplementação. Crianças com mais de 24 meses, solicitar um hemograma anual até os 5 anos de idade, se dieta pobre em ferro ou se forem acometidas por infecções e/ou hemorragias frequentes ou profusas, cardiopatias congênitas cianóticas, uso prolongado de anti-inflamatórios não esteroides e/ou corticoides por via oral, ou que estejam expostas a fatores ambientais (como pobreza e/ou acesso limitado a alimentos)
Exame comum de urina (EQU)	Solicitar diante de manifestações inespecíficas que podem estar relacionadas a infecção urinária em crianças pequenas, como febre, irritabilidade, vômitos, diarreia e desaceleração do crescimento
Exame parasitológico de fezes (EPF)	Não há evidências científicas de que a realização desses de maneira rotineira traga algum benefício à criança, contudo "o exame parasitológico de fezes pode ser realizado em crianças que vivem em áreas de maior prevalência de parasitoses intestinais, mas não existem recomendações a respeito da frequência ideal"[12]
Perfil lipídico	Para crianças cujos pais ou avós apresentaram doença cardiovascular precoce (antes de 55 anos para homens e 65 anos para mulheres) ou cujos pais tenham níveis de colesterol total acima de 240 mg/dL, recomenda-se a pesquisa de colesterol, HDL, triglicerídeos e LDL a partir dos 2 anos de idade e a cada 3 a 5 anos

* Nenhum dos exames deve ser solicitado rotineiramente.
Fonte: MS, 2012.[12]

Considerações Finais

Diversas políticas e programas sustentam a atenção à saúde da criança no Brasil. No entanto, é necessário ampliar a articulação entre os diferentes níveis de assistência à saúde, a fim de superar as limitações atuais e garantir a assistência integral à saúde da criança e o alcance dos ODS.

O cuidado à criança perpassa os sistemas de proteção social, justiça, segurança pública, direitos humanos, rede de ensino, sendo necessário potencializar uma interlocução entre os diferentes profissionais atuantes nessa rede e o trabalho intersetorial, de modo a possibilitar o cuidado em tempo oportuno e evitar problemas passíveis de modificação ou monitoramento.

Nesse sentido, o trabalho do enfermeiro tem um importante papel na atenção à saúde da criança; como o profissional que, na maioria dos serviços de saúde, gerencia e articula o cuidado, é um dos principais condutores das ações dentro das US e desta com a rede de serviços em saúde.

Aspectos-chave

- A atenção à saúde da criança, na primeira infância, permite acompanhar e identificar possíveis alterações nas condições de saúde que são passíveis de modificação pela atuação precoce dos serviços de Atenção Primária à Saúde.
- A promoção da saúde integral e a prevenção de agravos à criança objetivam promover qualidade de vida para que ela cresça e desenvolva todo o seu potencial.
- A Consulta de Enfermagem na saúde da criança é uma estratégia eficaz simples e que possibilita estabelecer uma assistência à saúde com vistas ao desenvolvimento físico, mental e psíquico da criança na primeira infância.

Referências

1. Instituto Brasileiro de Geografia e Estatística [Internet]. Censo demográfico 2010. [Internet]. [sd]. [Acesso 19 Ago 2022]. Disponível em: http://cidades.ibge.gov.br/xtras/perfil.
2. Brasil. Lei n. 8.069 de 13 de julho de 1990. [Internet]. Dispõe sobre o Estatuto da Criança e do Adolescente e dá outras providências. [Acesso 12 Ago 2022]. Disponível em: http://www.planalto.gov.br/ccivil_03/leis/l8069.htm.
3. Digiácomo MJ, Amorin IA. Estatuto da criança e adolescente anotado e interpretado. [Internet]. Curitiba: Ministério Público do Estado do Paraná. 2020. [Acesso 15 Set 2022]. Disponível em: https://www.mpam.mp.br/attachments/article/13921/ECA%20COMENTADO-%2030%20ANOS%20-%20MPPR%20-%20CAOP%202021-01-24%2016_26_39%20(1).pdf.
4. Instituto de Pesquisa Econômica Aplicada (IPEA). Objetivos de Desenvolvimento Sustentável. [Internet]. [sd] [Acesso 28 Ago 2022]. Disponível em: https://www.ipea.gov.br/ods/.
5. Ministério da Saúde (BR). Secretaria de Atenção à Saúde. Departamento de Ações Programáticas Estratégicas. Política Nacional de Atenção Integral à Saúde da Criança: orientações para implementação. Brasília: Ministério da Saúde, 2018. [Acesso 30 Jul 2022]. Disponível em: https://portaldeboaspraticas.iff.fiocruz.br.
6. Macêdo VC. Atenção integral à saúde da criança: políticas e indicadores de saúde. [Internet]. Recife: Ed. Universitária da UFPE, 2016. [Acesso 30 Jul 2022]. Disponível em: https://ares.unasus.gov.br/acervo/html/ARES/9258/1/livro_saude_crianca.pdf.
7. Vieira DS, Soares AR, Nóbrega VM, França JRFS, Collet N, Reichert APS. Ações Implementadas por Enfermeiros na Consulta de Puericultura: revisão integrativa da literatura. Revista Enfermagem Atual. [Internet]. 2018. [Acesso 15 Set 2022]. Disponível em: https://revistaenfermagematual.com/index.php/revista/article/view/137/47.
8. Fundo das Nações Unidas para a Infância (UNICEF). Desenvolvimento infantil. [Internet]. [sd] [Acesso 6 Set 2022]. Disponível em: https://www.unicef.org/brazil/desenvolvimento-infantil.

9. Ministério da Saúde (BR). Secretaria de Ciência, Tecnologia e Insumos Estratégicos. Departamento de Ciência e Tecnologia. Síntese de evidências para políticas de saúde: promovendo o desenvolvimento na primeira infância. [Internet]. Brasília: Ministério da Saúde, 2016. [Acesso 15 Set 2022]. Disponível em: https://bvsms.saude.gov.br/bvs/publicacoes/sintese_evidencias_politicas_primeira_infancia.pdf.
10. Cursino EG, Fujimori E. Integralidade como uma dimensão das práticas de atenção à saúde da criança: uma revisão bibliográfica. Rev Enferm UERJ. [Internet]. 2012. [Acesso 15 Set 2022]; 20(esp1):676-80. Disponível em: https://repositorio.usp.br/bitstreams/c285fee0-86e7-461d-b3b9-f21c5769abd1.
11. Tavares MNM, Silva Filho JÁ, Silva CRL, Pinto AGA. Consulta de enfermagem em puericultura na estratégia saúde da família: revisão integrativa. Revista Nursing. [Internet]. 2019. [Acesso 15 Set 2022]; 22(256):3144-314. Disponível em: https://revistas.mpmcomunicacao.com.br/index.php/revistanursing/article/view/375/356.
12. Ministério da Saúde (BR). Secretaria de Atenção à Saúde. Departamento de Atenção Básica. Saúde da criança: crescimento e desenvolvimento. Brasília: Ministério da Saúde, 2012. [Acesso 19 Ago 2022]. Disponível em: http://189.28.128.100/dab/docs/publicacoes/cadernos_ab/caderno_33.pdf.
13. Brasil. Lei n. 13.787 de 27 de dezembro de 2018. [Internet]. Dispõe sobre o a digitalização e a utilização de sistemas informatizados para a guarda, o armazenamento e o manuseio de prontuário de paciente. [Acesso 10 Out 2022]. Disponível em: http://www.planalto.gov.br/ccivil_03/_ato2015-2018/2018/lei/L13787.htm.
14. Conselho Regional de Enfermagem do Mato Grosso do Sul (COREN-MT). Protocolo de Enfermagem na Atenção Primária à Saúde: saúde da criança. [Internet]. 2021. [Acesso 15 Set 2022]. Disponível em: http://ms.corens.portalcofen.gov.br/wp-content/uploads/2022/01/COREN_MS_PROTOCOLO_Saude-do-Criança.pdf.
15. Wright LM, Leahey M. Enfermeiras e Famílias: guia para avaliação e intervenção na família. 5. ed. São Paulo: Roca; 2015.
16. Ministério da Saúde (BR). Secretaria de Atenção à Saúde. Departamento de Ações Programáticas e Estratégicas. Atenção à saúde do recém-nascido: guia para os profissionais de saúde. [Internet]. 2. ed. Brasília: Ministério da Saúde; 2012. [Acesso 29 Ago 2022]. Disponível em: https://bvsms.saude.gov.br/bvs/publicacoes/atencao_saude_recem_nascido_profissionais_v1.pdf.
17. Carvalho VO, Markus JR, Abagge KT, Giraldi, Campos TB. Sociedade Brasileira de Pediatria. Consenso de Cuidado com a Pele do Recém-nascido. [Internet]. Rio de Janeiro: SBP; 2015. [Acesso 1 Ago 2022]. Disponível em: https://www.sbp.com.br/fileadmin/user_upload/flipping-book/consenso-cuidados-pele/cuidados-com-a-pele/assets/downloads/publication.pdf.
18. Martorell G. O Desenvolvimento da Criança: do nascimento a adolescência. Nova Iorque: AMG, 2014.
19. Rodrigues OMPR. Escalas de desenvolvimento infantil e o uso com bebês. Educ Rev. [Internet]. 2012. [Acesso 17 Set 2022]; (43). Disponível em: https://doi.org/10.1590/S0104-40602012000100007.
20. Silva NDSH, Lamy FF, Gama ME, Alves LZC, Pinheiro AL, Silva DN. Instrumentos de avaliação do desenvolvimento infantil de recém-nascidos prematuros. Revista brasileira de crescimento e desenvolvimento humano. [Internet] 2011. [Acesso 16 Set 2022]; 21(1):85-98. Disponível em: https://www.revistas.usp.br/jhgd/article/view/19998/22084.
21. Ministério da Saúde (BR). Caderneta de Saúde da criança: menina. [Internet]. 3. ed. Brasília: Ministério da Saúde. 2021. [Acesso 15 Ago 2022]. Disponível em: https://bvsms.saude.gov.br/bvs/publicacoes/caderneta_crianca_menina_passaporte_cidadania_3ed.pdf.
22. Ministério da Saúde (BR). Caderneta de Saúde da criança: menino. [Internet]. 3. ed. Brasília: Ministério da Saúde. 2021. [Acesso 29 Ago 2022]. Disponível em: https://bvsms.saude.gov.br/bvs/publicacoes/caderneta_crianca_menino_passaporte_cidadania_3ed.pdf.
23. Herdman HT, Kamitsuru SL, Camila T. Diagnósticos de Enfermagem da NANDA-I: definições e classificação 2021-2023. Porto Alegre: Artmed, 2021.
24. Ministério da Saúde (BR). Cartilha da mãe trabalhadora que amamenta. [Internet]. 2. ed. Brasília: Ministério da Saúde; 2015. [Acesso 15 Set 2022]. Disponível em: https://bvsms.saude.gov.br/bvs/publicacoes/cartilha_mulher_trabalhadora_amamenta.pdf.
25. Sousa AJO, Oliveira AF, Silva HAM, Oliveira MK, Rodrigues MCS, Figueiredo RMP. Doença do refluxo gastroesofágico em lactentes: revisão atualizada do diagnóstico ao manejo. Brazilian Journal of Health Review. [Internet]. 2022. [Acesso 15 Set 2022]; 5(2):4702-12. Disponível em: https://web.archive.org/web/20220424161133id_/https://brazilianjournals.com/index.php/BJHR/article/download/45409/pdf.
26. Weaver G. Atualidades em amamentação: dormindo com o bebê. [Internet]. Associação de Alimentação Infantil de Genebra. n. 53. 2014. [Acesso 27 Ago 2022]. Disponível em: http://www.ibfan.org.br/site/wp-content/uploads/2015/02/140929_atualidades_ed53_2014-3.pdf.

27. Universidade Federal de Santa Catarina (UFSC). Orientações para o desfralde (controle esfincteriano) [Internet]. 2018. [Acesso 16 Set 2022]. Disponível em: https://enfermagemndi.paginas.ufsc.br/files/2020/09/ORIENTAÇÕES--PARA-O-DESFRALDE-CONTROLE-ESFINCTERIANO.pdf.
28. Bonuck KA, Schwantz B, Schechter C. Sleep health literacy in head start families and staff: exploratory study of knowledge, motivation, and competencies to promote healthy sleep. Sleep Health. [Internet]. 2016. [Acesso 19 Set 2022]; 2(1):19-24. Available from: https://doi.org/10.1016%2Fj.sleh.2015.12.002.
29. Ministério da Saúde (BR). Secretaria de Atenção Primária à Saúde. Departamento de Promoção da Saúde. Guia alimentar para crianças brasileiras menores de 2 anos. [Internet]. Brasília: Ministério da Saúde; 2019. [Acesso 29 Ago 2022]. Disponível em: http://189.28.128.100/dab/docs/portaldab/publicacoes/guia_da_crianca_2019.pdf.
30. Ministério da Saúde (BR). Gabinete do Ministro. Portaria n. 729, de 13 de maio de 2005. Institui o Programa Nacional de Suplementação de Vitamina A e dá outras providências. [Internet]. 2005. [Acesso 29 Ago 2022]. Disponível em: http://189.28.128.100/nutricao/docs/vitaminaa/portaria_729_vita.pdf.
31. Ministério da Saúde (BR). Secretaria de Atenção Primária à Saúde. Departamento de Promoção da Saúde. Caderno dos programas nacionais de suplementação de micronutrientes: versão preliminar [Internet]. Brasília: Ministério da Saúde; 2022. [Acesso 29 Ago 2022]. Disponível em: https://www.conasems.org.br/wp-content/uploads/2022/05/caderno_suplementacao_micronutrientes.pdf.
32. Ministério da Saúde (BR). Secretaria de Atenção à Saúde. Departamento de Ações Programáticas Estratégicas. Linha de cuidado para a atenção integral à saúde de crianças, adolescentes e suas famílias em situação de violências: orientação para gestores e profissionais de saúde. [Internet]. Brasília: Ministério da Saúde; 2014. [Acesso 29 Ago 2022]. Disponível em: https://bvsms.saude.gov.br/bvs/publicacoes/linha_cuidado_criancas_familias_violencias.pdf.

18

Saúde da Mulher – Prevenção do Câncer de Mama e de Colo do Útero

Scheila Mai
Sidnéia Tessmer Casarin
Agnes Ludwig Neutzling

O que há neste capítulo?

Este capítulo aborda a Consulta de Enfermagem na saúde da mulher, na Atenção Primária à Saúde, frente à prevenção dos cânceres de mama e de colo do útero. Traz uma revisão sobre os principais fatores de risco para os dois tipos de câncer, recomendações para o rastreamento e subsídios para os enfermeiros realizarem o Processo de Enfermagem durante a consulta direcionada ao rastreamento de ambos.

Introdução

Embora, no contexto mundial, venha ocorrendo redução da mortalidade por câncer entre as mulheres, essas patologias ainda são as grandes responsáveis por anos vividos em condições de incapacidade ou deficiência.[1] A maior ocorrência de morte por câncer no mundo entre as mulheres se dá pelo câncer de mama (13,6 mortes/100 mil mulheres), seguido pelo câncer de pulmão (11,2 mortes/100 mil mulheres), pelo câncer de colo do útero (7,3 mortes/100 mil mulheres) e pelo câncer colorretal (7,2 mortes/100 mil mulheres).[2]

No Brasil, as neoplasias são a segunda maior causa de morte entre as mulheres com 10 anos ou mais de idade (119,8 mortes/100 mil mulheres). A proporção de óbitos por essa patologia aumentou no Brasil, entre 2010 e 2019, em quase 23%, e os maiores percentuais de mortes se concentraram no grupo de mulheres entre 30 e 59 anos.[3] O câncer de mama é o tumor mais prevalente entre as brasileiras depois do câncer de pele não melanoma; e a terceira causa de morte por neoplasias malignas entre mulheres. Para o ano triênio de 2023 a 2025 o risco estimado é de 66,54 novos casos a cada 100 mil mulheres. O câncer de colo do útero corresponde à terceira maior taxa de incidência entre os principais tipos de câncer nas mulheres e a quarta causa de morte, e para o triênio de 2023 a 2025 foram previstos 15,38 novos casos a cada 100 mil mulheres.[4] Por isso, faz-se necessário o fortalecimento de ações estratégicas que visem superar as barreiras de acesso que impedem o diagnóstico e o tratamento oportunos dessas patologias.

A prevenção dos cânceres de mama e de colo do útero, ao longo da história, tem sido prioridade das políticas públicas, tanto no Brasil quanto no mundo. No contexto mundial, atualmente, o Fundo de População das Nações Unidas (UNFPA), alinhado com os Objetivos de Desenvolvimento Sustentável (ODS), traz entre seus objetivos e metas a busca pela sobrevivência, visando: acabar com as mortes evitáveis; prosperar, assegurando a saúde e o bem-estar; e transformar, ampliando ambientes propícios.[5] Assim, até 2030, espera-se reduzir em um terço a mortalidade prematura por doenças não transmissíveis, como o câncer de mama e o câncer de colo de útero, por meio de prevenção e tratamento, bem como da promoção da saúde mental e do bem-estar.[6] No contexto brasileiro, a redução da morbimortalidade por câncer entre as mulheres está prevista na Política Nacional de Atenção Integral à Saúde da Mulher (PNAISM), lançada em 2004 e ainda em vigor no País.[7]

Atuação do Enfermeiro na Saúde da Mulher na Atenção Primária à Saúde

A produção de cuidado direcionado à saúde integral da mulher na Atenção Primária à Saúde (APS) pode ocorrer em diferentes locais e de diversas formas, tanto na Unidade de Saúde (US) quanto na comunidade. Na US, destacam-se os seguintes espaços de escuta qualificada: nos momentos de acolhimento (ver Capítulo 15 – O Acolhimento da População na Atenção Primária à Saúde), na sala de espera, na sala de vacina, na sala de procedimentos, na avaliação odontológica, nas consultas ofertadas pelos profissionais da equipe e nas atividades com grupos. Nos espaços comunitários, também é frequente a realização de ações no ambiente escolar, no trabalho, no domicílio, nos centros de convivência, entre outros. Independentemente do espaço e da estratégia utilizada, é essencial lembrar que qualquer contato com a mulher é um momento oportuno para a abordagem com relação a sua saúde.

A inserção do enfermeiro na APS é parte das estratégias previstas nas políticas públicas de saúde brasileiras para ampliar o acesso e a qualidade da assistência à saúde das mulheres; e a Consulta de Enfermagem (CE), uma das ferramentas para isso (ver Capítulo 3 – O Processo de Enfermagem como Fundamento para o Cuidado na Atenção Primária à Saúde). De maneira geral, na saúde da mulher, a CE é uma atividade complexa e envolve várias facetas, as quais estão ligadas tanto à faixa etária e ao ciclo de vida quanto às questões socioeconômicas, laborais e de exposição ambiental. Nesse sentido, deve-se considerar o contexto individual, familiar, social, econômico e cultural da mulher, para além das questões relevantes do ponto de vista epidemiológico. Durante a escuta qualificada, o enfermeiro pode identificar vários aspectos relacionados à saúde da mulher que necessitam de atenção direcionada. São exemplos: a necessidade de orientação para o planejamento reprodutivo e a saúde sexual (ver Capítulo 19 – Abordagem Integral em Saúde Sexual e Reprodutiva); a atenção à gestação ou ao puerpério (ver Capítulo 20 – Saúde das Gestantes e das Puérperas); as condições crônicas de saúde (ver Capítulos 11 – Abordagem das Condições Crônicas na Atenção Primária à Saúde, 24 – Hipertensão Arterial Sistêmica, 25 – Diabetes *Mellitus* Tipo 2, 26 – Avaliação e Cuidado dos Pés de Pessoas com Diabetes, 27 – Sobrepeso e Obesidade, 28 – Tabagismo e 29 – Lesões de Pele); as questões de saúde mental (ver Capítulo 23 – A Saúde Mental e o Cuidado do Enfermeiro na Atenção Primária à Saúde); e a prevenção e a detecção de câncer de mama e de colo uterino, foco deste capítulo.

Câncer de Mama

A maioria dos cânceres de mama inicia-se no tecido mamário glandular que produz o leite materno (lóbulos) e nos ductos que conectam esses lóbulos até a papila.[8] As causas do câncer de mama ainda não são bem compreendidas na literatura especializada; contudo, sabe-se que é multicausal e estuda-se a hipótese de haver fatores de risco específicos para cada subtipo (Quadro 18.1). Dos fatores de risco conhecidos, consideram-se como alto risco a hereditariedade e a exposição à radiação ionizante.[9]

QUADRO 18.1	Fatores de risco para o câncer de mama.
Idade	Mulheres a partir dos 50 anos têm maior risco de desenvolver câncer de mama, em decorrência do acúmulo de exposições ao longo da vida e das próprias alterações biológicas resultantes do envelhecimento
Fatores comportamentais e ambientais	Sedentarismo e inatividade física; sobrepeso e obesidade após a menopausa; consumo de bebida alcoólica; exposição à radiação ionizante (p. ex., histórico de radioterapia supradiafragmática e exposição ocupacional a radiação ionizante)
Fatores genéticos e hereditários	Presença de mutações em determinados genes, especialmente BRCA1 e BRCA2. Mulheres com histórico de câncer de ovário, ou vários casos de câncer de mama em familiares consanguíneos, sobretudo em idade jovem e em parentes de primeiro grau (mãe, irmã ou filha), ou história familiar de câncer de mama em homens
Fatores endócrinos e história reprodutiva	Menarca precoce (anterior aos 12 anos); menopausa tardia (após os 55 anos); nuliparidade; uso de terapia de reposição hormonal pós-menopausa (estrogênio-progesterona) por mais de cinco anos; uso de contraceptivos orais (estrogênio-progesterona)

Fonte: Elaborado pela autoria com base na literatura consultada: INCA, 2021[9]; Biazús et al., 2017[9]; e MS, 2020[10].

Cabe destacar que o homem transgênero que utiliza a terapia hormonal apresenta risco elevado para câncer de mama (em razão da conversão metabólica da testosterona em estrogênio) e para outros tipos de câncer estrogênio-dependentes, assim como as pessoas que utilizam hormônios feminizantes; contudo se desconhece se o risco de desenvolver câncer de mama é semelhante àquele das pessoas nascidas com sexo biológico feminino.[11]

Na APS, a atenção ao câncer de mama inclui as ações de prevenção primária e de detecção precoce (prevenção secundária).[10] Recomenda-se aos enfermeiros que, ao organizarem ações de prevenção primária, concentrem-se naquelas que visam à redução da exposição das mulheres aos fatores de risco modificáveis, assim como nos fatores de proteção e fortalecimento da capacidade de autocuidado. Dentre as ações, pode-se citar como exemplos: o controle do peso corporal, a prática de atividade física regular, a redução ou ausência do consumo de bebidas alcoólicas, entre outras. O estímulo ao aleitamento materno também é um importante fator de proteção contra o câncer de mama que pode ser orientado e estimulado pelo enfermeiro na APS. Quanto às estratégias para a detecção precoce, envolvem ações de rastreamento e o diagnóstico, a fim de melhorar o prognóstico. A mamografia é o método recomendado para a detecção de lesões iniciais e ainda não palpáveis, principalmente na faixa etária de maior risco.[10]

A periodicidade e a faixa etária da indicação de realização da mamografia de rastreamento não são consensuais no Brasil entre as entidades profissionais. As diretrizes vigentes do Ministério da

Saúde (MS) definem que sejam rastreadas com mamografia as mulheres entre 50 e 69 anos de idade a cada dois anos, pois o diagnóstico nessa faixa etária se relaciona com um melhor prognóstico da doença, com tratamento mais efetivo e com menor morbidade.[9,10] Contudo, a prioridade de atendimento e a realização da mamografia deverá ser dada às mulheres que apresentam algum sinal e/ou sintoma de alerta para o câncer de mama, devendo ter início aos 35 anos para as mulheres com histórico familiar[9,10] (Quadro 18.2). A periodicidade bienal da mamografia não dever ser entendida como um intervalo rígido, mas sim um como um intervalo aproximado. Nesse sentido, é fundamental que o enfermeiro esteja atento a essas questões.

QUADRO 18.2	Sinais e sintomas de alerta para o câncer de mama.

- Nódulo mamário em mulheres com 50 anos ou mais
- Nódulo mamário que persistirem por mais de um ciclo menstrual em mulheres com mais de 30 anos
- Nódulo mamário fixo, que pode ser indolor, duro e irregular, ou que vem aumentando de tamanho em mulheres adultas de qualquer idade
- Descarga papilar sanguinolenta unilateral
- Lesão eczematosa da pele que não responde a tratamentos tópicos
- Presença de linfadenopatia axilar
- Aumento progressivo do tamanho da mama com a presença de sinais de edema, como pele com aspecto de casca de laranja
- Retração na pele da mama
- Mudança no formato do mamilo
- Tumoração palpável unilateral em homens com mais de 50 anos

Fonte: Elaborado pela autoria com base na literatura consultada: INCA, 2021[9]; e MS, 2020[10].

A estratégia mundial chamada *breast awareness*, que significa estar consciente e alerta para a saúde das mamas, pode ser estimulada pelos profissionais de saúde, uma vez que busca orientar a população feminina sobre as mudanças habituais das mamas em diferentes momentos do ciclo de vida e a reconhecer sinais e sintomas suspeitos de câncer. Diferentemente do autoexame, em que a mulher era estimulada a fazer a palpação das suas mamas mediante um método rígido e padronizado, em determinado período do ciclo menstrual, na estratégia de *breast awareness* a mulher é orientada a observar e palpar suas mamas sempre que se sentir confortável, para o autoconhecimento do seu corpo.[7]

Câncer de Colo do Útero

O câncer de colo do útero é um grupo de neoplasias que envolvem o epitélio escamoso estratificado não queratinizado e o epitélio colunar simples (também chamado de glandular) da cérvice uterina. O epitélio escamoso está presente na região ectocervical, enquanto o epitélio glandular está presente na região endocervical. O ponto de união entre esses dois epitélios é chamado de junção escamocolunar (JEC), e nele mais de 90% dos casos de doença invasiva se originam.[12] A JEC, dependendo do período do ciclo de vida da mulher, pode estar presente tanto na região endocervical (na puberdade e na pós-menopausa) quanto na região da ectocérvice (em mulheres com idade fértil).[13]

A história natural da doença cursa com evolução lenta de 10 a 20 anos, aproximadamente.[14] Nesse período, podem ser identificadas as lesões precursoras ou lesões de alto grau, que são assintomáticas e, se tratadas adequadamente, podem ser curadas.[9,12-14] Entretanto, se a lesão pré-invasora não for tratada, estima-se que a evolução para carcinoma invasor ocorra em 10% a 30% dos casos; contudo, uma parte dos casos já cursa com a primeira lesão sendo de alto grau.[13]

O rastreamento do câncer de colo do útero é uma tecnologia da APS e os enfermeiros devem estar capacitados para a realização do exame, bem como para a identificação precoce dos fatores de risco[12,13] (Quadro 18.3).

QUADRO 18.3	Fatores de risco para o câncer de colo do útero.
Fator de risco	**Observação**
Infecção pelo papilomavírus humano (HPV)	A infecção pelo HPV de alto potencial oncogênico é o principal fator de risco para a ocorrência do câncer de colo uterino (fator necessário), uma vez que sua presença pode ser detectada em 99% dos casos de doença invasiva.[13] Cerca de 85% das lesões de baixo grau são causadas por HPV de potencial oncogênico[14]
Tabagismo	Mulheres que fumam podem ter uma diminuição da resposta imunológica local na mucosa do colo uterino; entretanto, essa associação acontece somente com as lesões do tipo carcinoma epidermoide[13]
Uso de anticoncepcionais orais	É um fator de risco controverso, pois o câncer de colo do útero não é considerado hormônio-dependente, como o câncer de endométrio e alguns tipos de câncer de mama[9,13]
Infecção pelo vírus da imunodeficiência humana (HIV) ou outro tipo de imunossupressão	Com a defesa imunológica reduzida, há, consequentemente, maior vulnerabilidade para as lesões precursoras do câncer de colo do útero[9,12,13]

Fonte: Elaborado pela autoria com base na literatura consultada: INCA, 2021[9]; INCA, 2016[12]; Magno et al., 2017[13]; e Carvalho et al., 2020[14].

Com relação ao principal fator de risco para o câncer cervical, destaca-se que:

- Os HPV de alto potencial oncogênico são os tipos 16, 18, 31, 33, 35, 39, 45, 51, 52, 56, 58, 59, 68, 73 e 82 (sendo o 16 e o 18 os mais prevalentes na doença invasiva). Os tipos 6 e 11 são considerados de baixo potencial oncogênico.[14]
- A principal forma de transmissão do HPV é a sexual (pode ocorrer deposição do vírus nos dedos por contato genital e a autoinoculação, porém a transmissão por fômites é rara). Recém-nascidos podem ser infectados durante o parto.[14]

- A prevalência da infecção pelo HPV é alta e a maioria das pessoas sexualmente ativas devem contrair algum tipo do vírus em algum momento da vida. A infecção por determinado tipo de HPV não impede a infecção por outros, podendo ocorrer infecções múltiplas.[14]
- Para que a evolução da infecção pelo HPV chegue até o câncer de colo do útero, é necessário que ocorra: a infecção do epitélio metaplásico da zona de transformação cervical; a persistência da infecção viral; a progressão do epitélio persistentemente infectado a pré-câncer cervical; e a invasão através da membrana basal do epitélio.[13]
- O baixo nível socioeconômico, o início precoce da atividade sexual, a exposição a múltiplas parcerias sexuais, a gravidez precoce e a multiparidade estão relacionados a maior risco de infecção pelo HPV.[13]
- Na maioria das mulheres, a resposta imunológica ajuda a eliminar a infecção por HPV entre 12 e 24 meses, principalmente naquelas com menos de 30 anos.[9,13] Contudo, o enfermeiro deve atentar-se a sinais de alerta para a doença: presença de sangramento vaginal espontâneo após a relação sexual ou esforço físico; corrimento vaginal (que pode ser fétido); dor pélvica associada ou não a queixas urinárias ou intestinais; e perda de peso.[9]
- Além do colo do útero, o HPV pode causar, também, neoplasias nos epitélios vaginais, vulvares, perianais, penianas e anais.[14]

Os enfermeiros, ao pensarem estratégias para a prevenção primária do câncer de colo do útero, necessitam abordar a prevenção da infecção pelo HPV e o aumento da cobertura vacinal contra o vírus. A vacinação está relacionada a proteção individual e também coletiva, induzindo a redução da ocorrência de lesões benignas e malignas.[14] Atualmente, o Programa Nacional de Imunizações (PNI) recomenda a vacinação de rotina para meninas e meninos (9 a 14 anos), com duas doses da vacina contra HPV 6, 11, 16 e 18 (recombinante), com o intervalo mínimo de seis meses entre elas[15] (ver Capítulo 16 – Imunizações).

Com relação à prevenção secundária, o *Guideline* de 2021 da Organização Mundial da Saúde (OMS) recomenda, como forma de rastreamento, um teste de detecção de DNA do HPV.[16] Contudo, as diretrizes vigentes no Brasil orientam que a detecção precoce do câncer de colo do útero e de suas lesões precursoras seja realizada por meio do exame citopatológico (Papanicolau).[9,12] O rastreamento periódico deve correr em mulheres dos 25 aos 64 anos de idade (sem história prévia de doença neoplásica pré-invasiva) a cada três anos, após dois exames normais consecutivos realizados com intervalo de um ano. Após os 64 anos, o rastreamento pode ser interrompido quando essas mulheres tiverem pelo menos dois exames negativos consecutivos nos últimos cinco anos. Para as mulheres com mais 64 anos de idade e que nunca se submeteram ao exame citopatológico, a orientação é a realização de dois exames com intervalo de um a três anos. Nesse caso, se ambos os exames forem negativos, essas mulheres podem ser dispensadas de exames adicionais.[9,12] Ressalvas são feitas para as situações especiais apresentadas no Quadro 18.4.

O MS chama a atenção para o fato de que o rastreamento do câncer de colo do útero deve incluir homens transgênero (trans) e pessoas não binárias designadas como mulheres ao nascer.[9] Essas populações procuram atendimento para essa finalidade com menor frequência do que a mulher cisgênero.[17] A necessidade de ampliação do acesso ao exame de rastreamento deve ser observado também para aquelas que buscam menos os serviços de saúde para rastreamento, como as mulheres: indígenas,[18] autodeclaradas pretas ou pardas,[19] lésbicas e bissexuais.[20]

QUADRO 18.4	Orientações do Ministério da Saúde para o rastreamento do câncer de colo do útero em situações especiais.[9,12]
Situação	**Recomendação**
Mulheres que vivem com o HIV	Devem realizar o exame logo após iniciar a vida sexual, com periodicidade anual após dois exames normais consecutivos realizados com intervalo semestral
Mulheres imunossuprimidas	Devem realizar o exame citopatológico após o início da atividade sexual com intervalos semestrais no primeiro ano e, se resultados normais, manter seguimento anual enquanto se mantiver o fator de imunossupressão
Mulheres que realizaram histerectomia	Se foi por outras razões que não o câncer de colo do útero ou lesões de alto grau, não devem ser incluídas no rastreamento Se foi por lesão precursora ou por câncer de colo do útero, devem ser acompanhadas de acordo com a lesão tratada Mulheres grávidas devem seguir a rotina normal de rastreamento
Mulheres na pós-menopausa	Devem ser rastreadas de acordo com as orientações para as demais mulheres. Se necessário, proceder à estrogenização previamente à realização da coleta
Mulheres que nunca tiveram relação sexual	Não necessitam de rastreamento

Fonte: Elaborado pela autoria com base nas Diretrizes Brasileiras para o Rastreamento do Câncer de Colo do Útero: INCA, 2021[9]; e INCA, 2016[12].

Entende-se que as mulheres trans que passaram por cirurgia de redesignação sexual necessitam realizar o exame ginecológico com a inspeção da região vulvar, vaginal e perianal. Ainda com relação à população trans, a literatura aponta que a terapia com testosterona não aumenta o risco de câncer de colo do útero.[11]

Consulta de Enfermagem na Saúde da Mulher

A CE, na saúde da mulher, assim como em qualquer área do conhecimento, é organizada pelo Processo de Enfermagem (PE) (ver Capítulo 3 – O Processo de Enfermagem como Fundamento para o Cuidado na Atenção Primária à Saúde), o qual é essencial para o planejamento da assistência à pessoa, à família e à comunidade.

▪ Coleta de dados

A coleta de dados inclui a entrevista, o exame físico e a avaliação de resultados de exames laboratoriais e/ou de imagem. Inicialmente, para segurança da mulher, confirme pelo menos dois dados pessoais, por exemplo seu nome completo ou nome social, data de nascimento e/ou nome da mãe.[21] Após a confirmação, questione se a mulher apresenta alguma queixa ou demanda para o atendimento. A seguir, busque identificar **dados gerais**, como: peso, altura, IMC, raça/etnia/cor, escolaridade, estado civil e ocupação atual. A seguir, pergunte sobre os **antecedentes pessoais:** se apresenta alguma doença crônica, se já teve algum tipo de câncer, se já fez alguma cirurgia, se faz uso de algum medicamento de uso contínuo, se tem alergias, se a situação vacinal está atualizada, histórico de coleta e resultados do exame citopatológico e mamografia.

Quanto aos **antecedentes familiares**, recomenda-se coletar informações sobre: histórico familiar de câncer de mama, colo do útero, e/ou de ovários, histórico familiar de outros tipos de câncer, histórico familiar de doenças crônicas. E, quanto aos **antecedentes ginecológicos**, pergunte: idade da menarca, da sexarca, da menopausa; histórico de infecções sexualmente transmissíveis (IST); data da última menstruação (intensidade e duração do fluxo menstrual); utilização de métodos contraceptivos; orientação sexual, vida sexual ativa, parceria sexual única ou múltipla, práticas seguras para prevenção de IST. É importante ainda questionar sobre ocorrência de dispareunia, dor pélvica, secreção vaginal, disúria e de sangramento após relação sexual.

Por fim, pergunte sobre os **antecedentes obstétricos:** número de gestações, de parto vaginal ou de cirurgia cesariana, de abortos, de gestações ectópicas e/ou psicológicas. Questione sobre a ocorrência de complicações/intercorrências relacionadas à gestação, ao parto ou ao puerpério. Questione sobre presença ou não de aleitamento materno. Avalie se a mulher apresenta algum risco ou vulnerabilidade, seja por violência psicológica, econômica, física, sexual, emocional, abandono familiar ou da parceria, se vive em situação de rua, se faz uso de algum tipo de substância química como álcool, drogas ilícitas, tabagismo, e analise as demais queixas.[12,22,23] Na consulta, é importante estar atento à comunicação não verbal da mulher, como a mudança na postura, no olhar, no andar, no movimento das mãos, entre outros elementos que expressam a linguagem corporal com relação a uma situação específica. Além disso, é necessário não impor os valores pessoais e não emitir juízos de valor sobre o que for escutado, tendo o cuidado de não interromper as respostas durante a entrevista para coleta de dados nem realizar direcionamento com perguntas fechadas.[22,24]

É importante incluir no diálogo perguntas quanto a situação de violência (no domicílio ou fora dele), seja ela física, psíquica, sexual, patrimonial ou qualquer outra situação que a configure de forma intrafamiliar ou extrafamiliar. Ressalta-se a necessidade de postura ética e empática do enfermeiro visando a proteção da mulher e também de seus filhos, se for o caso. Outro aspecto em destaque é a atenção para as queixas de dores crônicas, principalmente aquelas sem local específico e que "trocam de lugar", mesmo que não haja evidências físicas. Essas queixas podem ser um indicativo para a suspeita de violência. Diante da suspeita, a melhor estratégia para a abordagem é o questionamento a respeito. Nesse sentido, o enfermeiro pode perguntar à mulher de maneira direta ou indireta, mantendo postura empática e humanizada.[25] Se houver evidências clínicas de violência no exame físico que sustentem a suspeita, mesmo diante da negação, é importante deixar claro para a mulher que o profissional garantirá sigilo e que está disposto a ajudá-la, realizando assim orientações sobre a importância da denúncia das agressões e das medidas protetivas cabíveis frente à situação, assim como a avaliação dos riscos e encaminhamentos necessários.

Cabe destacar que a notificação da situação de violência é obrigatória a todos profissionais de saúde e não deve ser confundida com uma denúncia policial. A notificação deve ser feita mediante a suspeita, e não somente com a situação confirmada, e pode ser realizada em formulário padronizado pelo Sistema de Notificações de Agravos e digitado no Sinan-Web,[26] que pode ser acessado pelo QR Code ao lado.

▪ Exame físico

Na CE programada para o rastreamento do câncer de colo do útero e de mama, sugere-se que o exame físico seja direcionado para a avaliação descrita a seguir. Entretanto, considerando-se que essa seja a única oportunidade da mulher no serviço de saúde, sempre que possível deve-se ampliá-la para uma avaliação geral.

Exame clínico das mamas

Necessita ser realizado sempre que possível para avaliar queixas apresentadas pela mulher e para identificar as alterações relacionadas ao câncer de mama. Contudo, não deve ser adotada como estratégia de rastreamento para a doença.[10] O exame clínico das mamas (ECM) deve ser realizado com a mulher na mesa de exames em posição confortável, despida da cintura para cima, e inclui inspeção (estática e dinâmica) e palpação das mamas.[27] O detalhamento do ECM está descrito no Quadro 18.5.

QUADRO 18.5 **Detalhamento das etapas do exame clínico das mamas.**

Etapa	Como proceder
Inspeção estática	Orientar a mulher a sentar na borda da mesa de exames, com os braços estendidos ao longo do corpo e apoiados nas laterais. Observar as mamas na busca por possíveis alterações (massas, retrações, depressões ou equimoses), avaliando tamanho das mamas, simetria, textura, coloração da pele, bem como aspecto dos mamilos e aréolas
Inspeção dinâmica	Solicitar que a mulher coloque as mãos nos quadris e a seguir realize inclinação para a frente. Depois, solicitar que eleve os braços acima da cabeça, observando se há alterações nas mamas
Palpação	É a última etapa do exame clínico das mamas e deve ser realizada com a mulher deitada na mesa de exames e com os braços posicionados acima da cabeça. O enfermeiro deverá utilizar a ponta dos dedos para a palpação e poderá seguir três padrões para a avaliação (a escolher): espiral, fatias de torta (do centro para a extremidade da mama) ou em faixas verticais. O mamilo e a aréola devem ser palpados também. As axilas deverão ser palpadas, partindo-se das axilas em direção às costelas

Fonte: Elaborado pela autoria com base na literatura consultada: Ricci, 2019[27].

Exame ginecológico

Quanto ao exame ginecológico e à coleta de material para o exame citopatológico do colo do útero, orientar a mulher previamente como o procedimento será realizado e verificar se ela tem dúvidas, mesmo que já tenha realizado o exame anteriormente. O diálogo prévio ajuda a reduzir a ansiedade e o possível desconforto causado pelo procedimento (Quadro 18.6).[28]

QUADRO 18.6	Dicas das ações prévias ao posicionamento da mulher na maca, em posição ginecológica.

- Preencha a ficha de requisição da coleta, seja ela física ou virtual e/ou diretamente no Sistema de Informação do Câncer (SISCAN)
- Prepare a lâmina de vidro e caixa porta-lâminas: limpe a lâmina, desengordurando-a com gaze umedecida no álcool. Identifique com as iniciais do nome da mulher e o seu número de registro na unidade, com lápis preto n. 2 ou grafite, na extremidade fosca
- O frasco ou a caixa de porta-lâmina também devem ser identificados
- Confira se o ambiente está disposto de modo a garantir privacidade e conforto à mulher
- Certifique-se de que todo o material está disponível antes de posicioná-la na maca
- Higienize as mãos
- Auxilie a mulher a ficar em posição ginecológica
- Posicione o foco de luz
- Calce as luvas descartáveis

Fonte: Elaborado pela autoria com base na literatura consultada: INCA, 2021[9]; UFRGS, 2022[28]; Coren-MS, 2020[29]; e MS, 2016[30].

Ao iniciar o exame, proceda à **avaliação do órgão genital externo** (observar a distribuição dos pelos, a integralidade do clitóris, do meato uretral e das glândulas de Skene, dos grandes e pequenos lábios, a presença de secreção vaginal, sinais de inflamação, veias varicosas, lesões como úlceras, fissuras, verrugas e tumorações e presença de prolapso uterino/retal/bexiga.[9,12,28-31] Observe os cuidados a seguir (Quadro 18.7) na realização do exame especular para então **realizar a coleta do material para exame citopatológico**.

QUADRO 18.7	Cuidados na realização do exame especular.

- O tamanho do espéculo deve ser escolhido de acordo com as características perineais e vaginais da mulher a ser examinada
- Não utilizar lubrificantes, para evitar prejuízo na qualidade da coleta do material. Em mulheres com vagina atrófica ou pouco lubrificada fisiologicamente, ou em homens transsexuais, recomenda-se molhar o espéculo com soro fisiológico ou água potável para auxiliar a sua introdução
- Quando houver dificuldades na visualização do colo do útero, avaliar a necessidade de ajuste do espéculo, sugerir que a mulher tussa ou que faça pequena força com o períneo
- Avaliar a parede vaginal, se colo do útero ausente ou não visualizado
- Quando visualizado o colo do útero, observar as características dele, como possíveis alterações, presença de secreção anormal, sinais e sintomas de IST (ver Capítulo 30 – Infecções Sexualmente Transmissíveis de Relevância em Saúde Pública e a Testagem Rápida em Serviços de Atenção Primária à Saúde)

Fonte: Elaborado pela autoria com base na literatura consultada: UFRGS, 2022[28]; e Coren-MS, 2020[29].

A **coleta de material da ectocérvice** deve ser feita com a espátula de Ayre, a qual deve ter sua ponta mais longa encaixada no orifício do colo do útero para proceder à raspagem na mucosa ectocervical com movimento rotativo de 360°. Dessa forma, toda a superfície do colo será raspada e representada na lâmina. A coleta deve ser firme, mas com delicadeza, para não prejudicar a qualidade da amostra.[28,29] Reservar a espátula e só colocar o material na lâmina após a coleta endocervical.[28] Para a **coleta de material da endocérvice**, deve-se utilizar a escova endocervical, com sua introdução no orifício endocervical, para então realizar uma rotação completa de 360°, de maneira delicada, procurando-se evitar sangramentos. Há possibilidade de discreto sangramento após a coleta, que deve cessar espontaneamente.[28]

A **confecção do esfregaço** na lâmina deve ser feita de modo delicado e rápido, dispondo o material coletado em camadas finas e uniformes (Quadro 18.8).

QUADRO 18.8	Cuidados na confecção do esfregaço do exame citopatológico.

- Espalhar na lâmina de vidro o material coletado da ectocérvice no sentido transversal, na metade da lâmina, próximo à região fosca
- Na outra metade da mesma lâmina, dispor o material coletado da endocérvice, no sentido longitudinal. Para garantir a qualidade do material disposto na lâmina, realizar o giro de 360° da escova na lâmina
- Usar a solução fixadora (*spray* de polietilenoglicol) a uma distância de 20 cm da lâmina, a qual deve estar posicionada na horizontal, em quantidade suficiente para que todo o esfregaço seja coberto
- Não realizar pressão excessiva na confecção e realizar a fixação da amostra de modo ágil para evitar o dessecamento do material

Fonte: Elaborado pela autoria com base na literatura consultada: UFRGS, 2022[28].

O QR Code ao lado dá acesso à publicação do Telessaúde da Universidade Federal do Rio Grande do Sul (UFRGS), que detalha com fotos, nas páginas 10 a 14, a coleta de material para exame citopatológico de colo do útero.[28]

Atenção: Para uma amostra adequada do material para o exame citopatológico, é necessária a presença de células metaplásicas ou células glandulares, representativas da JEC.[13] Para o acompanhamento do controle de qualidade da amostra, é recomendado que as amostras insatisfatórias sejam menores que 5% do total das amostras coletadas.[12,28]

Por fim, destacam-se os seguintes aspectos com relação à coleta de material para o exame citopatológico de colo do útero:

- A coleta do material endocervical em gestantes pode ser dispensada, pois a JEC no ciclo gravídico-puerperal encontra-se exteriorizada na ectocérvice na maioria das vezes (principalmente após a 12ª semana), mesmo que o uso da escova endocervical não aumente o risco sobre a gestação quando utilizada uma técnica adequada.[12] Contudo, diante de um possível sangramento e/ou associação com desfechos negativos na gravidez, há recomendações[34] de órgão de classe para que a coleta em gestantes ocorra até o sétimo mês de gravidez e sem a utilização da escova endocervical.

- Em homens trans: realizar a coleta do citopatológico antes de iniciar o tratamento com testosterona; observar a necessidade do uso do estrogênio tópico de curto prazo antes do exame; aplicar lidocaína tópica no introito vaginal (se for necessário); usar espéculo pequeno ou longo e estreito; informar aos indivíduos que os resultados dos testes podem ser inadequados e que pode haver a necessidade da realização de outros exames.[17]
- O toque vaginal bimanual não deve ser instituído como rotina, porém pode ser realizado após o exame especular quando houver suspeita de doença inflamatória pélvica (DIP), sangramentos disfuncionais, presença de massas ou alterações detectadas à palpação de abdome.[31-32]

Não descartar a oportunidade de realizar a coleta do citopatológico se o motivo de contato da mulher com a US deu-se por queixas como rastreio para IST (ver Capítulo 30 – Infecções Sexualmente Transmissíveis de Relevância em Saúde Pública e a Testagem Rápida em Serviços de Atenção Primária à Saúde), dor pélvica e secreção vaginal, por exemplo. Se houver oportunidade prévia à coleta de material para exame citopatológico, podem ser dadas as orientações sintetizadas no Quadro 18.9, para garantir a qualidade da amostra, mas não devem ser utilizadas como critério para postergar a coleta do exame.[28,32]

QUADRO 18.9	**Orientações prévias à coleta de material para exame citopatológico.**

- **Medicamentos pela via vaginal:** evitar o uso de qualquer tipo (creme, óvulo) nas 48 horas que antecedem o exame
- **Abstinência sexual:** só é justificada quando são utilizados preservativos com lubrificante ou espermicidas, pois na prática a presença de espermatozoides não compromete a avaliação microscópica
- **Sangramento menstrual:** idealmente, a coleta deve ser realizada pelo menos 5 dias após o término da menstruação. No entanto, caso esta seja a única oportunidade de coleta, e a mulher esteja menstruada, limpar o colo do útero com uma gaze que removerá o sangue parece ter um efeito mínimo ou nenhum efeito na celularidade e na qualidade da amostra
- **Duchas vaginais:** de modo geral, não há benefício em realizar a higiene excessiva da vagina e da vulva, portanto as mulheres podem ser orientadas a não manter essa prática

Fonte: Elaborado pela autoria com base na literatura consultada: UFRGS, 2022[28]; e Coren-SC, 2016[32].

- **Atenção para achados, sinais e sintomas durante a avaliação ginecológica**
  - **Ectopia:** caracteriza-se pela presença de epitélio colunar na ectocérvice, sendo observada frequentemente em pacientes adolescentes e adultas jovens. Embora seja de natureza benigna, a exposição de uma área mais vascularizada torna a mulher mais suscetível a contrair IST.[32,35]
  - **Atrofia vaginal:** o enfermeiro poderá prescrever tratamento específico (estrogenização), se houver dificuldades na coleta ou se o laudo de um exame mencionar dificuldades

diagnósticas causadas por atrofia. Para a estrogenização, está indicada a prescrição do creme vaginal de estriol 0,1%, uso preferencialmente à noite, durante 21 dias, com pausa de 7 dias, ou ainda 2 vezes por semana (sempre nos mesmos dias). Deve-se suspender o uso do estriol 0,1% no mínimo 48 horas antes da coleta.[12,30]

- **Cistos de Naboth:** são achados benignos oriundos da obstrução dos ductos excretores das glândulas endocervicais.[32]
- **Colpite por *Candida albicans*:** colo uterino com sinais de inflamação, hiperemiado, com presença de leucorreia em grumos brancos (aspecto de leite coalhado).[32]
- **Colpite por *Trichomonas vaginalis*:** colo com sinais de inflamação, hiperemiado, com aspecto de framboesa. Corrimento vaginal intenso, amarelo-esverdeado, por vezes acinzentado, bolhoso e espumoso, acompanhado de odor característico (na maioria dos casos, lembrando peixe morto).[30-32]
- **Pólipo:** é definido como uma projeção digitiforme de tecido glandular, representando hipertrofia focal com pedículo vascular. É normalmente benigno, com baixa incidência de malignidade.[36] Deve-se encaminhar a mulher para atendimento com ginecologista se houver queixa de sangramento vaginal e/ou dispaurenia.[32] Podem estar associados a casos de infertilidade quando ocupam o canal cervical, produzindo uma barreira à ascensão do espermatozoide ou mesmo alterando o muco cervical.[36]
- **Cervicite:** dor à mobilização do colo uterino; material mucopurulento no orifício externo do colo uterino; edema cervical e sangramento ao toque da espátula ou *swab*. Pode ocorrer secreção mucopurulenta uretral (pressão da uretra para cima provocada pela falange do dedo indicador do examinador); pode ocorrer febre.[30,31,37]
- **Úlceras genitais:** podem estar presentes em diversas situações, destacando-se: sífilis (nódulo indolor único);[37] herpes (lesões eritemopapulosas de 1 a 3 mm de diâmetro, que rapidamente evoluem para vesículas sobre base eritematosa, dolorosas e de localização variável na região genital).[31,37]
- **Verrugas:** lesões provocadas pelo HPV que podem estar na região genital e perianal. São denominadas "condilomas acuminados" e popularmente conhecidas como "crista de galo", "figueira" ou "cavalo de crista". Podem ser únicas ou múltiplas, de tamanho variável, achatadas ou papulosas (elevadas e sólidas).[30,31]

Na presença de lesões suspeitas (vegetantes ou ulceradas no colo do útero), sangramento vaginal (espontâneo, após o coito ou esforço físico), corrimento vaginal (às vezes fétido), dor na região pélvica (que pode estar associada a queixas urinárias ou intestinais nos casos mais avançados) e perda de peso, deve-se encaminhar a mulher para avaliação especializada, visto que podem ser manifestações de doença invasora e que a citologia, nesses casos, em razão da necrose tecidual, pode não identificar a presença de células neoplásicas.[9,29,30]

Embora o exame citopatológico do colo do útero não seja o método para o diagnóstico de vaginoses, é oportuno para a identificação de IST e, eventualmente, pode ser realizada a coleta de secreção vaginal para exame específico. Caso sejam detectadas IST, para prescrição e tratamento sugere-se seguir o Protocolo Clínico e Diretrizes Terapêuticas para Atenção Integral às Pessoas com Infecções Sexualmente Transmissíveis, do MS.[37]

Diagnósticos de Enfermagem e Planejamento do Cuidado

Na CE na atenção à saúde da mulher, o enfermeiro, ao identificar, após a coleta de dados, o Diagnóstico de Enfermagem (DE) "Adesão ao exame diagnóstico", implementa o cuidado "coleta do exame citopatológico" junto com o exame ginecológico. Esse exemplo nos mostra que, para implementação de qualquer cuidado de enfermagem, é necessário que o enfermeiro saiba elencar previamente os DE e que o raciocínio clínico aconteça de maneira integrada durante toda a consulta, nas cinco etapas do PE, as quais são interrelacionadas e interdependentes (ver Capítulo 3 – O Processo de Enfermagem como Fundamento para o Cuidado na Atenção Primária à Saúde).

Nesse sentido, apresentam-se, no Quadro 18.10, exemplos de DE frequentes na CE direcionada ao rastreamento do câncer de colo do útero e de mama, de acordo com a taxonomia da Classificação Internacional para a Prática de Enfermagem (CIPE®),[38] com os resultados esperados (objetivos/metas) e possibilidades de plano de cuidado que podem ser implementados.

QUADRO 18.10	Diagnósticos de Enfermagem segundo a taxonomia da CIPE®, resultados esperados e exemplos de plano de cuidado na Consulta de Enfermagem para o rastreamento do câncer de colo do útero e de mama.
DE: Ansiedade; ansiedade frente a resultado de exames **RE:** Ansiedade melhorada; ansiedade frente a resultado de exames melhorada **P:** Estabelecer relação de confiança; acolher a mulher conforme suas necessidades; identificar suas necessidades de informação; esclarecer dúvidas com relação ao exame; encorajar a verbalização, sentimentos, percepções e medo; esclarecer à mulher quanto aos achados em exames; esclarecer sobre o tratamento a ser realizado; orientar periodicidade dos exames	
DE: Conhecimento sobre o exame diagnóstico; adesão ao exame diagnóstico; acompanhamento de rastreamento iniciado; autoestima positiva **RE:** Adesão ao exame diagnóstico mantido; acompanhamento de rastreamento eficaz; autoestima positiva mantida **P:** Reforçar adesão positiva sobre o exame diagnóstico; orientar retorno para a avaliação do resultado; apoiar autoestima positiva; reforçar comportamento positivo; estimular o autocuidado; esclarecer dúvidas	
DE: Conhecimento ineficaz sobre câncer de mama e colo do útero **RE:** Conhecimento eficaz sobre câncer de mama e colo do útero **P:** Orientação individual e/ou coletiva sobre estilo de vida saudável, prevenção de câncer, principais fatores de risco e sinais e sintomas da doença	
DE: Sensibilidade nas mamas; dor mamária; dor aguda em mama; dor crônica em mama; enfrentamento da dor presente; mastalgia presente; edema linfático **RE:** Sensibilidade nas mamas ausente; dor aguda ou crônica em mama melhorado; enfrentamento da dor presente mantido; mastalgia ausente; integridade da pele eficaz **P:** Avaliar a dor quanto à localização, frequência e duração; promover ou encaminhar a terapêuticas e práticas integrativas que favoreçam o controle da dor; ofertar e orientar mecanismos não medicamentosos de controle da dor; avaliar resposta ao manejo da dor; investigar gestação	

(*Continua*)

QUADRO 18.10	**Diagnósticos de Enfermagem segundo a taxonomia da CIPE®, resultados esperados e exemplos de plano de cuidado na Consulta de Enfermagem para o rastreamento do câncer de colo do útero e de mama. (*Continuação*)**
DE: Infecção tecido mamário; trauma em mama presente; inflamação em mama presente; secreção presente em mamilo **RE:** Infecção em tecido mamário ausente; inflamação em mama ausente; secreção ausente em mamilo **P:** Avaliar as mamas atentando para a presença de sinais flogísticos; verificar a presença de quadro febril, intensidade da dor e outras queixas associadas; investigar causas; identificar situação de urgência; avaliar a necessidade de medicação; encaminhar para consulta médica	
DE: Diagnóstico e resultado do exame anormal **RE:** Resultado melhorado; tratamento eficaz **P:** Esclarecer a mulher quanto ao resultado de exame alterado; oferecer apoio; encaminhar para confirmação diagnóstica e tratamento dos casos identificados de câncer de mama e/ou câncer de colo do útero, conforme necessidade e rotina local; realizar busca ativa das mulheres faltosas para rastreamento e/ou com resultados alterados	
DE: Dispareunia; dismenorreia; dor pélvica aguda; dor abdominal aguda **RE:** Dispareunia melhorada; dor pélvica melhorada; dor abdominal melhorada **P:** Investigar causas patológicas (e IST) que possam causar as dores nas relações sexuais (DIP) – avaliar outros sinais e sintomas; investigar situações de violência; prescrever sintomáticos se necessário. Nos casos de constipação intestinal, orientar dieta rica em fibras, aumento da ingesta de líquidos, atividade física regular; encaminhar avaliação médica se houver suspeita de doenças inflamatórias intestinais e nas demais causas de dor pélvica	

Legenda: DE: Diagnóstico de Enfermagem; RE: resultados esperados; P = Plano.
Fonte: Elaborado pela autoria com base na literatura consultada: Coren-MS, 2020[29]; Coren-SP, 2021[38]; e Garcia, 2020[39].

Implementação do Cuidado

Implementar o cuidado significa colocar em ação o plano construído com a pessoa/família/comunidade na CE. Isso poderá ser realizado por um profissional da equipe (p. ex., coleta do citopatológico) ou pela pessoa (p. ex., atividade física regular) e/ou por sua família (p. ex., suporte emocional no diagnóstico de câncer). Na APS, a maior parte das ações do PC são realizadas pela própria pessoa, de maneira independente ou com apoio. Em algumas situações, as intervenções/atividades previstas no plano também podem ser executadas por outro nível de atenção da rede de saúde intersetorial, por exemplo pelo serviço de saúde que realiza a mamografia.

Avaliação dos Resultados dos Exames de Rastreamento

Na CE, para avaliação do resultado da mamografia e do exame citopatológico de colo do útero, o enfermeiro tem papel importante, tendo em vista a continuidade do cuidado. O acompanhamento e o monitoramento dos resultados, por meio de ações de vigilância dos casos, possibilitam o encaminhamento a procedimentos diagnósticos complementares, quando necessário, oportunizando que as condutas terapêuticas de tratamento e de reabilitação possam ocorrer o mais breve possível. Nesse sentido, é essencial ao enfermeiro conhecer a categoria da Breast Image Reporting and Data System (BI-RADS®),[10] a qual padroniza a descrição de achados em exames de imagem das mamas; também é fundamental que esteja familiarizado com a nomenclatura do Sistema Bethesda, adotado no Brasil como padrão para os laudos de exames citopatológicos de colo do útero.[9,12]

Apresenta-se, no Quadro 18.11, a síntese sobre os resultados do exame mamográfico.[9]

QUADRO 18.11 — **Resultados da mamografia e as principais condutas para profissionais da Atenção Primária à Saúde, conforme a categoria BI-RADS®.**

<table>
<tr><th>Resultados da mamografia conforme categoria BI-RADS</th><th>Principais recomendações de conduta</th></tr>
<tr><td>Categoria 0 – avaliação incompleta/indefinida</td><td>Necessita de exames complementares ou comparação com exames prévios</td></tr>
<tr><td>Categoria 1 – normal</td><td rowspan="2">Acompanhamento anual ou bianual</td></tr>
<tr><td>Categoria 2 – achados benignos</td></tr>
<tr><td>Categoria 3 – achados provavelmente benignos</td><td>Acompanhamento em 6 meses no primeiro ano e anual nos segundo e terceiro anos*</td></tr>
<tr><td>Categoria 4 – achados suspeitos</td><td>Requer realização de biópsia*</td></tr>
<tr><td>Categoria 5 – achados altamente sugestivos de malignidade</td><td>Realizar agendamento imediato para assistência oncológica**</td></tr>
<tr><td>Categoria 6 – achados já com diagnóstico de câncer</td><td>Acompanhamento em unidade de referência oncológica**</td></tr>
</table>

* As equipes de APS devem compartilhar o cuidado com a atenção ambulatorial especializada.
** A APS mantém-se como coordenadora do cuidado.
Fonte: Elaborado pela autoria com base na literatura consultada: INCA, 2021[9]; e MS, 2020[10].

O Quadro 18.12, apresenta a síntese dos resultados do exame citopatológico, bem como as principais condutas da atenção primária, respectivamente.[9]

QUADRO 18.12 **Resultados alterados dos exames citopatológicos do colo do útero e principais condutas para profissionais da Atenção Primária à Saúde.**

Resultado do exame citopatológico de colo do útero		Principais recomendações de conduta
Células escamosas atípicas de significado indeterminado	Possivelmente não neoplásicas (ASC-US)	Em mulheres com menos de 25 anos – repetir citologia em 3 anos
		Em mulheres entre 25 e 29 anos – repetir a citologia em 12 meses
		Em mulheres com mais de 30 anos – repetir a citologia em 6 meses
	Não se podendo afastar lesão de alto grau (ASC-H)	Todas as faixas etárias - encaminhar para colposcopia
Células glandulares atípicas de significado indeterminado (AGC)	Possivelmente não neoplásicas ou não se podendo afastar lesão de alto grau	Todas as faixas etárias - encaminhar para colposcopia
Células atípicas de origem indefinida (AOI)	Possivelmente não neoplásicas ou não se podendo afastar lesão de alto grau	Todas as faixas etárias - encaminhar para colposcopia
Lesão de baixo grau (LSIL) Em mulheres com mais de 25 anos – repetir citologia em 6 anos		Em mulheres com menos de 25 anos – repetir citologia em 3 anos
Lesão de alto grau (HSIL)		Todas as faixas etárias - encaminhar para colposcopia
Lesão intraepitelial de alto grau não se podendo excluir microinvasão		
Carcinoma escamoso invasor		
Adenocarcinoma *in situ* (AIS) ou invasor		

Fonte: INCA, 2021[9]; e INCA, 2016[12].

Considerações Finais

As ações de prevenção e de diagnóstico precoce do câncer de mama e de colo do útero são essenciais diante da alta previsão de novos casos e do panorama de morbimortalidade ocasionado por esses agravos. Nesse contexto, o enfermeiro tem papel central, pois seu trabalho na APS envolve as ações de promoção e proteção à saúde, ações preventivas, de rastreamento e de monitoramento. Para tanto, enfatiza-se a importância do empoderamento desses profissionais nos aspectos técnicos e de raciocínio clínico, amparado em evidências científicas, bem como o trabalho em equipe, diante da pluralidade e da complexidade que é a atenção integral à saúde da mulher.

Aspectos-chave

- Apesar de um alto índice de cura, quando diagnosticados precocemente, os cânceres de mama e de colo do útero estão entre os maiores causadores de morte por neoplasias malignas entre as mulheres.
- As ações de prevenção e de rastreamento, tanto para o câncer de colo do útero quanto para o câncer de mama, devem ser direcionadas às faixas etárias de maior risco; e o acesso deve ser facilitado para aquelas mulheres mais vulneráveis.
- O enfermeiro pode desenvolver atividades educativas na prevenção dos cânceres de colo do útero e de mama, estimulando as mulheres a conhecerem seu corpo, a desenvolverem estilos saudáveis de vida e a buscarem por exames de rastreamento, bem como pela vacina contra o HPV.
- É essencial que o enfermeiro conheça os fatores de risco para o câncer de mama e de colo do útero, assim como as recomendações de rastreamento, para poder desenvolver a Consulta de Enfermagem com alta qualidade técnica e científica, sendo resolutivo diante das demandas da saúde das mulheres.

Referências

1. World Health Organization (WHO). Leading causes of death and disability 2000-2019: a visual summary. [Internet]. Geneva: WHO, 2022. [Acesso 17 Ago 2022]. Disponível em: https://www.who.int/data/stories/leading-causes-of-death-and-disability-2000-2019-a-visual-summary#.
2. International Agency for Research on Cancer (IARC). Cancer today. Lyon: WHO, 2020. [Acesso 17 Ago 2022]. Disponível em: https://gco.iarc.fr/today/home.
3. Brasil. Ministério da Saúde. Boletim Epidemiológico. [Internet]. Brasília: Ministério da Saúde, 2021. [Acesso 16 Ago 2022]; 52(29):1-32. Disponível em: https://www.gov.br/saude/pt-br/centrais-de-conteudo/publicacoes/boletins/epidemiologicos/edicoes/2021/boletim_epidemiologico_svs_29.pdf.
4. Ministério da Saúde. Instituto Nacional de Câncer (INCA). Estimativa 2023: incidência de câncer no Brasil. [Internet]. Rio de Janeiro: INCA, 2022. [Acesso 12 Ago 2023]. Disponível em: https://www.inca.gov.br/sites/ufu.sti.inca.local/files/media/document/estimativa-2023.pdf.
5. United Nations Population Fund (UNFPA). Estratégia Global para a Saúde Das Mulheres, das Crianças e dos Adolescentes (2016-2030). [Internet]. New York: Every Woman Every Child, 2016. [Acesso 19 Ago 2022]. Disponível em: https://www.everywomaneverychild.org/wp-content/uploads/2017/10/EWEC_Global_Strategy_PT_inside_LogoOK2017_web.pdf.
6. Programa das Nações Unidas para o Desenvolvimento (PNUD). Acompanhando a agenda 2030 para o desenvolvimento sustentável: subsídios iniciais do Sistema Nações Unidas no Brasil sobre a identificação de indicadores nacionais referentes aos objetivos de desenvolvimento sustentável. Brasília: PNUD, 2015.

7. Souto K, Moreira MR. Política Nacional de Atenção Integral à Saúde da Mulher: protagonismo do movimento de mulheres. Saúde debate. 2021;45(130).
8. Biazús GV, Cavalheiro JÁ, Cericatto R, Zucatto AE, Melo MP. Neoplasia maligna da mama. *In*: Menke CH, Rivoire WA, Passos EP, Freitas F (Orgs.). Rotinas em ginecologia. 7. ed. Porto Alegre: Artmed, 2017. 409-442.
9. Instituto Nacional de Câncer José Alencar Gomes da Silva (INCA). Detecção precoce do câncer. [Internet]. Rio de Janeiro: INCA, 2021. [Acesso 9 Set 2022]. Disponível em: https://www.inca.gov.br/publicacoes/livros/deteccao-precoce-do-cancer.
10. Brasil. Ministério da Saúde. Sociedade Beneficente Israelita Brasileira Albert Einstein. Nota técnica para organização da rede de atenção à saúde com foco na atenção primária à saúde e na atenção ambulatorial especializada – saúde da mulher no rastreamento, diagnóstico e acompanhamento do câncer de mama. São Paulo: Ministério da Saúde, 2020.
11. Associação Mundial Profissional para Transgênero (AMPT). Normas de atenção à saúde das pessoas trans e com variabilidade de gênero. [Internet]. 7. ed. 2012. [Acesso 9 Set 2022]. Disponível em: https://www.wpath.org/media/cms/Documents/SOC%20v7/SOC%20V7_Portuguese.pdf.
12. Instituto Nacional de Câncer José Alencar Gomes da Silva (INCA). Coordenação de Prevenção e Vigilância. Divisão de Detecção Precoce e Apoio à Organização de Rede. Diretrizes brasileiras para o rastreamento do câncer do colo do útero 2. ed. rev. atual. Rio de Janeiro: INCA, 2016.
13. Magno V, Garcia TS, Appel ML, Monego H, Naud P. Neoplasia de colo uterino. *In*: Menke CH, Rivoire WA, Passos EP, Freitas F (Orgs.). Rotinas em ginecologia. 7. ed. Porto Alegre: Artmed, 2017. 300-309.
14. Carvalho NS, Silva RJC, do Val IC, Bazzo ML, Silveira MF. Protocolo Brasileiro para Infecções Sexualmente Transmissíveis 2020: infecção pelo papilomavírus humano (HPV). Epidemiol Serv Saúde. 2021;30(nesp1):e2020790.
15. Brasil. Ministério da Saúde. Programa Nacional de Imunizações (PNI). Calendário Nacional de Vacinação. [Internet]. 2022. [Acesso 9 Set 2022]. Disponível em: https://www.gov.br/saude/pt-br/assuntos/saude-de-a-a-z/c/calendario-nacional-de-vacinacao.
16. World Health Organization (WHO). Guideline for screening and treatment of cervical pre-cancer lesions for cervical cancer prevention, second edition. [Internet]. 2021. [Acesso 19 Aug 2022]. Disponível em: https://apps.who.int/iris/rest/bitstreams/1354685/retrieve.
17. Lam JSH, Abramovich A. Transgender-inclusive care. Canedian Medical Association Journal. 2019;191(3):E79.
18. Brasil. Ministério da Saúde. Nota Técnica conjunta INCA/Ministério da Saúde. Rastreamento do colo do útero em mulheres indígenas. Brasília: Ministério da Saúde, 2013.
19. Brasil. Ministério da Saúde. Secretaria de Gestão Estratégica e Participativa. Departamento de Apoio à Gestão Participativa e ao Controle Social. Política Nacional de Saúde Integral da População Negra: uma política para o SUS. 3. ed. Brasília: Editora do Ministério da Saúde, 2017.
20. Silva NA; Gomes R. Acesso de mulheres lésbicas aos serviços de saúde à luz da literatura. Ciência e saúde coletiva. 2021;26(Supl3): 5351-60.
21. Dalcin TC, Daudt CG, editores. Segurança do Paciente na Atenção Primária à Saúde: Teoria e Prática. Porto Alegre: Associação Hospitalar Moinhos de Vento: Porto Alegre, 2020.
22. Garcia RA, Santos LP, Beraldo M, Torres PL, Melão R (Orgs.). Protocolo de enfermagem na atenção primária à saúde, módulo 1: saúde da mulher. São Paulo: COREN-SP, 2019.
23. Valvassori S, Santos AV, Bica C. Cânceres de mama e colo do útero. *In*: Ferreira, SRS. Atuação do Enfermeiro na Atenção Primária à Saúde. Rio de Janeiro: Atheneu, 2017.
24. Domingues TAM; Mathues MCC, Sá AC, Boery RNSO, Silva MJP. Entrevista. *In*: Lucia AA, Barros BL. Anamnese e Exame Físico. 3. ed. Porto Alegre: Artmed. 2016. 76-92.
25. Conselho Regional de Enfermagem de São Paulo (COREN-SP). Notas & Informações. Cartilha orienta profissional de saúde no atendimento a mulheres vítimas de violência doméstica. [Internet]. 2013. [Acesso 1 Set 2022]. Disponível em: https://portal.coren-sp.gov.br/sites/default/files/6_notas%20e%20informa%C3%A7%C3%B5es.pdf.
26. Brasil. Ministério da Saúde. Portaria n. 104/2011. Define as terminologias adotadas em legislação nacional, conforme o disposto no Regulamento Sanitário Internacional 2005 (RSI 2005), a relação de doenças, agravos e eventos em saúde pública de notificação compulsória em todo o território nacional e estabelece fluxo, critérios, responsabilidades e atribuições aos profissionais e serviços de saúde. 25 de janeiro de 2011. [Acesso 1 Set 2022]. Disponível em: https://bvsms.saude.gov.br/bvs/saudelegis/gm/2011/prt0104_25_01_2011.html.
27. Ricci SS. Enfermagem Materno-Neonatal e Saúde da Mulher. 4. ed. Guanabara Koogan: Rio de Janeiro, 2019.

28. Universidade Federal do Rio Grande do Sul (UFRGS). Faculdade de Medicina. Programa de Pós-Graduação em Epidemiologia. Telecondutas: rastreamento do câncer do colo do útero. Porto Alegre: UFRGS, 2022.
29. Conselho Regional de Enfermagem de Mato Grosso do Sul (COREN-MS). Protocolo de enfermagem na Atenção Primária à Saúde: saúde da mulher. Campo Grande: COREN-MS, 2020.
30. Brasil. Ministério da Saúde. Instituto Sírio-Libanês de Ensino e Pesquisa. Protocolos da Atenção Básica: Saúde das Mulheres. [Internet]. Brasília: Ministério da Saúde, 2016. [Acesso 19 Ago 2022]. Disponível em: https://bvsms.saude.gov.br/bvs/publicacoes/protocolos_atencao_basica_saude_mulheres.pdf.
31. Conselho Regional de Enfermagem do Paraná (COREN-PR). Protocolos de Enfermagem na Atenção Primária à Saúde: módulo 2 – Saúde da Mulher. Curitiba: COREN-PR, 2020.
32. Conselho Regional de Enfermagem de Santa Catarina (COREN-SC). Saúde da Mulher: acolhimento às demandas da mulher nos diferentes ciclos de vida. Florianópolis: COREN-SC, 2016.
33. Brasil. Ministério da Saúde. Secretaria de Atenção à Saúde. Departamento de Ações Programáticas Estratégicas. Manual Técnico para Profissionais de Saúde: DIU com Cobre TCu 380A. Brasília: Ministério da Saúde, 2018.
34. Conselho Regional de Enfermagem de Santa Catarina (COREN-SC). Resposta técnica COREN/SC n. 081/CT/2018. Florianópolis: COREN-SC, 2018.
35. Federação Brasileira das Associações de Ginecologia e Obstetrícia (FEBRASGO). Manual de Orientação do Trato Genital Inferior. Capítulo 2: ectopia. São Paulo: FEBRASGO, 2010.
36. Lasmar RB, Lasmar BP, Zagury DB, Bruno R, Cardeman L. Pólipo uterino. *In*: Federação Brasileira das Associações de Ginecologia e Obstetrícia (FEBRASCO). Protocolo Febrasgo – Ginecologia. n. 7. São Paulo: Febrasgo; 2018.
37. Brasil. Ministério da Saúde. Secretaria de Vigilância em Saúde. Departamento de Doenças de Condições Crônicas e Infecções Sexualmente Transmissíveis. Protocolo Clínico e Diretrizes Terapêuticas para Atenção Integral às Pessoas com Infecções Sexualmente Transmissíveis – IST. Brasília: Ministério da Saúde, 2022.
38. Conselho Regional de Enfermagem de São Paulo (COREN-SP). Processo de enfermagem: guia para a prática. 2. ed. São Paulo: COREN-SP, 2021.
39. Garcia, TR. Classificação Internacional para a Prática de Enfermagem (CIPE). versão 2019/2020. Porto Alegre: Artmed, 2020.

19

Abordagem Integral em Saúde Sexual e Reprodutiva

Sidnéia Tessmer Casarin
Scheila Mai

O que há neste capítulo?

Este capítulo aborda a saúde sexual e reprodutiva e ações inerentes a ela na Atenção Primária à Saúde. Traz uma revisão sobre os direitos sexuais e reprodutivos, abordando a legislação brasileira sobre o tema, os critérios de elegibilidade para a escolha de métodos anticoncepcionais disponíveis na Relação Nacional de Medicamentos Essenciais e subsídios para os enfermeiros realizarem o Processo de Enfermagem durante a consulta direcionada às questões de saúde sexual e planejamento reprodutivo.

Introdução

A atenção em saúde sexual e em saúde reprodutiva é uma das áreas de atuação essencial do cuidado prestado pelo enfermeiro na Atenção Primária à Saúde (APS). Compreender as políticas públicas e prestar assistência ética, equitativa e com respeito aos direitos sexuais e aos direitos reprodutivos é um dos compromissos do enfermeiro, protagonista nesse cenário.

Os debates sobre as questões referentes à saúde sexual e reprodutiva estiveram por muito tempo atreladas quase exclusivamente ao controle da natalidade e ao ciclo gravídico-puerperal, numa abordagem essencial e predominantemente voltada para mulheres, sobretudo para as que se enquadravam no período da vivência da maternidade.[1] Contudo, compreende-se que uma abordagem integral nessas questões de saúde se relaciona diretamente às questões sobre as relações de gênero. Essas relações são constructos sociais, são modeladas ao longo do tempo, cunhadas em movimentos sociais e políticos a partir de uma "conjunção complexa de diversos lugares de fala e de diversidade", reinventadas de maneira subjetiva e representam o modo como as pessoas entendem e produzem os diferentes papéis sociais e comportamentais relacionados ao que é ser homem e ao que é ser mulher.[2]

Em alguns cenários da APS, a abordagem da saúde sexual e da saúde reprodutiva se apresenta culturalmente interligada e, nesse sentido, é necessário compreender os conceitos que cada uma representa.

A saúde sexual, de maneira integral, envolve aspectos tanto biológicos como sociais, culturais e emocionais e é construída ao longo da vida. Trata-se de entender a sexualidade de modo respeitoso, como um exercício de bem-estar, com segurança e prazer, sem qualquer tipo de coerção, imposição, violência e discriminação.[3] Contudo, como a sexualidade é frequentemente associada ao ato sexual ou aos órgãos genitais, ainda é marcada por preconceitos e tabus, o que faz com que os profissionais da APS se sintam desconfortáveis ou não preparados para abordar esses temas.[4]

A saúde reprodutiva está relacionada à vivência livre, segura e responsável da reprodução; possibilita ao ser humano escolher quando e como exercer seu direito à reprodução; e também se refere ao acesso aos serviços de saúde e insumos necessários para o planejamento reprodutivo. Essas questões são trabalhadas com mais frequência e com menos dificuldades pelos profissionais de saúde na APS, contudo ainda há a necessidade de extrapolar abordagens direcionadas à mulher no ciclo gravídico-puerperal, conferindo às mulheres e/ou parcerias a possibilidade de decidir sobre ter ou não filhos, bem como a quantidade e o espaçamento entre eles.[3]

O Caderno da Atenção Básica sobre saúde sexual e reprodutiva do Ministério da Saúde (MS) define que é de competência da APS a realização de ações como: o pré-natal, o parto e o puerpério; a assistência humanizada ao aborto previsto em lei; o fortalecimento de exercício da paternidade responsável; a promoção da sexualidade humana; a garantia e a promoção dos direitos sexuais e reprodutivos das pessoas em situação de rua, vivendo em presídios, profissionais do sexo, jovens, idosos e população LGBTIA+.[3] Além dessas populações, também se pode citar as pessoas com deficiência, comunidades quilombolas, ribeirinhas e os povos indígenas, os quais também têm seus direitos sexuais e reprodutivos violados e/ou negligenciados, seja por preconceitos, desconhecimento ou por barreiras de acesso.[5-7]

O termo "planejamento reprodutivo" deve ser usado em substituição ao "planejamento familiar", uma vez que "o adolescente, o jovem ou o adulto, homem ou mulher, independentemente de ter ou não uma união estável ou de constituir uma família, pode fazer, individualmente ou com o(a) parceiro(a), uma escolha quanto a ter ou não ter filhos".[4] Cabe aos profissionais de saúde estimular as potencialidades dos sujeitos de levarem adiante suas decisões reprodutivas, impedindo discursos e práticas que desvalorizem os direitos reprodutivos de pessoas desfavorecidas economicamente, que alimentem a defesa do controle da natalidade como solução para problemas sociais.[8]

Saúde Sexual e Reprodutiva como Direito Humano – Marcos Conceituais e Legais

O direito à saúde sexual e reprodutiva implica direitos humanos, os quais devem ser garantidos a todas as pessoas, sem distinção social, racial, cultural, religiosa, de gênero, orientação sexual, nacionalidade ou qualquer outro aspecto, como assegurado desde a Declaração Universal dos Direitos Humanos, em 1948.[9]

São **direitos sexuais**: ter acesso à informação e à educação integral em sexualidade; ter acesso a métodos seguros para prevenção da gravidez não intencional e de infecções sexualmente transmissíveis (IST); ter acesso à serviços de saúde que garantam privacidade, sigilo e atendimento de qualidade, sem discriminação; poder expressar livremente sua orientação sexual, sem medo, culpa ou vergonha; ter relações sexuais somente quando e com quem se quer (relações consentidas e livres de violência); viver e expressar a sexualidade de maneira plena, segura e prazerosa, livre de estigma, violência, discriminação e imposições e com total respeito pelo corpo das outras pessoas com quem se relaciona.[3]

São **direitos reprodutivos:** ter acesso à informação e à educação sobre saúde reprodutiva; decidir, de modo livre e responsável, se quer ou não ter filho(s), quantos filhos deseja ter e em que momento da vida; ter acesso a meios, métodos e técnicas para ter ou não ter filhos, inclusive o acesso a métodos voluntários de contracepção que atendam às necessidades e expectativas das mulheres; exercer a reprodução livre de discriminação, imposição e violência; receber cuidados de qualidade durante o ciclo gravídico-puerperal, com acesso a equipes profissionais e a serviços que promovam uma experiência positiva da gravidez e do parto, com saúde, segurança, integridade e dignidade.[3]

Com relação à legislação brasileira, a Lei n. 9.263/1996 continua a ser a base das questões relacionadas à oferta de métodos contraceptivos no País, sendo conhecida como a "Lei do Planejamento Familiar".[10] Contudo, alguns avanços com relação aos direitos sexuais e reprodutivos estão garantidos na Lei n. 14.443/2022, que alterou o texto da Lei n. 9.263/1996 nos artigos 9 e 10.[11] O Quadro 19.1 apresenta essas alterações.

QUADRO 19.1 Alterações realizadas pela Lei n. 14.443/2022 em relação à Lei n. 9.162/1996.

Lei n. 9.263/1996	Lei n. 14.443/2022
	Inclui o § 2º no art. 9º – A disponibilização de qualquer método e técnica de contracepção dar-se-á no prazo máximo de 30 dias.
Art. 10, I – em homens e mulheres com capacidade civil plena e maiores de **vinte e cinco anos** de idade ou, pelo menos, com dois filhos vivos, desde que observado o prazo mínimo de sessenta dias entre a manifestação da vontade e o ato cirúrgico, período no qual será propiciado à pessoa interessada acesso a serviço de regulação da fecundidade, incluindo aconselhamento por equipe multidisciplinar, visando desencorajar a esterilização precoce.	Art. 10, I – em homens e mulheres com capacidade civil plena e maiores de **21 anos** de idade ou, pelo menos, com dois filhos vivos, desde que observado o prazo mínimo de 60 dias entre a manifestação da vontade e o ato cirúrgico, período no qual será propiciado à pessoa interessada acesso a serviço de regulação da fecundidade, inclusive aconselhamento por equipe multidisciplinar, com vistas a desencorajar a esterilização precoce.
Art. 10, II, § 2º – É vedada a esterilização cirúrgica em mulher durante os períodos de parto ou aborto, exceto nos casos de comprovada necessidade, por cesarianas sucessivas anteriores.	Art. 10, II, § 2º – A esterilização cirúrgica em mulher durante o período de parto será garantida à solicitante se observados o prazo mínimo de 60 dias entre a manifestação da vontade e o parto e as devidas condições médicas.
Art. 10, § 5º – Na vigência de sociedade conjugal, a esterilização depende do consentimento expresso de ambos os cônjuges.	Parágrafo revogado.

Fonte: Brasil, 1996[10]; e Brasil, 2022[11].

No Brasil, mesmo com uma queda importante nas taxas de fecundidade, um sistema de saúde universal e uma legislação específica pautada no direito reprodutivo (e que está estabelecida há 25 anos), há registros de que mais de 55% das mulheres que chegam ao puerpério não planejaram a gestação; dessas, quase 10% sentem insatisfação ao se descobrirem grávidas e mais de 2% tentam a interrupção da gravidez.[12] Esse panorama vai ao encontro dos dados da pesquisa nacional do aborto, a qual aponta que 13% das mulheres entre 18 e 39 anos já fez ao menos um aborto.[13]

Considera-se que as modificações trazidas pela Lei n. 14.443/2022[11] são essenciais para vislumbrar o alcance, no Brasil, das metas do terceiro e do quinto objetivo de desenvolvimento sustentável (ODS-3 e ODS-5), da Organização das Nações Unidas (ONU). Essas metas almejam que, até 2030, sejam assegurados: o acesso universal à saúde sexual e reprodutiva e os direitos reprodutivos (ODS-5) e aos serviços de saúde sexual e reprodutiva, incluindo o planejamento familiar, a informação e a educação; a integração da saúde reprodutiva em estratégias e programas nacionais (ODS-3).[14]

No documento "Os Objetivos de Desenvolvimento Sustentável no Brasil", da ONU, há o entendimento de que, para a garantia dos direitos reprodutivos, a legislação e o sistema de saúde brasileiro necessitam ir além da assistência ao ciclo gravídico-puerperal e da ampliação da oferta e do acesso a métodos contraceptivos eficazes, garantindo também que o direito de escolha seja consciente.[14] Quando a escolha for engravidar e houver dificuldades para isso, mulheres e homens devem ter acesso à investigação e ao tratamento de problemas de saúde que dificultam a fertilidade, inclusive o acesso às tecnologias de alta complexidade (p. ex., fertilização *in vitro*). Caso a escolha for evitar a gravidez, as pessoas, independentemente do gênero, devem ter acesso às informações e aos métodos contraceptivos reversíveis, bem como à esterilização cirúrgica voluntária (laqueadura tubária e vasectomia),[8] conforme os critérios da Lei n. 14.443/2022.[11]

Já para a garantia dos direitos sexuais, além da ampliação do acesso à informação e aos serviços de saúde, é preciso aprofundar as discussões sobre gênero e sexualidade (incluindo expressão sexual, relacionamentos e prazer),[15] desconstruindo padrões de comportamento excludentes e misóginos. Além desses pontos, é necessário avançar nas questões referentes a prevenção e assistência às IST e às infecções do trato reprodutivo, assim como a seus resultados adversos (câncer e infertilidade), gravidez indesejada, aborto inseguro, disfunção sexual e violência sexual.[15]

Em síntese, é necessário que o enfermeiro desenvolva um olhar crítico e sensível frente às características singulares de população que está assistindo, bem como conheça os conceitos e a legislação relativos ao tema, desenvolvendo, assim, o raciocínio clínico pautado em uma postura ética, livre de preconceitos ou estereótipos, com base nos direitos sexuais e reprodutivos. Nesse sentido, apresentam-se alguns pontos relevantes que o profissional precisa conhecer, ao buscar proporcionar a assistência integral à saúde reprodutiva e sexual na APS.

Abordagem à Saúde Sexual e Reprodutiva diante de Situação de Violência

No cotidiano de trabalho na APS, apresentam-se várias situações que oportunizam ações para o enfrentamento da violência; contudo, promover aconselhamento e fazer os encaminhamentos, principalmente dos casos de violência sexual, é considerado desafiador, sendo a necessidade de rápida identificação e a dificuldade de modificar a situação alguns dos fatores que aumentam a complexidade da abordagem.[1]

A violência é um fenômeno que atinge, principalmente, mulheres, de diferentes orientações sexuais, classes sociais, raças e etnias. Está presente em diferentes contextos e situações e pode ser de diversas formas. Com relação à violência sexual, é importante que o enfermeiro na APS atue no sentido de esclarecer a comunidade que, além da relação sexual não desejada (mediante intimidação, ameaça, coação ou uso da força, inclusive a marital), a indução a formas de comercialização ou utilização da sexualidade e o impedimento do uso de algum método contraceptivo também são formas de violência.[16]

Destaca-se ainda a violência obstétrica dentre as situações que envolvem diretamente a violação aos direitos sexuais e reprodutivos. A violência obstétrica é considerada uma forma de violência de gênero que, além de comprometer os direitos humanos fundamentais, é um problema de Saúde Pública. No Brasil, mais de 44% das mulheres que vivenciam o período gravídico-puerperal e mais de 18% das que passaram por situação de abortamento sofrem esse tipo de violência por parte dos profissionais de saúde (ver Capítulo 20 – Saúde das Gestantes e das Puérperas).[17]

Diante do atendimento do enfermeiro a uma situação que se configure de violência, é necessário acolher as vítimas e suas famílias, atentar para possíveis rompimentos de laços e atuar visando a mediação de conflitos, evitando possível aumento da vulnerabilidade, comum nessas situações.[1] Também se destaca a possibilidade de o enfermeiro na APS desenvolver ações de cuidado em saúde que possam garantir os direitos sexuais, na perspectiva da autonomia das mulheres sobre seu próprio corpo.[18]

A obrigatoriedade da notificação da suspeita ou da situação de violência por parte dos profissionais de saúde e algumas questões específicas sobre violência contra a mulher que podem ser enfatizadas na Consulta de Enfermagem (CE) são abordadas no Capítulo 18 – Saúde da Mulher – Prevenção do Câncer de Mama e de Colo do Útero.

Atenção à Concepção

A questão da infertilidade é um ponto importante para ser alvo do trabalho do enfermeiro na busca pelos direitos reprodutivos, uma vez que essa situação é bastante comum, mas muitas vezes negligenciada. Estima-se que um em cada seis casais tenham problemas com fertilidade e que cerca de 8 milhões de brasileiros sejam inférteis.[19] Destaca-se que um casal é considerado infértil quando mantém relações sexuais sem métodos contraceptivos durante 12 meses sem engravidar.[20]

As pessoas que desejarem a concepção necessitam de assistência para que possam vivenciar o período gestacional, o parto e o puerpério de maneira saudável e sem riscos para sua saúde (ver Capítulo 20 – Saúde das Gestantes e das Puérperas). Na APS, o enfermeiro pode desenvolver atividades que estimulem homens, mulheres, parcerias e/ou casais a acessarem o serviço de saúde antes da concepção, para que possam ser orientados sobre o planejamento reprodutivo com um olhar específico para as demandas e a realidade de cada situação. Importante ofertar ações como aconselhamento pré-concepcional ou sobre infertilidade, assim como ações educativas sobre o exercício livre e seguro da sexualidade, oferta de testagem para as IST (ver Capítulo 30 – Infecções Sexualmente Transmissíveis de Relevância em Saúde Pública e a Testagem Rápida em Serviços de Atenção Primária à Saúde), avaliação sobre a situação de saúde, situação vacinal, necessidade de suplementação de vitaminas e da realização de exames de rastreamento.

Nos homens, os fatores que envolvem a oligospermia e a azoospermia, a gametogênese anormal, a incapacidade de fecundação do espermatozoide, as anomalias morfológicas ou de mobilidade e a baixa qualidade estão entre as causas mais conhecidas para a infertilidade. Já nas mulheres, estão a anovulação, a idade, os bloqueios das tubas uterinas e a interrupção da nidação.[21]

No Brasil, a reprodução assistida não pode ocorrer apenas com a intenção de selecionar o sexo ou qualquer outra característica biológica do futuro filho. As normas para esse tipo de reprodução foram definidas pelo Conselho Federal de Medicina por meio da Resolução n. 2.294/2021.[22] Aponte a câmera do celular para o QR Code ao lado para ter acesso ao conteúdo completo da resolução.

Atenção à Anticoncepção

A humanidade, ao longo de sua história, busca formas de controlar a fertilidade a partir de métodos de anticoncepção. Fazer isso de maneira intencional e voluntária tem sido a base para a construção de uma perspectiva de abordagem específica para a anticoncepção, dentro do campo da saúde reprodutiva.[23]

No Brasil, o acesso à anticoncepção é marcado, ainda, pelas diferenças sociodemográficas, uma vez que as mulheres pretas e pardas, residentes da Região Norte e com baixa escolaridade são mais esterilizadas, enquanto as brancas, com maior escolaridade e das Regiões Sul e Sudeste são as que mais utilizam o anticoncepcional oral e a dupla proteção.[24] Entre os Determinantes Sociais de Saúde (DSS), a faixa etária (DSS individual) relaciona-se com o uso dos métodos cirúrgicos, hormonais e de barreira, sendo que os dois últimos são mais utilizados por adolescentes e o segundo por adultos jovens. Ainda quanto aos DSS proximais, não ter tido uma gravidez anterior está associado a um maior uso de métodos de barreira e hormonais, e mulheres que residem com o parceiro utilizam menos os métodos de barreira e mais os métodos cirúrgicos. Já nos DSS intermediários, destaca-se que maior escolaridade está relacionada ao uso de métodos cirúrgicos e uma baixa adesão aos métodos de barreira.[25]

Os métodos reversíveis de longa duração (também chamados de LARC, do inglês, *long-acting reversible contraception*) são os dispositivos intrauterinos (DIU), que podem ser de cobre ou hormonal, e o implante hormonal. Esses métodos são pouco utilizados no Brasil, apesar de o DIU de cobre ser disponibilizado na APS e poder ser inserido por enfermeiro capacitado.[24-25] Esse fato denota a importância de os enfermeiros desenvolverem ações de promoção de saúde que abordem os mitos sobre a sua eficácia e seu funcionamento, critérios falsos de contraindicação, informações sobre seus benefícios e sua ação, assim como capacitação profissional especializada para sua inserção e estruturação da rede para ampliação no acesso a exames e consultas para acompanhamento.[24]

Haver a oferta do método contraceptivo nos serviços de saúde não é o suficiente para que o planejamento reprodutivo seja implementado de maneira segura e eficaz, pois tê-lo no serviço não garante seu acesso e utilização.[24] O enfermeiro necessita estar apropriado sobre quais são os métodos disponibilizados na Rede de Atenção à Saúde (RAS), formas de acesso, posologia, mecanismo de ação e contraindicações, para que se possa garantir às pessoas que buscam pela anticoncepção o seu direito de escolha, sustentada em informações seguras.

Escolha do Método Anticoncepcional

No aconselhamento para a escolha do método anticoncepcional, é importante que o enfermeiro esteja capacitado para fornecer informações clínicas atualizadas quanto às características, à eficácia, aos efeitos colaterais, às formas de uso e às contraindicações dos métodos contraceptivos. Também é importante que esse profissional considere os fatores e as condições individuais relacionados ao contexto de vida do usuário, entre elas as condições socioeconômicas, culturais e religiosas, as fases da vida, as condições de saúde, o comportamento sexual e os desejos reprodutivos.[25,26] Considerando-se que os métodos mais eficazes para a anticoncepção foram desenvolvidos para controlar a fertilidade feminina, é essencial também que o enfermeiro conheça a anatomia e a fisiologia do corpo da mulher.

Neste capítulo, é apresentada uma síntese sobre os métodos contraceptivos disponíveis na Relação Nacional de Medicamentos Essenciais (Rename),[27] sendo priorizada a descrição dos aspectos relacionados à aplicação do Processo de Enfermagem (PE) voltado para a assistência em saúde sexual e reprodutiva. Ao longo do texto, também são indicadas as necessidades de busca de informações complementares nos Protocolos Assistenciais, para que o cuidado seja sistematizado e tecnicamente adequado. Os métodos anticoncepcionais disponibilizados pela Rename[27] são relacionados no Quadro 19.2. O Quadro 19.3 apresenta uma síntese das indicações e contraindicações dos contraceptivos listados na Rename, de acordo com os critérios indicados pela Organização Mundial da Saúde (OMS).[28]

QUADRO 19.2 Métodos anticoncepcionais disponíveis na Rename e sua descrição.

Tipo de método anticoncepcional	Descrição
Hormonais combinados (AHC)	▪ Enantato de noretisterona 50 mg/mL + valerato de estradiol 5 mg/mL (solução injetável) ▪ Etinilestradiol 0,03 mg + levonorgestrel 0,15 mg (comprimidos)
Hormonais somente com progesterona (AHP)	▪ Acetato de medroxiprogesterona 150 mg/mL (solução injetável) ▪ Noretisterona 0,35 mg (comprimidos)
Hormonais de emergência	▪ Levonorgestrel 0,7 e 1,5 mg (comprimidos)
Barreira	▪ Preservativo externo 160 x 49 mm e 160 x 52 mm ▪ Preservativo interno até 20 mm ▪ Diafragma (60, 65, 70, 75, 80 e 85 mm de diâmetro)
DIU	▪ Dispositivo intrauterino plástico com cobre (modelo T380 mm^2)

Fonte: Elaborado pela autoria com base na literatura consultada: MS, 2022[27].

QUADRO 19.3 Síntese dos critérios de elegibilidade indicados pela OMS[28] para os métodos anticoncepcionais disponibilizados na Rename.[27]

Método	Síntese dos critérios de elegibilidade
Anticoncepcional hormonal combinado (AHC)	▪ Podem usar sem usados por mulheres da menarca até 40 anos de idade, observando algumas condições específicas ▪ Não é recomendado o uso para as mulheres com: câncer de mama; história de trombose venosa profunda (TVP), cirurgia de grande porte com imobilização; acidente vascular encefálico (AVE), cardiopatia isquêmica, múltiplos fatores de risco; hipertensão maior que 160 x 110 mmHg; mais de 35 anos que fumam; enxaqueca com aura; uso de anticonvulsivantes ou de rifampicina/rifabutina; e as puérperas cujo parto tenha ocorrido há menos de 6 semanas ▪ Mulheres que estão entre 6 semanas e 6 meses pós-parto podem usar se não estiverem amamentando

(*Continua*)

QUADRO 19.3 Síntese dos critérios de elegibilidade indicados pela OMS[28] para os métodos anticoncepcionais disponibilizados na Rename.[27] (*Continuação*)

Método	Síntese dos critérios de elegibilidade
Anticoncepcional hormonal somente de progesterona (AHP)	▪ Mulheres no pós-parto, que amamentam, entre 6 semanas e 6 meses podem fazer uso ▪ As que amamentam há menos de 6 semanas pós-parto geralmente podem usar as pílulas que contenham somente progesterona, mas não devem usar os métodos injetáveis somente de progestogênio ▪ Para as que amamentam após 6 semanas do parto, é indicado o uso da injetável de progestogênio ▪ De modo geral, pode ser recomendado para mulheres com: câncer de mama e fígado; TVP aguda e uso de anticonvulsivantes ▪ O injetável não deve ser recomendado para mulheres com sangramento vaginal, AVE, cardiopatia isquêmica, hipertensão maior que 160 x 110 mmHg
DIU	▪ De modo geral, pode ser usado por todas as mulheres, inclusive nulíparas e adolescentes, e pode ser inserido nas primeiras 48 horas pós-parto/aborto ▪ Não deve ser usado por mulheres que: estão entre 48 horas e 4 semanas pós-parto; com sangramento vaginal, com câncer cervical, com IST ou risco (gonorreia/clamídia) e pelas mulheres que vivem com o vírus da imunodeficiência humana (HIV), com doença grave ou avançada
Emergência	▪ Pílula de levonorgestrel: em geral pode ser utilizada por todas as mulheres ▪ DIU de cobre: quando inserido até 5 dias após a relação sexual desprotegida, mas não deve ser utilizado para esse fim pelas mulheres que sofreram estupro e estão em alto risco de contrair IST
Barreira	▪ No pós-parto, o diafragma é inapropriado até que a involução uterina esteja completa e até 6 semanas após o aborto no segundo trimestre; em mulheres com prolapso uterino; que vivem com HIV, história da síndrome do choque tóxico ▪ Não há restrição para o uso do diafragma em mulheres com câncer cervical. A obesidade grave pode dificultar a colocação do diafragma ▪ Pessoas com alergia ao látex não devem usar métodos de barreira desse material ▪ Deve ser estimulado o uso do método de barreira preservativo externo ou interno em toda relação sexual diante da sua eficácia também para prevenção de IST

Fonte: Elaborado pela autoria com base na literatura consultada: MS, 2022[27]; e WHO, 2015[28].

A Roda com os Critérios Médicos de Elegibilidade para o Uso de Métodos Anticoncepcionais é uma publicação da OMS para auxiliar os profissionais de saúde no processo de orientação e escolha do método mais adequado aos sujeitos implicados.[29] Trata-se de uma ferramenta interativa que permite avaliar com facilidade as indicações do uso dos métodos hormonais e do DIU frente aos distintos determinantes proximais de saúde. Para acessar a ferramenta, aponte a câmera do celular para o QR Code ao lado. Além da Roda, a OMS disponibiliza, gratuitamente, o aplicativo WHO Contraception Tool para telefones celulares, nas plataformas IOS e Android.

Diante da escolha do método anticoncepcional, é importante que o enfermeiro tenha conhecimento de que:

- Todos os AHC estão associados a um risco maior de TVP, se comparadas mulheres que usam com as que não usam.[28]
- O uso do diafragma é recomendado junto com geleia espermicida para uma melhor eficácia. Contudo, o uso repetido e em altas doses do espermicida nonoxinol-9 pode causar aumento do risco de lesões genitais e, consequentemente, o risco de infecção pelo HIV. O uso do diafragma também pode aumentar o risco para infecção do trato urinário.[28]
- Para a mulher que optar pelo uso do diafragma, é necessário orientar que ele apresenta tamanhos distintos. Para o uso, um profissional de saúde treinado deve realizar a medida do comprimento diagonal do canal vaginal, desde a face posterior da sínfise púbica até o fundo do saco vaginal posterior.[4]
- Quando usados de maneira correta e consistente, os preservativos são um dos métodos mais eficazes de proteção contra as IST, incluindo o HIV. O preservativo feminino é eficaz e seguro, embora não seja usado de modo amplo e frequente.[28]
- A eficácia contraceptiva da pílula de progesterona disponível na Rename é maior durante o período da lactação, sendo que sua taxa de falha com o uso típico é de 3% a 5%. Já para o injetável, a taxa de falha é de 3%.[23]
- A taxa de falha do AHP é de 0,2% a 3% para as pílulas e de 0,1% a 0,3% para o injetável.[23]
- O enfermeiro pode realizar a consulta clínica para prescrever e realizar a inserção do DIU de cobre após receber capacitação específica, cumprindo o disposto na Resolução Cofen n. 358/2009 e no Parecer de Comissão n. 004/2019/CNSM/COFEN.[30-31]
- O método de Yuzpe consiste na ingestão de duas doses de 100 mcg de etinilestradiol e 500 mcg de levonorgestrel em duas tomadas, com intervalo de 12 horas, como alternativa na contracepção de emergência. A taxa de falha é de 1,8% em média.[23]
- Com relação à contracepção de emergência, é importante a orientação de que ela não é abortiva e "não deve ser usada de forma planejada ou previamente programada para substituir o contraceptivo de uso regular", além de não prevenir as IST.[23]
- Para aquelas mulheres que iniciarão o uso de anticoncepcionais hormonais, principalmente o AHC, é importante que o enfermeiro reforce as orientações quanto ao tempo de pausa e à retomada da nova cartela da medicação. Além do mais, salienta-se a necessidade de traçar estratégias, junto à usuária, para que ela possa manter a regularidade do uso do método frente à necessidade de fazer a ingestão diária da pílula.[32]

Outros métodos anticoncepcionais que podem ser orientados pelo enfermeiro na Atenção Primária à Saúde

Métodos baseados na conscientização da fertilidade

Os métodos baseados na conscientização da fertilidade (FAB) (do inglês, *fertility awareness-based*), também chamados de métodos comportamentais, como o sintotérmico e o calendário (tabelinha ou Ogino-Knaus), podem ser usados em combinação com outros métodos comportamentais ou de barreira durante o período fértil, sendo que não há nenhuma condição de saúde que piore em decorrência do uso;[28] contudo, as pacientes precisam ser esclarecidas sobre a elevada taxa de falha, mesmo com o uso correto e consistente, com abstinência sexual nos dias férteis.[23] Por esse motivo, os métodos FAB podem ser recomendados para aqueles casais que desejam a concepção, uma vez que permitem identificar com mais assertividade o período da ovulação.

Destaca-se que esses métodos devem ser evitados na pós-menarca e na perimenopausa em razão das irregularidades menstruais. Não devem ser indicados no pós-parto e no pós-aborto e para as mulheres que apresentam sangramento vaginal.[25] Os métodos FAB não protegem contra as IST, incluindo o HIV, sendo recomendado o uso correto e consistente de preservativos.[28]

Método da amenorreia lactacional

O método da amenorreia lactacional (LAM) (do inglês, *lactational amenorrhea method*) fundamenta-se na hiperprolactinemia frente ao estímulo da sucção durante a amamentação, fazendo com que os níveis do hormônio folículo estimulante (FSH) e do hormônio luteinizante (LH) sejam insuficientes para estimular o desenvolvimento dos folículos ovarianos.[23] Esse método pode ser orientado pelos enfermeiros mediante alguns critérios, para garantir proteção adequada contra gravidez não planejada, sendo eles: a mulher deve estar em amenorreia; a amamentação deve ser exclusiva; e a mulher deve estar há menos de 6 meses pós-parto.[28]

O LAM tem um índice de falha de 0,5% a 2% em 6 meses.[23] No entanto, o enfermeiro necessita estar atento para algumas condições ou obstáculos que podem afetar a amamentação e, consequentemente, a duração da amenorreia, tornando a LAM uma escolha menos útil para fins de planejamento reprodutivo. Entre elas, está o uso pela mulher de algumas medicações que impedem o aleitamento por serem tóxicas ao bebê (antimetabólitos, bromocriptina, certos anticoagulantes, altas doses de corticosteroides, ciclosporina, ergotamina, moduladores do humor, medicamentos radioativos e reserpina). Outra situação que pode impactar o aleitamento materno exclusivo são as más-formações do palato e das estruturas da face, doenças metabólicas, prematuridade e a hospitalização do bebê.[28] Destaca-se que também são situações que denotam uma amamentação pouco eficiente: a introdução precoce de líquidos e alimentos (antes dos 6 meses de idade), o uso de chupetas e mamadeiras, intervalos longos entre as mamadas e as mamas com fissuras e/ou mastite.[23]

Procedimentos de esterilização cirúrgica

Levando em consideração que os procedimentos de esterilização são atos cirúrgicos e realizados para serem permanentes, é essencial que os enfermeiros, ao ofertarem esses métodos, orientem sobre a importância dessa escolha ser voluntária e esclarecer sobre a disponibilidade de métodos alternativos, de longo prazo e altamente eficazes, principalmente em populações jovens. A esterilização em pessoas consideradas absolutamente incapazes só pode ser realizada mediante autorização judicial.[10]

Com relação aos procedimentos de esterilização, o enfermeiro pode orientar que a laqueadura tubária é um procedimento que requer hospitalização e pode ser realizado durante o período do parto se observado o prazo mínimo de 60 dias entre a manifestação da vontade e o parto, bem como as condições de saúde, não sendo necessária a autorização do companheiro.[11]

A vasectomia é um procedimento rápido e seguro, no qual os ductos deferentes são ligados visando "interromper o fluxo de espermatozoides em direção à próstata e vesículas seminais para constituição do líquido seminal".[4] O procedimento é tido como relativamente simples, sendo realizado ambulatorialmente, sem a necessidade de hospitalização. Também é importante esclarecer que a vasectomia não interfere no desempenho sexual masculino e que, após o procedimento, é necessário usar preservativo nas relações sexuais por pelo menos 3 meses e realizar um espermograma que demonstre azoospermia antes de iniciar relações sexuais sem proteção anticoncepcional adicional.[4]

Consulta de Enfermagem na Saúde Sexual e Reprodutiva

Entende-se que, na APS, as necessidades sobre a atenção à saúde sexual e/ou reprodutiva podem surgir em qualquer atendimento. Nesse sentido, muitos espaços podem ser explorados para ampliar as discussões sobre o tema e para tornar mais acessíveis as tecnologias para o planejamento reprodutivo, sejam eles dentro do espaço físico da US, na comunidade ou nos recursos de mídias sociais (amplamente utilizados nos últimos anos).

A CE na saúde da mulher direcionada ao rastreio do câncer de mama e do câncer de colo de útero (ver Capítulo 18 – Saúde da Mulher – Prevenção do Câncer de Mama e de Colo do Útero) é um dos espaços privilegiados em que a saúde sexual e o planejamento reprodutivo podem ser abordados. Entretanto, essa prática não deve ser vinculada exclusivamente a esse tipo de cuidado, uma vez que pode excluir homens, adolescentes e pessoas que não têm vida sexual ativa, podendo limitar o acesso às distintas populações.

A CE na saúde sexual e reprodutiva deve considerar o uso de linguagem acessível, com escuta ativa qualificada e acolhedora que foque nas necessidades específicas da pessoa.[3] É uma ação transversal aos processos de cuidado desenvolvidos na atenção à gestação e/ou ao puerpério (ver Capítulo 20 – Saúde das Gestantes e das Puérperas), na prevenção dos cânceres de mama e de colo de útero (ver Capítulo 18 – Saúde da Mulher – Prevenção do Câncer de Mama e de Colo do Útero), na atenção às IST (ver Capítulo 30 – Infecções Sexualmente Transmissíveis de Relevância em Saúde Pública e a Testagem Rápida em Serviços de Atenção Primária à Saúde), nas condições crônicas de saúde (ver Capítulos 11 – Abordagem das Condições Crônicas na Atenção Primária à Saúde, 24 – Hipertensão Arterial Sistêmica, 25 – Diabetes *Mellitus* Tipo 2, 26 – Avaliação e Cuidado dos Pés de Pessoas com Diabetes, 27 – Sobrepeso e Obesidade e 28 – Tabagismo), nas questões de saúde mental (ver Capítulo 23 – A Saúde Mental e o Cuidado do Enfermeiro na Atenção Primária à Saúde) e na saúde do homem (ver Capítulo 21 – Saúde do Homem), entre outras demandas.

Na etapa do PE "**coleta dos dados**", é possível adaptar o que deve ser abordado na CE na saúde da mulher (ver Capítulo 18 – Saúde da Mulher – Prevenção do Câncer de Mama e de Colo do Útero), incluindo a necessidade e o desejo ou não de anticoncepção e concepção. Contudo, deve estar direcionada para as distintas faixas etárias, considerando-se o respeito ao gênero.

O Conselho Federal de Enfermagem (Cofen) disponibiliza um instrumento para guiar a coleta de dados na CE em saúde sexual e reprodutiva.[33] O instrumento pode ser acessado apontando-se a câmera do celular para o QR Code ao lado.

O **exame físico** pode ser compartilhado com o(a) usuário(a), com estímulo para que possa trazer suas dúvidas, curiosidades e entendimentos. No caso da mulher, se houver a necessidade do exame especular e da coleta de exame preventivo, apresentar, anteriormente à avaliação, o material utilizado para realização, como o espéculo, para que ela possa tocar e entender seu funcionamento. Também podem ser utilizadas figuras, materiais didáticos e recursos educativos semelhantes às partes do corpo humano (modelos anatômicos), os quais facilitam o entendimento do procedimento.[34] São pontos importantes de serem abordados na atenção à saúde sexual e reprodutiva, em todas as faixas etárias: ações preventivas e tratamentos para as IST (ver Capítulo 30 – Infecções Sexualmente Transmissíveis de Relevância em Saúde Pública e a Testagem Rápida em Serviços de Atenção Primária à Saúde); orientações para hábitos saudáveis de vida, como a prática de sexo seguro; uso de géis lubrificantes; cuidados de higiene; atualização da situação vacinal para o papilomavírus humano (HPV) de acordo com o Programa Nacional de Imunização (ver Capítulo 16 – Imunizações); e a abordagem sobre vivência ou exposição a situações de violência sexual, conforme já explicitado neste capítulo. Além disso, para as mulheres, em qualquer faixa etária, pode ser estimulada a estratégia de *breast awareness* ou estar consciente e alerta para a saúde das mamas (ver Capítulo 18 – Saúde da Mulher – Prevenção do Câncer de Mama e de Colo do Útero). Para os homens, as questões de prevenção ao câncer de pênis e próstata são relevantes[34] (ver Capítulo 21 – Saúde do Homem). Para as gestantes e puérperas, é importante abordar questões referentes à sexualidade e ao planejamento reprodutivo (ver Capítulo 20 – Saúde das Gestantes e das Puérperas).

Há evidências de que a maior parte das pessoas, no Brasil, iniciam a vida sexual ativa entre 13 e 15 anos de idade;[25] assim, ao atender adolescentes e jovens adultos, é importante que o enfermeiro compreenda que nessa fase do ciclo vital a sexualidade e o planejamento reprodutivo podem estar envoltos em preconceitos e inseguranças. A maternidade/paternidade/parentalidade na adolescência deve ser considerada diante das necessidades e dos projetos de vida de cada pessoa.[35]

Também é importante considerar que as meninas, na puberdade e logo após a menarca, podem sofrer com dismenorreia. Quanto a essa queixa, é importante acolher e fazer a avaliação clínica adequada da sintomatologia. São pertinentes as orientações com vistas ao autocuidado,[36] a educação menstrual[37] e a avaliação e a classificação da maturação sexual de adolescentes.[38]

A CE ao adolescente não requer a presença dos pais e/ou responsáveis; contudo, é recomendado que o exame físico seja realizado na presença de um acompanhante ou auxiliar. Caso o enfermeiro considere que o adolescente não pode decidir sozinho sobre alguma intervenção, devem ser realizadas primeiramente as intervenções urgentes necessárias e depois a abordagem sobre a necessidade de um responsável.[39] Para mais informações sobre as questões bioéticas que envolvem o atendimento de adolescentes, o enfermeiro pode consultar a publicação do Núcleo de Telessaúde[39] acessando o QR Code ao lado.

As mulheres no climatério estão suscetíveis a alterações físicas, psicossociais, afetivas, familiares, sexuais, ocupacionais, e todas elas afetam a vida delas e a maneira como encaram seu processo de envelhecimento e a vivência da sua sexualidade. As alterações mais comuns incluem as mudanças no ciclo menstrual, fogachos e suores noturnos, problemas com sono, sintomas urogenitais (disúria, nictúria, dispareunia e corrimento vaginal), transtornos psicossociais (cansaço, desânimo, ansiedade, diminuição da libido) e alterações da vivência da sexualidade.[26]

Ao realizar atendimento às pessoas idosas, é importante compreender que o exercício da sexualidade é uma dimensão importante da vida que não é, necessariamente, interrompida com o avanço da idade[35] (ver Capítulo 22 – Saúde da Pessoa Idosa).

Na atenção à população LGBTQIA+, destaca-se a necessidade de capacitação do enfermeiro para reconhecer suas subjetividades e para dar visibilidade a suas demandas específicas de saúde, sem ficar limitado às questões relacionadas às IST, assim como não direcionar suas ações a partir de uma visão binária de gênero voltada à cisnormatividade e à heteronormatividade.[40] Nesse sentido, é imperativo respeitar a identidade de gênero, o nome social e estar preparado para realizar um atendimento integral.[41-42] Além do mais, é preciso compreender a respeito dos procedimentos transgenitalizadores, a fim de favorecer que as pessoas transexuais possam ser encaminhadas adequadamente entre os diferentes níveis de atenção.[42]

Os Diagnósticos de Enfermagem (DE) são definidos após a coleta de dados e o exame físico, de acordo com o caso atendido. No Quadro 19.4, são apresentados alguns exemplos de DE na CE direcionada ao cuidado à saúde sexual e reprodutiva, de acordo com a taxonomia da Classificação Internacional para a Prática de Enfermagem (CIPE).[43]

QUADRO 19.4	**Exemplos de Diagnósticos de Enfermagem na atenção integral a saúde sexual e reprodutiva, segundo a taxonomia da CIPE.[43]**

- Comportamento sexual eficaz/problemático
- Falta de conhecimento/conhecimento sobre comportamento sexual
- Funcionamento sexual eficaz
- Desempenho sexual prejudicado
- Risco de infertilidade
- Risco de função reprodutiva prejudicada
- Falta/desconhecimento/conhecimento sobre contracepção
- Risco de complicação com uso de contraceptivo
- Risco de gestação (gravidez) não intencional
- Abortamento
- Risco de ser vítima de violência de parceiro íntimo
- Assédio sexual
- Vítima de agressão sexual (ou estupro)
- Risco de infecção (IST)
- Promiscuidade

Fonte: Elaborado pela autoria com base na literatura consultada: Garcia, 2020[43].

As intervenções deverão ser direcionadas para os DE elencados. Se houver necessidade de buscar orientações sobre o uso de algum método contraceptivo específico, o enfermeiro pode consultar a publicação do Ministério da Saúde[4] acessando o QR Code ao lado.

Considerações Finais

A atenção à saúde sexual e reprodutiva desvinculada do ciclo gravídico-puerperal é essencial para a garantia desses direitos humanos e para o alcance dos objetivos sustentáveis da OMS.

Nesse sentido, o enfermeiro tem papel central, uma vez que está inserido em todos os espaços da APS e tem a CE como ferramenta para o acolhimento e a abordagem relativos a esse tema. Para isso, necessita ampliar seu leque de conhecimentos a respeito das diferentes demandas de saúde sexual e reprodutiva nas distintas fases do ciclo vital, assim como respeitar a diversidade sexual, considerando que a perspectiva de gênero não se limita ao sexo biológico. Esses pontos podem ser um diferencial para tornar a APS mais equitativa diante dos desafios da integralidade da saúde sexual e reprodutiva.

Aspectos-chave

- A saúde sexual e a saúde reprodutiva são direitos humanos e não se limitam ao sexo biológico, às infecções sexualmente transmissíveis e ao uso de métodos contraceptivos.
- No Brasil, a legislação que regulamenta o planejamento reprodutivo está embasada na Lei n. 9.263/1996 e na Lei n. 14.443/2022. Já a Resolução n. 2.294/2021 do Conselho Federal de Medicina trata das normas éticas para a reprodução assistida.
- A Consulta de Enfermagem, na Atenção Primária à Saúde, é um instrumento importante na atenção integral à saúde sexual e reprodutiva; contudo, é necessário que o enfermeiro busque informações técnicas e legais, considerando o contexto social e cultural, para possa prestar uma assistência de alta qualidade.
- O enfermeiro é protagonista na orientação e na indicação do método contraceptivo mais efetivo, podendo receber capacitação para a aplicação do DIU, fato que pode ampliar o acesso ao planejamento reprodutivo.
- Para a escolha do método contraceptivo ideal para aquelas pessoas que não desejam a gravidez, existem algumas ferramentas que podem ser acessadas pelo enfermeiro, como a Roda com os Critérios Médicos de Elegibilidade para o Uso de Métodos Anticoncepcionais e o aplicativo para telefones celulares WHO Contraception Tool, ambos desenvolvidos pela Organização Mundial da Saúde.

Referências

1. Telo SV, Witt RR. Saúde sexual e reprodutiva: competências da equipe na Atenção Primária à Saúde. Ciênc Saúde Colet. 2018;23(11). [Acesso 11 Set 2022]. Disponível em: https://www.scielo.br/j/csc/a/f5ScjnT5qBNGwvv7yGwYzMj/?format=pdf&lang=pt.
2. Milhomem M, Lima RR, Sousa SMN. Gênero e educação infantil no Brasil: uma revisão sistemática das dissertações produzidas entre 2011 e 2017. Revista Humanidades e Inovação. 2017;4(6):36-45. [Acesso 11 Set 2022]. Disponível em: https://revista.unitins.br/index.php/humanidadeseinovacao/article/view/437/467.
3. Fundo de População das Nações Unidas (FPNU). Guia para Saúde Sexual e Reprodutiva e Atenção Obstétrica: informações, orientações e metodologias ativas para profissionais da Atenção Primária à Saúde. [Internet]. Enlace: 2022. [Acesso 11 Set 2022]. Disponível em: https://brazil.unfpa.org/sites/default/files/pub-pdf/guia_para_saude_sexual_e_reprodutiva_e_atencao_obstetrica_1.pdf.
4. Brasil. Ministério da Saúde. Secretaria de Atenção à Saúde. Departamento de Atenção Básica. Saúde sexual e saúde reprodutiva: Cadernos de Atenção Básica, n. 26. [Internet]. Brasília: Ministério da Saúde, 2013. [Acesso 11 Set 2022]. Disponível em: https://bvsms.saude.gov.br/bvs/publicacoes/saude_sexual_saude_reprodutiva.pdf.
5. Araújo MRA, Tavares MS, Souza VRP, Bezerra DO. Saúde sexual e reprodutiva na etnia Xukuru do Ororubá: diga às mulheres que avancem. Saúde Debate. 2020;44(124).
6. Passos TS, Almeida-Santos MA, Hora AB, Oliveira CCC. Uso de preservativo e vulnerabilidades para infecções sexualmente transmissíveis em comunidades quilombolas: estudo descritivo, Sergipe, 2016-2017. Epidemiol Serv Saúde. 2021;30(2).

7. Parmejiani EP, Queiroz ABA, Pinheiro AS, Cordeiro EM, Moura MAV, Paula MBM. Saúde sexual e saúde reprodutiva da população ribeirinha: revisão integrativa. Rev Esc Enferm. USP. 2021;55.
8. Fundação Osvaldo Cruz (FIOCRUZ). Portal de boas práticas em saúde da mulher, criança e do adolescente. Planejamento reprodutivo: o que há de novo e além do planejamento familiar? [Internet]. 2018. [Acesso 10 Set 2022]. Disponível em: https://portaldeboaspraticas.iff.fiocruz.br/atencao-mulher/planejamento-reprodutivo-o-que-ha-de-novo-e-alem-do-planejamento-familiar/.
9. Organização das Nações Unidas (ONU). Declaração Universal dos Direitos Humanos [Internet]. 2020. [Acesso 14 Set 2022]. Disponível em: https://brasil.un.org/pt-br/91601-declaracao-universal-dos-direitos-humanos.
10. Brasil. Ministério da Saúde. Lei n. 9.263 de 12 de janeiro de 1996. Regula o § 7º do art. 226 da Constituição Federal, que trata do planejamento familiar, estabelece penalidades e dá outras providências. 1996.
11. Ministério da Saúde (BR). Lei n. 14.443 de 02 de setembro de 2022. Altera a Lei n. 9.263, de 12 de janeiro de 1996, para determinar prazo para oferecimento de métodos e técnicas contraceptivas e disciplinar condições para esterilização no âmbito do planejamento familiar. 2022.
12. Viellas EF, Domingues RMSM, Gama SGN, Theme FMM, Costa JV, Bastos MH et al. Assistência pré-natal no Brasil. Cad. Saúde Pública. 2014;30Suppl:S85-S100.
13. Diniz D, Medeiros M, Madeiro A. Pesquisa Nacional de Aborto 2016. Ciênc Saúde Colet. 2017;22(2).
14. Organização das Nações Unidas (ONU). Os Objetivos de Desenvolvimento Sustentável no Brasil [Internet]. [2022]. [Acesso 7 Set 2022]. Disponível em: https://brasil.un.org/pt-br/sdgs.
15. World Health Organization (WHO). Sexual Health. [Internet]; 2022. [Cited 26 Sept 2022]. Available from: https://www.who.int/health-topics/sexual-health#tab=tab_1.
16. Delziovo CR, Taquette SR, Carvalho MGO, Coelho EBS, Oliveira CS, Warmling D et al. Estratégias para o fortalecimento da atenção na saúde das mulheres em situação de violência doméstica e sexual. [Internet]. Florianópolis: UFSC, 2022. [Acesso 13 Set 2022]. Disponível em: https://unasus.ufsc.br/saudedamulher/files/2022/02/CARTILHA_ViolenciaMulheres_V2-1.pdf.
17. Leite TH, Marques ES, Esteve-Pereira AP, Nucci MF, Portella Y, Leal MC. Desrespeitos e abusos, maus tratos e violência obstétrica: um desafio para a epidemiologia e a saúde pública no Brasil. Ciência & Saúde Coletiva. 2022;27(2):483-91.
18. Lemos A. Direitos sexuais e reprodutivos: percepção dos profissionais da atenção primária em saúde. Saúde debate. 2014;38(101):244-53.
19. Associação Brasileira de Reprodução Assistida (ABRA). Estilo de vida pode provocar infertilidade [Internet]. 2017. [Acesso 7 Set 2022]. Disponível em: https://sbra.com.br/noticias/estilo-de-vida-pode-provocar-infertilidade/.
20. World Health Organization (WHO). Infertility. [Internet]. 2022. [Cited 7 Sept 2022]. Available from: https://www.who.int/health-topics/infertility#tab=tab_1.
21. Lima APW, Lourenço JW. Infertilidade humana: comentando suas causas e consequências. Revista Saúde e Desenvolvimento. 2016;10(5).
22. Conselho Federal de Medicina (CFM). Resolução CFM n. 2.294 de 15 de junho de 2021. Adota as normas éticas para a utilização das técnicas de reprodução assistida – sempre em defesa do aperfeiçoamento das práticas e da observância aos princípios éticos e bioéticos que ajudam a trazer maior segurança e eficácia a tratamentos e procedimentos médicos, tornando-se o dispositivo deontológico a ser seguido pelos médicos brasileiros e revogando a Resolução CFM n. 2.168, publicada no D.O.U. de 10 de novembro de 2017, Seção I, p. 73. 2021. [Acesso 13 Set 2022]. Disponível em: https://sistemas.cfm.org.br/normas/arquivos/resolucoes/BR/2021/2294_2021.pdf.
23. Federação Brasileira de Ginecologia e Obstetrícia (FEBARSGO). Manual de Anticoncepção. 2015. [Acesso 12 Set 2022]. Disponível em: https://central3.to.gov.br/arquivo/494569/.
24. Trindade RE, Siqueira BB, Paula TF, Felisbino-Mendes MS. Uso de contracepção e desigualdades do planejamento reprodutivo das mulheres brasileiras. Ciênc Saúde Coletiva. 2021;26Suppl2.
25. Ferreira HLOC, Barbosa DFF, Aragão VM, Oliveira TMF, Castro RCMB, Aquino OS et al. Determinantes Sociais da Saúde e sua influência na escolha do método contraceptivo. Rev Bras Enferm. 2019;72(4):1101-8.
26. Brasil. Ministério da Saúde. Instituto Sírio-Libanês de Ensino e Pesquisa. Protocolos da Atenção Básica: Saúde das Mulheres. Brasília: Ministério da Saúde, 2016.
27. Brasil. Ministério da Saúde. Secretaria de Ciência, Tecnologia, Inovação e Insumos Estratégicos em Saúde. Relação Nacional de Medicamentos Essenciais – RENAME. Brasília: Ministério da Saúde, 2022.

28. World Health Organization (WHO). Medical eligibility criteria for contraceptive use. [Internet]. 5th ed. 2015. [Cited 11 Sept 2022]. Available from: https://apps.who.int/iris/rest/bitstreams/1243459/retrieve.
29. World Health Organization (WHO). Roda com os critérios médicos de elegibilidade da OMS para uso de métodos anticoncepcionais atualização de 2015. [Internet]. 2018. [Acesso 14 Set 2022]. Disponível em: https://apps.who.int/iris/bitstream/handle/10665/173585/9789248549250-por.pdf?ua=1.
30. Conselho Federal de Enfermagem (COFEN). Resolução COFEN n. 358/2009. Dispõe sobre a Sistematização da Assistência de Enfermagem e a implementação do Processo de Enfermagem em ambientes, públicos ou privados, em que ocorre o cuidado profissional de Enfermagem, e dá outras providências.
31. Conselho Federal de Enfermagem (COFEN). Parecer de Comissão n. 004/2019/CNSM/COFEN. Dispõem sobre a inserção de dispositivo intrauterino (DIU TCu 380a) com cobre por enfermeiros na rede de atenção especializada [Internet]. 2019. [Acesso 14 Set 2022]. Disponível em: http://www.cofen.gov.br/parecer-de-comissao-no-004-2019-c-nsm-cofen_86641.html.
32. Haertel JC, Guedes AC, Casarin ST, Machado RA, Lopes CV. Saberes e práticas sobre o uso do contraceptivo hormonal oral por mulheres em idade fértil. J Nurs Health. 2020;10(1):e20101009.
33. Conselho de Enfermagem do Rio Grande do Sul (COREN-RS). Instrumento de consulta de enfermagem em Saúde sexual e reprodutiva [Internet]. 2020. [Acesso 14 Set 2022]. Disponível em: http://ms.corens.portalcofen.gov.br/wp-content/uploads/2020/11/Instrumento-de-Consulta-de-Enfermagem-em-Saúde-Sexual-e-Reprodutiva.pdf.
34. Kettenhuber J. Saúde sexual e reprodutiva. *In*: Ferreria SRS, Périco LAD, Dias VRFG (Orgs.). Atuação do enfermeiro na atenção primária à saúde. Rio de Janeiro: Atheneu, 2017. p. 337-361.
35. Brasil. Ministério da Saúde. Secretaria-Executiva. Secretaria de Atenção à Saúde. Glossário temático: saúde do homem. Brasília: Ministério da Saúde, 2018.
36. Conselho Regional de Enfermagem de Santa Catarina (COREN-SC). Saúde da Mulher: acolhimento às demandas da mulher nos diferentes ciclos de vida. Florianópolis: COREN-SC: 2016. [Última atualização em setembro de 2017].
37. Abreu A. A importância da educação menstrual. [Internet]. 2021. [Acesso 14 Set 2022]. Disponível em: https://amoterapia.com.br/a-importancia-da-educacao-menstrual/.
38. Brasil. Ministério da Saúde. Secretaria de Atenção à Saúde. Departamento de Ações Programáticas e Estratégicas. Proteger e cuidar da saúde de adolescentes na atenção básica. Brasília: Ministério da Saúde, 2017.
39. Núcleo de Telessaúde Rio Grande do Sul (NTSRS). Segunda opinião formativa. Processo de Trabalho na APS. A partir de que idade podemos realizar consultas a crianças e adolescentes sem a presença de um responsável legal? [Internet]. 2015. [Acesso 26 Set 2022]. Disponível em: https://aps-repo.bvs.br/aps/a-partir-de-que-idade-podemos-realizar-consultas-a-criancas-e-adolescentes-sem-a-presenca-de-um-responsavel-legal/.
40. Silva ALR, Finkle M, Moretti-Pires RO. Representações sociais de trabalhadores da atenção básica à saúde sobre pessoas LGBT. Trab Educ Saúde. 2019;17(2).
41. Oliveira DV. Representatividade da população LGBTQIA+ nas pesquisas epidemiológicas, no contexto da Política Nacional de Saúde Integral de Lésbicas, Gays, Bissexuais, Travestis e Transexuais: ampliar a produção de conhecimento no SUS para a justiça social. Epidemiol Serv Saúde. 2022;31(1).
42. Silva RCD, Brito AB, Alves FC, Ferreira KG, Nascimento LDV, Alves MF et al. Reflexões bioéticas sobre o acesso de transexuais à saúde pública. Rev Bioét. [Internet]. 2022;30(1).
43. Garcia, TR. Classificação Internacional para a Prática de Enfermagem (CIPE). versão 2019/2020. Porto Alegre: Artmed, 2020.

20

Saúde das Gestantes e das Puérperas

Virginia Leismann Moretto
Raquel Michels da Rosa
Laura Leismann de Oliveira

O que há neste capítulo?

Neste capítulo, aborda-se a atuação do enfermeiro da Atenção Primária à Saúde no cuidado da gestante e da puérpera. O objetivo é instrumentalizar os enfermeiros com evidências científicas atualizadas e protocolos sobre o tema, visando auxiliar esses profissionais a imprimir elevada qualidade na assistência. O capítulo trata também da atuação do enfermeiro do ponto de vista legal, sua competência e sua autonomia para a tomada de decisões no processo de cuidar. Apresenta questões relativas aos instrumentos de inovação tecnológica para aproximar a mulher e sua família do planejamento e da execução dos cuidados, como a preparação de um plano de parto desde o início da gestação.

Introdução

O Brasil já foi um país com alta cobertura pré-natal. Segundo os indicadores da pesquisa "Nascer no Brasil",[1] em 2014 a taxa de cobertura chegou a 98,7%. Mais recentemente, segundo o Ministério da Saúde (MS),[2] a proporção de gestantes com pelo menos seis consultas de pré-natal realizadas, com a primeira consulta até a 12ª semana de gestação, correspondeu a 42% (segundo quadrimestre de 2022). Entretanto, a incidência de hipertensão arterial sistêmica na gestação mantém-se elevada, sendo a causa mais frequente de morbimortalidade materna e perinatal no País. Trata-se, em sua maioria, de mortes evitáveis, principalmente no que diz respeito às ações dos serviços de saúde e, entre elas, a atenção pré-natal. Esses dados demonstram que a qualidade dos cuidados pré-natais no Brasil pode estar comprometida, seja em decorrência do trabalho técnico, da dificuldade de acesso ou, até mesmo, de engajamento aquém do necessário. Independentemente do motivo, é preciso recuperar indicadores já contemplados nessa modalidade de assistência.

A gravidez está entre as situações mais frequentemente manejadas em serviços de Atenção Primária à Saúde (APS) e, na maioria das vezes, apresenta-se como gestação de baixo risco, em que a morbidade e a mortalidade materna e perinatal são menores do que as da população geral e o acompanhamento não exige intervenções de maior complexidade.

Os enfermeiros têm um papel importante no acompanhamento pré-natal nas Unidades de Saúde (US) da APS, em todo o território brasileiro. Este capítulo visa contribuir na qualificação do cuidado e na diminuição da morbimortalidade associada ao período de gestação e de puerpério.

Estratégia Rede Cegonha e a Rede de Atenção Materno-Infantil

A Rede Cegonha[3] é uma estratégia instituída em 2011, no âmbito do Sistema Único de Saúde (SUS), com a finalidade de estruturar e organizar a atenção à saúde materno-infantil no País, qualificando a atenção pré-natal e promovendo a mudança de modelo na atenção ao parto e ao nascimento.

Tem como pilar de sustentação a atuação direta da enfermeira obstetra na atenção ao parto e ao nascimento, como ferramenta desse novo modelo proposto e como tática na redução da mortalidade materna.[4]

O governo brasileiro, por meio do MS, lançou em abril de 2022 a Rede de Atenção Materno-Infantil (RAMI),[4] que substitui e incorpora a Rede Cegonha. O conteúdo publicado na RAMI, segundo observação das autoras deste capítulo, não está alinhado com as melhores evidências científicas atuais disponibilizadas. Foi constatado em audiências públicas que essa rede foi lançada sem a pactuação entre as Comissões Intergestoras Bipartite e Tripartite, contrariando a Constituição Brasileira[5] e a Lei n. 8.080/1990,[6] que reforça as pactuações necessárias para implantar políticas públicas.

Entre os problemas identificados na RAMI, observa-se a diretriz que dispõe que o parto deve ser institucionalizado e centrado no profissional médico, retirando de cena a figura da enfermeira obstetra,[7] profissional considerada fundamental para a mudança de modelo, a qual reduz intervenções desnecessárias, como as cesarianas, e produz melhores resultados maternos e perinatais.

Na mesma direção, o MS lançou a nova edição da Caderneta da Gestante.[8] Na construção desse documento, constata-se a ausência de participação das Secretarias de Saúde do Brasil. A nova Caderneta incentiva práticas que são discutíveis; não incentiva nem menciona o plano de parto; e não inclui enfermeiros nessa atenção.[8]

Atenção ao Pré-Natal de Baixo Risco

O objetivo do acompanhamento pré-natal é assegurar o bom desenvolvimento da gestação, permitindo o parto de um recém-nascido saudável, sem impacto para a saúde materna.[9]

O pré-natal é a oportunidade de inserção no sistema de saúde, não só da mulher, mas de toda a sua família, e a APS deve ser a entrada preferencial das gestantes no SUS. O acompanhamento da gestação exige prioridade no planejamento das ações das equipes de saúde, que precisam estar capacitadas para acolher as necessidades dessas mulheres, proporcionando acesso facilitado e um acompanhamento de qualidade, voltado para a pessoa com um todo. A captação precoce das gestantes, preferencialmente no primeiro trimestre, deve ser meta dos serviços e deve ser um dos indicadores de qualidade da atenção, pois quanto mais cedo se observarem e detectarem alterações, mais cedo se pode intervir adequadamente para prover a saúde da mãe e do bebê.[9,10] Além dos cuidados em saúde na gestação, é importante a equipe abordar aspectos sobre direitos sexuais e reprodutivos (ver Capítulo 19 – Abordagem Integral em Saúde Sexual e Reprodutiva), proporcionar participação do companheiro(a) em todas as consultas e atendimentos, abordar direitos sociais, trabalhistas e a prevenção de todos os tipos de violência.

Destaca-se a importância de explicar cada procedimento que será realizado, garantindo, nas consultas de acompanhamento, que a mulher entenda os cuidados que receberá, os exames e encaminhamentos necessários. O enfermeiro, durante o atendimento, precisa buscar formas de averiguar se a mulher entendeu as orientações recebidas, bem como a importância dos atendimentos dos profissionais. Chamamos esses pontos de letramento ou educação perinatal.[7]

Atribuições do Enfermeiro no Cuidado ao Pré-Natal de Baixo Risco na Atenção Primária à Saúde

Todas as ações e a assistência do enfermeiro são amparadas pela Lei n. 7.498/1986[11] e pelo Decreto n. 94.406/1987,[12] que regulamentam o exercício da enfermagem no Brasil (ver Capítulo 3 – O Processo de Enfermagem como Fundamento para o Cuidado na Atenção Primária à Saúde) e preveem a assistência de enfermagem às gestantes, parturientes e puérperas. O MS destaca que a atenção pré-natal deve ter consultas alternadas entre médicos e enfermeiros.[6,7]

De acordo com o MS,[9] quanto ao cuidado com a gestante, o enfermeiro tem atribuições comuns a todos os integrantes da equipe multiprofissional e atribuições específicas, que estão amparadas pela Lei do exercício profissional.[11]

Processo de Enfermagem aplicado à Consulta de Enfermagem (CE) na Assistência Pré-Natal em Atenção Primária à Saúde

A gestação é um momento intenso de mudanças (físicas/emocionais/existenciais), descobertas, aprendizados e uma oportunidade para profissionais de saúde investirem em educação e cuidado em saúde, visando o bem-estar da mulher e seu(sua) companheiro(a), da(s) criança(s) e da sua família.[9,10]

O acompanhamento pré-natal inclui abordagem pré-concepcional, acompanhamento clínico da gestante e do crescimento e desenvolvimento fetal, abordagem de aspectos biopsicossociais e atividades educativas, aspectos que visam assegurar que a gestação possa evoluir normalmente para o parto e a chegada de um recém-nascido saudável.[9,10]

Compreendendo a necessidade de apoiar tecnicamente os profissionais de saúde nas suas práticas, foram publicados protocolos assistenciais[10] voltados para a qualidade da assistência pré-natal. Esses protocolos orientam as condutas a serem realizadas e amparam legalmente o exercício profissional, pois os enfermeiros atuam na assistência pré-natal seguindo, como mencionado anteriormente, as determinações da legislação que regulamenta o exercício da enfermagem no Brasil, a qual exige a utilização de protocolos assistenciais para a realização de determinadas condutas, como a prescrição de medicamentos.[9,10]

A seguir, são abordados os aspectos relacionados à aplicação do Processo de Enfermagem (PE) nas consultas que o enfermeiro realiza na assistência pré-natal e que têm como objetivo propiciar condições para a promoção da saúde da gestante e a melhoria na sua qualidade de vida, mediante uma abordagem contextualizada e participativa.[7] A Figura 20.1 apresenta no formato de um algoritmo a sistematização de uma sequência finita de ações (fluxo) que contempla aspectos e necessidades a serem considerados na assistência pré-natal em atenção primária e descreve diferentes formas de resposta para cada situação (anotações do algoritmo), servindo como tecnologia de apoio ao processo de tomada de decisão no processo de assistência.

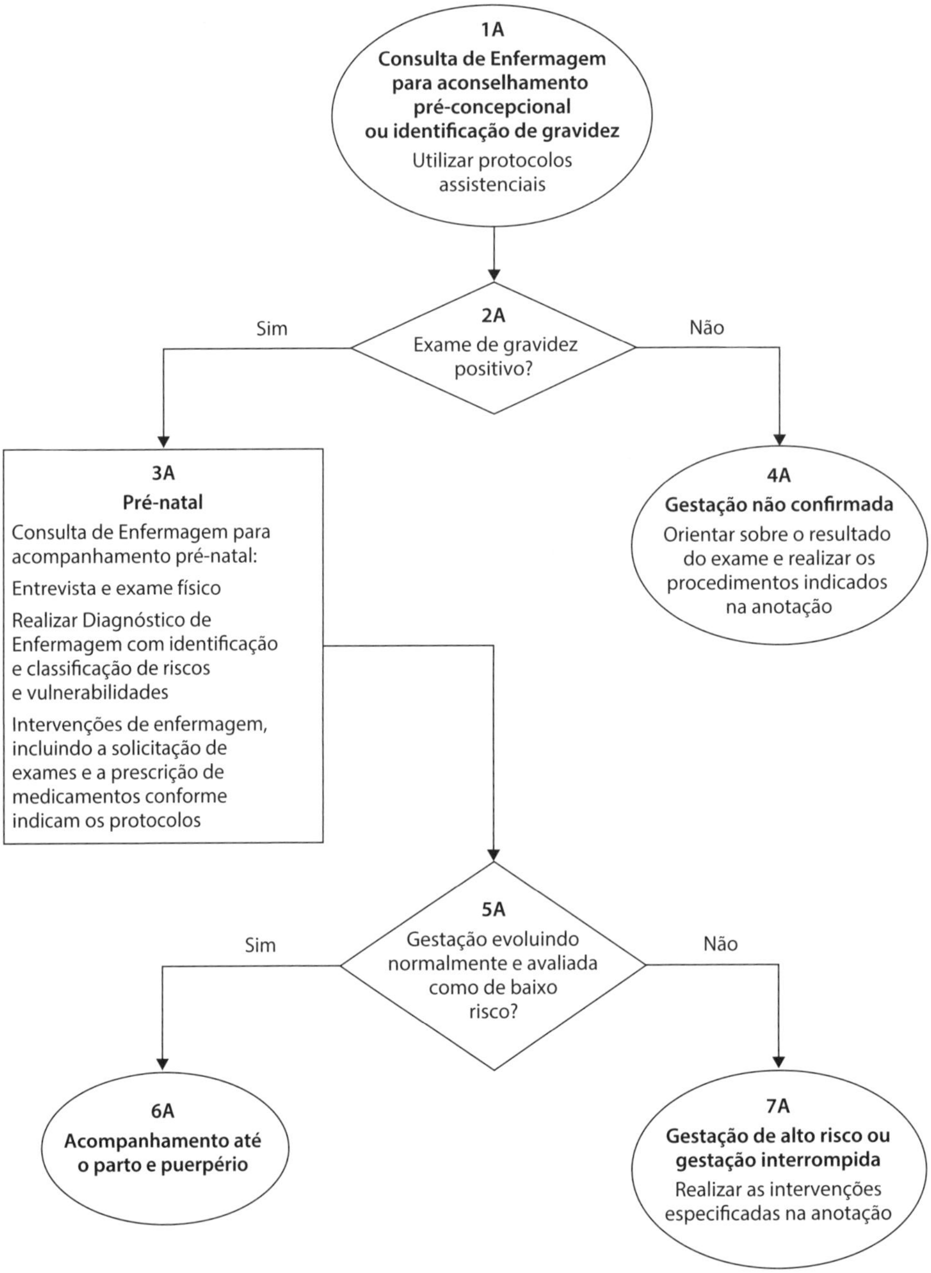

Figura 20.1 – Algoritmo do Processo de Enfermagem aplicado à Consulta de Enfermagem na assistência pré-natal.

Fonte: Desenvolvida pela autoria do capítulo.

Anotações do algoritmo

▪ 1A – Consulta de Enfermagem na identificação de gravidez

Identificação de gravidez: entre os diferentes motivos que podem fazer uma mulher suspeitar que esteja grávida, o principal é o atraso da menstruação.[10] A captação da gestante deve ser precoce e acontecer ainda no primeiro trimestre da gestação. O MS orienta a realização do teste rápido de gravidez (TRG), na própria US, o que possibilita o início precoce do pré-natal.[6,7,10]

▪ 2A – Exame de gravidez positivo?

No momento da entrega para a mulher do insumo de TRG, o enfermeiro precisa fornecer todas as informações sobre a maneira correta de realizar o teste e verificar se ficou alguma dúvida. Após a realização do exame, serão oferecidas as orientações pós-teste. O enfermeiro deve se colocar disponível para continuar o diálogo conforme o resultado e buscar a abordagem apropriada de acordo com cada situação.[6,7,10]

▪ 4A – Teste negativo

Nessa situação, é necessário falar sobre o resultado negativo do teste e, além das orientações sobre o resultado e os encaminhamentos, é uma excelente oportunidade para os enfermeiros orientarem sobre sexo seguro, prevenção de infecções sexualmente transmissíveis (IST), cuidado com a saúde em geral e com a família, se houver.

▪ 3A, 5A e 6A – Pré-natal assistido por enfermeiro

O acolhimento da gestante na APS é fundamental para a sua vinculação ao cuidado pré-natal, e a equipe deve responsabilizar-se pela integralidade e a gestão do cuidado, a partir da recepção dessa usuária com escuta qualificada.[6,7,10] A CE de pré-natal visa atuar nos aspectos clínicos e educativos do processo de cuidado à gravidez, sendo recomendada para todas as mulheres em pré-natal de baixo risco.[6] O acompanhamento da gestante deve ser iniciado no primeiro trimestre e a cada atendimento será necessário avaliar riscos e vulnerabilidades. Na primeira avaliação, poderão ser identificados fatores de risco que permitam a manutenção do acompanhamento na APS:[6,7,10]

Fatores relacionados às características individuais e a condições sociodemográficas desfavoráveis[9,10,13]
▪ Idade menor que 15 e maior que 35 anos; ocupação: esforço físico excessivo, carga horária extensa, rotatividade de horário, exposição a agentes físicos, químicos e biológicos, estresse; situação familiar insegura e não aceitação da gravidez; situação conjugal insegura; baixa escolaridade (menor do que cinco anos de estudo regular); condições ambientais desfavoráveis; altura menor do que 1,45 m; índice de massa corporal (IMC) que evidencie baixo peso, sobrepeso ou obesidade; mulheres negras e indígenas.

Fatores relacionados à história reprodutiva anterior
▪ Recém-nascido com restrição de crescimento, pré-termo ou malformado, macrossomia fetal, síndromes hemorrágicas ou hipertensivas, intervalo interpartal menor do que dois anos ou maior do que cinco anos, nuliparidade e multiparidade, cirurgia uterina anterior, três ou mais cesarianas, perdas fetais.

Fatores relacionados à gravidez atual
▪ Ganho ponderal inadequado; infecção urinária e/ou anemia.

O calendário de atendimento, durante o pré-natal de baixo risco, deve ser programado em função do período gestacional, já que cada período determina diferentes riscos maternos e perinatais e o total de consultas deverá ser de, no mínimo, 6 (seis), na seguinte frequência:[9,10]

- **até a 28ª semana:** mensalmente;
- **da 28ª até a 36ª semana:** quinzenalmente;
- **da 36ª semana até o parto:** semanalmente.

O registro das informações do cuidado pré-natal será realizado nos sistemas de registros dos Serviços e na Carteira da Gestante.

O MS recomenda as seguintes condutas a serem realizadas na primeira consulta de pré-natal:[9,10]

- Avaliar os aspectos socioepidemiológicos, os antecedentes familiares, os antecedentes pessoais gerais, ginecológicos e obstétricos, além da situação da gravidez atual.

  Os principais componentes dessa anamnese são:

  a) data precisa da última menstruação;
  b) regularidade dos ciclos;
  c) uso de anticoncepcionais;
  d) paridade;
  e) intercorrências clínicas, obstétricas e cirúrgicas;
  f) detalhes de gestações prévias;
  g) hospitalizações anteriores;
  h) uso de medicações;
  i) história prévia de IST;
  j) exposição ambiental ou ocupacional de risco;
  k) reações alérgicas;
  l) história de violências;
  m) gemelaridade anterior;
  n) fatores socioeconômicos;
  o) atividade sexual;
  p) vacinações prévias;
  q) história infecciosa prévia;

r) história pessoal ou familiar de doenças hereditárias/malformações;
s) uso de tabaco, álcool ou outras drogas lícitas ou ilícitas.

- Realizar o exame clínico e obstétrico da gestante (primeiras medidas).
- Identificar a presença de sinais e sintomas referentes à gravidez ou a existência de queixas, como náuseas, vômitos, dor abdominal, constipação, cefaleia, síncope, sangramento ou corrimento vaginal, disúria, polaciúria e edemas, e orientar a gestante quanto aos cuidados necessários. Deve-se realizar a verificação da situação vacinal e a orientação sobre a sua atualização, se necessário; solicitar os exames de rotina; realizar os testes rápidos; orientar sobre as consultas subsequentes, visitas domiciliares e as atividades educativas.

Entrevista no acompanhamento pré-natal

O enfermeiro deve realizar entrevista com o objetivo de identificar condições de saúde que inspirem mais cuidado e atuar precocemente:[9,10]

- Presença de sintomas e queixas.
- História de planejamento reprodutivo.
- Rede familiar e social.
- Condições de moradia, de trabalho e exposições ambientais.
- Atividade física.
- História nutricional.
- Uso de drogas (lícitas e ilícitas).
- Antecedentes clínicos, ginecológicos, obstétricos e de aleitamento materno.
- Saúde sexual.
- Histórico de imunização.
- Saúde bucal.
- Antecedentes familiares.

Exame físico no acompanhamento pré-natal

O exame físico da gestante deve ser realizado em todas as consultas e objetiva acompanhar a gestação e o desenvolvimento fetal, de acordo com a idade gestacional. Procura-se também identificar alterações que possam estar relacionadas a alguma patologia/agravo na gestação, bem como sinais e sintomas referentes a outros problemas.[9,10,13] O exame físico contempla:

- peso (em todas as consultas), altura (só na primeira consulta) e cálculo do IMC;
- medida da pressão arterial (PA);
- palpação abdominal, obstétrica e percepção dinâmica;
- medida da altura uterina;
- ausculta dos batimentos cardiofetais;
- registro dos movimentos fetais;
- verificação da presença de edema (face, membros superiores, região sacra e membros inferiores);

- exame ginecológico (se necessário) (verificar queixas relacionadas a perdas vaginais, contrações uterinas que possam modificar o colo; coleta de material para exame citopatológico – CP);
- exame das mamas (restringe-se à avaliação dos mamilos para projeção da amamentação).

O enfermeiro deverá estar atento à inspeção da pele e das mucosas e à avaliação de membros inferiores quanto à existência de sinais de tromboses, edemas e varizes.

Aspectos relevantes do exame físico da gestante

- Atenção para as alterações na altura do fundo uterino.
- Atenção para as alterações da PA.
- Atenção para o estado nutricional e ganho de peso gestacional.

Manobras de palpação uterina

A palpação uterina deve ser feita antes da medida da altura uterina. Deve iniciar-se pela delimitação do fundo uterino, bem como de todo o contorno da superfície uterina.[9,10,13]

A identificação da situação e da apresentação fetal é realizada por meio da palpação obstétrica. A constatação objetiva de movimentos fetais, além do crescimento uterino, são sinais de boa vitalidade fetal.[9,10,13] As manobras de Leopold-Zweifel ou uterina consistem em um método palpatório do abdome materno em 4 passos, assim descritos:[9,10,13]

1) Delimitar o fundo do útero com a borda cubital de ambas as mãos e reconhecer a parte fetal que o ocupa.
2) Deslizar as mãos do fundo uterino até o polo inferior do útero, procurando sentir o dorso e as pequenas partes do feto, conforme demonstrado na Figura 20.2.

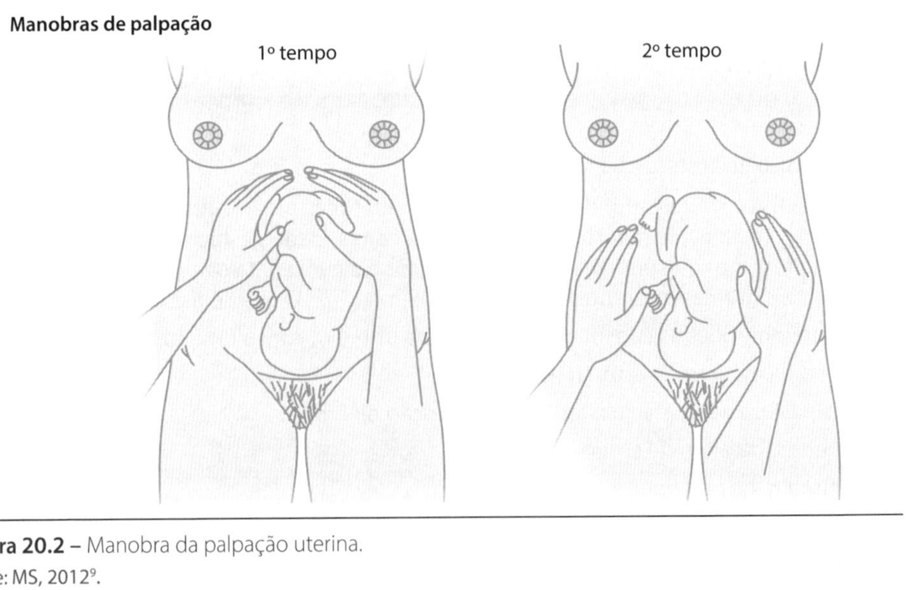

Figura 20.2 – Manobra da palpação uterina.
Fonte: MS, 2012[9].

3) Explorar a mobilidade do polo, que se apresenta no estreito superior pélvico.
4) Determinar a situação fetal, colocando as mãos sobre as fossas ilíacas, deslizando-as em direção à escava pélvica e abarcando o polo fetal, que se apresenta (Figura 20.3).

Manobras de palpação

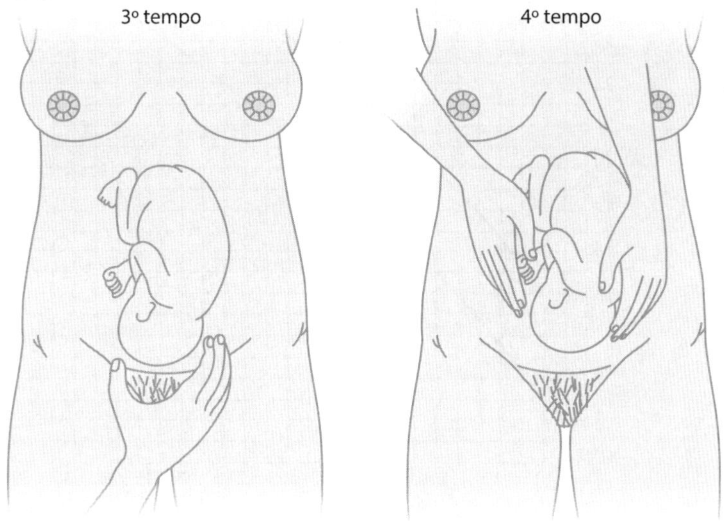

Figura 20.3 – Manobra da palpação uterina.
Fonte: MS, 2012[9].

▪ Medida da altura uterina

A medida da altura uterina (AU) tem por objetivo acompanhar o crescimento fetal e a detecção precoce de alterações; é o indicador que relaciona a altura uterina com o número de semanas de gestação. Como o útero aumenta seu tamanho com a idade gestacional, foram desenvolvidas curvas de altura uterina em função da idade gestacional, nas quais os percentis 10 e 90 marcam os limites da normalidade, conforme a Figura 20.4.[9,10,13]

Assim, ao detectar-se avaliação fora dos padrões de normalidade, deve-se investigar as causas e, se for o caso, realizar o encaminhamento ao pré-natal de alto risco.

▪ Técnica para medida da altura uterina

Após delimitar o fundo uterino e a borda superior da sínfise púbica, fixar a extremidade da fita métrica inelástica na borda da sínfise e deslizá-la com a borda cubital da mão pela linha mediana do abdome até a altura do fundo uterino (Figura 20.5).[9,10,13]

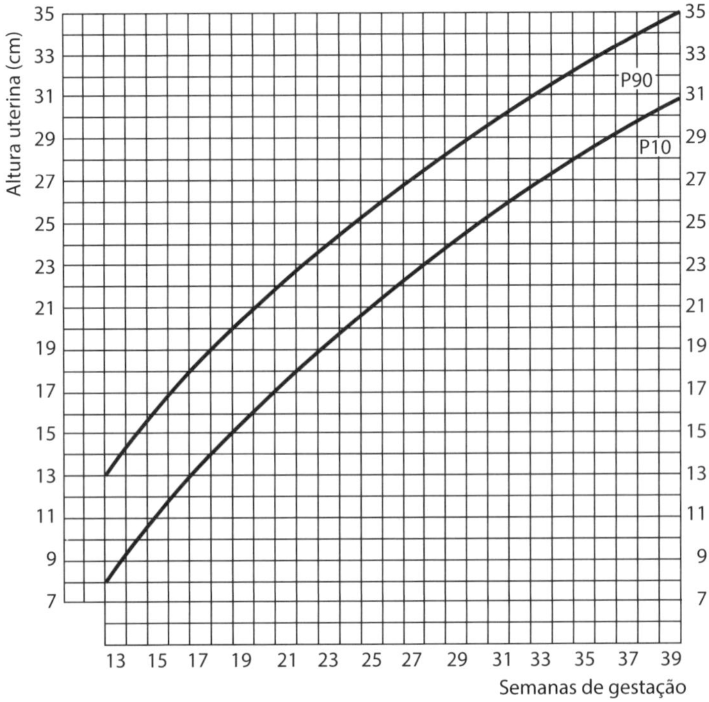

Figura 20.4 – Gráfico da altura uterina, segundo as semanas de gestação.
Fonte: MS, 2012[9].

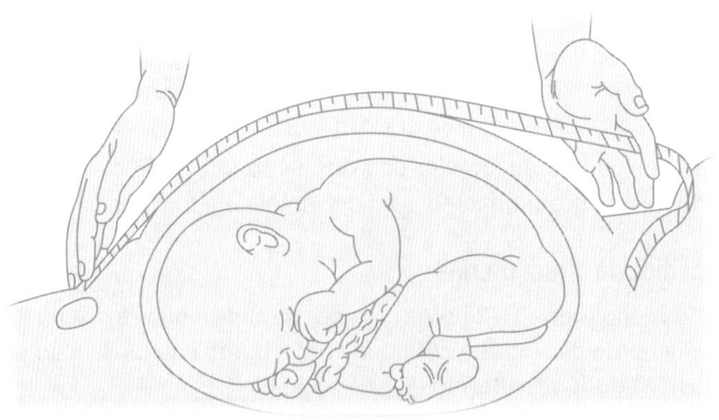

Figura 20.5 – Medida da altura uterina.
Fonte: MS, 2012[9].

- **Ausculta dos batimentos cardiofetais**

A partir da 12ª semana de gestação, pode-se fazer a ausculta dos batimentos cardiofetais (BCF) na região do dorso fetal, com aparelho de sonar. É considerada normal a frequência cardíaca fetal entre 120 e 160 batimentos por minuto.[9,10,13]

- **Acompanhamento da pressão arterial da gestante**[9]

Os protocolos recomendam a medida da PA em todas as consultas de pré-natal e conceitua-se como hipertensão arterial na gestação a partir dos de níveis tensionais absolutos iguais ou maiores que 140 mmHg de pressão sistólica e iguais ou maiores do que 90 mmHg de pressão diastólica.[9,10,13]

Ao verificar-se a pressão durante a consulta e constatarem-se padrões iguais ou maiores que 140 x 90 mmHg, deve-se encaminhar a gestante ao pré-natal de alto risco; e se a pressão for igual ou maior que 160 x 110 mmHg, deve-se encaminhá-la para a emergência obstétrica de referência da US.

- **Estado nutricional e ganho de peso gestacional**

As condutas recomendadas pelo MS[9,10,13] no acompanhamento do estado nutricional da gestante são:

- medir a altura na primeira consulta e o peso em todas as consultas;
- classificar o estado nutricional com base na idade gestacional, utilizando tabela específica recomendada em protocolos assistenciais;[10]
- monitorar o ganho de peso de acordo com a classificação inicial nutricional ou com o Gráfico de Acompanhamento Nutricional do cartão da gestante.

Caracteriza-se como risco nutricional extremos de peso inicial (menor que 45 kg e maior que 75 kg), curva descendente ou horizontal, curva ascendente com inclinação diferente da recomendada para o estado nutricional, casos que devem ser encaminhados ao pré-natal de alto risco.

- **Exame das mamas**

O exame das mamas no pré-natal tem o objetivo de avaliar as condições das mamas para a amamentação. Observam-se os mamilos e informa-se às gestantes e suas famílias que o sucesso do aleitamento se baseia na boa pega ao seio, portanto não se prepara as mamas e os mamilos durante a gestação. No exame, demonstrar para a gestante o tipo de mamilo e protrusão ao massageá-lo.[9,10,13]

- **Cálculo da data provável do parto**

Quando a data da última menstruação (DUM) é conhecida, certa e em mulheres com ciclos menstruais regulares e sem o uso de métodos anticoncepcionais hormonais, o método de escolha para calcular a data provável do parto (DPP) leva em consideração a duração média da gestação normal (280 dias ou 40 semanas, a partir da DUM).[9,10]

- **Uso do calendário:** somar 7 dias ao dia da DUM; ao mês, some 9 ou diminua 3. Exemplo:

  DUM: 10/01/2022

  DPP: para o dia (10 + 7 = 17) e para o mês (1 + 9 = 10) = 17/10/2022.
- **Uso de disco (gestograma):**[9,10] coloque a seta sobre o dia e o mês correspondentes ao primeiro dia e mês do último ciclo menstrual e observe o número de semanas indicado no dia e mês da consulta atual.
- **Uso de aplicativos:** existem diversas calculadoras gestacionais disponíveis em plataformas digitais na internet que podem ser utilizadas de maneira gratuita.

Quando a data e o período da última menstruação são desconhecidos,[10,13] a idade gestacional e a DPP serão, inicialmente, determinadas por aproximação, basicamente pela medida da altura do fundo do útero e pelo toque vaginal, além da informação sobre a data de início dos movimentos fetais, que habitualmente ocorrem entre 18 e 20 semanas. Pode-se utilizar a altura uterina e o toque vaginal, considerando-se os seguintes parâmetros:

- **Na 12ª semana:** o útero enche a pelve e é palpável na sínfise púbica.
- **Na 16ª semana:** o fundo uterino encontra-se entre a sínfise púbica e a cicatriz umbilical.
- **Na 20ª semana:** o fundo do útero encontra-se na altura da cicatriz umbilical.

A partir da 20ª semana, existe relação direta entre as semanas da gestação e a medida da altura uterina. Entretanto, esse parâmetro se torna menos fiel a partir da 30ª semana de idade gestacional. Quando não for possível determinar clinicamente a idade gestacional, deve ser solicitada o mais precocemente possível a ultrassonografia obstétrica.[10]

Exames laboratoriais

Os exames laboratoriais são parte importante do processo de acompanhamento pré-natal. O enfermeiro deverá estar preparado tecnicamente para orientar sobre a importância da realização deles, para solicitá-los, para avaliar os resultados e realizar os encaminhamentos necessários quando identificar algum resultado fora do padrão de normalidade, possibilitando intervenções eficientes, fundamentadas em evidência científica (ver Capítulo 5 – A Enfermagem Baseada em Evidências), no momento adequado.[9,10,13]

Os testes rápidos do vírus da imunodeficiência humana (HIV), da hepatite B e da sífilis[13-15] devem ser realizados, de acordo com as normas técnicas do MS[12] (ver Capítulo 30 – Infecções Sexualmente Transmissíveis de Relevância em Saúde Pública e a Testagem Rápida em Serviços de Atenção Primária à Saúde), na primeira consulta de pré-natal, pelas enfermeiras. Os exames que precisam ser realizados durante o acompanhamento do período gestacional são:[9,10,13]

- **Hemoglobina e hematócrito:** 1º trimestre.
- **Eletroforese de hemoglobina:** 1º trimestre.
- **Tipagem sanguínea e fator Rh:** 1º trimestre.
- **Coombs indireto:** a partir de 20 semanas de gestação em mulheres Rh negativas e repetidos a cada 4 semanas.
- **Glicemia de jejum:** 1º trimestre.
- **Teste de tolerância à glicose:** 2º trimestre.
- **Urina tipo I:** 1º e 3º trimestres e sempre que houver queixas clínicas.
- **Urocultura e antibiograma:** 1º e 3º trimestres e sempre que houver queixas clínicas.
- **Teste rápido para sífilis ou VDRL:** 1º e 3º trimestres.
- **Teste rápido para HIV ou sorologia (anti-HIV I e II):** 1º e 3º trimestres.
- **Sorologia para hepatite B (HBsAg):** 1º e 3º trimestres.
- **Toxoplasmose IgG e IgM:** 1º e 3º trimestres, se IgG negativo no 1º trimestre, repetir no 2º trimestre.
- **Malária (gota espessa):** em áreas endêmicas.
- **Parasitológico de fezes.**
- **Ultrassonografia obstétrica:** solicitar antes de 12 semanas para confirmar idade gestacional (IG).

Utilização de Medicamentos na Gestação e na Lactação

Nas situações em que seja necessário o uso de medicamentos pela gestante e pela lactante, deverá haver a avaliação do grau de segurança. A indicação de medicamentos é uma atribuição médica, excetuando-se a prescrição de medicamentos estabelecidos em protocolos assistenciais que possibilitem a prescrição pelo enfermeiro. Os enfermeiros poderão fazer a prescrição de suplementação de sulfato ferroso (40 mg de ferro elementar/dia) e ácido fólico (5 mg/dia) para profilaxia da anemia, de acordo com a recomendação do MS,[9,10,13] assim como de outros medicamentos, desde que exista protocolo aprovado pela instituição em que atua[11] (ver Capítulo 3 – O Processo de Enfermagem como Fundamento para o Cuidado na Atenção Primária à Saúde).

Cuidados em Saúde Mental

Existem especificidades associadas ao período gestacional, como as mudanças no humor, que são processos normais da gestação e estão associadas ao conjunto de mudanças biopsicossociais relacionadas à gravidez. Na suspeita de depressão ou outros transtornos de humor, o enfermeiro deve encaminhar a gestante para serviços especializados disponíveis na rede de atenção.[9,10,13]

Cuidados em Saúde Bucal

É necessário garantir que seja realizada uma avaliação odontológica da gestante durante o acompanhamento pré-natal, preferencialmente na APS ou em serviços de referência.[9,10,13]

Aleitamento Materno

O aleitamento materno deve ser incentivado desde a primeira consulta do pré-natal e durante a sua continuidade. Deve-se investigar o desejo da mulher em amamentar, se amamentou nos puerpérios anteriores e se sua família tem a convicção de que amamentar traz benefícios para a mulher e seu bebê.[9,10,13]

Esse é um momento também para se orientar e reforçar o plano de parto[16] como necessário para buscar melhores práticas no cuidado materno-infantil, entre elas o clampeamento oportuno do cordão umbilical e o início do aleitamento na primeira hora de vida, para recém-nascidos saudáveis, por exemplo.[17]

A amamentação é contraindicada para gestantes infectadas pelo HIV e pelo HTLV, pelo risco de transmissão do vírus da mãe para o bebê.[9,10,13]

Quando as mulheres manifestam o desejo de não amamentar, o enfermeiro deve investigar as razões e esclarecer os benefícios tanto para os bebês quanto para as mães; caso mantenham a decisão de não amamentar, deve-se respeitar o desejo delas.

Vacinação na Gestação

A vacinação durante a gestação objetiva não somente a proteção da gestante, mas também a do feto. O enfermeiro deve consultar o calendário de vacinação vigente para indicar as vacinas no período gestacional (ver Capítulo 16 – Imunizações). Atualmente, o MS disponibiliza as vacinas contra tétano, difteria, coqueluche, hepatite B e influenza, por meio das vacinas dT/dTpa, hepatite B e influenza,[18] bem como contra Covid-19.[19]

Educação em Saúde

A APS deve oferecer orientações educativas individuais ou coletivas acerca de temas que sejam relevantes para a gestante e sua família, como sexualidade na gestação, realização de atividades físicas e práticas corporais, exposição ao tabaco, ao álcool e a outras drogas, parto e nascimento e plano de parto.[9,10,16] Os princípios para a prática da Educação e Promoção da Saúde na APS **são abordados de** maneira mais aprofundada no Capítulo 7 – Educação em Saúde e Promoção da Saúde.

Grupos Remotos de Gestantes como Estratégia de Educação em Saúde para Fortalecimento do Letramento

Durante o período de pandemia de Covid-19, novas estratégias foram desenvolvidas para realizar orientações educativas às gestantes e seus parceiros, de modo a dar continuidade às atividades já realizadas no âmbito da APS. Entre essas estratégias, grupos *on-line* e cursos foram criados, envolvendo profissionais e estudantes da área de saúde de diversas categorias profissionais. A possibilidade de temáticas pode ser diversa, como amamentação, plano de parto, sintomas comuns na gestação e cuidados com o bebê. Para a viabilização dessas ações, também podem ser criados grupos por meio de aplicativos para a troca de mensagens.[20]

O contexto pandêmico mostrou que é importante para os profissionais e serviços de saúde de APS se valerem dos meios digitais para complementação e apoio ao autocuidado das gestantes e puérperas. Dessa forma, o acesso ao profissional enfermeiro responsável pela assistência, pelos meios digitais, traz benefícios para a adesão ao cuidado, além de estreitamento do vínculo profissional-paciente.

7A – Quando Encaminhar a Gestante para Outros Serviços?[9,10,13]

As gestantes que apresentarem uma ou mais das condições descritas no Quadro 20.1 devem ser encaminhadas ao pré-natal de alto risco.

QUADRO 20.1 Condições prévias, na história reprodutiva anterior ou na gravidez atual, que indicam necessidade de encaminhamento ao pré-natal de alto risco.

Condições prévias	História reprodutiva anterior	Na gravidez atual
▪ Cardiopatias ▪ Pneumopatias graves – asma ▪ Nefropatias graves ▪ Endocrinopatias – diabetes *mellitus*, hipotireoidismo e hipertireoidismo ▪ Doenças hematológicas ▪ Doenças neurológicas (como epilepsia) ▪ Doenças psiquiátricas com acompanhamento ▪ Doenças autoimunes ▪ Alterações genéticas maternas	▪ Morte intrauterina ou perinatal em gestação anterior ▪ Abortamentos ▪ Esterilidade/infertilidade ▪ Três ou mais cesarianas	▪ Restrição do crescimento intrauterino ▪ Polidrâmnio ou oligodrâmnio ▪ Gemelaridade ▪ Malformações fetais, arritmia fetal ▪ Evidência laboratorial de proteinúria ▪ Diabetes *mellitus* gestacional ▪ Desnutrição materna severa ▪ Obesidade mórbida ou baixo peso

(Continua)

QUADRO 20.1	Condições prévias, na história reprodutiva anterior ou na gravidez atual, que indicam necessidade de encaminhamento ao pré-natal de alto risco. (*Continuação*)	
Condições prévias	**História reprodutiva anterior**	**Na gravidez atual**
▪ Antecedente de trombose venosa profunda ou embolia pulmonar ▪ Ginecopatias ▪ Hepatites, HIV toxoplasmose, sífilis terciária, malformação fetal por ecografia ▪ Hanseníase ▪ Tuberculose ▪ Anemia grave (hemoglobina < 8) ▪ Isoimunização Rh		▪ Neoplasia intraepitelial cervical (NIC) III ▪ Alta suspeita clínica de câncer de mama ▪ Hipertensão ▪ Infecção urinária de repetição ou dois ou mais episódios de pielonefrite ▪ Adolescentes com fatores de risco psicossocial ▪ Anemia grave ▪ Hepatites, toxoplasmose, HIV, sífilis terciária (USG com malformação fetal) ▪ Rubéola, citomegalovírus adquiridos na gestação

Fonte: MS, 2012[9]; e MS, 2016[10].

Situações a serem Encaminhadas à Urgência/Emergência Obstétrica[9,10]

- Síndromes hemorrágicas (incluindo descolamento prematuro de placenta, placenta prévia), independentemente da dilatação cervical e da idade gestacional.
- Suspeita de pré-eclâmpsia (PA > 140/90 mmHg, podendo ou não estar associada a proteinúria).
- Sinais premonitórios de eclâmpsia (escotomas cintilantes, cefaleia típica occipital, epigastralgia ou dor intensa no hipocôndrio direito).
- Eclâmpsia (crises convulsivas em gestantes com pré-eclâmpsia).
- Suspeita/diagnóstico de pielonefrite, infecção ovular/corioamnionite ou outra infecção que necessite de internação hospitalar.
- Suspeita de trombose venosa profunda em gestantes (dor, calor e rubor no membro).
- Crise hipertensiva (PA > 160/110 mmHg).
- Amniorrexe prematura (perda de líquido amniótico antes do termo).
- Trabalho de parto prematuro (contrações e modificação de colo uterino em gestantes com menos de 37 semanas).
- IG a partir de 41 semanas confirmadas.
- Suspeita/diagnóstico de abdome agudo em gestantes.
- Investigação de prurido gestacional/icterícia.

- Vômitos persistentes com menos de 20 semanas e inexplicáveis após esse período.
- Restrição de crescimento intrauterino.
- Oligodrâmnio.
- Óbito fetal.
- Hipertermia (tax ≥ 37,8 ºC), na ausência de sinais ou sintomas de infecção de vias aéreas superiores (IVAS).

Plano de Parto no Pré-Natal de Baixo Risco[16]

O plano de parto é importante instrumento de informação e orientação às mulheres e suas famílias sobre o processo do parto e alternativas disponíveis para esse momento. São manuscritos elaborados pelas grávidas em folhas de caderno ou de bloco de anotações e entregues na maternidade, por ocasião do nascimento. O pré-natalista deve ouvir os anseios da mulher, discutir e apresentar as práticas recomendadas de acordo com as melhores evidências científicas.[16,17]

São situações a serem discutidas na atenção pré-natal e podem estar incluídas nos planos de parto conforme a decisão da mulher: presença de acompanhante de sua livre escolha; alimentação e hidratação durante o trabalho de parto e o parto; posição de parto da escolha da mulher; livre deambulação durante o trabalho de parto; métodos não farmacológicos de alívio da dor no trabalho de parto; orientar sobre a realização de episiotomia ou não; negar puxos dirigidos; impedir a manobra de Kristeller; estimular a hora de ouro (corte oportuno do cordão umbilical, contato pele a pele e amamentação na primeira hora); e outras práticas que a mulher desejar (som ambiental, luz indireta, massagens, escalda pés etc.) e que não coloquem em risco o nascimento.[17]

Também é importante informar qual será a maternidade de referência para o parto e orientar a gestante para visitar o serviço antes do parto, se possível; orientá-la sobre a lei do direito a acompanhante no parto (Lei Federal n. 11.108/2005).[21]

As gestantes que não comparecerem às consultas deverão receber busca ativa por meio de visita domiciliar.[9,10] Havendo sinais de trabalho de parto e/ou 41 semanas de gestação, a gestante deve ser encaminhada para o hospital de referência para avaliação.

Avaliação e Planejamento da Assistência de Enfermagem

O enfermeiro, após a realização da anamnese da gestação, do exame físico/obstétrico e da avaliação de exames laboratoriais, fará a interpretação dessas informações, verificando se existe necessidade de reforço de cuidados, alterações que requeiram encaminhamento, demandas em saúde, problemas e/ou preocupações da gestante em acompanhamento. Para tanto, após a avaliação geral do cuidado, realizará os Diagnósticos de Enfermagem (DE), sendo exigida habilidade de raciocínio clínico e interpretação científica.

Hoje existem taxonomias que universalizam as impressões diagnósticas da enfermagem, sendo essa prática essencial para a padronização do fazer profissional (ver Capítulo 3 – O Processo de Enfermagem como Fundamento para o Cuidado na Atenção Primária à Saúde). Entre elas, a North American Nursing Diagnosis Association (NANDA-I) e a Classificação Internacional para a Prática em Enfermagem (CIPE) são utilizadas pelo enfermeiro para expressar seu raciocínio, resultando em intervenções e resultados esperados para cada diagnóstico.

São exemplos da NANDA-I[22] os seguintes diagnósticos:

- **Conhecimento deficiente relacionado ao processo gestacional:** em que o papel do enfermeiro deve ser orientar sobre as mudanças fisiológicas e os cuidados necessários nesse momento da vida, bem como avaliar a área com maior potencial para intervenções, priorizando dirimir situações de maior agravo.
- **Amamentação ineficaz relacionada ao puerpério, evidenciada por conhecimento parental inadequado em relação a técnicas de amamentação:** em que as intervenções estão relacionadas à instrumentalização da puérpera por meio da vivência com modelos anatômicos e reforço positivo para melhorar a experiência com a amamentação.

Acompanhamento no Puerpério

O puerpério é o período que se inicia imediatamente após o nascimento e se estende aproximadamente até seis semanas após o evento. Está relacionado a mudanças anatômicas, fisiológicas e emocionais da mulher, portanto requer atenção da equipe da APS, a fim de garantir o acompanhamento integral da mãe e da criança. O atendimento de ambos na US, em torno do 7º ao 10º dia, é de grande importância. A sugestão é agendar esse primeiro atendimento no momento da alta da maternidade.

Deve-se atentar às situações de vulnerabilidade psicossocial, pois nesse momento se exacerbam sentimentos de tristeza, e a puérpera pode desenvolver depressão. Sempre que esse problema for identificado, além do estreito monitoramento da equipe da APS, ela precisa ser encaminhada a serviços da rede de saúde e a equipe da APS precisa monitorar se essa modalidade de atendimento está ocorrendo e como está a recuperação dela.[9,10]

Avaliação da puérpera[9,10]

- **Entrevista:** questionar a experiência do nascimento; como está se sentindo atualmente; sua rede de apoio; como está a amamentação; e outras queixas/dúvidas/sentimentos que surgirem.
- **Exame físico:** avaliação das mamas, das mucosas e da involução uterinas, aspectos dos lóquios, avaliação da ferida operatória (se houver), exame de períneo/genitália.

Sinais de alerta no puerpério que devem ser encaminhados para serviços de urgência:[9,10]

- Febre.
- Lóquios fétidos.
- Dor pélvica.
- Rubor e calor nas mamas.
- Sinais de trombose venosa profunda.

Planos de cuidados para a puérpera[9,10]

- Orientar sobre cuidados com a amamentação (durante a consulta, observar e reforçar cuidados sobre a boa pega).
- Retirar pontos de ferida operatória (se for o caso).
- Orientar e recomendar métodos contraceptivos de acordo com a escolha da mulher.

Considerações Finais

O cuidado da gestante e da puérpera são importantes para que a gestação, o nascimento e o desenvolvimento da criança ocorram com elevado nível de saúde.

A equipe da APS precisa estar atenta aos sinais de gravidade para que o encaminhamento a serviços de atendimento de alto risco seja feito de modo tempestivo, em todas essas etapas.

Para além dos documentos oficiais do MS, os quais podem variar ao longo dos anos, o enfermeiro deve ser capaz de estudar e praticar as melhores evidências científicas disponíveis (ver Capítulo 4 – As Dimensões do Trabalho do Enfermeiro na Atenção Primária à Saúde), pois dessa maneira será assegurada a qualidade necessária nesse nível de cuidado à saúde.

Aspectos-chave

- A gravidez está entre as situações mais frequentemente manejadas em Atenção Primária à Saúde (APS) e, na maioria das vezes, apresenta-se como gestação de baixo risco. A APS deve ser a porta de entrada preferencial das gestantes no Sistema Único de Saúde e seu acompanhamento deve ser uma prioridade no planejamento das ações das equipes de saúde, que devem estar capacitadas para acolher as necessidades dessas mulheres.
- Para além dos documentos oficiais do Ministério da Saúde, os quais podem variar ao longo dos anos, o enfermeiro deve ser capaz de estudar e praticar as melhores evidências científicas disponíveis, pois dessa maneira será assegurada a qualidade necessária nesse nível de cuidado à saúde.

Referências

1. Viellas et al. Assistência pré-natal no Brasil. Cad. Saúde Pública, 2014;30(Suppl 1):S85-100. [Acesso 20 Set 2022]. Disponível em: https://www.scielo.br/j/csp/a/CGMbDPr4FL5qYQCpPKSVQpC/?lang=pt&format=pdf.
2. Brasil. Ministério da Saúde. Painéis de Indicadores – Atenção Primária à saúde. Indicadores Pagamento por Desempenho. Brasília, 2022. [Acesso 12 Out 2022]. Disponível em: https://sisaps.saude.gov.br/painelsaps/situacao-geral.
3. Brasil. Ministério da Saúde. Portaria n. 1.459 de 24 de junho de 2011. Institui, no âmbito do Sistema Único de Saúde – SUS – a Rede Cegonha. Brasília, 2011. [Acesso 20 Set 2022]. Disponível em: https://bvsms.saude.gov.br/bvs/saudelegis/gm/2011/prt1459_24_06_2011.html.
4. Brasil. Ministério da Saúde. Portaria GM/MS n. 715, de 4 de Abril de 2022. Altera a Portaria de Consolidação GM/MS n. 3, de 28 de setembro de 2017, para instituir a Rede de Atenção Materna e Infantil (Rami). [Acesso 20 Set 2022]. Disponível em: https://in.gov.br/web/dou/-/portaria-gm/ms-n-715-de-4-de-abril-de-2022-391070559.
5. Brasil. Presidência da República. Casa Civil. Constituição da República Federativa do Brasil de 1988. Brasília, 1988. [Acesso 12 Out 2022]. Disponível em: http://www.planalto.gov.br/ccivil_03/constituicao/constituicao.htm.
6. Brasil. Presidência da República. Casa Civil. Lei n. 8.080, de 19 de setembro de 1990. Dispõe sobre as condições para a promoção, proteção e recuperação da saúde, a organização e o funcionamento dos serviços correspondentes e dá outras providências. Brasília, 1990. [Acesso 12 Out 2022]. Disponível em: http://www.planalto.gov.br/ccivil_03/leis/l8080.htm.
7. Oliveira LL, Riffel JM, Moretto MLV. Enfermagem obstétrica como estratégia para um parto seguro e respeitoso. *In*: Albuquerque et al. Cuidado materno e neonatal seguro: teoria e prática interdisciplinar e multiprofissional. 2021. p. 69-76. [Acesso 20 Set 2022]. Disponível em: https://www.atenaeditora.com.br/catalogo/ebook/cuidado-materno-e-neonatal-seguro-teoria-e-pratica-interdisciplinar-e-multiprofissional.
8. Brasil. Ministério da Saúde. Nova caderneta da gestante. Versão on-line. 6. ed. Brasília, 2022. [Acesso 20 Set 2022]. Disponível em: https://bvsms.saude.gov.br/bvs/publicacoes/caderneta_gestante_versao_eletronica_2022.pdf.

9. Brasil. Ministério da Saúde. Secretaria de Atenção à Saúde. Departamento de Atenção Básica. Atenção ao pré-natal de baixo risco. CAB 32. Brasília: Editora do Ministério da Saúde, 2012. 318 p. [Acesso 27 Out 2022]. Disponível em: https://bvsms.saude.gov.br/bvs/publicacoes/cadernos_atencao_basica_32_prenatal.pdf.
10. Brasil. Ministério da Saúde. Protocolos da Atenção Básica: Saúde das Mulheres/Ministério da Saúde, Instituto Sírio-Libanês de Ensino e Pesquisa – Brasília: Ministério da Saúde, 2016. 230 p. [Acesso 27 Out 2022]. Disponível em: https://bvsms.saude.gov.br/bvs/publicacoes/protocolos_atencao_basica_saude_mulheres.pdf.
11. Brasil. Lei n. 7.498/86, de 25 de junho de 1986. Dispõe sobre a regulamentação do exercício da enfermagem, e dá outras providências. Diário Oficial da União. Brasília, DF, 26 Jun 1986. [Acesso 28 Jul 2022]. Disponível em: https://www.planalto.gov.br/ccivil_03/leis/L7498.htm.
12. Brasil. Decreto n. 94406/87, de 08 de junho de 1987. Regulamenta a Lei n. 7.498, de 25 de junho de 1986, que dispõe sobre o exercício da enfermagem, e dá outras providências. Diário Oficial da União. Brasília, DF, Jun 1987. [Acesso 28 Jul 2022]. Disponível em: http://www.planalto.gov.br/ccivil_03/decreto/1980-1989/d94406.htm.
13. Sociedade Beneficente Israelita Brasileira Albert Einstein. Nota técnica para organização da rede de atenção à saúde com foco na atenção primária à saúde e na atenção ambulatorial especializada – saúde da mulher na gestação, parto e puerpério. São Paulo: Hospital Israelita Albert Einstein: Ministério da Saúde, 2019. 56 p. [Acesso 20 Set 2022]. Disponível em: https://atencaobasica.saude.rs.gov.br/upload/arquivos/202001/03091259-nt-gestante-planificasus.pdf.
14. Brasil. Ministério da Saúde. Orientações para a Implantação dos Testes Rápidos de HIV e Sífilis na Atenção Básica: Rede Cegonha. Brasília: Ministério da Saúde, 2012. [Acesso 12 Out 2022]. Disponível em: http://189.28.128.100/dab/docs/portaldab/publicacoes/guia_orientador_capacitacao.pdf.
15. Brasil. Ministério da Saúde. Portaria n. 77, de 12 de janeiro de 2012. Dispõe sobre a realização de testes rápidos, na atenção básica, para a detecção de HIV e sífilis, assim como testes rápidos para outros agravos, no âmbito da atenção pré-natal para gestantes e suas parcerias sexuais. Brasília: Ministério da Saúde, 2012. [Acesso 12 Out 2022]. Disponível em: https://bvsms.saude.gov.br/bvs/saudelegis/gm/2012/prt0077_12_01_2012.html.
16. Riffel MJ, Moretto VL. O Plano de Parto como instrumento de inovação tecnológica para o parto e o nascimento. Rev Ext. [Internet], (14):52-8;2019. [Acesso 15 Ago 2022]. Disponível em: https://www.seer.ufrgs.br/index.php/revext/article/view/92729.
17. Brasil. Ministério da Saúde. Secretaria de Atenção à Saúde. Departamento de Ações Programáticas e Estratégicas. Além da sobrevivência: práticas integradas de atenção ao parto, benéficas para a nutrição e a saúde de mães e crianças. 1. ed., – Brasília: Ministério da Saúde, 2013. 50 p. [Acesso 20 Set 2022]. Disponível em: https://bvsms.saude.gov.br/bvs/publicacoes/alem_sobrevivencia_praticas_integradas_atencao.pdf.
18. Brasil. Ministério da Saúde. Calendário Nacional de Vacinação 2022 – Gestantes. Atualizado em 22/08/2022. [Acesso 20 Set 2022]. Disponível em: https://www.gov.br/saude/pt-br/assuntos/saude-de-a-a-z/c/calendario-nacional-de-vacinacao/calendario-vacinal-2022/calendario-nacional-de-vacinacao-2022-gestantes/view.
19. Brasil. Ministério da Saúde. Nota técnica n. 2/2021-SECOVID/GAB/SECOVID/MS. Trata-se de atualização das recomendações referentes a vacinação contra a covid-19 em gestantes e puérperas até 45 dias pós-parto. Jul 2021. [Acesso 19 Set 2022]. Disponível em: https://www.gov.br/saude/pt-br/coronavirus/publicacoes-tecnicas/notas-tecnicas/nt-02-2021-secovid-vacinacao-gestantes-e-puerperas-1.pdf/view.
20. Silva AR, Santos MC, Vieira AA, Araújo KAR, Teixeira FTV. Acompanhamento multidisciplinar de gestantes durante o período da pandemia. Extensão em Foco, [S.l.], n. 23, Jun 2021. ISSN 2358-7180. [Acesso 19 Jul 2022]. Disponível em: https://revistas.ufpr.br/extensao/article/view/80610> doi: http://dx.doi.org/10.5380/ef.v0i23.80610.
21. Brasil. Presidência da República. Lei n. 11.108, de 7 de abril de 2005. Altera a Lei n. 8.080, de 19 de setembro de 1990, para garantir às parturientes o direito à presença de acompanhante durante o trabalho de parto, parto e pós-parto imediato, no âmbito do Sistema Único de Saúde – SUS. Brasília, DF. [Acesso 17 Set 2022]. Disponível em: http://www.planalto.gov.br/ccivil_03/_Ato2004-2006/2005/Lei/L11108.htm.
22. North American Nursing Diagnosis Association International. Diagnósticos de enfermagem da NANDA: definições e classificação 2021-2023. Porto Alegre (RS): Artmed; 2021.

21

Saúde do Homem

Ana Carolina Custódio
Vilma Regina Freitas Gonçalves Dias

O que há neste capítulo?

Neste capítulo, apresentam-se as possibilidades de atuação dos enfermeiros no cuidado da saúde do homem, no contexto da Atenção Primária à Saúde. O objetivo é ampliar o conhecimento sobre as características relacionadas à saúde desse grupo populacional, bem como fornecer informações que auxiliem na condução do Processo de Enfermagem, especialmente no que se refere à Consulta de Enfermagem. Busca-se também ampliar o cuidado à saúde dos homens, assim como estimular maior adesão às ações que visam aumentar o nível de saúde deles.

Introdução

Para entender os aspectos que envolvem a atenção à saúde do homem, iniciamos este capítulo com uma reflexão sobre gênero, que é um conceito das ciências sociais e se refere a uma gama de características determinadas pela sociedade para definir e diferenciar a masculinidade e a feminilidade, tendo em vista que em serviços de Atenção Primária à Saúde (APS) são atendidas diferentes masculinidades.

Não será possível uma discussão aprofundada sobre a questão de gênero neste capítulo, considerando-se o seu objetivo e o seu tamanho, mas a compreensão desse conceito é importante para a qualificação do processo de cuidado.

Foi na década de 1970, época em que surgiram os movimentos feministas, que nasceu o conceito de gênero. Este é considerado um elemento constitutivo das relações sociais e de poder na sociedade e se baseia nas diferenças percebidas entre os sexos. Assim, gênero pode ser entendido como aquilo que diferencia socialmente as pessoas, levando-se em consideração os padrões histórico-culturais atribuídos para os papéis de homens e mulheres na sociedade.[1]

A construção social do masculino é influenciada pelo patriarcado, que é um sistema social com base em uma cultura, em estruturas e relações que favorecem os homens, em especial o homem branco, cisgênero e heterossexual. Na estrutura do patriarcado, os homens possuem poder e domínio em diversas áreas e estruturas da sociedade. Nele, evidencia-se uma relação hierárquica entre os sexos, no qual o masculino domina as relações, tanto no âmbito familiar como no social, cultural, econômico, religioso e político.[2] O patriarcado é a base das sociedades contemporâneas e, nesse modelo, a autoridade masculina está presente em todas as estruturas sociais, desde a produção e o consumo de bens até a organização da política, da cultura e das leis.[3] Portanto, o homem se constitui como sujeito social nesse ambiente, permeado por suas vivências e percepções frente a esse universo (biológico, cultural, econômico). Cabe destacar que o patriarcado e as concepções de gênero definidas por essa forma de organização social, política, cultural e econômica atingem ambos os sexos, mas neste capítulo a abordagem se dará na perspectiva da construção do conceito do masculino.

Assim, ao compreender o conceito do masculino como uma construção social que carrega consigo simbolismos, crenças e outros aspectos biopsicossociais, pode-se perceber que o homem também sofre consequências das características estabelecidas para a masculinidade, pois não é socialmente aceitável para um homem vivenciar aquilo que está fora do padrão masculino ou muito próximo das características ditas femininas. A cultura atual, apesar dos avanços, ainda reforça os estereótipos de gênero, em que o homem é tido com o provedor, o ser mais forte, saudável e vigoroso.[4]

Ao ter como base essas crenças e valores, os homens acabam por cuidar menos da própria saúde. Além disso, pelo fato de a doença representar, para muitos, um sinal de fraqueza, quando buscam os serviços de saúde já se encontram em estágios mais avançados de evolução dos problemas. Soma-se, ainda, o fato de que os homens se expõem com mais frequência a situações de risco, em comparação às mulheres, como maior exposição a violência e acidentes de trabalho ou no trânsito, e apresentam menor engajamento nas ações de cuidado em saúde.

Ressalta-se também que, por muito tempo, as políticas públicas foram voltadas, especialmente, para mulheres, idosos, adolescentes e crianças,[5] o que acabou por criar a cultura de que as Unidades de Saúde (US) e outros serviços de saúde não contemplam a população masculina em suas ações e, portanto, não promovem a busca ativa desse público. Esses fatos corroboram os dados referentes à mortalidade masculina, os quais demonstram que a dos homens é maior e mais precoce que a da população feminina.[6]

Perfil e Morbimortalidade da População Masculina

No Brasil, segundo dados do Instituto Brasileiro de Geografia e Estatística (IBGE), os homens vivem em média 7,1 anos menos do que as mulheres e representam 76% das internações por lesões, envenenamento e algumas outras consequências de causas externas, participando com 68% das mortes entre 20 e 59 anos. A cada 5 pessoas que morrem entre 20 e 30 anos, 4 são homens.[7] As causas externas constituem a terceira causa de óbito, com maior proporção de óbitos por agressões e acidentes de transporte terrestre. Esses óbitos atingem mais a população jovem, especialmente a masculina, com predomínio da faixa etária de 15 a 39 anos, sendo a arma de fogo a mais presente.[8]

A crescente globalização e o desenvolvimento tecnológico, os quais produziram transformações na sociedade, influenciaram e alteraram o estilo de vida dos indivíduos, estabelecendo novas condições de trabalho, consumo e nutrição, bem como aumento da expectativa de vida, redução das taxas de mortalidade por doenças agudas e infectocontagiosas (transição epidemiológica), redução da natalidade e aumento da expectativa de vida (transição demográfica), também provocaram o aumento das condições e dos agravos não transmissíveis, especialmente das doenças crônicas não transmissíveis (DCNT).[9]

Dados do relatório do Plano de Ações Estratégicas para o Enfrentamento das Doenças Crônicas e Agravos Não Transmissíveis no Brasil – Plano de DANT (2022-2030) apresentam que, no ano de 2019, foram registrados 738.371 óbitos por DCNT no Brasil, sendo que 308.511 (41,8%) deles ocorreram prematuramente (entre 30 e 69 anos) e em maior número na população masculina. Dos óbitos prematuros, 173.207 (56,1%) ocorreram em indivíduos do sexo masculino, compondo uma taxa de 329,3 óbitos a cada 100 mil habitantes, sendo que para as mulheres essa taxa foi de 228,7.[10] As principais causas de mortalidade da população adulta masculina são: causas externas (agressões e acidentes de veículos), que correspondem a 89.528 óbitos (36,4%), doenças cardiovasculares (43.518 óbitos – 17,7%), neoplasias de brônquios/pulmões e estômago (29.274 óbitos – 11,9%) e doenças do aparelho respiratório (12.388 óbitos – 5%).[9] A alta prevalência de DCNT na população masculina também refletiu na pandemia da Covid-19, visto que as pessoas com DCNT apresentaram formas mais graves da doença e maior prevalência de sintomas.[11,12]

Dados do Sistema de Informação em Saúde para a Atenção Básica (SISAB), entre os anos de 2015 e 2020, demostraram que apenas 25,3% dos atendimentos individuais realizados no âmbito da APS para a população adulta (faixa etária de 20 a 59 anos) foram de usuários do sexo masculino.[13]

Todas essas particularidades da morbimortalidade masculina apontam para a necessidade de uma política pública voltada especificamente para a saúde dos homens, a qual aborde o masculino dentro das suas características e necessidades distintas, entendendo como esses sujeitos se sentem representados na sociedade e como percebem o cuidado de sua saúde. Para atender a essa necessidade, o Brasil dispõe da Política Nacional de Atenção Integral à Saúde do Homem (PNAISH).

Atenção Integral à Saúde do Homem

A Portaria GM/MS n. 3.562/2021 aprovou a PNAISH como Anexo XII da Portaria de Consolidação GM/MS n. 2/2017. O novo texto incentiva que as ações de saúde do homem estejam interligadas à assistência prestada nos demais ciclos de vida.[14]

A PNAISH tem como objetivo promover a melhoria das condições de saúde da população masculina e pretende nortear a implementação de ações efetivas que visam a redução da morbidade e da mortalidade. Essas ações devem considerar o enfrentamento aos fatores de risco e vulnerabilidades, a promoção do acesso à saúde, respeitando as diferentes expressões de masculinidade.[14] Essa política também tem o papel de instrumentalizar governos e profissionais de saúde, inclusive enfermeiros, para o desenvolvimento de ações de saúde, individuais e/ou coletivas. Para garantir esses objetivos, opera em cinco eixos temáticos, que serão analisados a seguir:

1) Acesso e acolhimento.
2) Sexualidade responsável e planejamento familiar.
3) Paternidade e cuidado.
4) Doenças prevalentes na população masculina.
5) Prevenção de violências e acidentes.[14]

▪ Acesso e acolhimento para a população masculina

Estudos evidenciam que homens buscam menos pelos serviços de saúde do que as mulheres e que, em geral, quando o fazem já estão doentes, sendo que também as ações preventivas para essa população são incipientes.[15] Essas atitudes, além de aumentarem os riscos para a saúde, elevam os custos assistenciais, pois, muitas vezes, a porta de entrada à atenção à saúde dessa população se dá pelas unidades de média e alta complexidade.[16]

Pesquisas também apontam que os homens não veem a US como a opção para o primeiro contato e acesso, bem como que características dos serviços de APS são percebidas como obstáculos por eles. Dentre os entraves citados, os homens referem aspectos relacionados tanto à estruturação do serviço, como salas infantilizadas ou com características voltadas ao feminino, quanto a poucos horários estendidos para atendimento, morosidade e baixa resolutividade.[15-17]

Para modificar essa realidade, é imprescindível que enfermeiros, juntamente com a equipe da US, organizem o serviço e promovam ações efetivas para acolher a população masculina. O objetivo do eixo "Acesso e acolhimento" é, justamente, orientar para que os serviços reconheçam os homens como indivíduos que necessitam de cuidados e de acesso à saúde e que as ações de saúde sejam elaboradas de maneira inclusiva, para que eles considerem os serviços de saúde também como espaços masculinos e se sintam estimulados a frequentá-los.[15] A Figura 21.1 apresenta um fluxo de acolhimento.

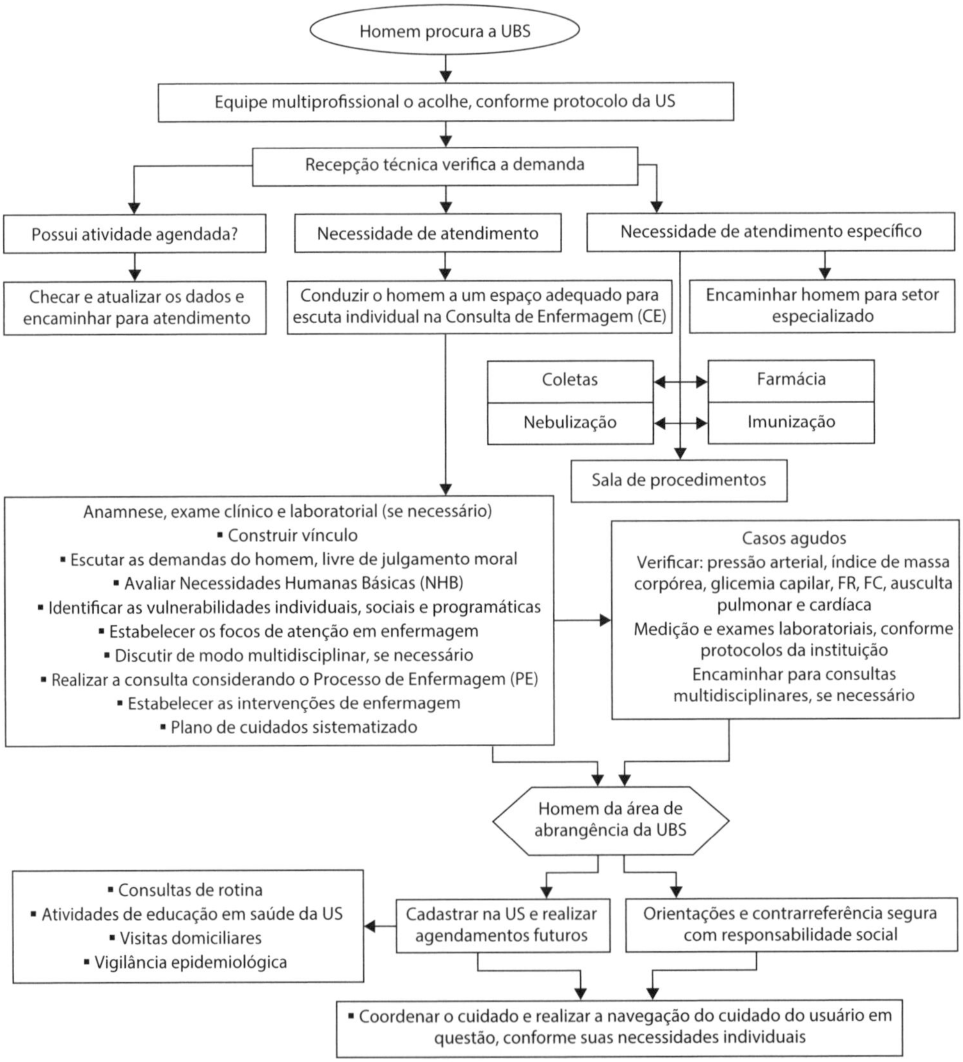

Figura 21.1 – Fluxograma para acolhimento da população masculina na Unidade de Saúde.
Fonte: Adaptada de Matos.[18]

Uma das dificuldades que os profissionais que atuam na APS encontram é, justamente, como acolher essa população e facilitar-lhe o acesso. Além disso, muitas vezes, não estão preparados para lidar com essas especificidades. É importante que as questões de gênero sejam constante objeto de reflexão e de debates entre os profissionais da equipe da APS, na perspectiva de homens e mulheres terem igualdade de acesso, de entendimento sobre a importância do seu autocuidado e de responsabilidade sobre ele.

Desse modo, percebe-se o(a) enfermeiro(a) como um agente importante na construção da ideia de o homem ver-se responsável pelo cuidado de si mesmo e que a ele também é permitido o autocuidado. No entanto, é preciso conhecer e desenvolver estratégias que respeitem as singularidades dessa população, pois isso facilita o vínculo e estimula a aproximação desse grupo com os serviços de APS. A literatura apresenta alguns pontos considerados estratégicos e que podem auxiliar os enfermeiros a organizarem o trabalho com a equipe de saúde, buscando maior aproximação entre os homens e os serviços de APS:[19,20]

- Promover ações educativas com a equipe da US para que haja reflexões sobre discursos estereotipados (discriminação), relação de gênero, violência e autocuidado masculino.
- Estimular a equipe para que haja um atendimento acolhedor e humanizado para os homens na US.
- Promover o acesso dos homens às informações sobre medidas preventivas contra os agravos e doenças comuns nessa população.
- Realizar busca ativa da população masculina e orientar quanto à importância e à necessidade dos cuidados com a saúde.
- Sensibilizar a população masculina, por meio da educação em saúde, inclusive nas escolas, para a importância dos cuidados com a saúde e ações preventivas.
- Promover roda de conversa com homens que se encontram nas portas das unidades.
- Propor estrategicamente com os gestores e a equipe horários de funcionamento da US que facilite o acesso da população masculina.
- Elaborar com a equipe de saúde da US ações exclusivas voltadas para o público masculino.

Sexualidade responsável e planejamento familiar

O Capítulo 19 – Abordagem Integral em Saúde Sexual e Reprodutiva discorre sobre a saúde sexual e reprodutiva dos homens e das mulheres. Assim, neste item descreveremos alguns aspectos pertinentes à saúde do homem.

A sexualidade é uma das dimensões de grande importância para a formação do indivíduo. Por ser um fenômeno amplo e que está presente em todas as fases da vida, a saúde sexual e reprodutiva do homem vai além do ato sexual em si; tem como base aspectos fisiológicos, históricos, culturais, religiosos, políticos e familiares, e estes podem ser expressos de diversas maneiras pelos indivíduos.[21] Na perspectiva de gênero, a vida sexual do homem revela-se como um dos pilares da construção da masculinidade. É especialmente nesse campo que se expressam as características hegemônicas de masculinidade, sendo elas a virilidade, a potência e a dominação. Essas características são ainda respaldadas pela naturalização da sexualidade instintiva, incontrolável e mais acentuada que a feminina. Uma vida sexual embasada nessas características frequentemente está associada a déficits de autocuidado em saúde e ao comportamento desprotegido para consigo mesmo e com os outros.[21] Além disso, esses comportamentos aumentam os riscos de contaminação por infecções sexualmente transmissíveis (IST). Na PNAISH, esse eixo tem como objetivo sensibilizar gestores, profissionais de saúde e a população para o reconhecimento dos homens como indivíduos na promoção da sexualidade responsável e no planejamento familiar.[14]

Para tanto, o enfermeiro tem um papel importante para a efetivação de práticas de cuidado que abordem esse tema, ao educar e assistir no que diz respeito ao sexo seguro, à saúde reprodutiva e à andropausa. Além disso, durante as abordagens, sejam em consultas ou outras ações de saúde, deve estar atento e orientar quanto a aspectos de heterossexualidade e homossexualidade, além do reconhecimento do próprio corpo. O enfermeiro também ocupa um papel importante no que diz respeito à prevenção das IST, visto que as ações de educação em saúde se configuram como uma boa estratégia para isso.

No entanto, é importante que, na construção dessa prática, o profissional deixe de lado seus próprios julgamentos quanto ao tema. Isso auxilia para que os homens se sintam acolhidos e seguros e facilita a condução dos atendimentos. Uma vez que o vínculo é formado, o enfermeiro tem melhor acesso para sensibilizar o homem para a realização de exames preventivos, a adesão ao tratamento e até mesmo para coletar informações até então mantidas em segredo.

▪ Paternidade e cuidado

O cuidado, nas sociedades patriarcais e conservadoras, é tido como "coisa de mulher", mas atualmente é possível perceber que algumas mudanças estão em curso. O objetivo desse eixo é fomentar a mudança e orientar profissionais de saúde, gestores e indivíduos sobre as vantagens do envolvimento ativo dos homens no exercício da paternidade, na gestação e durante todo o processo de cuidar dos filhos.[14]

Vale ressaltar que a paternidade ativa pode e deve ser exercida por qualquer pai, independentemente de idade, condição social, estado civil e outras situações. Entende-se por paternidade ativa o desenvolvimento de ações de cuidado, físico e emocional, para com o(s) filho(s). É também compartilhar com a(o) parceira(o) as decisões relacionadas aos filhos, desde tê-los ou não até as decisões de educação e desenvolvimento. Essas ações produzem reflexos positivos ao possibilitarem melhor qualidade de vida e a criação de vínculos afetivos da família como um todo. Em fomento a isso, há nesse eixo a estratégia Pré-Natal do Parceiro, a qual enfatiza a importância do envolvimento dos pais e/ou futuros pais em todo o processo.[22]

Dessa forma, é importante estimular a reflexão quanto ao papel do homem na paternidade. Ele não é apenas o provedor financeiro, e ser pai não é somente uma obrigação legal; ao homem cabe também a participação em todas as etapas da gestação e do desenvolvimento dos filhos.

No período gestacional, ainda há dificuldades das parceiras e dos profissionais de saúde em considerar que o homem também está em um momento especial, como se estivesse "grávido".[20] Por isso, reforça-se a importância do enfermeiro em incentivar e incluir os homens durante o acompanhamento pré-natal. No que tange ao seu papel, o enfermeiro deve: estimular a participação do homem no planejamento familiar, na decisão sobre ter filhos ou não; promover e fomentar que o homem esteja presente durante o parto e o puerpério; e estimulá-lo a participar de maneira mais efetiva nos cuidados e na educação dos filhos.

O estímulo a essa participação também se dá por meio de leis e políticas públicas, como a Lei do Acompanhante, Rede Cegonha, Paternidade Responsável e Licença-Paternidade.[20]

▪ Doenças prevalentes na população masculina

Considerando-se o perfil de morbimortalidade já discutido anteriormente, sabe-se que as doenças cardiovasculares (DCV), a neoplasia maligna de próstata, as doenças do aparelho respiratório, a diabetes *mellitus* (DM), o alcoolismo e o tabagismo, além das causas externas, configuram o grupo de doenças que são mais frequentes na população masculina.[23] As condições crônicas não transmissíveis, como a hipertensão arterial sistêmica (HAS), a DM, o sobrepeso/obesidade e o tabagismo, são abordadas nos Capítulos 24, 25, 27 e 28, respectivamente. Assim, a seguir faremos uma abordagem do que diz respeito à neoplasia maligna de próstata e ao alcoolismo.

Câncer de próstata

Específico da população masculina, o câncer de próstata é o segundo mais comum entre os homens no Brasil, ficando atrás apenas do câncer de pele não melanoma. Quando analisados os valores absolutos em homens e mulheres, é o segundo tipo mais comum.[24] Esse cenário justifica a preocupação e a elaboração de estratégias de cuidados da doença que devem ser adotadas pelas equipes de saúde.

A próstata é uma glândula (localizada na pelve masculina) que tem a função de produzir o líquido prostático. Este, juntamente com o líquido seminal, é responsável pela nutrição dos espermatozoides e por auxiliar em sua mobilidade. No adulto, ela pode pesar cerca de 20 gramas; todavia, pode fisiologicamente crescer, de acordo com o envelhecimento.[24]

São doenças que afetam esse órgão: a hiperplasia benigna da próstata (HBP), as prostatites e o câncer de próstata.

A **HBP** é mais comum e configura-se por crescimento benigno que, em razão da localização da próstata, pode comprimir a uretra. Como consequência disso, há a diminuição do calibre uretral, o que dificulta ou impede a micção. Sabe-se que a retenção urinária favorece o crescimento bacteriano e, consequentemente, as infecções e a formação de cálculos renais. Os principais sintomas da HBP são: jato urinário fraco e intermitente, esforço urinário, dificuldade ou demora em iniciar a micção, sensação de esvaziamento da bexiga incompleto, disúria, polaciúria, urgência miccional, hematúria e noctúria.[25]

Denominam-se **prostatites** as infecções agudas da próstata que são, na maioria das vezes, causadas por bactérias. Entre os sintomas dessas doenças, estão febre, dor perineal e dificuldade ao urinar.[26]

Já o **câncer da próstata** é a segunda causa de morte por neoplasias na população masculina no Brasil e corresponde a 13,5% do total de óbitos desse grupo nosológico. De causa idiopática, seus principais fatores de risco são:[24]

a) **Idade:** o risco aumenta com a idade, sendo mais comum em homens acima dos 60 anos.[26]
b) **Hereditariedade:** homens com história familiar de câncer de próstata em parentes de primeiro grau, pai e irmão. Nesse caso, se tiveram o câncer antes dos 60 anos, o risco é maior.[26]
c) **Obesidade:** esse risco tem sido observado apenas para cânceres de próstata avançados, de alto grau e fatais, indicando uma associação com pior prognóstico.[26]

Em seus estágios iniciais, a doença frequentemente evolui de maneira assintomática ou com sintomas similares aos da HBP. Já nos casos avançados, podem surgir outros sintomas, como dor óssea, disfunção urinária, insuficiência renal e/ou septicemia.[24] Para a detecção precoce da doença, utilizam-se dois exames principais, que são o antígeno prostático específico (PSA) e o toque retal. Todavia, esses exames são limitados, já que os seus resultados podem sofrer alteração na presença de doenças benignas da próstata.[24] Ademais, apesar das campanhas mundiais e nacionais de incentivo ao rastreamento, quando consideradas as melhores evidências, nota-se que o rastreamento não é recomendado.[25] Com isso, é importante que o enfermeiro indique a investigação, conforme anamnese e sintomas, de maneira compartilhada com a equipe médica ou conforme protocolo da US (se houver).

A atuação do enfermeiro deve considerar as seguintes ações:

- Orientar sobre as doenças da próstata, sinais e sintomas e necessidade ou não de investigação.
- Identificar os riscos para o câncer de próstata de cada indivíduo e seguir os protocolos com melhores evidências científicas.
- Utilizar o genograma[27] para identificar os riscos de doenças, bem como o padrão das relações familiares e, caso identifique conflitos ou outros agravos/problemas, trabalhar em equipe e com a participação efetiva do usuário para que ele tenha uma vida melhor (sob a ótica de cada indivíduo).
- Incentivar os homens para que adotem hábitos saudáveis, como a prática de atividade física, alimentação saudável, controle de peso e abandono do tabaco.
- Aproveitar oportunidades para orientar sobre a prevenção das IST e de outras doenças prevalentes.

Alcoolismo

No que diz respeito à saúde do homem, o alcoolismo e os problemas relacionados ao excesso de consumo de álcool são fatores para ações de cuidado, pois o uso nocivo acarreta risco para doenças cardíacas e cerebrovasculares, transtornos psiquiátricos, violência doméstica, neoplasias, cirrose hepática, traumas, eventos fatais, entre outros.[28] Esse cenário demostra como é crucial que o enfermeiro na APS desenvolva ações de alerta à população em geral sobre os riscos e os efeitos nocivos que o consumo do álcool e de outras drogas acarreta.

Na APS, o enfermeiro conta com dois instrumentos validados no Brasil que auxiliam na identificação da população dependente do álcool: o questionário CAGE[29] (acrônimo referente às suas quatro perguntas – *Cut down*, *Annoyed by criticism*, *Guilty* e *Eye-opener*) e o AUDIT,[30] utilizados para avaliar o risco de abuso ou dependência de álcool.

Com esses instrumentos, é possível traçar o perfil de consumo e desenvolver ações voltadas ao perfil da população, bem como identificar as particularidades de cada pessoa.

As intervenções relacionadas ao alcoolismo precisam conter abordagem multiprofissional, o que exige das equipes estudo e construção de protocolos com robusta sustentação em evidências científicas.

▪ Prevenção de violências e acidentes

No ano de 2020, ocorreram, na população masculina do Brasil, 118.362 óbitos decorrentes de causas externas. A Região Nordeste apresentou 41.228 mortes (34,8%), seguida pela Região Sudeste, com 39.395 mortes (33,3%); o terceiro lugar foi ocupado pela Região Sul, com 15.885 mortes (13,5%), seguida pela Região Norte, com 11.546 mortes (9,7%); e o último foi ocupado pela Região Centro-Oeste, com 10.308 mortes (8,7%).[31]

O homem é, biologicamente, mais agressivo, e esse fato se acentua quando combinado ao uso abusivo de álcool, drogas ilícitas e acesso a armas de fogo. Por esse motivo, quando se trata do agressor, o homem é o principal autor e ao mesmo tempo a principal vítima das ações violentas;

estas são justificadas, na sua maioria, a partir da concepção de gênero, pois se configuram como a expressão da dominação masculina e da submissão feminina.[32]

O enfermeiro precisa reconhecer que a violência é um indicador importante de morbimortalidade, considerando o seu conceito ampliado, que abrange acidentes por transporte, agressões e lesões autoprovocadas voluntariamente e/ou suicídios.[14]

> A atuação do enfermeiro na APS deve abranger as ações de prevenção à violência. Para tanto, é preciso que se estimule constantemente, na comunidade, uma reflexão sobre os papéis do homem: o papel social, o de ser pai, o de estar inserido em uma família, o de ser esposo, o de trabalhador, entre outros. É imprescindível que os homens reconheçam e construam novos modelos de masculinidade e paternidade. São essas atitudes que contribuem para a conformação de uma sociedade mais afetiva, respeitosa e pacífica.

Processo de Enfermagem na Atenção à Saúde do Homem

É fato que as doenças crônicas e os agravos têm relevância na definição do perfil epidemiológico da população masculina, mas ações efetivas de planejamento e cuidado podem ser desenvolvidas pelo enfermeiro na APS, ao se considerar o fato de que grande parte de seus determinantes são passíveis de prevenção. No entanto, há o desafio de conquistar essa população para o uso do serviço.

▪ Especificidades da Consulta de Enfermagem em diferentes situações clínicas na atenção à saúde do homem

Coleta de dados

Na Consulta de Enfermagem (CE) à população masculina, assim como para a queixa e o motivo da visita do homem à US, durante a etapa de coleta de dados, o enfermeiro deve se atentar para os seguintes pontos:

- **Dados gerais, de identificação e características sociodemográficas:** coletar dados de identificação da pessoa, incluindo o nome social e dados referentes à identidade de gênero e orientação sexual. O enfermeiro deve avaliar qual a percepção do homem quanto à masculinidade e sua identidade de gênero, bem como atividade laboral, lazer, sistema de apoio, situação familiar, vulnerabilidade, perfil social e econômico.[20]
- **Antecedentes familiares:** investigar se há antecedentes familiares, especialmente de primeiro grau, com diagnóstico de doenças como HAS, aterosclerose, infarto agudo do miocárdio, HBP, neoplasia maligna da próstata, DM, doenças renais, obesidade, etilismo e doenças autoimunes.[20]
- **História de saúde:** questionar sobre cirurgias prévias (postectomia, colocação de prótese peniana etc.), história de DCNT, IST, Covid-19, alergias, tabagismo, alcoolismo, internações por causas externas e/ou outros motivos, situação vacinal e adesão aos tratamentos anteriores, hábitos alimentares, práticas de atividade física e adesão aos tratamentos anteriores.[18,20]
- **História uroandrogênica:** início da vida sexual, número de parceiros(as), se parceiros fixos ou não, uso de preservativos, libido, disfunção erétil (com ou sem uso de medicamentos), diagnóstico de infertilidade, realização de exames de dosagem de testosterona e espermograma, balanite, ginecomastia, orquiepididimite, escroto agudo, varicocele, ginecomastia,

diagnóstico de deficiência androgênica do envelhecimento masculino (DAEM) e prática de autoexame das mamas e testículos.[20]

- **Estrutura, desenvolvimento e funcionalidade da família:** para a coleta desses dados, pode-se utilizar ferramentas padronizadas, como o genograma e o ecomapa (ver Capítulo 2 – A Família como Unidade de Cuidado na Atenção Primária à Saúde).

O exame físico deve ser cefalocaudal e incluir as seguintes avaliações:

- **Exame clínico das mamas:** avaliar e descrever simetria das mamas, alterações na pele (hiperemia e ulcerações), alteração nas papilas mamárias, presença de edema, retrações ou abaulamentos.
- **Exame genital externo:** realizar observação geral, descrevendo condições de higiene, presença de ulcerações, nódulos e edema. Observar presença de fimose, esmegma, distribuição de pelos pubianos, varicocele, IST etc.

Diagnóstico de Enfermagem

A seguir, descrevem-se alguns dos Diagnósticos de Enfermagem (DE) mais frequentes nas CE do homem, segundo a classificação da NANDA Internacional (NANDA-I):[33]

- **Eliminação urinária prejudicada:** relacionada a consumo de álcool, relaxamento esfincteriano involuntário, obesidade, entre outros fatores.[33]
- **Paternidade prejudicada:** relacionada a papel parental alterado, diminuição do reconhecimento de emoções e habilidades, processos familiares disfuncionais e vacilação emocional.[33]
- **Disfunção sexual:** relacionada a interesse em outros alterado, interesse próprio alterado, atividade sexual alterada, excitação sexual alterada etc.[33]
- **Risco de função hepática prejudicada:** relacionado a uso indevido de substâncias, coinfecção por HIV, infecção viral e preparações farmacêuticas.[33]
- **Risco de síndrome de identidade familiar perturbada:** relacionado a papéis familiares interrompidos, comunicação familiar ineficaz e violência doméstica não tratada.[33]
- **Risco de comportamento suicida:** relacionado a dificuldades em pedir ajuda, em lidar com a insatisfação e com o desempenho histórico e em expressar sentimentos, entre outras.[20]
- **Risco de violência direcionada a outros:** relacionado a fácil acesso a armas, controle de impulso ineficaz, linguagem corporal negativa, padrão antissocial de comportamento agressivo etc.[33]

Planejamento de enfermagem

Depois de elencados os DE e com base neles, o enfermeiro e o usuário devem, conjuntamente, elaborar o plano de cuidados (PC), pactuando as ações necessárias e as metas desejadas. Outro acordo a ser feito é com relação às prioridades, pois é preciso considerar as necessidades sentidas pelo homem, suas condições socioeconômicas e sua vontade de agir/mudar. Assim, o enfermeiro pode realizar o PC com base em cada diagnóstico.

- **Eliminação urinária:** deve-se investigar causas; orientar quanto aos sinais e sintomas mais comuns nas doenças da próstata, seja no câncer de próstata ou nas doenças benignas. Pode-se orientar quanto ao aumento da ingesta de líquidos (água, sucos naturais, entre outros) e encaminhar ao médico para tratar infecções do trato urinário (ITU), quando indicado.[20,31]

- **Paternidade prejudicada:** o enfermeiro pode incentivar a participação nas atividades educativas, nas consultas e nos exames de pré-natal da parceira. Pode ainda orientar quanto à importância da participação no momento do parto, no pós-parto e na amamentação, esclarecer os direitos da gestante e do parceiro e incentivar a visita do casal à maternidade.[20]
- **Disfunção sexual:** encaminhar o homem para acompanhamento médico, quando necessário, além de oferecer apoio psicológico para auxiliá-lo a superar a ansiedade e os preconceitos que envolvem a sexualidade.[20]
- **Risco de função hepática prejudicada:** orientar quanto aos riscos referentes ao consumo excessivo de bebida alcoólica e encaminhar o sujeito para o tratamento adequado, quando indicado e com base no CAGE ou AUDIT.
- **Risco de síndrome de identidade familiar perturbada:** o enfermeiro pode buscar informações quanto às condições psicológicas e solicitar o apoio da equipe multiprofissional, se necessário. Pode também encaminhar o usuário para o Centro de Atenção Psicossocial (CAPS) ou o Núcleo de Apoio à Saúde da Família (NASF).[20]
- **Risco de comportamento suicida:** quando necessário, o homem pode ser encaminhado para o serviço de emergência ou para uma consulta médica. O enfermeiro pode atuar na coleta de dados sobre suas condições psicológicas, bem como facilitar que comunique seus sentimentos. Deve reforçar sobre o gerenciamento do comportamento negativo e o controle de impulsos; solicitar apoio da equipe multiprofissional, se necessário; notificar violência autoprovocada; mapear a rede de apoio e oferecer suporte; monitorar adesão ao tratamento e incentivar a participação em grupos terapêuticos.[20]
- **Risco de violência direcionada a outros:** orientar o homem quanto aos riscos inerentes aos atos violentos e auxiliá-lo em como controlar a agressividade, além de estimular a reflexão quanto às questões relacionadas a cultura patriarcal e sua influência negativa na saúde dos homens.[20] O trabalho deve ser realizado em conjunto com os demais integrantes da equipe de saúde.

A solicitação de exames laboratoriais e/ou a prescrição de medicamentos devem ser feitas mediante as necessidades avaliadas e protocolos assistenciais da instituição, com base nas melhores evidências científicas. Não é incentivada a solicitação de *check-up* padronizado e geral, visto que as avaliações devem considerar as características individuais do homem.

Implementação do plano de cuidado

Considerando-se o planejamento descrito anteriormente, o usuário executará as ações nele definidas. Com isso, o enfermeiro, juntamente com a equipe, procederá aos agendamentos de exames, consultas, inclusão em grupos e convites para as atividades da unidade, quando indicados. O usuário executará as ações previstas, buscando implementá-las no seu dia a dia e contando sempre com o suporte do enfermeiro e da equipe da US.

Avaliação dos resultados

Nessa etapa do Processo de Enfermagem (PE), o enfermeiro e o usuário devem avaliar o andamento do plano, sua eficácia e as dificuldades encontradas. Com base nessas informações e até mesmo em novos DE, pode-se pactuar novas ações ou alterar as existentes.

Considerações Finais

A atuação do enfermeiro na APS pode ter diferentes nuances quando relacionada à saúde do homem. Essa temática é complexa e envolve não só o cuidar dentro do processo saúde/doença, mas também o conhecimento e a compreensão de aspectos culturais e sociais pertinentes a esse grupo da população. Com este capítulo, espera-se auxiliar os enfermeiros a repensarem as práticas desenvolvidas no que diz respeito à saúde do homem, além de trazer informações e conteúdos para fomentar novas ações de cuidado que possam ser implementadas pelo enfermeiro nos serviços de APS. Espera-se que as ações de cuidado em saúde voltadas a esses sujeitos sejam mais efetivas e que os homens se sintam parte da população acolhida e assistida pelos serviços de saúde.

Aspectos-chave

- O enfermeiro precisa compreender como se dá a construção social e cultural do "ser masculino", na nossa sociedade, para que as ações de saúde sejam mais efetivas e se atenda essa população de maneira humanizada e integral, ou seja, considerando-se, além dos aspectos biológicos e das questões da clínica, as crenças, os valores e os simbolismos que permeiam o "ser" homem e a singularidade de cada indivíduo.
- O enfermeiro deve auxiliar na construção de novas concepções do "ser" homem, promovendo educação em saúde e momentos de reflexão com a população em geral e a equipe de saúde, para que haja uma ruptura com a cultura de masculinidade que afasta os homens dos serviços de saúde e do desenvolvimento do autocuidado.
- As ações de educação e promoção da saúde devem ocorrer de modo contínuo para a reflexão sobre a relação de gênero, violência e autocuidado masculino.
- A Unidade de Saúde precisa ter espaço físico adequado e ações de saúde que possam atrair a população masculina e sensibilizá-la para a importância do cuidado de sua saúde.

Referências

1. Laqueur TW. Inventando o sexo: corpo e gênero dos gregos a Freud. 1. ed. Whately V, tradutor. Rio de Janeiro: Relume Dumará; 2001. 316 p.
2. Silva C. A desigualdade imposta pelos papeis de homem e mulher: uma possibilidade de construção da igualdade de gênero. Revista Direito em Foco. Unisepe [Internet]. 2012. [Acesso 29 set. 2022]. Disponível em: https://portal.unisepe.com.br/unifia/wp-content/uploads/sites/10001/2018/06/desigualdade_imposta.pdf.
3. Castells M. O poder da identidade. 2. ed. Gerhardt KB, tradutor. São Paulo: Paz e Terra. 2000. 602 p.
4. Rohden FA. Construção da diferença sexual na medicina. Cad. Saúde Pública [Internet]. 2003. [Acesso 29 Ago 2022]; 19Suppl2:S377-88. Disponível em: http://www.scielo.br/scielo.php?script=sci_arttext&pid=S0102-311X2003000800002.
5. Brasil. Ministério da Saúde. Dispõe sobre a Política Nacional de Atenção Integral à Saúde do Homem. [Acesso 12 Abr 2022]. Disponível em: http://dtr2001.saude.gov.br/sas/PORTARIAS/Port2008/PT-09-CONS.pdf.
6. Moura EC et al. Desigualdades de gênero na mortalidade por causas externas no Brasil. Ciência & Saúde Coletiva, 2010;20(3).779-788.
7. Brasil. Ministério da Saúde. Dados de Morbimortalidade Masculina no Brasil. [Internet]. Brasília. [Acesso 27 Set 2022]. Disponível em: https://bvsms.saude.gov.br/bvs/folder/dados_morbimortalidade_masculina_brasil.pdf.
8. Barreto ML. Esboços para um cenário das condições de saúde da população brasileira 2022/2030. *In*: FUNDAÇÃO OSWALDO CRUZ. A saúde no Brasil em 2030 – prospecção estratégica do sistema de saúde brasileiro: população e perfil sanitário [Online]. Rio de Janeiro: Fiocruz/Ipea/Ministério da Saúde/Secretaria de Assuntos Estratégicos da Presidência da República, 2013. v. 2. p. 97-120. [Acesso 26 Ago 2020]. Disponível em: https://books.scielo.org/id/8pmmy/pdf/noronha-9788581100166-05.pdf.

9. Mendes EV. As redes de atenção à saúde. 2. ed. Brasília: Organização Pan-Americana da Saúde. 2011. 549 p.
10. Ministério da Saúde. Plano de ações estratégicas para o enfrentamento das doenças crônicas e agravos não transmissíveis no Brasil 2021-2030. 1. ed. Brasília. 2021. 118 p.
11. Mesenburg MA et al. Doenças crônicas não transmissíveis e covid-19: resultados do estudo Epicovid-19 Brasil. Revista Baiana de Saúde Pública, v. 55, p. 38, 2 Jun. 2021. [Acesso 22 Ago 2022]. Disponível em: https://doi.org/10.11606/s1518-8787.2021055003673.
12. Nunes AD. As doenças crônicas não transmissíveis no contexto da pandemia da covid-19 no estado da Bahia. Revista Baiana de Saúde Pública. 2021;45(3251):10.22278/2318-2660.2021.v45.NEspecial_1. a3251.
13. Sistema de informação em saúde para atenção básica. [Internet]. Brasília: SISAB [Acesso 16 Ago 2022]. Disponível em: https://sisab.saude.gov.br/paginas/acessoRestrito/relatorio/federal/envio/RelValidacao.xhtml.
14. Brasil. Ministério da Saúde. Portaria GM/MS n. 3.562 de 12 de Dezembro de 2021. Altera o Anexo XII da Portaria de Consolidação GM/MS n. 2, de 28 de setembro de 2017, para dispor sobre a Política Nacional de Atenção Integral à Saúde do Homem (PNAISH). [Acesso 05 Ago 2022]. Disponível em: https://bvsms.saude.gov.br/bvs/saudelegis/gm/2021/prt3562_15_12_2021.html.
15. Klein JM, Gonçalves AD. A adesão terapêutica em contexto de cuidados de saúde primários. Psico-USF [Internet]. 10(2):113-20. [Acesso 22 Ago 2022]. Disponível em: https://doi.org/10.1590/s1413-82712005000200002.
16. Gomes R, Moreira MCN, Nascimento EF, Rebello LEFS, Couto MT, Schraiber LB. Os homens não vêm! Ausência e/ou invisibilidade masculina na atenção primária. Ciênc. Saúde Coletiva, Rio de Janeiro [Periódicos da internet]. 2011 Scielo. [Acesso 05 Ago 2022]. Disponível em: http://www.scielo.br/scielo.php?script=sci_arttext&pid=S1413-81232011000700030.
17. Acesso de primeiro contato na atenção primária: uma avaliação pela população masculina. Revista brasileira de Epidemiologia, v. 23, 2020. [Acesso 16 Ago 2022]. Disponível em: https://doi.org/10.1590/1980-549720200072.
18. Rosso CFW, Cruvinel KPS, Silva MAS et al. Protocolo de Enfermagem na Atenção Primária à Saúde no Estado de Goiás [Livro da internet]. Goiânia: Conselho Regional de Enfermagem de Goiás; 2014. [Acesso 12 Ago 2022]. Disponível em: http://www.corengo.org.br/wp-content/uploads/2015/02/Protocolo-de-Enfermagem-CorenGO-Site.pdf.
19. Brasil. Ministério da Saúde. Secretaria de Atenção à Saúde. Departamento de Atenção Básica. Política Nacional de Atenção Básica. Brasília: MS; 2012.
20. Rosso CFW et al. Protocolo de Enfermagem na Atenção Primária à Saúde no Estado de Goiás. 3. ed. Goiânia: Conselho Regional de Enfermagem de Goiás, 2017. 394 p. ISBN 978-85-68947-02-9.
21. Taquette SR, Meirelles ZV. Convenções de gênero e sexualidade na vulnerabilidade às DSTs/AIDS de adolescentes femininas. Revista oficial do núcleo de estudos da saúde do adolescente/UERJ [Periódicos da internet]. 2012 Scielo. [Acesso 5 Ago 2022]. Disponível em: http://www.adolescenciaesaude.com/detalhe_artigo.asp?id=331.
22. Brasil. Ministério da Saúde. Secretaria de Atenção à Saúde. Departamento de Ações Programáticas Estratégicas. Cartilha para pais: como exercer uma paternidade ativa. Ministério da Saúde, Secretaria de Atenção à Saúde, Departamento de Ações Programáticas Estratégicas – Brasília: Ministério da Saúde, 2018. 28 p.
23. Batista JV. et al. Perfil epidemiológico da mortalidade masculina no Brasil, 2014-2018. Research, Society and Development, v. 10, n. 5, p. e51710515248, 15 Maio 2021. [Acesso 22 Ago 2022]. Disponível em: https://doi.org/10.33448/rsd-v10i5.15248.
24. Hospital Sírio-Libanês [Internet]. Doenças da Próstata. [Acesso 22 Ago 2022]. Disponível em: https://www.hospitalsiriolibanes.org.br/hospital/especialidades/nucleo-avancado-urologia/Paginas/doencas-prostata.aspx.
25. Wild CP, Weiderpass E, Stewart BW. World cancer report: cancer research for cancer prevention. Lyon, France: International Agency for Research on Cancer, 2020. [Acesso 18 Ago 2022]. Disponível em: http://publications.iarc.fr/586.
26. Instituto Nacional de Câncer José Alencar Gomes da Silva. Publicações. Infográficos. Apoio à decisão no rastreamento do câncer de próstata. Rio de Janeiro: INCA, 2019. [Acesso 18 Ago 2022]. Disponível em: https://www.inca.gov.br/publicacoes/infograficos/ferramenta-de-poiodecisao-no-rastreamento-do-cancer-de-prostata.
27. Pereira APS, Oliveira MAC, Pereira IC et al. Rev Bras Enferm. O genograma e o ecomapa no cuidado de enfermagem em saúde da família. 2009. Brasília. [Acesso 10 Ago 2022]. Disponível em: http://www.scielo.br/pdf/reben/v62n3/12.
28. Garcia PL, Sanchez ZM. Consumo de álcool durante a pandemia da COVID-19: uma reflexão necessária para o enfrentamento da situação. Cadernos de Saúde Pública, v. 36, n. 00124520, 2020.
29. Masur JMM. Validation of the CAGE alcoholism screening test in Brazilian Psychiatry inpatient hospital setting. [Internet]. 1983. J Biol Res. [Acesso 18 Ago 2022.] Disponível em: http://www.scielo.br/scielo.php?script=sci_arttext&pid=S1516-44462005000100012.

30. Babor TF et al. AUDIT: Teste para Identificação de Problemas Relacionados ao Uso de Álcool. Ribeirão Preto: PAI-PAD – FMRP – USP, 2006.
31. Sistema de Informações sobre Mortalidade [Internet]. Brasília: SIM. [Acesso 21 Set 2022]. Disponível em: http://tabnet.datasus.gov.br/cgi/tabcgi.exe?sim/cnv/ext10uf.def.
32. Brasil. Ministério da Saúde. Por uma Cultura da Paz, a Promoção da Saúde e a Prevenção da Violência [Internet]. Brasília: Ministério da Saúde; 2009. [Acesso 20 Ago 2021]. Disponível em: http://bvsms.saude.gov.br/bvs/publicacoes/cultura_paz_saude_prevencao_violencia.pdf.
33. Herdman TH, Kamitsuru S, Lopes CT. Nursing Diagnoses – Definitions and Classification – 2021-2023, 11. ed. New York. 2021. 568 p.

22

Saúde da Pessoa Idosa

Lisiane Manganelli Girardi Paskulin
Eliane Pinheiro de Morais
Fernanda Peixoto Cordova
Naiana Oliveira dos Santos

O que há neste capítulo?

Neste capítulo, contextualizam-se o processo de envelhecimento e as políticas públicas, destacando-se conceitos importantes na atenção à saúde da pessoa idosa, entre eles: independência, autonomia, capacidade funcional e intrínseca, fragilidade e as síndromes geriátricas. São abordadas as modalidades de cuidado do enfermeiro em Atenção Primária à Saúde para idosos por meio de Consulta de Enfermagem, visita domiciliar e grupos. Considerando-se o envelhecimento da população, é cada vez mais necessário que os enfermeiros que atuam na APS tenham conhecimentos específicos sobre as particularidades que envolvem essa etapa da vida.

Introdução

O envelhecimento da população é um fenômeno atual e mundial que exige, entre outras ações, o preparo dos profissionais que atuam em Atenção Primária à Saúde (APS). A Organização Mundial da Saúde (OMS) chama a atenção para o envelhecimento exponencial da população em todo o mundo, em especial das pessoas idosas vivendo em países de baixa renda.[1]

Envelhecer faz parte do destino biológico dos seres humanos. É dinâmico, habitualmente lento e progressivo; contudo, é individual e variável, ou seja, é um processo vivencial, subjetivo e biológico. Essas características justificam a tendência a definir-se os idosos como um grupo com características heterogêneas, ou seja, para cada pessoa o processo de envelhecer é diferente. O envelhecimento que ocorre em condições normais, como um processo natural de diminuição progressiva da reserva funcional dos indivíduos, é denominado senescência. No entanto, quando acompanhado de doenças crônicas, deterioração das funções e fragilidade, pode ocasionar uma condição que requer assistência diferenciada, sendo essa fase conhecida como senilidade.[2]

A alteração do perfil epidemiológico e as mudanças nas necessidades de saúde da população têm exigido a reorganização da agenda de saúde brasileira e a implementação de novas políticas públicas. Essas políticas devem envolver desde a promoção da saúde, a atenção às doenças crônicas não transmissíveis (DCNT) (ver Capítulo 11 – Abordagem das Condições Crônicas na Atenção Primária à Saúde), o cuidado ao idoso dependente, o suporte aos cuidadores, até o trabalho em rede.

As políticas direcionadas ao idoso são recentes. No Brasil, o grande avanço das políticas públicas de proteção social a esse grupo etário ocorreu com a Constituição Federal, em 1988, que introduziu o conceito de seguridade social, fazendo com que a rede de proteção ganhasse conotação de direito de cidadania. Em 1994, foi promulgada a Política Nacional do Idoso (PNI), com o objetivo de assegurar os direitos sociais que garantam a promoção da autonomia, da integração e da participação efetiva do idoso na sociedade, de modo a exercer sua cidadania.[3] Já em 2003 foi aprovado o Estatuto da Pessoa Idosa, que estabelece os direitos fundamentais relacionados à vida, à liberdade, ao respeito e à dignidade, ao acesso à saúde, à educação, à cultura, ao esporte e ao lazer, à profissionalização do trabalho, à previdência social, à assistência social, à alimentação saudável, à habitação, ao transporte e às medidas de proteção.[4]

Nos aspectos relativos à saúde do idoso, está vigente, desde 2006, a Política Nacional de Saúde da Pessoa Idosa (PNSPI), que tem por objetivo manter, promover e recuperar a autonomia e a independência dos idosos, por meio de dois eixos norteadores de atenção: o primeiro voltado para o atendimento das necessidades dos idosos independentes; e o segundo direcionado ao cuidado dos idosos frágeis ou em processo de fragilização.[5] A PNPSI nos remete a três importantes conceitos: independência, autonomia e fragilidade. A **independência** relaciona-se com a habilidade de realizar, sem o auxílio de outras pessoas, as atividades do dia a dia. A **autonomia** é a capacidade de tomar decisões e gerenciar a sua própria vida[5] A independência para realizar as atividades do dia a dia e a autonomia para tomar decisões compõem a denominada capacidade funcional (CF) e são avaliadas por meio de instrumentos específicos.[6,7] Já a **fragilidade** é compreendida como uma síndrome multidimensional que envolve fatores biológicos, psicológicos e sociais, culminando com a ocorrência de desfechos clínicos adversos, como declínio funcional, quedas, hospitalização, institucionalização e morte. Quanto às características clínicas, a fragilidade está relacionada a alterações atribuídas ao envelhecimento, por exemplo diminuição da massa e da força muscular, exaustão, alteração da marcha e do equilíbrio, anorexia, perda de peso progressiva. Quanto ao critério etário, ter 80 anos ou mais, também está associado à fragilidade.[8]

O Relatório Mundial do Envelhecimento de 2015, da OMS, acrescenta o conceito de **capacidade intrínseca**, que se refere ao conjunto das capacidades físicas e mentais do indivíduo e as interações deste com o ambiente. A capacidade intrínseca pode ser entendida como um determinante da **capacidade funcional**.[1]

Para dar mais visibilidade à questão do envelhecimento populacional, a OMS estabeleceu a Década do Envelhecimento Saudável para o período de 2021 a 2030, por meio de ações colaborativas, para que as pessoas possam viver mais tempo e com saúde e oportunidades.

Síndromes Geriátricas

A saúde do idoso é determinada pelo funcionamento harmonioso de quatro domínios funcionais: cognição, humor, mobilidade e comunicação. A perda dessas funções resulta nas síndromes geriátricas que afetam a autonomia e a independência dos idosos. Essas síndromes, resultado de múltiplas causas com uma única manifestação, incluíam inicialmente a incapacidade cognitiva, a instabilidade postural, a imobilidade, a iatrogenia e a incontinência urinária. Recentemente, foram incluídas a insuficiência familiar e a incapacidade comunicativa.[9]

A incapacidade cognitiva designa o comprometimento das funções encefálicas superiores capaz de prejudicar a funcionalidade, manifestando-se como esquecimento das Atividades de Vida Diária (AVD) e resultando em perda da autonomia e da independência do idoso. A perda da cognição é o "apagamento" da identidade que nos define como seres pensantes. As principais etiologias da incapacidade cognitiva são: depressão e *delirium* (causas reversíveis), demência e doenças mentais, como esquizofrenia, oligofrenia e parafrenia (causas irreversíveis).[9]

A imobilidade é entendida como qualquer limitação do movimento que represente uma causa importante para comprometimento da qualidade de vida. Pode se apresentar como resultado da instabilidade postural e ter causas multifatoriais, como certas doenças, iatrogenia medicamentosa, fatores socioambientais e negligência.[2] A evolução da imobilidade resulta na síndrome da imobilidade, caracterizada por déficit cognitivo avançado, rigidez e contraturas generalizadas e múltiplas, afasia, disfasia, incontinência urinária e fecal, além de lesões por pressão, gerando a necessidade de cuidado em tempo integral.

Iatrogenia é uma síndrome que muitas vezes resulta do desconhecimento das alterações fisiológicas do envelhecimento e das particularidades da abordagem às pessoas idosas. Significa qualquer alteração patogênica provocada pela equipe de saúde.[9] Por serem portadores de diversas patologias, muitas delas crônicas, a baixa capacidade de compreensão da prescrição médica, a dificuldade de comunicação e a redução ou perda da audição também podem contribuir para as iatrogenias nos idosos.

A incontinência urinária e fecal está relacionada à perda do controle esfincteriano. A ocorrência simultânea das duas é 12 vezes mais comum do que a incontinência fecal isolada. Mesmo isoladas, causam problemas sociais e/ou higiênicos e são pouco relatadas pelos idosos, por constrangimento. Muitos entendem erroneamente que seria normal com o avançar da idade vivenciar esses problemas e desconhecem as possibilidades terapêuticas que podem melhorar essa condição. A prevalência aumenta com a idade, variando de 12% para 20,9% entre 60 e 64 anos e com 85 anos de idade, respectivamente. Existem dois tipos de incontinência urinária: as transitórias (causadas por *delirium*, infecção do trato urinário, medicamentos, impactação fecal, restrição da mobilidade e transtornos psiquiátricos); e as estabelecidas (urgência, esforço, transbordamento e funcional).[9] Para determinar o tipo de incontinência, é importante realizar a avaliação adequada e estabelecer medidas preventivas o mais cedo possível.

As duas últimas síndromes estão relacionadas às relações sociais. A incapacidade comunicativa afeta pelo menos 1/5 da população com mais de 65 anos e é considerada importante causa de perda ou restrição da participação social, causando a desconexão com o mundo, pela perda da capacidade de expressar suas ideias e seus sentimentos. A insuficiência familiar ocorre quando há falha na função protetiva da família e está relacionada às novas configurações familiares, ao ingresso da mulher no mercado de trabalho, ao crescente individualismo, ao histórico de violência na família, entre outras causas que reduzem sua capacidade de prestar apoio a seus membros idosos. A abordagem desse contexto é extremamente complexa, uma vez que a família é a principal fonte de suporte para a população idosa,[2] e as Equipes de Saúde da Família (ESF) precisam estar cada vez mais preparadas para intervir, de modo a promover o fortalecimento de vínculo e a ajuda mútua. Outro fator que precisa ser considerado são as políticas públicas insuficientes para o apoio às famílias, quando precisam abandonar o trabalho para dedicar-se ao cuidado do idoso dependente, sobretudo aqueles com problemas socioeconômicos.

Redes de Apoio

Um dos determinantes para o envelhecimento ativo[10] e saudável[1] é contar com uma rede de apoio formal e informal. Entendem-se por apoio formal as relações estabelecidas pela posição e pelos papéis na sociedade, incluindo os profissionais, os serviços estatais, a segurança social e os organizados pelo poder local, como hospitais, Instituição de Longa Permanência para Idosos (ILPI), atendimento domiciliar, entre outros serviços.[11] Já o apoio informal é prestado pelos indivíduos com quem o idoso tem relação interpessoal.

Na rede informal, estão incluídos a família, os vizinhos, os amigos, entre outros. Essa rede normalmente pode prestar quatro tipos de apoio ao idoso:

1) o apoio emocional (amor e afeição);
2) o apoio instrumental ou material (fornecimento de necessidades materiais em geral, ajuda para trabalhos práticos, como limpeza de casa, preparação de refeição, transporte) e a ajuda financeira;
3) o apoio de informação (aconselhamentos, sugestões, orientações) que podem ser usadas para lidar com problemas e resolvê-los;
4) a interação social positiva (disponibilidade de pessoas com quem o idoso pode se sentir amado, seguro, divertir-se e relaxar).[12]

Processo de Enfermagem Aplicado à Atenção à Saúde dos Idosos

O cuidado de enfermagem na atenção aos idosos pode ocorrer em vários locais e momentos, dentro e fora da Unidade de Saúde (US), como na sala de espera, no acolhimento, no consultório, nos domicílios, nos locais destinados a atividades grupais e comunitárias e, ainda, em instituições de longa permanência e centros de cuidado dia. Neste capítulo, serão abordados a Consulta de Enfermagem (CE), os grupos e a visita domiciliar (VD), mas salienta-se que os aspectos trabalhados nessas modalidades de cuidado podem ser extrapolados e adaptados para outros espaços e propostas de atenção ao idoso. Destaca-se que o cuidado não deve ocorrer centrado na(s) doença(s) apresentadas, mas nas características peculiares dessa etapa de vida, na singularidade de cada pessoa e de cada família, na manutenção da sua CF e no suporte à sua rede de apoio informal. Essas ações propiciarão a melhoria do acesso à atenção, da qualidade do cuidado e da resolutividade do cuidado no âmbito da APS.

As VD normalmente são executadas pelos profissionais da APS para famílias com idosos dependentes,[13] mas também são recomendadas aos independentes e parcialmente dependentes para que se possa conhecer melhor a dinâmica familiar e as condições de vida, para desenvolver ações educativas, além de poder observar e intervir nos fatores de risco e promover a proteção. Aspectos relativos aos cuidados de enfermagem na APS aos usuários dependentes são explorados no Capítulo 9 – Atenção Domiciliar.

As CE geralmente são direcionadas para o cuidado de danos crônicos e não focam na atenção integral ao idoso. Artigo de revisão integrativa de literatura sobre a CE a idosos[14] demonstra artigos existentes sobre a organização das consultas ou versam sobre a percepção dos idosos e profissionais que as frequentavam. Ressaltam ainda que a CE ao idoso possibilita melhor interação idoso-enfermeiro. Com o advento da Covid-19, muitos idosos passaram a ser atendidos pelos enfermeiros por meio de teleconsultas, com incremento na oferta de aplicativos e plataformas de orientação de cuidados a esse grupo etário, os quais são extremamente úteis, evitando que os idosos precisem sair de seus domicílios e possibilitando que sigam em acompanhamento.

As CE e as visitas são estruturadas por meio do Processo de Enfermagem (PE). A seguir, serão apresentados referenciais para o acompanhamento do idoso independente ou com alguma independência em CE, na VD e em grupos educativos.

Processo de Enfermagem Aplicado à Consulta de Enfermagem e à Visita Domiciliar aos Idosos

As propostas de avaliação multidimensional do idoso existentes na literatura internacional e nacional são variadas, mas guardam muitas semelhanças. Os fundamentos utilizados neste capítulo baseiam-se no referencial proposto pelo Ministério da Saúde (MS).[6,15] Acredita-se que o PE deva incluir, além dos aspectos biológicos, a rede de apoio informal e formal do idoso, as características da comunidade onde ele vive e o processo de interação dele com fatores socioambientais ao longo de sua vida. Deve contemplar também aspectos que permitam ao enfermeiro na APS assumir a coordenação do cuidado, a fim de garantir que idosos com alguma dependência, vulnerabilidade ou necessidade específica tenham acesso a outros serviços que compõem as redes de atenção em saúde e de assistência social.

> Para manter a comunicação adequada com o idoso, é necessário usar uma linguagem simples, fazer perguntas e dar respostas objetivas, falar de frente para ele de modo pausado (para que possa ver seus lábios e expressão), não gritar e perguntar uma coisa de cada vez, para que tenha tempo de processar seu questionamento, elaborar a resposta e manifestá-la, sem ser interrompido. Além disso, verifique se ele entendeu suas orientações. Chame o idoso pelo nome e evite infantilizá-lo usando diminutivos como "bracinho" ou "pezinho".

Outro aspecto importante é a utilização da Caderneta de Saúde da Pessoa Idosa para o registro e o acompanhamento das principais informações de saúde. É um instrumento facilitador da comunicação entre diferentes serviços, profissionais de saúde, idoso e família, que versa sobre as condições de saúde e hábitos de vida, além de ofertar orientações para o autocuidado dele.[15]

Conforme descrito no Capítulo 3 – O Processo de Enfermagem como Fundamento para o Cuidado na Atenção Primária à Saúde, o PE envolve cinco etapas, que estão interligadas de modo dinâmico. A proposta para o desenvolvimento do PE com os idosos foi construída com base na teoria das necessidades humanas básicas, que considera as características multidimensionais e vai ao encontro da avaliação multidimensional proposta pelo MS nos Cadernos de Atenção Básica[6] e na Caderneta de Saúde da Pessoa Idosa.[15]

Coleta de Dados

A coleta de dados inclui o histórico sobre o idoso (anamnese), o exame físico e a avaliação de exames laboratoriais realizados. Quanto aos exames laboratoriais, verificar se o idoso tem exames atualizados de perfil lipídico, glicemia, exame quantitativo de urina (EQU), entre outros, de acordo com a avaliação clínica e a história pessoal.

Nesta seção, apresenta-se a primeira etapa do PE orientada pela revisão das necessidades humanas, que compreende o levantamento de informações (do idoso, dos familiares e cuidadores), organizadas didaticamente em necessidades psicobiológicas, psicossociais e psicoespirituais.

Na identificação do idoso, coletam-se nome, idade, sexo, estado conjugal, profissão/ocupação, raça autodeclarada, naturalidade, escolaridade, renda, religião e onde e com quem mora. Se houver cuidadores, também são coletadas informações sobre eles, como nome, idade e grau de parentesco e se residem com o idoso.

Na história atual, pode-se investigar e registrar se houve algum motivo especial para a consulta ou para a VD, a presença de doenças crônicas, cirurgias realizadas, hospitalizações no último ano, se tem alguma deficiência, se faz uso de medicamentos (quais), fitoterápicos ou suplementos e onde são armazenados, se apresenta alergias medicamentosa, alimentar e de contato. Na história passada, podem ser complementadas informações sobre os hábitos de vida e sobre a história familiar que o profissional julgar importantes. Quanto à revisão das necessidades humanas, a seguir apresenta-se para cada área um resumo das principais mudanças que ocorrem nessa etapa da vida.

▪ Necessidades psicobiológicas

O sistema biológico vai sendo comprometido com o processo de envelhecimento. Portanto, proceda ao exame físico cefalocaudal e registre se observar alguma alteração do padrão de normalidade. Destacam-se, para essa avaliação, os itens a seguir.

Regulação neurológica

O sistema nervoso central é responsável pela vida de relação (sensações, movimentos, funções psíquicas, entre outros) e pela vida vegetativa (funções biológicas internas). A partir da sexta década, há a diminuição do peso e do volume do cérebro.[2] O fluxo sanguíneo diminui cerca de 15% a 20%, assim como as células nervosas. O fluxo do sangue e o metabolismo se tornam mais lentos.[16] Assim, busque e registre informações fornecidas pelo idoso, aquelas observadas por você durante o atendimento quanto a cognição, humor e comportamento, bem como as alterações percebidas pelo usuário/família. A cognição é a capacidade mental de compreender e resolver os problemas do cotidiano, enquanto o humor é a motivação necessária para a realização de atividades e/ou a participação social.[7] Inclui também outras funções mentais, como o nível de consciência, a sensopercepção e o pensamento.

A avaliação pode incluir a formulação de perguntas contidas na Caderneta do Idoso:[15] algum familiar ou algum(a) amigo(a) falou que você está ficando esquecido(a)? O esquecimento está piorando nos últimos meses? O esquecimento está impedindo a realização de alguma atividade do cotidiano? No último mês, você ficou com desânimo, tristeza ou desesperança? No último mês, você perdeu o interesse ou o prazer por atividades anteriormente prazerosas? Quando houver respostas afirmativas a essas questões, você pode aplicar as escalas propostas nos Cadernos de Atenção Básica,[6] como o Miniexame do Estado Mental (MEEM) e a Escala de Depressão Geriátrica. O MEEM é uma escala composta de 15 perguntas sobre como o idoso tem se sentido na última semana,[17] rápida e de fácil aplicação, sendo a mais comum para avaliar o estado cognitivo. A Escala de Depressão Geriátrica também não é diagnóstica, mas auxilia na avaliação da depressão entre idosos (doença com elevada prevalência e que precisa ser diferenciada de outras patologias).[18]

Avalie também aspectos relacionados à mobilidade, ou seja, a capacidade de deslocamento por meio da postura, marcha e transferência. A Caderneta do Idoso propõe a avaliação durante exame físico da medida do perímetro da panturrilha esquerda como parâmetro de avaliação da massa muscular. Medidas menores que 31 cm são indicativas de redução dela (sarcopenia) e estão associadas a maior risco de quedas, diminuição da força e dependência funcional.[15]

Percepção dos órgãos do sentido

Os órgãos dos sentidos sofrem mudanças fisiológicas importantes, como a redução de acuidade visual, da discriminação das cores e dificuldade de adaptação às mudanças de luminosidade, entre outras. Podem surgir patologias como catarata e glaucoma, que afetam a visão. A diminuição da audição prejudica a capacidade de comunicação do idoso, favorecendo o isolamento. A perda dela se dá de maneira progressiva: inicia-se com os sons de alta frequência; e os de média e baixa são perdidos à medida que a condição evolui. Há o aparecimento de pelos e a presença de rolhas de cerume. O paladar diminui em decorrência da atrofia da língua e das papilas gustativas, fazendo com que o idoso sinta que os alimentos estão azedos e amargos. Com a diminuição do número de células no revestimento nasal, o olfato também fica prejudicado, bem como há redução do tato para sentir pressão, dor e temperaturas.[16] O enfermeiro precisa identificar as condições do idoso no que tange a visão, audição, compreensão e capacidade de se expressar. Avaliar a presença de dor aguda ou crônica (há mais de 3 meses) e a caracterização, o local e a intensidade dela. Registrar a necessidade de uso de óculos e aparelho auditivo e as datas das últimas revisões.

Oxigenação

O sistema respiratório apresenta modificações fisiológicas que interferem na oxigenação dos idosos e acarretam prejuízo da função pulmonar, diminuição da elasticidade do pulmão, enfraquecimento dos músculos torácicos inspiratórios e expiratórios, enrijecimento da parede torácica.[2] Importante verificar se são relatadas desordens ventilatórias do sono, como apneias e obstruções, e observar os movimentos de respiração do idoso. Caso seja necessária uma avaliação mais eficaz da capacidade pulmonar, a espirometria pode ser de grande valor na detecção precoce de patologias pulmonares.

Regulação térmica e vascular

Os idosos apresentam uma redução de 20% a 30% da água corporal, dificuldade de produção e conservação de calor, maior risco de hipotermia, sendo importante a identificação do relato de alterações de temperatura.[19] A possível presença de aterosclerose, insuficiência cardíaca, hipertensão arterial sistêmica e hipotensão postural causa alterações importantes na frequência cardíaca e na pressão dos idosos. Verifique temperatura, pulsos, frequência cardíaca e respiratória, a pressão arterial e realize a ausculta cardíaca e respiratória.

Alimentação e hidratação

A alimentação e a hidratação nos idosos sofrem muitas mudanças, decorrentes de alterações fisiológicas que interferem nos hábitos alimentares. Há uma menor sensação de sede, diminuição da percepção dos doces e salgados. A xerostomia (boca seca), a saliva mais espessa e a perda dos dentes provocam um desinteresse pela comida.[19] Muitos idosos fazem uso de alguma dieta especial, sendo necessário identificar se houve alguma alteração significativa de peso nos últimos tempos. Verifique o peso, a altura e o índice de massa corporal (IMC) do idoso.[20] Observe a coloração e a hidratação das mucosas. Para a classificação do estado nutricional, de acordo com o IMC, utilize as tabelas apresentadas no Capítulo 27 – Sobrepeso e Obesidade.

Eliminações

A continência, independentemente da idade, é consequência de vários fatores, como integridade anatômica do trato urinário inferior e dos mecanismos fisiológicos envolvidos na estocagem e na eliminação da urina, bem como da cognição, da mobilidade e da motivação para ir ao banheiro. Em razão desses fatores, investigue o padrão urinário do idoso, a frequência, se ele apresenta incontinência urinária, se tem dor ou ardência ao urinar, se precisa de ajuda para ir ao banheiro ou necessita ser lembrado, se apresenta urgência urinária e se se levanta à noite para urinar. Com relação à eliminação intestinal, investigue com qual frequência o idoso evacua, o aspecto das fezes, se apresenta desconforto ao evacuar e se faz uso de laxante (qual e com que frequência). A incontinência urinária é definida como a queixa de qualquer perda involuntária de urina e, junto com a incontinência fecal, compõe uma das síndromes geriátricas já relatadas neste capítulo.

Integridade cutaneomucosa

O envelhecimento da pele é um fenômeno complexo, que se classifica em dois tipos distintos: o verdadeiro ou intrínseco; e o extrínseco ou fotoenvelhecimento. Uma das principais alterações fisiológicas sofridas pelo idoso é a redução do turgor e da elasticidade da pele, decorrente da redução do colágeno e das fibras elásticas.[19] Nas mulheres, as alterações da menopausa também influenciam no envelhecimento da pele. Verifique se o idoso apresenta alguma queixa com relação a lesões de pele e observe se apresenta alterações nela (ressecamento e/ou lesões).

Cuidado corporal, atividade física, segurança e meio ambiente

Investigue se o idoso faz a sua higiene bucal e corporal e com que frequência, se apresenta problemas dentários, se faz uso de prótese dentária e como a higieniza. Observe as condições de higiene corporal e oral. Questione se o idoso pratica alguma atividade física, identificando qual e com que frequência. Com relação ao meio ambiente, é importante verificar se o idoso apresentou queda no último ano e, em caso positivo, quantas vezes, em que local, o que motivou e se houve alguma consequência. Verifique também ou questione se no ambiente onde ele vive há escadas com corrimão dos dois lados, tapetes presos, se existem equipamentos de segurança no banheiro, como barras de apoio, se tem o hábito de deixar alguma luz acesa à noite, se tem acesso a armários sem uso de escadas ou bancos e se faz uso de bengala, muletas ou outro instrumento de apoio. Identifique, ainda, qual meio de transporte ele utiliza com mais frequência. Na VD, é possível verificar as condições do local onde o idoso vive (se é arejado, se há insolação, se há umidade, condições de limpeza e presença de degraus).

Sono e repouso

Os idosos necessitam aproximadamente da mesma quantidade de horas de sono que pessoas mais jovens (7 a 9 horas por noite), mas os padrões de sono se modificam à medida que a pessoa fica mais velha. Não está claro ainda se as mudanças no padrão de sono ocorrem pelo envelhecimento ou por outros fatores, como uso de medicação, falta de exercícios, cochilos durante o dia, ou relacionados a alguma doença. Deve-se levar em conta ainda que alguns idosos necessitam levantar para urinar ou têm dor crônica, o que também afeta o sono.[19] Investigue os hábitos de sono (quantas horas dorme em média), se apresenta alguma dificuldade em iniciar ou manter o sono e se costuma fazer algum repouso durante o dia.

Sexualidade

Apesar das mudanças na função biológica sexual com o envelhecimento, é importante lembrar que a sexualidade envolve mais do que questões relacionadas ao sistema reprodutivo, à genitália e às mudanças hormonais. Novas atitudes e práticas sexuais têm sido adotadas por alguns idosos, mas os mitos e tabus ainda prevalecem e há uma tendência de considerar as pessoas idosas como assexuadas. Esse tema, por vezes, é considerado como difícil de ser abordado pelo enfermeiro, mas é bastante importante, pois o número de IST/HIV/Aids entre idosos tem aumentado.[19] Questione se o idoso ainda tem vida sexual ativa e, em caso afirmativo, se faz uso de proteção. Se necessário, questione sobre exames anti-HIV e IST (sobre esse tema, ver Capítulo 19 – Abordagem Integral em Saúde Sexual e Reprodutiva). Outro aspecto importante para compreender a sexualidade nessa etapa da vida é o conceito de intimidade sexual, que envolve uma gama de expressões sensuais, e não apenas o ato sexual em si, e que tem representações diferentes para as pessoas em diferentes épocas e culturas[19] e também pode ser explorada.

Necessidades psicossociais

A rede de apoio informal é importante na vida do idoso, portanto pergunte com quem ele reside e explore o histórico do relacionamento familiar nas etapas anteriores da vida. Questione se frequenta algum grupo ou associação. Se houver oportunidade, observe e avalie o relacionamento com os familiares e cuidadores. Avalie também a presença de situações de vulnerabilidade, como morar só, residir em área de risco, depender da renda familiar para viver ou haver familiar que dependa da renda do idoso para se manter. Você pode lançar mão do ecomapa para mostrar essas relações (ver Capítulo 2 – A Família como Unidade de Cuidado na Atenção Primária à Saúde). É importante verificar também se o idoso ainda trabalha, se recebe aposentadoria, pensão ou benefício de prestação continuada e como ele ou a família gerenciam os recursos.

Educação e saúde

Investigue aspectos relativos aos comportamentos de saúde, como o uso de bebida alcoólica, tabagismo, uso de outras drogas, imunizações[15] (difteria e tétano, hepatite, Covid, influenza e pneumonia) e atividades de lazer. Explore a capacidade do idoso para executar as AVD. Para avaliá-las, sugere-se aplicar as escalas propostas pelo Caderno de Atenção Básica Envelhecimento e Saúde da Pessoa Idosa.[6] As escalas mais utilizadas são a de Lawton para as atividades básicas de vida diária e as de Katz para as atividades instrumentais de vida diária. Essas são as escalas tradicionalmente aplicadas na área da geriatria e da gerontologia e que foram validadas no Brasil há mais de duas décadas. A Caderneta de Saúde da Pessoa Idosa[15] propõe, ainda, a aplicação do Protocolo de Identificação do Idoso Vulnerável (VES-13).

Necessidades psicoespirituais

No envelhecimento, a espiritualidade pode ser um importante recurso para enfrentar as adversidades, as perdas e as diversas mudanças físicas, biológicas e sociais vivenciadas. A religiosidade auxilia na busca de um significado para a vida; e vai além das práticas religiosas tradicionais.[21] Recomenda-se investigar as crenças e seus significados para o idoso e sua família.

Diagnóstico de Enfermagem

Os Diagnósticos de Enfermagem (DE) existentes e propostos pela NANDA Internacional (NANDA-I)[22] ainda têm um enfoque bastante individual e voltado para situações de senilidade e alterações nas necessidades humanas básicas. São importantes e devem ser utilizados para que se reconheça e se intervenha nos aspectos clínicos, funcionais e até mesmo para relacionar os sinais e sintomas com as síndromes geriátricas. Entretanto, outros DE que contemplem o cuidado de enfermagem na APS no âmbito da promoção da saúde, prevenção de danos e vulnerabilidades do indivíduo, da família e dos grupos ainda precisam ser desenvolvidos.

Na experiência das autoras no cuidado aos idosos independentes e parcialmente dependentes em APS, os diagnósticos propostos pela NANDA-I[22,23] utilizados com mais frequência estão descritos na Quadro 22.1.

Com frequência, o idoso tem mais de uma necessidade humana afetada, como memória, mobilidade e educação para a saúde. Sob esse prisma, a NANDA-I propõe também um conceito de síndrome, definida por um grupo específico de DE que ocorrem simultaneamente e que são tratados por intervenções similares.[22] Na área do cuidado ao idoso, há os diagnósticos "Risco para Síndrome do Idoso Frágil" (RSIF) e "Síndrome do Idoso Frágil" (SIF). O "Risco para Síndrome do Idoso Frágil" é definido como "um estado dinâmico de equilíbrio instável que afeta o idoso, que passa por deterioração em um ou mais domínios de saúde (físico, funcional, psicológico ou social) e leva ao aumento da suscetibilidade a efeitos de saúde adversos, em particular, as deficiências".[23]

O DE "Disposição para envelhecimento saudável" é uma nova proposição conceitual e foi desenvolvido a partir do conceito de envelhecimento saudável da OMS. Foi validado por especialistas e submetido à NANDA-I. O estabelecimento desse diagnóstico poderá proporcionar ao enfermeiro a identificação do envelhecimento saudável em sua prática clínica e sistematizar intervenções voltadas à manutenção da CF, o bem-estar psicológico e espiritual e o engajamento social.[24]

QUADRO 22.1 Diagnósticos de Enfermagem mais frequentes na atenção à saúde de idosos na APS de acordo com as necessidades humanas básicas.

Necessidades psicobiológicas	Necessidades psicossociais	Necessidades psicoespirituais
▪ **Regulação neurológica** Memória prejudicada ▪ **Regulação vascular** Risco para disfunção vascular Risco de sangramento ▪ **Eliminação** Constipação Incontinência intestinal Eliminação urinária prejudicada ▪ **Integridade cutaneomucosa** Integridade tissular prejudicada Integridade da pele prejudicada Risco de integridade da pele prejudicada Risco de úlcera por pressão ▪ **Percepção dos órgãos dos sentidos** Percepção visual alterada Percepção auditiva alterada Dor crônica Conforto prejudicado	▪ **Liberdade/participação** Falta de adesão ▪ **Autorrealização** Risco de tensão no papel de cuidador Tensão do papel de cuidador Processos familiares disfuncionais Processos familiares interrompidos Disposição para processos familiares melhorados Desempenho de papel ineficaz ▪ **Recreação/lazer** Atividade recreativa deficiente ▪ **Segurança emocional** Ansiedade ▪ **Gregária** Interação social prejudicada Relacionamento ineficaz Risco de relacionamento ineficaz Disposição para relacionamento melhorado	▪ Disposição para religiosidade aumentada ▪ Risco de sofrimento espiritual ▪ Disposição para o aumento da esperança ▪ Disposição para o bem-estar aumentado ▪ Risco de religiosidade prejudicada ▪ Religiosidade prejudicada ▪ Sofrimento moral

(*Continua*)

QUADRO 22.1	Diagnósticos de Enfermagem mais frequentes na atenção à saúde de idosos na APS de acordo com as necessidades humanas básicas. (*Continuação*)	
Necessidades psicobiológicas	**Necessidades psicossociais**	**Necessidades psicoespirituais**
▪ **Segurança física/meio ambiente** Risco de quedas ▪ **Nutrição** Nutrição desequilibrada: menos que as necessidades corporais Déficit no autocuidado: alimentação ▪ **Atividade física** Mobilidade física prejudicada ▪ **Sono e repouso** Padrão de sono prejudicado	▪ **Educação para saúde/ aprendizagem** Comportamento de busca de saúde Manutenção ineficaz da saúde Controle ineficaz do regime terapêutico Conhecimento deficiente Comportamento de saúde propenso a risco	

Fonte: Elaborado pela autoria com base na NANDA-I e na experiência clínica na atenção aos idosos em serviço de APS.

Planejamento do Cuidado

Na terceira etapa do PE, o planejamento, estabelecem-se as metas que se deseja alcançar no processo de acompanhamento das condições de saúde do idoso. Essas metas devem ser propostas e pactuadas com o idoso/família/cuidador durante a consulta ou em VD, assim como as intervenções apropriadas a elas. Para estabelecer as metas e as intervenções, o enfermeiro pode se subsidiar na Classificação das Intervenções de Enfermagem (NIC) e na Classificação dos Resultados de Enfermagem (NOC) de acordo com cada caso. Nesse momento, o enfermeiro necessita levar em conta a avaliação inicial e os DE estabelecidos, aos quais poderão ser aplicados os resultados e indicadores selecionados na NOC, que servirão como base para verificar a melhora ou a piora do diagnóstico feito.

Após definir as metas para cada um dos DE estabelecidos ou priorizados, deve-se construir e pactuar um plano de cuidados (PC) junto com o idoso/família/cuidador e proceder/acompanhar a sua implementação.

Implementação de Intervenções

Nessa quarta etapa do PE, conforme descrito no Capítulo 3 – O Processo de Enfermagem como Fundamento para o Cuidado na Atenção Primária à Saúde, as intervenções devem ser definidas em conjunto, levando-se em consideração as preferências e os valores da pessoa/família e com foco na funcionalidade do idoso.

Supondo que um idoso que esteja sendo atendido tenha sido identificado como DE "**Risco de queda**" com os seguintes fatores de risco: ambiente com móveis e objetos em excesso, tapetes espalhados pelo chão, morar sozinho e dificuldade na marcha. Implementando a intervenção "Prevenção contra quedas",[25] o enfermeiro pode orientar o idoso/familiar/cuidador sobre o uso de bengala ou andador, sobre providenciar corrimão e barras de apoio e usar antiderrapante no banheiro, evitar o uso de tapetes e outros objetos no assoalho, bem como sugerir adaptações na casa para aumentar a segurança, recomendar o uso de calçados seguros, educar familiares sobre os fatores de risco que contribuam para quedas e a maneira de reduzi-los.

Além de propor intervenções voltadas ao idoso, é importante pensar nas possibilidades de continuidade do cuidado, seja na APS ou em outros pontos de atenção da rede.

Avaliação dos Resultados

Nessa quinta etapa (conforme Capítulo 3 – O Processo de Enfermagem como Fundamento para o Cuidado na Atenção Primária à Saúde), o enfermeiro compara os resultados obtidos na avaliação inicial com as respostas do idoso/família. Para isso, poderá subsidiar-se na NOC.

Retomando o exemplo do DE "**Risco de queda**", e depois de implementar as intervenções propostas pela NIC, o enfermeiro as avalia novamente com o idoso/família/cuidador por meio do resultado/indicadores da NOC. Utilizando, por exemplo, o resultado denominado "Conhecimento: prevenção de quedas", o enfermeiro verifica se as intervenções foram realizadas e se estão adequadas:

- O idoso (família) adotou o uso de bengala ou andador?
- Providenciou corrimão e barras de apoio?
- Está utilizando tapete de borracha antiderrapante no banheiro?
- Retirou ou prendeu tapetes e outros objetos no assoalho?
- Usa sapato fechado e de tamanho adequado?
- O idoso reconhece a importância desses cuidados para a prevenção de quedas?
- Os familiares reconhecem a importância desses cuidados para a prevenção de quedas e estimulam o idoso na realização desses cuidados?

No exemplo do DE "**Interação social prejudicada**", o enfermeiro avalia com o idoso, a partir do resultado/indicadores da NOC, o envolvimento social e as habilidades de interação desenvolvidas, tendo por base as intervenções propostas.

Grupos para Idosos

De acordo com a PNSPI[5] e as Diretrizes para o Cuidado das Pessoas Idosas no Sistema Único de Saúde (SUS),[26] para a promoção do envelhecimento ativo e saudável deve-se realizar ações que promovam a manutenção da autonomia e da independência do idoso. Nesse sentido, as práticas de educação em saúde com idosos não devem focar nos adoecimentos, o que frequentemente acontece, mas promover a valorização das experiências positivas, o desenvolvimento pessoal e social dos sujeitos participantes, almejando, para além de mudanças de hábitos, maneiras de buscar adaptações à nova situação de vida.

Diante do contexto social em que muitos idosos vivem sozinhos ou têm uma rede social de apoio restrita, os grupos configuram-se como importantes espaços de socialização, de escuta, de companhia e de possibilidades para ampliação da rede de apoio informal.[27] Favorecem o aprendizado e o empoderamento social, bem como o desenvolvimento de estratégias que auxiliam no enfrentamento de problemas físicos, psíquicos e sociais.[28]

Deve-se desenvolver metodologias ativas, com valorização da participação dos indivíduos. Cada grupo constituirá sua identidade a partir da troca de experiências entre seus integrantes, com base em suas histórias e objetivos de vida. Um estudo[27] verificou que a maneira como o profissional de saúde conduz o grupo reflete em maior ou menor participação dos usuários nas atividades. Para otimizar a participação dos idosos, estas não devem ter como prática a troca simbólica de serviços, ou seja, obrigar os usuários a participarem de atividades para terem contrapartidas como medicamentos, receitas, consultas, exames etc.

A experiência das autoras com um grupo de idosos, desenvolvida em um serviço da APS, mostrou que o planejamento das atividades deve ser realizado com o grupo. Nesse planejamento, procura-se atender aos desejos dos participantes quanto a adquirir novos saberes e quanto a atividades de lazer, lúdicas, de criatividade e descontração. Os encontros são semanais, no turno da tarde, e duram 1 hora e 30 minutos. O grupo é coordenado por um(a) enfermeiro(a) e um(a) agente comunitário(a) e conta com a participação de outros profissionais da equipe de saúde e residentes de cursos da saúde. O número de participantes e o local de realização são aspectos importantes a serem pensados, a fim de permitir a participação de todos com privacidade e contato efetivo. Esse grupo normalmente funciona com 20 a 30 pessoas. O Quadro 22.2 apresenta a descrição de alguns temas que têm sido sugeridos pelos idosos e possíveis atividades, organizadas de acordo com as necessidades humanas básicas, como as psicobiológicas e as psicossociais.

QUADRO 22.2 Exemplos de atividades desenvolvidas em Grupo de Idosos na APS de acordo com as necessidades psicobiológicas e psicossociais.

Atividade	Objetivos	Desenvolvimento
Conversando sobre a Caderneta de Saúde do Idoso	▪ Apresentar e fornecer a Caderneta de Saúde do Idoso	Estímulo ao preenchimento e uso da Caderneta
Conversando sobre Segurança e Prevenção de Acidentes com Idosos	▪ Problematizar com os idosos os cuidados a serem tomados para segurança e prevenção de acidentes	Utilizam-se recursos visuais e mobiliário para ilustrar como adaptar os ambientes para garantir segurança. Com esquetes teatrais, abordam-se as atitudes de risco e de segurança no lar, nas ruas e em geral pelos idosos
Conversando sobre Sexualidade na Terceira Idade	▪ Discutir com os idosos as formas de vivenciar a sexualidade na terceira idade ▪ Desmistificar que a sexualidade se resume ao ato sexual ▪ Conversar sobre prevenção de doenças sexualmente transmissíveis	Aborda-se de maneira descontraída o exercício da sexualidade, enfatizando que esta não é influenciada somente por fatores anatômicos e fisiológicos, mas também por fatores psicossociais e culturais, além de relacionamentos interpessoais e experiências de vida; esclarecem-se dúvidas quanto à sexualidade, conversa-se sobre as doenças sexualmente transmissíveis e apresentam-se os métodos para prevenção da transmissão

(Continua)

QUADRO 22.2	Exemplos de atividades desenvolvidas em Grupo de Idosos na APS de acordo com as necessidades psicobiológicas e psicossociais. (*Continuação*)	
Atividade	**Objetivos**	**Desenvolvimento**
Oficina de Práticas Integrativas e Complementares	▪ Proporcionar vivência do grupo com as Práticas Integrativas e Complementares	Realiza-se a vivência do grupo com as práticas. É necessário ter profissional capacitado para a condução delas
Contação de histórias	▪ Promover aos idosos o prazer de resgatar suas memórias por meio das narrativas orais	Alguém do grupo é convidado a ler e/ou contar histórias por meio de narrativas, contos, fábulas, lendas, estimulando o imaginário e a criatividade de cada um
Conversando sobre Saúde Ambiental e Cuidados com o Meio Ambiente	▪ Estabelecer relação da saúde ambiental com a saúde dos indivíduos ▪ Abordar cuidados para a preservação do meio ambiente	Aborda-se o papel dos órgãos de vigilância sanitária na promoção da saúde ambiental Desenvolvem-se com os idosos reflexões sobre o papel de cada um e da sociedade nos cuidados com o meio ambiente, segregação de resíduos, preservação ambiental

Fonte: Elaborado pela autoria com base na experiência.

Além das atividades descritas no quadro, podem ser realizadas atividades sobre vacinações; envelhecimento ativo e saudável; oficinas de alimentação saudável, exercício físico; passeios e viagens; música, canto ou dança; comemoração das festividades do ano, como Dia das Mães, dos Avós, dos aniversariantes do grupo; oficinas de artesanato, como pinturas, bijuterias; e sessões de cinema.

Com a ocorrência da pandemia do coronavírus (Covid-19) e o fato de a recomendação para redução de contágio ser o isolamento social, muitas atividades presenciais e grupais foram suspensas, ainda mais considerando que os idosos são um dos grupos de maior risco para o desenvolvimento da doença. Alguns serviços conseguiram desenvolver atividades grupais de maneira remota ou as substituíram por teleconsultas ou telemonitoramento e/ou envio de mensagens de celular com recomendações de cuidados em saúde. Entretanto, outros serviços, em razão de dificuldades no acesso tecnológico e do nível de alfabetização digital dos idosos, não conseguiram suprir essas ações. Com a retomada dos atendimentos presenciais nos serviços de saúde, teve início a normalização dessas atividades.

Aspectos-chave

- O envelhecimento da população é um fenômeno atual e exige preparo dos profissionais da Atenção Primária à Saúde. Cuidar de idosos envolve o cuidado a doenças crônicas e também às particularidades dessa etapa da vida, por meio de ações de promoção do envelhecimento ativo e saudável, manutenção ou recuperação da capacidade funcional e o apoio à família.
- Os cuidados de enfermagem na atenção ao idoso podem ocorrer em vários locais e momentos, dentro e fora da Unidade de Saúde e ainda em instituições de longa permanência e centros de cuidado dia.
- A atenção ao idoso é coordenada pela APS e deve contemplar dois eixos: um voltado para o atendimento das necessidades dos idosos independentes; e outro direcionado ao cuidado dos idosos frágeis ou em processo de fragilização. Para isso, é necessário contar com uma rede de serviços do sistema de saúde e do sistema de assistência social.
- As principais modalidades de atenção aos idosos realizadas pelo enfermeiro na APS são os grupos, as Consultas de Enfermagem e as visitas domiciliares, com base no Processo de Enfermagem (PE).
- O PE deve ter uma abordagem abrangente e dinâmica, contemplando a diversidade dos modos de envelhecimento e buscando uma visão multidimensional do idoso.

Referências

1. Organização Mundial da Saúde. Resumo. Relatório Mundial de Envelhecimento e Saúde. Genebra, 2015. 30 p. [Acesso 13 Jul 2022]. Disponível em: https://apps.who.int/iris/bitstream/handle/10665/186468/WHO_FWC_ALC_15.01_por.pdf;jsessionid=E47A8597B052BDECE31EA8F7DE 26F5FA?sequence=6.
2. Guimarães ML, Souza MCMR, Azevedo RS, Paulucci TD. O cuidado ao Idoso em Saúde Coletiva: Um Desafio e Um Novo Cenário de Prática. *In*: Souza MCMR, Horta NC (Orgs.). Enfermagem em Saúde Coletiva: Teoria e Prática. Rio de Janeiro: Guanabara Koogan; 2012. p. 299-313.
3. Brasil. Lei n. 8142 de 4 de janeiro de 1994: Dispõe sobre a Política Nacional do Idoso. Cria o Conselho Nacional do Idoso e de outras previdências [Internet]. Brasília (DF); 2016. [Acesso 27 Jun 2022]. Disponível em: http://www.planalto.gov.br/ccivil_03/leis/L8842.htm.
4. Brasil. Lei n. 14.423 de 22 de julho de 2022: Dispõe sobre o Estatuto da Pessoa Idosa e dá outras providências [Internet]. Brasília (DF); 2016. [Acesso 6 Out 2022]. Disponível em: http://www.http://www.planalto.gov.br/ccivil_03/_Ato2019-2022/2022/Lei/L14423.htm#art1.
5. Brasil. Ministério da Saúde. Portaria n. 2.528, de 19 de outubro de 2006: Aprova a Política Nacional de Saúde da Pessoa Idosa [Internet]. Brasília (DF); 2006. [Acesso 27 Jun 2022]. Disponível em: http://dtr2001.saude.gov.br/sas/PORTARIAS/Port2006/GM/GM-2528.html.
6. Brasil. Ministério da Saúde. Secretaria de Atenção à Saúde, Departamento de Atenção Básica. Envelhecimento e saúde da pessoa idosa. Brasília (DF): Ministério da Saúde, 2007. (Série A. Normas e Manuais Técnicos) (Cadernos de Atenção Básica; n. 19).
7. Moraes EN. Atenção à saúde do Idoso: Aspectos Conceituais. 1. ed. Brasília (DF): Organização Pan-Americana da Saúde; 2012.
8. Fried LP, Tangen CM, Walston J, Newman AB, Hirsch C, Gottdiener J et al. Frailty in older adults: evidence for a phenotype. J Gerontol Ser A Biol Sci Med Sci. 2001. Set;(56)1:146-56.
9. Moraes EM, Marino MCA, Santos RR. Principais Síndromes Geriátricas. Rev. Med. Minas Gerais. 2010;(20)1:54-66.
10. Organização Mundial da Saúde. Envelhecimento ativo: uma política de saúde. Suzana Montijo, Trad. 1 ed. Brasília: Organização Pan-Americana de Saúde, 2005.

11. Lemes N, Medeiros SL. Suporte social ao idoso dependente. *In*: Freitas EV, Py L, Cançado FAX, Doll J, Gorzoni ML (Orgs.). Tratado de geriatria e gerontologia. 4. ed. Rio de Janeiro: Guanabara Koogan; 2016. p. 2210-17.
12. Guedes MBOG, Lima KC, Caldas CP, Veras RP. Apoio social e o cuidado integral à saúde do idoso. Physis. 2017;27(4),1185-204. [Acesso 6 Out 2022]. Disponível em: http://doi.org/10.1590/S0103-73312017000400017.
13. Carvalhais M, Sousa L. Qualidade dos Cuidados Domiciliares em Enfermagem a Idosos Dependentes. Saúde Soc. 2013. Jan/Mar;22(1):160-72. [Acesso 28 Jul 2022]. Disponível em: https://www.scielo.br/j/sausoc/a/64f57sVBVbWCbvHN4SQp68B/?lang=pt.
14. Silva KM, Vicente FR, Santos SMA. Consulta de enfermagem ao idoso na atenção primária à saúde: revisão integrativa da literatura. Rev Bras Geriatr Gerontol. 2014;17(3):681-87. [Acesso 28 Jul 2022]. Disponível em: https://www.scielo.br/j/rbgg/a/Sf6pG5Fw9JzcfhsVBzWRSGP/abstract/?lang=pt.
15. Ministério da Saúde (BR), Secretaria de Atenção à Saúde, Departamento de Atenção Especializada e Temática. Caderneta de Saúde da Pessoa Idosa [Internet]. 5. ed. Brasília (DF): Ministério da Saúde; 2018. [Acesso 21 Jul 2022]. Disponível em: https://bvsms.saude.gov.br/bvs/publicacoes/caderneta_saude_pessoa_idosa_5ed.pd.
16. Cançado FAX, Analis L, Horta ML. Envelhecimento cerebral. *In*: Freitas EV, Py L, Neri AL, Cançado FAX, Gorzoni ML, Rocha SM (Orgs.). Tratado de Geriatria e Gerontologia. 4. ed. Rio de Janeiro: Guanabara Koogan; 2016. p. 360-385.
17. Brucki SMD, Nitrini R, Caramelli P, Bertolucci PHF, Okamoto IH. Sugestões para o uso do mini-exame do estado mental no Brasil. Arq Neuropsiquiatr. 2003;61(3-B):777-81. [Acesso 28 Jul 2022]. Disponível em: https://www.scielo.br/j/anp/a/YgRksxZVZ4b9j3gS4gw97NN/?lang=pt.
18. Almeida OP, Almeida SA. Confiabilidade da versão brasileira da Escala de Depressão em Geriatria (GDS) versão reduzida. Arq Neuro Psiquiatr. 1999;57(2B):421-6. [Acesso 28 Jul 2022]. Disponível em: https://www.scielo.br/j/anp/a/Bdpjn6hWZz45CbmLQTt95pw/abstract/?lang=pt.
19. Sugar J, Riekse R, Holstege H, Faber M. Introduction to aging: a positive interdisciplinary approach. 1. ed. New York: Springer; 2014.
20. Ministério da Saúde (BR), Secretaria de Atenção à Saúde, Departamento de Atenção Básica. Orientações para a coleta e análise de dados antropométricos em serviços de saúde: Norma Técnica do Sistema de Vigilância Alimentar e Nutricional – SISVAN. Brasília (DF): Ministério da Saúde; 2011. [Acesso 28 Jul 2022]. Disponível em: https://bvsms.saude.gov.br/bvs/publicacoes/orientacoes_coleta_analise_dados_antropometricos.pdf.
21. Gutz L, Camargo BV. Espiritualidade entre idosos mais velhos: um estudo de representações sociais. Rev Bras Geriatri Gerontol. 2013;(16)4:793-804. [Acesso 28 Jul 2022]. Disponível em: https://www.scielo.br/j/rbgg/a/HZLsJHWRjWdL-rhPgmsC6fMd/?lang=pt#:~:text=A%20representa%C3%A7%C3%A3o%20social%20dos%20idosos,diante%20de%20escolhas%20e%20poss%C3%ADveis.
22. Herdman TH, Kamitsuru S, Lopes CT. Diagnósticos de Enfermagem da NANDA: definições e classificações 2021-2023. Rio de Janeiro (RJ): Artmed; 2021.
23. Carpenito LJ. Diagnósticos de Enfermagem, aplicação à prática Clínica. 15. ed. Porto Alegre: Artmed; 2019.
24. Cardoso RB, Caldas CP, Brandão MAG, Souza PA, Santana RF. "Readiness for enhanced healthy aging" nursing diagnosis: Content validation by experts. Int J Nurs Knowl. 2022. Feb 20. doi: 10.1111/2047-3095.12361.
25. Bulechek GM, Butcher HK, Dochterman JM, Wagner CM. Classificação das Intervenções de Enfermagem (NIC). 7. ed. Rio de Janeiro (RJ): Guanabara Koogan; 2020.
26. Ministério da Saúde (BR), Secretaria de Atenção à Saúde, Departamento de Atenção Especializada e Temática (DAET), Coordenação Saúde da Pessoa Idosa (COSAPI). Diretrizes para o Cuidado das Pessoas Idosas no SUS: Proposta de Modelo de Atenção Integral. Brasília (DF): Ministério da Saúde; 2014.
27. Dias FA, Tavares DMS. Fatores associados à participação de idosos em atividades educativas grupais. Rev Gaúcha Enferm. 2013. Jun;34(1):70-7.
28. Rossi CL, Rivera AR, Fernandes DS, Torres ER, Silva LM, Fuentes RRS. Promoção à saúde do idoso em grupos de convivência em tempos de pandemia na atenção primária à saúde. *In*: Rodrigues RAP, Fhon JRS, Lima FM (Orgs.). O cuidado ao idoso na atenção primária à saúde em tempos de Covid-19. Ribeirão Preto, SP: Centro de Apoio Editorial da Escola de Enfermagem de Ribeirão Preto, 2021. 100-110. 294 p. [Acesso 10 Jul 2022]. Disponível em: http://conteudosdigitais.eerp.usp.br/ebooks/O_cuidado_ao_idoso_na_atencao_primaria_a_saude_em_tempos_de_covid-19.pdf.

23

A Saúde Mental e o Cuidado do Enfermeiro na Atenção Primária à Saúde

Patrícia Martini
Rita Mello de Mello
Vânia Celina Dezoti Micheletti

O que há neste capítulo?

Este capítulo aborda o potencial do enfermeiro na Atenção Primária à Saúde (APS) na área da saúde mental (SM). Ressalta a importância da escuta qualificada e as possibilidades de cuidado das condições relacionadas à SM, como depressão, suicídio, transtorno por uso de substâncias e psicose. Apresenta a Rede de Atenção Psicossocial, tendo a APS como a principal entrada do Sistema Único de Saúde. Espera-se com este capítulo contribuir para a qualificação do profissional enfermeiro no cuidado aos usuários com demandas de SM.

Introdução

A Atenção Primária à Saúde (APS) orienta-se pelos princípios do Sistema Único de Saúde (SUS), sendo a principal porta de entrada desse sistema. É a coordenadora do cuidado e a ordenadora das ações e serviços, considerada elo essencial na articulação com a Rede de Atenção à Saúde (RAS), e para tanto exerce papel fundamental no acolhimento e no cuidado aos usuários com demandas em saúde, inclusive as de saúde mental (SM).

A APS é responsável pelo acompanhamento contínuo dos usuários e das famílias adscritos em seu território, destacando-se como um espaço que privilegia a construção de vínculos e objetiva garantir a integralidade e a continuidade do cuidado. Em razão de sua proximidade geográfica, seu conhecimento do território e das relações de vida da população adstrita, exerce papel fundamental no acolhimento e no cuidado das pessoas com demandas de SM. A APS não substitui os serviços especializados e, mesmo quando o encaminhamento para outros serviços se faz necessário, deve manter o vínculo com o usuário/família, garantindo a corresponsabilização dos casos, a fim de superar a lógica de encaminhamentos que historicamente se mostra pouco resolutiva.[1]

O cuidado em SM na APS é considerado desafiador, pois nem sempre os profissionais estão adequadamente capacitados e a identificação dos problemas de SM pode gerar dúvidas, inseguranças, curiosidades e receios, o que pode ser explicado, em parte, pelo predomínio de um suporte teórico fortemente influenciado pelo modelo biomédico e centrado nas demandas fisiopatológicas. Nesse sentido, este capítulo tem por objetivo abordar as possibilidades de atuação no campo da SM por parte dos enfermeiros que trabalham na APS.

Saúde Mental no Contexto da Atenção Primária à Saúde

As demandas de SM têm aumentado; e os principais transtornos mentais identificados na APS são: ansiedade, depressão e transtornos de personalidade.[2]

Em 2022, a Organização Mundial da Saúde (OMS) divulgou sua maior revisão mundial em SM desde a virada do século, descrevendo um plano detalhado para apoiar gestores, profissionais de saúde e a sociedade civil no cuidado e na transformação da SM. O documento afirma que, em 2019, quase 1 bilhão de pessoas viviam com algum tipo de transtorno mental, sendo o suicídio responsável por mais de 1 em cada 100 mortes; destas, 58% antes dos 50 anos de idade. Segundo essa revisão, as pessoas com condições graves de SM morrem em média 10 a 20 anos mais cedo que a população em geral, tendo como causa principal doenças físicas que seriam evitáveis. Aponta ainda como ameaças globais à SM as desigualdades sociais e econômicas, emergências em Saúde Pública, abusos sexuais infantis e intimidação, crises climáticas e guerras.[3]

Além das várias demandas de SM já existentes na APS, houve também uma expansão desse número com a chegada da pandemia da Covid-19. Segundo a OMS, em 2020 houve um aumento global de 25% nos casos de depressão e ansiedade; o estresse foi um dos principais responsáveis por esse índice, em decorrência do isolamento social, do medo de infectar-se, de sofrimento e mortes de entes queridos, preocupações financeiras, entre outros fatores. A população mais afetada foram os jovens com comportamentos suicidas e automutilação, bem como as mulheres, por condições de saúde física preexistentes, como asma, câncer e doenças cardíacas e que demonstraram maior propensão a desenvolver sintomas de transtornos mentais.[4]

Paradoxalmente ao aumento do número de atendimentos de situações relacionadas à SM pelos serviços de saúde, foi promulgada em novembro de 2019 a Portaria n. 2.979, que estabelece o novo modelo de financiamento da APS – Previne Brasil, que desconsidera no rol de ações remuneradas qualquer ação mais direta com a saúde mental da população e dá ênfase ao "Pagamento por Desempenho" pelo conjunto de sete indicadores que atendem às seguintes ações estratégicas: pré-natal, saúde da mulher, saúde da criança e condições crônicas.[5]

Considerando-se as evidências de resultados positivos referentes à APS, faz-se necessário manter uma assistência que abarque a atenção psicossocial, com base no território, e que busque articular atividades e ferramentas de cuidado, como Consulta de Enfermagem (CE), acolhimento, escuta terapêutica, plano de cuidados, visita domiciliar (VD), grupos terapêuticos, cuidados com o uso de medicamentos, discussão de casos entre profissionais da APS e matriciadores, além de encaminhamentos adequados para a rede de SM.[6] Essas ações são essenciais para a promoção e o fortalecimento do cuidado integral e podem contribuir para a melhora do estado de SM dos usuários, reduzir o sofrimento e a angústia, promover vínculo e tornar a APS mais resolutiva nessa área.

Cabe destacar que os conteúdos apresentados neste capítulo partem da concepção de que a demanda em SM na APS é mais ampla e abrangente do que um conjunto de sintomas descritos pelos usuários e classificados pelo paradigma biomédico que segue transversalizando os diversos núcleos profissionais na saúde. Os enfermeiros da APS precisam refletir a respeito das respostas dadas a essa demanda no seu cotidiano, uma vez que são diretamente proporcionais ao que se compreende da concepção de demanda para o campo da SM.[7]

A APS possibilita múltiplas oportunidades de aproximação e inserção no território para a promoção da saúde e a prevenção de doenças e agravos. Essa aproximação facilita a vinculação dos profissionais de saúde com os usuários, permitindo o desenvolvimento de ações de maneira coletiva e específica, principalmente para aqueles com maior vulnerabilidade, que estão mais expostos a vários riscos e contam com menos acesso a atenção e cuidado à saúde.

Nesse contexto, a OMS apresenta o relatório da sua revisão sobre SM, baseada em evidências e com exemplos de boas práticas e experiência de vida das pessoas. O relatório destaca porquê e onde as mudanças devem ocorrer e, diante disso, a OMS convoca todos os países a acelerarem a implementação do Plano de Ação Integral de Saúde Mental 2013 a 2030, que faz recomendações e inclui todos os serviços de saúde, observando fortemente a inserção da APS em todas as ações.[3,8]

Para conhecer o plano na íntegra,[9] sugere-se acessar o QR Code ao lado.

Papel do Enfermeiro da Atenção Primária à Saúde na Atenção à Saúde Mental

A enfermagem é uma profissão fundamentada no cuidado, na proximidade com as pessoas e na escuta ativa; porém, nem sempre foi assim. Ao lembrar do modelo manicomial, deparamo-nos com práticas de cuidado baseadas na medicalização e na "punição" de "maus comportamentos". O enfermeiro não era o profissional que acolhia, cuidava e ofertava espaço de fala, mas a figura que fazia com que a "ordem" prevalecesse nos espaços centralizadores do cuidado – os hospitais psiquiátricos. Essa é uma herança que ainda acompanha a enfermagem, independentemente do nível de atenção, sendo confirmada por um estudo recente que aponta que a atitude dos enfermeiros da APS, diante dos casos de SM, tende a ser uma abordagem mais negativa, comparada ao atendimento de pessoas que não apresentam transtornos mentais diagnosticados.[10]

Cada vez mais o tratamento medicamentoso segue ocupando protagonismo no cuidado à SM. Não é possível nem prudente desconsiderar a importância que a parte química desempenha em um tratamento no que se refere a transtornos mentais moderados a graves, porém há que se considerar e exaltar a necessidade de associá-lo a outras formas de cuidado, descritas adiante.

De acordo com Barros e colaboradores,[11] observa-se na prática dos enfermeiros da APS uma posição antagônica: se por um lado os profissionais tendem a preocupar-se com os preceitos da Reforma Psiquiátrica, por outro parecem ter dificuldade de distanciar-se da psicopatologização e da medicalização do sofrimento externado pelo usuário, o que pode denotar carência de educação permanente e até mesmo certo estigma e preconceito com relação à "loucura" (aspas nossas), posição que pode comprometer a atenção à saúde mental ofertada.

Convém levar em consideração que a formação do enfermeiro tem papel fundamental no contexto descrito. Os currículos formativos seguem enfocando a prática clínica e o estudo da doença mental em si, com base no diagnóstico médico, em detrimento de um olhar mais global, centrado nesse sujeito e em suas relações sociais e seus contextos de vida. A dificuldade da escuta pelos profissionais deixa evidente o despreparo da equipe de saúde, sendo, muitas vezes, a prescrição de medicamentos a alternativa "mais fácil", o que mantém a postura biológica e prescritiva.[12]

Em 2013, o Ministério da Saúde (MS) elaborou o Caderno de Saúde Mental, que apresenta ferramentas e estratégias de intervenções terapêuticas para o acolhimento do usuário com problemas de SM em serviços de APS e mostra recursos terapêuticos na condução do tratamento.[13] Nesse contexto, os atendimentos da equipe de saúde podem ser realizados de maneira individual ou coletiva. O enfermeiro da APS pode desenvolver, além do acolhimento e das CE, grupos terapêuticos e operativos, abordagem familiar, articulação com setores e serviços para a construção das redes de apoio social e/ou pessoal, grupos de convivência, de artesanato ou de geração de renda, entre outros. Esses dispositivos também podem ser úteis na abordagem de problemas de saúde em outros campos.[6]

Acolhimento Realizado pelo Enfermeiro

O acolhimento adequado e humanizado é determinante no cuidado em SM, pois define o processo de acompanhamento do usuário ao buscar respostas positivas para a resolução de problemas.[13] Pode ser executado por todos os profissionais da equipe, sendo essencial que todos compreendam a importância da escuta qualificada, não se restringindo a realizar apenas uma "triagem de problemas", o que poderia resultar em encaminhamentos equivocados para a rede especializada.

Para ofertar a possibilidade de um acolhimento afetivo, engajado e seguro, é indispensável que ocorra a promoção de educação permanente para os profissionais, na perspectiva de mudanças que não somente digam respeito à parte técnica, mas também fomentem a desconstrução de estigmas relacionados ao cuidado de SM, tornando a APS mais acolhedora e resolutiva. Nesse contexto, o planejamento das ações em SM deve ser inserido como parte dos cuidados primários, com ênfase nas novas formas de cuidar e de promover a SM, contemplando a Rede de Atenção Psicossocial (RAPS).[14]

Na busca pela integralidade do cuidado, é importante estar atento à escuta dos usuários que trazem em sua fala violências relacionadas a raça, cor, sexo, gênero, faixa etária, diagnóstico, entre outros. Essas situações de violência podem ser evidenciadas em qualquer momento do atendimento, principalmente no acolhimento, na consulta, durante procedimentos e na visita domiciliar. Cabe ressaltar que o acolhimento não deve ser uma prática meramente tecnicista, voltada a identificar apenas sinais e sintomas; é preciso assumir uma postura ativa para lidar com as situações de violência e outras demandas complexas e multifatoriais, constantemente invisibilizadas, para que não fiquem restritas à queixa/conduta.[15] Ressalta-se a necessidade do preenchimento da ficha de notificação compulsória de violência, uma ferramenta que permite o diagnóstico de eventos e fornece subsídios para identificar, planejar e monitorar as ações em saúde, objetivando a promoção de saúde e a prevenção de agravos.[16]

Durante o acolhimento, deve-se ter atenção afetiva e observar a comunicação verbal e a não verbal, em busca de respostas seguras, visando reduzir e amenizar o sofrimento dos usuários. O foco nem sempre será "resolver o problema" de maneira imediata, até porque nem sempre é possível fazê-lo, em razão dos múltiplos contextos que o envolvem.

A SM não pode ser vista como algo à parte da saúde em geral. Muitas vezes, o usuário traz para um atendimento diversas demandas que apontam para um sofrimento psíquico, o que não é percebido de imediato, pois o foco da atenção dos profissionais está nas alterações biológicas. É papel do enfermeiro da APS acolher e identificar sofrimentos psíquicos, o que está diretamente ligado a uma escuta ativa e atenta, que facilita o vínculo e a construção de Projeto Terapêutico Singular, bem como a corresponsabilização do cuidado com outros serviços da RAS.

Consulta de Enfermagem em Saúde Mental

Segundo Bolsoni e colaboradores,[17] toda demanda de saúde é uma demanda de SM, o que faz refletir que, para além da presença dos transtornos, deve-se pensar em elementos que discutam a promoção à saúde, a prevenção de doenças e a existência de sofrimento mental como transversais na vida das pessoas. O cuidado centrado na pessoa propõe a abordagem da saúde, da doença e da experiência da doença, ao entender a pessoa como um todo e em sua singularidade dentro do contexto em que vive, influenciado por fatores socioeconômicos, políticos, culturais e características do serviço no qual ocorre o seu atendimento.[18]

A CE, atividade privativa do enfermeiro, é uma potente ferramenta para o cuidado singular, a autonomia e a atuação desse profissional.[19] É organizada em cinco etapas: coleta de dados, diagnóstico, planejamento, implementação e avaliação de enfermagem.[20]

Ao realizar a CE em SM, o enfermeiro da APS deve oportunizar que o usuário se sinta acolhido, a fim de expressar suas subjetividades. O profissional deve adotar uma postura empática, livre de julgamentos frente às demandas trazidas, as quais podem aparecer de maneira confusa e prolixa.

Alguns dos elementos importantes para a realização da CE na área de SM são: a história familiar de transtornos mentais e tentativas de suicídio (ou suicídios), o início dos sintomas, tratamentos realizados, presença de comorbidades clínicas, prejuízos em áreas da sua vida (social, laboral e/ou econômica), uso atual ou prévio de substâncias psicoativas, tanto lícitas quanto ilícitas.

Na fase da coleta de dados, o exame físico e o das funções do estado mental são fundamentais, sendo que o primeiro pode ser adaptado, pois nem sempre é indicado executar todas as etapas quando a pessoa estiver confusa, paranoide, agressiva ou fragilizada, por expor suas subjetividades e angústias. No exame das funções do estado mental, uma opção é utilizar a adaptação sugerida pelo Manual mhGAP de Intervenção 2.0 (MI – mhGAP 2.0), direcionada aos profissionais da APS. As alterações verificadas no exame do estado mental e físico são importantes para o Diagnóstico de Enfermagem (DE) e o planejamento das intervenções a serem realizadas junto ao usuário.[21]

Para conhecer o manual MI – mhGAP, versão 2.0, na íntegra,[21] sugere-se acessar o QR Code ao lado.

Condições Comuns Relacionadas à Saúde Mental na Atenção Primária à Saúde

Segundo a Organização Pan-Americana da Saúde (OPAS), a alta prevalência de transtornos mentais na população geral chega a quase 1 bilhão de pessoas, no entanto existem grandes vazios assistenciais na rede de atenção à SM, totalizando somente 1% da força de trabalho em saúde.[21] Um resumo científico publicado pela OMS em março de 2022 mostra as evidências dos impactos iniciais da pandemia por Covid-19, tendo havido em 2020 aumento de 27,6% nos casos de transtorno depressivo maior (TDM) e de 25,6% em casos de transtornos de ansiedade (TA) em todo o mundo. No geral, estima-se que a pandemia tenha causado 137,1 anos de vida adicionais ajustados por incapacidade (DALY) por 100 mil habitantes para TDM.[3]

A seguir, apresenta-se uma proposta de abordagens relacionadas às condições de SM mais frequentes em serviços de APS, com o objetivo de subsidiar CE, bem como outras ações (acolhimento, grupos etc.), que podem ser desenvolvidas nesse contexto.

▪ Identificação de depressão e ansiedade

A prevalência de depressão no Brasil se apresenta em torno de 15,5%. Já com relação à prevalência na APS, verificam-se 10,4%, de maneira isolada ou associada a outro transtorno físico.[22]

A depressão pode acometer qualquer pessoa, é uma condição bastante comum e manifesta-se por humor deprimido e perda de interesse e prazer nas atividades que antes eram realizadas de maneira satisfatória. Esses sintomas devem estar presentes pelo menos há duas semanas e não raras vezes estão associados a ansiedade e sintomas somáticos, inexplicados clinicamente, causando prejuízos no funcionamento das atividades diárias, sociais e laborais.[23]

Na CE, é importante que o enfermeiro descarte as condições biofísicas que podem estar relacionadas a um humor mais deprimido, como anemia, desnutrição, hipotireoidismo, alterações causadas pelo uso de substâncias como o álcool e efeitos colaterais de medicamentos (betabloqueadores, corticoides, benzodiazepínicos, anticonvulsivantes, entre outros). É o momento também para descartar eventos relacionados a perdas, que podem causar manifestações como tristeza, baixa energia, cansaço, problemas de sono, alterações no padrão alimentar, as quais erroneamente podem ser categorizadas como transtorno psiquiátrico.

O enfermeiro deve acolher a história de vida do usuário, além da queixa principal, a fim de identificar as situações estressoras, como questões de luto, violência, insegurança, desemprego e conflitos familiares. Precisa estabelecer uma relação terapêutica com base na confiança e manter a privacidade das informações. O ato de falar e ser escutado pelo outro ajuda o usuário a ressignificar os eventos da sua vida, permitindo-lhe refletir e até mesmo desenvolver ações que promovam a autonomia e o autocuidado.[23]

Existem ferramentas que auxiliam na avaliação da depressão, entre elas o questionário PHQ-2, validado internacionalmente, usado para rastreio desse transtorno e recomendado para a APS. É composto de duas perguntas, autoaplicáveis, sobre a frequência de humor deprimido e anedonia nas últimas duas semanas, pontuando cada uma entre 0 ("nada") e 3 ("quase todos os dias"). A soma dos subtotais igual ou superior a 3 indica que a depressão é muito provável.[24]

Para conhecer o PHQ-2,[25] sugere-se acessar o QR Code ao lado.

As intervenções de enfermagem serão desenvolvidas a partir da avaliação do quadro apresentado pelo usuário. Os casos moderados a graves poderão ser encaminhados para serviços especializados, como os Centros de Atenção Psicossocial (CAPS); já os casos de depressão grave, em que há um risco intenso de morte, tentativas de suicídio prévias ou atuais, devem ser referenciados para um serviço de emergência, com vistas a uma internação hospitalar.

▪ Prevenção do suicídio

Com relação ao suicídio, a OMS estima que mais de 700 mil pessoas morrem por suicídio anualmente no mundo, sendo a quarta maior causa de mortes de jovens de 15 a 29 anos de idade. É um fenômeno complexo multifatorial, o qual impacta de maneira individual e coletiva e se relaciona com uma extensa lista de fatores: sociológicos, culturais, econômicos, étnicos, políticos, psicológicos, psicopatológicos, biológicos, genéticos, experiências adversas no início da vida, eventos traumáticos e abuso de substâncias psicoativas.[26,27]

O suicídio é uma experiência individual, marcada pelo sentimento de ambivalência, no qual se deseja acabar com o sofrimento, ao mesmo tempo em que se faz um pedido de ajuda. Estima-se que 80% das pessoas que apresentam comportamento suicida apresentam transtorno mental (depressão unipolar ou bipolar, transtorno por uso de substâncias psicoativas e esquizofrenia).[28]

Entre 2010 e 2019, ocorreram no Brasil 112.230 mortes por suicídio, com um aumento de 43% no número anual de mortes (de 9.454 em 2010 para 13.523 em 2019). Os homens apresentaram um risco 3,8 vezes maior de morte por suicídio que as mulheres. Entre homens, a taxa de mortalidade por essa causa em 2019 foi de 10,7 por 100 mil, enquanto entre mulheres esse valor foi de 2,9.[22] Em 2020, diante das incertezas associadas à Covid-19 e da restrição de acesso aos serviços de saúde, que priorizaram o atendimento de pessoas infectadas, houve aumento do comportamento suicida.[29]

Um estudo realizado pela Fiocruz avaliou o comportamento suicida na primeira onda da pandemia e mostrou mais de 6 milhões de óbitos diretos em todo o mundo e outras centenas de milhares de óbitos indiretos, como o suicídio. Os pesquisadores destacam que os países de baixa e média renda, como o Brasil, foram severamente atingidos. Verificou-se na Região Norte que o excesso de suicídios entre homens com 60 anos ou mais foi de 26%, enquanto nas mulheres da mesma faixa etária, durante dois bimestres, também houve excesso de suicídios. O estudo destaca a vulnerabilidade socioeconômica como um dos fatores determinantes para esse crescimento.[30]

O suicídio é um evento estigmatizado e subnotificado, o que impede a procura por ajuda que poderia evitar muitas mortes;[22] apesar da complexidade de sua determinação, é um fenômeno que pode ser evitado por meio de intervenções individuais e coletivas de diagnóstico, atenção e prevenção de tentativas de suicídio e óbitos.[31,32] É fundamental realizar o acompanhamento e o monitoramento pela rede de atenção à saúde, com acolhimento adequado e oferta de intervenções eficientes.

A APS é essencial para trabalhar com a prevenção do suicídio, apresentando elevado potencial para o desenvolvimento de estratégias e ações que propiciem a identificação e a intervenção precoce em casos de risco, principalmente na população mais jovem e nos grupos mais vulneráveis, como migrantes e refugiados, população LGBTQI+ e povos indígenas.[31,33]

Falar sobre questões relacionadas à morte pode causar certo desconforto, constrangimento para o usuário e, concomitantemente, sentimento de impotência para o enfermeiro. É fundamental que o profissional conheça a RAPS, pois, a depender da gravidade, poderá compartilhar o cuidado com outros serviços da atenção secundária, como os CAPS, ou referenciar para a atenção terciária, como os serviços de emergência psiquiátrica e unidades de internação, conforme a gravidade ou o acesso a recursos.

Não há um instrumento de avaliação que garanta total segurança, mas é necessário estar sensível às questões que possam ser relacionadas com a possibilidade de uma tentativa de suicídio.[22] Perguntas abertas podem permitir que o usuário expresse seus sentimentos livremente, trazendo os episódios importantes da sua vida, incômodos e tristezas. São exemplos: "Então, como está a sua vida?"; "Como posso ajudar você?"; "Ultimamente, o que anda preocupando você?" A partir das respostas, o enfermeiro, que está sensível às questões de SM, poderá identificar a presença ou não de riscos de suicídio. Se o usuário trouxer ideia de morte, deve-se questionar se há presença de ideação suicida: "Você tem ideias relacionadas com a morte? Fale sobre elas". Caso não exista, é importante seguir acolhendo com empatia o que o usuário consegue expressar nesse encontro.

Se o usuário trouxer em seu discurso ideias suicidas, é indispensável investigar se há um plano de suicídio estabelecido e se o método escolhido está acessível. Nesse caso, o enfermeiro deve entrar em contato com a rede de apoio do usuário (família e/ou amigos), estabelecer um contrato com combinações claras, como contatos telefônicos frequentes, visitas domiciliares, discutir o caso com os matriciadores de SM, com possibilidades de se referenciar para um serviço especializado. Em casos de ideias de suicídio com presença de transtorno mental, agitação psicomotora e tentativa prévia de suicídio, o enfermeiro deve encaminhar o usuário imediatamente para a emergência.

Falar sobre o assunto, sem julgamentos e sem alarmismo, contribui para estimular e conscientizar sobre a prevenção do suicídio; pois existem ainda muitos mitos com relação ao assunto. A OMS lançou o guia *Live Life*, que ressalta a importância de capacitar os profissionais de saúde para identificar, avaliar e realizar o acompanhamento precoce das pessoas em risco de suicídio. Entre as estratégias propostas, destacam-se: a regulamentação do comércio, uso e disposição dos pesticidas mais perigosos, restrição ao acesso a armas de fogo, redução do tamanho das embalagens de medicamentos e instalação de barreiras nos locais de risco de suicídio; a adoção de estratégias responsáveis de comunicação, evitando-se matérias sobre o suicídio que descrevam a ação e que possam levar à imitação; ações de promoção da SM e programas *antibullying*, como *links* para serviços de apoio e protocolos claros quando o risco é identificado, para as escolas e universidades.[22]

▪ Abordagem dos transtornos por uso de substâncias

Os transtornos por uso de substâncias (TUS) geralmente envolvem um padrão patológico de comportamentos em que o indivíduo continua a usar uma substância (ou mais), apesar de reconhecer os prejuízos que causa(m) em sua vida, podendo haver alterações de ordem psicológica e fisiológica.[34] Termos como "vício", "dependência" ou "abuso" parecem trazer uma conotação mais negativa, portanto tem sido adotado "transtorno por uso de substância" como uma nomenclatura mais abrangente.

De acordo com o Manual Diagnóstico e Estatístico de Transtornos Mentais (DSM-5) de 2014, existem níveis distintos de gravidade em padrões individuais de consumo dessas substâncias. A evidência atual mostra que a maioria das substâncias psicoativas, entre elas o álcool, exerce seus efeitos de reforço inicial ativando circuitos de recompensa no cérebro. Entretanto, com a continuidade do consumo, ocorre prejuízo cerebral. Esse órgão se torna progressivamente mais sensível a fatores estressantes, produzindo interferências no autocontrole e, por fim, uma transição para o consumo automático e compulsivo.[35]

Para detecção de problemas relacionados ao uso de substâncias na APS, foi validado, em 2004, o instrumento ASSIST, que apresenta boa sensibilidade, especificidade e consistência interna para a detecção de uso problemático de substâncias psicoativas. Algumas características do ASSIST sugerem que ele seja adequado para uso em serviços de assistência não especializados: estrutura padronizada, rapidez de aplicação, abordagem simultânea de várias classes de substâncias, facilidade de interpretação e possibilidade de ser utilizado por profissionais de saúde de formações diversas.[36] Esse instrumento pode ser um grande aliado no trabalho do enfermeiro da APS, pois pode auxiliar na caracterização da gravidade do quadro, a qual é um dos componentes de decisão de um cuidado partilhado junto a um serviço especializado, como um CAPS AD, por exemplo.

Para conhecer o ASSIST,[36] sugere-se acessar o QR Code ao lado.

A existência de um vínculo de confiança entre o profissional enfermeiro e o usuário é fundamental para que se estabeleça uma relação terapêutica. É importante que o enfermeiro identifique a(s) rede(s) de apoio, o entendimento que a pessoa tem sobre o TUS, se este é um problema para ela ou se há questões que considera mais importantes de serem acolhidas no acompanhamento que está ocorrendo.

Segundo Almeida e colaboradores,[37] algumas práticas podem auxiliar no planejamento desses cuidados, sendo imprescindível que sejam trabalhadas as limitações impostas pelo transtorno e as adequações possíveis no estilo de vida do usuário, levando-se em consideração, sempre, o desejo, para que essas mudanças ocorram.

Trabalhar no sentido de estabelecer um PTS conjunto exige profissionais atentos e sensíveis, que favoreçam, já no primeiro contato, um momento rico para o estabelecimento da relação terapêutica por meio da escuta atenta e afetiva.

▪ Identificação e manejo de psicoses

A característica principal da psicose é a desconexão com a realidade. É comum que o usuário apresente **delírios** (certeza de que sua ideia é verdadeira, apesar das evidências em contrário) e **alucinações** (ver, ouvir ou sentir um estímulo imperceptível para as demais pessoas). Entre outros possíveis sintomas, estão discurso incoerente, comportamento inapropriado para a situação e perda da capacidade emocional. As causas são variadas e, entre os acometimentos mais comuns, estão **perturbações mentais** como a **esquizofrenia**, condições de saúde, uso de medicamentos ou de drogas.[34]

Acolher pessoas com as características descritas pode gerar diversos sentimentos no enfermeiro, desde medo até a rejeição do usuário. Por isso, é importante ressaltar, que durante as crises, esse usuário não consegue perceber a realidade do mesmo jeito que as demais pessoas. O fato de o enfermeiro acolhê-lo, colocar-se ao seu lado, tentando estabelecer um vínculo de confiança, é indispensável nesse cuidado.

Usar um tom de voz baixo, frases curtas e objetivas (em razão da dificuldade de fixar atenção), procurar atendê-lo em um ambiente livre de muitos estímulos e sugerir atividades de ocupação que possam fazer sentido, mesmo que em longo prazo, são algumas das intervenções possíveis.

O trabalho multidisciplinar e afetivo é determinante para que o vínculo de confiança seja estabelecido. É muito provável que o usuário com as características aqui descritas precise de um acompanhamento médico sistemático, em conjunto com as CE e de outros membros da equipe. Obter informações com familiares sobre os padrões de comportamento dele pode auxiliar na assistência prestada e na construção de um PTS envolvendo essa família.

É importante a continuidade do cuidado, com agendamentos de CE periódicas, a fim de fortalecer o vínculo e oportunizar o cuidado integral por meio de ações de psicoeducação, redução de estresse, fortalecimento do apoio social, manutenção do funcionamento em atividades diárias, abordagem familiar, tratamentos de intervenção breve e promoção do funcionamento em atividades diárias.

Considerar a gravidade dos quadros apresentados pode indicar a corresponsabilização entre serviços como o CAPS, e casos em que existam riscos intensos de autoagressão e heteroagressão e/ou de suicídio devem ser referenciados para um serviço de emergência.

Rede de Atenção Psicossocial

O desenvolvimento do trabalho em SM vem passando por diversas transformações nas últimas décadas, especialmente pelo caráter substitutivo ao modelo manicomial, assumido em virtude da Reforma Psiquiátrica, com início no Brasil no final dos anos 1960, em que tomaram frente militantes da saúde que desejavam mudanças.[38] Esse movimento ganhou força, avançando com a aprovação do SUS, pela Constituição Federal, em 1988.

A partir do ano 2000, com o financiamento e a regulação tripartite, ampliou-se fortemente a RAPS, que mais tarde passou a integrar, conforme o Decreto Presidencial n. 7.508/2011, o conjunto das redes indispensáveis na constituição das regiões de saúde.[39] A RAPS propõe um novo modelo de atenção em SM, a partir do acesso e a promoção de direitos das pessoas, com base na convivência dentro da sociedade. Além de ser mais acessível, a rede tem como objetivo articular ações e serviços de saúde em diferentes níveis de complexidade.

A RAPS é composta por serviços e equipamentos variados, como os CAPS, os Serviços Residenciais Terapêuticos (SRT), os Centros de Convivência e Cultura, as Unidades de Acolhimento (UA) e os leitos de atenção integral em Hospitais Gerais e nos CAPS III e IV, na Atenção Primária, na Atenção de Urgências/Emergências, nas estratégias de desinstitucionalização e de reabilitação psicossocial.[40]

Os CAPS diferenciam-se em CAPS I, CAPS II, CAPS III, CAPS IV, CAPSi e CAPS AD, de acordo com os tipos de demanda dos usuários atendidos, da capacidade de atendimento e do tamanho.

Os CAPS I oferecem atendimento a usuários adultos com transtornos mentais graves e persistentes, transtornos decorrentes do uso de álcool e outras drogas. Podem acompanhar aproximadamente 240 pessoas por mês, de segunda a sexta-feira, funcionando das 8 às 18 horas.[40]

Os CAPS II têm como público-alvo adultos com transtornos mentais graves e persistentes. Podem acompanhar cerca de 360 indivíduos por mês, de segunda a sexta-feira, com horário de funcionamento das 8 às 18 horas, podendo oferecer um terceiro período, funcionando até as 21 horas.[40]

Os CAPS III funcionam 24 horas, inclusive em feriados e fins de semana. Esse tipo de CAPS oferece acolhimento noturno, se necessário, realizando internações curtas, de no máximo 14 dias. Essa permanência temporária é compreendida como um dos recursos terapêuticos que visam evitar as internações em hospitais psiquiátricos e gerais, promovendo uma atenção integral às pessoas que buscam o serviço do CAPS.[41]

O CAPSi é um tipo de serviço especializado em atender crianças e adolescentes com transtornos mentais, funcionando de segunda a sexta-feira, das 8 às 18 horas, podendo também ter um terceiro período, funcionando até as 21 horas. Tem capacidade média de realizar 180 acompanhamentos com crianças e adolescentes por mês.[40]

Por fim, os CAPS AD focam o atendimento a pessoas que utilizam o álcool e outras drogas de maneira prejudicial. Podem realizar 240 atendimentos por mês, de segunda a sexta-feira, podendo ter um terceiro período, funcionando até as 21 horas, ou ser habilitado ao porte III, atendendo 24 horas. A diferença entre os portes III e IV dos CAPS AD é que, neste último, há a presença de equipe multidisciplinar 24 horas por dia, incluindo médicos psiquiatras, o que possibilita avaliações mais fluidas no caso de necessidade de acolhimento noturno e estabilizações em momentos de crise, pois o ato prescritivo medicamentoso é exclusivamente médico. A equipe também realiza abordagens diretamente nas cenas de uso, realizando busca ativa presencial, estabelecendo vínculos para além do local de tratamento e contando com acolhimento noturno.[42]

A política de SM brasileira vem sofrendo tensionamentos que traduzem uma involução no que se refere às políticas públicas, o que pode ser verificado com a publicação da Nota Técnica n. 11/2019, que estabeleceu mudanças na Política Nacional de Saúde Mental e nas diretrizes da Política Nacional sobre drogas. Essa portaria destaca a extinção da Política de Redução de Danos, enfatiza a abstinência como única política pública possível para o tratamento dos TUS, reafirma a prioridade das comunidades terapêuticas e promove a reinclusão de hospitais psiquiátricos como ponto de cuidado na RAPS.[43]

É necessário fortalecer as práticas da APS com seus princípios de acessibilidade, integralidade, coordenação do cuidado e longitudinalidade, oferecendo um cuidado no território, na perspectiva da atenção psicossocial. Assim, aposta-se no empoderamento do enfermeiro por meio da reformulação de currículos no que se refere à SM e à potencialização de educação permanente na APS.

Considerações Finais

Os serviços de APS apresentam, na RAS do SUS, a maior extensão e a maior capilaridade entre todos os equipamentos da rede. Sua atuação se refere às demandas em saúde mais frequentes, as quais podem encontrar-se muitas vezes na fronteira entre os "problemas da vida" e as "doenças definidas objetivamente". O diagnóstico-terapêutico da biomedicina não é suficiente para abarcar as complexidades das demandas de SM; com isso, o enfermeiro, por meio de uma escuta atenta, ativa, responsável, acolhedora e não julgadora, promove um cuidado humanizado.

O cuidado em SM na APS é estratégico para a reorganização da atenção à saúde de modo a romper dicotomias como saúde/saúde mental, exigindo a produção de práticas dentro do princípio da integralidade. Nesse contexto, pode-se vislumbrar claramente a potencialidade do trabalho do enfermeiro da APS no acolhimento e no acompanhamento, por meio das CE, entre outros dispositivos.

Aspectos-chave

- O papel do enfermeiro da Atenção Primária à Saúde (APS) na atenção à saúde mental (SM) deve ser fundamentado no cuidado, na proximidade baseada no afeto, na ética e na escuta ativa.
- O acolhimento em SM deve ser humanizado e pode ser executado por todos os profissionais da equipe. Para tanto, é essencial que compreendam a importância da escuta atenta e qualificada.
- O trabalho do enfermeiro da APS na SM vai para além do acolhimento e da Consulta de Enfermagem: engloba grupos terapêuticos, abordagem familiar, articulação com os diversos serviços, visando a construção de redes de apoio social/pessoal.
- A Rede de Atenção Psicossocial é composta por serviços e equipamentos variados, como os Centros de Atenção Psicossocial, Serviços Residenciais Terapêuticos, Centros de Convivência e Cultura, Unidade de Acolhimento, leitos de atenção integral em Hospitais Gerais e nos CAPS III e IV, Atenção Básica, Atenção de Urgências/Emergências, nas estratégias de desinstitucionalização e de reabilitação psicossocial.
- Na consulta, o enfermeiro precisa manter uma postura empática, livre de julgamentos, frente às demandas trazidas. O ato de receber e escutar as pessoas, compreender suas necessidades e reconhecê-las como legítimas contribui para a assistência de enfermagem e a construção do Projeto Terapêutico Singular do usuário.

Referências

1. Martini LC. Comunicação social e científica para democratização da ciência [Internet]. São Carlos: UFSCar; 2020. [Acesso 10 Jun 2022]. Disponível em: https://www.informasus.ufscar.br/qual-o-papel-da-atencao-primaria-no-cuidado-da-saude-mental/.
2. Boaventura MA, Reis AE, Godinho IC, Oliveira LHF, Caixeta NC, Castro VE et al. Doenças mentais mais prevalentes no contexto da atenção primária no Brasil: uma revisão de literatura. Brazilian Journal of Health Review [Internet]. 2021. [Acesso 26 Jul 2022]; 4(5):19959-73. Disponível em: 10.34119/bjhrv4n5-121.
3. World Health Organization. World mental health report: transforming mental health for all [Internet]. Geneva: WHO; 2022. [Acesso 12 Jun 2022]. Disponível em: https://www.who.int/publications/i/item/9789240049338.
4. Sardenberg LF. Pandemia de Covid-19 desencadeia aumento de 25% na prevalência de ansiedade e depressão em todo o mundo [Internet]. Brasília, DF: Nações Unidas no Brasil; 3 Mar 2022. [Acesso 20 Jul 2022]. Disponível em: https://brasil.un.org/pt-br/173825-pandemia-de-covid-19-desencadeia-aumento-de-25-na-prevalencia-de-ansiedade-e-depressao-em.
5. Brasil. Ministério da Saúde. Portaria n. 2.979, de 12 de novembro de 2019. Institui o Programa Previne Brasil, que estabelece novo modelo de financiamento de custeio da Atenção Primária à Saúde no âmbito do Sistema Único de Saúde (SUS). Diário Oficial da União. 2019 Nov 13;157(220 seção 1):97-9.

6. Gusmão ROM, Viana TM, Araújo DD, Torres JD'ARV, Silva JRF. Atuação do enfermeiro em saúde mental na estratégia de saúde da família. J Health Biol Sci [Internet]. 2022. [Acesso 14 Ago 2022]; 10(1):1-6. Disponível em: 10.12662/2317-3206jhbs.v10i1.3721.p1-6.2022.
7. Schutel TAA, Rodrigues J, Peres GM. A concepção de demanda em saúde mental na Atenção Primária à Saúde. Ciênc Saúde (Porto Alegre) [Internet]. 2015. [Acesso 28 Set 2022]; 8(2):85-93. Disponível em: https://doi.org/10.15448/1983-652X.2015.2.20167.
8. World Health Organization. Suicide [Internet]. Geneva: WHO; 17 Jun 2021. [Acesso 30 Ago 2022]. Disponível em: https://www.who.int/news-room/fact-sheets/detail/suicide.
9. World Health Organization. Comprehensive mental health action plan 2013-2020 [Internet]. Geneva: WHO; 2021. [Acesso 15 Set 2022]. Disponível em: https://www.who.int/publications/i/item/9789240031029.
10. Nóbrega MPSS, Fernandes CSNN, Zerbetto SR, Sampaio FMC, Carvalho JC, Chaves SCS. Enfermeiros de atenção primária à saúde: atitudes frente à pessoa com transtorno mental. Rev Gaúcha Enferm. [Internet]. 2021. [Acesso 28 Set 2022]; 42:e20200088. Disponível em: https://doi.org/10.1590/1983-1447.2021.20200088.
11. Barros S, Nóbrega MPSS, Santos JC, Fonseca LM, Floriano LSM. Saúde mental na atenção primária: processo saúde-doença, segundo profissionais de saúde. Rev Bras Enferm. [Internet]. 2019. [Acesso 20 Set 2022]; 72(6):1609-17. Disponível em: https://doi.org/10.1590/0034-7167-2018-0743.
12. Silva FJA, Bezzerra AM. Acolhimento em saúde mental na atenção primária à saúde: revisão integrativa. ID [Online] Revista de psicologia [Internet]. 2018. [Acesso 8 Ago 2022]; 12(40):613-27. Disponível em: https://doi.org/10.14295/idonline.v12i40.1138.
13. Brasil. Ministério da Saúde. Secretaria de Atenção à Saúde. Departamento de Atenção Básica. Departamento de Ações Programáticas Estratégicas. Saúde mental [Internet]. Brasília, DF: Ministério da Saúde; 2013. [Acesso 19 Jun 2022]. 171 p. Disponível em: https://bvsms.saude.gov.br/bvs/publicacoes/cadernos_atencao_basica_34_saude_mental.pdf.
14. Pereira AC, Sales WB, Oliveira ASC, Nascimento RB, Sousa F, Couras TA et al. Percepção dos enfermeiros da atenção básica sobre ações de saúde mental: uma revisão integrativa. Research, Society and Development [Internet]. 2021. [Acesso 20 Set 2022]; 10(8):e57110817516. Disponível em: http://dx.doi.org/10.33448/rsd-v10i8.17516.
15. Mendonça CS, Machado DF, Almeida MAS, Castanheira ERL. Violência na atenção primária em saúde no Brasil: uma revisão integrativa da literatura. Ciênc Saúde Colet. [Internet]. 2020. [Acesso 17 Jul 2022]; 25(6):2247-57. Disponível em: https://doi.org/10.1590/1413-81232020256.19332018.
16. Brasil. Ministério da Saúde. Secretaria de Vigilância em Saúde. Viva: Instrutivo ficha de notificação de violência interpessoal e autoprovocada [Internet]. Brasília, DF: Ministério da Saúde; 2015. [Acesso 26 Jul 2022]. Disponível em: https://www.saude.df.gov.br/documents/37101/80238/Instrutivo-para-o-preenchimento-da-ficha-de-notifica%C3%A7%C3%A3o.pdf/575f102c-3257-18d5-e205-1df14aeb0966?t=1648519541377.
17. Bolsoni EB, Heusy IPM, Silva ZF, Rodrigues J, Peres GM, Morais R. Consulta de enfermagem em saúde mental: revisão integrativa. SMAD Rev Eletrônica Saúde Mental Álcool Drog. [Internet]. 2016. [Acesso 28 Set 2022]; 12(4):249-59. Disponível em: https://dx.doi.org/10.11606/issn.1806-6976.v12i4p249-259.
18. Castro RCL, Knauth DR. Papel dos atributos dos profissionais médicos na produção da abordagem centrada na pessoa em atenção primária à saúde. Ciênc Saúde Colet. [Internet]. 2022. [Acesso 9 Out 2022]; 27(2):803-12. Disponível em: https://doi.org/10.1590/1413-81232022272.00392021.
19. Bolsoni EB, Heusy IPM, Silva ZF, Padilha MI, Rodrigues J. Consulta de enfermagem em saúde mental na atenção primária em saúde. SMAD Rev Eletrônica Saúde Mental Álcool Drog. [Internet]. 2015. [Acesso 28 Set 2022]; 11(4):199-207. Disponível em: 10.11606/issn.1806-6976.v11i4p199-207.
20. Conselho Federal de Enfermagem. Resolução COFEN 358/2009. Dispõe sobre a Sistematização da Assistência de Enfermagem e a implementação do Processo de Enfermagem em ambientes, públicos ou privados, em que ocorre o cuidado profissional de Enfermagem, e dá outras providências [Internet]. Brasília, DF: Cofen; 2009. Disponível em: http://www.cofen.gov.br/resoluo-cofen-3582009_4384.html.
21. Organização Pan-Americana da Saúde. MI-mhGAP manual de intervenções para transtornos mentais, neurológicos e por uso de álcool e outras drogas na rede de atenção básica à saúde: versão 2.0. Brasília, DF: OPAS; 2018. [Acesso 15 Set 2022]. Disponível em: https://iris.paho.org/bitstream/handle/10665.2/49096/9789275719572-por.pdf.

22. Brasil. Secretaria de Vigilância em Saúde. Mortalidade por suicídio e notificações de lesões autoprovocadas no Brasil. Bol Epidemiol. (Brasília, DF) [Internet]. 2021. [Acesso 15 Set 2022]; 52(33):1-10. Disponível em: https://www.gov.br/saude/pt-br/centrais-de-conteudo/publicacoes/boletins/epidemiologicos/edicoes/2021/boletim_epidemiologico_svs_33_final.pdf.
23. Videbeck S. Enfermagem em saúde mental e psiquiatria. 5. ed. Porto Alegre: Artmed; 2012.
24. Gaya CM. Estudo de validação de instrumentos de rastreamento para transtornos depressivos, abuso e dependência de álcool e tabaco [Tese na Internet]. Ribeirão Preto: Faculdade de Medicina de Ribeirão Preto, Universidade de São Paulo; 2011. [Acesso 26 Jul 2022]. 238 p. Disponível em: 10.11606/T.17.2011.tde-26092011-144558.
25. American Academy of Family Physicians. PHQ-2 screening instrument for depression [Internet]. Leawood KS: AAFP; 2018. [Acesso 28 Set 2022]. Disponível em: https://www.aafp.org/content/dam/brand/aafp/pubs/afp/issues/2018/1015/p508-t2.gif.
26. Organização Pan-Americana da Saúde. Uma em cada 100 mortes ocorre por suicídio, revelam estatísticas da OMS [Internet]. Washington DC: OPAS; 17 Jun 2021. [Acesso 20 Set 2022]. Disponível em: https://www.paho.org/pt/noticias/17-6-2021-uma-em-cada-100-mortes-ocorre-por-suicidio-revelam-estatisticas-da-oms.
27. Meleiro AMAS, Correa H. Comportamento suicida. *In*: Meleiro AMAS, coordenadora. Psiquiatria: estudos fundamentais. Rio de Janeiro: Guanabara Koogan; 2018.
28. Bachmann S. Epidemiology of suicide and the psychiatric perspective. Int J Environ Res Public Health [Internet]. 2018. [Acesso 14 Ago 2022]; 15(7):1425. Disponível em: doi: 10.3390/ijerph15071425.
29. Rudenstine S, Schulder T, Bhatt KJ, McNeal K, Ettman CK, Galea S. Suicidal ideation during Covid-19: The contribution of unique and cumulative stressors. Psychiatry Res. [Internet]. 2022. [Acesso 15 Jul 2022]; 310:114475. Disponível em: 10.1016/j.psychres.2022.114475.
30. Noal DS, Passos MFD, Freitas CM (Orgs.). Recomendações e orientações em saúde mental e atenção psicossocial na Covid-19. Rio de Janeiro: Fiocruz; 2020.
31. World Health Organization. Suicide worldwide in 2019: global health estimates [Internet]. Geneva: WHO; 2021. [Acesso 20 Set 2022]. Disponível em: https://www.who.int/publications/i/item/9789240026643.
32. Zalsman G, Hawton K, Wasserman D, Heeringen K, Arensman E, Sarchiapone M et al. Suicide prevention strategies revisited: 10-year systematic review. The Lancet Psychiatry. 2016;3(7):646-59.
33. Ferreira ML, Vargas MAO, Rodrigues J, Trentin D, Brehmer LCF, Lino MM. Comportamento suicida e atenção primária à saúde. Enferm Foco (Brasília) [Internet]. 2018. [Acesso 10 Set 2022]; 9(4):50-4. Disponível em: https://doi.org/10.21675/2357-707X.2018.v9.n4.1803.
34. Khan M. Transtornos por uso de substâncias. *In*: MSD. Manual MSD: para profissionais de saúde [Internet]. Rahway NJ: MSD, 2020. [Acesso 28 Jul 2022]. Disponível em: https://www.msdmanuals.com/pt-br/profissional/transtornos-psiqui%C3%A1tricos/transtornos-relacionados-ao-uso-de-subst%C3%A2ncias/transtornos-por-uso-de-subst%C3%A2ncias?query=Transtornos%20por%20uso%20de%20subst%C3%A2ncias.
35. American Psychiatric Association. Manual diagnóstico e estatístico de transtornos mentais: DSM-5. 5. ed. Porto Alegre: Artmed; 2014.
36. Henrique IFS, De Micheli D, Boerngen RL, Lacerda LA, Formigoni MLOS. Validação da versão brasileira do teste de triagem do envolvimento com álcool, cigarro e outras substâncias (ASSIST). Rev Assoc Med Bras. 2004. [Acesso 9 Out 2022]; 50(2):199-206. Disponível em: https://www.scielo.br/j/ramb/a/TkCS3f3b5Nrm49tYRxW45Dm/?format=pdf&lang=pt.
37. Almeida JCP, Barbosa CA, Almeida LY, Oliveira JL, Souza J. Ações de saúde mental e o trabalho do enfermeiro. Rev Bras Enferm. [Internet]. 2020. [Acesso 15 Set 2022]; 73Supl 1:e20190376. Disponível em: http://dx.doi.org/10.1590/0034-7167-2019-0376.
38. Paula JJ, Albuquerque MR, Bicalho MAC, Romano-Silva MA. Confirmatory factor analysis of the general activities of daily living scale: further evidences of internal validity. Rev Bras Psiquiatr. [Internet]. 2017. [Acesso 17 Jul 2022]; 39:379-80. Disponível em: doi:10.1590/1516-4446-2017-2256.
39. Polakiewicz R. A luta antimanicomial e a reforma psiquiátrica [Internet]. São Paulo: PebMed; 19 Abr 2022. [Acesso 18 Jun 2022]. Disponível em: https://pebmed.com.br/a-luta-antimanicomial-e-a-reforma-psiquiatrica/2020.

40. Brasil. Ministério da Saúde. Saúde mental em dados 12 [Internet]. 2015. [Acesso 19 Jun 2022]; 10(12):1-48. Disponível em: https://www.mhinnovation.net/sites/default/files/downloads/innovation/reports/Report_12-edicao-do-Saude-Mental-em-Dados.pdf.
41. Brasil. Ministério da Saúde. Portaria n. 130, de 26 de janeiro de 2012. Redefine o Centro de Atenção Psicossocial de Álcool e outras Drogas 24 horas (CAPS AD III) e os respectivos incentivos financeiros [Internet]. Brasília, DF: Ministério da Saúde; 2012. [Acesso 19 Jun 2022]. Disponível em: https://bvsms.saude.gov.br/bvs/saudelegis/gm/2012/prt0130_26_01_2012.html.
42. Brasil. Ministério da Saúde. Portaria n. 3.588 de 21 de dezembro de 2017. Altera as Portarias de Consolidação n. 3 e n. 6, de 28 de setembro de 2017, para dispor sobre a Rede de Atenção Psicossocial, e dá outras providências. Diário Oficial da União. 2017 Dez 22; 154(245 seção 1):236-8.
43. Brasil. Decreto n. 9.761, de 11 de abril de 2019. Aprova a política nacional sobre drogas. Diário Oficial da União. 2019 Abr 11; 157(70-A seção 1):7-12.

24

Hipertensão Arterial Sistêmica

Sandra Rejane Soares Ferreira
Fernanda Miranda Seixas Einloft

O que há neste capítulo?

Neste capítulo, abordam-se a hipertensão arterial sistêmica (HAS), sua classificação, seu diagnóstico, seu tratamento e as ações do enfermeiro para o cuidado de pessoas com essa condição crônica de saúde ou em risco de desenvolvê-la. O enfoque é a atuação por meio de Consultas de Enfermagem para o rastreamento da HAS, o diagnóstico e o manejo precoce de pessoas com pressão arterial limítrofe e o cuidado de pessoas com diagnóstico da doença. O objetivo é contribuir com a reflexão sobre o processo de trabalho do enfermeiro, como membro da equipe de Atenção Primária à Saúde, na prevenção primária e no diagnóstico precoce dessa condição de saúde, bem como na prevenção e no controle de complicações da doença.

Introdução

O número de pessoas de 30 a 79 anos com hipertensão arterial sistêmica (HAS) dobrou no mundo, no período de 1990 a 2019, passando de 331 milhões para 626 milhões nas mulheres e de 317 milhões para 652 milhões nos homens, com uma prevalência global média de 33%, segundo estudo liderado pelo Imperial College London e pela Organização Mundial da Saúde (OMS).[1] Contudo, as taxas de tratamento e controle da HAS melhoraram em 2019, se comparadas com às de 1990, as mulheres alcançaram 23% de controle da HAS e os homens 18% (média de 20%), na maioria dos países, mas essas taxas ainda se situam abaixo do necessário para a prevenção de mortes prematuras e de outros agravos.[1]

A HAS é, ao mesmo tempo, uma doença crônica e o principal fator de risco (FR) para as doenças cardiovasculares (DCV), tem alta prevalência global e baixas taxas de controle. Consiste ainda em FR para doença renal crônica (DRC) e mortes prematuras.[1] Juntamente com a pré-hipertensão, em 2020, foi responsável por 8,5 milhões de mortes por acidente vascular cerebral (AVC), doença isquêmica do coração (DIC) e outras DCV e DRC em todo o mundo.[2] Nas Américas, mais de 50% dos eventos de DCV e 17% das mortes como um todo são atribuíveis à pressão arterial (PA) elevada.[2]

No Brasil, a HAS é a doença de maior prevalência na população e principal causa de morte.[3] Cerca de 36 milhões de indivíduos, 32% da população adulta, têm HAS. Entretanto, somente 50% sabem que são hipertensos e apenas metade realiza tratamento para a doença.[4] Segundo o Vigitel-2021,[5] no conjunto das 26 capitais e do Distrito Federal, a frequência de diagnóstico médico de HAS foi de 26,3% (27,1% entre mulheres e 25,4% entre homens). Em ambos os sexos, o percentual aumentou com a idade e diminuiu com o maior nível de escolaridade.[5]

A HAS acomete pessoas em todas as fases da vida. Pode ser facilmente detectada por meio da aferição da PA, em casa ou em serviços de Atenção Primária à Saúde (APS), e muitas vezes pode ser tratada de modo eficaz com medicamentos de baixo custo.[1,2] Os sintomas costumam aparecer apenas em fases mais avançadas ou quando a hipertensão aumenta de maneira abrupta.[6] O controle da PA reduz em 42% o risco de derrame e em 15% o risco de infarto.[6]

Hipertensão Arterial Sistêmica: Condição Sensível à Atenção Primária à Saúde

As condições sensíveis à Atenção Primária à Saúde (CSAPS) são problemas de saúde considerados próprios da APS, e a HAS encontra-se entre essas condições. Há evidência[7] de que o manejo adequado dessa condição nesse nível de atenção evita hospitalizações e mortes por complicações cardiovasculares (CV) e cerebrovasculares. Estudos[8,9] mostram que reduções na pressão arterial sistólica (PAS), em pelo menos 10 mmHg, promovem a prevenção de insuficiência aguda do miocárdio (IAM) e acidente vascular encefálico (AVE) e têm impacto na redução da morbidade e da mortalidade CV.

No Brasil, os desafios na prevenção e no controle da HAS e suas complicações são, sobretudo, para a APS. O Ministério da Saúde (MS) preconiza que, nesse nível de atenção, sejam trabalhadas as mudanças de estilo de vida (ver Capítulo 12 – Promoção de Mudanças no Estilo de Vida na Atenção Primária à Saúde) como ponto fundamental na prevenção e na complementação do processo terapêutico da doença.[10] As equipes de saúde, além de recomendar as intervenções no estilo de vida, podem utilizar no tratamento e controle da HAS medicamentos de baixo custo, com poucos efeitos colaterais, comprovadamente eficazes e de fácil aplicabilidade em APS.[1,2]

Atualmente, a iniciativa global Hearts, liderada pela OMS, está sendo implementada em 20 países nas Américas, entre eles o Brasil, como o principal modelo de gestão de risco de DCV para a APS, incluindo hipertensão, diabetes e dislipidemia.[2] Os pilares da iniciativa Hearts nas Américas são:

1) Uso de protocolos padronizados de diagnóstico e tratamento.
2) Medição precisa e reprodutível feita por pessoas capacitadas e, de preferência, certificadas, que usem dispositivos automáticos validados para aferição da PA.
3) Treinamento padronizado para um cuidado centrado na pessoa e com base no trabalho em equipes multiprofissionais.
4) Coleta de dados padronizados para monitorar, avaliar e elaborar relatórios sobre o desempenho do programa, das diferentes regiões de saúde, das clínicas e dos profissionais de saúde.
5) Uso de métodos de pesquisa para orientar a implementação de ações e a evolução do programa.
6) Inovação na maneira de prestar atenção à saúde centrada no paciente e com base no trabalho em equipe.[2]

Outro aspecto importante para o planejamento e a programação em saúde na APS é que a HAS costuma estar associada ao diabetes *mellitus* (DM) e requer manejo concomitante, pois ambas apresentam aspectos comuns, entre eles:

a) Etiopatogenia (resistência insulínica, resistência vascular periférica aumentada e disfunção endotelial).
b) Fatores de risco (obesidade, dislipidemia e sedentarismo).
c) Tratamento não farmacológico (mudanças no estilo de vida).
d) Cronicidade (doenças incuráveis, requerendo acompanhamento permanente).
e) Complicações crônicas que podem ser evitadas quando precocemente identificadas e adequadamente tratadas.
f) Geralmente são assintomáticas.
g) Difícil adesão ao tratamento pela necessidade de mudança no estilo de vida e participação ativa do indivíduo.
h) Acompanhamento por equipe multidisciplinar.
i) Fácil diagnóstico.[6,10]

Portanto, faz-se necessário que as equipes de APS atuem de maneira integrada por meio de ações de promoção, prevenção e educação em saúde, detecção precoce, tratamento e acompanhamento da HAS e de outros FR para DCV, desenvolvendo metodologias e iniciativas que facilitem o acesso da população aos serviços de saúde, ampliem a prevenção primária, o diagnóstico precoce e o nível de conhecimento das populações sobre o impacto causado pela doença e os benefícios de seu controle e prevenção, assim contribuindo para reduzir a morbimortalidade por essa condição crônica de saúde na população residente no território sob sua responsabilidade.[6,10]

Diagnóstico e Classificação da Hipertensão Arterial Sistêmica

A HAS é definida como uma condição crônica de saúde, de causa multifatorial, associada a fatores genéticos/epigenéticos, ambientais, socioeconômicos e hábitos de vida. Caracteriza-se por níveis elevados e sustentados da PA, ou seja, PA sistólica ≥ 140 mmHg e/ou PA diastólica ≥ 90 mmHg. Associa-se, frequentemente, a alterações funcionais e/ou estruturais dos órgãos-alvo (coração, encéfalo, rins e vasos sanguíneos) e a alterações metabólicas, com aumento do risco de eventos CV fatais e não fatais.[1,2]

No Quadro 24.1 apresenta-se a classificação da PA de acordo com a medida casual em pessoas com idade ≥ 18 anos. O diagnóstico da HAS é realizado a partir da medida da PA, geralmente duas a três medidas, com intervalos de 1 a 4 semanas (dependendo do nível de PA). Recomenda-se repetir a aferição de PA em diferentes períodos, antes de caracterizar a presença da doença.[6,10] Se a média das medidas de PA for um valor igual ou maior que 140 x 90 mmHg, está confirmado o diagnóstico. A aferição repetida da PA, em dias diversos, na Unidade de Saúde (US), é requerida para chegar à pressão usual e reduzir a ocorrência da "hipertensão do avental branco", que consiste na elevação da PA pela simples presença do profissional de saúde no momento da verificação.[6,10]

QUADRO 24.1	Classificação da pressão arterial de acordo com a medida casual em pessoas com idade ≥ 18 anos.	
Classificação*	**PAS (mmHg)**	**PAD (mmHg)**
Ótima	< 120	< 80
Normal	120 a 129 e/ou	80 a 84
Pré-hipertensão (limítrofe)**	130 a 139 e/ou	85 a 89
HAS estágio 1	140 a 159 e/ou	90 a 99
HAS estágio 2	160 a 179 e/ou	100 a 109
HAS estágio 3	≥ 180	≥ 110

Notas
*A classificação é definida de acordo com o nível mais elevado da PA no consultório, sistólica ou diastólica. A hipertensão sistólica isolada, caracterizada por PAS ≥ 140 mmHg e PAD < 90 mmHg, também é classificada em 1, 2 ou 3, de acordo com os valores da PAS nos intervalos indicados. A hipertensão diastólica isolada, caracterizada por PAS < 140 mmHg e PAD ≥ 90 mmHg, é classificada como as demais em 1, 2 ou 3, de acordo com os valores da PAD nos intervalos indicados.[6]
**A classificação pré-hipertensão, pressão arterial limítrofe e pressão normal-alta são termos que se equivalem na literatura.[6]
Legenda: HAS: hipertensão arterial sistêmica; mmHg: milímetros de mercúrio; PAD: pressão arterial diastólica; PAS: pressão arterial sistólica.

Fonte: Reprodução de Barroso et al., 2021[6].

Fatores de Risco para Hipertensão Arterial Sistêmica

Os FR para HAS destacados em estudos[1,11] e diretrizes[2,6,10] são apresentados no Quadro 24.2.

QUADRO 24.2		Fatores de risco não modificáveis e modificáveis associados ao aumento da pressão arterial.
Fatores de risco		**Relação estabelecida**
Não modificáveis	**Genéticos**	Fatores genéticos podem influenciar os níveis de PA entre 30% e 50%. Em razão da ampla diversidade de genes, das variantes genéticas estudadas e da miscigenação em nosso país, dados uniformes não foram identificados[6,11]
	Idade	A frequência de HAS aumenta com a idade, alcançando 61,5% dos homens e 68% das mulheres na faixa de 65 anos ou mais. O enrijecimento progressivo e a perda de complacência das grandes artérias, naturais no envelhecimento, tornam a PAS um problema significativo[6,11]

(*Continua*)

QUADRO 24.2		Fatores de risco não modificáveis e modificáveis associados ao aumento da pressão arterial. (*Continuação*)
Fatores de risco		**Relação estabelecida**
Não modificáveis	**Sexo**	A PA é mais elevada entre homens mais jovens. Quando avaliados os níveis pressóricos por sexo e por década, a PA se apresenta maior em mulheres, na sexta década de vida, quando costuma ser mais elevada e a prevalência de HAS é maior[6,11]
	Etnia	É um FR importante para a HAS, mas as condições socioeconômicas e de hábitos de vida parecem ser mais relevantes para as diferenças na prevalência da HAS do que a implicação étnica propriamente dita[6,11]
Modificáveis	**Sobrepeso/ obesidade**	Parece haver uma relação direta, contínua e quase linear entre o sobrepeso/obesidade e os níveis de PA. A adiposidade corporal excessiva, especialmente a visceral, é um FR importante para a elevação da PA, que pode ser responsável por 65% a 75% dos casos de HAS.[12] A circunferência abdominal (CA) fornece informações independentes e aditivas ao índice de massa corpórea (IMC) para predizer morbidade e risco de morte.[6,13] As evidências de uma metanálise com dados de participantes em quatro continentes mostraram que, para cada 5 unidades acima de IMC > 25, o risco de morte prematura aumentou cerca de 31%, assim como o risco de 49% para mortalidade cardiovascular[14]
	Sódio	A ingestão elevada de sódio tem se mostrado um FR para a elevação da PA e sua maior prevalência.[6,15] Está associada a DCV e a AVE, quando a ingestão média é superior a 2 g de sódio (equivalente a 5 g de sal de cozinha).[15] Em pessoas com ingestão elevada de sódio, a PAS foi de 4,5 a 6 mmHg maior e a PAD de 2,3 a 2,5 mmHg. A ingestão de sódio habitual na dieta foi estimada em 4 g/dia.[16] A ingestão habitual de sal no Brasil é de 9,3 g/dia (9,63 g/dia para homens e 9,08 g/dia para mulheres)[6,17]
	Sedentarismo	Há associação direta entre sedentarismo, elevação da PA e HAS.[6,13] No Brasil, não alcançam um nível suficiente de prática de atividade física para sair do sedentarismo 63% dos adultos (prática de atividade física equivalente a 150 minutos de atividade moderada por semana), sendo esse percentual maior entre mulheres (68,7%) do que entre homens (56,9%).[5] A frequência do sedentarismo aumentou com a idade e reduziu com o maior nível de escolaridade[5]
	Álcool	Há maior prevalência de HAS ou elevação dos níveis pressóricos naqueles que ingerem 6ou mais doses de álcool ao dia (30 g de álcool/dia).[6,18]
	Fatores socioeconômicos	A influência do nível socioeconômico na ocorrência da HAS é complexa e difícil de ser estabelecida.[6] São fatores socioeconômicos que notadamente interferem nos níveis de PA: menor escolaridade, condições de habitação inadequadas e baixa renda familiar[6,19,20]

(*Continua*)

QUADRO 24.2		Fatores de risco não modificáveis e modificáveis associados ao aumento da pressão arterial. (*Continuação*)
Fatores de risco		**Relação estabelecida**
Modificáveis	**Tabagismo**	O consumo de cigarro, charuto, cigarrilha, cachimbo, narguilé e cigarro eletrônico persiste como um dos principais FR para o aumento de doenças CV.[6,21] Apresenta potencial considerável de causar dano, como aceleração de processos aterotrombóticos e elevação temporária da PA[6,21]
	Outros	Algumas medicações e drogas ilícitas têm potencial para elevar a PA ou dificultar seu controle: inibidores da monoaminaoxidase; simpatomiméticos (como descongestionantes nasais: fenilefrina); antidepressivos tricíclicos; hormônios tireoidianos; contraceptivos orais; anti-inflamatórios não esteroides; carbexonolona e liquorice; glicocorticoides, ciclosporina, eritropoietina, drogas ilícitas (cocaína, *cannabis sativa*, anfetamina e 3,4-metilenodioximetanfetamina - MDMA)[2,6]

Fonte: Elaborado pela autoria com base na literatura consultada.

Tratamento da Hipertensão Arterial Sistêmica

A redução da PA visa a redução da morbidade e da mortalidade CV associadas à HAS.[1,2,6,8,9] A meta relacionada ao valor dos níveis pressóricos deve ser definida individualmente, sempre considerando a idade e a presença de DCV ou de seus FR. De modo geral, deve-se reduzir a PA objetivando alcançar valores menores que 140/90 mmHg e não inferiores a 120/70 mmHg. Nos indivíduos mais jovens e sem FR, podem ser alcançadas metas mais baixas, com valores inferiores a 130/80 mmHg.[1,2,6]

O tratamento da HAS geralmente associa recomendações de mudanças no estilo de vida com a intervenção farmacológica.[1,2,6]

▪ Tratamento não medicamentoso da hipertensão arterial sistêmica

O tratamento não medicamentoso para a HAS inclui intervenções baseadas em evidências para redução da PA; apresentam-se no Quadro 24.3 alguns exemplos, com os respectivos graus de recomendação. Já no Quadro 24.4 descrevem-se os FR modificáveis relacionados ao aumento da PA e as intervenções não farmacológicas recomendadas para a redução dos níveis tensionais.[6]

QUADRO 24.3	Algumas modificações de estilo de vida, a redução dos níveis de pressão arterial e o grau de recomendação.		
Modificação	**Recomendação**	**Redução da PA (mmHg)**	**Grau**
Controle do peso	Manter o peso corporal na faixa normal (IMC entre 18,5 e 24,9 kg/m^2)	Diminuição de 1 mmHg por quilo de peso perdido	A
Dieta saudável	Consumir dieta rica em frutas, vegetais, grãos e baixo teor de gorduras. Redução de gorduras saturadas e trans. Adotar dieta tipo *dietary approach to stop hypertension* (DASH)	Diminuição de 3 mmHg	A
Redução da ingestão de sódio	Reduzir a ingestão de sódio para não mais que 2 g (5 g de sal/dia) = no máximo 3 colheres de café rasas de sal = 3 g + 2 g de sal dos próprios alimentos	Diminuição de 2 a 3 mmHg	A
Aumentar a ingestão de potássio	Ingerir 3,5 a 5 g/dia em dieta rica em potássio	Diminuição de 2 mmHg	A
Atividade física	Prática regular de atividade física aeróbica, como caminhadas por, pelo menos, 30 minutos por dia, 5 vezes/semana (150 min/semana)	Diminuição de 5 a 7 mmHg	A
Moderação no consumo de álcool	É aconselhável que o consumo de álcool não ultrapasse 30 g/dia de etanol para homens (90 mL de destilados ou 300 mL de vinho ou 720 mL de cerveja) e 15 g/dia de etanol para mulheres e indivíduos de baixo peso	Diminuição de 4 a 5 mmHg	A

Notas:
Grau de recomendação indica o quanto uma evidência deve ou não ser colocada em prática. Na Oxford, as recomendações são estabelecidas por quatro graus, de acordo com as evidências da intervenção (A, B, C e D). Grau de recomendação A e B seguramente produzirão bons resultados para a saúde.
Pode ocorrer efeito aditivo na PA se mais de uma das medidas forem adotadas de modo concomitante.[6]

Fonte: Adaptado das Diretrizes Brasileiras de Hipertensão Arterial; Barroso et al., 2021[6].

QUADRO 24.4	Fatores de risco modificáveis relacionados ao aumento da pressão arterial e intervenções não farmacológicas para redução dos níveis tensionais.
Fatores de risco	**Intervenções não farmacológicas**
Padrões alimentares inadequados	A **Dieta DASH** (*Dietary Approaches to Stop Hypertension*) foi capaz de reduzir a PA, sendo o efeito atribuído ao maior consumo de: frutas, hortaliças, laticínios com baixo teor de gordura, cereais integrais e oleaginosas, além da redução no consumo de gorduras, doces e bebidas com açúcar e carnes vermelhas. O efeito hipotensor decorre do padrão de dieta – alto teor de potássio, cálcio, magnésio e fibras, com quantidades reduzidas de colesterol e gordura total e saturada[6,22] A **Dieta do Mediterrâneo** é rica em frutas, hortaliças e cereais integrais, além de ser pobre em carnes vermelhas. Apresenta teor elevado de gorduras, em decorrência do consumo de quantidades generosas de azeite de oliva (rico em ácidos graxos monoinsaturados) e inclui o consumo de peixes e oleaginosas, além da ingestão moderada de vinho tinto.[6,23] Essa dieta reduz o risco de problemas CV e apresenta efeitos modestos sobre a PA[6,24,25] **Laticínios**, apesar de serem ricos em ácidos graxos saturados (versão integral), podem conter constituintes com potencial efeito benéfico, como a proteína do soro do leite (*whey protein*), os fosfolipídios da membrana dos glóbulos de gordura, o cálcio, o magnésio, o potássio, os probióticos e as vitaminas K1 e K2.[6,26] O consumo de laticínios apresenta associação inversa ao risco de doenças CV[27] e efeito hipotensor modesto, em especial o realizado com laticínios pobres em gordura e com proteínas do leite[28] **Produtos com cacau e/ou chocolate** contêm flavonoides, antioxidantes que ajudam o organismo a produzir uma substância chamada óxido nítrico, responsável por relaxar os vasos sanguíneos, o que ajuda a baixar a PA. Uma metanálise[29] identificou a redução da PAS de 4,5 mmHg (IC 95%: 3,3 a 5,9) e da PAD de 2,5 mmHg (IC 95%: 1,2 a 3,9) com o consumo aumentado de produtos com cacau. No consumo de produtos com cacau e/ou chocolate, dois aspectos merecem destaque: a) a heterogeneidade entre os estudos relacionadas à quantidade variável de flavonóis ingeridos; e b) o consumo acrescenta calorias à dieta, o que precisa ser equilibrado com algum grau de restrição alimentar[6,29] **Café**, rico em cafeína, apresenta compostos bioativos como polifenóis, em especial os ácidos clorogênicos, o magnésio e o potássio, que podem favorecer a redução da PA.[30] A cafeína é capaz de elevar agudamente a PA, por mais de 3 horas,[31] mas a ingestão de café em longo prazo não tem sido associada a maior incidência de HAS.[32] Metanálises de estudos de coorte mostram que o consumo de café se associou a um efeito discreto de redução no risco de hipertensão.[32,33] Na falta de evidências experimentais robustas, a Sociedade Brasileira de Cardiologia (SBC)[6] recomenda que o consumo de café não exceda quantidades baixas a moderadas (≤ 200 mg de cafeína)

(*Continua*)

QUADRO 24.4	Fatores de risco modificáveis relacionados ao aumento da pressão arterial e intervenções não farmacológicas para redução dos níveis tensionais. (*Continuação*)
Fatores de risco	Intervenções não farmacológicas
Padrões alimentares inadequados	Quanto à indicação de **suplementos e substitutos**, um estudo[34] identificou que o cálcio poder exercer um efeito discreto na prevenção de hipertensão, mas não está estabelecido seu papel no tratamento da HAS.[6] Uma metanálise[35] de 12 ensaios clínicos randomizados identificou que o uso de multivitaminas e multiminerais foi capaz de reduzir a PA em indivíduos com doenças crônicas. Em uma análise de estudo em subgrupo de 58 indivíduos hipertensos, houve a redução de 7,98 mmHg (14,95 a 1,02) na PAS, mas para PAD a significância foi limítrofe[35]
Alta ingestão de sódio	A **ingestão de sódio** recomendada para indivíduos hipertensos e para a população em geral é de até 2 g/dia.[16] Ensaio clínico randomizado identificou efeito hipotensor da restrição de sódio[36]
Baixa ingestão de potássio	O aumento na **ingestão de potássio, 3,5 a 5 g/dia**, reduz os níveis pressóricos. Ensaio clínico randomizado[37] conduzido em agregados populacionais testaram a substituição do sal de cozinha à base de cloreto de sódio por apresentações de sal com baixo teor de sódio e elevado de potássio, os quais resultaram em redução da PA. A ingestão habitual média de potássio no Brasil é de 2,7 g/dia para homens e 2,1 g/dia para mulheres.[6,17] São alimentos ricos em potássio: damasco, abacate, melão, leite desnatado, iogurte desnatado, folhas verdes, peixes (linguado e atum), feijão, laranja, ervilha, ameixa, espinafre, tomate e uva-passa.[6]
Consumo de álcool	Estudo[18] incluindo 36 ensaios clínicos randomizados e 2.865 participantes identificou que, em indivíduos que bebiam até dois drinques por dia, a redução no consumo de bebidas alcoólicas não se associou à redução significativa da PA. Contudo, em indivíduos que bebiam mais do que dois drinques por dia, a redução no consumo de bebidas alcoólicas associou-se a maior redução da PA.[18] Essa redução foi mais pronunciada naqueles que bebiam seis drinques ou mais por dia e reduziram a ingestão em cerca de 50%.[18] Entre indivíduos que consomem bebidas alcoólicas, a ingestão não deve ultrapassar 30 g de álcool/dia. Esse limiar deve ser reduzido à metade para homens com baixo peso, mulheres, indivíduos com sobrepeso e/ou triglicerídeos elevados. Indivíduos abstêmios não devem ser induzidos a consumir bebidas alcoólicas[6,18]
Sobrepeso/ obesidade	A **perda ponderal** reduz a PA, mesmo sem alcançar o peso corporal desejável. Em uma metanálise[38] incluindo 25 estudos, a perda ponderal de 5,1 kg reduziu, em média, a PAS em 4,4 mmHg e a PAD em 3,6 mmHg. Para indivíduos com sobrepeso ou obesidade, a perda ponderal é uma recomendação essencial no tratamento da HAS.[6] A avaliação da adiposidade corporal não deve ser limitada à análise do IMC, mas, sim, incluir parâmetros de adiposidade corporal central, como a CA.[6] O ideal é alcançar e manter um peso corporal saudável, representado pelo IMC (kg/m^2) < 25 em adultos e entre 22 e < 27 em idosos, e CA < 90 cm em homens e < 80 cm em mulheres[6]

(*Continua*)

QUADRO 24.4	**Fatores de risco modificáveis relacionados ao aumento da pressão arterial e intervenções não farmacológicas para redução dos níveis tensionais. (*Continuação*)**
Fatores de risco	**Intervenções não farmacológicas**
Sedentarismo	A **prática regular de atividade física** (qualquer movimento corporal que aumente o gasto energético acima daquele em repouso, como locomoção e atividades laborais, domésticas e de lazer) diminui a incidência de HAS. Pessoas com HAS que alcançam as recomendações de prática de atividade física para a saúde apresentam uma redução de 27% a 50% no risco de mortalidade, mas níveis menores também apresentam efeito benéfico.[39] Benefícios adicionais podem ser obtidos com exercícios físicos (atividade física estruturada, organizada e com objetivo específico) com treinamento aeróbico complementado pelo resistido (dinâmico e isométrico de *handgrip*).[40] A redução do tempo sedentário, tempo gasto em atividades de baixo dispêndio energético, como aquelas executadas na posição sentada, reclinada ou deitada (assistir à TV, utilizar o computador, jogar *videogame* ou trabalhar), mesmo que por curto período de tempo, diminui o risco de mortalidade[41]
Tabagismo	O uso de tabaco eleva a PA em cerca de 5 a 10 mmHg, em média; e, pelo risco CV e de neoplasias relacionado ao tabagismo, sua **cessação** deve ser reforçada[6]
Estresse	A **respiração lenta ou guiada** requer redução da frequência respiratória para menos de 6 a 10 respirações/minuto durante 15 a 20 minutos/dia para promover a redução na PA casual.[42] Uma metanálise,[42] agregando seis *estudos* de exercícios de respiração lenta voluntária em comparação com a respiração natural, detectou uma redução de 6,36 mmHg (IC 95%: 10,32 a 2,39) na PAS e 6,39 mmHg (IC 95%: 7,30 a 5,49) na PAD, em comparação aos controles. Em curto prazo, exercícios voluntários de respiração lenta podem reduzir a PAS e a PAD de pessoas com HAS portadoras de doença CV.[42] A **meditação** pode ser entendida como a experiência de esvaziar a mente, tornando-a livre de pensamentos; a prática de focar a concentração em um único objeto até conscientizar-se do objeto; a contemplação de um aspecto da realidade; ou ainda desenvolver determinada qualidade mental ou mesmo comportamental.[43] A **meditação transcendental** reduziu em cerca de 4 mmHg a PAS e 2 mmHg a PAD,[44] no entanto os mecanismos pelos quais a meditação reduz a PA não foram elucidados no estudo Estudos[45,46] sugerem a associação entre índices de **espiritualidade** (conjunto de valores morais, mentais e emocionais que norteiam pensamentos, comportamentos e atitudes) ou religiosidade (E/R) e menores taxas de mortalidade por todas as causas, mortalidade CV e câncer, bem como qualidade de vida. Os mecanismos envolvidos referem-se às mudanças no estilo de vida e redução dos fatores de risco cardiovasculares (FRCV), como redução nos níveis séricos de glicose, colesterol, fibrinogênio, cortisol e citocinas inflamatórias[45,46]

Fonte: Elaborado pela autoria com base na literatura consultada.

Tratamento medicamentoso da hipertensão arterial sistêmica

O tratamento medicamentoso ocorre de maneira progressiva, iniciando-se com doses baixas e associação de medicamentos para evitar os efeitos adversos e obter melhores resultados.[2] Na maioria dos casos, utilizam-se os fármacos em adição às modificações do estilo de vida para alcançar a meta pressórica.[2,6] O Quadro 24.5 apresenta as recomendações quanto ao início de tratamento com intervenções no estilo de vida e do tratamento farmacológico de acordo com a PA, a idade e o risco CV.

QUADRO 24.5 — Recomendações quanto ao início de tratamento com intervenções no estilo de vida e tratamento farmacológico de acordo com a pressão arterial, a idade e o risco cardiovascular.

Classificação da PA e risco CV	Recomendação de tratamento	Grau de recomendação*
Indivíduos com PA 130 a 139/85 a 89 mmHg sem DCV preexistente e risco CV baixo ou moderado	Iniciar intervenções no estilo de vida Não está recomendado o tratamento farmacológico	C
HAS estágio 1 e risco CV baixo e Indivíduos com PA 130 a 139/85 a 89 mmHg e DCV preexistente ou alto risco CV	Iniciar intervenções no estilo de vida e aguardar 3 meses pelo efeito delas, antes de iniciar tratamento farmacológico	B
HAS estágio 1 de moderado a alto risco CV	Iniciar tratamento farmacológico junto com as intervenções no estilo de vida	B
HAS estágios 2 e 3	Iniciar tratamento farmacológico junto com as intervenções no estilo de vida	A
Idosos hígidos com HAS e PA ≥ 140 mmHg	Iniciar tratamento farmacológico junto com as intervenções no estilo de vida	A
Idosos frágeis e/ou muito idosos com HAS e PA ≥ 160 mmHg	Iniciar tratamento farmacológico junto com as intervenções no estilo de vida	A

Nota:
*Grau de recomendação indica o quanto uma evidência deve ou não deve ser colocada em prática. Na Oxford, as recomendações são estabelecidas por quatro graus, de acordo com as evidências da intervenção (A, B, C e D). Resultados com grau de recomendação A e B seguramente produzirão bons resultados para a saúde dos pacientes.

Fonte: Adaptado das Diretrizes Brasileiras de Hipertensão Arterial; Barroso et al., 2021[6].

As cinco principais classes de fármacos anti-hipertensivos são: diuréticos (DIU); bloqueadores dos canais de cálcio (BCC); inibidores da enzima conversora de angiotensina (IECA); bloqueadores dos receptores da angiotensina II (BRA); e betabloqueadores (BB), os quais demonstram reduções significativas da PA, acompanhadas de diminuições consideráveis dos desfechos CV fatais e não fatais.[2,6] As classes de anti-hipertensivos consideradas preferenciais para o controle da PA em monoterapia inicial são:[2,6] DIU tiazídicos ou similares; BCC; IECA e BRA.

A combinação de fármacos é a estratégia terapêutica preferencial para a maioria das pessoas com hipertensão, independentemente do estágio da HAS e do risco CV associado.[2,6] O início do tratamento deve ser feito com combinação dupla de medicamentos que tenham mecanismos de ação distintos, sendo exceção a essa regra a associação de DIU tiazídicos com poupadores de potássio. Caso a meta pressórica não seja alcançada, ajustes de doses e/ou a combinação tripla de fármacos estarão indicados.[2,6] Na sequência, mais fármacos deverão ser acrescentados até ser alcançado o controle da PA.[2,6] A combinação de fármacos pode reduzir potencialmente a ocorrência de efeitos colaterais, pelo uso de menor dose de cada um dos fármacos envolvidos na combinação ou pela capacidade que um dos fármacos pode ter de antagonizar os efeitos adversos do outro. As combinações em doses fixas e em comprimido único são preferenciais por se associarem a maior adesão ao tratamento e, por consequência, a melhores resultados clínicos.[2,6]

Consulta de Enfermagem para o Rastreamento da Hipertensão Arterial Sistêmica em Pessoas com 18 anos ou mais (exceto gestantes)

A prevenção primária e a detecção precoce da HAS são as formas mais efetivas de evitar que essa condição crônica de saúde e/ou suas complicações se instalem.[2,6,10]

É importante que o enfermeiro informe as pessoas/famílias/comunidade que HAS é uma condição de saúde na maioria das vezes assintomática. Muitas pessoas permanecem sem diagnóstico da doença até a manifestação de sinais de complicação. Por isso, a verificação dos níveis tensionais na Consulta de Enfermagem (CE) é recomendada como medida de rastreamento.[2,6,10] A PA, no consultório, deve ser medida em ambos os braços pelo menos na primeira consulta, porque uma diferença de PAS entre os braços > 15 mmHg é sugestiva de doença ateromatosa e está associada a um risco CV aumentado.[2,6]

A CE para o rastreamento da HAS (Figura 24.1) é uma estratégia importante nos serviços de APS, pois, além de uma avaliação clínica, é uma oportunidade para realizar uma interação educativa na qual a pessoa é estimulada a refletir sobre FR para HAS e DCV e sobre cuidados em saúde que promovam a qualidade de vida.[2,6,16]

Pessoas saudáveis com uma PA ótima no consultório (< 120/80 mmHg) ou com PA normal (120 a 129/80 a 84 mmHg) devem ter a PA medida novamente anualmente, exceto pessoas com DM, quando a PA deverá ser verificada em todas as consultas de rotina.[2,6]

Pessoas com pré-hipertensão (130 a 139/85 a 89 mmHg) devem ter a PA medida anualmente, ou preferencialmente antes, em razão das altas taxas de progressão para HAS.[2,6] Na APS, essas pessoas devem ser o público-alvo para a prevenção primária.[6,10] A US deverá oferecer CE para orientação sobre mudanças no estilo de vida, pois na presença de alguma comorbidade ou FRCV (p. ex., DM e obesidade), o risco de hipertensão futura é alto.[2,6]

Pessoas com PA ≥ 140/90 mmHg deverão ser orientadas sobre o significado dessa medida e agendar a realização de mais duas medidas da PA, com intervalos de 1 a 2 semanas, para confirmação ou não dos níveis tensionais elevados.

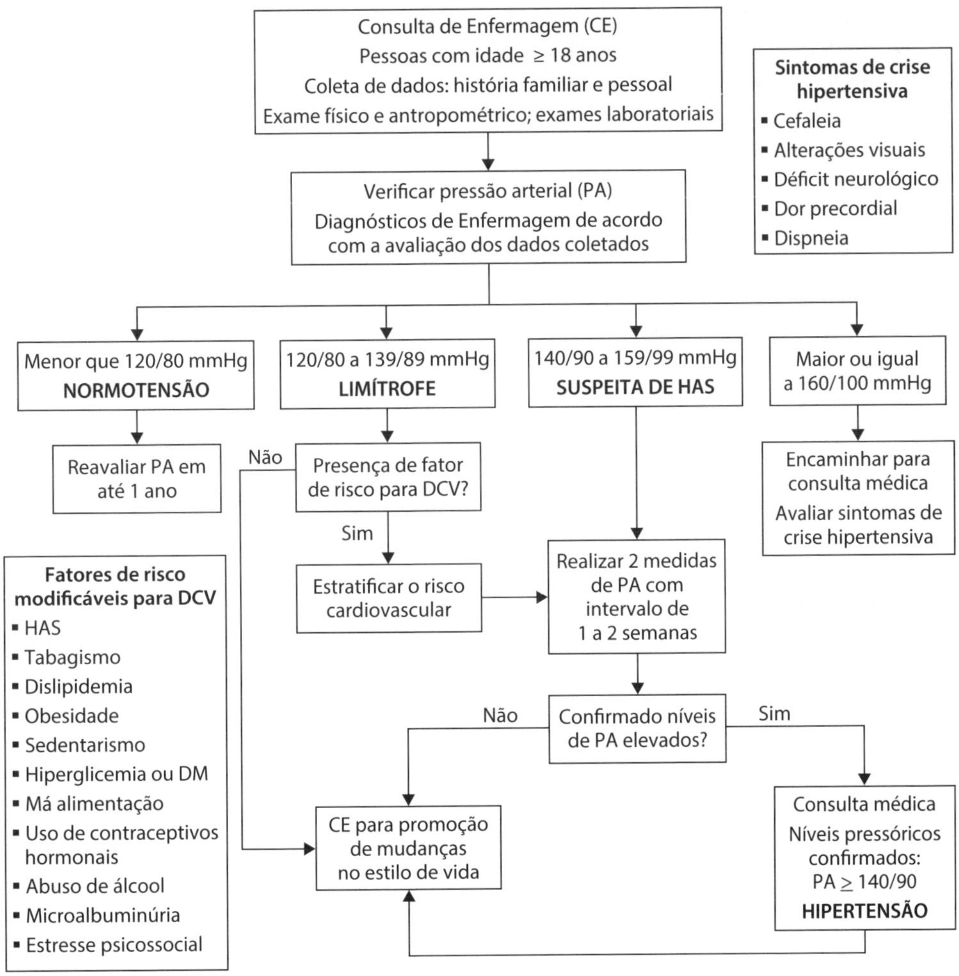

Figura 24.1 – Fluxograma da Consulta de Enfermagem para o rastreamento da hipertensão arterial sistêmica em pessoas com 18 anos ou mais (exceto gestantes).

Fonte: Elaborada pela autoria com base na literatura consultada.[2,6,8,10]

Em pessoas com uma leitura pressórica a partir de 160/100 mmHg,deve-se avaliar a existência de sintomas indicativos de **crise hipertensiva**, entre eles: a) cefaleia occipital (dor de cabeça); b) dor precordial (dor no peito); b) alterações ou escotomas visuais (dificuldades para enxergar ou alteração da acuidade visual); c) déficits neurológicos permanentes ou transitórios (perda da força muscular); d) dispneia (falta de ar).[2,6] Na presença de qualquer desses sinais ou sintomas, deve-se considerar a hipótese de crise hipertensiva e encaminhar a pessoa para consulta médica no dia (na US ou serviço de referência), preferencialmente no mesmo turno em que a PA foi verificada.[2] Na ausência de sintomas, se a pessoa não apresenta diagnóstico prévio de HAS deve-se encaminhá-la para consulta médica, o mais breve possível. Se a US dispuser de consulta médica para o dia, a pessoa deve ser encaminhada para avaliação.[2]

A crise hipertensiva genericamente designa uma elevação da PA que deve ser avaliada pela possibilidade de uma evolução desfavorável.[2,6] Divide-se em emergência e urgência hipertensiva e, na maioria das vezes, ocorre por falta de adesão ao tratamento e/ou tratamento inadequado.[2,6,10]

A **emergência hipertensiva** é caracterizada por severo aumento da PA (> 180/120 mmHg), complicada pela disfunção progressiva de órgãos-alvo e/ou risco de morte. Nesses casos, há necessidade de reduzir a pressão imediatamente para evitar ou limitar o dano (não obrigatoriamente a valores normais) e o médico da US deverá encaminhar a pessoa para um serviço de referência da Rede de Atenção à Saúde (RAS).[2,6,10]

Já na **urgência hipertensiva**, têm-se níveis elevados de pressão (estágio II) sem haver disfunção progressiva de órgãos-alvo. Não há evidência de benefício para a redução da pressão imediatamente; deve-se controlá-la em até 24 horas. O médico da US poderá manejar a situação na US, dependendo de sua infraestrutura e apoio, ou poderá encaminhar a pessoa para um serviço de referência da RAS.[2,6,10]

Quando a pessoa tiver histórico de diagnóstico prévio de hipertensão e na avaliação for identificado que os níveis tensionais estão elevados por falta de adesão ao tratamento, o enfermeiro deverá abordar a adesão ao tratamento medicamentoso e não medicamentoso.[2] Após escuta qualificada da pessoa, deve-se retomar as orientações para uso regular dos medicamentos e realizar pactuações sobre o autocuidado, bem como agendar CE ou consulta médica para nova verificação da PA em uma semana.[2,6]

A adesão ao tratamento e a implementação das medidas preventivas recomendadas dependem diretamente da compreensão que a pessoa tem sobre sua condição de saúde e de sua motivação para mudanças no estilo de vida (ver Capítulo 12 – Promoção de Mudanças no Estilo de Vida na Atenção Primária à Saúde). O enfermeiro, ao intervir para motivar as pessoas/famílias a modificarem seus hábitos e estilo de vida, precisa auxiliá-los a refletir sobre suas condições de saúde e o impacto das diferentes medidas recomendadas, bem como da possibilidade ou não de colocá-las em prática ou de adaptá-las a sua situação socioeconômica, sua cultura e seu contexto de vida. Por meio dessa abordagem educativa, espera-se que ocorra a construção do vínculo com o usuário do serviço e do estímulo ao engajamento ao tratamento. Ressalta-se a importância do trabalho em equipe, de uma abordagem interdisciplinar e do envolvimento da pessoa com HAS e seus familiares na definição do plano de cuidados (PC) e nas metas a serem pactuadas.

Consulta de Enfermagem para o Acompanhamento de Pessoas com Hipertensão Arterial Sistêmica (exceto gestantes)

No momento do diagnóstico de HAS, o enfermeiro precisa estar atento aos sintomas psíquicos, especialmente sinais e sintomas de ansiedade e depressão, pois ambas dificultam a adesão ao tratamento e provocam sofrimento, que poderá ser amenizado com acompanhamento psicoterápico. Outro aspecto importante ao iniciar o acompanhamento dessas pessoas é perceber que o impacto do diagnóstico e do tratamento não se restringe apenas a quem está com HAS, mas envolve toda a rede de relações estabelecidas, principalmente o ciclo familiar. A família precisa muitas vezes alterar as suas rotinas diárias, para poder cuidar e apoiar a pessoa com essa condição crônica de saúde, o que não só acaba por influenciar o relacionamento, mas também pode modificar o estilo de vida familiar.

Na Figura 24.2, apresenta-se o fluxograma da CE para o acompanhamento de pessoas com HAS e descrevem-se a seguir as etapas do Processo de Enfermagem (PE) (ver Capítulo 3 – O Processo de Enfermagem como Fundamento para o Cuidado na Atenção Primária à Saúde), as quais devem ser aplicadas no acompanhamento de pessoas com o diagnóstico da doença e também podem ser adaptadas para a CE de rastreamento da HAS abordada anteriormente.

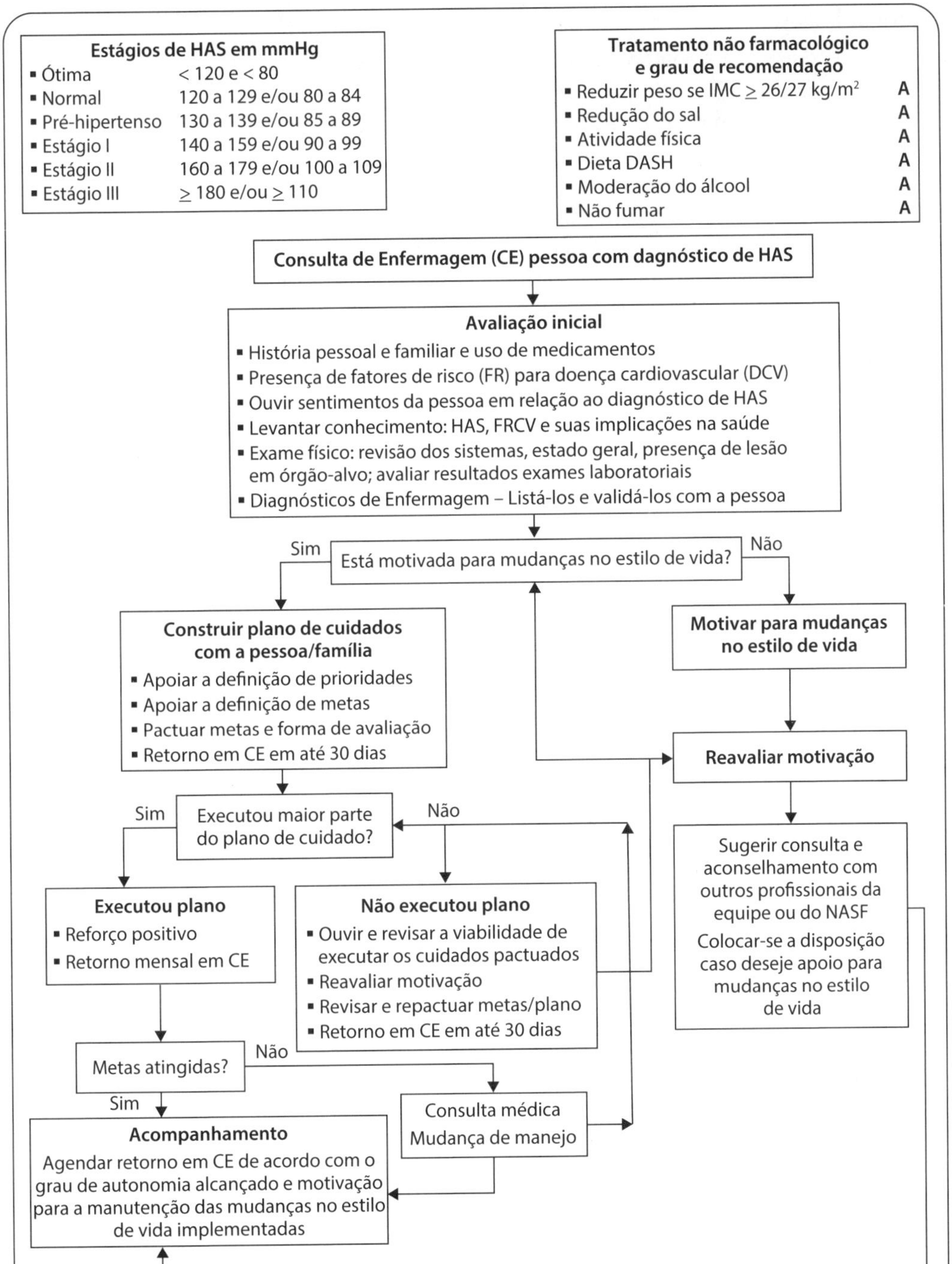

Figura 24.2 – Fluxograma da Consulta de Enfermagem para o acompanhamento de pessoas com hipertensão arterial sistêmica (exceto gestantes).

Fonte: Elaborada pela autoria com base na literatura consultada.[2,6,8,10]

Coleta de Dados

Recomenda-se que a **anamnese** inclua as seguintes questões:

- Pesquisar a história pessoal e familiar sobre hipertensão, diabetes, dislipidemias, doença renal, cardíaca e da tireoide; o tratamento dos problemas de saúde e história de complicações.
- Identificar a presença de outros FR para DCV (fumo, dieta inadequada, sedentarismo, excesso de peso e estresse).
- Avaliar presença de lesão em órgão alvo (LOA): cardiopatia, insuficiência cardíaca congestiva (ICC), angina, IAM, hipertrofia ventricular esquerda, revascularização prévia do miocárdio, AVE hemorrágico, isquêmico, ou acidente isquêmico transitório (AIT), nefropatia, doença arterial periférica (DAP) e retinopatia. A presença de qualquer LOA identifica pessoas com alto risco cardiovascular.
- Ouvir os sentimentos e conversar sobre o conhecimento da pessoa com relação ao diagnóstico de HAS e os cuidados implementados, tratamentos prescritos pelos médicos ou outros profissionais de saúde, uso regular dos medicamentos ou realização do tratamento não medicamentoso (adesão).
- Identificar e registrar todos os medicamentos utilizados (doses e horários).

O **exame físico** deve ser focado na revisão geral dos sistemas, estado geral de saúde, verificação do peso corporal e da altura para o cálculo do IMC, circunferência abdominal, PA, frequências cardíaca e respiratória, ausculta cardíaca (tamanho, ritmo e sons) e avaliação das extremidades (pulsos e edemas).

A **avaliação laboratorial** básica deve fazer parte da rotina inicial das pessoas com HAS; considerar os protocolos institucionais, sendo recomendados pela SBC:[6] dosagem sérica de potássio, ácido úrico, creatinina, glicemia de jejum e perfil lipídico; exame sumário de urina e de eletrocardiograma, para possível detecção de hipertrofia ventricular esquerda; e outros exames complementares, conforme a apresentação clínica da pessoa.

Estratificação do Risco Cardiovascular em Pessoas com Hipertensão Arterial

Mais de 50% das pessoas com HAS têm FRCV adicionais.[6] Para aprofundar o estudo sobre o tema, acesse o QR Code ao lado e conheça a Diretriz de Prevenção Cardiovascular da SBC.[47] A classificação do risco CV depende dos níveis da PA, dos FRCV associados, da presença de LOA, que são lesões estruturais e/ou funcionais decorrentes da HAS em vasos, coração, cérebro, rins e retina, e/ou da existência de DCV ou doença renal estabelecidas (ver Quadro 24.6).[2,6]

Na maioria das pessoas com HAS, coexistem ou agregam-se outros fatores capazes de determinar ou incrementar o aparecimento e o desenvolvimento da DCV, independentemente dos valores da PA. As condições associadas devem ser identificadas nas pessoas com HAS, por meio de história clínica, exame físico e exames complementares.

As Diretrizes Brasileiras de Hipertensão Arterial[6] recomendam investigar as pessoas com HAS nas seguintes situações: a) FRCV coexistentes com a HAS; b) LOA; c) presença de DCV e renal estabelecida (ver Quadro 24.7). Essa é uma estimativa prática e confiável do risco CV nas pessoas com HAS por meio da identificação de FR, como: idade > 65 anos, sexo (homens > mulheres), frequência cardíaca (> 80 bpm), aumento do peso corporal, DM, elevação do LDL-c, história familiar de DCV, história familiar de HAS, tabagismo e fatores psicossociais e/ou socioeconômicos; presença de LOA: HVE, DRC moderada a grave ou de outra avaliação que confirme presença de LOA e de doenças prévias: doença arterial coronariana (DAC), doença arterial obstrutiva periférica (DAOP), fibrilação atrial (FA), ICC, AVE e DRC estágio 3 ou maior.[6]

QUADRO 24.6 Classificação do risco cardiovascular em pessoas com hipertensão arterial de acordo com o nível de PA, presença de FRCV, LOA e/ou comorbidades.

FR para DCV, presença de LOA ou comorbidades	PA em mmHg			
	Pré-hipertensão PAS 130 a 139 PAD 85 a 89	HAS estágio 1 PAS 140 a 159 PAD 90 a 99	HAS estágio 2 PAS 160 a 179 PAD 100 a 109	HAS estágio 3 PAS ≥ 180 PAD ≥ 110
Sem FR para DCV	Sem risco adicional	Risco baixo	Risco moderado	Risco alto
1 ou 2 FR para DCV	Risco baixo	Risco moderado	Risco alto	Risco alto
≥ 3 FR para DCV	Risco moderado	Risco alto	Risco alto	Risco alto
LOA, DRC estágio 3, DM, DCV	Risco alto	Risco alto	Risco alto	Risco alto

Legenda: PA: pressão arterial; FR: fator de risco; PAS: pressão arterial sistólica; PAD: pressão arterial diastólica; LOA: lesão em órgão-alvo; DRC: doença renal crônica; DM: diabetes *mellitus*; DCV: doença cardiovascular.

Fonte: Adaptado das Diretrizes Brasileiras de Hipertensão Arterial; Barroso et al., 2021[6].

QUADRO 24.7 Fatores de risco capazes de determinar ou incrementar o aparecimento e o desenvolvimento da DCV em pessoas com hipertensão arterial sistêmica.

FR para DCV em pessoas com HAS

FR para DCV coexistentes com a HAS

- Sexo masculino
- Idade (mulher > 65 anos e homens > 55 anos)
- DCV prematura em parentes de 1º grau (mulher < 65 anos e homens < 55 anos)
- Tabagismo
- Dislipidemia (LDL-c ≥ 100 mg/dL e/ou não HDL-colesterol 130 mg/dL e/ou HDL-colesterol ≤ 40 mg/dL no homem e ≤ 46 mg/dL na mulher e/ou TG >150 mg/dL)
- DM
- Obesidade (IMC ≥ 30 kg/m^2)

LOA

- Hipertrofia ventricular esquerda
- ITB < 0,9 GR
- DRC estágio 3
- Albuminúria entre 30 e 300 mg/24 horas ou relação albumina/creatinina urinária 30 a 300 mg/g
- Velocidade da onda de pulso (VOP) carótida-femoral > 10 m/s

(Continua)

QUADRO 24.7	Fatores de risco capazes de determinar ou incrementar o aparecimento e o desenvolvimento da DCV em pessoas com hipertensão arterial sistêmica. (*Continuação*)

FR para DCV em pessoas com HAS
Presença de DCV e renal estabelecida ▪ AVE isquêmico, hemorragia encefálica ou acidente isquêmico transitório ▪ DAC que engloba angina, IAM, isquemia miocárdica silenciosa, cirurgia de revascularização miocárdica ou intervenção coronariana prévias ▪ ICC com fração de ejeção preservada (FEp) ou reduzida (FEr) ▪ Fibrilação atrial (FA) ▪ DAOP sintomática ▪ Doença de aorta relacionada a aneurismas, hematomas ou ulcerações ▪ DRC moderada a grave (estágio 3 ou superior) ▪ Retinopatia atribuível ao processo hipertensivo, como hemorragias; exsudatos; e papiledema

Fonte: Adaptado das Diretrizes Brasileiras de Hipertensão Arterial; Barroso et al., 2021[6].

Avaliação Clínica e Definição dos Diagnósticos de Enfermagem

Com base nas informações da história pessoal e familiar, no exame físico e no resultado dos exames laboratoriais, o enfermeiro deverá listar e validar com a pessoa os Diagnósticos de Enfermagem (DE) identificados na CE, por exemplo, os da NANDA-I,[48] apresentados no Quadro 24.8.

QUADRO 24.8	Exemplos de Diagnósticos de Enfermagem da NANDA-I[48] que podem ser identificados na Consulta de Enfermagem para rastreamento de HAS e com pessoas com diagnóstico de HAS, na Atenção Primária à Saúde.
Domínio/ classe	**Diagnósticos de Enfermagem**
Domínio 1 – promoção da saúde	▪ Estilo de vida sedentário ▪ Comportamento de saúde sujeito a risco ▪ Comportamentos ineficazes de manutenção da saúde ▪ Autogestão ineficaz da saúde ▪ Prontidão para autogestão aprimorada da saúde
Domínio 2 – nutrição	▪ Risco de excesso de peso ▪ Sobrepeso ▪ Obesidade ▪ Prontidão para nutrição aprimorada

(*Continua*)

QUADRO 24.8	Exemplos de Diagnósticos de Enfermagem da NANDA-I[48] que podem ser identificados na Consulta de Enfermagem para rastreamento de HAS e com pessoas com diagnóstico de HAS, na Atenção Primária à Saúde. (*Continuação*)
Domínio/ classe	**Diagnósticos de Enfermagem**
Domínio 4 – atividade/ repouso	▪ Risco de função cardiovascular prejudicada ▪ Risco de pressão arterial instável ▪ Prontidão para o autocuidado aprimorado
Domínio 5 – percepção/ cognição	▪ Conhecimento deficiente ▪ Prontidão para conhecimento aprimorado
Domínio 9 – enfrentamento/ tolerância ao estresse	▪ Ansiedade ▪ Enfrentamento ineficaz ▪ Negação ineficaz ▪ Sobrecarga de estresse ▪ Planejamento de atividades ineficazes
Domínio 10 – princípios da vida	▪ Conflito de decisão ▪ Prontidão para tomada de decisão aprimorada

Fonte: Elaborado pela autoria com base na NANDA Internacional; Herdman et al., 2021[48].

▪ Planejamento do cuidado

Com base nos DE validados pela pessoa em acompanhamento, o enfermeiro inicia a construção do PC. Cabe destacar que, antes de iniciar o planejamento do cuidado, o enfermeiro deverá avaliar a motivação da pessoa, verificando em que estágio para mudança do comportamento ela está (ver Capítulo 12 – Promoção de Mudanças no Estilo de Vida na Atenção Primária à Saúde), para a seguir definir as estratégias para a abordagem.

As metas para o acompanhamento devem ser individualizadas e estabelecidas junto com a pessoa em acompanhamento, de acordo com a lista de DE identificados.

Se na avaliação dos estágios motivacionais a pessoa estiver na fase de preparação/decisão ou de ação, o enfermeiro inicia, a partir do processo educativo, a promoção da mudança no estilo de vida, após juntos validarem os DE, definirem as metas e pactuarem intervenções que ela se sente motivada a implementar. Construir com a pessoa um PC para atingir as metas pactuadas; encaminhá-la, se necessário, a outros profissionais da equipe; agendar retorno na CE em até 30 dias para avaliação.

Se na avaliação a pessoa estiver na fase de pré-contemplação e contemplação, o enfermeiro deve se utilizar de ferramentas como a Entrevista Motivacional para definir as estratégias apropriadas para promover a reflexão e a informação sobre a condição de saúde (ver Capítulo 12 – Promoção de Mudanças no Estilo de Vida na Atenção Primária à Saúde): ouvir, perguntar e levantar questões; fornecer/indicar material informativo; colocar-se à disposição da pessoa caso deseje apoio para mudanças no estilo de vida e propor retorno em até 30 dias.

- **Avaliação da implementação do plano de cuidados**

O enfermeiro deve prever a avaliação contínua e conjunta com a pessoa/família/cuidador dos resultados alcançados com o acompanhamento da condição de saúde. Verificar se as metas pactuadas foram alcançadas, o grau de satisfação da pessoa com relação ao tratamento e mudanças nas condições de saúde.

O controle da PA é a meta principal do acompanhamento e deve-se realizá-lo continuamente em todas as consultas por meio da medida da PA, bem como verificar se a pessoa conseguiu executar a maior parte do plano pactuado e como está se sentindo com relação a ele, as implicações no seu cotidiano e a sua condição de saúde.

Se foi possível a execução da maior parte do PC pactuado, realizar as seguintes ações para o seguimento do acompanhamento: ouvir relato da execução do plano; dar reforço positivo às ações realizadas; reavaliar motivação para tratamento e as metas inicialmente estabelecidas; revisar e repactuar as ações do PC e as suas respectivas metas; agendar retorno mensal em CE para o acompanhamento da situação de saúde.

Se não foi possível executar as ações previstas no PC, é importante ouvir o relato sobre a experiência de tentar implementar o plano e, a seguir, retomar os pontos do plano nos quais a pessoa teve dificuldades.

Quando a pessoa retorna para o acompanhamento, repetidas vezes, sem conseguir executar o PC, o enfermeiro, após realizar a abordagem cognitivo-comportamental ou outras abordagens motivacionais (ver Capítulo 12 – Promoção de Mudanças no Estilo de Vida na Atenção Primária à Saúde), deverá sugerir consulta e aconselhamento com outros profissionais e em serviços especializados quando disponíveis na RAS.

Se a execução do plano terapêutico atual não está sendo suficiente para a pessoa atingir os níveis pressóricos pactuados, é necessária uma consulta médica para revisão dele, bem como dos medicamentos prescritos ou da necessidade de prescrevê-los. Após a avaliação médica, a pessoa deverá retornar para o acompanhamento em CE e, de acordo com o quadro clínico, manter acompanhamento mais frequente e integrado com os dois profissionais.

Deve-se considerar na avaliação de pessoas com má resposta ao tratamento a possibilidade de: não utilizar os fármacos prescritos, uso de excesso de sal na dieta, uso de anti-inflamatórios não hormonais, uso de descongestionantes nasais, supressores do apetite, cafeína, anticoncepcionais orais, tabagismo, etilismo, obesidade progressiva, apneia do sono, para efeitos dos medicamentos, dor crônica ou hipertensão secundária.[6,10]

Quanto ao acompanhamento da meta pressórica, recomenda-se que as CE sejam mensais, até atingir-se o nível pressórico desejado. Uma vez controlados os níveis da PA, a frequência de acompanhamento na CE deve ser de acordo com o risco CV, a quantidade de intervenções relacionadas a mudanças no estilo de vida que se busca implementar e o grau de autonomia e autoeficácia atingidos.

Aspectos-chave

- A hipertensão arterial sistêmica (HAS) é uma condição clínica multifatorial, caracterizada por níveis elevados e sustentados de pressão arterial (PA ≥ 140 x 90 mmHg), associada, frequentemente, com alterações funcionais e/ou estruturais dos órgãos-alvo e a alterações metabólicas, com aumento do risco de eventos cardiovasculares (CV) fatais e não fatais.
- No Brasil, a prevalência autorreferida de HAS em adultos em 2021 foi de 26,3%, sendo de 27,1% entre mulheres e de 25,4% entre homens. A HAS é, ao mesmo tempo, uma doença crônica e um fator de risco (FR) para as doenças cardiovasculares (DCV).
- A prevenção primária e a detecção precoce da HAS são as formas mais efetivas de evitar que essa condição crônica de saúde e/ou suas complicações se instalem.
- Evidências científicas mostram que pequenas reduções na PA têm grande impacto na redução da morbidade e da mortalidade CV.
- As equipes de saúde devem atuar de maneira integrada e com níveis de competência bem estabelecidos na avaliação do risco CV, nas medidas preventivas, na abordagem e no acompanhamento das pessoas com HAS ou em risco de desenvolvê-la.
- Como a HAS é uma condição clínica multifatorial, tanto a prevenção quanto o tratamento envolvem uma abordagem motivacional, um processo educativo que promova reflexão, fornecendo informações relevantes sobre a doença e o apoio ao autocuidado, para que as pessoas possam tomar decisões e se sentir autoeficazes para modificar ou introduzir novos hábitos na sua vida.

Referências

1. Zhou B, Carrillo-Larco RM, Danaei G, Riley LM, Paciorek CJ, Stevens GA et al. World wide trends in hypertension prevalence and progress in treatment and control from 1990 to 2019: a pooled analysis of 1201 population-representative studies with 104 million participants. The Lancet. [Online] Sept 11 2021. [Acesso 10 Out 2022]; 398:957-980. Disponível em: https://www.thelancet.com/action/showPdf?pii=S0140-6736%2821%2901330-1.
2. Campbell NRC, Paccot BM, Whelton PK, Angell SY, Jaffe MG, Cohn J et al. Diretrizes de 2021 da Organização Mundial da Saúde sobre o tratamento medicamentoso da hipertensão arterial: repercussões para as políticas na Região das Américas. Rev Panam Salud Publica. 2022 May. [Acesso 15 Out 2022]; 10(46):e55. Disponível em: https://www.ncbi.nlm.nih.gov/pmc/articles/PMC9097927/.
3. Lobo LAC, Canuto R, Dias CJS, Pattussi MP. Tendência temporal da prevalência de hipertensão arterial sistêmica no Brasil. Cadernos de Saúde Pública. [Online]. Rio de Janeiro, Jun 2017. [Acesso 15 Out 2022]; 33(6):e00035316. Disponível em: http://cadernos.ensp.fiocruz.br/static//arquivo/1678-4464-csp-33-06-e00035316.pdf.
4. Malta DC, Gonçalves RPF, Machado IE, Freitas MIF, Azeredo C, Szwarcwald CL. Prevalência da hipertensão arterial segundo diferentes critérios diagnósticos: Pesquisa Nacional de Saúde. Revista Brasileira de Epidemiologia [Online]. 2018. [Acesso 15 Out 2022]; 21(suppl 1):e180021. Disponível em: https://www.scielo.br/j/rbepid/a/3YPnszP7L6kvWJpwg444mdj/?lang=pt#.
5. Brasil. Ministério da Saúde. Secretaria de Vigilância em Saúde. Departamento de Análise em Saúde e Vigilância de Doenças Não Transmissíveis. Vigitel Brasil 2021: vigilância de fatores de risco e proteção para doenças crônicas por inquérito telefônico: estimativas sobre frequência e distribuição sociodemográfica de fatores de risco e proteção para doenças crônicas nas capitais dos 26 estados brasileiros e no Distrito Federal em 2021. Brasília: Ministério da Saúde, 2022. Disponível em: https://www.forumdcnts.org/post/resultados-vigitel-2021.

6. Barroso WKS, Rodrigues CIS, Bortolotto LA, Mota-Gomes MA, Brandão AA, Feitosa ADM et al. Diretrizes Brasileira de Hipertensão Arterial – 2020. Departamento de Hipertensão Arterial da Sociedade Brasileira de Cardiologia (DHA-SBC), Sociedade Brasileira de Hipertensão (SBH), Sociedade Brasileira de Nefrologia (SBN). Arq Bras Cardiol. 2021. [Acesso 10 Out 2022]; 116(3):516-658. Disponível em: http://departamentos.cardiol.br/sbc-dha/profissional/pdf/Diretriz-HAS-2020.pdf.
7. Alfradique ME, Bonolo PF, Dourado I, Lima-Costa MF, Macinko J, Mendonça CS et al. Internações por condições sensíveis à atenção primária: a construção da lista brasileira como ferramenta para medir o desempenho do sistema de saúde (Projeto ICSAP – Brasil). Cadernos de Saúde Pública [Online]. 2009. [Acesso 10 Out 2022]; 25(6):1337-1349. Disponível em: https://www.scielo.br/j/csp/a/y5n975h7b3yW6ybnk6hJwft/?lang=pt.
8. Bundy JD, Li C, Stuchlik P, Bu X, Kelly TN, Mills KT et al. Systolic blood pressure reduction and risk of cardiovascular disease and mortality: a systematic review and network meta-analysis. JAMA Cardiol. 2017. [Acesso 10 Nov 2022]; 2(7):775-81. Disponível em: https://www.ncbi.nlm.nih.gov/pmc/articles/PMC5710614/.
9. Ettehad D, Emdin CA, Kiran A, Anderson SG, Callender T, Emberson J et al. Blood pressure lowering for prevention of cardiovascular disease and death: a systematic review and meta-analysis. Lancet. 2016. [Acesso 10 Nov 2022]; 387(10022):957-67. Disponível em: https://www.thelancet.com/pdfs/journals/lancet/PIIS0140-6736(15)01225-8.pdf.
10. Brasil. Ministério da Saúde. Secretaria de Atenção Primária à Saúde. Departamento de Saúde da Família. Linha de cuidado do adulto com hipertensão arterial sistêmica [recurso eletrônico]. Brasília: Ministério da Saúde, 2021. [Acesso 10 Out 2022]; 85 p. Disponível em: https://bvsms.saude.gov.br/bvs/publicacoes/linha_cuidado_adulto_hipertens%C3%A3o_arterial.pdf.
11. Menni C, Mangino M, Zhang F, Clement G, Snieder H, Padmanabhan S et al. Heritability analyses show visit-to-visit blood pressure variability reflects different pathological phenotypes in younger and older adults: evidence from UK twins. J Hypertens. 2013. [Acesso 10 Nov 2022]; 31(12):2356-61. Disponível em: https://journals.lww.com/jhypertension/Abstract/2013/12000/Heritability_analyses_show_visit_to_visit_blood.7.aspx.
12. Hall JE, Carmo JM, Silva AA, Wang Z, Hall ME. Obesity, kidney dysfunction and hypertension: mechanistic links. Nat Rev Nephrol. 2019. [Acesso 10 Out 2022]; 15(6):367-85. Disponível em: https://www.ncbi.nlm.nih.gov/pmc/articles/PMC7278043/.
13. Arnett DK, Blumenthal RS, Albert MA, Buroker AB, Goldberger ZD, Hahn EJ et al. 2019, ACC/AHA Guideline on the Primary Prevention of Cardiovascular Disease. JACC. 2019. [Acesso 10 Out 2022]; 74(10):e177-232. Disponível em: https://www.jacc.org/doi/epdf/10.1016/j.jacc.2019.03.010.
14. Global BMI Mortality Collaboration, Di Angelantonio E, Bhupathiraju SHN, Wormser D, Gao P, Kaptoge S, Berrington GA et al. Body-mass index and all-cause mortality: individual-participant-data meta-analysisof 239 prospective studies in four continents. Lancet. 2016. [Acesso 10 Out 2022]; 388(10046):776-86. Disponível em: https://www.thelancet.com/action/showPdf?pii=S0140-6736%2816%2930175-1.
15. Mente A, O'Donnell M, Rangarajan S, McQueen M, Dagenais G, Wielgosz A et al. Urinary sodium excretion, blood pressure, cardiovascular disease, and mortality: a community-level prospective epidemiological cohort study. Lancet. 2018. [Acesso 10 Out 2022]; 392(10146):496-506. Disponível em: https://www.thelancet.com/journals/lancet/article/PIIS0140-6736(18)31376-X/fulltext.
16. Powles J, Gahimi S, Micha R, Khatibzadeh S, Shi P, Ezzati M et al. Global, regional and national sodium intake in 1990 and 2010: a systematic analysis of 24h urinary sodium excretion and dietary surveys worldwide. BMJ Open. 2013. [Acesso 10 Out 2022]; 3(12):e003733. Disponível em: https://bmjopen.bmj.com/content/bmjopen/3/12/e003733.full.pdf.
17. Mill JG, Malta DC, Machado ÍE, Pate A, Pereira CA, Jaime PC et al. Estimativa do consumo de sal pela população brasileira: resultado da Pesquisa Nacional de Saúde 2013. Rev Bras Epidemiol. [Internet]. 2019. [Acesso 10 Nov 2022]; 22(suppl 2):E190009. Disponível em: http://www.scielo.br/pdf/rbepid/v22s2/1980-5497-rbepid-22-s2-e190009-supl-2.pdf.
18. Roerecke M, Kaczorowski J, Tobe SW, Gmel G, Hasan OSM, Rehm J. The effect of a reduction in alcohol consumption on blood pressure: a systematic review and meta-analysis. Lancet Public Health. 2017. [Acesso 10 Nov 2022]; 2(2):e108-e120. Disponível em: https://www.thelancet.com/pdfs/journals/lanpub/PIIS2468-2667(17)30003-8.pdf.
19. Mills KT, Bundy JD, Kelly TN, Reed JE, Kearney PM, Reynolds K et al. Global disparities of hypertension prevalence and control: a systematic analysis of population-based studies from 90 countries. Circulation. 2016. [Acesso 10 Nov 2022]; 134(6):441-50. Disponível em: https://www.ncbi.nlm.nih.gov/pmc/articles/PMC4979614/.

20. NCD Risk Factor Collaboration (NCD-RisC). World wide trends in blood pressure from 1975 to 2015: a pooled analysis of 1479 population-based measurement studies with 191 million participants. Lancet. 2017. [Acesso 10 Nov 2022]; 389(10064):37-55. Disponível em: https://www.thelancet.com/action/showPdf?pii=S0140-6736%2816%2931919-5.
21. Malta DC, Silva AGD, Machado ÍE, Sá ACMGN, Santos FMD, Prates EJS et al. Trends in smoking prevalence in all Brazilian capitals between 2006 and 2017. J Bras Pneumol. 2019. [Acesso 10 Nov 2022]; 45(5):e20180384. Disponível em: https://www.scielo.br/j/jbpneu/a/QgrfJSq7v6PkCC4rFsbsR3n/?lang=pt.
22. Sacks FM, Svetkey LP, Vollmer WM, Appel LJ, Bray GA, Harsha D et al. Effects on blood pressure of reduced dietary sodium and the Dietary Approaches to Stop Hypertension (DASH) diet. DASH–Sodium Collaborative. Research Group. N Engl J Med. 2001. [Acesso 10 Nov 2022]; 344:3-10. Disponível em: https://www.nejm.org/doi/pdf/10.1056/NEJM200101043440101?articleTools=true.
23. Martínez-González MA, Gea A, Ruiz-Canela M. The mediterranean diet and cardiovascular health. Circ Res. 2019. [Acesso 10 Nov 2022]; 124(5):779-98. Disponível em: https://www.ahajournals.org/doi/epub/10.1161/CIRCRESAHA.118.313348.
24. Rosato V, Temple NJ, La Vecchia C, Castellan G, Tavani A, Guercio V. Mediterranean diet and cardiovascular disease: a systematic review and meta-analysis of observational studies. Eur J Nutr. 2019. [Acesso 10 Nov 2022]; 58(1):173-91. Disponível em: https://link.springer.com/content/pdf/10.1007/s00394-017-1582-0.pdf.
25. Jennings A, Berendsen AM, Groot LCPGM, Feskens EJM, Brzozowska A, Sicinska E et al. Mediterranean-style diet improves systolic blood pressure and arterial stiffness in older adults. Hypertension. 2019. [Acesso 10 Nov 2022]; 73(3):578-86. Disponível em: https://www.ahajournals.org/doi/epub/10.1161/HYPERTENSIONAHA.118.12259.
26. Mozaffarian D, Wu JHY. Flavonoids, dairy foods, and cardiovascular and metabolic health: a review of emerging biologic pathways. Circ Res. 2018. [Acesso 10 Nov 2022]; 122(2):369-84. Disponível em: https://www.ahajournals.org/doi/epub/10.1161/CIRCRESAHA.117.309008.
27. Dehghan M, Mente A, Rangarajan S, Sheridan P, Mohan V, Igbal R et al. Association of dairy intake with cardiovascular disease and mortality in 21 countries from five continents (PURE): a prospective cohort study. Lancet. 2018. [Acesso 10 Nov 2022]; 392(10161):2288-97. Disponível em: https://www.thelancet.com/journals/lancet/article/PIIS0140-6736(18)31812-9/fulltext.
28. Rietsema S, Eelderink C, Joustra ML, van Vliet IMY, van Londen M, Corpeleijn E et al. Effect of high compared with low dairy intake on blood pressure in overweight middle-aged adults: results of a randomized crossover intervention study. Am J Clin Nutr. 2019. [Acesso 10 Nov 2022]; 110(2):340-8. Disponível em: https://www.ncbi.nlm.nih.gov/pmc/articles/PMC6669052/.
29. Ried K, Fakler P, Stocks NP, and Cochrane Hypertension Group National Institute of Integrative Medicine. Effect of cocoa on blood pressure. Cochrane Database Syst Rev. 2017. [Acesso 10 Nov 2022]; Apr 25;4(4):CD008893. Disponível em: https://www.cochranelibrary.com/cdsr/doi/10.1002/14651858.CD008893.pub3/epdf/full.
30. Mesas AE, Leon-Munoz LM, Rodriguez-Artalejo F, Lopez-Garcia E. The effect of coffee on blood pressure and cardiovascular disease in hypertensive individuals: a systematic review and meta-analysis. Am J Clin Nutr. 2011. [Acesso 10 Nov 2022]; 94(4):1113-26. Disponível em: https://academic.oup.com/ajcn/article/94/4/1113/4598121?login=false.
31. van Dam RM, Hu FB, Willett WC. Coffee, caffeine, and health. N Engl J Med. 2020. [Acesso 10 Nov 2022]; 383(4):369-78. Disponível em: https://www.nejm.org/doi/pdf/10.1056/NEJMra1816604?articleTools=true.
32. D´Elia L, La Fata E, Galletti F, Scalfi L, Strazzullo P. Coffee consumption and risk of hypertension: a dose-response meta-analysis of prospective studies. Eur J Nutr. 2019. [Acesso 10 Nov 2022]; 58(1):271-80. Disponível em: https://link.springer.com/article/10.1007/s00394-017-1591-z.
33. Grosso G, Micek A, Godos J, Pajak A, Sciacca S, Bes-Rastrollo M et al. Long-Term Coffee Consumption Is Associated with Decreased Incidence of New-Onset Hypertension: A Dose-Response Meta-Analysis. Nutrients. 2017. [Acesso 10 Nov 2022]; 9(8):890. Disponível em: https://www.mdpi.com/2072-6643/9/8/890.
34. Cormick G, Ciapponi A, Cafferata ML, Belizán JM. Calcium Supplementation for Prevention of Primary Hypertension. Cochrane Database Syst Rev. 2015. [Acesso 10 Nov 2022]; (6):CD010037. Disponível em: https://www.ncbi.nlm.nih.gov/pmc/articles/PMC6486289/.
35. Li K, Liu C, Kuang X, Deng Q, Zhao F, Li D. Effects of Multivitamin and Multimineral Supplementation on Blood Pressure: A Meta-Analysis of 12 Randomized Controlled Trials. Nutrients. 2018. [Acesso 10 Nov 2022]; 10(8):1018. Disponível em: https://www.mdpi.com/2072-6643/10/8/1018.
36. Huang L, Trieu K, Yoshimura S, Neal B, Woodward M, Campbell NRC et al. Effect of dose and duration of reduction in dietary sodium on blood pressure levels: systematic review and meta-analysis of randomized trial. BMJ. 2020 Feb 24. [Acesso 10 Nov 2022]; 368:m315. Disponível em: https://pubmed.ncbi.nlm.nih.gov/32094151/.

37. Bernabe-Ortiz A, Sal YRVG, Ponce-Lucero V, Cárdenas MK, Carrillo-Larco RM, Diez-Canseco F et al. Effect of salt substitution on community-wide blood pressure and hypertension incidence. Nat Med. 2020. [Acesso 10 Nov 2022]; 26(3):374-8. Disponível em: https://www.ncbi.nlm.nih.gov/pmc/articles/PMC7613083/.
38. Neter JE, Stam BE, Kok FJ, Grobbee DE, Geleijnse JM. Influence of weight reduction on blood pressure: a meta-analysis of randomized controlled trials. Hypertension. 2003. [Acesso 10 Nov 2022]; 42(5):878-84. Disponível em: https://www.ahajournals.org/doi/epub/10.1161/01.HYP.0000094221.86888.AE.
39. Liu X, Zhang D, Liu Y, Sun X, Han C, Wang B et al. Dose-response associations between physical activity and incident hypertension: a systematic review and meta-analysis of cohort studies. Hypertension. 2017. [Acesso 10 Nov 2022]; 69(5):813-20. Disponível em: https://www.ahajournals.org/doi/full/10.1161/HYPERTENSIONAHA.116.08994.
40. Cao L, Li X, Yan P, Wang X, Li M, Li R et al. The effectiveness of aerobic exercise for hypertensive population: A systematic review and meta-analysis. J Clin Hypertens. 2019. [Acesso 10 Nov 2022]; 21(7):868-76. Disponível em: https://onlinelibrary.wiley.com/doi/epdf/10.1111/jch.13583.
41. Ekelund U, Steene-Johannessen J, Brown WJ. Does physical activity attenuate, or even eliminate, the detrimental association of sitting time with mortality? A harmonized meta-analysis of data from more than 1 million menand women. Lancet. 2016. [Acesso 10 Nov 2022]; 388(10051):1302-10. Disponível em: https://www.thelancet.com/journals/lancet/article/PIIS0140-6736(16)30370-1/fulltext.
42. Zou Y, Zhao X, Hou YY, Liu T, Wu Q, Huang YH et al. Meta-Analysis of Effects of Voluntary Slow Breathing Exercises for Control of Heart Rate and Blood Pressure in Patients with Cardiovascular Diseases. Am J Cardiol. 2017. [Acesso 10 Nov 2022]; 120(1):148-53. Disponível em: https://www.ajconline.org/article/S0002-9149(17)30618-5/fulltext.
43. Goyal M, Singh S, Sibinga EMS, Gould NF, Rowland-Seymour A, Sharma R et al. Meditation Programs for Psychological Stress and Well-being A Systematic Review and Meta-analysis. JAMA Intern Med. 2014. [Acesso 10 Nov 2022]; 174(3):357-68. Disponível em: https://jamanetwork.com/journals/jamainternalmedicine/fullarticle/1809754.
44. Ooi SL, Giovino M, Pak SC. Transcendental meditation for lowering blood pressure: An overview of systematic reviews and meta-analyses. Complement Ther Med. 2017. [Acesso 10 Nov 2022]; 34:26-34.83. Disponível em: https://www.sciencedirect.com/science/article/abs/pii/S0965229917302285?via%3Dihub.
45. Vander WTJ, Yu J, Cozier YC, Wise L, Argentieri MA, Rosenberg L et al. Attendance at Religious Services, Prayer, Religious Coping, and Religious/Spiritual Identity as Predictors of All-Cause Mortality in the Black Women's Health Study. Am J Epidemiol. 2017. [Acesso 10 Nov 2022]; 185(7):515-22. Disponível em: https://www.ncbi.nlm.nih.gov/pmc/articles/PMC6354668/.
46. Abu HO, Ulbricht C, Ding E, Allison JJ, Salmoirago-Blotcher E, Goldberg RJ et al. Association of religiosity and spirituality with quality of life in patients with cardiovascular disease: a systematic review. Qual Life Res. 2018. [Acesso 10 Nov 2022]; 27(11):2777-97. Disponível em: https://link.springer.com/content/pdf/10.1007/s11136-018-1906-4.pdf?pdf=button.
47. Précoma DB, Oliveira GMM, Simão AF, Dutra OP, Coelho OR, Izar MCO et al. Atualização da Diretriz de Prevenção Cardiovascular da Sociedade Brasileira de Cardiologia – 2019. Arq Bras Cardiol. 2019. [Acesso 10 Out 2022]; 113(4):787-891. Disponível em: http://publicacoes.cardiol.br/portal/abc/portugues/2019/v11304/pdf/11304022.pdf.
48. Herdman HT, Kamitsuru S, Lopes CT. Diagnósticos de Enfermagem da NANDA-I: definições e classificação 2021-2023. Tradução Regina Machado Garcez. Porto Alegre: Artmed, 2021.

25

Diabetes *Mellitus* Tipo 2

Sandra Rejane Soares Ferreira
Fernanda Miranda Seixas Einloft

O que há neste capítulo?

Este capítulo aborda o que é diabetes, sua classificação, seu diagnóstico, seu tratamento e a Consulta de Enfermagem para o cuidado de pessoas com diabetes *mellitus* (DM) tipo 2 ou em risco de desenvolvê-lo. O enfoque é na avaliação clínica da população atendida em serviços de Atenção Primária à Saúde para: o diagnóstico e o manejo precoce da glicemia de jejum alterada ou tolerância diminuída à glicose; e a detecção e o acompanhamento do DM tipo 2. O objetivo é contribuir com a reflexão sobre o Processo de Enfermagem aplicado às ações de prevenção e diagnóstico precoce dessa condição de saúde, bem como de prevenção e de controle de complicações da doença.

Introdução

O diabetes *mellitus* (DM) integra um grupo de doenças metabólicas que se caracterizam por hiperglicemia e distúrbios no metabolismo de carboidratos, proteínas e gorduras, resultantes de defeitos da secreção e/ou da ação da insulina envolvendo processos patogênicos específicos, como a destruição das células beta do pâncreas (produtoras de insulina), a resistência à ação da insulina e os distúrbios da secreção da insulina, entre outros.[1]

O aumento da prevalência do DM no mundo está associado a diversos fatores, como rápida urbanização, transição epidemiológica, transição nutricional, maior frequência de estilo de vida sedentário e de excesso de peso, crescimento e envelhecimento populacional e maior sobrevida dos indivíduos com diabetes.[2]

Os sintomas clássicos do DM são: **p**oliúria, **p**olidipsia, **p**olifagia e **p**erda involuntária de peso (os quatro Pês). Outros sintomas que levantam suspeita clínica são: fadiga, fraqueza, letargia, visão turva (ou melhora temporária da visão para perto), prurido cutâneo e vulvar, balanopostite e infecções de repetição.[2-4]

Em geral, o DM tipo 2 está associado a complicações, disfunções e insuficiência de vários órgãos. É responsável pela redução da capacidade de trabalho, pela perda da produtividade e pela aposentadoria precoce, além da perda da qualidade de vida e da redução da expectativa de vida, em média de 5 a 7 anos.[5,6] Podem ocorrer complicações agudas (hipoglicemia, cetoacidose e coma hiperosmolar) e/ou crônicas: microvasculares (nefropatia diabética, neuropatia diabética e retinopatia diabética); e macrovasculares (doença aterosclerótica, infarto agudo do miocárdio, acidente vascular encefálico e doença vascular periférica); além de doenças intercorrentes, como infecções de repetição.[1-6]

O DM é responsável por 10,7% da mortalidade mundial por todas as causas, e isso é maior do que a soma dos óbitos causados por doenças infecciosas.[1,2,5] O risco de desenvolver complicações crônicas graves é muito superior ao que pessoas não acometidas correm, sendo 30 vezes para cegueira, 40 vezes para amputações de membros inferiores, 2 a 5 vezes para infarto do miocárdio e 2 a 3 vezes para acidente vascular cerebral,[7] tornando os custos com seu cuidado 4 vezes superiores, quando comparados aos gastos com outras pessoas não diabéticas.[8]

A American Diabetes Association (ADA)[1] classifica, de maneira geral, o diabetes nas seguintes categorias: DM tipo 1; DM tipo 2; DM gestacional; outros tipos específicos de DM.

O DM tipo 1 atinge aproximadamente 5% a 10% dos casos e os outros tipos específicos de DM são mais raros e, em geral, diagnosticados, tratados e acompanhados em centros especializados.[2,3] O DM tipo 2 é o mais frequente na população (90% a 95% dos casos), comumente associado a obesidade (80% a 90%) e a outros componentes da síndrome metabólica.[2] Neste Capítulo, será dado enfoque à Consulta de Enfermagem (CE) para detecção clínica e acompanhamento de pessoas com a glicemia de jejum alterada (tolerância diminuída à glicose) e o DM tipo 2, em adultos e idosos (exceto gestantes).

Diabetes *Mellitus* Tipo 2

No DM tipo 2, ocorre uma deficiência relativa de insulina, isto é, um estado de resistência à ação da insulina, associado a um defeito na secreção dela (menos intenso do que o observado no DM tipo 1). A cetoacidose nesses casos é rara e, quando presente, em geral é ocasionada por infecção ou estresse muito grave. A hiperglicemia desenvolve-se lentamente, permanecendo assintomática por vários anos. Na maioria dos casos, ocorre excesso de peso e/ou deposição central de gordura.[1-3]

O DM tipo 2 apresenta etiologia complexa e multifatorial, envolvendo componentes genéticos e ambientais. Em geral, tem início insidioso e sintomas mais brandos. O desenvolvimento e a perpetuação da hiperglicemia ocorrem concomitantemente com hiperglucagonemia, resistência dos tecidos periféricos à ação da insulina, aumento da produção hepática de glicose, disfunção incretínica, aumento de lipólise e consequente aumento de ácidos graxos livres circulantes, aumento da reabsorção renal de glicose e graus variados de deficiência na síntese e na secreção de insulina pela célula beta pancreática.[2] Manifesta-se, em geral, em adultos com longa história de excesso de peso e com história familiar de DM tipo 2.[1-3] Em decorrência do aumento da prevalência de obesidade, do sedentarismo e de maus hábitos alimentares em crianças e adolescentes, observa-se um aumento na incidência de DM em pessoas mais jovens.[1,3,5]

Porque o Diabetes *Mellitus* Tipo 2 é uma Demanda Importante na Atenção Primária à Saúde?

Segundo a International Diabetes Federation (IDF),[5] em 2021 a prevalência global de DM em pessoas de 20 a 79 anos foi estimada em 10,5% da população (536,6 milhões de pessoas) e poderá, em 2045, aumentar para 12,2% da população (783 milhões de pessoas). A prevalência do DM, em 2021, foi semelhante em homens e mulheres, mais alta naqueles com idade entre 75 e 79 anos, maior nas áreas urbanas (12,1%) do que nas rurais (8,3%) e maior em países de alta renda (11,1%) em comparação com os países de baixa renda (5,5%).

No Brasil, dados da Vigilância de Fatores de Risco e Proteção para Doenças Crônicas por Inquérito Telefônico (Vigitel) 2021[9] informam que a frequência do diagnóstico médico do DM, em residentes das capitais brasileiras, foi de 9,1%, sendo de 9,6% entre as mulheres e de 8,6% entre os homens. Em ambos os sexos, a frequência dessa condição aumentou com o avanço da idade, em particular após os 45 anos, e diminuiu com o maior nível de escolaridade.[9]

Uma Pesquisa Nacional de Saúde[10] sobre a prevalência de pré-diabetes e hiperglicemia intermediária em adultos e fatores associados identificou um intervalo entre 7,5% e 18,5% de adultos brasileiros que apresentam hiperglicemia intermediária (pré-diabetes) e identificou um escore de risco para a ocorrência dessa condição. O estudo identificou um gradiente de aumento das prevalências segundo a idade, chegando a ser 4 vezes maior na população idosa (≥ 60 anos). Entretanto, os mais escolarizados apresentaram menor prevalência de hiperglicemia intermediária, quando comparados àqueles com até 8 anos de estudo.[10]

Ao contrário do DM tipo 1, o DM tipo 2 pode ser retardado ou evitado por meio de mudanças no estilo de vida (ver Capítulo 12 – Promoção de Mudanças no Estilo de Vida na Atenção Primária à Saúde), as quais incluem alimentação saudável, perda de peso corporal e atividade física.[1,2] Os serviços de Atenção Primária à Saúde (APS) têm papel fundamental no processo de educação em saúde dos indivíduos/famílias/comunidade para a prevenção primária e o diagnóstico precoce da hiperglicemia intermediária e do DM tipo 2,que habitualmente estão associados a outros problemas de saúde, como obesidade, dislipidemia, hipertensão arterial e disfunção endotelial.[1-3,5]

O DM é considerado uma condição sensível à APS (CSAPS).[11] Evidências[3,12] demonstram que o manejo adequado desse problema de saúde na APS evita hospitalizações e mortes por complicações cardiovasculares (CV) e cerebrovasculares.

O diagnóstico do DM requer tecnologia simples; e o seu tratamento pode ser realizado com mudanças no estilo de vida associadas a medicamentos disponíveis nas Unidades de Saúde (US) da rede do Sistema Único de Saúde (SUS), os quais, em geral, apresentam poucos efeitos colaterais, são comprovadamente eficazes no controle da doença e de fácil utilização.[3]

Contudo, os dados epidemiológicos mostram que existem dificuldades nas ações preventivas, no diagnóstico, no tratamento e no acompanhamento das pessoas com DM na APS, o que resulta em um grande contingente populacional com a doença não controlada.[3,5,6] A dificuldade para o manejo glicêmico adequado dos casos diagnosticados ocorre por diversas causas, como a falta de engajamento no tratamento (medicamentoso e não medicamentoso), a falta de acesso e de vínculo com serviços de saúde, o desconhecimento sobre os riscos para a saúde ocasionados pela doença, as dificuldades da equipe para abordar adequadamente o problema, entre outras.[3,5,6]

De acordo com a Organização Pan-Americana da Saúde (OPAS),[13] em países com rede estruturada de APS, entre eles o Brasil, 90% da população adulta se consultava, antes da pandemia da Covid-19, pelo menos uma vez ao ano, mas desde a crise sanitária provocada pela pandemia o acesso tornou-se um problema nos serviços de saúde. Estudo[14] sobre o uso dos serviços de saúde por adultos com doenças crônicas na pandemia da Covid-19 identificou que a adoção do distanciamento social foi mais elevada entre os indivíduos com doenças crônicas não transmissíveis (DCNT), possivelmente pelo medo de adoecimento e pelo sentimento de maior vulnerabilidade dessa população, que optou por seguir as orientações de distanciamento social de maneira mais rigorosa. Segundo a OPAS,[13] os serviços de prevenção e tratamento de DCNT também foram afetados pela pandemia da Covid-19 nas Américas. No Brasil, houve reorganização ou descontinuidade de serviços de saúde de rotina, com interrupção da assistência às pessoas em tratamento de doenças como câncer, doenças cardiovasculares (DCV) e diabetes.[13] Adicionalmente, profissionais de saúde atuantes na atenção à saúde de indivíduos com DCNT foram redirecionados para o trabalho em saúde no campo das ações de contingenciamento da Covid-19.[14]

Diagnóstico do Diabetes *Mellitus* Tipo 2

Na história natural do DM tipo 2, as alterações fisiopatológicas precedem em muitos anos o diagnóstico da doença. Essa condição na qual os valores glicêmicos estão acima dos valores de referência, mas ainda abaixo dos valores diagnósticos de DM, denomina-se glicemia de jejum alterada (pré-diabetes).[2,4]

O diagnóstico do DM tipo 2 é realizado com base em exames laboratoriais para detecção da hiperglicemia, por meio da glicemia casual, glicemia de jejum (GJ) (coletada em sangue periférico após jejum calórico de no mínimo 8 horas), teste oral de tolerância à glicose (TOTG) e hemoglobina glicada (HbA1c) ou glico-hemoglobina (que oferece as vantagens de refletir níveis glicêmicos dos últimos 3 a 4 meses e de sofrer menor variabilidade no dia a dia e não depender do estado de jejum para sua determinação).[1,2,4] A utilização de cada um desses quatro exames depende do contexto do diagnóstico.[1,2,4] O diagnóstico precisa ser confirmado com a repetição do exame, idealmente o mesmo exame alterado em segunda amostra de sangue.[1,2,4] Não havendo urgência, é preferível solicitar uma GJ, em razão de sua ampla disponibilidade, conveniência e baixo custo.[2-4]

Para auxiliar na definição de condutas, o enfermeiro deve conhecer os critérios laboratoriais estabelecidos para diagnóstico de DM tipo 2 e pré-DM (Quadro 25.1).

QUADRO 25.1 Critérios laboratoriais para diagnóstico de DM tipo 2 e pré-DM.

Critérios laboratoriais	Normal	Pré-DM	DM tipo 2
Glicemia de jejum* (mg/dL)	< 100	100 a 125	> 125
Glicemia 2 horas após TOTG** (mg/dL)	< 140	140 a 199	> 199
HbA1c*** (%)	< 5,7	5,7 a 6,4	> 6,4

Notas:
*Considera-se jejum a cessação de ingestão calórica por um período ≥ 8 horas.
**TOTG: teste oral de tolerância à glicose, realizado por meio da coleta do sangue periférico para determinar a glicemia 2 horas após a ingestão de 75 g de glicose anidra diluída em água.
***HbA1c: hemoglobina glicada.
Fonte: Reprodução de Cobas et al., 2022[4].

Pessoas com GJ alterada (entre 100 e 125 mg/dL) apresentam alta probabilidade de ter DM e podem requerer avaliação por TOTG. Pessoas com alto risco CV também podem se beneficiar dessa avaliação, mesmo quando a GJ for normal. Nesses casos, se o resultado do TOTG for ≥ 200 mg/dL, é indicativo de DM e, se for entre 140 e 200 mg/dL, indica tolerância à glicose diminuída.[1,2,4]

Tratamento do Diabetes *Mellitus* Tipo 2

O tratamento do DM tipo 2 visa diminuir a resistência à insulina e melhorar a função da célula beta pancreática com dieta, exercícios, hipoglicemiantes orais, anti-hiperglicemiantes e/ou medicamentos antiobesidade.[1-3] Todas as pessoas com DM, independentemente dos níveis glicêmicos, deverão ser orientadas sobre a importância da adoção de medidas para mudança do estilo de vida[1-3] (ver Capítulo 12 – Promoção de Mudanças no Estilo de Vida na Atenção Primária à Saúde), para a efetividade do tratamento.

Para pessoas com diagnóstico recente, a terapêutica principal indicada é a implementação de modificações no estilo de vida associadas ao uso da metformina (grau A de recomendação).[1,2] Com o tempo de evolução do DM tipo 2, ocorre progressiva redução da capacidade secretória de insulina pela célula beta e a monoterapia pode falhar na manutenção do bom controle metabólico, levando à necessidade de combinar o uso de diferentes tipos de medicamentos.[1,2] A intervenção farmacológica inicia com a monoterapia e avança para associação medicamentosa, até o alcance da meta de controle glicêmico.[1,2]

As pessoas com DM tipo 2 não obesas (menos de 20% dos casos), bem como aquelas mais jovens, podem ter indicação de iniciar insulinoterapia mais precocemente. Em algumas pessoas, a insulinoterapia deve ser prescrita logo após o diagnóstico, como nos casos em que se identifica hiperglicemia importante (> 270 mg/dL) associada a perda involuntária de peso, cetonúria e cetonemia.[1-3] Níveis glicêmicos elevados refletem uma progressão da perda de secreção de insulina pelas células do tipo beta do pâncreas e, nesse caso, a insulina é necessária.[1,2]

Atualmente, existem várias classes de medicamentos para tratar o DM tipo 2, reduzindo a glicose sanguínea. Com finalidade prática, os antidiabéticos são classificados em quatro categorias:

1) os que aumentam a secreção de insulina ou secretagogos (hipoglicemiantes);
2) os que não aumentam a secreção de insulina (anti-hiperglicemiantes);
3) os que aumentam a secreção de insulina de forma dependente de glicose, além de promover a supressão do glucagon;
4) os que promovem glicosúria (sem relação com a secreção de insulina).[2]

Quanto às insulinas, uma metanálise mostrou que todas as classes apresentaram eficácia semelhante (redução média de 1% na HbA1c), diferindo nos seus efeitos sobre o peso e a incidência de hipoglicemia.[15,16] As insulinas dobram o risco de hipoglicemias graves quando comparadas com a terapia por via oral.[15,16] Como todas as classes têm eficácia semelhante, o Ministério da Saúde (MS) recomenda o uso de insulina NPH (Neutral Protamine Hegedorn), em razão do menor custo para o SUS.[3]

No tratamento do DM, é essencial: promover a compreensão dos riscos relacionados à falta de controle da glicemia; sensibilizar para o autocuidado e para o engajamento no tratamento; incentivar a participação da pessoa/família na definição das ações e cuidados fundamentais para o manejo glicêmico; assessorar o desenvolvimento da autonomia para a determinação de glicemia capilar; e informar sobre como proceder em situações de hiper ou hipoglicemia. O manejo glicêmico adequado diminui o risco de intercorrências relacionadas à doença e internações hospitalares.[1-3]

Consultas de Enfermagem em Serviços de Atenção Primária à Saúde

O enfermeiro realiza na APS consultas para pessoas com risco de desenvolver DM tipo 2 e pessoas com a doença diagnosticada, com pelo menos três enfoques: a) prevenção primária; b) prevenção secundária; e c) acompanhamento, monitoramento e tratamento de complicações crônicas micro e macrovasculares. Nas CE, recomenda-se a utilização do Processo de Enfermagem (PE), uma ferramenta fundamental na sistematização do cuidado. O PE é composto por cinco etapas, as quais estão descritas no Capítulo 3 – O Processo de Enfermagem como Fundamento para o Cuidado na Atenção Primária à Saúde, desta publicação.

Para facilitar a compreensão da aplicação do PE na prevenção e no cuidado de pessoas com DM tipo 2, apresentam-se três fluxogramas (Figuras 25.1, 25.2 e 25.3), os quais foram denominados: a) Consulta de Enfermagem para rastreamento (detecção clínica) do DM tipo 2, em adultos e idosos; b) Consulta de Enfermagem para adultos e idosos com GJ alterada ou tolerância diminuída à glicose; e c) Consulta de Enfermagem para adultos e idosos com diagnóstico de DM tipo 2. Não será abordado neste capítulo o DM em gestantes.

Consulta de Enfermagem para o Rastreamento do Diabetes *Mellitus* Tipo 2

Uma proporção razoável das pessoas com DM não sabe que tem a doença[3,17] (até a manifestação de sinais de complicação) e não está acessando ações preventivas para as complicações macro e microvasculares provocadas pelo agravo.[1-3] Por isso, testes para a detecção clínica do DM são indicados em indivíduos assintomáticos que apresentem maior risco para a doença, apesar de não haver ainda ensaios clínicos que documentem o benefício resultante.[1-3,17]

No Brasil, o MS recomenda que a consulta para rastreamento na população-alvo seja realizada pelo enfermeiro nas US da APS e que o médico atue num segundo momento, confirmando ou descartando o diagnóstico dos casos suspeitos.[3] O rastreamento, por meio de exames laboratoriais, é recomendado para pessoas com idade ≥ 45 anos ou em faixa etária mais precoce quando existirem fatores de risco (FR) para DM.[1-4] No Quadro 25.2 apresentam-se os critérios recomendados para rastreamento do DM tipo 2, em adultos e idosos, bem como a frequência para a realização dos exames.

A realização do rastreamento (Figura 25.1) exige planejamento prévio do serviço de saúde, pois serão detectados novos casos de DM e de pessoas com GJ alterada ou tolerância diminuída à glicose que precisarão ser inseridas nas rotinas de acompanhamento clínico. Os resultados do exame para rastreamento (GJ) e a conduta recomendada estão disponíveis no Quadro 25.3.

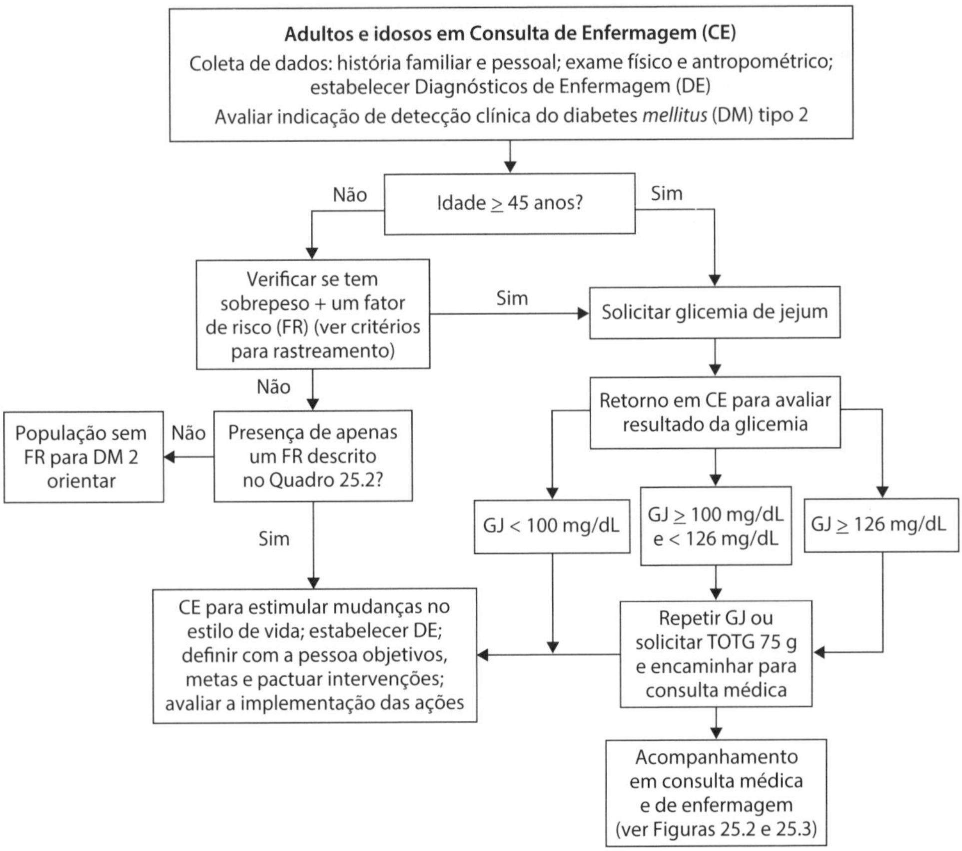

Critérios para rastreamento de diabetes em adultos assintomáticos:

- **Idade ≥ 45 anos ou**
- **Idade < 45 anos + sobrepeso (índice de massa corporal (IMC) ≥ 25 kg/m² ou ≥ 23 kg/m² em asiáticos) associado a um dos seguintes fatores de risco:**
  - Sedentarismo
  - História familiar de DM em parentes de primeiro grau (pais, filhos, irmãos)
  - HDL < 35 mg/dL
  - Triglicerídeos > 250 mg/dL
  - Mulher com síndrome dos ovários policísticos (SOP)
  - Etnias de alto risco (afrodescendentes, hispânicos ou indígenas)
  - Uso de medicação hiperglicemiante (corticoides, diuréticos tiazídicos e antipsicóticos)
  - História de DM gestacional
  - Hipertensão arterial sistêmica (HAS)
  - História de DCV
  - Pessoa vivendo com HIV
  - Resultado anterior de GJ alterada e/ou tolerância à glicose diminuída e/ou HbA1c > 5,7% (pré-diabetes)
  - Presença de complicações compatíveis com DM (p. ex., acantose nigricans)

Figura 25.1 – Fluxograma da Consulta de Enfermagem para rastreamento do DM tipo 2, em adultos e idosos (exceto gestantes).

Fonte: Elaborada pela autoria com base na literatura consultada: ADA[1], SBD[2], Brasil, MS[3], Cobas et al[4].

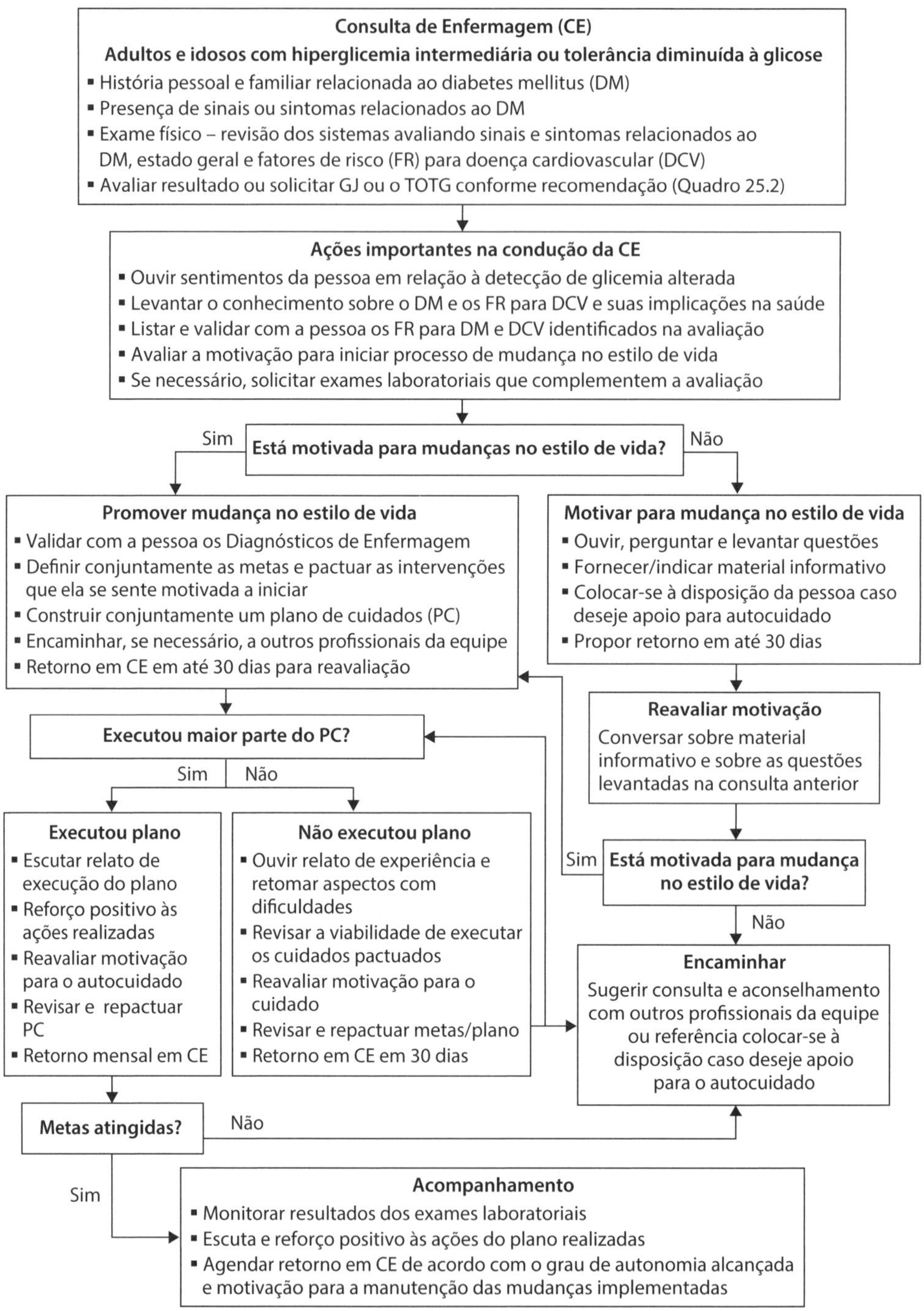

Figura 25.2 – Fluxograma da Consulta de Enfermagem para adultos e idosos com GJ alterada ou tolerância diminuída à glicose (exceto gestantes).

Fonte: Elaborada pela autoria com base na literatura consultada: ADA[1], SBD[2], Brasil, MS[3], Cobas et al[4].

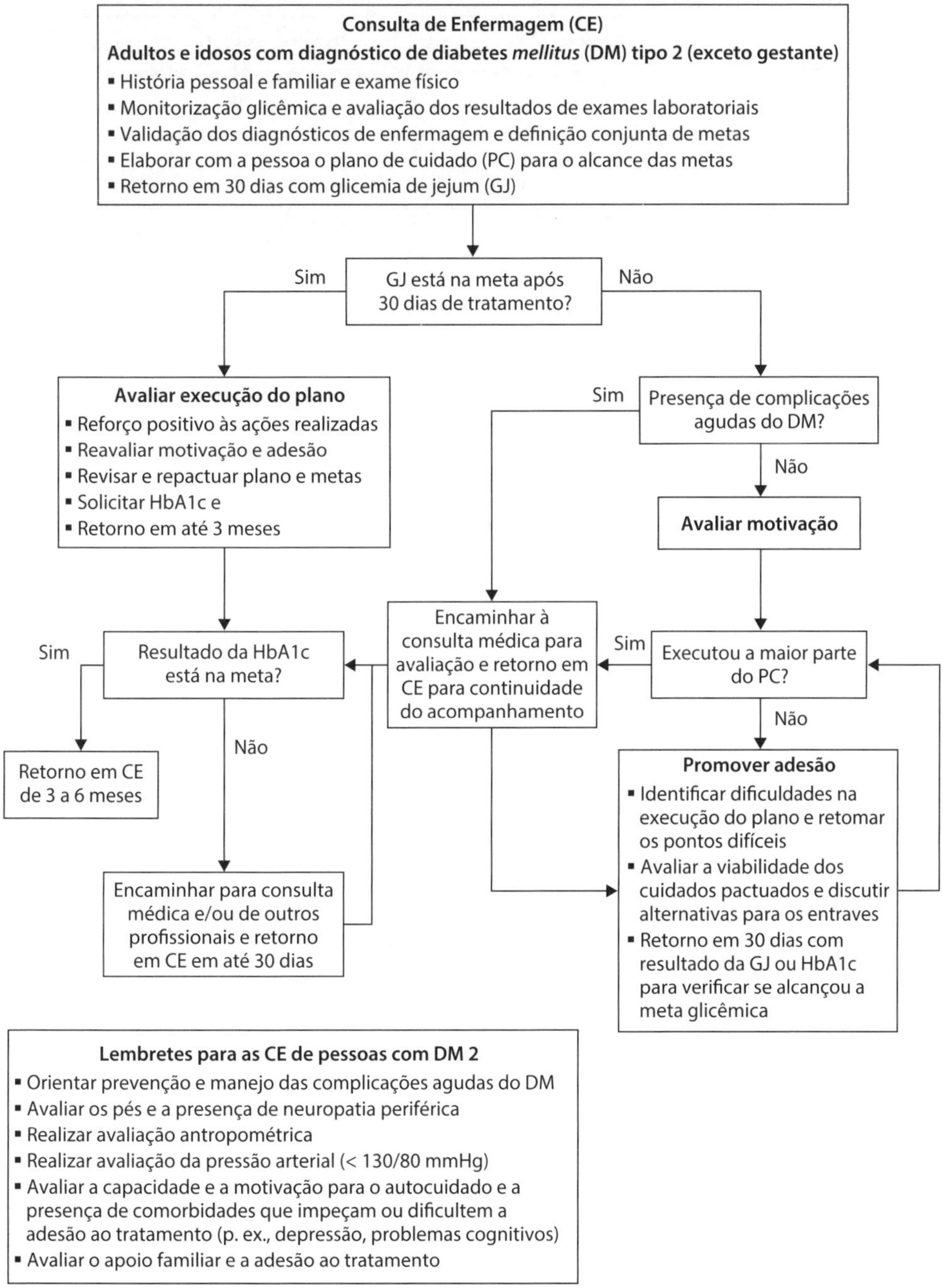

Figura 25.3 – Fluxograma da Consulta de Enfermagem para adultos e idosos com diagnóstico de DM tipo 2 (exceto gestante).

Fonte: Elaborada pela autoria com base na literatura consultada: ADA[1], SBD[2], Brasil, MS[3], Cobas et al[4].

QUADRO 25.2	Fatores de risco considerados como critérios para rastreamento do DM tipo 2, em adultos e idosos assintomáticos, por meio da glicemia de jejum, e a frequência recomendada para repetir o exame de rastreamento.
Fatores de risco considerados critérios para detecção clínica de DM tipo 2	**Frequência para realizar exames**
Idade ≥ 45 anos	Realizar GJ; se normal, repetir a cada 3 a 5 anos, exceto se houver presença adicional de 2 ou mais fatores de risco da lista (à esquerda), quando se deve repetir no prazo de 1 a 3 anos
Idade < 45 anos + sobrepeso (IMC ≥ 25 kg/m² ou ≥ 23 kg/m² em asiáticos) associado a um dos seguintes fatores de risco: ▪ Sedentarismo ▪ História familiar de DM em parentes de primeiro grau (pais, filhos, irmãos) ▪ HDL-c < 35 mg/dL ▪ Triglicerídeos > 250 mg/dL ▪ Mulher com síndrome dos ovários policísticos (SOP) ▪ Etnias de alto risco (afrodescendentes, hispânicos ou indígenas) ▪ Uso de medicação hiperglicemiante (corticoides, diuréticos tiazídicos e antipsicóticos)	Realizar GJ; se normal, repetir a cada 3 a 5 anos, exceto se houver evidência de dois ou mais componentes da síndrome plurimetabólica: excesso de peso, HDL-c baixo, triglicérides elevados, HAS e DCV; neste caso, GJ ou o TOTG com 75 g de glicose no período de 1 a 3 anos
História de DM gestacional	Repetir GJ a cada 1 a 3 anos
Hipertensão arterial ou DCV	Repetir GJ anualmente
Pessoas vivendo com HIV	Realizar GJ antes de iniciar a terapia antirretroviral (ARV) e 3 a 6 meses após iniciar ou trocar a terapia ARV. Se os resultados da triagem inicial forem normais, a GJ deve ser verificada anualmente
Resultado anterior de GJ alterada e/ou tolerância à glicose diminuída e/ou HbA1c > 5,7% (pré-diabetes)	Repetir GJ anualmente
Presença de complicações compatíveis com DM	Repetir GJ anualmente ou com mais frequência

Fonte: Elaborado pela autoria com base na literatura consultada: ADA[1], SBD[2], Brasil, MS[3], Cobas et al[4].

QUADRO 25.3	**Avaliação dos resultados da glicemia de jejum realizada no rastreamento de DM tipo 2 e condutas recomendadas de acordo com os resultados.**
Resultado (mg/dL)	**Conduta recomendada**
< 100 mg/dL	Reavaliar nas próximas consultas o número de FR para DM e DCV. Se não houver FR ou DCV, repetir GJ a cada 3 ou 5 anos Pessoas com algum FR (Quadro 25.2): realizar CE para estímulo ao autocuidado e para orientações sobre estilo de vida saudável relacionadas ao FR identificado
100 a 125 mg/dL	Solicitar TOTG com 75 g de glicose em até 30 dias e encaminhar para consulta médica para avaliação do resultado e definição diagnóstica
≥ 126 mg/dL	Repetir a GJ e retornar com o segundo resultado do exame em consulta médica, pois há suspeita de DM. Se houver confirmação do diagnóstico, a pessoa precisará iniciar tratamento e acompanhamento com equipe multiprofissional

Fonte: Elaborado pela autoria com base na literatura consultada: ADA[1], SBD[2], Brasil, MS[3], Cobas et al[4].

Consulta de Enfermagem para Adultos e Idosos com Glicemia de Jejum Alterada ou com Diagnóstico de Diabetes *Mellitus* Tipo 2

Apresentam-se a seguir aspectos essenciais da CE para adultos e idosos (exceto gestantes) com GJ alterada (tolerância diminuída à glicose) ou com diagnóstico de DM tipo 2, de acordo com as etapas do PE: coleta de dados, Diagnóstico de Enfermagem (DE), planejamento, implementação e avaliação do cuidado.

▪ Coleta de dados

História (anamnese)

Identificar características sociodemográficas; história familiar e pessoal para DM tipo 2 e outras condições crônicas de saúde (comorbidades); medicamentos utilizados; competência para desenvolvimento do autocuidado; presença de FR para DM tipo 2 e para DCV; identificar o nível de conhecimento sobre a doença; realizar avaliação das condições atuais de vida e de saúde.[2,3]

Entre os FR para DCV, o enfermeiro deve identificar o uso de tabaco, a presença de excesso de peso, dieta pobre em fibras e rica em gorduras e açúcar, dislipidemia, hipertrigliceridemia, pressão arterial (PA) elevada, uso nocivo de álcool, sedentarismo e DM.[1-3]

Para pessoas com DM tipo 2, é importante perguntar sobre sinais e sintomas sugestivos de lesão em órgão-alvo (coração, cérebro, rim, olhos e vasos arteriais), como sinais neurológicos focais, alterações visuais, congestão (edema agudo de pulmão), insuficiência renal ou hepática.[3]

A Sociedade Brasileira de Diabetes (SBD)[18] recomenda que, em indivíduos com DM, seja realizada a estratificação do risco CV de acordo com a idade e a presença de FR, sem o uso de calculadoras, uma vez que estas se mostram imprecisas em pessoas com DM tipo 2, embora possam ser usadas em indivíduos com DM tipo1.[18,19] Nesse sentido, com base nas informações coletadas, foram definidas quatro categorias de estratificação de risco com base na taxa anualizada de ocorrência de eventos CV em dez anos: baixo risco (EBR), intermediário (ERI), alto risco (EAR) e muito alto risco (EMAR).[18,20] Para visualizar os passos para essa estratificação de risco, acesse o QR Code ao lado. Destaca-se que essas informações são fundamentais para o DE e para a construção de um PC que aborde aspectos de prevenção primária e secundária, bem como a frequência do acompanhamento para os diferentes estratos de risco.

Também é importante pesquisar a presença ou risco de depressão (ver Capítulo 23 – A Saúde Mental e o Cuidado do Enfermeiro na Atenção Primária à Saúde), pois pessoas com DM apresentam risco pelo menos 3 vezes maior para depressão do que a verificada na população adulta não diabética.[21,22] Uma vez estabelecida a depressão, há influência negativa no controle do diabetes.[21,22] O suporte psicológico às pessoas deprimidas é essencial; e o tratamento medicamentoso, que pode ser necessário, deve ser disponibilizado no nível da APS.[2,3]

Destaca-se que, durante a coleta de dados na CE, é fundamental:

- Ouvir sentimentos da pessoa com relação ao convite para avaliação dos níveis glicêmicos/detecção de alteração na glicemia ou tolerância diminuída à glicose/diagnóstico de DM tipo 2.
- Identificar seu conhecimento sobre o DM e os FR para DCV e suas implicações na saúde.
- Listar, com a pessoa, os FR para DM e DCV identificados na avaliação.
- Avaliar estágio motivacional para iniciar, quando necessário, o processo de mudança no estilo de vida (ver Capítulo 12 – Promoção de Mudanças no Estilo de Vida na Atenção Primária à Saúde).

Exame físico

O exame físico deve ser focado na revisão geral dos sistemas, avaliando-se: sinais e sintomas relacionados ao DM; peso corporal e altura para o cálculo do IMC; circunferência abdominal, PA; frequência cardíaca e respiratória; a pele (quanto a sua integridade, turgor, coloração e manchas); ausculta cardiopulmonar; palpação dos pulsos periféricos e pesquisa de edema nos membros superiores e inferiores.[3,17]

Nas pessoas com DM tipo 2, é importante realizar revisão dos sistemas, observando-se sinais de complicações:[1-3,17]

- **Geral:** ganho ou perda recente de peso, aumento da fadiga, cansaço, ansiedade.
- **Pele:** lesões cutâneas, infecções, desidratação, evidência de cicatrização deficiente de feridas.
- **Olhos:** alterações na acuidade visual – flutuantes, halos, turvação visual, sensação de queimação ou ressecamento dos olhos, catarata, glaucoma.
- **Boca:** gengivite, doença periodontal.
- **Presença de sinais ou sintomas relacionados ao DM tipo 2:** poliúria, polidipsia, polifagia, entre outros.
- **Sinais de hipoglicemia:** que não respondem à reposição habitual de glicose ou presença de sinais de cetoacidose (náusea e vômito, alteração respiratória, hálito cetônico, hipotensão e nível de consciência alterado); encaminhar para avaliação médica imediata.

- **Cardiovascular:** hipotensão ortostática, membros frios, pulsos pediosos fracos, claudicação nas pernas.
- **Gastrointestinal:** diarreia, constipação, saciedade precoce, distensão abdominal, aumento da flatulência, fome/sede.
- **Geniturinário:** aumento da micção, nictúria, impotência, secreção vaginal; durante a avaliação ginecológica, deve-se estar atento à presença de cândida albicans.
- **Neurológico:** dormência e formigamento dos membros, diminuição da percepção de dor e temperatura, alterações na marcha/equilíbrio.

Realizar a avaliação completa da pele e dos membros para a neuropatia periférica ou doença vascular periférica e qualquer lesão nos pés ou membros inferiores. Avaliar edema, dor, alteração nas unhas, lesões, atrofia, ferimentos e sensibilidade.

Exames laboratoriais

Avaliar resultados de exames realizados, como: exame de urina tipo 1, pesquisa de microalbuminúria na urina, creatinina sérica; potássio sérico; GJ; HbA1c, colesterol total, HDL e triglicerídeos.[3]

Diagnósticos de Enfermagem

Com base nas informações coletadas por meio da história pessoal e familiar, do exame físico e do resultado de exames laboratoriais, o enfermeiro deve listar os DE identificados, junto com a pessoa em atendimento, a fim de validá-los, estabelecer prioridades, objetivos e metas para o acompanhamento.

No Quadro 25.4, apresentam-se exemplos de DE e definições, de acordo com a NANDA-I,[23] frequentemente identificados nas CE, para detecção clínica do DM tipo 2, para acompanhar pessoas com GJ alterada ou tolerância diminuída à glicose e para pessoas com diagnóstico de DM tipo 2.

QUADRO 25.4	Exemplos de Diagnósticos de Enfermagem e suas definições, identificados na CE para avaliação de pessoas com risco de desenvolver DM tipo 2, com GJ alterada ou tolerância diminuída à glicose e com diagnóstico de DM tipo 2.
Diagnóstico de Enfermagem	**Definição**
Prontidão para o conhecimento aprimorado	Um padrão de informações cognitivas relacionadas a um tópico específico, ou sua aquisição, que pode ser fortalecido
Prontidão para enfrentamento aprimorado	Um padrão de avaliação válida de estressores com esforços cognitivos e/ou comportamentais para gerenciar demandas relacionadas ao bem-estar que podem ser potencializadas
Prontidão para autocuidado aprimorado	Um padrão de realização de atividades para si mesmo para atender às metas relacionadas à saúde, que pode ser fortalecido

(*Continua*)

QUADRO 25.4	**Exemplos de Diagnósticos de Enfermagem e suas definições, identificados na CE para avaliação de pessoas com risco de desenvolver DM tipo 2, com GJ alterada ou tolerância diminuída à glicose e com diagnóstico de DM tipo 2. (*Continuação*)**
Diagnóstico de Enfermagem	**Definição**
Negação ineficaz	Tentativa consciente ou inconsciente de negar o conhecimento ou significado de um evento para reduzir a ansiedade e/ou medo, causando um prejuízo à saúde
Comportamentos ineficazes de manutenção da saúde	Gestão de conhecimentos, atitudes e práticas de saúde subjacentes à saúde, ações que são insatisfatórias para manter ou melhorar o bem-estar, ou pré-desabafar doenças e lesões
Conhecimento deficiente	Ausência de informações cognitivas relacionadas a um tema específico, ou sua aquisição
Risco de nível de glicose no sangue instável	Suscetível a variação nos níveis séricos de glicose da faixa normal, o que pode comprometer a saúde
Risco de excesso de peso	Suscetível ao acúmulo excessivo de gordura para idade e sexo, o que pode comprometer a saúde
Perfusão tecidual periférica ineficaz	Redução da circulação sanguínea para a periferia que pode comprometer a saúde
Risco de perfusão tecidual periférica ineficaz	Suscetibilidade a uma diminuição da circulação sanguínea para a periferia que pode comprometer a saúde
Risco de infecção	Suscetibilidade à invasão e multiplicação de organismos patogênicos que pode comprometer a saúde
Risco de disfunção neurovascular periférica	Suscetibilidade a interrupção na circulação, sensação e movimento de uma extremidade, o que pode comprometer a saúde

Fonte: Elaborado pela autoria com base na literatura consultada: NANDA-I; Herdman et al., 2021[23].

▪ Planejamento e implementação do cuidado

O planejamento do cuidado deverá ser realizado com a pessoa em acompanhamento, pois ela será responsável por colocar em prática (implementar) as ações/atividades necessárias para o alcance dos objetivos e metas pactuadas. Caso precise ser cuidada por algum familiar/cuidador, este deverá participar ativamente do planejamento do cuidado. Portanto, recomenda-se nesse processo:

- Validar com a pessoa os DE, conversar sobre as intervenções necessárias para manutenção da sua saúde e pactuar os objetivos/metas factíveis relacionados às intervenções que ela se sinta motivada a implementar.
- Desenhar com a pessoa as intervenções que poderão ser implementadas de maneira prática e objetiva e pactuar a forma de avaliação do processo.
- Trabalhar, se necessário, junto com outros profissionais da equipe multidisciplinar na elaboração e no acompanhamento do plano.
- Programar com a pessoa a periodicidade necessária de retorno em CE para reavaliação da execução do PC, de acordo com seu quadro clínico.

Para as pessoas com resultado de glicemia normal e presença de algum FR para DM tipo 2 e/ou DCV, as ações preventivas relacionadas a mudança no estilo de vida são importantes para prevenir o aparecimento da doença e suas complicações. Quanto mais cedo for iniciado o processo de educação em saúde para as mudanças necessárias e para o apoio ao autocuidado, maior a possibilidade de prevenção primária e manutenção da qualidade de vida (ver Capítulo 12 – Promoção de Mudanças no Estilo de Vida na Atenção Primária à Saúde). Nesses casos, o foco principal da abordagem serão os FR, a estratificação do risco CV e, se necessário, as orientações para mudança no estilo de vida.[1-3]

Para as pessoas com glicemia alterada ou DM tipo 2, as ações do enfermeiro mais importantes no acompanhamento consistem em estabelecer vínculo para iniciar o processo educativo e proporcionar: a) conhecimento sobre o problema de saúde, seus potenciais riscos (vulnerabilidades) e FR correlacionados; b) um bom controle metabólico para prevenir complicações; c) motivação para as mudanças necessárias no estilo de vida (alimentação adequada e exercícios físicos); e d) promoção do desenvolvimento do autocuidado, autonomia e autogestão do seu problema de saúde de modo a auxiliar o indivíduo e sua família a conviverem melhor com essa condição crônica, tornando-se corresponsáveis pelo tratamento. O enfermeiro pode se utilizar de tecnologias leves, como a entrevista motivacional, para promoção do autocuidado (ver Capítulo 12 – Promoção de Mudanças no Estilo de Vida na Atenção Primária à Saúde) e do engajamento na execução das atividades pactuadas no PC.

O PC deve considerar a capacidade de engajamento e a motivação da pessoa para o autocuidado. Em geral, o plano para pessoas com hiperglicemia ou DM tipo 2 apresenta vários eixos relacionados à mudança no estilo de vida, e sua implementação deve ser reavaliada a cada consulta. As pessoas com avaliação de capacidade insuficiente para o autocuidado deverão receber mais suporte, até que consigam ampliar suas condições de cuidar-se. O apoio ao autocuidado poderá ser realizado pelo enfermeiro e/ou pela equipe de saúde ou, ainda, por outros recursos, familiares ou comunitários, articulados para esse fim. No Quadro 25.5 apresentam-se exemplos de DE, objetivos/metas e intervenções que podem compor o PC.

O enfermeiro deve recomendar fortemente às pessoas com glicemia alterada ou DM tipo 2 medidas como: manejo dos níveis glicêmicos por meio de cuidados nutricionais; prática de exercícios físicos; uso regular da terapêutica medicamentosa (quando indicado); aferição regular da PA; evitar o uso de tabaco e de bebidas alcoólicas; medidas preventivas, como os cuidados com os pés (ver Capítulo 26 – Avaliação e Cuidado dos Pés de Pessoas com Diabetes); entre outras.[1-3,17]

QUADRO 25.5 Exemplos de Diagnósticos de Enfermagem com os objetivos/metas e intervenções que poderão compor o plano de cuidados.

Diagnósticos de Enfermagem	Objetivos/metas	Intervenções do enfermeiro
Conhecimento deficiente	Identificar em que aspectos a pessoa tem necessidade de informação e a prontidão para recebê-la	▪ Identificar a presença de prejuízo cognitivo ou perceptivo e negação do problema ▪ Revisar com a pessoa as informações sobre o problema enfrentado, buscando identificar seu conhecimento ▪ Adaptar as informações de acordo com o contexto cultural e o nível de escolaridade e interesse da pessoa ▪ Avaliar a prontidão da pessoa e da família para ouvir as orientações ▪ Ser claro, simples e oferecer informações também por escrito
Risco de nível de glicose no sangue instável	Glicemia < 100 mg/dL	▪ Promover a reflexão sobre o conjunto de fatores que possam estar relacionados ao aumento da glicemia ▪ Verificar e pactuar medidas relacionadas ao padrão alimentar que a pessoa se sente motivada a estabelecer ▪ Verificar e pactuar medidas relacionadas ao estilo de vida que interferem nos níveis glicêmicos que a pessoa se sente motivada a estabelecer
Prontidão para o conhecimento melhorado	Informar sobre DM e fatores de risco para DCV na medida da necessidade e do interesse da pessoa	▪ Prover à pessoa ou cuidador informações necessárias para o cuidado efetivo ▪ Orientar de maneira clara e simples questões básicas sobre os fatores de risco para desenvolver DM e/ou FR para DCV identificados durante a consulta ▪ Revisar ao final da consulta o entendimento que a pessoa teve com relação a cada tópico abordado e o que ela acredita que pode realizar quanto a eles no seu dia a dia ▪ Encorajar o autocuidado até o ponto que a pessoa se sinta capaz de fazê-lo e fornecer apoio nas questões em que se sinta insegura; esse procedimento promove a independência e a autonomia

Fonte: Elaborado pela autoria com base na literatura consultada: NANDA-I; Herdman et al., 2021[23].

A meta glicêmica deve ser individualizada e pactuada com a pessoa, considerando-se fatores como expectativa de vida, presença de complicações crônicas e risco de hipoglicemia grave.[1-3] No entanto, alvo menos rigoroso (HbA1c entre 7% e 7,9%) pode ser considerado em casos de início tardio do diabetes (60 a 65 anos), com provável tempo de vida menor para o aparecimento de complicações microvasculares.[1,2] Pessoas com baixa expectativa de vida e risco de hipoglicemia (como os idosos) podem se beneficiar de uma meta maior (HbA1c de 8%).[24] O mesmo parâmetro pode ser utilizado em casos mais complexos, como em pessoas com histórico de hipoglicemias frequentes, doença micro ou macrovascular avançada, dificuldade de obter bom controle glicêmico, apesar da associação de diversas medicações antidiabéticas.[1-3]

O enfermeiro também deve orientar a pessoa/família sobre o risco de complicações agudas do DM tipo 2, que incluem: a) hipoglicemia (glicemia < 70 mg/dL); e b) descompensação hiperglicêmica aguda (glicemia > 250 mg/dL), que pode evoluir para complicações mais graves, como cetoacidose diabética e síndrome hiperosmolar hiperglicêmica não cetótica.[1-3]

Hipoglicemia é a diminuição dos níveis glicêmicos – com ou sem sintomas – para valores abaixo de 60 a 70 mg/dL. Geralmente, essa queda provoca sintomas neuroglicopênicos (fome, tontura, fraqueza, dor de cabeça, confusão, coma e convulsão) e manifestações de liberação do sistema simpático (sudorese, taquicardia, apreensão e tremor).[1-3] Pode ocorrer em pessoas que utilizam sulfonilureias ou insulina. FR para hipoglicemia incluem idade avançada, desnutrição, insuficiência renal, atraso ou omissão de refeições, exercício vigoroso, consumo excessivo de álcool e erro na administração de insulina ou de hipoglicemiante oral.[1-3]

A maioria das hipoglicemias é leve e facilmente tratável pela pessoa com DM tipo 2. A orientação e o processo educativo são importantes para prevenir hipoglicemias graves ou tratá-las prontamente.[1-3] No Quadro 25.6 apresentam-se instruções para o manejo da hipoglicemia.

QUADRO 25.6	Instruções para o manejo da hipoglicemia pela pessoa, família, cuidador e serviço de saúde.
Pessoa com DM	Ingerir de 10 a 20 g de carboidrato de absorção rápida; repetir em 10 a 15 minutos, se necessário
Familiar, amigo ou cuidador	Se a pessoa não conseguir engolir, não forçar: injetar glucagon 1 mg SC ou IM (crianças < 3 anos, dar ½ dose). Se não estiver disponível, colocar açúcar ou mel embaixo da língua ou entre a gengiva e a bochecha e levar a pessoa imediatamente a um serviço de saúde
Serviço de saúde	Se existirem sinais de hipoglicemia grave, administrar glucagon SC ou IM ou 20 mL de glicose a 50% e manter veia com glicose a 10% até recuperar plenamente a consciência ou glicemia > 60 mg/dL; manter, então, esquema oral, observando a pessoa enquanto perdurar o pico da insulina; pessoas que usam sulfonilureias (especialmente clorpropamida e glibenclamida) devem ser observadas por 48 a 72 horas para detectar possível recorrência

Fonte: Reprodução de Brasil, MS, 2013[3].

A **descompensação hiperglicêmica aguda** ocorre quando os valores da glicemia são ≥ 250 mg/dL e pode ser assintomática ou sintomática. Nos casos assintomáticos, não há sinais de acidose ou hiperosmolaridade. Nos casos sintomáticos, além de a glicemia ser ≥ 250 mg/dL, identifica-se a presença dos seguintes sinais ou sintomas: cetonúria positiva; poliúria; polidipsia; perda ponderal; taquipneia; náuseas/vômitos; dor abdominal; desidratação; alteração do nível de consciência. Na descompensação hiperglicêmica aguda sintomática, há necessidade de atendimento em serviço de emergência, com o objetivo da correção do distúrbio hidroeletrolítico e ácido-básico, bem como da hiperglicemia, além das possíveis complicações (cetoacidose diabética e síndrome hiperosmolar hiperglicêmica não cetótica).[2,3] Apresentam-se no Quadro 25.7 a avaliação diagnóstica e condutas na descompensação hiperglicêmica aguda do diabetes em situação de pronto-atendimento pela equipe de saúde da APS.

QUADRO 25.7 Avaliação diagnóstica e condutas na descompensação aguda do diabetes em situação de pronto-atendimento pela equipe de saúde da Atenção Primária à Saúde.

Avaliação diagnóstica

História: causa da descompensação (mudança e não aderência no esquema de insulina, doenças e medicações intercorrentes, abuso alimentar)

Exame físico: pressão arterial, frequência cardíaca e respiratória, temperatura axilar, avaliação do estado mental, hálito cetônico, boca, garganta e ouvidos, ausculta respiratória, exame abdominal, gânglios linfáticos, pele, exame neurológico

Exames complementares: glicemia capilar, cetonúria; se sintomas de infecção urinária: exame comum de urina e urocultura

Conduta:

- Hidratação oral e tratamento da doença intercorrente
- Pessoas com glicemia > 250 mg/dL, cetonúria e hálito cetônico, desidratação ou vômitos: encaminhar rapidamente para um serviço de emergência
- Pessoas com glicemia > 250 mg/dL e cetonúria, mas sem os agravantes mencionados: administrar 20% da dose de insulina diária sob a forma de insulina regular (rápida) ou insulina ultrarrápida (se disponível) e revisar em 4 horas. Repetir a dose, se glicemia > 250 mg/dL. Se não melhorar no próximo teste ou mostrar agravantes, encaminhar prontamente ao serviço de emergência. A pessoa deve ser hidratada: se disponível, administrar soro fisiológico 0,9% endovenoso
- Pessoas com glicemia > 250 mg/dL, sem cetonúria, mas com manifestações clínicas, administrar 10% da dose total de insulina e observar de 4 em 4 horas até estabilização. Havendo piora do quadro, encaminhar para serviço de emergência. A pessoa deve ser hidratada: se disponível, administrar soro fisiológico 0,9% endovenoso

Fonte: Reprodução de Brasil, MS, 2013[3].

Avaliação da implementação do plano de cuidados

O enfermeiro deve verificar junto com a pessoa/família/cuidador se as metas pactuadas foram alcançadas, o grau de satisfação com relação ao tratamento e as mudanças nas condições de saúde, realizando a reestruturação do PC de acordo com as necessidades identificadas. Registrar em prontuário a evolução do acompanhamento.

O controle da hiperglicemia é um dos principais objetivos do acompanhamento, pois manter a pessoa com DM tipo 2 dentro da meta de controle glicêmico pactuado resultará na redução de complicações microvasculares no futuro.[1-3] Os efeitos do controle adequado da glicemia sobre a redução de complicações macrovasculares em pessoas com diabetes de longa duração ainda carecem de evidências mais robustas, embora pessoas com diabetes recém-diagnosticadas sob controle glicêmico intensivo (HbA1c < 7%) tenham obtido benefício na redução do risco de infarto do miocárdio, mortalidade relacionada ao diabetes e mortalidade total.[1,2]

Monitorização glicêmica e avaliação dos resultados de exames laboratoriais

O controle glicêmico é monitorado por glicemias de jejum, pré-prandial e pós-prandial e pela hemoglobina glicada (HbA1c).[1,2] As glicemias são utilizadas para orientar o ajuste de dose da medicação empregada, uma vez que apontam os momentos no decorrer do dia em que ocorre falta ou excesso de sua ação. A HbA1c é o parâmetro utilizado para avaliar o controle glicêmico em médio e longo prazo, pois reflete os níveis glicêmicos dos últimos 2 a 3 meses.[1] A HbA1c deve ser medida no início do tratamento e a cada 3 meses, podendo ser realizada a cada 6 meses naquelas pessoas com ótimo controle. Hemólise, sangramentos, anemia e hemoglobinas variantes podem interferir na sua aferição, devendo ser considerados quando a glicemia capilar e a HbA1c não forem compatíveis.[1,25]

Em pessoas em uso de insulina e doses múltiplas, a monitorização da glicemia capilar 3 ou mais vezes ao dia é recomendada.[1,2] Em pessoas com bom controle pré-prandial, porém com HbA1c elevada, a monitorização da glicemia capilar 2 horas após as refeições pode ser útil.[1,2] Nos casos de uso de dose noturna de insulina, medidas de glicemia capilar antes do café e antes do jantar são suficientes. À medida que os níveis glicêmicos permanecem estáveis, as avaliações da glicose capilar podem ser realizadas apenas uma vez por dia em diferentes horários, inclusive após as refeições. A medida da glicose capilar após as refeições é particularmente útil em casos em que os níveis de HbA1c forem discrepantes das medidas de glicemia capilar em jejum.[1-3]

Em pessoas com DM tipo 2 em uso de antidiabéticos orais, a monitorização da glicemia capilar não é recomendada rotineiramente, mas não existe consenso que defina a frequência ideal desse método para o acompanhamento dos níveis glicêmicos.[1,2] Em períodos curtos, quando se inicia novo medicamento ou se ajusta dose, a monitorização pode facilitar a obtenção de controle glicêmico, associando-se a uma redução de aproximadamente 0,39% na HbA1c.[26]

A meta da HbA1c no DM tipo 2, recomendada pela Associação Americana de Diabetes (ADA), é < 7%.[1] As metas glicêmicas correspondentes são: glicemia de jejum entre 70 e 130 mg/dL e pós-prandial abaixo de 180 mg/dL.[1] Após 30 dias de tratamento, às pessoas com DM tipo 2 que estiverem com a GJ na meta de tratamento deverão realizar, um novo exame de HbA1c após 3 ou 6 meses de tratamento e retornar em CE. A periodicidade da solicitação da HbA1c acompanha o agendamento em CE a cada 3 ou 6 meses,[3] de acordo com a estratificação de risco/vulnerabilidade e autonomia para o autocuidado (ver Capítulo 12 – Promoção de Mudanças no Estilo de Vida na Atenção Primária à Saúde).

Para pessoas com GJ ≥ 100 mg/dL e < 126 mg/dL, o enfermeiro deve solicitar TOTG para verificar se existe tolerância à glicose diminuída e, para pessoas com GJ ≥ 126 mg/dL, deve solicitar uma nova GJ em até 30 dias.[1-3]

Para pessoas com DM tipo 2 que não conseguem manter a GJ e/ou HbA1c na meta, recomenda-se realizar acompanhamento em consulta médica e de enfermagem de maneira concomitante (trabalho multidisciplinar) até que consiga atingir níveis normais de glicemia.[2,3]

Recomendações para o Acompanhamento de Pessoas com Glicemia de Jejum Alterada ou com Diagnóstico de Diabetes *Mellitus* Tipo 2

Nas CE para o acompanhamento de pessoas com glicemia de jejum alterada ou DM tipo 2, é fundamental ouvir o relato sobre a experiência de tentar implementar o PC e retomar os pontos do plano nos quais a pessoa teve dificuldades de execução; também revisar a viabilidade de executar os cuidados pactuados e, se necessário, modificar o plano e repactuar metas. Na abordagem, é importante evocar as razões para mudança (ouvir, perguntar e levantar questões), utilizando uma linguagem clara e, dessa maneira, promovendo a motivação e a adesão ao tratamento. Outro aspecto fundamental no acompanhamento é revisar o conhecimento da pessoa sobre os cuidados necessários (dieta, exercício, tabagismo e tratamento medicamentoso). Também se recomenda, no processo:

- Conversar sobre a execução das intervenções propostas no plano, verificando como a pessoa está se sentindo com relação ao plano, à sua condição de saúde e à sua vida.
- Fortalecer a autoeficácia utilizando as oito estratégias de Miller[27] (ver Capítulo 12 – Promoção de Mudanças no Estilo de Vida na Atenção Primária à Saúde): oferecer orientação, remover barreiras, proporcionar escolhas, diminuir aspecto desejável do comportamento, praticar empatia, proporcionar *feedback*, esclarecer objetivos e ajudar ativamente.
- Dar reforço positivo às ações realizadas (reforçar autoeficácia).
- Conversar sobre os riscos à saúde se não houver mudanças no estilo de vida e se colocar à disposição da pessoa caso deseje apoio para realizar as mudanças recomendadas.
- Verificar a PA, com o objetivo de manter a sistólica menor do que 130 mmHg e a diastólica abaixo de 80 mmHg.[1-3]
- Realizar ou revisar a avaliação antropométrica.[1-3]
- Avaliar a integridade dos pés (tirar calçados e meias) e, anualmente, avaliar a presença de neuropatia periférica e doença arterial periférica.[1-3]
- Avaliar o engajamento à alimentação saudável, aos procedimentos de monitoração da glicemia, ao tratamento medicamentoso e às recomendações de exercícios físicos.
- Orientar sinais de complicações agudas: hiperglicemia: poliúria, polidipsia, polifagia, perda de peso, fadiga, turvação visual; hipoglicemia: sudorese, tremor, nervosismo, taquicardia, tonteira, confusão.
- Revisar se consegue tomar de modo adequado o medicamento via oral ou aplicar a dose apropriada de insulina no horário correto com relação às refeições e à prática de exercício.
- Avaliar se necessita de acompanhamento de outros profissionais da equipe ou serviços de referência.
- Estabelecer cronograma de retorno para o acompanhamento e reavaliação da execução do PC.

Recomenda-se, ainda, que o enfermeiro verifique, anualmente, se a pessoa com DM:

- Foi encaminhada ao oftalmologista para exame de fundo de olho caso tenha alto risco CV. Para aquelas pessoas com menor risco CV e com um exame de fundo de olho normal, este poderá ser repetido a cada 2 a 3 anos.[1-3]
- Realizou os exames de perfil lipídico, microalbuminúria, creatinina e eletrocardiograma (ECG) de repouso.[1-3]
- Foi vacinada contra a influenza e Covid-19.[1-3]
- Foi vacinada, pelo menos uma vez, contra o pneumococo e recebeu reforço após os 65 anos (para aqueles com mais de 5 anos da primeira dose e com idade abaixo dos 65 anos naquela oportunidade).[1-3]

Aspectos-chave

- Diabetes *mellitus* (DM) constitui-se em um grupo de doenças metabólicas que se caracterizam por hiperglicemia e distúrbios no metabolismo de carboidratos, proteínas e gorduras, resultantes de defeitos da secreção e/ou da ação da insulina.
- DM tipo 2 é o mais frequente na população e corresponde a cerca de 90% dos casos.
- As ações de prevenção primária e secundária na atenção às pessoas com DM ou risco de desenvolvê-la são fundamentais para modificar o quadro atual de diagnósticos tardios, realizados a partir de complicações crônicas do DM tipo 2.
- Na Consulta de Enfermagem (CE), o enfermeiro pode atuar em promoção, prevenção, educação em saúde e acompanhamento clínico das pessoas com DM tipo 2 ou em risco de desenvolvê-lo.
- As CE objetivam, principalmente: a sensibilização para o autocuidado e o incentivo à participação da pessoa/família na definição das ações e cuidados; a motivação para mudança no estilo de vida, o controle glicêmico, a adesão ao tratamento (medicamentoso e não medicamentoso), a compreensão dos riscos relacionados à falta do manejo adequado da glicemia, o apoio ao autocuidado e o desenvolvimento ou manutenção da autonomia, de acordo com as possibilidades de cada pessoa.
- No tratamento do DM, ressalta-se que os cuidados com a dieta e o exercício físico são indispensáveis e que a sua intensificação é eficaz no controle dos índices glicêmicos, mesmo quando a pessoa já está utilizando os fármacos.
- Oferecer acompanhamento o mais precocemente possível para pessoas com glicemia alterada e pessoas com DM tipo 2 é fundamental, pois precisam ser apoiadas e instruídas para realizar mudanças no estilo de vida.

Referências

1. American Diabetes Association (ADA). Classification and Diagnosis of Diabetes: standards of medical care in diabetes – 2021. Diabetes Care. 2021. [Acesso 20 Set 2022]; 44(Suppl. 1):S15-S33. Disponível em: https://diabetesjournals.org/care/article/44/Supplement_1/S15/30859/2-Classification-and-Diagnosis-of-Diabetes.
2. Sociedade Brasileira de Diabetes (SBD). Diretrizes da Sociedade Brasileira de Diabetes: 2019-2020. São Paulo: Clanad-editora científica, 2020. [Acesso 20 Set 2022]. Disponível em: https://portaldeboaspraticas.iff.fiocruz.br/wp-content/uploads/2021/08/Diretrizes-Sociedade-Brasileira-de-Diabetes-2019-20201.pdf.
3. Brasil. Ministério da Saúde. Secretaria de Atenção à Saúde. Departamento de Atenção Básica. Estratégias para o cuidado da pessoa com doença crônica: diabetes mellitus. CAB n. 36, Brasília: Ministério da Saúde, 2013. [Acesso 20 Set 2022]; 160 p. Disponível em: https://aps.saude.gov.br/biblioteca/visualizar/MTIxMw==.
4. Cobas R, Rodacki M, Giacaglia L, Calliari L, Noronha R, Valerio C et al. Diagnóstico do diabetes e rastreamento do diabetes tipo 2. Diretriz Oficial da Sociedade Brasileira de Diabetes (2022). [Online] 2022. [Acesso 10 Out 2022]; Disponível em: https://diretriz.diabetes.org.br/diagnostico-e-rastreamento-do-diabetes-tipo-2/#ftoc-diagnostico.
5. International Diabetes Federation (IDF) Diabetes Atlas, 10th ed. Brussels, Belgium: 2021. [Acesso 16 Ago 2022]. Disponível em: https://diabetesatlas.org/.
6. Schmidt MI, Duncan BB, Stevens A, Luft V, Moehlecke BP, Moura L et al. Doenças Crônicas não transmissíveis no Brasil: mortalidade, morbidade e fatores de risco. In: Brasil. Ministério da Saúde. Secretaria de Vigilância em Saúde. Departamento de Análise de Situação de Saúde. Saúde Brasil 2009: uma análise da situação de saúde e da agenda nacional e internacional de prioridades em saúde. Brasília: Ministério da Saúde, 2010. [Acesso 17 Set 2022]; p. 111-136. Disponível em: https://bvsms.saude.gov.br/bvs/publicacoes/saude_brasil_2009.pdf.

7. Donnelly R, Emslie-Smith AM, Gardner ID, Morris AD. ABC of arterial and venous disease: vascular complications of diabetes. BMJ, 2000 abril 15. [Acesso 17 Set 2022]; 320(7241):1062-1066. Disponível em: https://pubmed.ncbi.nlm.nih.gov/10764371/.
8. Schmidt MI, Duncan BB, Mendonça GAS, Menezes AMB, Monteiro CA, Barreto SM et al. Doenças crônicas não transmissíveis no Brasil: carga e desafios atuais. The Lancet [Online] 2011 maio 9. [Acesso 17 Set 2022]; special number: 61-73. Disponível em: https://www.idec.org.br/pdf/schmidtetal_lancet2011.pdf.
9. Brasil. Ministério da Saúde. Secretaria de Vigilância em Saúde. Departamento de Análise em Saúde e Vigilância de Doenças Não Transmissíveis. Vigitel Brasil 2021: vigilância de fatores de risco e proteção para doenças crônicas por inquérito telefônico: estimativas sobre frequência e distribuição sociodemográfica de fatores de risco e proteção para doenças crônicas nas capitais dos 26 estados brasileiros e no Distrito Federal em 2021. Brasília: Ministério da Saúde, 2022. [Acesso 20 Out 2022]. Disponível em: https://www.forumdcnts.org/post/resultados-vigitel-2021.
10. Iser BPM, Pinheiro PC, Malta DC, Duncan BB, Schmidt MI. Prevalência de pré-diabetes e hiperglicemia intermediária em adultos e fatores associados, Pesquisa Nacional de Saúde. Ciência & Saúde Coletiva [Online]. 2021. [Acesso 17 Ago 2022]; 26(02):531-540. Disponível em: https://doi.org/10.1590/1413-81232021262.34852020.
11. Brasil. Ministério da Saúde. Secretaria de Atenção à Saúde. Portaria n. 221/2008. Lista Brasileira de Internações por Condições Sensíveis à Atenção Primária. 17 de abril de 2008. [Acesso 17 Ago 2022]; Disponível em: https://bvsms.saude.gov.br/bvs/saudelegis/sas/2008/prt0221_17_04_2008.html.
12. Alfradique, Maria Elmira et al. Internações por condições sensíveis à atenção primária: a construção da lista brasileira como ferramenta para medir o desempenho do sistema de saúde (Projeto ICSAP – Brasil). Cad. Saúde Pública [Online]. 2009. [Acesso 17 Ago 2022]; 25(6). Disponível em: https://www.scielo.br/j/csp/a/y5n975h7b3yW6ybnk6hJwft/abstract/?lang=pt.
13. Organização Pan-Americana da Saúde (OPAS). Informe de la evaluación rápida de la prestación de servicios para enfermedades no transmisibles durante la pandemia de COVID-19 en las Américas; 2020. [Acesso 16 Ago 2022]: p. 1-8. Disponível em: https://iris.paho.org/bitstream/handle/10665.2/52283/OPSNMHNVCOVID-19200024_spa.pdf?sequence=5&isAllowed=y.
14. Malta, Deborah Carvalho et al. Uso dos serviços de saúde e adesão ao distanciamento social por adultos com doenças crônicas na pandemia de COVID-19, Brasil, 2020. Ciência & Saúde Coletiva [Online]. 2021, v. 26, n. 07. [Acesso 17 Ago 2022], p. 2833-2842. Disponível em: <https://doi.org/10.1590/1413-81232021267.00602021>. Epub 02 Jul 2021. ISSN 1678-4561. https://doi.org/10.1590/1413-81232021267.00602021.
15. Sumeet RS, Fida A, Avtar L, Changhua Yu, Zemin B, Heather B. Efficacy and safety of insulin analogues for the management of diabetes mellitus: a meta-analysis. CMAJ. 2009. [Acesso 23 Ago 2022]; 180(4):385-97. Disponível em: https://www.ncbi.nlm.nih.gov/pmc/articles/PMC2638025/.
16. Venâncio SI, Dallora MELV, Leichsenring ML, Nascimento AF. Insulinas de ação prolongada no tratamento de diabete mellitus tipo 2. BIS, Bol. Inst. Saúde (Impr.) [Periódico na Internet]. 2013, Maio. [Acesso 23 Ago 2022]; 14(2):187-194. Disponível em: https://periodicos.saude.sp.gov.br/bis/article/view/34132.
17. Souza ALV, Moreira AM, Xavier ATF, Chaves FA, Torres HC, Hitchon MÊS et al. Consulta de enfermagem no acompanhamento das pessoas com diabetes mellitus tipo 2 na atenção primária em saúde. [Internet], São Paulo: Sociedade Brasileira de Diabetes, 2022. [Acesso 22 Set 2022]. Disponível em: https://diabetes.org.br/wp-content/uploads/2022/05/ebook_consulta_de_enfermagem.pdf.
18. Izar M, Fonseca F, Faludi A, Araújo D, Valente F, Bertoluci M. Manejo do risco cardiovascular: dislipidemia. Diretriz Oficial da Sociedade Brasileira de Diabetes (2022). [Online] 2022. [Acesso 10 Out 2022]. Disponível em: https://diretriz.diabetes.org.br/manejo-do-risco-cardiovascular-dislipidemia/#ftoc-estratificacao-de-risco-em-pessoas-com-diabetes.
19. Bertoluci MC, Rocha VZ. Cardiovascular risk assessment in patients with diabetes. Diabetol Metab Syndr. 2017 Apr. [Acesso 10 Out 2022]; 9:25. Disponível em: https://pubmed.ncbi.nlm.nih.gov/28435446/.
20. Bertoluci MC, Moreira RO, Faludi A, Izar MC, Schaan BD, Valerio CM et al. Brazilian guidelines on prevention of cardiovascular disease in patients with diabetes: a position statement from the Brazilian Diabetes Society (SBD), the Brazilian Cardiology Society (SBC) and the Brazilian Endocrinology and Metabolism Society (SBEM). Diabetol Metab Syndr. 2017 Jul 14. [Acesso 10 Out 2022]; 9:53. Disponível em: https://pubmed.ncbi.nlm.nih.gov/28725272/.
21. Anderson RJ et al. The prevalence of comorbid depression in adults with diabetes: a meta-analysis. Diabetes Care, Alexandria, 2001. [Acesso 20 Out 2022]; 24(6):1069-1078. Disponível em: https://pubmed.ncbi.nlm.nih.gov/11375373/.

22. Kan C, Silva N, Golden SH et al. A systematic review and meta-analysis of the association between depression and insulin resistance. Diabetes Care 2013. [Acesso 20 Out 2022]; 36:480. Disponível em: https://pubmed.ncbi.nlm.nih.gov/23349152/.
23. Herdman HT, Kamitsuru S, Lopes CT. Diagnósticos de Enfermagem da NANDA-I: definições e classificação 2021-2023. Tradução Regina Machado Garcez. Porto Alegre: Artmed, 2021.
24. Stratton IM, Adler AI, Neil HA et al. Association of glycaemia with macrovascular and microvascular complications of type 2 diabetes (UKPDS 35): prospective observational study. British Medical Journal 2000. [Acesso 20 Out 2022]; 321(7258):405-412. Disponível em: https://pubmed.ncbi.nlm.nih.gov/10938048/.
25. Goldenberg RM, Cheng AYY, Punthakee Z, Clement M. Use of glycated haemoglobin (HbA1c) in the diagnosis of diabetes mellitus. Diabetes Research and Clinical Practice. 2011. [Acesso 20 Out 2022]; 93(3):299-309. Disponível em: http://www.diabetesclinic.ca/en/pdf/CJD--July%202011--Position_Statement.pdf.
26. Polonsky WH, Fisher L, Schikman CH, HinnenDA, Parkin CG, Jelsovsky Z et al. Structured self-monitoring of blood glucose significantly reduces A1C levels in poorly controlled, non insulin-treated type 2 diabetes: results from the Structured Testing Program study. Diabetes Care 2011. [Acesso 28 Out 2022]; 34(2):262-267. Disponível em: https://pubmed.ncbi.nlm.nih.gov/21270183/.
27 Miller WR, Rollnick S. Entrevista Motivacional: preparando pessoas para a mudança de comportamentos adictivos. Porto Alegre: Artmed, 2001.

26

Avaliação e Cuidado dos Pés de Pessoas com Diabetes

Fernanda Miranda Seixas Einloft
Sandra Rejane Soares Ferreira

O que há neste capítulo?

Neste capítulo, aborda-se o cuidado dos pés de pessoas com diabetes *mellitus* (DM), sob a perspectiva do cuidado integral na Atenção Primária à Saúde. Os objetivos do capítulo são: discutir as competências necessárias para o enfermeiro avaliar os pés de pessoas com DM; contribuir com a reflexão sobre o processo de trabalho desse profissional, como membro da equipe de saúde, no rastreamento de polineuropatia diabética e da doença arterial periférica; e instrumentalizá-lo para o uso das tecnologias disponíveis para a realização dos testes recomendados. Espera-se que, ao final da leitura, os enfermeiros compreendam a importância da articulação desses conteúdos na sua prática assistencial para a prevenção e para o diagnóstico precoce dos riscos de complicações do DM.

Introdução

O pé diabético é uma complicação crônica que consiste na presença de infecção, de ulceração e/ou de destruição de tecidos profundos associadas a anormalidades neurológicas e/ou a doença arterial periférica (DAP) em pessoas com diabetes *mellitus* (DM).[1-4] Está entre as complicações mais frequentes e mais graves do DM. É recomendado que a avaliação dos pés de todas as pessoas com a doença seja realizada anualmente (ou com menor intervalo de tempo, dependendo da situação), a fim de identificar aquelas que correm maior risco para ulceração nos pés e podem se beneficiar das intervenções profiláticas, incluindo o estímulo ao autocuidado, a prescrição de calçados terapêuticos, os cuidados pediátricos intensivos e a avaliação de intervenções cirúrgicas.[5]

O pé diabético é causa de grande sofrimento para a pessoa com DM e sua família. É também fonte de custos financeiros para o sistema de saúde e para a sociedade em geral, exigindo investimentos em profissionais de saúde e instalações em todos os níveis de atenção. Portanto, estratégias que incluam elementos para prevenção, educação da pessoa com DM e da equipe, tratamento multidisciplinar e monitoramento próximo podem ajudar a reduzir a carga da doença.[1]

A presença de ulcerações nos membros inferiores exige um atendimento complexo, multidisciplinar e compartilhado entre os diferentes pontos de atenção da Rede de Atenção à Saúde (RAS), de acordo com as necessidades da pessoa. Mas a implementação de medidas preventivas e a identificação do pé em risco, assim como o manejo inicial, são, originalmente, funções das equipes de Atenção Primária à Saúde (APS).

O enfermeiro, por meio da Consulta de Enfermagem (CE), acompanha ao longo do tempo as condições de saúde de pessoas com DM e tem papel fundamental no rastreamento do risco de ulceração nos pés e no cuidado desse problema de saúde. Nesse sentido, este capítulo busca demonstrar a importância e contribuições do enfermeiro no cuidado das pessoas com DM, em serviços de APS.

Epidemiologia

A prevalência global do pé diabético é de 6,3%. Estima-se que pessoas com DM apresentem uma incidência anual de úlceras nos pés de 2% e um risco de 25% em desenvolvê-las ao longo da vida.[6] O pé diabético é mais prevalente no sexo masculino e em pessoas com DM tipo 2 (em comparação a pessoas com DM tipo 1). O perfil encontrado de indivíduos com pé diabético é caracterizado por: faixa etária mais avançada, aqueles que apresentam menor índice de massa corporal (IMC), maior tempo de doença e comorbidades como hipertensão, retinopatia diabética e histórico de tabagismo.[7]

Aproximadamente 20% das internações de indivíduos com DM são decorrentes de lesões nos membros inferiores.[6] Uma análise bibliométrica da literatura internacional, em um período de dez anos, demonstrou que a amputação de membros inferiores e a infecção do pé diabético estão entre as complicações mais críticas e mais frequentemente citadas das úlceras de pé diabético.[8] Complicações do pé diabético são responsáveis por 40% a 70% do total de amputações não traumáticas de membros inferiores na população geral e 85% dessas amputações são precedidas por ulcerações.[6] Uma revisão sistemática[9] encontrou uma taxa global de amputação decorrente de diabetes de 2% e uma prevalência combinada da taxa de amputação em pessoas com úlcera do pé diabético de 33%. Outros estudos[10,11] encontraram uma variação da prevalência de amputação de membros inferiores entre 17%[10] e 18%[11] em pessoas com pé diabético.

Os fatores de risco considerados pela literatura[11] como muito proeminentes para amputações são: duração do DM, idade avançada, insuficiência renal crônica e minoria étnica. Outros fatores também relacionados são: história de doença vascular periférica, tabagismo, história de hipertensão, doença arterial coronariana, isquemia, osteomielite, marcadores inflamatórios basais elevados e IMC baixo. Estudos[12,13] que investigaram os fatores de risco para o pé diabético encontraram o controle glicêmico e o tabagismo como os únicos fatores de risco passíveis de associação consistentemente positiva para o pé diabético.

O bom controle glicêmico é fundamental para a prevenção do desenvolvimento da neuropatia e de complicações microvasculares do diabetes.[5,14]

A neuropatia periférica (NP) e a DAP geralmente desempenham um papel central no desenvolvimento do pé diabético, caracterizando a via mais comum de ulceração entre as pessoas com DM.[1] Atualmente, cerca de 35% das úlceras são puramente neuropáticas, 15% são úlceras isquêmicas e 50% têm etiologia neuroisquêmica.[3] Estudo[15] que estimou os custos ambulatoriais e de internação anuais para o tratamento do pé diabético no Brasil, em 2014, encontrou custos médicos diretos iguais a 361 milhões de dólares internacionais (Int$),[a] obtidos a partir do poder de compra de cada moeda.[16] Esse valor foi equivalente a 0,31% das despesas de Saúde Pública para o período analisado. Esse custo reforça a importância das estratégias preventivas para reduzir a morbidade e a mortalidade relacionadas ao pé diabético.[15]

Fisiopatogênese do Pé Diabético

▪ Neuropatia diabética

A neuropatia diabética (ND) é caracterizada por alterações da bainha de mielina de nervos sensitivos, motores e autonômicos. Na identificação da ND, é importante excluir outras causas de disfunção nervosa.[3,4]

Pessoas com DM desenvolvem perda da sensibilidade protetora (PSP) nas extremidades (são incapazes de sentir a pressão leve); apresentam deformidades dos pés e limitação da mobilidade articular (LMA) que podem resultar em carga biomecânica anormal sobre o pé.[3,4]

Para visualizar a representação gráfica com a identificação dos pontos de pressão nos pés que apresentam maior risco de desenvolvimento de úlcera, aponte a câmara do celular para o QR Code ao lado e acesse a figura na página 4 do artigo.[2]

O comprometimento de fibras sensitivas é caracterizado pela diminuição ou perda da sensibilidade protetora. Associado a traumas leves (sapatos inadequados, estresse contínuo repetitivo em superfícies ósseas ou lesão térmica aguda), pode ocasionar calosidades e/ou ulceração no pé. A atrofia muscular, relacionada ao comprometimento de nervos motores, pode resultar em deformidades nos pés (pé caído, equino, dedos em garra e proeminência plantar da cabeça dos metatarsos).[1,6] O déficit musculoesquelético e as alterações biomecânicas são reconhecidos como a principal causa de sobrecarga plantar.[17] A disfunção autonômica reduz a sudorese, aumenta o ressecamento da pele, prejudica a perfusão tecidual e a resposta às lesões.[18,19]

▪ Doença arterial periférica

A doença vascular aterosclerótica obstrutiva caracteriza-se pela apresentação de sintomas clínicos, sinais ou anormalidades na avaliação vascular não invasiva ou invasiva, resultando em circulação perturbada ou prejudicada em uma ou mais extremidades, ocasionando a DAP.[4]

Dois sintomas comuns em pessoas com DM relacionados à DAP são:[4]

- **Claudicação:** dor na coxa ou panturrilha que ocorre durante a caminhada e que alivia ao repouso.
- **Dor em repouso:** dor intensa e persistente localizada no pé, que pode ser aliviada colocando-se o pé em posição pendente.

---

[a] Dólar internacional também é denominado de Paridade do Poder de Compra (PPC). A PCC é construída a partir de uma cesta única internacional de mercadorias e serviços determinada a partir das pesquisas de preços e composição de gastos nos diferentes países analisados pelo Programa de Comparações Internacionais das Nações Unidas;1 Int$ é igual a 1.748 BRL.[15,16]

Entre os indivíduos submetidos à revascularização, com quadro de isquemia crítica, 50% a 80% são diabéticos. Pessoas com úlcera do pé diabético apresentam uma prevalência estimada de DAP de 50% a 60%.[20]

O diagnóstico da perfusão arterial se baseia na avaliação clínica: pulso, aspecto do membro e temperatura local. Os exames apontados para estimar a condição de perfusão arterial são a medida pressórica no tornozelo, isoladamente ou com o índice tornozelo-braquial (ITB). É importante considerar a limitação do ITB pela calcificação arterial, muito comum no processo arteriosclerótico e, conhecidamente, exacerbada na insuficiência renal dialítica. No entanto, embora apresente limitações, é ainda o teste mais utilizado.[3]

Consulta de Enfermagem e o Cuidado do Pé Diabético

A CE para pessoas com DM tem função importante na identificação dos fatores de risco para ulceração dos pés, além de contribuir para o controle glicêmico e a prevenção das complicações e incapacidades relacionadas ao DM, que são abordadas no Capítulo 25 – Diabetes *Mellitus* Tipo 2. Neste Capítulo, o enfoque teórico será no cuidado dos pés de pessoas com diabetes, mas todos esses conteúdos mantêm uma relação de interconectividade no processo de cuidado.

A prevenção dos fatores de risco para o desenvolvimento do pé diabético, a identificação de sinais e sintomas da ND e da DAP, bem como o planejamento do cuidado, são premissas fundamentais que devem orientar a CE, voltada para a atenção aos pés das pessoas com DM.

Os consensos nacionais e internacionais para o cuidado de pessoas com DM[1,5,18] apontam a importância do rastreamento anual dos pés em todas elas, a fim de identificar aquelas com maior risco para ulceração. No entanto, salienta-se a recomendação da inspeção dos pés em todas as consultas para pessoas com evidência de perda de sensibilidade, ulcerações e/ou amputações prévias.[5,18]

O trabalho interdisciplinar no cuidado de pessoas com DM, com abordagem consistente do controle glicêmico, do cuidado de feridas, das doenças vasculares e de infecções de maneira oportuna e coordenada, é a pedra angular do manejo e da prevenção, para redução das amputações maiores em portadores de úlceras do pé diabético.[4,21] Os enfermeiros têm um papel fundamental na atenção às pessoas com DM, em especial no cuidado do pé diabético.

A CE é organizada pelo Processo de Enfermagem (PE), que compreende cinco etapas inter-relacionadas (ver Capítulo 3 – O Processo de Enfermagem como Fundamento para o Cuidado na Atenção Primária à Saúde), as quais requerem raciocínio e julgamento clínico por parte do enfermeiro.[22] A CE para pessoas com DM deve se apoiar nos cinco pilares da prevenção de úlcera do pé diabético,[1] quais sejam:

1. Identificar o pé em risco.
2. Inspecionar e examinar regularmente o pé em risco.
3. Educar a pessoa com DM, a família e os profissionais de saúde.
4. Garantir o uso rotineiro de calçados adequados.
5. Tratar fatores de risco para ulceração.

Coleta de Dados

Fazem parte da primeira etapa do PE (coleta de dados) a anamnese (entrevista), o registro e a avaliação do resultado de exames laboratoriais e de imagem realizados e o exame físico, os quais são desenvolvidos com enfoque na atenção ao pé diabético.

▪ Anamnese

É importante aproveitar o momento em que se chama a pessoa com DM ao consultório para observar sua marcha, o uso de órteses e o tipo de calçado utilizado.

O enfermeiro deve investigar, por meio da entrevista: o tempo de DM, o manejo glicêmico, a história pregressa de ulceração e de amputação, a história de NP e de deformidade nos pés, a história de angioplastia ou cirurgia vascular, a história de doença vascular periférica, de nefropatia diabética, a presença de artropatia de Charcot e o tabagismo. Também é fundamental perguntar à pessoa sobre sua acuidade visual e avaliá-la, pois a sua redução dificulta a autoinspeção dos pés e, ainda, pode predispor a traumas, principalmente quando acompanhada da perda de sensibilidade provocada pela ND.[1,5,6] A incidência anual de úlcera no pé diabético (UPD) em pessoas com história pregressa desse tipo de úlcera e de amputação varia entre 30% e 50%, o que justifica a preocupação com esses fatores e risco.[20]

Na consulta, o enfermeiro deve identificar fatores ou barreiras que podem indicar a necessidade de maior frequência nas consultas (médicas e/ou de enfermagem) para o rastreamento,[23] como: fatores emocionais (medo, angústia, sentimento de culpa, autocensura, vergonha, falta de autoconfiança), crenças sobre a doença e crenças culturais, idade avançada, aspectos socioeconômicos, baixo nível de escolaridade, falta de apoio familiar ou de amigos, baixa acuidade visual.

▪ Avaliação de exames laboratoriais

Na CE, é importante verificar se foram solicitados exames laboratoriais na última consulta e, em caso positivo, quais foram os seus resultados. Se a pessoa está no período recomendado para realizar essa avaliação e não tem a solicitação, esta deve ser incluída no planejamento da consulta, de acordo com o protocolo de atenção às pessoas com DM do Serviço de Saúde (municipal, estadual ou nacional). Estão entre os exames recomendados pelo Ministério da Saúde (MS):[24] glicemia de jejum, hemoglobina glicada, colesterol total, HDL, triglicerídeos, ureia, creatinina e exame qualitativo de urina (para informações mais detalhadas sobre exames laboratoriais indicados para o acompanhamento de pessoas com DM, consulte o Capítulo 25 – Diabetes *Mellitus* Tipo 2).

▪ Exame físico dos pés

Avaliação dermatológica

A ND pode estar presente antes da detecção da PSP.[6] Por isso, a CE para o acompanhamento de pessoas com DM deverá incluir a avaliação sistemática da sensibilidade protetora e da integridade dos pés com vistas a prevenir danos.

O exame dos pés deve ser realizado em sala bem iluminada. A pessoa com DM e o enfermeiro devem estar em posição confortável. Solicitar à pessoa que retire os calçados e as meias. Examinar cuidadosa e detalhadamente a pele. Observar a higiene dos pés e o corte das unhas.[1,3,5]

O enfermeiro avaliará se os calçados estão ajustados e confortáveis aos pés da pessoa.[1] É importante observar as características do calçado, como estilo, modelo, largura, comprimento, material e presença de costuras na parte interna. O calçado ideal para pessoas com DM deve privilegiar o conforto e a redução das áreas de pressão.[6] Não existe um consenso sobre calçados adequados para pessoas com diabetes. A Sociedade Brasileira de Diabetes (SBD) recomenda que estes calçados atendam a critérios clínicos e de confecção conforme normas padronizadas.[18] O uso de calçado terapêutico especializado é indicado para pessoas com DM de alto risco, incluindo aqueles com neuropatia grave, deformidades nos pés, úlceras, formação de calos, má circulação periférica ou história de amputação.[5]

Uma maneira de argumentar com a pessoa sobre a adequação do calçado é utilizar uma tecnologia leve de cuidado utilizada pelas autoras deste capítulo na experiência com grupos de cuidados com os pés de pessoas com DM, que consiste em realizar um desenho do contorno do pé e do calçado em uma folha de papel em branco, utilizando um instrumento de escrita que permita visualizar com cores distintas o desenho formado pelo pé e pelo calçado. Para melhor resultado, a pessoa deve estar de pé, simulando a pisada. Nessa técnica, ela pisa em cima do papel ainda calçada e faz-se primeiro o desenho do contorno do sapato; depois, é orientada a retirar o calçado e, também simulando a pisada, agora em cima do desenho do contorno do sapato, é feito o contorno do seu pé. O enfermeiro, a pessoa que está em consulta e/ou seu familiar/cuidador avaliam juntos se o contorno do pé fica contido dentro do contorno do calçado e problematizam a observação, discutindo se os pontos que extrapolam o contorno do calçado no desenho são áreas que correspondem a locais onde a pessoa, familiar/cuidador e profissional percebem pontos sensíveis ou com relatos de problemas, como formação de flictenas, escoriações ou calosidades, entre outros. Nesses casos, é preciso considerar o risco de trauma e orientar para a necessidade do uso de outro tipo de calçado.

Avaliação musculoesquelética dos pés

▪ *Avaliação neurológica – sintomas neuropáticos*

Pessoas com NP geralmente referem história de dormência, parestesia e/ou dor nas extremidades inferiores e superiores. Os sintomas se apresentam, em termos de distribuição sobre o membro afetado, como semelhantes ao uso de meia ou luva (de distal para proximal), por envolverem toda a mão ou todo o pé, e as características da dor são descritas como queimação e dor espasmódica que, muitas vezes, piora durante a noite.[25] A pessoa deve ser questionada com relação à presença de sintomas neuropáticos positivos (dor em queimação ou em agulhada e sensação de choque) e negativos (dormência e sensação de "pé morto") que melhoram com exercício.[26] Em razão da diminuição da sensibilidade, é comum a pessoa ou familiar/cuidador relatar perda do sapato sem notar ou lesões traumáticas assintomáticas. O pé neuropático apresenta, por vezes, temperatura elevada pelo aumento do fluxo sanguíneo, podendo ser difícil diferenciá-lo de um pé com infecção de partes moles.[5,6] Recomenda-se ao enfermeiro utilizar um escore de sintomas de ND como o apresentado no Quadro 26.1, como instrumento de apoio ao processo de avaliação.

▪ *Avaliação neurológica – sinais neuropáticos*

Na inspeção dos pés, deve-se observar: presença de deformidades (dedos em garra, dedos em martelo, joanetes, perda do arco plantar, artropatia de Charcot), atrofia da musculatura interóssea, aumento do arco plantar, presença de calosidades, presença de edema, micose interdigital, pele seca (rachaduras ou fissuras) e vasos dilatados dorsais.[1,6]

As deformidades rígidas são definidas como contraturas que não são facilmente reduzidas manualmente e, frequentemente, envolvem os dedos. As deformidades mais comuns aumentam as pressões plantares, causam ruptura da pele e incluem a hiperextensão da articulação metatarsofalangeana com flexão das interfalangeanas (dedo em garra) ou extensão da interfalangeana distal (dedo em martelo).[26] A osteoartropatia de Charcot ou pé de Charcot é uma manifestação característica e particular da neuropatia. Trata-se de um quadro inflamatório acompanhado de fraturas patológicas e deformidades agudas do pé,[3] o qual se apresenta com eritema, calor, edema, perda da concavidade da região plantar e causa uma deformidade grosseira.[4,6] É importante a atenção do enfermeiro para esse achado na consulta, pois exige encaminhamento ao médico da Unidade de Saúde (US).[1,6]

A avaliação neurológica tem como principal objetivo identificar a PSP. A sensibilidade é avaliada a partir dos seguintes métodos: monofilamento de Semmes-Weinstein; vibração (diapasão 128 Hz); teste para dor (pino ou palito); reflexos aquilianos (martelo); pressão plantar para auxiliar na confecção da palmilha; e tátil (algodão ou pincel).[3,5,6,28] Para a detecção da PSP, recomenda-se a utilização do monofilamento de 10 g associado a outro dentre os testes citados.[1,6,18]

QUADRO 26.1 Escore de sintomas de neuropatia diabética.

Pergunta	Pontuação de sintomas	Escore
Você sente?	▪ Queimação, dormência ou formigamento: 2 pontos ▪ Fadiga, câimbras ou dor (facada, pontada): 1 ponto ▪ Assintomático (passar para o exame neurológico): 0 ponto	▪ 0 a 2: Normal ▪ 3 a 4: Leve ▪ 5 a 6: Moderado ▪ 7 a 9: Grave
Qual o local mais frequente?	▪ Pés: 2 pontos ▪ Pernas: 1 ponto ▪ Outro: 0 ponto	
Quando ocorre o sintoma?	▪ Durante a noite: 2 pontos ▪ Durante o dia e a noite: 1 ponto ▪ Apenas durante o dia: 0 ponto	
Já acordou à noite pelo sintoma?	▪ Não ▪ Sim: 1 ponto adicional	
O que alivia o sintoma?	▪ Caminhar: 2 pontos ▪ Levantar-se: 1 ponto ▪ Sentar-se ou deitar-se: 0 ponto	

Fonte: Reprodução de Moreira et al., 2005[27].

- *Teste de avaliação da sensibilidade tátil com uso de monofilamento 10 g de Semmes-Weinstein*

O monofilamento 10 g de Semmes-Weinstein é usado para detectar alterações em fibras grossas, relacionadas à sensibilidade protetora.[18,29] Pode ser reutilizado, desde que sejam respeitadas as recomendações sobre higienização e repouso. A limpeza deve ser realizada com uma solução de sabão líquido e água morna após cada uso; e o repouso (interrupção de uso do monofilamento) deverá ser pelo tempo de 24 horas, a cada 10 pacientes examinados, pois o uso repetitivo do dispositivo pode ocasionar a perda de sua calibração.[6]

A perda da sensação de pressão usando o monofilamento de 10 g é altamente preditiva de ulceração futura.[6] Qualquer área insensível indica PSP. Recomenda-se que quatro regiões sejam pesquisadas: hálux (superfície plantar da falange distal) e a primeira, a terceira e a quinta cabeça dos metatarsos de cada pé, evitando-se áreas com calosidades.[6,28] Para visualizar a imagem que demonstra os pontos para aplicação do monofilamento 10 g nas regiões dos pés observe a Figura 26.1 a seguir.

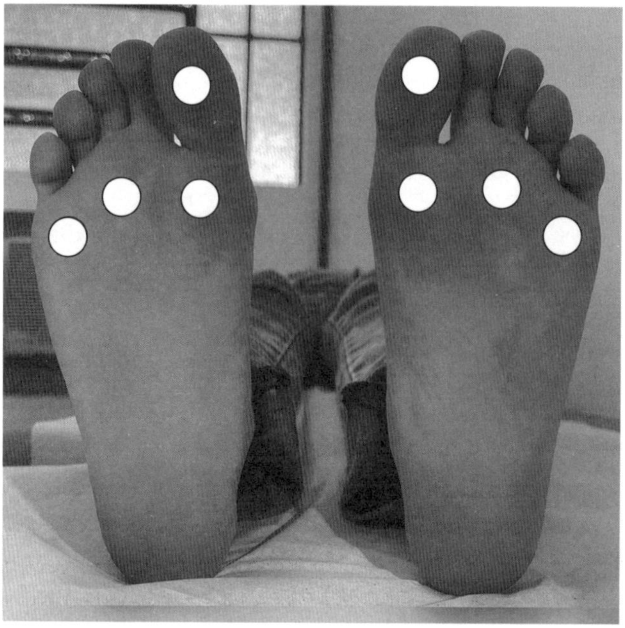

Figura 26.1 – Regiões para aplicação do Monofilamento 10 g Hálux (superfície plantar da falange distal) e cabeças dos metatarsos (1ª, 3ª e 5ª) de cada pé.
Fonte: Acervo da autoria do capítulo.

Recomendam-se os seguintes cuidados no momento da realização do teste:[6]

- A pessoa deve estar em posição confortável, preferencialmente deitada. Demonstrar o teste com o monofilamento utilizando uma área da pele com sensibilidade normal (p. ex., antebraço). Orientar sobre a avaliação e solicitar à pessoa que feche os olhos.
- Aplicar o monofilamento perpendicularmente à pele, produzindo uma curvatura no fio. Essa curvatura não deve encostar-se na pele e o filamento não deve deslizar. Caso isso ocorra, desconsiderar a resposta e repetir o teste no mesmo ponto. Para visualizar a imagem que demonstra a posição correta na aplicação do monofilamento observe a Figura 26.2. O monofilamento deve estar a uma distância de 2 cm da área a ser testada. O tempo total entre o toque para encurvá-lo e sua remoção não deve exceder 2 segundos.
- Solicitar à pessoa que responda "sim" quando sentir o toque, ou "não" caso não o sinta, e perguntar onde sente a pressão (pé direito ou esquerdo).
- Repetir a aplicação duas vezes no mesmo local, mas alternar com pelo menos uma aplicação "simulada" em que nenhum filamento é aplicado (num total de três perguntas em cada ponto).

O teste é considerado normal se a pessoa acertar duas das três perguntas; e é considerado anormal na presença de duas respostas incorretas.

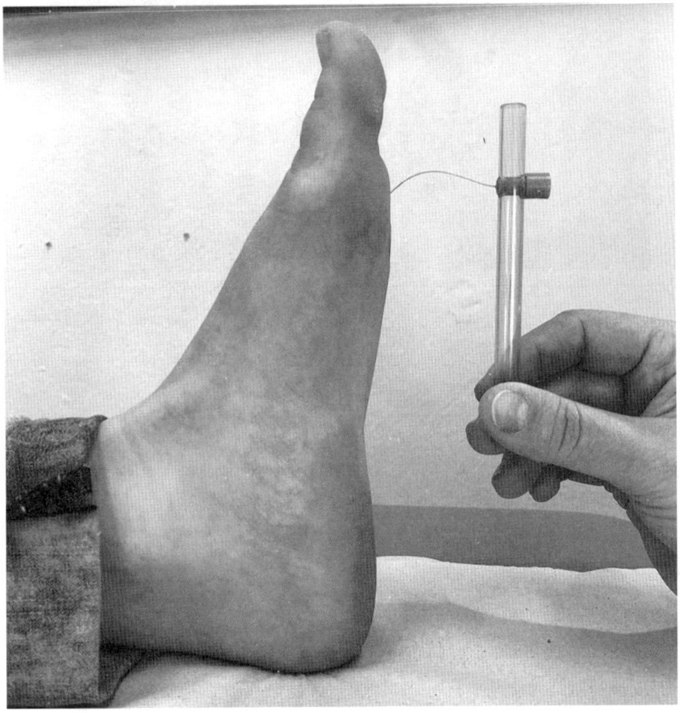

Figura 26.2 – Posição do monofilamento: perpendicular à pele, deve formar uma curvatura.
Fonte: Acervo da autoria do capítulo.

- *Teste de avaliação da sensibilidade vibratória com uso de diapasão de 128 Hz*

O diapasão de 128 Hz testa fibras grossas sensitivas relacionadas à função de equilíbrio.[18,29] A pessoa deve estar preferencialmente deitada e precisa ser orientada a fechar os olhos e a dizer quando começa e quando deixa de sentir a vibração. O enfermeiro deverá encostar o diapasão na parte óssea no lado dorsal da falange distal do hálux, em ambos os pés. Alternativamente, o maléolo lateral poderá ser utilizado.[6] Importante também intercalar com uma aplicação falsa, isto é, encostar o diapasão sem que este esteja vibrando. Para visualizar a imagem que demonstra a posição recomendada do diapasão 128 Hz observe a Figura 26.3.

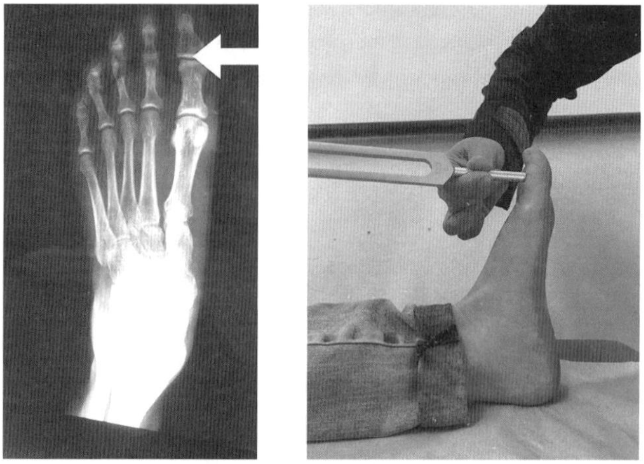

Figura 26.3 – Posição do diapasão 128 Hz: parte óssea no lado dorsal da falange distal do hálux, em ambos os pés.

Fonte: Acervo da autoria do capítulo.

O teste é positivo (considerado alterado) se a pessoa responde de maneira incorreta (perde a sensação da vibração enquanto o examinador ainda percebe o diapasão vibrando) em pelo menos duas de três aplicações; e negativo (normal) com duas das três respostas corretas. Caso alterado, recomenda-se a repetição do teste em local mais proximal (maléolo ou tuberosidade tibial).[6]

- *Avaliação da sensibilidade térmica com o uso do cabo do diapasão*

Dando seguimento ao exame, o cabo do diapasão é utilizado para testar outras fibras nervosas, as fibras finas sensitivas, responsáveis pela percepção de temperatura fria ou quente.[18,29] O cabo do diapasão deve ser encostado em diferentes regiões, nos dois pés, e o enfermeiro deve perguntar à pessoa com DM qual a temperatura do objeto em contato com a pele.

- *Avaliação do reflexo tendíneo aquileu com o uso de martelo de reflexos ou digito percussão*

O martelo testa fibras grossas motoras e avalia os reflexos aquileus, relacionados a uma função muscular.[29] Trata-se da percussão com o martelo de reflexos ou com a digito percussão do tendão de aquiles. A pessoa deve estar com o tornozelo em posição neutra e pernas relaxadas, antes de realizar-se a percussão com o martelo. O teste estará alterado quando a flexão plantar reflexa do pé estiver ausente ou diminuída.[6,26]

- *Avaliação de sensibilidade dolorosa com o uso de objeto pontiagudo*

Para testar fibras finas sensitivas, responsáveis pela sensibilidade dolorosa, usa-se um objeto pontiagudo[29] (p. ex., um palito). Ele deve ser aplicado na superfície dorsal da pele próxima à unha do hálux, e avalia-se a nocicepção (sentido que permite sentir dor). A falta de percepção diante da aplicação do objeto indica um teste alterado.[18,26]

Após a realização das avaliações de sensibilidade tátil, térmica, vibratória, dolorosas e de reflexo, o enfermeiro pode utilizar um escore, como apresentado no Quadro 26.2, para definir se existem ou não sinais de ND.

QUADRO 26.2	Resumo dos testes de sinais para avaliação de neuropatia diabética, com escore final.	
Monofilamento 10 g de Semmes-Weistein	▪ Normal: se 2 vezes sensibilidade presente (em todos os pontos e nos dois pés) ▪ PSP: se 2 vezes sensibilidade ausente (em qualquer ponto e em qualquer pé)	
	Pontuação de sinais	**Escore**
Vibração	▪ Diminuída ou ausente: 1 ponto para cada pé ▪ Presente: 0 ponto	▪ 0 a 2: Normal ▪ 3 a 5: Leve ▪ 6 a 8: Moderado ▪ 9 a 10: Grave
Temperatura (cabo do diapasão)	▪ Diminuída ou ausente: 1 ponto para cada pé ▪ Presente: 0 ponto	
Reflexos aquileus	▪ Ausente: 2 pontos para cada pé ▪ Presente ao reforço: 1 ponto para cada pé ▪ Presente: 0 ponto	
Dor (palito)	▪ Diminuída ou ausente: 1 ponto para cada pé ▪ Presente: 0 ponto	

Fonte: Adaptado de Frykberg et al., 2006[30]; Moreira et al., 2005[27].

Interpretação dos resultados da avaliação, considerando o teste de sensibilidade e o número de pontos (escore) obtidos nos demais testes:[27]

- **Perda de sensibilidade protetora (PSP):** alteração no teste do monofilamento associada a um ou mais testes alterados.
- **Polineuropatia assintomática:** apresenta somente sinais neuropáticos e é interpretada como: leve (≥ 3), moderada (≥ 5) e grave (≥ 7).
- **Polineuropatia com risco de ulceração:** apresenta escore de sinais ≥ 6 (com ou sem sintomas).
- **Dor neuropática:** escore de sintomas ≥ 5 e escore de sinais ausentes.
- **Polineuropatia dolorosa:** escore de sintomas ≥ 5 e escore de sinais ≥ 3.

Avaliação da doença arterial periférica – sinais e sintomas

O pé isquêmico caracteriza-se por história de claudicação intermitente e dor em repouso que piora com exercício ou elevação do membro superior.[5]

Geralmente, observam-se rubor postural do pé e palidez à elevação do membro inferior. O pé se apresenta frio, com ausência dos pulsos tibial posterior e pedioso dorsal. Na presença de um dos pulsos, provavelmente não existe insuficiência vascular importante. A presença de ulceração, necrose de pele ou gangrena caracteriza insuficiência vascular grave, que deve ser manejada com urgência, sendo avaliada a necessidade de encaminhamento para serviço de referência secundária ou terciária.[6]

O enfermeiro, durante a avaliação clínica de pessoas com DM, precisa estar atento aos achados clínicos de DAP, conforme sintetizados no Quadro 26.3, para fazer os encaminhamentos necessários.

Na US, indivíduos com sintomas de claudicação, atrofia da pele e músculos, rarefação dos pelos, pulsos podais diminuídos ou ausentes devem ser encaminhados para a realização do ITB e para o médico da US e/ou para um cirurgião vascular.[5] As US de APS podem realizar o ITB se tiverem os equipamentos necessários e profissionais capacitados.

QUADRO 26.3	**Achados clínicos de doença arterial periférica.**	
Achados clínicos	▪ Pele brilhante e descamativa ▪ Perda de pelos sobre o dorso do pé ▪ Unhas do hálux espessadas ▪ Gangrena ▪ Palidez na elevação do membro	
Pulsos		
Pé direito	Pulso arterial pedioso	▪ Presente ▪ Diminuído ▪ Ausente
	Pulso arterial tibial posterior	▪ Presente ▪ Diminuído ▪ Ausente
Pé esquerdo	Pulso arterial pedioso	▪ Presente ▪ Diminuído ▪ Ausente
	Pulso arterial tibial posterior	▪ Presente ▪ Diminuído ▪ Ausente

Fonte: Adaptado de MS, 2016[6].

Índice tornozelo-braquial

Os achados do exame clínico apresentam baixa sensibilidade e não excluem a DAP em indivíduos assintomáticos. O ITB é um teste simples, não invasivo, preciso e relativamente barato que avalia a relação entre as pressões sistólicas nas extremidades inferiores e superiores usando ultrassom *doppler*.[1,31,32]

É realizado a partir da medida das pressões arteriais dos tornozelos e dos braços, utilizando-se um esfigmomanômetro e um ultrassom vascular manual portátil,[31] da seguinte forma:

- Afere-se a PA em **ambos os braços** na artéria braquial e se **registra o maior valor**. Para a medida de PA dos membros superiores, utiliza-se o mesmo posicionamento do manguito para medida da PA, com a ponteira do ultrassom vascular na localização da artéria braquial. O manguito é insuflado até o desaparecimento do fluxo arterial e desinsuflado até o reaparecimento do fluxo. Esse valor deve ser registrado para cada braço.
- Afere-se a PA em ambas as pernas (**ambas as artérias, pediosa e tibial posterior**) e se registra **o maior valor para cada lado**. Para a medida de PA dos membros inferiores, insufla-se o manguito de pressão no terço distal da perna, na região da panturrilha, até o desaparecimento do fluxo arterial (tibial posterior e pedioso), registrado no *doppler*. Desinsufla-se o manguito lentamente até o reaparecimento do som. No Quadro 26.4, apresentam-se os passos para o cálculo do ITB.

QUADRO 26.4 Passos para realização da medida do índice tornozelo-braquial.

Medida do índice tornozelo-braquial		
Passo 1: medir PA em MI e MS	**Passo 2: registrar o maior valor**	**Passo 3: calcular o ITB conforme fórmula**
Artéria braquial MSD	> valor da PA no MS	ITB = > valor das artérias distais dos pés > valor das artérias braquiais
Artéria braquial MSE		
Artéria pediosa MID	> valor da PA no MID	
Artéria tibial posterior MID		
Artéria pediosa MIE	> valor da PA no MIE	
Artéria tibial posterior MIE		

Nota:
A DAP é menos provável se ITB estiver entre 0,9 e 1,3. A DAP não deve ser descartada em pessoas com DM de longa data e/ou em diálise se a avaliação global for sugestiva.[1,31,32]
Legenda: ITB: índice tornozelo-braquial; PA: pressão arterial; MI: membros inferiores; MS: membros superiores; MSD: membro superior direito; MSE: membro superior esquerdo; MID: membro inferior direito; MIE: membro inferior esquerdo.
Fonte: Elaborado pela autoria com base na literatura consultada: Borges, 2011[31].

▪ Classificação do risco de complicações em membros inferiores

Na CE, após a coleta de dados, o enfermeiro avalia as necessidades em saúde da pessoa em acompanhamento para formulação dos Diagnósticos de Enfermagem (DE). Destaca-se, nessa segunda etapa do PE, a importância de realizar a identificação do risco para futuras complicações (ulcerações, internações e amputações) e/ou a necessidade de encaminhar a pessoa com DM para um serviço especializado. De acordo com a avaliação de risco e as condições para o autocuidado da pessoa com DM, também serão estabelecidas a periodicidade de acompanhamento e a frequência dos exames dos pés na US. No Quadro 26.5, apresentam-se a estratificação de risco e a frequência recomendada para o rastreamento dos pés de pessoas com DM, de acordo com as diretrizes do International Working Group on the Diabetic Foot[b] (IWGDF) 2019.

QUADRO 26.5 Sistema de estratificação de risco para ulceração dos pés e frequência recomendada para o exame dos pés.

Categoria de risco	Risco de ulceração	Achados clínicos	Frequência do exame dos pés*
0	**Muito baixo**	Sem PSP e sem DAP	Uma vez ao ano
1	**Baixo**	PSP ou DAP	A cada 6 a 12 meses
2	**Moderado**	PSP e DAP Ou PSP e deformidade no pé DAP e deformidade no pé	A cada 3 a 6 meses
3	**Alto**	PSP ou DAP e uma ou mais das seguintes condições: ▪ Histórico de úlcera no pé ▪ Amputação de membro inferior (menor ou maior) ▪ Doença renal em estágio terminal (DRET)	A cada 1 a 3 meses

*A periodicidade da realização do exame dos pés deve ser flexível, adaptada individualmente, levando em conta aspectos relacionados à capacidade para o autocuidado, a adesão ao tratamento e a situação clínica da pessoa.
Legenda: PSP: perda da sensibilidade protetora; DAP: doença arterial periférica.
Fonte: Adaptado de Boulton et al., 2008[26]; Schaper et al., 2020[1].

▪ *Presença de ulcerações nos pés*

Se o enfermeiro identificar a presença de ulcerações nos membros inferiores, haverá necessidade de atendimento multidisciplinar e compartilhado entre os diferentes pontos de atenção da RAS. O gerenciamento de úlcera de pé diabético é complexo, tornando-se um desafio para as equipes de saúde. Muitas vezes está associado a atraso ou falha na cicatrização, infecção, sepse, amputação, risco elevado de recidiva e aumento da mortalidade.[1] A implementação de medidas preventivas e a identificação do pé em risco, assim como os manejos iniciais quando reconhecidas alterações, são funções da equipe da APS. Na presença de lesão ulcerada no pé, o enfermeiro deve avaliá-la, identificar sua etiologia e implementar o cuidado (ver Capítulo 29 – Lesões de Pele).

---

[b] O Grupo Internacional de Trabalho sobre Pé Diabético (IWGDF) foi fundado em 1991. Suas diretrizes, desde 2007, incluem recomendações de revisões sistemáticas, bem como de especialistas multidisciplinares. O IWGDF adotou, em 2015, o sistema Grading of Recommendations Assessment, Development and Evaluation (Grade) para qualificar ainda mais o processo metodológico de produção das suas diretrizes.

Diagnósticos de Enfermagem na Avaliação dos Pés de Pessoas com Diabetes *Mellitus*

No Quadro 26.6 apresentam-se alguns exemplos de DE, de acordo com a NANDA-I 2021 a 2023,[33] frequentemente identificados na avaliação dos pés de pessoas com DM.

QUADRO 26.6	Exemplos de Diagnósticos de Enfermagem.
Diagnóstico de Enfermagem	**Definição**
Integridade da pele prejudicada	Epiderme e/ou derme alteradas
Risco de integridade da pele prejudicada	Suscetibilidade a alteração na epiderme e/ou derme, podendo comprometer a saúde
Dor	Experiência sensorial e emocional desagradável associada a lesão tecidual real ou potencial, ou descrita em termos dessa lesão ▪ **Aguda:** início súbito ou lento de qualquer intensidade, de leve a grave, com um fim antecipado ou previsível e com duração inferior a 3 meses ▪ **Crônica:** início súbito ou lento, de intensidade leve a intensa, constante ou recorrente, sem término antecipado ou previsível e com duração maior que 3 meses
Perfusão tecidual periférica ineficaz	Redução da circulação sanguínea para a periferia que pode comprometer a saúde
Risco de perfusão tecidual periférica ineficaz	Suscetibilidade a uma diminuição da circulação sanguínea para a periferia, que pode comprometer a saúde
Risco de disfunção neurovascular periférica	Suscetibilidade a interrupção na circulação, sensação e movimento de uma extremidade, o que pode comprometer a saúde

Fonte: Elaborado pela autoria com base na NANDA-I 2021 a 2023; Herdman et al., 2021[33].

Planejamento e Implementação do Plano de Cuidado

Após o enfermeiro realizar a classificação do risco (Quadro 26.5) para complicações nos pés de pessoas com DM, devem ser explicados a elas o significado da categoria identificada, os aspectos fundamentais para a prevenção de lesões e os cuidados com os pés, pactuando-se o plano de cuidados e a periodicidade com que deverá ir à US.

Pessoas com risco 1, 2 e 3 de complicações em membros inferiores, presença de ulcerações nos pés, ausência de pulsos, infecção fúngica e/ou bacteriana, deformidades nos pés ou limitação da mobilidade articular devem ser encaminhadas para consulta médica para avaliação e continuar a ser atendidas, no mínimo, pelos dois profissionais de maneira integrada.

Apresentam-se, no Quadro 26.7, recomendações para o cuidado e o acompanhamento de lesões ulceradas nos pés de pessoas com DM pela equipe multidisciplinar, as quais devem ser levadas em consideração quando o plano de cuidado estiver sendo elaborado.

QUADRO 26.7	Recomendações para o acompanhamento de lesões ulceradas nos pés de pessoas com DM.

Recomendações

- Realizar avaliação contínua e criteriosa da lesão para definição da conduta
- Utilizar a cobertura adequada: as coberturas devem ser selecionadas com vistas ao controle do exsudato, ao conforto e ao custo. Coberturas contendo agentes antimicrobianos de superfície não devem ser utilizadas com o único objetivo de acelerar o processo de cicatrização
- Realizar desbridamento mecânico/cirúrgico ou químico: remover tecidos desvitalizados (necrose, esfacelo e hiperqueratose), levando em consideração as contraindicações (dor ou isquemia grave)
- Promover alívio do estresse mecânico (pressão) do pé (técnicas cirúrgicas de descarga, dispositivos de descarga, calçados e outras técnicas de descarga)
- Avaliar sinais e sintomas locais ou sistêmicos de inflamação na CE e, se houver suspeita de infecção, a pessoa deve ser encaminhada para avaliação com o médico
- Na suspeita de infecção no pé da pessoa com DM, é importante a definição do patógeno. Encaminhar a pessoa para realizar cultura por meio da coleta asséptica (por curetagem ou biópsia) da úlcera. A sensibilidade e a especificidade das amostras de tecido para resultados de cultura são melhores do que as dos esfregaços
- O tratamento da úlcera de pé diabético deve ser acompanhado por uma equipe multidisciplinar

Fonte: Adaptado pelas autoras de Schaper et al., 2020[1]; SBACV, 2020[3]; Netten et al., 2020[34]; Van et al., 2020[35].

A implementação do plano de cuidados é muito relevante, porque as pessoas que recebem cuidados em saúde em serviços de APS terão algumas horas por ano de supervisão e orientação sobre suas condições realizadas pelos profissionais, mas na maior parte do tempo precisarão ser capazes de realizar o autocuidado. A educação em saúde é uma ferramenta-chave no cuidado em DM. A maneira como a pessoa com DM e sua família se manifestam durante o processo de educação auxilia o enfermeiro a perceber se o plano de cuidados poderá ou não ser adequadamente implementado e atingir seus objetivos e metas. Caso o enfermeiro perceba que não haverá engajamento, poderá utilizar as técnicas de entrevista motivacional (ver Capítulo 12 – Promoção de Mudanças no Estilo de Vida na Atenção Primária à Saúde), com o objetivo de motivar para a adesão ao tratamento, bem como discutir com a equipe multidisciplinar novas abordagens.

Educação em Saúde

A educação em saúde em diabetes está relacionada ao processo de desenvolvimento de habilidades específicas e à incorporação de ferramentas necessárias para alcançar as metas em cada etapa do tratamento.

É recomendada a educação preventiva para o autocuidado dos pés a todas as pessoas com diabetes.[5] Há evidências de que,[36] entre outras intervenções, cuidados abrangentes com os pés e educação da pessoa para prevenir e tratar úlceras nos pés, para aqueles com risco moderado/alto de desenvolver úlceras, são de baixo custo ou são muito custo-efetivos. Manejo glicêmico intensivo (com uma A1C < 7%) para indivíduos com diagnóstico recente de DM tipo 2 é medida muito custo-efetiva.[36]

> O enfermeiro precisa se certificar de que a pessoa com DM é capaz de realizar a inspeção dos próprios pés. Se não, conversar sobre quem poderia assumir esse cuidado e capacitar a pessoa e/ou seus familiares. Certificar-se ainda se eles sabem em que situações devem notificar o profissional de saúde (p. ex., percepção do aumento da temperatura do pé, identificação da presença de bolha, corte, arranhão, úlcera ou qualquer outra alteração nos pés).[6,28]

Grupos de educação em saúde para cuidados dos pés de pessoas com DM podem ser muito potentes. Um exemplo para planejamento de atividade coletiva que propicia engajamento e participação das pessoas é fazer uso de *games* ou atividades lúdicas que favoreçam a discussão do tema.

No Quadro 26.8, apresentam-se pontos-chave para a abordagem educativa sobre os cuidados com os pés para pessoas com classificação de risco 0, 1, 2 e 3 para complicações em membros inferiores, os quais devem ser levados em consideração na construção do plano de cuidados.

QUADRO 26.8	**Pontos-chave na abordagem educativa de pessoas com DM tipo 2 sobre os cuidados com os pés para prevenção da ocorrência de ulcerações e/ou sua identificação precoce.**

a) Pessoas com DM tipo 2 e risco muito baixo de desenvolver úlceras (categoria 0)

- Orientar sobre os cuidados pessoais e exame diário do pé para identificação de alterações (cor, temperatura, edema, dor, parestesias, rachaduras na pele, flictenas, arranhões, úlceras, alterações de sensibilidade etc.). Orientar a procurar um profissional de saúde se perceber qualquer alteração nos pés
- Evitar traumas externos (animais, pregos, pedras etc.)
- Realizar a higiene regular dos pés, seguida da secagem cuidadosa dos espaços interdigitais; usar cremes ou óleos hidratantes para pele seca, porém evitar usá-los entre os dedos
- Orientar o corte das unhas, que devem ser cortadas sempre retas (quadradas). Alertar para os riscos associados à remoção de pele e cutículas
- Orientar sobre os métodos auxiliares para autoexame/monitorização dos pés (p. ex., uso de espelhos)
- Realizar exercícios relacionados ao pé e à mobilidade, que podem melhorar os sintomas de neuropatia e a amplitude de movimento da articulação do pé e do tornozelo. Exercícios para o pé e o tornozelo têm efeito potencialmente benéfico na alteração da carga do pé, em razão da recuperação da função muscular e da mobilidade articular. *Softwares* que permitem o automonitoramento e promovem exercícios personalizados podem ser aplicados em serviços da APS e recomendados para os pacientes

(Continua)

QUADRO 26.8 **Pontos-chave na abordagem educativa de pessoas com DM tipo 2 sobre os cuidados com os pés para prevenção da ocorrência de ulcerações e/ou sua identificação precoce. (*Continuação*)**

b) Pessoas com DM e risco baixo a moderado de desenvolver úlceras nos pés (categoria 1 ou 2)

Abordar, além dos pontos listados no item a), os seguintes:

- Orientar que, na presença de neuropatia, a perda de sensibilidade pode estar despercebida e cuidados extras para a vigilância devem ser reforçados
- Informar que toda ruptura de continuidade da pele é séria e exige a ida à Unidade de Saúde (US)
- Evitar caminhar descalço, com meias e sem sapato ou com chinelos de sola fina. Encaminhar para a confecção de calçado terapêutico e encorajar o uso para alívio da pressão plantar
- Procurar um profissional de saúde para manejo de calos e de hiperceratose, pois a remoção de calos reduz o pico de pressão plantar. Evitar uso de agentes químicos ou emplastos para a remoção de calos, sem orientação médica
- Lembrar-se do potencial de queima dos pés dormentes, portanto sempre checar a temperatura da água em banhos, evitar aquecedores dos pés (bolsa de água quente, cobertores elétricos, fogueiras ou lareiras)
- Checar regularmente os sapatos para áreas de atrito
- Usar protetor solar nos pés

c) Pessoas com DM e alto risco de úlcera (categoria 3)

Abordar, além dos itens a) e b), também os seguintes:

- Lembrar que infecções podem ocorrer e progredir rapidamente. Encaminhar para a consulta médica, se necessário
- Detectar e tratar precocemente as lesões identificadas
- Repouso apropriado do pé/perna doente é fundamental no processo de cura
- Se dor (úlcera fica dolorosa ou desconfortável ou pé lateja), retornar à US
- Procurar a US imediatamente se perceber mudança no odor dos pés ou da lesão (pé cheira diferente, odor fétido) ou se ocorrer edema e/ou sensação de mal-estar (febre, sintomas como os de resfriado, ou sintomas do diabetes mal controlado)

Fonte: Elaborado pela autoria com base na literatura consultada: Schaper et al., 2020[1]; MS, 2016[6]; Sacco e Sartor, 2016[17]; SBD, 2019[18]; Schaper et al., 2016[28]; Van et al., 2020[35]; Van et al., 2020[37]; Sartor et al., 2014[38]; e Cruvinel et al., 2021[39].

Avaliação do Plano de Cuidados

Nas consultas de acompanhamento, o enfermeiro verifica junto com a pessoa ou familiar/cuidador o que está sendo possível executar com relação ao plano elaborado em conjunto; por exemplo: se a meta glicêmica foi alcançada, se a inspeção diária dos pés é realizada, se está conseguindo realizar atividade física, se os cuidados com a alimentação foram implementados etc. Verifica-se continuamente se o processo de educação em saúde e a motivação para o autocuidado e a adesão ao tratamento estão sendo efetivos, no que a pessoa precisa de apoio do serviço de saúde e/ou de sua família. Nesse momento, é importante identificar a necessidade de encaminhar a pessoa para receber cuidados de outras categorias profissionais, bem como realizar nova avaliação com o médico da equipe. A pessoa deverá realizar acompanhamento de maneira integrada com a equipe de saúde dos serviços de APS e será encaminhada para outros pontos de atenção (Serviços de Referências) da RAS sempre que necessário.

Aspectos-chave

- Denomina-se pé diabético a presença de infecção, ulceração e/ou destruição de tecidos profundos associados a anormalidades neurológicas e a vários graus de doença vascular periférica em pessoas com diabetes *mellitus* (DM).
- Na Consulta de Enfermagem, o enfermeiro deve realizar o rastreamento das pessoas com DM com risco para ulceração nos pés e que podem se beneficiar de intervenções profiláticas: estímulo ao autocuidado, prescrição de calçados terapêuticos, cuidados pediátricos intensivos e avaliação de intervenções cirúrgicas.
- A presença de ulcerações nos membros inferiores exige um atendimento complexo, multidisciplinar e compartilhado entre os diferentes pontos de atenção da Rede de Atenção à Saúde, de acordo com as necessidades da pessoa. A implementação de medidas preventivas e a identificação do pé em risco, bem como o manejo inicial, são originalmente funções da equipe de Atenção Primária à Saúde.
- O enfermeiro deve avaliar em todas as consultas se a pessoa é capaz de realizar a inspeção dos próprios pés e/ou se precisa de ajuda para esse cuidado, bem como seu nível de informação, sua condição de saúde e sua compreensão sobre a importância do engajamento no tratamento, em especial nas ações para mudanças no estilo de vida.

Referências

1. Schaper NC, Van NJJ, Apelqvist J, Bus SA, Hinchliffe RJ, Lipsky BA. Diretrizes do IWGDF sobre a prevenção e o tratamento de pé diabético: Lançamento da Tradução Brasileira das Diretrizes IWGDF no 34° Congresso da Sociedade Brasileira de Endocrinologia e Metabologia, 2020 Brasília. Diabetes/Metabolism Research and Reviews. John Wiley and Sons Ltd; 2019. [Acesso 30 Ago 2022]; 221 p. Disponível em: https://www.endocrino.org.br/diretrizes-pe-diabetico/.
2. Schaper NC, Van NJJ, Apelqvist J, Bus SA, Hinchliffe RJ, Lipsky BA et al. Practical Guidelines on the prevention and management of diabetic foot disease (IWGDF 2019 update). Diabetes Metab Res Rev. 2020. [Acesso 10 Set 2022]; 10 p. Disponível em: https://onlinelibrary.wiley.com/doi/full/10.1002/dmrr.3266.
3. Sociedade Brasileira de Angiologia e de Cirurgia Vascular. Regional São Paulo. Consenso no Tratamento e Prevenção do Pé Diabético. 1. ed. Buriham MC, Júnior WC (Orgs.). Rio de Janeiro: Guanabara Koogan; 2020. [Acesso 10 Out 2022]; 76 p. Disponível em: https://sbacv.org.br/wp-content/uploads/2021/03/consenso-pe-diabetico-24112020.pdf.
4. Netten JJ, Bus SA, Apelqvist J, Lipsky BA, Hinchliffe RJ, Game F et al. Definitions and criteria for diabetic foot disease. Diabetes Metab Res Rev. 2020. [Acesso 10 Out 2022]; 36(S1):6p. Disponível em: https://pubmed.ncbi.nlm.nih.gov/31943705/.
5. American Diabetes Association. Standards of Medical Care in Diabetes – 2022: abridged for Primary Care Providers. *In:* Clinical Diabetes. American Diabetes Association; 2022. [Acesso 10 Out 2022]; 10-38. Disponível em: https://diabetesjournals.org/clinical/article/40/1/10/139035/Standards-of-Medical-Care-in-Diabetes-2022.
6. Brasil. Ministério da Saúde. Secretaria de Atenção à Saúde. Departamento de Atenção Básica. Manual do pé diabético: estratégias para o cuidado da pessoa com doença crônica. Brasília; 2016. [Acesso 18 Ago 2022]; 64 p. Disponível em: http://www.as.saude.ms.gov.br/wp-content/uploads/2016/06/manual_do_pe_diabetico.pdf.
7. Zhang P, Lu J, Jing Y, Tang S, Zhu D, Bi Y. Global epidemiology of diabetic foot ulceration: a systematic review and meta-analysis. Annals of Medicine. 2017. [Acesso 10 Set 2022]; 49:106-116. Disponível em: https://www.tandfonline.com/doi/full/10.1080/07853890.2016.1231932.
8. Zha ML, Cai JY, Chen HL. A Bibliometric Analysis of Global Research Production Pertaining to Diabetic Foot Ulcers in the Past Ten Years. Journal of Foot and Ankle Surgery. 2019. [Acesso 10 Out 2022]; 58(2):7p. Disponível em: https://linkinghub.elsevier.com/retrieve/pii/S1067-2516(18)30393-4.
9. Bandarian F, Qorbani M, Nasli-Esfahani E, Sanjari M, Rambod C, Larijani B. Epidemiology of Diabetes Foot Amputation and its Risk Factors in the Middle East Region: a Systematic Review and Meta-Analysis. Int J Low Extrem Wounds. 2022. [Acesso 10 Set 2022]; Disponível em: https://journals.sagepub.com/doi/abs/10.1177/15347346221109057.

10. Ndosi M, Wright-Hughes A, Brown S, Backhouse M, Lipsky BA, Bhogal M et al. Prognosis of the infected diabetic foot ulcer: a 12-month prospective observational study. Diabetic Medicine. 2018. [Acesso 10 Out 2022]; 35(1):11p. Disponível em: https://onlinelibrary.wiley.com/doi/10.1111/dme.13537.
11. Rodrigues BT, Vangaveti VN, Urkude R, Biros E, Malabu UH. Prevalence and risk factors of lower limb amputations in patients with diabetic foot ulcers: a systematic review and meta-analysis. Diabetes and Metabolic Syndrome: Clinical Research and Reviews. 2022. [Acesso 10 Out 2022]; 16: 8 p. Disponível em: https://www.sciencedirect.com/science/article/abs/pii/S187140212200011X?casa_token=0FLrGc9_k7YAAAAA:lzb8HmGyeqpr8EF4H-lMNKyFgNlp-fLwn2h83i-37sgqxKYyeFhnq1zVUwfSn-stMJWeIFYwVVUs.
12. Jalilian M, AhmadiSP, Oubari S. Factors Related to Severity of Diabetic Foot Ulcer: a Systematic Review. Diabetes Metab Syndr Obes. 2020. [Acesso 14 Out 2022]; 13:1835-42p. Disponível em: https://www.ncbi.nlm.nih.gov/pmc/articles/PMC7259447/.
13. Rossboth S, Lechleitner M, Oberaigner W. Risk factors for diabetic foot complications in type 2 diabetes: a systematic review. Endocrinol Diabetes Metab. 2021. [Acesso 10 Out 2022]; 4(1):32p. Disponível em: https://onlinelibrary.wiley.com/doi/10.1002/edm2.175.
14. Dorresteijn JA, Kriegsman DM, Assendelft WJ, Valk GD. Patient education for preventing diabetic foot ulceration. Cochrane Database of Systematic Reviews. 2014. [Acesso 10 Out 2022]; 47 p. Disponível em: https://www.cochranelibrary.com/cdsr/doi/10.1002/14651858.CD001488.pub4/full.
15. Toscano C, Sugita T, Rosa M, Pedrosa H, Rosa R, Bahia L. Annual Direct Medical Costs of Diabetic Foot Disease in Brazil: a Cost of Illness Study. Int J Environ Res Public Health [Internet]. 2018. [Acesso 30 Ago 2022]; 15(1):13 p. Disponível em: http://www.mdpi.com/1660-4601/15/1/89.
16. Kilsztajn S. Paridade do poder de compra, renda per capita e outros indicadores econômicos. Pesquisa & Debate. 2000. [Acesso 10 Out 2022]; 11(2):93-106. Disponível em: https://revistas.pucsp.br/index.php/rpe/article/view/12001.
17. Sacco ICN, Sartor CD. From treatment to preventive actions: Improving function in patients with diabetic polyneuropathy. Diabetes Metab Res Rev. 2016. [Acesso 10 Out 2022]; 32(S1):206-212. Disponível em: https://onlinelibrary.wiley.com/doi/full/10.1002/dmrr.2737.
18. Sociedade Brasileira de Diabetes. Diretrizes Sociedade Brasileira de Diabetes: 2019-2020. Clannad Editora Científica, organizador. 2019. [Acesso 10 Out 2022]; 491 p. Disponível em: http://www.saude.ba.gov.br/wp-content/uploads/2020/02/Diretrizes-Sociedade-Brasileira-de-Diabetes-2019-2020.pdf.
19. Feldman EL; Callaghan BC; Pop-Busui R; Zochodne DW; Wright D; Bennett DL et al. Diabetic neuropathy. Nat Rev Dis Primers, 2019 Jun 13. [Acesso 10 Out 2022]; 5(1):42. Disponível em: https://www.ncbi.nlm.nih.gov/pmc/articles/PMC7096070/.
20. Armstrong DG, Boulton AJM, Bus SA. Diabetic Foot Ulcers and Their Recurrence. New England Journal of Medicine. 2017. [Acesso 30 Ago 2022]; 376(24):2367-2375. Disponível em: https://www.nejm.org/doi/10.1056/NEJMra1615439?url_ver=Z39.88-2003&rfr_id=ori:rid:crossref.org&rfr_dat=cr_pub%20%200pubmed.
21. Musuuza J, Sutherland BL, Kurter S, Balasubramanian P, Bartels CM, Brennan MB. A systematic review of multidisciplinary teams to reduce major amputations for patients with diabetic foot ulcers. Journal of Vascular Surgery. 2020. [Acesso 10 Out 2022]; 71:17p. Disponível em: https://www.jvascsurg.org/action/showPdf?pii=S0741-5214%2819%2932229-3.
22. Souza AL V., Moreira AM, Xavier ATF, Chaves FA, Torres HC, Hitchon MES et al. Consulta de enfermagem no acompanhamento das pessoas com diabetes mellitus tipo 2 na atenção primária em saúde. Sociedade Brasileira de Diabetes, organizador. São Paulo; 2022 [Acesso 10 Out 2022]; 73 p. Disponível em: https://diabetes.org.br/wp-content/uploads/2022/05/ebook_consulta_de_enfermagem.pdf.
23. Silva LALB, Melo RC, Araújo BC, Luquine JCD, Milhomens LM, Bortoli MC et al. Barreiras e facilitadores na APS para adesão ao tratamento em adultos com hipertensão arterial ou diabetes mellitus tipo 2:Quais são as barreiras e facilitadores para adesão terapêutica de adultos com hipertensão arterial e/ou diabetes mellitus tipo 2 na APS? Brasília: Fiocruz/Instituto de Saúde de São Paulo; 2021. [Acesso 15 Out 2022]; 23 p. Disponível em: https://pesquisa.bvsalud.org/portal/resource/pt/biblio-1358452.
24. Ministério da Saúde. Secretaria de Atenção à Saúde. Departamento de Atenção Básica B. Diabetes Mellitus [Internet]. 2013. [Acesso 10 Out 2022]; 162 p. Disponível em: www.dab.saude.gov.br.
25. Lechleitner M, Abrahamian H, Francesconi C, Kofler M, Sturm W, Köhler G et al. Diabetische Neuropathie und diabetischer Fuß (Update 2019) [Internet]. 2019. [Acesso 17 Set 2022]; 131:141-150. Disponível em: https://doi.org/10.1007/s00508-019-1487-4.

26. Boulton AJM, Armstrong DG, Albert SF, Frykberg RG, Hellman R, Kirkman MS et al. Comprehensive foot examination and risk assessment. Endocrine Practice. 2008. [Acesso 10 Ago 2022]; 14(5):1679-1685. Disponível em: https://www.ncbi.nlm.nih.gov/pmc/articles/PMC2494620/.
27. Moreira RO, Castro AP, Papelbaum M, Appolinário JC, Ellinger VCM, Coutinho WF et al. Tradução para o português e avaliação da confiabilidade de uma escala para diagnóstico da polineuropatia distal diabética. Arquivos Brasileiros de Endocrinologia & Metabologia. 2005. [Acesso 14 Out 2022]; 49(6):944-950. Disponível em: https://www.scielo.br/j/abem/a/fjMRqd4XdDZ9kbjfzSLPsXm/?lang=pt.
28. Schaper NC, Van NJJ, Apelqvist J, Lipsky BA, Bakker K. Prevention and management of foot problems in diabetes: a Summary Guidance for Daily Practice 2015, based on the IWGDF Guidance Documents. Diabetes Metab Res Rev. 2016. [Acesso 10 Out 2022]; 32:7-15. Disponível em: https://pubmed.ncbi.nlm.nih.gov/26335366/.
29. Pop-Busui R, Boulton AJM, Feldman EL, Bril V, Freeman R, Malik RA et al. Diabetic Neuropathy: a Position Statement by the American Diabetes Association. Diabetes Care. 2017. [Acesso 30 Ago 2022]; 40(1):136-154. Disponível em: https://diabetesjournals.org/care/article/40/1/136/37160/Diabetic-Neuropathy-A-Position-Statement-by-the.
30. Frykberg RG, Zgonis T, Armstrong DG, Driver VR, Giurini JM, Kravitz SR et al. Diabetic foot disorders: a clinical practice guideline (2006 revision). Journal of Foot and Ankle Surgery. 2006. [Acesso 17 Out 2022]; 45(5S):66p. Disponível em: https://www.jfas.org/article/S1067-2516(07)60001-5/fulltext.
31. Borges EL. Avaliação do paciente com úlcera venosa. In: Feridas – úlceras dos membros inferiores. Rio de Janeiro: Guanabara Koogan; 2011. 35-42.
32. Hinchliffe RJ, Brownrigg JRW, Apelqvist J, Boyko EJ, Fitridge R, Mills JL et al. IWGDF guidance on the diagnosis, prognosis and management of peripheral artery disease in patients with foot ulcers in diabetes. Diabetes Metab Res Rev. 2016. [Acesso 10 Out 2022]; 32:37-44. Disponível em: https://onlinelibrary.wiley.com/doi/10.1002/dmrr.2698.
33. Herdman TH, Kamitsuru S, Lopes CT (Orgs.). NANDA International. Nursing Diagnoses Definitions and Classification 2021-2023. 20 ed. New York: Thieme Medical Publishers, Inc; 2021. 590 p.
34. Van NJJ, Price PE, Lavery LA, Monteiro-Soares M, Rasmussen A, Jubiz Y, Bus SA, on behalf of the International Working Group on the Diabetic Foot (IWGDF). Prevention of foot ulcers in the at-risk patient with diabetes: a systematic review. Diabetes Metab Res Rev. 2016. [Acesso 10 Out 2022]; 32(Suppl. 1):84-98. Disponível em: https://onlinelibrary.wiley.com/doi/10.1002/dmrr.2701.
35. Van NJJ, Raspovic A, Lavery LA, Monteiro-Soares M, Rasmussen A, Sacco ICN et al. Prevention of foot ulcers in the at-risk patient with diabetes: a systematic review. Diabetes Metab Res Rev. 2020. [Acesso 10 Out 2022]; 36(S1):e3270. Disponível em: https://onlinelibrary.wiley.com/doi/10.1002/dmrr.3270.
36. Siegel KR, Ali MK, Zhou X, Ng BP, Jawanda S, Proia K et al. Cost-effectiveness of Interventions to Manage Diabetes: Hasthe Evidence Changed Since 2008? Diabetes Care. 2020. [Acesso 10 Out 2022]; 43(7):1557-1592. Disponível em: https://diabetesjournals.org/care/article/43/7/1557/35595/Cost-effectiveness-of-Interventions-to-Manage.
37. Van NJJ, Sacco ICN, Lavery LA, Monteiro-Soares M, Rasmussen A, Raspovic A et al. Treatment of modifiable risk factors for foot ulceration in persons with diabetes: a systematic review. 2020. [Acesso 10 Out 2022]; 19 p. Disponível em: https://doi.org/10.1002/dmrr.3271.
38. Sartor CD, Hasue RH, Cacciari LP, Butugan MK, Watari R, Pássaro AC et al. Effects of strengthening, stretching and functional training on foot function in patients with diabetic neuropathy: Results of a randomized controlled trial. BMC Musculo skelet Disord. 2014. [Acesso 17 Set 2022]; 15(1):13p. Disponível em: https://bmcmusculoskeletdisord.biomedcentral.com/articles/10.1186/1471-2474-15-137.
39. Cruvinel JRH, Ferreira JSSP, Beteli RI, Silva ÉQ, Veríssimo JL, Monteiro RL et al. Foot-ankle functional outcomes of using the Diabetic Foot Guidance System (SOPeD) for people with diabetic neuropathy: a feasibility study for the single-blind randomized controlled FOotCAre (FOCA) trial I. Pilot Feasibility Study 2021. [Acesso 20 Out 2022]; 7(1):14p. Disponível em: https://pubmed.ncbi.nlm.nih.gov/33766146/.

27

Sobrepeso e Obesidade

Lena Azeredo de Lima
Natália Miranda Jung
Sandra Rejane Soares Ferreira

O que há neste capítulo?

Neste capítulo, abordam-se os aspectos relacionados ao sobrepeso e à obesidade em adultos e idosos, bem como, as ações que podem ser desenvolvidas pelo enfermeiro na Atenção Primária à Saúde para prevenção, promoção e educação em saúde das pessoas que enfrentam esse problema. Destaca-se o papel do enfermeiro na detecção precoce do excesso de peso e das alterações no padrão e no comportamento alimentar dos indivíduos, com base em um olhar amplo e uma escuta sensível. A abordagem preconizada é de motivação das pessoas para as mudanças de estilo de vida e para o autocuidado contínuo. Os conteúdos abordados têm como objetivos promover a reflexão sobre o processo de trabalho, sensibilizar, instrumentalizar e embasar a prática assistencial do enfermeiro no cuidado alimentar de adultos e de idosos.

Introdução

O sobrepeso e a obesidade, doenças crônicas de caráter multifatorial, podem ser caracterizados, resumidamente, pelo acúmulo anormal e/ou excessivo de gordura corporal em um nível que compromete a saúde dos indivíduos. Esse desequilíbrio é resultado da interação entre as características biopsicológicas e de estilo de vida das pessoas e o meio em que elas se inserem, incluindo o contexto familiar, comunitário, social e ambiental.[1,2] Além das alterações metabólicas, das dificuldades respiratórias e do aparelho locomotor decorrentes do excesso de peso, essa condição se constitui como fator de risco para agravos como dislipidemias, doenças cardiovasculares, diabetes *mellitus* tipo 2 e alguns tipos de câncer.[1,2]

O excesso de peso se impõe como um sério problema mundial de Saúde Pública.[3] O aumento crescente da prevalência de sobrepeso e obesidade é uma realidade enfrentada por todos os países, em todas as faixas de idade e em ambos os sexos.[3] A Organização Mundial da Saúde (OMS) alerta que, atualmente, a obesidade está em ascensão em países de baixa e média renda e que a doença se configura em um dos mais graves problemas de Saúde Pública a ser enfrentado. A maioria da população do mundo vive em países onde o excesso de peso e a obesidade causam mais mortes do que o baixo peso.[4]

Dados do Instituto Brasileiro de Geografia e Estatística (IBGE), provenientes da Pesquisa Nacional de Saúde (PNS), identificaram que, em 2019, cerca de 60,3% dos brasileiros adultos apresentavam excesso de peso, sendo 25,9% relativos à obesidade.[5] De acordo com a pesquisa Vigilância de Fatores de Risco e Proteção para Doenças Crônicas por Inquérito Telefônico (Vigitel) 2021,[6] no conjunto das 26 capitais e Distrito Federal, a frequência de excesso de peso foi de 57,2%, sendo maior entre os homens (59,9%) do que entre as mulheres (55%). No total da população, a frequência dessa condição aumentou com a idade até os 54 anos e reduziu-se com o aumento da escolaridade.[6] A frequência de adultos obesos foi de 22,4%, semelhante entre as mulheres (22,6%) e os homens (22%), sendo que aumentou para mulheres com a idade até os 64 anos e diminuiu com o aumento da escolaridade, com seu menor valor entre aquelas com 12 e mais anos de estudo.[6]

O crescente aumento das taxas de prevalência de sobrepeso e obesidade no Brasil se destaca no cenário epidemiológico de transição nutricional do País. A partir da década de 1960, as necessidades médias de energia alimentar da população foram reduzidas por conta do sedentarismo e dos avanços tecnológicos e, ainda, o padrão de consumo alimentar se modificou de maneira marcante com a oferta de alimentos industrializados.[7]

A identificação precoce dos desvios no estado nutricional e de padrões e comportamentos alimentares não saudáveis é importante para a promoção da saúde e, consequentemente, contribui para a redução da morbimortalidade relacionada a essa situação. A obesidade é prevenível e não pode ser negligenciada pelos profissionais de saúde.[8]

A Atenção Primária à Saúde (APS), por sua proximidade com o cotidiano de vida das pessoas, tem maiores chances de compreensão da dinâmica social e dos determinantes de saúde de cada território; e constitui-se em um ambiente privilegiado para desenvolver ações de promoção da saúde e enfrentamento do excesso de peso que acomete os indivíduos, as famílias e a população. Além de acolher e tratar o indivíduo com excesso de peso, deve ser a ordenadora do cuidado e o centro de comunicação entre os demais pontos da Rede de Atenção, viabilizando a efetivação do cuidado integral.[8] Assim, este capítulo propõe a condução da Consulta de Enfermagem (CE) a partir de um algoritmo que tem como ponto de partida o contato do usuário com o enfermeiro em uma Unidade de Saúde (US) da APS.

Abordagem do Excesso de Peso e Alterações no Padrão/Comportamento Alimentar, em Indivíduos Adultos e Idosos, realizada pelo Enfermeiro na Atenção Primária à Saúde

O enfermeiro pode e deve ser um agente promotor das ações de diagnóstico do sobrepeso e da obesidade, bem como das alterações no padrão/comportamento alimentar, visando a realização de intervenções educativas e de promoção da saúde. Para tanto, é importante que esse profissional utilize o Processo de Enfermagem (PE) (ver Capítulo 3 – O Processo de Enfermagem como Fundamento para o Cuidado na Atenção Primária à Saúde), a fim de adotar uma atitude de vigilância com relação ao perfil alimentar e nutricional da população do território sob responsabilidade da equipe de saúde da qual faz parte. Isso significa ter um olhar diferenciado para os grupos, para cada indivíduo, nas diferentes fases do ciclo de vida. É necessário usar as informações coletadas rotineiramente nas CE para repensar a prática e qualificar a assistência prestada àqueles indivíduos que diariamente são atendidos na rede do Sistema Único de Saúde (SUS), especialmente os adultos e os idosos.[9]

> Sempre que possível, o atendimento de pessoas com obesidade deve ser feito por equipe multiprofissional, tendo em vista sua complexidade causal.[9]

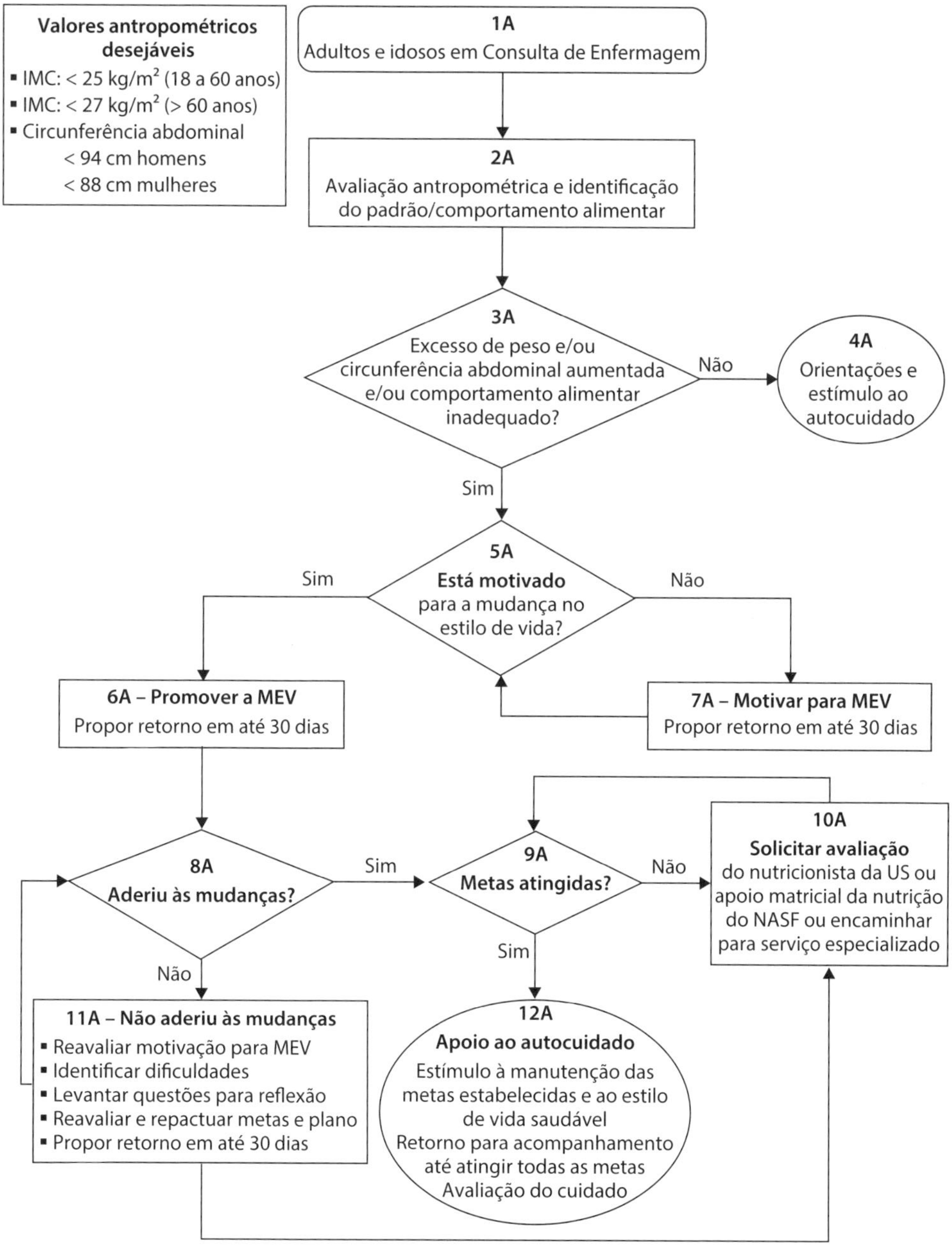

Figura 27.1 – Algoritmo da abordagem do excesso de peso e de alterações no padrão/comportamento alimentar, em indivíduos adultos e idosos, nas Consultas de Enfermagem da Atenção Primária à Saúde.

Legenda: IMC: índice de massa corporal; MEV: mudanças no estilo de vida; NASF: núcleo de apoio à saúde da família; US: unidade de saúde.

Fonte: Elaborada pela autoria.

Anotações do Algoritmo (Figura 27.1) da Abordagem do Excesso de Peso e de Alterações no Padrão/Comportamento Alimentar em Indivíduos Adultos e Idosos nas Consultas de Enfermagem na Atenção Primária à Saúde

▪ 1A – Adultos e idosos em Consulta de Enfermagem

Segundo a Vigilância Alimentar e Nutricional (VAN), todos os adultos e idosos adscritos à US devem realizar, periodicamente, avaliação antropométrica para determinação do estado nutricional.[8]

▪ 2A – Avaliação antropométrica e identificação do padrão/comportamento alimentar na Consulta de Enfermagem

A CE é um espaço oportuno para o diagnóstico do estado nutricional e a avaliação de risco cardiovascular das pessoas. A coleta de dados é a primeira etapa do PE. Para realizar a avaliação do estado nutricional, o enfermeiro deve coletar informações sobre o padrão e o comportamento alimentar da pessoa e realizar o exame físico, com a tomada das medidas de peso, altura e circunferência abdominal (CA) para a avaliação antropométrica.

Avaliação antropométrica

O índice de massa corporal (IMC) é um bom indicador do estado nutricional, em razão de sua praticidade e fácil aplicação na APS, mas não está totalmente correlacionado à gordura corporal.[1,2] A combinação do IMC com medidas da distribuição de gordura pode ajudar a resolver alguns problemas de uso isolado desse indicador. Desse modo, para determinar a classificação do estado nutricional, recomenda-se a utilização do IMC associado à medida da CA.[2,3]

O IMC é estimado pela razão do peso, em quilogramas, sobre a altura, em metros, ao quadrado, e é expresso em kg/m², conforme Figura 27.2.

$$\text{IMC (kg/m}^2\text{)} = \frac{\text{Peso (em kg)}}{\text{Altura (em m)}^2}$$

"Fácil com a calculadora:"

- Inserir o peso em quilos
- Pressionar a tecla "÷"
- Inserir altura em metros
- Pressionar 2 vezes a tecla "="

Exemplo: "85" ÷ "1,56" = "34,9"

Figura 27.2 – Cálculo do índice de massa corporal.
Fonte: Elaborada por Lena Azeredo de Lima.

Pesar e medir são atividades de rotina nos serviços de saúde e, mesmo sendo ações relativamente simples, é importante a capacitação dos profissionais que realizam essas medidas e a manutenção periódica dos equipamentos para evitar erros no procedimento e no resultado. Estes resultados definem o cálculo do IMC. Na Tabela 27.1 apresenta-se a classificação do IMC para adultos e idosos.

TABELA 27.1	Classificação do índice de massa corpórea para adultos e idosos.	
Classificação	**IMC por idade**	
	18 a 60 anos	**≥ 60 anos**
Baixo peso	< 18,5	≤ 22
Eutrofia	18,5 a 24,99	> 22 e < 27
Sobrepeso	25 a 29,99	≥ 27 e < 30
Obesidade grau I	30 a 34,99	—
Obesidade grau II	35 a 39,99	—
Obesidade grau III	> 40	—

Fonte: Adaptada da Organização Mundial da Saúde, 2000[10].

Para a avaliação da CA, é recomendado o método definido pela OMS,[10] com a aferição obtida com fita métrica inelástica ao redor do abdome, na altura do ponto médio entre o rebordo costal inferior e a crista ilíaca, visto do aspecto anterior, com classificação dos resultados conforme parâmetros apresentados na Tabela 27.2.

TABELA 27.2	Parâmetros para circunferência abdominal.	
CA	**Homem**	**Mulher**
Risco cardiovascular	≥ 94	≥ 80
Alto risco cardiovascular	≥ 102	≥ 88

Fonte: Adaptada da Organização Mundial da Saúde, 2000[10].

Identificação do padrão e do comportamento alimentar

O comportamento alimentar deve ser entendido como uma conduta determinada por diversas influências, dentre as quais podem ser citados os aspectos de ordem nutricional, demográfica, econômica, social, cultural, ambiental e psicológica de um indivíduo ou de uma sociedade. O padrão alimentar é uma ação repetida de maneira automática, não representando o comportamento como um todo.[9,11]

A avaliação do padrão e do comportamento alimentar deve ser realizada com o objetivo de fornecer subsídios para o desenvolvimento e a implantação das orientações alimentares. O Quadro 27.1 apresenta exemplos de perguntas utilizadas pelo Sistema Alimentar e Nutricional (SISVAN) como marcadores de consumo alimentar para a avaliação, bem como a relação das principais orientações alimentares, de acordo com os protocolos vigentes no País.[12,13]

QUADRO 27.1 – Perguntas sobre consumo alimentar utilizadas no Sistema Alimentar e Nutricional e recomendações para adequação alimentar.

<table>
<tr><th>Pergunta</th><th>Recomendação</th></tr>
<tr><td>Você faz as refeições assistindo TV, mexendo no computador ou celular?</td><td>Comer em ambientes apropriados e prestando atenção na alimentação</td></tr>
<tr><td>Você consome regularmente feijão (leguminosas)?</td><td>Estimule o consumo diário de leguminosas (feijões, lentilha, ervilha, grão-de-bico, soja)</td></tr>
<tr><td>Você consome regularmente frutas frescas? (Não considerar sucos de frutas)</td><td>Estimule o consumo diário de frutas, destacando a diferença entre a fruta e o suco</td></tr>
<tr><td>Você consome regularmente vegetais e/ou legumes?
(Não considerar batata, aipim, inhame, mandioca, macaxeira, cará)</td><td>Estimule o consumo diário de vegetais e legumes variados e coloridos</td></tr>
<tr><td>Macarrão instantâneo, salgadinhos de pacote, biscoitos salgados?</td><td rowspan="3">Oriente que evite o consumo de ultraprocessados
Leitura de rótulos
Prejuízos do alto consumo de sódio, gordura hidrogenada e açúcar
Estimule o consumo de água em vez de sucos, chás ou outras bebidas adoçadas</td></tr>
<tr><td>Bebidas adoçadas?
(Refrigerantes, sucos, xaropes de guaraná, groselha, água de coco, chás industrializados, bebidas lácteas)</td></tr>
<tr><td>Você consome regularmente doces, balas, biscoitos doces, guloseimas?</td></tr>
</table>

Fonte: Adaptado de Ministério da Saúde, 2022[12] e 2021[13].

- **3A – Excesso de peso e/ou circunferência abdominal aumentada e/ou padrão/comportamento alimentar inadequado?**

Nesse momento, o enfermeiro realiza a segunda etapa do PE, a definição do Diagnóstico de Enfermagem (DE), identificando as condições de saúde da pessoa que está sendo avaliada (Quadro 27.2).

Se for identificado qualquer um dos DE descritos no Quadro 27.2, CA aumentada e/ou algum fator de risco relacionado à alimentação, o enfermeiro deve realizar a avaliação da motivação da pessoa para realizar as mudanças necessárias ao enfrentamento da condição identificada na CE, conforme descrito na Anotação 5A.

QUADRO 27.2	Diagnósticos de Enfermagem da NANDA-I[14] frequentemente identificados na avaliação antropométrica, no padrão/comportamento alimentar e nos fatores de risco relacionados à alimentação de adultos e idosos.	
Domínio/classe	**Diagnóstico de Enfermagem**	**Fatores relacionados**
Nutrição/ingestão	Risco de excesso de peso (IMC próximo ao valor limite para a faixa etária)	Atividade física diária é inferior à recomendada; comer em resposta a indicadores externos; comportamento sedentário; comportamentos alimentares inadequados e desordenados; consumo de bebidas açucaradas; hábito de beliscar alimentos com frequência, entre outros
	Sobrepeso	
	Obesidade	
	Prontidão para nutrição aprimorada	Expressa desejo de melhorar a nutrição
Promoção da saúde/gestão da saúde	Comportamentos ineficazes de manutenção da saúde	Abuso de alimentos ou substâncias, atitudes negativas com relação aos cuidados de saúde, compreensão inadequada, desvantagens socioeconômicas, agentes estressores

Fonte: Adaptado do Diagnóstico de Enfermagem da NANDA-I; Herdman et al., 2021[14].

▪ 4A – Orientações e estímulo ao autocuidado

Na ausência dos DE descritos no Quadro 27.2, de fatores de risco relacionados à alimentação e CA normal, o enfermeiro deverá realizar orientações de acordo com as necessidades apresentadas pelo indivíduo e estimular a manutenção do autocuidado.

▪ 5A – Está motivado para a mudança no estilo de vida?

A avaliação da motivação é um pressuposto básico para o sucesso da intervenção direcionada à mudança do estilo de vida em indivíduos com excesso de peso. Uma ferramenta importante para auxiliar nessa avaliação é a abordagem cognitivo-comportamental, que está descrita no Capítulo 12 – Promoção de Mudanças no Estilo de Vida na Atenção Primária à Saúde. De acordo com essa proposta, existem diferentes estágios motivacionais para a mudança de comportamento, entre os quais as pessoas transitam de maneira não linear.[11] Cada estágio representa a dimensão temporal da mudança do comportamento, ou seja, mostra quando a mudança ocorre e qual é seu grau de motivação para realizá-la.[11]

No que tange à motivação, torna-se relevante convidar o indivíduo a falar sobre sua condição e, a partir de sua fala, explorar os fatores etiológicos e de manutenção do excesso de peso (idade que iniciou o ganho de peso, momento da vida em que isso ocorreu, histórico familiar de obesidade, tentativas frustradas e/ou bem-sucedidas de emagrecimento etc.). São exemplos de questões disparadoras desses aspectos: "Você saberia dizer em que momento da vida começou o seu ganho de peso?"; "Você consegue atribuir o seu ganho de peso a algum fato que tenha ocorrido na sua vida?"; "Como é na sua família a questão de estar acima do peso?"; "Você já tentou emagrecer em algum momento da sua vida? Como foi isso?".

A decisão de modificar o comportamento é pessoal e o enfermeiro precisa compreender esse limite e aceitar a liberdade de escolha das pessoas, aprendendo a lidar com a frustração.[15,16] Perante indivíduos num estágio pré-contemplativo, isto é, quando não existe a consciência do problema ou de uma necessidade de mudança, são frequentes os encaminhamentos malsucedidos. Quando a pessoa não deseja emagrecer ou não reconhece o problema, o primeiro passo será promover a reflexão para suscitar o reconhecimento da situação.[15,16] A entrevista motivacional é uma ferramenta de trabalho que pode orientar o enfermeiro nessas situações (ver Capítulo 12 – Promoção de Mudanças no Estilo de Vida na Atenção Primária à Saúde). No Quadro 27.3 apresentam-se exemplos de DE que podem ser identificados na avaliação do estado emocional de pessoas com disponibilidade de implementar mudanças no estilo de vida.

QUADRO 27.3 Diagnósticos de Enfermagem da NANDA-I[14] frequentemente identificados na avaliação do estado motivacional de adultos e idosos para implementar mudanças no estilo de vida.

Domínio/classe	DE	Fatores relacionados
Nutrição/ingestão	Prontidão para nutrição aprimorada	Expressa desejo de melhorar a nutrição
Promoção da saúde/gestão da saúde	Prontidão para autogestão aprimorada da saúde	Expressa desejo de melhorar a condição, o controle da doença, as escolhas da vida cotidiana para alcançar as metas, o controle de fatores de risco, entre outros
	Comportamentos ineficazes de manutenção da saúde	Abuso de alimentos ou substâncias, atitudes negativas com relação aos cuidados de saúde, compreensão inadequada, desvantagens socioeconômicas, agentes estressores
Atividade-repouso/autocuidado	Prontidão para autocuidado aprimorado	Relata desejo de aumentar o autocuidado, o conhecimento de estratégias de autocuidado, a independência e o bem-estar

Fonte: Adaptado do Diagnóstico de Enfermagem da NANDA-I; Herdman et al., 2021[14].

▪ 6A – Promover a mudança de estilo de vida

Após o acordo de que o excesso de peso ou o padrão/comportamento alimentar inadequado é um problema a ser enfrentado e a identificação de que existe motivação para esse desafio, o passo seguinte é a definição conjunta de ações a serem desenvolvidas para o enfrentamento dessa condição (construção de um plano de cuidados (PC)).[15,16] Quando reconhecem que existe "um problema" e que precisam mudar, as pessoas estão no estágio de mudança do comportamento denominado "preparação" ou "decisão"; o enfermeiro deve ouvi-las, sugerir e pactuar intervenções para o PC.

> Nesse momento, tem início a terceira etapa do PE, o planejamento, cujo objetivo é a garantia de um plano individualizado, abrangendo e esclarecendo os resultados esperados e as intervenções que deverão ser realizadas.

A elaboração do PC deve partir do estabelecimento conjunto de metas, assim como das respectivas ações necessárias ao alcance delas. Ou seja, o profissional da saúde substitui a postura prescritiva clássica pela apresentação de estratégias (incluindo as de negociação), convidando o indivíduo a participar da seleção daquelas que julgue ser mais aplicáveis a sua realidade. Esse pressuposto parte da premissa de que as decisões individuais surgem da ponderação entre os "prós" e os "contras" associados à mudança.[11,16] Sempre que possível, é importante que a família esteja envolvida nesse processo. A construção do plano conjunto de cuidado deve prever a valorização e o estímulo dos comportamentos saudáveis que já fazem parte do cotidiano alimentar e da vida do indivíduo. Para os comportamentos que precisam ser modificados, deve-se pensar em estratégias viáveis de serem incorporadas ao dia a dia dele. A elaboração do PC envolve a compreensão e a concordância de ambos, em três pontos principais: a) a definição do problema; b) o estabelecimento de metas e prioridades; e c) a identificação dos papéis de cada um.[9,16]

A redução da gordura corporal para um nível que seja acompanhado de melhora no estado de saúde ou consistente com a redução dos riscos e complicações pode ser um dos alvos clínicos a serem atingidos.[2,17] Entretanto, na abordagem de indivíduos com excesso de peso, especialmente daqueles com tentativas anteriores frustradas, é necessário que os objetivos e as expectativas terapêuticas sejam devidamente discutidos e pactuados.[9,15,16]

Segundo o paradigma tradicional (peso centrado), a perda de peso é pressuposto obrigatório para que a saúde seja estabelecida. Portanto, na tentativa de tratar a obesidade, os profissionais de saúde estabelecem a perda de peso como um objetivo primário do tratamento, por meio de intervenções com base na dieta e no exercício físico. A perda de peso com dietas restritivas pode estar associada a efeitos adversos à saúde e à qualidade de vida. Estudo[18] demonstrou que esse tipo de intervenção pode provocar sofrimento psicológico, preocupação exacerbada quanto aos alimentos e ao peso, depressão e insatisfação corporal, oscilações de peso, baixa autoestima e transtornos alimentares. A redução de gordura corporal entre 5% e 10% do peso já traz benefícios significativos à saúde, como controle pressórico e glicêmico.[9,10] Assim, mais do que o objetivo de perda de peso, por si só, devem ser ponderados os ganhos globais em saúde, como o controle metabólico e a qualidade de vida dos indivíduos.[12]

É importante que as propostas de modificação de estilo de vida escolhidas estejam relacionadas aos hábitos identificados e sejam passíveis de monitoramento por parte da pessoa e do profissional. Por exemplo, "fazer exercícios" ou "comer fibras" são comportamentos vagos, enquanto "caminhar 30 minutos, três vezes por semana, em volta da praça ou outro local de escolha da pessoa" e "incluir salada no prato do almoço, cinco vezes por semana" são atividades definidas. Assim, o plano de ação conjunto deve incluir o que será feito, com que frequência, em que local/momento e de que maneira, sendo específico e realista.[16]

Um novo paradigma do aconselhamento nutricional tem sido proposto, o "comer intuitivo", que se refere à confiança nos mecanismos biológicos de regulação da ingestão de alimentos, ou seja, reforça a importância de se respeitar os sinais internos de fome, saciedade e prazer, negligenciados pela correria do dia a dia e pela desconexão dos indivíduos com seus corpos.[19] Tomar consciência da alimentação é o primeiro passo no trabalho de conscientização das escolhas alimentares.

Comer intuitivo pode ser definido como um processo dinâmico e integrador que promove a sintonia de mente, corpo e alimentos. Refere-se a um processo adaptativo do comer essencialmente com base na fome e na saciedade para promover a regulação da ingestão de alimentos.[19]

Com o objetivo de promover uma alimentação saudável, por meio da "**comida de verdade**", propõe-se que o enfermeiro faça uso do Guia Alimentar para a População Brasileira,[2] que pode ser acessado pelo QR Code ao lado. Esse material se constitui como um instrumento de apoio aos profissionais de saúde no que diz respeito ao incentivo individual e coletivo de uma alimentação adequada e saudável. Suas recomendações são apresentadas de maneira sintética no Quadro 27.4 – Dez passos para uma alimentação adequada e saudável.

Cabe contextualizar que as recomendações do Guia são pautadas na categorização dos alimentos de acordo com a extensão e o propósito de seu processamento. Essa proposta, intitulada como classificação *NOVA*,[20] parte do pressuposto de que o tipo de processamento empregado na produção dos alimentos condiciona o perfil de nutrientes, o gosto e o sabor que agregam à alimentação, além de influenciar em quais outros alimentos serão consumidos, em quais circunstâncias (quando, onde, com quem) e até mesmo em que quantidade.[2,20]

Essa classificação aloca todos os alimentos, incluídos os itens individuais de preparações culinárias, em um dos seguintes quatro grupos: 1) alimentos *in natura* ou minimamente processados; 2) ingredientes culinários processados; 3) alimentos processados; e 4) alimentos ultraprocessados.[2,20]

Grupo 1 – Alimentos *in natura* ou minimamente processados

Alimentos *in natura* são obtidos diretamente de plantas ou de animais e não sofrem qualquer alteração após deixar a natureza.[2,20]

Alimentos minimamente processados correspondem a alimentos *in natura* que foram submetidos a processos de limpeza, remoção de partes não comestíveis ou indesejáveis, fracionamento, moagem, secagem, fermentação, pasteurização, refrigeração, congelamento e processos similares que não envolvam agregação de sal, açúcar, óleos, gorduras ou outras substâncias ao alimento original.[2,20]

Exemplos de alimentos do grupo 1 (*in natura*): legumes, verduras, frutas, batata, mandioca e outras raízes e tubérculos *in natura* ou embalados, fracionados, refrigerados ou congelados; arroz branco, integral ou parboilizado; grãos de trigo ou de milho; feijão de todas as cores, lentilhas, grão-de-bico e outras leguminosas; cogumelos; sucos de frutas sem adição de açúcar ou outras substâncias ou aditivos; oleaginosas sem sal ou açúcar (castanhas, nozes etc.); especiarias em geral e ervas frescas ou secas; farinhas e macarrão ou massas frescas ou secas feitas com essas farinhas e água; carnes (boi, porco, aves, pescados etc.); frutos do mar; leite, iogurte (sem adição de açúcar ou outra substância); ovos; chá, café e água potável.

Grupo 2 – Ingredientes culinários processados

São substâncias extraídas diretamente de alimentos *in natura* ou da natureza e consumidas como itens de preparações culinárias. Os processos envolvidos com a extração dessas substâncias incluem prensagem, moagem, pulverização, secagem e refino.[2,20]

Exemplos de substâncias do grupo 2: sal de cozinha extraído de minas ou da água do mar; açúcar, melado e rapadura extraídos da cana-de-açúcar ou da beterraba; mel extraído de favos de colmeias; óleos e gorduras extraídos de alimentos de origem vegetal ou animal (como óleo de soja ou de oliva, manteiga, creme de leite e banha); amido extraído do milho ou de outra planta.

Grupo 3 – Alimentos processados

São aqueles fabricados pela indústria com a adição de sal ou açúcar ou outra substância de uso culinário a alimentos *in natura* para torná-los duráveis e mais agradáveis ao paladar. São produtos derivados diretamente de alimentos e são reconhecidos como versões dos alimentos originais. São usualmente consumidos como parte ou acompanhamento de preparações culinárias feitas com base em alimentos minimamente processados.[2,20]

Exemplos de alimentos do grupo 3 (processados): cenoura, pepino, ervilhas, palmito, cebola, couve-flor preservados em salmoura ou em solução de sal e vinagre; extrato ou concentrados de tomate (com sal e/ou açúcar); frutas em calda e frutas cristalizadas; carne seca e toucinho; sardinha e atum enlatados; queijos; e pães feitos de farinha de trigo, leveduras, água e sal.

Caso bebidas alcoólicas sejam consideradas como parte da alimentação, aquelas fabricadas pela fermentação alcoólica de alimentos do grupo 1, como vinho, cerveja e cidra, são classificadas no grupo 3.[2,20]

Grupo 4 – Alimentos ultraprocessados

Alimentos ultraprocessados são formulações industriais feitas inteiramente ou majoritariamente de substâncias extraídas de alimentos (óleos, gorduras, açúcar, amido, proteínas), derivadas de constituintes de alimentos (gorduras hidrogenadas, amido modificado) ou sintetizadas em laboratório com base em matérias orgânicas como petróleo e carvão (corantes, aromatizantes, realçadores de sabor e vários tipos de aditivos usados para dotar os produtos de propriedades sensoriais atraentes). São nutricionalmente desbalanceados. Esse grupo é constituído por formulações industriais feitas tipicamente com cinco ou mais ingredientes. Técnicas de manufatura incluem extrusão, moldagem e pré-processamento por fritura ou cozimento.[2,20]

Exemplos de alimentos do grupo 4 (ultraprocessados): refrigerantes e pós para refrescos; "salgadinhos de pacote"; sorvetes, chocolates, balas e guloseimas em geral; pães de forma, doces, biscoitos; bolos e misturas para bolo; "cereais matinais" e "barras de cereal"; bebidas "energéticas", achocolatados e bebidas com sabor de frutas; caldos liofilizados com sabor de carne, de frango ou de legumes; maioneses e outros molhos prontos; produtos liofilizados e "instantâneos"; produtos congelados prontos para aquecer, incluindo-se tortas, massa e pizzas; extratos de carne de frango ou de peixe; empanados do tipo *nuggets*, salsicha, hambúrguer e outros produtos de carne reconstituída.

Caso bebidas alcoólicas sejam consideradas parte da alimentação, aquelas fabricadas por fermentação de alimentos do grupo 1 seguida da destilação do mosto alcoólico, como cachaça, uísque, vodca e rum, são classificadas no grupo 4.[2,20]

Os "Dez passos para uma alimentação saudável" descritos no Guia Alimentar para a População Brasileira[2] também podem ser usados pelo enfermeiro com o objetivo de incentivar uma alimentação adequada (Quadro 27.4).

QUADRO 27.4	Dez passos para uma alimentação adequada e saudável.

- **Passo 1:** fazer dos alimentos *in natura* ou minimamente processados (grupo 1) a base da alimentação, utilizando-os de maneira variada (todos os tipos)
- **Passo 2:** utilizar óleos, gorduras, sal e açúcar (grupo 2) em pequenas quantidades ao temperar e cozinhar alimentos e criar preparações culinárias
- **Passo 3:** limitar o consumo de alimentos processados (grupo 3)
- **Passo 4:** evitar o consumo de alimentos ultraprocessados (grupo 4)
- **Passo 5:** comer devagar, com regularidade e atenção, em ambientes apropriados e, sempre que possível, em companhia, com familiares, amigos ou colegas de trabalho ou escola. A companhia nas refeições favorece o comer com regularidade e atenção, combina com ambientes apropriados e amplia o desfrute da alimentação
- **Passo 6:** fazer compras em locais que oferecem variedade de alimentos *in natura* (prefira legumes, verduras e frutas da estação e cultivados localmente) ou minimamente processados
- **Passo 7:** desenvolver, exercitar e partilhar habilidades culinárias. Converse com as pessoas que sabem cozinhar, peça receitas a familiares, amigos, leia livros, consulte a internet, eventualmente faça cursos e comece a cozinhar
- **Passo 8:** planejar o uso do tempo para dar à alimentação o espaço que ela merece. Compartilhe com sua família a responsabilidade pelas atividades domésticas relacionadas ao preparo de refeições. Faça da preparação de refeições e do ato de comer momentos de convivência e prazer
- **Passo 9:** dar preferência, quando fora de casa, a locais que sirvam refeições feitas na hora
- **Passo 10:** seja crítico quanto às informações, orientações e mensagens sobre alimentação veiculadas em propagandas comerciais e estimule outras pessoas a fazer o mesmo

Fonte: Adaptado de Ministério da Saúde, 2021[2].

▪ 7A – Motivar para mudança no estilo de vida

Se a pessoa apresenta alteração na avaliação antropométrica ou padrão/comportamento alimentar inadequado, mas não está motivada para o autocuidado e mudanças no estilo de vida, mantendo comportamentos ineficazes de manutenção da saúde, o enfermeiro poderá utilizar a abordagem motivacional (ver Capítulo 12 – Promoção de Mudanças no Estilo de Vida na Atenção Primária à Saúde).

A identificação da necessidade de perda de peso e/ou mudança no padrão/comportamento alimentar frequentemente parte do profissional de saúde que realiza o atendimento e, nesse caso, a abordagem oportuna do excesso de peso deve ser realizada com sensibilidade, indagando de maneira isenta de julgamento o que a pessoa pensa a respeito do seu estado nutricional.[9,11]

> O enfermeiro necessita identificar em que estágio de mudança do comportamento a pessoa se encontra para definir as estratégias de abordagem na consulta. A pessoa que não está motivada para realizar mudanças no estilo de vida provavelmente estará na fase de pré-contemplação ou contemplação.

As teorias educacionais sustentam que ter informação e conhecimento sobre determinado tema contribui para o processo de formar opinião, desenvolver e manter novas atitudes, ou seja, está relacionado ao componente racional necessário capaz de motivar uma ação desejada. Entretanto, fornecer informações pode não ser um motivador incondicional das ações visadas. Não há ação que ocorra sem motivação, mas a motivação só é possível se houver conhecimento, uma base de experiências prévias, construídas a partir de informações recebidas.[11]

Na prática clínica, verifica-se que muitas vezes a questão que mais sensibiliza a pessoa para mudança no comportamento/estilo de vida não está relacionada ao corpo em si ou a sua situação de saúde, mas está relacionada a outras situações da vida, como o seu relacionamento conjugal, casamento, cuidado com os filhos e/ou netos, viagens, entre outros; por essa razão, torna-se importante identificar quais os fatores motivacionais intrínsecos de cada indivíduo.

É importante que o enfermeiro esteja ciente das influências familiares, tanto positivas quanto negativas, no padrão/comportamento alimentar e que utilize os parentes como um recurso de apoio para as mudanças. Existem diversas ferramentas que auxiliam a conhecer melhor o contexto familiar[21] (ver Capítulo 2 – A Família como Unidade de Cuidado na Atenção Primária à Saúde). Uma das ferramentas mais utilizadas na prática da APS pelos enfermeiros é o genograma, que consiste na ilustração da composição familiar com informações sobre seus membros, como gênero, idade, parentesco, doenças, fatores de risco, situação laboral e morte, acrescida da representação das relações entre esses membros, como conflitos e alianças. Para melhor compreensão, é importante que se ilustre ao menos três gerações.[21]

Na abordagem da obesidade, o genograma pode demonstrar, entre outras informações: a) Quem mais é obeso na família; b) Quais os tipos de relações dos diferentes familiares com os indivíduos obesos; c) Se o excesso de peso está associado a depressão ou outra doença; d) Se existe algum padrão, tanto no aparecimento da obesidade quanto na maneira de relacionar-se com quem tem obesidade, que se repete através das gerações.[9]

Após a avaliação do estágio motivacional, inicia-se a terceira etapa do PE, na qual se busca construir com a pessoa o seu PC. Nesse caso, as intervenções estarão relacionadas aos objetivos de fornecer informações, levantar dúvidas, aumentar e fortalecer a percepção acerca dos riscos e consequências do comportamento atual, evidenciar a discrepância entre os objetivos pessoais e o comportamento.

A partir da identificação do estágio de motivação no qual o indivíduo se encontra, é possível identificar se o tratamento do excesso de peso pode ser um objetivo comum a ser planejado, ou se a pessoa está em um momento em que não há motivação para enfrentar esse problema. Para aqueles indivíduos que estejam em estágio pré-contemplativo ou contemplativo, o enfermeiro, durante a consulta, deve:

- Ouvir sobre o modelo explicativo do indivíduo com relação à obesidade.
- Perguntar sobre a existência de alguma dificuldade na rotina diária de vida relacionada ao excesso de peso.
- Levantar questões para reflexão sobre o tema.
- Fornecer/indicar material informativo.
- Sugerir a utilização de um diário alimentar[a] ou registro alimentar.
- Colocar-se à disposição caso a pessoa deseje apoio para mudança no estilo de vida e, se houver interesse, propor retorno em até 30 dias para reavaliar a motivação (Anotação 5A).

8A – Aderiu às mudanças?

No contexto da APS, a quarta etapa do PE – a implementação – é realizada pela pessoa em acompanhamento quando coloca o PC em prática. No retorno à CE, o enfermeiro inicia a quinta etapa do PE – avaliação, verificando a adesão ao PC e os sentimentos quanto à sua execução.

A adesão às mudanças no estilo de vida deve ser reavaliada, conforme o PC proposto, inicialmente, em até 30 dias, de acordo com as metas preestabelecidas. Recomenda-se, conforme Anotação 5A, que na CE o enfermeiro formule questões abertas, para propiciar ao indivíduo a oportunidade de falar sobre as percepções, os sentimentos, as sensações e/ou as dificuldades percebidos nesse primeiro momento de execução do plano.

A avaliação da adesão terapêutica pode revelar duas situações: a) a pessoa demonstra estar aderente ao PC (ver Anotação 9A); ou b) a pessoa não aderiu ao PC (ver Anotação 11A).

A relação profissional de saúde-usuário desempenha um papel relevante para o seguimento do plano conjunto de cuidados. O enfermeiro deve se colocar como apoiador do indivíduo neste processo, reforçando positivamente as mudanças realizadas com sucesso e repensando conjuntamente as ações que ele não conseguiu executar. É importante que o profissional demonstre

---

[a] O diário alimentar é utilizado para obter informações sobre o consumo alimentar. O indivíduo anota, em formulários especialmente desenhados, todos os alimentos e bebidas consumidos ao longo de um ou mais dias, devendo anotar também os alimentos consumidos fora de casa. Normalmente, o método pode ser aplicado durante três, cinco ou sete dias – períodos maiores que sete dias podem comprometer a aderência e a fidedignidade dos dados.[22]

confiança com relação ao autocuidado do indivíduo, para não gerar desconforto e fragilizar a relação estabelecida. O enfermeiro também deve estar atento para o fato de que a assimetria na comunicação verbal e não verbal pode ser uma barreira na relação profissional de saúde-usuário.

▪ 9A – Metas atingidas?

Para as pessoas que demonstraram estar aderentes ao PC, o próximo passo é avaliar se as metas pactuadas foram atingidas.

As metas podem ser quantitativas, como o número de quilogramas (kg) "emagrecidos" e os parâmetros de exames laboratoriais, ou também qualitativo-comportamentais. Nesse sentido, a consulta de acompanhamento deve ser conduzida de acordo com as metas e os prazos previamente estabelecidos. Considerando-se que ambos os tipos de metas exigem mudanças profundas no comportamento, esse espaço de acompanhamento deve explorar os aspectos que levam o indivíduo a atingi-las ou não. Ou seja, esse momento deve ser entendido para além da realização de novas medidas antropométricas. O registro das metas e prazos deve ser relembrado nas consultas subsequentes.

> Além dos aspectos qualitativo-comportamentais da execução do PC, os aspectos quantitativos também precisam ser avaliados, verificando-se com a pessoa se as metas pactuadas foram alcançadas.

Se as metas estão sendo alcançadas, deve-se manter o acompanhamento até que todas sejam atingidas (Anotação 12A).

Se a pessoa demonstra estar aderente ao plano, mas mesmo assim não está conseguindo atingir as metas, o enfermeiro deve avaliar cuidadosamente a situação e decidir se mantém o acompanhamento da pessoa por mais algum tempo (definir esse tempo no plano) ou se deve encaminhá-la para avaliação com nutricionista ou outro profissional do serviço de referência ou de apoio matricial (Anotação 10A).

▪ 10A – Solicitar avaliação do nutricionista

O PC também pode prever o encaminhamento para serviço especializado a qualquer momento, mas principalmente após avaliações nas quais as metas não foram atingidas ou quando o tratamento não teve resultados satisfatórios. Nesse aspecto, se as metas não estão sendo atingidas em consultas subsequentes, pode ser necessário solicitar avaliação do nutricionista da US, quando disponível, ou apoio matricial da nutrição do Núcleo de Apoio à Saúde da Família (NASF) ou, em última instância, realizar o encaminhamento para um serviço especializado. É importante que, dentro do possível, o enfermeiro participe do processo de discussão desse caso e continue a ser uma referência para a pessoa.

▪ 11A – Não aderiu às mudanças

Como se trata, muitas vezes, de várias mudanças, é importante identificar, com a pessoa, quais metas não foram alcançadas e, a partir delas, buscar identificar quais as dificuldades que encontrou para seguir as recomendações pactuadas no PC. A identificação ou o reconhecimento das dificuldades é o primeiro passo e possibilita ao enfermeiro a abordagem adequada da situação e a tomada de decisão quanto à utilização dos recursos que facilitarão o seguimento do acompanhamento da pessoa.

A decisão de como prosseguir deve ser compartilhada com a pessoa, como aconteceu nas etapas anteriores. Se houver motivação, pode-se retomar o PC, modificando-o de acordo com as novas situações e percepções, e agendar o retorno em até 30 dias para reavaliação. Caso a pessoa se mostre ambivalente, cansada e/ou pouco motivada, pode-se retomar as estratégias de motivação (Anotação 7A). Ainda, se não houver motivação ou a pessoa não conseguir seguir as orientações alimentares de maneira recorrente, pode-se solicitar uma avaliação do nutricionista da US ou do NASF, ou realizar o encaminhamento para serviço especializado (Anotação 10A).

A falta de adesão, em geral, pode ocorrer por dois motivos: a) não adesão involuntária (não intencional), que ocorre quando o indivíduo apresenta dificuldades para cumprir o tratamento ou o segue de modo inconsistente em relação ao que foi previamente pactuado no plano por dificuldade de entendimento e/ou comunicação; ou b) não adesão voluntária, quando a pessoa decide racionalmente não realizar as ações planejadas ou realizá-las de maneira diferente daquelas previamente pactuadas no plano.

Quando existirem dificuldades para realizar as mudanças no estilo de vida:

- reavaliar motivação para mudança;
- identificar dificuldades e levantar questões para reflexão;
- reavaliar e repactuar metas;
- se necessário, modificar o plano (repensar formas de execução);
- propor retorno em até 30 dias para reavaliação.

▪ 12A – Apoio ao autocuidado, estímulo à manutenção das metas estabelecidas e ao estilo de vida saudável

A partir do entendimento de que a mudança no estilo de vida é um processo que demanda um acompanhamento continuado, propõe-se que consultas de seguimento sejam realizadas, com a finalidade de avaliar:

a) a percepção do indivíduo no que diz respeito a sua adesão ao plano estabelecido;
b) a viabilidade de seguimento do plano em médio/longo prazo;
c) o resultado apresentado pela pessoa (mudanças nos hábitos alimentares, organização da alimentação na família, aumento de atividade física, variação do peso, percepções subjetivas de alterações no volume e na forma corporal, melhora na resistência ao esforço etc.).

A partir da avaliação conjunta dessas três dimensões, o enfermeiro estabelece a manutenção do plano, aproveitando para validar o esforço e as mudanças implementadas, ou sua alteração, visando facilitar a adesão e os resultados. A periodicidade das consultas de seguimento deve ser estabelecida de acordo com as particularidades da pessoa e a realidade do serviço em que o enfermeiro está inserido.

> A atuação do enfermeiro na promoção e na manutenção do peso saudável passa por dar voz às pessoas e ouvir o que realmente desejam, ajudando-as a apropriarem-se do que acontece com o próprio corpo; e mapearem e melhorarem sua autoimagem e autoestima.

Quando as metas definidas para cada DE forem atingidas e as condições de saúde que estavam alteradas forem restabelecidas ou o comportamento alimentar inadequado for modificado, o enfermeiro fará o fechamento do acompanhamento relacionado a esse DE específico. Com relação à mudança no estilo de vida, é importante lembrar que, na mudança comportamental, existe uma fase importante, que é a manutenção dos novos comportamentos. É fundamental ajudar na identificação dos benefícios do novo comportamento e reconhecer as situações de risco de recaída e as estratégias de prevenção e enfrentamento.

O sucesso da intervenção de mudança no estilo de vida é ajudar a pessoa a desenvolver a habilidade para enfrentar novas dificuldades e estimular a manutenção dos objetivos alcançados.

Quando não houver resultados de mudança de estilo de vida, talvez seja necessário modificar o plano ou reforçar as orientações de acordo com as necessidades apresentadas pelo indivíduo, estimulando a manutenção do autocuidado. Em caso de novo PC e novas metas pactuadas, recomeçar o algoritmo a partir da Anotação 6A.

Aspectos-chave

- O sobrepeso e a obesidade são problemas de Saúde Pública preveníveis, tornando-se relevante a intervenção em nível da Atenção Primária à Saúde e, em especial, para o trabalho cotidiano do enfermeiro na Unidade de Saúde.
- A obesidade é um agravo de caráter multifatorial, decorrente de balanço energético positivo que favorece o acúmulo de gordura, causando riscos para a saúde, em razão de sua relação com complicações metabólicas e associação com comorbidades, incluindo as doenças cardiovasculares.
- O balanço energético positivo pode ser classificado, de acordo com o índice de massa corporal (IMC), em: a) sobrepeso; b) obesidade grau I; c) obesidade grau II; e d) obesidade grau III.
- O enfermeiro necessita ter no seu processo de trabalho um olhar vigilante com relação ao estado nutricional da população do território, sob responsabilidade da equipe de saúde. Isso significa considerar a singularidade de cada indivíduo, de cada grupo, para cada fase do ciclo de vida.
- A avaliação antropométrica faz parte da avaliação do estado nutricional. A combinação da avaliação do IMC e da distribuição de gordura é, na prática, a melhor opção para avaliação clínica.
- No Processo de Enfermagem, a anamnese alimentar realizada de maneira clara possibilita um planejamento nutricional que atenda de modo flexível e adequado às necessidades da pessoa no seu contexto de vida.

- No acompanhamento de pessoas com sobrepeso/obesidade, prioriza-se as recomendações focadas no bem-estar integral do indivíduo e a perda de peso como consequência das modificações de estilo de vida. De maneira geral, as principais recomendações são:
  - Reduzir consumo energético a partir de melhorias qualitativas na dieta, principalmente quanto ao consumo de alimentos ultraprocessados.
  - Substituir bebidas com adição de açúcar por água.
  - Não substituir açúcar por adoçante.
  - Incentivar a ingestão de alimentos em sua forma natural, sem a adição de adoçantes.

Referências

1. Brasil. Ministério da Saúde. Secretaria de Ciência, Tecnologia, Inovação e Insumos Estratégicos. Portaria SCTIE/MS n. 53/2020. Aprova o Protocolo Clínico e Diretrizes Terapêuticas de Sobrepeso e Obesidade em Adultos. 11 de novembro de 2020. [Acesso 10 Out 2022]; 391 p. Disponível em: https://www.gov.br/conitec/pt-br/midias/protocolos/20201113_pcdt_sobrepeso_e_obesidade_em_adultos_29_10_2020_final.pdf.
2. Brasil. Ministério da Saúde. Universidade de São Paulo. Fascículo 1. Protocolos de uso do guia alimentar para a população brasileira na orientação alimentar: bases teóricas e metodológicas e protocolo para a população adulta [recurso eletrônico]. Brasília: Ministério da Saúde, 2021. [Acesso 10 Out 2022]; 26 p. Disponível em: https://bvsms.saude.gov.br/bvs/publicacoes/protocolos_guia_alimentar_fasciculo1.pdf.
3. The Independent Expert Group (IEG). Global Nutrition Report 2021: the state of global nutrition. Bristol, UK: Development Initiatives. [Online] 2021. [Acesso 10 Out. 2022]; 107 p. Disponível em: https://globalnutritionreport.org/reports/2021-global-nutrition-report/.
4. World Health Organization (WHO). European Regional. Obesity Report 2022. [Online]. Copenhagen: WHO Regional Office for Europe, 2022. [Acesso 10 Out 2022]. Disponível em: https://apps.who.int/iris/bitstream/handle/10665/353747/9789289057738-eng.pdf.
5. Instituto Brasileiro de Geografia e Estatística (IBGE). Ministério da Saúde. Ministério da Economia. Pesquisa Nacional de Saúde – 2019: atenção primária à saúde e informações antropométricas. Rio de Janeiro: IBGE, 2020. [Acesso 10 Out 2022]; (2):66p. Disponível em: https://biblioteca.ibge.gov.br/visualizacao/livros/liv101758.pdf.
6. Brasil. Ministério da Saúde. Secretaria de Vigilância em Saúde. Departamento de Análise em Saúde e Vigilância de Doenças Não Transmissíveis. Vigitel Brasil 2021: vigilância de fatores de risco e proteção para doenças crônicas por inquérito telefônico: estimativas sobre frequência e distribuição sociodemográfica de fatores de risco e proteção para doenças crônicas nas capitais dos 26 estados brasileiros e no Distrito Federal em 2021. Brasília: Ministério da Saúde, 2021. [Acesso 10 Out 2022]; 128 p. Disponível em: https://www.gov.br/saude/pt-br/centrais-de-conteudo/publicacoes/publicacoes-svs/vigitel/vigitel-brasil-2021-estimativas-sobre-frequencia-e-distribuicao-sociodemografica-de-fatores-de-risco-e-protecao-para-doencas-cronicas/.
7. Kac G, Sichieri R, Gigante DP. Transição Nutricional. [Online]. Rio de Janeiro: Editora Fiocruz/Atheneu, 2007. [Acesso 10 Out 2022]; 580 p. Disponível em: http://www.santoandre.sp.gov.br/biblioteca/pesquisa/ebooks/379689.PDF.
8. Brasil. Ministério da Saúde. Vigilância alimentar e nutricional. Sisvan: orientações básicas para a coleta, processamento, análise de dados e informação em serviços de saúde. Fagundes AA, Barros DC, Duar HA, Sardinha LMV, Pereira MM, Leão MM (Orgs.). Brasília: Ministério da Saúde, 2004. [Acesso 10 Out 2022]; 120 p. Disponível em: http://189.28.128.100/nutricao/docs/geral/orientacoes_basicas_sisvan.pdf.
9. Brasil. Ministério da Saúde. Estratégias para o cuidado da pessoa com doença crônica: obesidade [Internet]. Brasília: Ministério da Saúde. 2014. [Acesso 10 Out 2022]; CAB 38: 214 p. Disponível em: http://189.28.128.100/dab/docs/portaldab/publicacoes/caderno_38.pdf.
10. World Health Organization (WHO). Obesity: preventing and managing the global epidemic. Report of a World Health Organization Consultation. Geneva: World Health Organization, 2000. [Acesso 10 Out 2022]; 256 p. WHO Obesity Technical Report Series, n. 284. Disponível em: https://portaldeboaspraticas.iff.fiocruz.br/biblioteca/who-obesity-preventing-and-managing-the-global-epidemic/.

11. Toral N, Slater B. Abordagem do modelo transteórico no comportamento alimentar. Cien Saude Colet. Dez 2007. [Acesso 10 Out 2022]; 12(6):1641-50. Disponível em: https://www.scielo.br/j/csc/a/DPCJpt5tpXF8MsywYqjcSbz/abstract/?lang=pt.
12. Brasil. Ministério da Saúde. Secretaria de Atenção Primária à Saúde. Universidade de Brasília. Orientação alimentar de pessoas adultas com obesidade: Protocolos de uso do guia alimentar para a população brasileira. [Recurso eletrônico]. Brasília: Ministério da Saúde, 2022. [Acesso 10 Out 2022]; (2):37p. Disponível em: http://bvsms.saude.gov.br/bvs/publicacoes/volume2_protocolos_alimentar_adultas_obesidade.pdf.
13. Brasil. Ministério da Saúde. Secretaria de Atenção Primária à Saúde. Departamento de Promoção da Saúde. Manual de Atenção às Pessoas com Sobrepeso e Obesidade no âmbito da Atenção Primária à Saúde do Sistema Único de Saúde [Recurso eletrônico]. Brasília: Ministério da Saúde, 2021. [Acesso 10 Out 2022]; Disponível em: https://aps.saude.gov.br/biblioteca/visualizar/MjA1Nw==.
14. Herdman HT, Kamitsuru S, Lopes, CT. Diagnósticos de Enfermagem da NANDA-I: definições e classificação 2021-2023. Tradução Regina Machado Garcez. Porto Alegre: Artmed, 2021.
15. Rollnick S, Miller WR, Butler CC. Entrevista motivacional no cuidado da saúde: ajudando pacientes a mudar o comportamento. Porto Alegre: Artmed, 2009.
16. Cavalcanti AM, Oliveira ACL (Orgs.). Autocuidado apoiado: manual do profissional de saúde. [Internet] Curitiba: Secretaria Municipal de Saúde, 2012. [Acesso 10 Set 2022]; 92 p. Disponível em: https://www.curitiba.pr.gov.br/noticias/livro-digital-traz-estrategia-de-curitiba-na-area-da-saude/28105.
17. Brasil. Ministério da Saúde. Universidade Federal de Minas Gerais Instrutivo para manejo da obesidade no Sistema Único de Saúde: caderno de atividades educativas. Brasília: Ministério da Saúde, 2021. [Acesso 10 Out 2022]; 176 p. Disponível em: https://aps.saude.gov.br/biblioteca/visualizar/MjA2NQ==.
18. Soihet J, Silva AD. Efeitos psicológicos e metabólicos da restrição alimentar no transtorno de compulsão alimentar. Nutrição Brasil 2019. [Acesso 10 Out 2022]; 18(1):55-62. Disponível em: https://portalatlanticaeditora.com.br/index.php/nutricaobrasil/article/view/2563.
19. Cadena-Schlam L, López-Guimerà G. Intuitive eating: an emerging approach to eating behavior. Nutr Hosp. 2014 Oct 3. [Acesso 10 Out 2022]; 31(3):995-1002. Disponível em: https://pubmed.ncbi.nlm.nih.gov/25726186/.
20. Monteiro CA, Cannon G, Levy R, Moubarac J-C, Jaime P, Martins AP et al. NOVA. The star shines bright. Food classification. Public health. World Nutr. January-March 2016. [Acesso 10 Out 2022]; 791(3):28-38. Disponível em: https://worldnutritionjournal.org/index.php/wn/article/view/5.
21. Ditterich RG, Gabardo MCL, Moysés SJ. As ferramentas de trabalho com famílias utilizadas pelas equipes de saúde da família de Curitiba, PR. Saúde e Soc [Internet]. São Paulo, 2009. [Acesso 10 Out 2022]; 18(3):515-24. Disponível em: http://www.scielo.br/pdf/sausoc/v18n3/15.pdf.
22. Fisberg RM, Marchioni DML, Colucci ACA. Avaliação do consumo alimentar e da ingestão de nutrientes na prática clínica. Arq Bras Endocrinol e Metabol [Internet]. 2009. [Acesso 10 Out 2022]; 53(5):617-24. Disponível em: http://www.scielo.br/pdf/abem/v53n5/14.pdf.

28

Tabagismo

Sandra Rejane Soares Ferreira

O que há neste capítulo?

Neste capítulo, será abordado o tabagismo, que é um problema de Saúde Pública e uma condição sensível à Atenção Primária à Saúde (APS). O objetivo é instrumentalizar os enfermeiros da APS, como integrantes da equipe multiprofissional, a trabalharem na Consulta de Enfermagem e em atividades educativas grupais com a população para o incentivo à cessação do uso do tabaco, bem como para a prevenção da sua iniciação. Implementar ações para ajudar as pessoas a pararem de fumar, bem como a prevenirem recaídas no consumo de tabaco, devem ter alta prioridade dentre as práticas dos serviços de APS.

Introdução

O tabagismo é considerado uma doença epidêmica decorrente da dependência química à nicotina e foi incluído na 10ª edição do CID-10 no grupo de transtornos mentais e de comportamento devido ao uso de substâncias psicoativas.[1] Além de ser uma doença, é fator causal de aproximadamente 50 outras doenças incapacitantes e fatais.[1,2]

De acordo com a Organização Mundial da Saúde (OMS),[3] o uso do tabaco é um problema de Saúde Pública, pois continua sendo a principal causa de morte evitável. O tabaco é responsável pela morte de mais de 8 milhões de pessoas por ano no mundo (mais de 7 milhões de usuários diretos do tabaco e mais de 1,2 milhão de não fumantes expostos ao fumo passivo).[3] Estimativas da organização[2,4] apontam o fumo como responsável por 71% das mortes por câncer de pulmão, 42% das doenças respiratórias crônicas e aproximadamente 10% das doenças cardiovasculares (DCV), além de ser fator de risco para doenças transmissíveis, como a tuberculose (TB).

O uso do tabaco expõe as pessoas a inúmeras substâncias tóxicas.[2,3] Já foram identificadas mais de 7 mil compostos e substâncias químicas na fumaça do cigarro, sendo que centenas são tóxicas e, no mínimo, 69 delas são carcinogênicas.[5] Não só o fumo ativo, mas também o fumo passivo aumenta os riscos de doenças.[3-5]

O Brasil, em 2005, ratificou o primeiro tratado internacional de Saúde Pública – Convenção – Quadro para o Controle do Tabaco da OMS (CQCT-OMS), que ganhou o *status* de Política de Estado com o objetivo de conter a epidemia global do tabagismo.[6] Desde então, a implantação da Política Nacional de Controle do Tabaco (PNCT) tem sido estimulada e sua execução atual está definida na Portaria n. 10/2020, por meio do seu anexo: Protocolo Clínico e Diretrizes Terapêuticas do Tabagismo (PCDT) 2020.[1]

Apesar de todo o conhecimento científico acumulado nos últimos anos sobre o tabagismo, quer como fator de risco de doenças graves e fatais ou pela sua própria condição de doença crônica ligada à dependência da nicotina, ele continua afetando de maneira negativa milhões de vidas, sendo necessária a intensificação das ações de prevenção, bem como de estímulo à cessação do tabaco.[6,7]

A Atenção Primária à Saúde (APS) é considerada um cenário promissor para a abordagem da cessação do tabaco; e as Unidades de Saúde (US), por sua proximidade com a população, podem apoiar e acompanhar os usuários dependentes do tabaco em relação ao tratamento dessa condição crônica. Os enfermeiros são profissionais-chave, nesse contexto, para a implementação do conjunto de intervenções previstas pela PNCT nas comunidades, nas associações comunitárias, nas US (atenção individual e com grupos) e nas escolas. Podem contribuir de modo significativo para a redução da incidência da iniciação do tabagismo entre os jovens, tendo em vista sua atuação nos processos de educação em saúde.[8]

Epidemiologia do Tabaco

Segundo a OMS, são fumantes aproximadamente 22% da população mundial com 15 anos ou mais de idade, cerca de 36% dos homens e 7% das mulheres no mundo.[4] Cerca de metade dos fumantes morrem precocemente em decorrência de condições associadas ao tabagismo.[2,4] O número de mortes provocadas pelo cigarro é maior que o somatório das mortes provocadas pelo uso de álcool e outras drogas ilícitas, malária, TB, homicídio, suicídio, acidentes de carro e síndrome da imunodeficiência adquirida (Aids).[4]

O tabagismo está relacionado a mais de 50 doenças, sendo responsável por 90% das mortes por câncer de pulmão, 85% das mortes por bronquite e enfisema, 30% das mortes por câncer de boca, 25% das mortes por doença do coração e 25% das mortes por derrame cerebral.[4]

O tabaco, além de causar danos diretos, é um fator de risco para seis das oito principais causas de morte no mundo: doença isquêmica do coração, acidente vascular cerebral (AVC), infecção respiratória baixa, doença pulmonar obstrutiva crônica (DPOC), TB, câncer de pulmão, brônquios e traqueia, matando uma pessoa a cada seis segundos e sendo considerado pela OMS como a principal causa de morte evitável em todo o mundo.[1] Pessoas expostas cronicamente à poluição tabagística ambiental (PTA) têm risco 30% maior de desenvolver câncer de pulmão e 24% maior de desenvolver DCV do que as não expostas.[1]

No Brasil, conforme a Vigilância de Fatores de Risco e Proteção para Doenças Crônicas por Inquérito Telefônico (Vigitel) 2021,[9] no conjunto das 26 capitais e do Distrito Federal, a frequência de adultos fumantes foi de 9,1%, sendo maior no sexo masculino (11,8%) do que no feminino (6,7%). No total da população, a frequência de fumantes tendeu a ser menor entre os adultos jovens (antes dos 34 anos de idade) e entre aqueles com 65 anos e mais. A frequência do hábito de fumar diminuiu com o aumento da escolaridade e foi particularmente alta entre homens com até oito anos de estudo (15,7%).[9]

Tabagismo Passivo

A inalação da fumaça do tabaco por não fumantes tem sido chamada de tabagismo passivo, involuntário ou de "segunda mão", ou ainda PTA. A fumaça de "segunda mão" é aquela emitida pela ponta acesa dos produtos derivados do tabaco, geralmente combinada com a fumaça exalada pelo fumante. A exposição do feto à fumaça do cigarro – quando a mãe fuma ou está exposta ao tabagismo passivo – também se constitui em tabagismo involuntário.[7,9]

A frequência identificada pelo Vigitel Brasil 2021[9] de fumantes passivos no domicílio foi de 6,9%, sendo de 7,6% entre os homens e de 6,4% entre as mulheres.[9] No total da população, a frequência dessa condição foi maior na faixa etária de 18 a 24 anos e no estrato de 9 a 11 anos de escolaridade.[9] Contudo, a frequência de fumantes passivos no local de trabalho foi menor que no domicílio (5,4%), sendo maior entre os homens (8,1%) do que entre as mulheres (3,2%). Em ambos os sexos, a frequência de fumantes passivos no local de trabalho foi menor entre os indivíduos na faixa de idade com mais de 65 anos. Para os homens, a frequência tendeu a diminuir com o aumento do nível de escolaridade.[9]

A OMS adverte que não há nível seguro de exposição ao tabagismo passivo e recomenda, para diminuição do problema, a eliminação do fumo nos espaços públicos fechados, por meio da implantação dos "ambientes 100% livres de cigarro".[2]

O Brasil deu um importante passo nesse sentido ao criar a Lei n. 9.294/1996,[10] que proíbe fumar em ambientes públicos fechados; porém, em decorrência da baixa fiscalização e da falta de maior consciência sobre os reais danos do tabagismo passivo, infelizmente em muitos locais essa lei ainda não é cumprida.

Especificidades no Consumo e nas Consequências do Tabagismo para as Pessoas

O tabagismo apresenta consumo e consequências distintos dependendo da pessoa que está fumando (ativa ou passivamente), diferenças relacionadas a aspectos biológicos, como sexo ou fase de desenvolvimento da vida, e a gênero, em razão dos papéis e das expectativas impostos culturalmente pela sociedade, os quais impactam os pensamentos e os comportamentos das pessoas. Essas especificidades, se não consideradas, podem comprometer a eficácia do acompanhamento visando à cessação do tabagismo. É importante que o enfermeiro tenha conhecimento dessas particularidades em populações específicas para considerá-las no planejamento dos cuidados.

O hábito de fumar foi introduzido na sociedade moderna com a chegada da Revolução Industrial, inicialmente como um comportamento tipicamente masculino e, somente após a década de 1950, passou a ser também comum entre as mulheres, fazendo parte de um "estilo de vida".[11] Até poucas décadas atrás, existiam diferenças significativas no padrão e nas perspectivas no consumo de tabaco entre os gêneros. No entanto, com a participação cada vez maior da mulher no mercado de trabalho, ela passou a ter mais poder dentro da sociedade e, em decorrência disso, passou a ser alvo da publicidade da indústria fumageira, que associa o ato de fumar à ideia de emancipação e independência.[12]

Homens e mulheres respondem diferentemente ao uso do tabaco. Na mulher, o tabagismo é reforçado mais pelos fatores não farmacológicos (reforço social, respostas condicionadas, entre outros) do que pela nicotina;[12,13] por esse motivo, a Terapia de Reposição Nicotínica (TRN) pode ser menos efetiva na mulher do que no homem. Além disso, as fases do ciclo menstrual interferem com a nicotina e com a síndrome de abstinência, fazendo com que seja mais difícil para a mulher parar de fumar, particularmente na fase lútea tardia.[13]

Para a saúde do homem, o tabagismo é o principal fator de risco evitável. O fumo causa disfunção erétil em 37% dos tabagistas e supõe-se que ele seja a principal causa de disfunção erétil no mundo, pois contribui para causar lesões ateroscleróticas nas artérias que levam o sangue ao membro masculino, restringindo o fluxo sanguíneo para o pênis e impedindo a ereção. Os efeitos tóxicos da nicotina também provocam problemas no endotélio vascular e contribuem para os processos de infertilidade, pois diminuem a contagem, a motilidade e a forma dos espermatozoides.[2] Além disso, homens têm uma tendência maior de uso abusivo de álcool e outras drogas e também são mais acometidos por obesidade, conforme descrito no Capítulo 21 – Saúde do Homem. Portanto, o tabagismo é um risco adicional para DCV e para mortalidade geral (incluindo neoplasias) e tem contribuído para a manutenção da grande diferença entre as expectativas de vida dos gêneros, desfavorável aos homens.[14]

Os principais efeitos do tabagismo ativo e passivo na saúde da mulher são o aumento do risco de DCV: doença coronariana, AVC isquêmico e hemorragia subaracnoideia.[12] No Brasil, o tabagismo é responsável por cerca de 40% das mortes por doença coronariana em mulheres com menos de 65 anos e por 10% das mortes em mulheres com mais de 65 anos.[12]

O risco relativo de doença coronariana é maior em mulheres jovens que fumam do que em homens mais velhos e aumenta com o número de cigarros fumados e com a duração do tabagismo;[12] também aumenta muito se associado ao uso de anticoncepcionais orais (ACO). Segundo o Instituto Nacional de Câncer (Inca), do Ministério da Saúde (MS), as mulheres jovens que fumam e usam ACO têm risco até 10 vezes maior de ter infarto agudo do miocárdio (IAM), AVC, trombose venosa profunda, tromboflebite e embolia pulmonar; e aumento do risco de aterosclerose da carótida, aterosclerose vascular periférica e de morte por ruptura de aneurisma de aorta abdominal.[12]

O risco de câncer de mama em mulheres aumenta com o início precoce do tabagismo nas nulíparas e nas fumantes de mais de 20 cigarros/dia ou que tenham fumado cumulativamente 20 maços/ano ou mais.[15] Mulheres expostas ao tabagismo passivo também têm aumento do risco de desenvolver câncer de mama em comparação com as não fumantes.[15] O risco de câncer de colo de útero aumenta com o início precoce do tabagismo (duração) e com o número de cigarros fumados; a sobrevida de mulheres com câncer de colo uterino e que fumam também está diminuída.[16,17]

As mulheres mais jovens, em idade fértil, podem agravar ainda mais os problemas do tabagismo se vierem a engravidar, pois, além de sujeitarem-se pessoalmente aos malefícios do cigarro, também expõem o feto ao tabagismo passivo.[18] Dados da literatura[18-20] tornam inequívocos os malefícios do tabagismo para a saúde materna e fetal, bem como para o desenvolvimento da própria gestação. O tabagismo antes e no decorrer da gestação é a principal causa evitável de doenças e morte entre gestantes e crianças; as mulheres que param de fumar antes de engravidar ou logo que sabem estar grávidas diminuem significativamente os riscos dos efeitos danosos do fumo.[21]

As complicações no feto manifestam-se de diferentes formas, desde o aumento da frequência cardíaca até baixo peso ao nascer (BPN), malformações congênitas, alterações importantes no desenvolvimento do sistema nervoso fetal e aumento da natimortalidade.[22,23] Bebês que nascem de mães fumantes têm de 3 a 4 vezes mais chance de morrer da síndrome da morte súbita infantil, enquanto os filhos de fumantes passivas têm 2 vezes esse risco aumentado quando comparados àqueles nascidos de mães não fumantes.[18] O tabagismo na gestação provoca ainda aumento do risco da mortalidade na infância, maior propensão a infecções do trato respiratório, asma, problemas de ouvido, nariz e garganta, além do aumento de problemas psicológicos, como problemas de comportamento, déficit de atenção e hiperatividade.[18,19,22]

Em contrapartida, a gestação é uma ocasião especial para a promoção da cessação do tabagismo, pois a preocupação com a saúde do feto gera uma motivação extraordinária na gestante.

Os resultados e a relação custo-efetividade das intervenções são melhores nesse grupo do que na população em geral, pois os ganhos extrapolam os benefícios à saúde da mulher, atingindo também o feto.[24]

A OMS alerta que crianças que estejam expostas ao tabagismo passivo podem apresentar frequência respiratória mais elevada em comparação aos adultos e são mais vulneráveis aos efeitos do tabaco, principalmente porque muitas já convivem com a fumaça do cigarro desde a vida intraútero. Entre as crianças expostas à PTA, há aumento de doenças respiratórias (pneumonia, tosse crônica, falta de ar e asma), diminuição do crescimento e função pulmonar, alta incidência de infecções de ouvido e aumento das anormalidades do desenvolvimento e problemas comportamentais.[24]

Atuação do Enfermeiro no Tratamento do Tabagismo

O tabagismo é uma área promissora para a atuação dos enfermeiros em todos os níveis de atenção do Sistema Único de Saúde (SUS).[8] Na APS, os enfermeiros contribuem muito para a efetivação do PNCT, pois, junto com a equipe de saúde, realizam cotidianamente ações individuais e coletivas para a prevenção e a proteção do consumo do tabaco e para a cessação do ato de fumar, como: Consultas de Enfermagem (CE); triagem de usuários tabagistas; atuação nos grupos operativos para cessação do tabaco com abordagem cognitivo-comportamental; organização das sessões do grupo; avaliação do nível de dependência da nicotina nas pessoas; atividades educativas na US, domicílios e escolas; encaminhamento de usuários para atendimento por outros profissionais; identificação de clientes faltosos às consultas ou atividades de grupo e solicitação aos Agentes Comunitários de Saúde (ACS) da busca ativa dos casos; realização do monitoramento e avaliação dos dados e das ações do PNCT, entre outras.[25]

Destacam-se, ainda, atividades adicionais de planejamento e execução que compõem as rotinas de atuação da US no PNCT:

a) Participar da elaboração de material técnico de apoio às ações do PNCT.
b) Participar dos encontros de avaliação e atualização, promovidos pelo Inca/MS.
c) Participar da elaboração da programação de ações anuais, a fim de definir metas para o PNCT, em níveis municipal e estadual.
d) Participar da implementação do Programa Ambiente Livre de Tabaco nas dependências de escritórios, empresas, fábricas ou serviços de saúde.
e) Realizar a capacitação das equipes das US.
f) Participar da capacitação de equipes das US, ambientes de trabalho e escolas para implantação do PNCT nas suas dependências.
g) Apoiar de maneira efetiva os fumantes no processo de cessação de fumar na comunidade em que atua.
h) Inserir-se em ações educativas, normativas e organizacionais que visem estimular mudanças de comportamento relacionadas ao tabagismo.
i) Realizar CE, enfocando a abordagem cognitivo-comportamental, incluindo-se a avaliação do nível de dependência da nicotina nos pacientes por meio do Teste de Fagerström.

j) Utilizar a abordagem mínima que consiste em "Perguntar, Avaliar, Aconselhar, Preparar e Acompanhar (PAAPA)" o fumante para que deixe de fumar.
k) Organizar e coordenar sessões de abordagem em grupo.
l) Orientar os fumantes quanto aos sintomas de síndrome de abstinência, fissura e ganho de peso.
m) Instruir as pessoas sobre a farmacoterapia, informando-os sobre seu modo de uso e seus efeitos colaterais.
n) Planejar e participar, com toda a equipe, das atividades pontuais e contínuas do PNCT em níveis municipal e estadual.[26]

Grupos Operativos para Cessação do Tabagismo

No PNCT, a abordagem em grupos operativos para cessação do tabagismo é composta de quatro reuniões estruturadas de 90 minutos, com periodicidade semanal, seguidas de uma sessão mensal, até completar um ano de acompanhamento.[1,27] Essa proposição de estrutura de grupo requer, ainda, que cada profissional e equipe adaptem o método à sua realidade e às necessidades da sua comunidade: por vezes será necessário aumentar o número de sessões ou condensá-las, para garantir mais acesso.[26] O conteúdo das sessões envolve basicamente: entender por que se fuma e como isso afeta a saúde; os primeiros dias sem fumar; como vencer os obstáculos para permanecer sem fumar; e os benefícios obtidos após parar de fumar. O enfermeiro orienta, ainda, sobre a farmacoterapia para minimizar os sintomas da síndrome de abstinência.[26]

Destaca-se que o Protocolo Clínico e Diretrizes Terapêuticas do Tabagismo[1] (PCDT) dispõe que todas as pessoas encaminhadas para o grupo de cessação do tabaco devem passar, previamente, por avaliação clínica com o médico da US. A decisão terapêutica e o início da intervenção farmacológica dependem da avaliação clínica, em que devem ser analisados: o perfil e as preferências do fumante, bem como suas condições clínicas e seu histórico de saúde; uso de medicamentos, patologias atuais ou pregressas e sinais e sintomas que podem representar tanto complicações causadas pelo cigarro (devendo inclusive ser trabalhadas como motivadoras para a cessação) quanto contraindicações ao tratamento medicamentoso. Pela probabilidade de ocorrência de eventos adversos, todos os usuários em uso de farmacoterapia devem ser acompanhados regularmente até o final do tratamento.[1,27]

O PCDT[1] também estabelece que a **farmacoterapia para a dependência à nicotina** seja utilizada, se não houver contraindicações clínicas, nos seguintes casos: pessoas que fumam 20 ou mais cigarros por dia; pessoas que fumam o 1º cigarro até 30 minutos após acordar e fumam, no mínimo, 10 cigarros por dia; pessoas com Teste de Fagerström igual ou maior do que 5; pessoas que tentaram parar com abordagem cognitivo-comportamental e não conseguiram em razão de sintomas de abstinência insuportáveis; e critério clínico.[1] Não está recomendada a farmacoterapia para: gestantes; adolescentes; usuários de tabaco sem fumaça. As opções para tratamento farmacológico dividem-se em: a) medicamentos nicotínicos (Terapia de Reposição de Nicotina – TRN): goma de mascar, adesivos transdérmico, pastilhas, inalador em aerossol e *spray*); e b) os não nicotínicos: bupropiona, vareniclina, nortriptilina e clonidina.[1,27]

O tratamento combinado (abordagem cognitivo-comportamental e medicamentos) tem demonstrado ser mais efetivo para a abstinência do tabaco.[1,27] Além disso, quanto maior o número de sessões em grupo, maior a taxa de abstinência ao tabaco alcançada.[1,27] Com relação à duração das sessões, o tempo de 90 minutos parece ser o ideal. Abordagens mais prolongadas não se mostraram significativamente mais efetivas para alcance da abstinência e, portanto, sugere-se evitá-las, a fim de prevenir sobrecarga à equipe.[1,27]

Após as quatro sessões iniciais, recomenda-se acompanhamento posterior, com retornos inicialmente quinzenais, no primeiro mês, após o término do grupo, e progressivamente espaçados, a fim de aumentar as taxas de manutenção da cessação. Ao contrário das quatro primeiras sessões, nas quais se recomenda uma estruturação prévia, o seguimento de prevenção de recaída pode seguir no modelo de grupos abertos, prescindindo de uma estrutura fixa, cuja função principal seja a promoção de um espaço de apoio mútuo e disposição de informações.[1,27]

A abordagem em grupo permite que mais pessoas sejam tratadas pelo mesmo profissional, o que pode torná-la, em termos de Saúde Pública, mais custo-efetiva em relação à abordagem individual. Entretanto, não existem evidências suficientes para avaliar se a abordagem em grupo é mais efetiva ou custo-efetiva do que a abordagem individual intensiva. O objetivo central da abordagem é ajudar efetivamente os participantes a deixarem de fumar, fornecendo-lhes todas as informações e estratégias necessárias para direcionar seus próprios esforços nesse sentido.[1,27]

Quando a pessoa deseja parar de fumar, mas não se adapta à abordagem em grupo, deve ser encaminhada para consulta individual, com profissional previamente capacitado pela PNCT. Após a avaliação individual, se houver também a necessidade da intervenção farmacológica, o enfermeiro deverá encaminhar a pessoa para consulta médica. O enfermeiro só poderá realizar a prescrição dos medicamentos da PNCT quando essa ação estiver estabelecida em protocolos assistenciais aprovados pela instituição na qual realiza sua atividade profissional, conforme prevê a legislação do exercício profissional da enfermagem.[8,26]

É importante que o enfermeiro estimule o fumante a definir uma data de parada ou pense em estabelecê-la futuramente, podendo, para isso, reduzir gradualmente o número de cigarros diários ou estipular uma interrupção súbita, sendo esta uma escolha da pessoa. Deve-se enfatizar que, caso não consiga parar na primeira tentativa, poderá tentar outras vezes, até que obtenha êxito em sua meta.[1,8]

Desafios no Tratamento do Tabagismo

O desafio mais frequente com relação ao tratamento do tabagismo é a síndrome de abstinência da nicotina, uma das mais importantes barreiras para a cessação do uso do tabaco. Quando a pessoa para de oferecer nicotina ao cérebro, ele reage à sua ausência. Os principais sinais e sintomas dessa síndrome são: disforia; irritabilidade; tonteira e vertigens; cefaleia; agressividade; tristeza; ansiedade; agitação; dificuldade de concentração; distúrbios do sono; bradicardia; fissura (definida como um forte desejo de fumar).[27] Os sintomas elencados iniciam-se cerca de 8 horas após a interrupção do uso do cigarro, têm sua intensidade aumentada nos 3 a 4 primeiros dias e desaparecem em torno de 1 a 2 semanas. Já a fissura tende a permanecer por mais tempo que os demais sintomas, porém vai reduzindo gradativamente a sua intensidade e aumentando o intervalo entre um episódio e outro; em geral, os episódios não duram mais que 5 minutos, por isso é importante orientar o usuário para que nesse momento adote estratégias, a fim de que passem mais brevemente e que não haja recaídas. Esses sintomas, que caracterizam a síndrome de abstinência da nicotina, variam com o grau de dependência, sendo mais intensos naqueles usuários de maiores doses de nicotina e podem não acontecer em alguns fumantes leves que cessam o tabagismo.[27]

Aproximadamente 75% dos fumantes que tentam parar de fumar apresentam sintomas da síndrome de abstinência da nicotina. Na tentativa de evitar esses sintomas desagradáveis, o usuário volta a fumar, o que resulta em recaída ao tabagismo.[1,27] Vale ressaltar que, durante o acompanhamento do tabagista, deve-se estar atento a esses sintomas e, como já mencionado, avaliar a necessidade de uso de medicamentos para seu alívio, lembrando que a orientação da pessoa nesse momento, em geral, é a intervenção de maior impacto, principalmente com relação à informação de que a síndrome de abstinência cessa em alguns dias. Além disso, outros recursos podem ser usados, com base principalmente em técnicas comportamentais para manejo do estresse, da distração e da substituição.[8,28]

Faz parte do trabalho do enfermeiro alertar o usuário de tabaco sobre os riscos de recaída e a necessidade de desenvolvimento de estratégias de enfrentamento, destacando que é importante sua permanência no programa de acompanhamento até o final do tratamento, mesmo após ter parado de fumar.[8] Enfatiza-se que, caso ocorra uma recaída, o profissional não deve se sentir fracassado, mas tentar entender as dificuldades da pessoa em parar o uso do cigarro, especialmente em razão da síndrome de abstinência da nicotina. A partir dessa experiência, deve-se estimular novamente a cessação do tabaco e a avaliação da situação para aprender a identificar os contextos de risco que causaram a recaída. Vale lembrar que a maioria dos tabagistas alcançarão a cessação definitiva após várias tentativas.[1,26]

O enfermeiro, ao atuar com o usuário de tabaco, deve levar em consideração a motivação[a] da pessoa para parar de fumar, pois a motivação para a cessação do tabaco é um fator essencial no processo de interrupção do uso e, contraditoriamente, um dos principais obstáculos para o trabalho da equipe de saúde no combate ao tabagismo.

Para a efetividade do tratamento para a cessação do tabagismo, os seguintes aspectos relacionados a atitudes e posturas do enfermeiro, bem como da equipe de saúde, são fundamentais, desde o primeiro contato, e devem ser mantidos ao longo de todo o acompanhamento:

a) Acolhimento e empatia: é importante entender que a relação do usuário com o tabagismo, muitas vezes, é permeada por um sentimento de ambivalência, por meio do qual ele pode estar consciente dos malefícios do hábito e da importância do tratamento, mas pese intimamente a dimensão "positiva" (p. ex., "o cigarro me ajuda a ficar mais calmo") ou prazerosa de fumar.
b) Estimular a mudança de atitude para alcance da abstinência.
c) Informar o usuário sobre o que é a dependência química, os seus malefícios, quais sintomas ele poderá experimentar ao parar de fumar.
d) Informar o usuário sobre quais os métodos para cessação estão disponíveis na US, qual o papel dos fármacos e quais os tipos de medicamentos que a US dispõe para prescrição.[8]

O aconselhamento realizado por enfermeiro das US para pessoas que estão na tentativa de abandonar o tabaco deve ser feito sem julgamentos do vício estabelecido; a abordagem deve ser empática e positiva, motivando os fumantes a parar de fumar para beneficiar e preservar sua saúde, sua qualidade de vida e as das pessoas com quem convive.[28]

Para uma pessoa deixar de fumar, é necessária uma decisão pessoal para aceitar o processo de acompanhamento da equipe de saúde, que será contínuo, até a cessação do uso do tabaco,

---

[a] Entende-se por motivação uma "força interna" que leva a pessoa à ação e, no campo dos cuidados em saúde, pode ser entendida como o estado de prontidão ou de avidez para determinada mudança (ou para a manutenção dela), ou seja, a intenção em engajar-se na mudança, a qual pode sofrer oscilações ao longo do tempo, a depender do contexto em que o tabagista se encontre.[29]

mantida por um longo período. É importante que o enfermeiro oriente que, para parar de fumar, é necessária uma mudança de comportamento na qual a pessoa é o sujeito ativo de sua própria mudança até alcançar seu objetivo.[8]

Consulta de Enfermagem para a Abordagem do Tabagismo

A abordagem realizada pelo enfermeiro ao usuário tabagista, seja de maneira individual ou em grupos operativos, deve estar ancorada na terapia cognitivo-comportamental, considerando-se que as questões relacionadas à dependência do tabaco envolvem componentes físicos, psicológicos e comportamentais.[26] Na Figura 28.1, apresenta-se um fluxograma com a síntese da CE para abordagem do tabagismo na APS, utilizando-se os cinco passos da abordagem breve sobre o uso de tabaco, que consiste em: Perguntar, Avaliar, Aconselhar, Preparar e Acompanhar (PAAPA).[8]

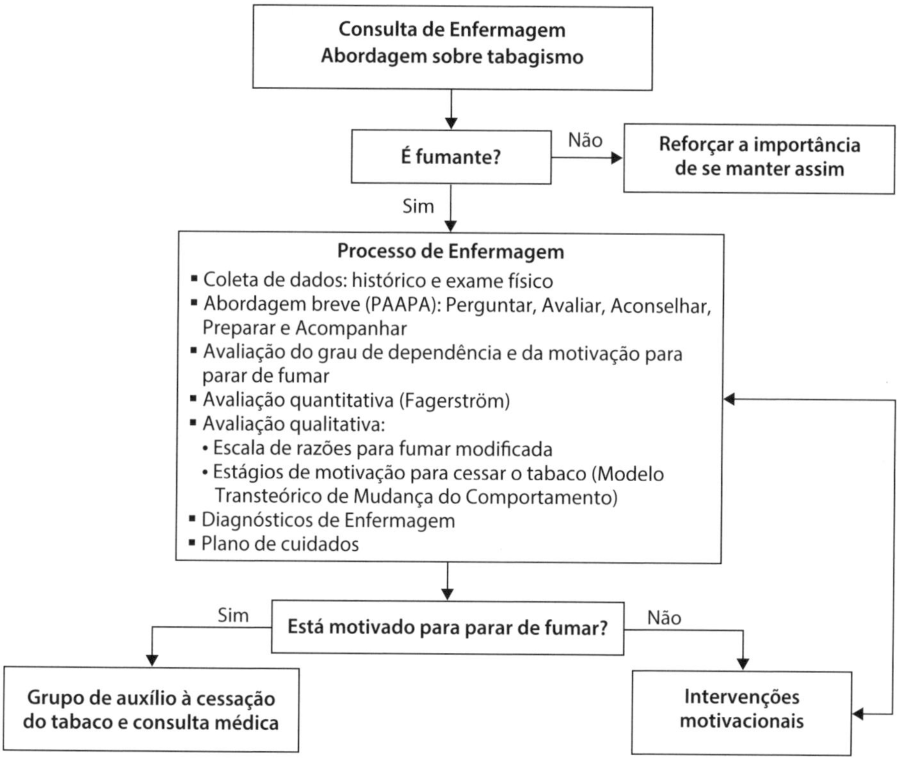

Figura 28.1 – Fluxograma da Consulta de Enfermagem para abordagem do tabagismo.

Fonte: Elaborada pela autoria com base na literatura consultada: MS, 2020[1]; Cruz e Gonçalves, 2010[26]; Inca, 2022[27]; Fagerström e Schneider, 1989[30]; e Prochaska et al., 1992[33].

▪ Passo 1 – Perguntar sobre o uso do cigarro

Você fuma? Há quanto tempo? Quantos cigarros por dia?

Quando o enfermeiro identifica na abordagem uma pessoa que refere nunca ter fumado ou que fumou menos de 100 cigarros durante toda a sua vida, ele deve reforçar essa decisão, parabenizar a pessoa por manter-se afastada do cigarro ou pelo sucesso em parar de fumar, encorajando-a a persistir assim, reforçando que essa é uma das medidas mais importantes de autocuidado para a manutenção da sua saúde.

Se a pessoa é fumante, a coleta de dados (histórico e exame físico) será voltada para a avaliação quantitativa e qualitativa da dependência do tabaco.

Passo 2 – Avaliar o grau de dependência química

A **avaliação quantitativa** é realizada por meio do **Questionário de Tolerância de Fagerström (Teste de Fagerström)**.[30] O instrumento fornece uma medida quantitativa, de 0 a 10 pontos, que avalia o grau de dependência física à nicotina: quanto maior o escore obtido, maior o grau de dependência física. O teste é amplamente usado graças a seu fácil entendimento e sua rápida aplicação, podendo ser aproveitado por qualquer membro da equipe de saúde. Auxilia o profissional nas primeiras abordagens frente à questão do tabagismo, ajudando-o a provocar, no usuário, uma reflexão acerca do processo de dependência e da possibilidade de procurar o tratamento.[1]

O teste consiste em um questionário de seis perguntas de escolha simples (Quadro 28.1). Para cada alternativa das questões do teste, existe uma pontuação. A soma dos pontos permitirá a avaliação do seu grau de dependência de nicotina.[1]

QUADRO 28.1 Teste de Fagerström.[30]

Responda, por favor, às seis perguntas que se seguem:		
1) Quanto tempo após acordar você fuma o seu primeiro cigarro?	Nos primeiros 5 minutos	3
	Entre 6 e 30 minutos	2
	Entre 31 e 60 minutos	1
	Mais de 1 hora depois	0
2) É difícil para você não fumar em espaços onde é proibido fumar (igrejas, ônibus, Unidades de Saúde)?	Sim	1
	Não	0
3) Qual cigarro do dia traz mais satisfação?	O primeiro da manhã	1
	Outros	0
4) Quantos cigarros você fuma por dia?	10 ou menos	0
	11 a 20	1
	21 a 30	2
	Mais que 31	3
5) Fuma mais frequentemente pela manhã?	Sim	1
	Não	0
6) Fuma mesmo quando está doente ou acamado?	Sim	1
	Não	0

Fonte: Adaptado de Ministério da Saúde, 2022[1]; Fagerström e Schneider, 1989[30].

A **avaliação qualitativa** é realizada por meio da **Escala de Razões para Fumar Modificada** e da **Avaliação do Estágio Motivacional para cessar o uso do tabaco** em que a pessoa se encontra (Modelo Transteórico de Mudança do Comportamento; ver Capítulo 12 – Promoção de Mudanças no Estilo de Vida na Atenção Primária à Saúde). O objetivo é identificar em que situações o tabagista usa o cigarro, relacionando-se não só com a dependência física, mas também com a dependência psicológica e o condicionamento. Dessa maneira, a avaliação ajuda o próprio fumante a tomar consciência das situações de risco do seu dia a dia, além de auxiliar o profissional de saúde a identificar os principais pontos a serem trabalhados durante todo o processo da abordagem intensiva do fumante.[30]

A **Escala de Razões para Fumar Modificada**, desenvolvida em língua inglesa, foi traduzida e validada para a língua portuguesa e consiste em 21 questões (Quadro 28.2), as quais podem ser usadas na primeira abordagem e também como instrumento de acompanhamento do processo do usuário após algumas intervenções.[31] Para aplicação da escala, o profissional pode solicitar ao usuário que a preencha sozinho, após orientação inicial, ou conduzir a leitura das afirmações, anotando as respostas fornecidas.[31] Deve ser aplicada, de modo complementar ao Teste de Fagerström, aos usuários que demonstrarem disposição ou motivação para o tratamento do tabagismo.[32]

As razões para fumar são agrupadas em nove fatores principais: dependência, prazer de fumar, redução da tensão, estimulação, automatismo, manuseio, tabagismo social, controle de peso e associação estreita. O escore final é calculado a partir da média simples dos escores individuais para as questões relacionadas.[31] Todos os fatores com resultado superior a dois devem ser considerados como fatores de atenção na abordagem e no acompanhamento do tabagista em cessação, pelo risco que representam de provocar recaída.[31]

QUADRO 28.2 **Escala de razões para fumar modificada e traduzida para o português.**

Razões para fumar	Alternativas e peso de cada questão
1) Eu fumo cigarros para me manter alerta	1) Nunca 2) Raramente 3) Às vezes 4) Frequentemente 5) Sempre
2) Manusear um cigarro é parte do prazer de fumá-lo	1) Nunca 2) Raramente 3) Às vezes 4) Frequentemente 5) Sempre
3) Fumar dá prazer e é relaxante	1) Nunca 2) Raramente 3) Às vezes 4) Frequentemente 5) Sempre
4) Eu acendo um cigarro quando estou bravo com alguma coisa	1) Nunca 2) Raramente 3) Às vezes 4) Frequentemente 5) Sempre
5) Quando meus cigarros acabam, acho isso quase insuportável, até eu conseguir outro	1) Nunca 2) Raramente 3) Às vezes 4) Frequentemente 5) Sempre
6) Eu fumo cigarros automaticamente sem mesmo me dar conta disso	1) Nunca 2) Raramente 3) Às vezes 4) Frequentemente 5) Sempre

(Continua)

QUADRO 28.2	Escala de razões para fumar modificada e traduzida para o português. (*Continuação*)
Razões para fumar	**Alternativas e peso de cada questão**
7) É mais fácil conversar e me relacionar com outras pessoas quando estou fumando	1) Nunca 2) Raramente 3) Às vezes 4) Frequentemente 5) Sempre
8) Eu fumo para me estimular, para me animar	1) Nunca 2) Raramente 3) Às vezes 4) Frequentemente 5) Sempre
9) Parte do prazer de fumar um cigarro vem dos passos que eu tomo para acendê-lo	1) Nunca 2) Raramente 3) Às vezes 4) Frequentemente 5) Sempre
10) Eu acho os cigarros prazerosos	1) Nunca 2) Raramente 3) Às vezes 4) Frequentemente 5) Sempre
11) Quando eu me sinto desconfortável ou chateado com alguma coisa, eu acendo um cigarro	1) Nunca 2) Raramente 3) Às vezes 4) Frequentemente 5) Sempre
12) Quando eu estou fumando um cigarro, eu fico muito atento a isso	1) Nunca 2) Raramente 3) Às vezes 4) Frequentemente 5) Sempre
13) Eu acendo um cigarro sem perceber que ainda tenho outro acesso no cinzeiro	1) Nunca 2) Raramente 3) Às vezes 4) Frequentemente 5) Sempre
14) Enquanto estou fumando me sinto mais seguro com as outras pessoas	1) Nunca 2) Raramente 3) Às vezes 4) Frequentemente 5) Sempre
15) Eu fumo cigarros para me "pôr para cima"	1) Nunca 2) Raramente 3) Às vezes 4) Frequentemente 5) Sempre
16) Quando eu fumo um cigarro, parte do prazer é ver a fumaça que eu solto	1) Nunca 2) Raramente 3) Às vezes 4) Frequentemente 5) Sempre
17) Eu desejo um cigarro especialmente quando estou confortável e relaxado	1) Nunca 2) Raramente 3) Às vezes 4) Frequentemente 5) Sempre
18) Eu fumo cigarros quando me sinto triste ou quando quero esquecer minhas obrigações e preocupações	1) Nunca 2) Raramente 3) Às vezes 4) Frequentemente 5) Sempre
19) Eu sinto uma vontade enorme de pegar um cigarro se fico um tempo sem fumar	1) Nunca 2) Raramente 3) Às vezes 4) Frequentemente 5) Sempre
20) Eu já me peguei com um cigarro na boca sem lembrar de tê-lo colocado lá	1) Nunca 2) Raramente 3) Às vezes 4) Frequentemente 5) Sempre
21) Eu fumo muito mais quando estou com outras pessoas	1) Nunca 2) Raramente 3) Às vezes 4) Frequentemente 5) Sempre

Fonte: Reprodução de Souza et al., 2009[31].

A **Avaliação do Estágio Motivacional para cessar o uso do tabaco** baseia-se na coleta de informações sobre a vontade da pessoa de mudar hábitos e seus planos para buscar apoio/tratamento. As informações podem ser coletadas por profissionais capacitados, nas equipes de saúde, utilizando-se o Modelo de Avaliação do Grau de Motivação para a Mudança de Comportamento (Modelo Transteórico),[33] que descreve as etapas que devem ser identificadas no discurso das pessoas quando indagadas acerca de sua vontade de mudar hábitos e de seus planos para alcançar esse objetivo (ver Capítulo 12 – Promoção de Mudanças no Estilo de Vida na Atenção Primária à Saúde). A aplicação desse método no contexto da cessação do tabagismo é simples, conforme abordado a seguir.

Estágios motivacionais adaptados ao tabagismo[32]

a) **Pré-contemplação:** nessa fase, o fumante não pensa em parar de fumar e não considera isso um problema. Na abordagem, cabe ao enfermeiro aumentar a percepção do usuário sobre os riscos e problemas do comportamento atual (inclusive do tabagismo passivo para os seus familiares).

b) **Contemplação:** a pessoa já admite que fumar é um problema, diz que deseja parar, mas não está pronto para a ação. Encontra-se ambivalente. Cabe ao enfermeiro buscar "inclinar a balança", evocando as razões para a mudança, os riscos de não mudar, bem como fortalecer a autoeficácia do usuário para a mudança do comportamento atual; para tanto, poderá utilizar a Entrevista Motivacional[b] (EM): ver Capítulo 12 – Promoção de Mudanças no Estilo de Vida na Atenção Primária à Saúde.

c) **Pronto para a ação:** aqui a pessoa deseja parar de fumar dentro dos próximos 30 dias. Deve ser encaminhada, preferencialmente, para os grupos operativos de auxílio à cessação do tabagismo ou, caso prefira, ser acompanhada em consulta individual, na qual, para ambas as situações, utiliza-se da abordagem cognitivo-comportamental (ver Capítulo 12 – Promoção de Mudanças no Estilo de Vida na Atenção Primária à Saúde) como base do tratamento para quem deseja parar de fumar. Dessa maneira, se a pessoa deseja mudar um comportamento (ato de fumar), o profissional deve, inicialmente, procurar identificar os pensamentos disfuncionais e as crenças associados a esse ato, para poder apoiar a pessoa a modificar o comportamento.

d) **Ação:** é quando a pessoa efetivamente para de fumar.

e) **Manutenção:** é a fase em que a pessoa já parou de fumar, mas precisa manter-se abstinente. Aqui o enfermeiro deve parabenizá-lo e ajudá-lo a desenvolver habilidades para enfrentar as situações de risco de recaída, encorajando-o a participar dos grupos de manutenção.

f) **Recaída:** muitas vezes, ao recair, o fumante mostra-se envergonhado e com baixa autoestima. Cabe ao enfermeiro acolhê-lo, não demonstrando frustração ou agressividade. O tabagismo deve ser encarado como uma doença crônica, em que a cessação e as recaídas fazem parte da evolução.

Identificar em qual estágio motivacional o usuário se encontra é de extrema importância no momento de se elaborar estratégias para as intervenções. Cabe ao profissional de saúde auxiliá-lo

[b] A EM é uma forma de entrevista clínica cujo objetivo é trabalhar e aumentar a motivação do usuário para a mudança de comportamento, geralmente referente a mudanças de hábitos de vida e adesão a tratamentos. Para isso, assume um espírito colaborativo, evocativo e que respeita a autonomia da pessoa. Apresenta quatro princípios orientadores: 1) resistir ao reflexo de consertar as coisas; 2) entender e explorar as motivações do usuário; 3) escutar com empatia; e 4) fortalecer o usuário, estimulando-lhe a esperança e o otimismo.[29]

na mudança de estágio de motivação em direção à cessação ou à manutenção da cessação do uso do tabaco.[32]

Após essas avaliações, será possível definir o(s) Diagnóstico(s) de Enfermagem (DE) e, se a pessoa estiver nos estágios motivacionais de prontidão ou ação, será possível estabelecer, em conjunto com ela, um plano de cuidados.

- **Passo 3 – Aconselhar**

O profissional deverá aconselhar a pessoa, de acordo com a fase motivacional em que ela está (ver estágios de motivação supracitados).

- **Passo 4 – Preparar**

Nessa etapa, com o(s) DE estabelecido(s) e validado(s) com a pessoa que deseja parar de fumar nos próximos 30 dias, o enfermeiro estabelecerá com ela um plano de ação, que deve incluir a data em que vai parar de fumar, informações sobre a síndrome de abstinência, treinamento de estratégias para o seu enfrentamento e informações sobre os recursos disponíveis no serviço de saúde para apoiá-lo nesse processo.

Os principais componentes do tratamento para cessação do tabagismo são a abordagem cognitivo-comportamental (individual ou em grupos operativos) e o apoio farmacológico (tratamento para dependência física à nicotina), sendo o primeiro o principal alicerce do acompanhamento e o segundo apenas um elemento auxiliar no tratamento. Assim, destaca-se que, para o enfermeiro realizar o cuidado de pessoas dependentes do tabaco, isto é, de auxiliá-las na cessação do hábito de fumar, é necessário estar capacitado para a abordagem das dependências física, psíquica e social (condicionamento).[32] É essencial que o enfermeiro e a equipe avaliem os resultados encontrados com o modelo de intervenção adotado.

- **Passo 5 – Acompanhar**

Nessa etapa, o enfermeiro deve pactuar com a pessoa como se dará o seguimento e o apoio para o autocuidado. Recomenda-se acompanhamento semanal nas primeiras 4 semanas em que ela se propôs a ficar sem fumar (de modo individual ou no grupo); no segundo mês, agendar retornos quinzenais e, depois, mensais, até que complete de 3 a 6 meses de abstinência. Recomenda-se uma consulta ao completar um ano sem fumar (ou antes, dependendo da avaliação clínica). Nesse processo de acompanhamento, existem duas possibilidades de resultado: a manutenção da abstinência ao tabaco; ou a recaída.[26,32]

Manutenção é o nome da fase de acompanhamento após a pessoa parar de fumar. Nesse período, o enfermeiro deve parabenizá-la e ajudá-la a desenvolver habilidades para enfrentar as situações de risco de recaída, encorajando-a a participar dos grupos de manutenção.[26,32]

Na **recaída**, muitas vezes a pessoa se mostra envergonhada e com baixa autoestima por ter voltado a fumar. O enfermeiro deve acolhê-la, não demonstrar frustração, agressividade ou preconceito. Ressaltar que o tabagismo deve ser encarado como uma doença crônica e que cessação e recaídas fazem parte da sua evolução.[26,32] Também deve trabalhar com a pessoa as possíveis razões para a recaída e treinar habilidades para o seu enfrentamento numa próxima tentativa. O tabagista em cessação que recair deve ser encorajado a não desistir. Em média, são necessárias de 5 a 7 tentativas para se alcançar a cessação definitiva, e essa informação pode incentivar o fumante a uma nova tentativa.[1,26,32]

Intervenções Motivacionais

As pessoas que durante a CE ainda não estiverem prontas para parar com o uso do cigarro devem receber intervenções motivacionais a cada nova visita à US. Para aqueles que não desejam cessar o uso do tabaco, é essencial que o profissional de saúde ofereça orientações acerca:

a) dos malefícios do tabagismo;
b) dos tipos de tratamento disponíveis para a cessação do tabagismo; e
c) da disponibilidade de tratamento na US e dos fluxos que os usuários devem seguir para iniciá-lo.

Uma abordagem com vistas à redução de danos pode ser utilizada, desde que encarada não como uma meta final, mas como uma possível estratégia para a cessação definitiva. Cabe lembrar que a diminuição do número de cigarros fumados não elimina o risco de doenças relacionadas ao tabaco.[1,27]

Se a pessoa não está disposta a parar de fumar no momento, deve-se retomar os passos nas consultas seguintes e oferecer material informativo, bem como se colocar disponível se precisar de auxílio para o autocuidado.

Aspectos-chave

- O uso do tabaco é um problema de Saúde Pública, pois continua sendo a principal causa de morte evitável no mundo.
- O tabagismo é reconhecido como uma dependência química que expõe as pessoas a inúmeras substâncias tóxicas, pois foram identificados mais de 7 mil compostos e substâncias químicas na fumaça do cigarro, sendo que no mínimo 69 delas são carcinogênicas.
- Apesar de todo o conhecimento científico acumulado nos últimos anos sobre o tabagismo, quer como fator de risco de doenças graves e fatais ou pela sua própria condição de doença crônica ligada à dependência da nicotina, ele continua afetando de maneira negativa milhões de vidas, sendo necessária a intensificação das ações de prevenção e de motivação para a cessação do tabaco.
- Os serviços de Atenção Primária à Saúde (APS) precisam estar preparados para desenvolver as ações propostas pela Política Nacional de Controle do Tabaco (PNCT).
- O enfermeiro, por seu conhecimento, competências e habilidades, pode contribuir na organização do PNCT nas Unidades de Saúde da APS e desenvolver atividades estratégicas tanto no planejamento quanto na intervenção direta com a população para o controle do tabagismo.
- Enfermeiros podem contribuir de modo significativo na redução da incidência da iniciação do tabagismo entre os jovens, tendo em vista que são considerados os principais profissionais envolvidos com a educação em saúde nas escolas.
- Os enfermeiros atuam como multiplicadores de informações nas ações de saúde na APS e podem atuar, rotineiramente, na abordagem breve (cinco passos), no aconselhamento sobre os malefícios decorrentes do uso do tabaco e na motivação para o seu abandono em diferentes espaços.
- Na PNCT, os enfermeiros devem realizar Consultas de Enfermagem e atuar nos grupos para cessação do tabaco, enfocando a abordagem cognitivo-comportamental e a avaliação do nível de dependência da nicotina nas pessoas, além de promover ações educativas que apoiem a cessação do hábito de fumar.

Referências

1. Ministério da Saúde. Secretaria de Atenção Especializada à Saúde. Secretaria de Ciência, Tecnologia, Inovação e Insumos Estratégicos em Saúde. Portaria Conjunta SCTIE/SAES/MS n. 10/2020 e Anexo-Protocolo Clínico e Diretrizes Terapêuticas do Tabagismo. 16 de abril de 2020. [Acesso 15 Out 2022]; 67 p. Disponível em: http://www.saude.ba.gov.br/wp-content/uploads/2020/07/PCDT-Tabagismo.pdf.
2. World Health Organization (WHO). WHO Global Report on Trends in Prevalence of Tobacco Smoking 2000-2025, 2. ed. Geneva: World Health Organization, 2018. [Acesso 20 Out 2022]; 121 p. Disponível em: https://apps.who.int/iris/bitstream/handle/10665/272694/9789241514170-eng.pdf?ua=1.
3. Organização Panamerica de Saúde (OPAS). Site OPAS. Tabaco. [Internet]; 2022. [Acesso 20 Out 2022]. Disponível em: https://www.paho.org/pt/topicos/tabaco.
4. World Health Organization (WHO). WHO report on the global tobacco epidemic 2021: addressing new and emerging products. 27 July 2021. [Acesso 15 Nov 2022]; 210 p. Disponível em: https://www.who.int/publications/i/item/9789240032095.
5. American Lung Association. Home American Lung Association/Quit Smoking/Tobacco Facts. What's in a cigarette? Page last updated: November 17, 2022. [Acesso 20 Out 2022]. Disponível em: https://www.lung.org/quit-smoking/smoking-facts/whats-in-a-cigarette.
6. Instituto Nacional de Câncer José Alencar Gomes da Silva. Secretaria Executiva da Comissão Nacional para Implementação da Convenção-Quadro para o Controle do Tabaco. Cavalcante TM (Org.). A economia do tabaco e o controle do tabaco: em colaboração com a Organização Mundial da Saúde. Rio de Janeiro: Inca, 2017. [Acesso 15 Nov 2022]; 57 p. Disponível em: https://www.inca.gov.br/publicacoes/livros/economia-do-tabaco-e-o-controle-do-tabaco-em-colaboracao-com-organizacao-mundial.
7. Instituto Nacional de Câncer José Alencar Gomes da Silva. Tabaco e saúde pulmonar: dia mundial sem tabaco: manual 2019. Rio de Janeiro: INCA, 2019. [Acesso 15 Nov 2022]; 32 p. Disponível em: https://www.inca.gov.br/sites/ufu.sti.inca.local/files//media/document//manual-dia-mundial-sem-tabaco-2019.pdf.
8. Zampier VSB, Silva MH, Machado RET, Jesus RR, Jesus MCP, Merighi MAB. Abordagem do enfermeiro aos usuários tabagistas na Atenção Primária à Saúde. Rev Bras Enferm [Internet]. 2019. [Acesso 20 Nov 2022]; 72(4):1001-8. Disponível em: https://www.scielo.br/j/reben/a/WXvkhW4BbpDpTCy5HhDZhmD/?format=pdf&lang=pt.
9. Brasil. Ministério da Saúde. Secretaria de Vigilância em Saúde. Departamento de Análise em Saúde e Vigilância de Doenças Não Transmissíveis. Vigitel Brasil 2021: vigilância de fatores de risco e proteção para doenças crônicas por inquérito telefônico: estimativas sobre frequência e distribuição sociodemográfica de fatores de risco e proteção para doenças crônicas nas capitais dos 26 estados brasileiros e no Distrito Federal em 2021. Brasília: Ministério da Saúde, 2022. [Acesso 10 Out 2022]. Disponível em: https://www.forumdcnts.org/post/resultados-vigitel-2021.
10. Brasil. Presidência da república. Casa Civil. Subchefia para assuntos jurídicos. Lei n. 9.294/1996. Dispõe sobre as restrições ao uso e à propaganda de produtos fumígeros, bebidas alcoólicas, medicamentos, terapias e defensivos agrícolas, nos termos do § 4° do art. 220 da Constituição Federal. 15 de julho de 1996. [Acesso 10 Nov 2022]. Disponível em: http://www.planalto.gov.br/ccivil_03/leis/l9294.htm.
11. Romeo-Stuppy K, Huber L, Lambert P, Aghi MB, Yoon SY, Thomas D et al. Women, tobacco, and human rights. Tob Induc Dis. 2021. [Acesso 10 Nov 2022]; 19 (June): 48. Disponível em: http://www.tobaccoinduceddiseases.org/pdf-137473-65718?filename=Women_%20tobacco_%20and%20human.pdf.
12. Brasil. Ministério da Saúde. Instituto Nacional de Câncer (INCA). Tabagismo e saúde da Mulher. [Internet] Rio de Janeiro: INCA, atualizado em 29/07/2022. [Acesso 10 Nov 2022]. Disponível em: https://www.gov.br/inca/pt-br/assuntos/causas-e-prevencao-do-cancer/tabagismo/saude-da-mulher.
13. Mendrek A, Dinh-Williams L, Bourque J, Potvin S. Sex Differences and Menstrual Cycle Phase-Dependent Modulation of Craving for Cigarette: An fMRI Pilot Study. Psychiatry Journal Clinical Study 2014. [Acesso 10 Nov 2022]; id 723632. Disponível em: https://www.hindawi.com/journals/psychiatry/2014/723632/.
14. Kodriati N, Pursell L, Hayati EN. A scoping review of men, masculinities, and smoking behavior: The importance of settings. Glob Health Action. 2018. [Acesso 10 Nov 2022]; 11(Suppl 3):1589763. Disponível em: https://www.ncbi.nlm.nih.gov/pmc/articles/PMC6461072/.
15. Jones ME, Schoemaker MJ, Wright LB, Ashworth A, Swerdlow AJ. Smoking and risk of breast cancer in the Generations Study cohort. Breast Cancer Res 2017. [Acesso 10 Nov 2022]; 19:118. Disponível em: https://breast-cancer-research.biomedcentral.com/articles/10.1186/s13058-017-0908-4#Abs1.

16. Plummer M, Herrero R, Franceschi S, Meijer CJLM, Snijders P, Bosch FX et al, Smoking and cervical cancer: pooled analysis of the IARC multi-centric case-control study. Cancer Causes Control, 2003. [Acesso 10 Nov 2022]; 14:805-814. Disponível em: https://link.springer.com/article/10.1023/B:CACO.0000003811.98261.3e#Abs1.
17. Collins S, Rollason TP, Young LS, Woodman CB. Cigarette smoking is an independent risk factor for cervical intraepithelial neoplasia in young women: a longitudinal study. Eur J Cancer. Jan 2010. [Acesso 10 Nov 2022]; 46(2):405-11. Disponível em: https://www.ncbi.nlm.nih.gov/pmc/articles/PMC2808403/.
18. Action on Smoking and Health (ASH). Smoking, pregnancy and fertility. [Internet] London, Dez 2021. [Acesso 10 Nov 2022]; 18 p. Disponível em: https://ash.org.uk/uploads/Smoking-Reproduction.pdf?v=1646925227.
19. Zou R, Boer OD, Felix JF, Muetzel RL, Franken IHA, Cecil CAM et al. Association of maternal tobacco use during pregnancy with preadolescent brain morphology among offspring. JAMA Netw Open. 2022. [Acesso 10 Nov 2022]; 5(8):e2224701. Disponível em: https://jamanetwork.com/journals/jamanetworkopen/fullarticle/2794811.
20. Ekblad MO. Association of Smoking During Pregnancy With Compromised Brain Development in Offspring. JAMA Netw Open. 2022. [Acesso 10 Nov 2022]; 5(8):e2224714. Disponível em: https://pubmed.ncbi.nlm.nih.gov/35913745/.
21. Pereira G, Dunne J, Regan AK, Tessema GA. Smoking Cessation and Preterm Birth in Second Pregnancy Among Women who Smoked in Their First. Nicotine Tob Res. 2021 Nov 5. [Acesso 10 Nov 2022]; 23(12):2013-2018. Disponível em: https://academic.oup.com/ntr/article-abstract/23/12/2013/6326813?redirectedFrom=fulltext&login=false.
22. Durão ACCS, Brandão WN, Bruno V, Spelta LEW, Duro SO, Santos NB. In Utero Exposure to Environmental Tobacco Smoke Increases Neuroinflammation in Offspring. Front. Toxicol., 17 January 2022. [Acesso 10 Nov 2022]; 13 p. Disponível em: https://www.frontiersin.org/articles/10.3389/ftox.2021.802542/full.
23. Stock SJ, Bauld L. Maternal smoking and preterm birth: An unresolved health challenge. PLoS Med 2020. [Acesso 10 Nov 2022]; 17(9):e1003386. Disponível em: https://journals.plos.org/plosmedicine/article?id=10.1371/journal.pmed.1003386.
24. World Health Organization (WHO). WHO recommendations for the prevention and management of tobacco use and second-hand smoke exposure in pregnancy. Geneva, Switzerland: WHO, [Internet], 2013. [Acesso 10 Nov 2022]; 104 p. Disponível em: https://apps.who.int/iris/bitstream/handle/10665/94555/9789241506076_eng.pdf.
25. Pereira RA, Dias AK, Markus GWS. Tabagismo, problema de saúde pública: conhecimento do profissional enfermeiro. Revista Extensão, 2019. [Acesso 20 Nov 2022]; 3(1):93-102. Disponível em: https://revista.unitins.br/index.php/extensao/article/view/1689/1128.
26. Cruz MS, Gonçalves MJF. O Papel do Enfermeiro no Programa Nacional de Controle do Tabagismo. Revista Brasileira de Cancerologia. 2010. [Acesso 10 Nov 2022]; 56(1):35-42. Disponível: https://rbc.inca.gov.br/index.php/revista/article/view/1524.
27. Instituto Nacional de Câncer (INCA). Ministério da Saúde. Tratamento do tabagismo. [Internet], Ago 2022. [Acesso 10 Nov 2022]. Disponível em: https://www.gov.br/inca/pt-br/assuntos/gestor-e-profissional-de-saude/programa-nacional-de-controle-do-tabagismo/tratamento.
28. Santana LF, Gabriel KOF, Paris MC, Rosa WF. Orientação do enfermeiro da unidade básica de saúde sobre os malefícios do tabagismo. Brazilian Journal of Surgery and Clinical Research (BJSCR). Jun-Ago 2020. [Acesso 20 Nov 2022]; 31(1):101-107. Disponível em: https://www.mastereditora.com.br/periodico/20200610_164858.pdf.
29. Miller WR, Rollnick S. Entrevista Motivacional: preparando pessoas para a mudança de comportamentos adictivos. 3. ed. Porto Alegre: Artmed, 2016.
30. Fagerström KO, Schneider NG. Measuring nicotine dependence: a review of the Fagerström Tolerance Questionnaire. Journal of Behavioral Medicine, 1989. [Acesso 10 Nov 2022]; 12(2):159-182. Disponível em: https://pubmed.ncbi.nlm.nih.gov/2668531/.
31. Souza EST, Crippa JAS, Pasian SR, Martinez JAB. Escala Razões para Fumar Modificada: tradução e adaptação cultural para o português para uso no Brasil e avaliação da confiabilidade teste-reteste. Jornal Brasileiro de Pneumologia [Online]. 2009. [Acesso 20 Nov 2022]; 35(7):683-689. Disponível em: https://doi.org/10.1590/S1806-37132009000700010.
32. Brasil. Ministério da Saúde. Secretaria de Atenção à Saúde. Departamento de Atenção Básica. Estratégias para o cuidado da pessoa com doença crônica: o cuidado da pessoa tabagista. Brasília: Ministério da Saúde, 2015. [Acesso 10 Nov 2022]; CAB 40: 154 p. Disponível em: https://aps.saude.gov.br/biblioteca/visualizar/MTIxNw==.
33. Prochaska JO, DiClemente CC, Norcross JC. In search of how people change. Applications to addictive behaviors. Am Psychol. Sep. 1992. [Acesso 11 set 2022]; 47(9):1102-14. Disponível em: http://www.ncbi.nlm.nih.gov/pubmed/1329589.

29

Lesões de Pele

Silvia Justo Tramontini
Anaeli Brandelli Peruzzo
Diani de Oliveira Machado

O que há neste capítulo?

Este capítulo aborda a anatomia e a fisiologia da pele, o cuidado às pessoas com lesões de pele e o processo de reparação tecidual. O objetivo é instrumentalizar os enfermeiros da Atenção Primária à Saúde para o cuidado resolutivo às pessoas com essas lesões ou em risco de desenvolvê-las, utilizando o Processo de Enfermagem.

Introdução

As feridas ou lesões de pele são definidas como uma ruptura na continuidade do revestimento epitelial ou da mucosa resultante de dano físico ou térmico.[1] Uma vez confirmada a origem da ferida, é necessário considerar critérios como o tempo de progressão da lesão, o estágio de cicatrização, a evolução cicatricial, os possíveis obstáculos à epitelização e a percepção do paciente sobre a sua situação clínica.[2]

Na sua maioria, as lesões de pele progridem por meio do processo normal de cicatrização. No entanto, uma minoria significativa não consegue progredir, acarretando atraso cicatricial e dando origem a uma ferida crônica.[3]

Estatísticas mundiais sobre a incidência e a prevalência de lesões de pele são incipientes; estima-se que as feridas crônicas apresentem uma prevalência de 2,21 por 1 mil habitantes.[4] Uma análise retrospectiva realizada em 2018, nos Estados Unidos, identificou que cerca de 8,2 milhões de pessoas eram portadoras de feridas e a estimativa do custo para tratamentos de feridas agudas e crônicas naquele país ficou entre 28,1 e 96,8 bilhões de dólares.[5] A Atenção Primária à Saúde (APS), como coordenadora do cuidado em saúde e detentora de potencial de 90% para a resolução das necessidades em saúde da população,[6] tem papel importante tanto na prevenção quanto no tratamento de feridas. O Ministério da Saúde (MS) descreve o papel desse nível de atenção no tratamento de feridas na Carteira de Serviços da Atenção Primária à Saúde (CaSAPS).[7] Nesse contexto, destaca-se a atuação do enfermeiro, que é o profissional responsável por realizar todas as etapas desse cuidado nas Unidades de Saúde (US) e, com a equipe de enfermagem, realiza o acolhimento da pessoa, a avaliação da ferida, a escolha do tratamento a ser utilizado e o acompanhamento até a cicatrização da lesão.

Enfermeiro no Cuidado às Pessoas com Lesão de Pele

O enfermeiro tem competência técnica, científica e ética para avaliar, prescrever e realizar o cuidado a todos os tipos de lesões de pele, além de coordenar e supervisionar a equipe de enfermagem na prevenção e no cuidado às pessoas com feridas.[8]

Para auxiliar no processo de cuidado às pessoas com feridas, destacam-se as tecnologias leves do Processo de Enfermagem (PE) (ver Capítulo 3 – O Processo de Enfermagem como Fundamento para o Cuidado na Atenção Primária à Saúde) e do método clínico centrado na pessoa. O método clínico compreende a exploração da situação de saúde, doença e experiência de doença, a compreensão da pessoa na totalidade e sua inserção em diferentes contextos, o estabelecimento de um plano compartilhado entre o profissional e a pessoa para manejo dos problemas e o fortalecimento da relação entre o profissional e o usuário do serviço.[9]

A longitudinalidade do cuidado e um bom relacionamento entre o enfermeiro e o usuário do serviço conferem uma sensação de segurança. Discutir a cicatrização da ferida com a pessoa ajuda no processo de compreensão do seu problema de saúde e do tratamento e pode contribuir no seu envolvimento e na sua responsabilização pelo cuidado.[10] O envolvimento da família e/ou do cuidador no tratamento da lesão de pele também pode contribuir no restabelecimento da independência, no fortalecimento das relações sociais e na qualidade de vida da pessoa.[10]

Anatomia, Fisiologia e Cicatrização da Pele

A pele é um órgão complexo, autorrenovável; e configura-se como uma barreira de proteção do corpo humano contra antígenos e produtos químicos nocivos, desidratação, super-hidratação e radiação ultravioleta.[11]

O pH da pele humana normal e saudável está entre 4 e 6,5 e tende a variar conforme a idade.[12] O pH ideal de 5,5 é definido como um "manto ácido", atua como uma defesa contra os micro-organismos invasores e é resultante do suor, da oleosidade e de excreções da microbiota normal da pele. Esse mecanismo de defesa não está totalmente desenvolvido até a puberdade, deixando as crianças mais vulneráveis a infecções como a micose.[12] As estruturas epiteliais e suas funções são detalhadas no Quadro 29.1.

Quando ocorre a ruptura do tegumento, o organismo inicia o processo fisiológico de cicatrização. A cicatrização de feridas é um processo biológico complexo e dinâmico, composto por inúmeros eventos celulares coordenados e sobrepostos, que em situações normais demoram de 3 a 14 dias para serem concluídos.[13]

Inúmeros fatores, locais e sistêmicos, podem afetar a cicatrização de feridas em uma ou mais fases do processo. A atuação dos fatores não é mutuamente exclusiva; fatores únicos ou múltiplos podem desempenhar um papel em uma ou mais fases individuais, contribuindo para o resultado geral do processo de cicatrização.[12,13] As fases do processo de cicatrização estão descritas no Quadro 29.2.

A cicatrização das feridas pode ser categorizada em cicatrização por primeira e por segunda intenção. A cicatrização por primeira intenção compreende a aproximação mecânica das bordas por meio de sutura; essas lesões tendem a cicatrizar rapidamente.[16] A cicatrização por segunda intenção ocorre quando há perda tecidual extensa e as bordas não podem ser aproximadas mecanicamente, ou quando a ferida deve ser deixada aberta em razão da sepse.[16]

QUADRO 29.1 **Estruturas epiteliais e suas funções.**

Estrutura epitelial	Função	Observações
Epiderme ▪ Estrato córneo: camada externa que consiste no epitélio escamoso estratificado queratinizado ▪ Estrato lúcido: camada interna do estrato córneo, encontrada nas palmas das mãos e solas dos pés ▪ Camada de células granulares: células escamosas em transição para tornarem-se o estrato córneo ▪ Camada de células escamosas: contém as células de Langerhans ▪ Camada de células basais: contém queratinócitos, melanócitos e células de Merkel	▪ O PH ácido do estrato córneo forma o manto ácido, tornando-se uma barreira de proteção ▪ As células de Langerhans exercem função imunológica ▪ A queratina confere impermeabilidade à pele ▪ Os melanócitos produzem melanina, que protege a pele da luz ultravioleta ▪ As células de Merkel são células sensoriais	▪ Camada avascularizada em constante renovação ▪ Os queratinócitos, da camada inferior da epiderme, são continuamente empurrados para a superfície pela produção de novas células abaixo deles. Essas células se enchem de queratina à medida que migram para a superfície da epiderme. Inúmeras células mortas são eliminadas diariamente ▪ Abrasões podem ocorrer se a epiderme estiver danificada
Derme ▪ Camada papilar ▪ Camada reticular ▪ Matriz extracelular: composta por colágeno e fibras elásticas ▪ Arteríolas e vênulas ▪ Capilares linfáticos ▪ Folículos pilosos ▪ Glândulas sudoríparas ▪ Glândulas sebáceas	▪ Projeções entre as camadas aumentam a área de contato e ajudam a evitar o cisalhamento da epiderme ▪ O colágeno e as fibras elásticas fornecem estrutura à pele e são necessários para o fechamento da ferida ▪ A derme proporciona flexibilidade e resistência à pele	▪ A derme está localizada entre a epiderme e o tecido subcutâneo
Tecido subcutâneo ▪ Células adiposas ▪ Tecido conjuntivo ▪ Vasos sanguíneos maiores ▪ Nervos	▪ Uma de suas funções é regular a temperatura da pele e do corpo ▪ A camada de gordura isola o corpo, absorve traumas e é uma fonte reserva de energia	▪ O tecido subcutâneo é tipicamente pouco vascularizado e as feridas que se estendem aos tecidos adiposos tendem a cicatrizar mais lentamente

Fonte: Elaborado pela autoria com base na literatura consultada: Orsted et al., 2017[12].

QUADRO 29.2 Fases do processo de cicatrização.

Fases	Eventos fisiológicos
Hemostática	1. Constrição vascular 2. Agregação plaquetária e formação de fibrina (trombo)
Inflamatória (3 dias)	1. Infiltração de neutrófilos 2. Infiltração de monócitos e de macrófagos para a diferenciação 3. Infiltração de linfócitos
Proliferativa (1 a 14 dias)	1. Repitelização 2. Angiogênese 3. Síntese de colágeno 4. Formação da matriz extracelular
Maturação (3 dias a 6 meses)	1. Remodelação do colágeno 2. Maturação vascular e regressão

Fonte: Elaborado pela autoria com base na literatura consultada: Guo e DiPietro, 2010[14]; e Petri, 2016[15].

Intercorrências nas fases do processo cicatricial podem acarretar comprometimento da cicatrização e desenvolvimento de feridas crônicas.[13] As feridas crônicas apresentam tempo de cicatrização posterior a 12 semanas; já as feridas agudas são lesões com processo cicatricial relativamente rápido e inferior a esse período.[16] Em algumas literaturas, o termo "feridas crônicas" está sendo revisado, privilegiando-se o termo "feridas de difícil cicatrização".[17]

Diversos fatores, locais e sistêmicos, podem afetar a cicatrização e interferir em uma ou mais fases desse processo, conforme descrito no Quadro 29.3. O conhecimento referente a esses fatores auxilia o enfermeiro a intervir para promover as condições fisiológicas ideais para a cicatrização.

QUADRO 29.3 Fatores que interferem na cicatrização.

Fatores locais	Fatores sistêmicos
▪ Má circulação sanguínea, isquemia, insuficiência venosa ▪ Infecção, corpo estranho ▪ Condições locais da lesão: traumas, excesso de umidade, edema, presença de tecido desvitalizado ▪ Manejo inadequado da lesão ▪ Forças de pressão, fricção e cisalhamento	▪ Doenças: diabetes, fibrose, distúrbios de cicatrização, icterícia ▪ Medicamentos: esteroides, glicocorticoides, anti-inflamatórios não esteroides, quimioterápicos e anticoagulantes ▪ Alcoolismo e tabagismo ▪ Idade avançada ▪ Estado nutricional: desnutrição e obesidade ▪ Anemia, imunossupressão e neoplasias ▪ Distúrbios de mobilidade e sensibilidade ▪ Alergias e sensibilidades

Fonte: Elaborado pela autoria com base na literatura consultada: Guo e DiPietro, 2010[14]; Murphy et al., 2019[17]; e HSE, 2018[18].

Prevenção de Lesões de Pele mais Frequentes na Atenção Primária à Saúde

As medidas preventivas de lesões de pele envolvem orientações sobre prevenção de acidentes domésticos (queimaduras e mordeduras de animais); traumas; além da adequada atenção às pessoas com quadros crônicos que geram riscos à integridade cutânea. A seguir, serão apresentados os tipos de lesões mais comuns, segundo sua caracterização e medidas de prevenção.

▪ Lesão por pressão

As lesões por pressão (LP) se caracterizam por dano localizado na pele e/ou no tecido adjacente, geralmente em uma proeminência óssea ou região em contato com dispositivos médicos, resultante da pressão intensa e/ou prolongada, do cisalhamento ou uma combinação de ambos. A LP pode apresentar-se tanto como pele intacta (estágio 1) quanto como lesão profunda com exposição óssea, de tendão ou fáscia (estágio 4) e pode estar presente em mucosas.[19]

Destacam-se no Quadro 29.4 algumas medidas de prevenção para o desenvolvimento desse tipo de lesão de pele.

QUADRO 29.4 Medidas de prevenção para o desenvolvimento de lesão por pressão.

Tópico	Medidas de prevenção
Avaliação do risco de LP	▪ Identificar indivíduos suscetíveis, a fim de embasar a implementação de um plano de prevenção ▪ Utilizar instrumento estruturado para avaliação do risco. No Brasil, o instrumento mais utilizado é a Escala de Braden[40]
Avaliação da pele	▪ Cefalocaudal, com foco nas proeminências ósseas ▪ Observar maceração em regiões com dobra cutânea ▪ Atentar para a pele e os tecidos moles sob dispositivos médicos ▪ Diferenciar eritema branqueável de não branqueável ▪ Evitar posicionar o indivíduo sobre área com eritema
Higiene da pele	▪ Manter a pele limpa e hidratada ▪ Evitar produtos bactericidas e antissépticos em geral ▪ Utilizar hidratantes sem álcool e sem aroma[20] ▪ Higienizar a pele com o uso de sabonetes e produtos de limpeza neutros imediatamente após as eliminações urinárias e intestinais
Proteção da pele	▪ Em pessoas com incontinência urinária e/ou fecal, utilizar produto de barreira (p. ex., óxido de zinco, creme barreira, entre outros) ▪ Utilizar produtos de alta absorção (fraldas, absorventes) ▪ Utilizar roupa de cama macia e sem dobras, usando lençol móvel para facilitar a mobilização da pessoa no leito, no caso de acamados

(*Continua*)

QUADRO 29.4	Medidas de prevenção para o desenvolvimento de lesão por pressão. (*Continuação*)
Tópico	**Medidas de prevenção**
Uso de coberturas	▪ Aplicar coberturas de espuma para prevenção de LP nas regiões de proeminência óssea
Nutrição	▪ Encaminhar a pessoa para avaliação e acompanhamento nutricional
Reposicionamento no leito	▪ Estabelecer horários para o reposicionamento ▪ Utilizar ilustrações para informar a frequência e a maneira adequada de posicionamento ▪ Elevar os calcanhares da pessoa com auxílio de travesseiro/coxim para distribuir o peso da perna ao longo da panturrilha sem pressionar o tendão de Aquiles e a veia poplítea

Fonte: Reprodução de NPUAP/NPIAP/PPPIA, 2019[19].

▪ Úlcera de membros inferiores

A fisiopatologia das úlceras da perna está associada a insuficiência venosa crônica, incluindo a falha da bomba muscular da panturrilha, válvulas incompetentes e refluxo no sistema venoso.[21] As terapias que aumentam o fluxo venoso melhoram o transporte de oxigênio para a pele e os tecidos subcutâneos, diminuem o edema, reduzem a inflamação e podem ser utilizadas para qualquer indivíduo com sintomas e sinais de doença venosa crônica.

As medidas de prevenção indicadas são:[22]

- elevação simples dos pés ao nível do coração por pelo menos 30 minutos, 3 ou 4 vezes por dia;
- realização de caminhada diária e exercícios simples de flexão do tornozelo na posição sentada;
- limpeza da pele e uso de hidratantes para prevenção de ressecamento e fissuras (atentar para a presença de prurido e orientar o indivíduo que coçar a pele e/ou arranhões podem dar início a novas lesões);
- uso de meias de compressão (indivíduos com varizes relatam melhora sintomática).

▪ Pé diabético

Pessoas com diabetes e níveis glicêmicos não controlados podem desenvolver com frequência lesões nos pés (ver Capítulo 26 – Avaliação e Cuidado dos Pés de Pessoas com Diabetes). Essas feridas exigem vigilância constante, em razão da dificuldade de cicatrização causada pela glicemia elevada, podendo acarretar processos infecciosos e até a perda do membro afetado.

A prevenção deve estar focada no autocuidado, com a inspeção diária dos pés e dos calçados. As meias devem ser sem costura, claras e de algodão. Ressalta-se que a eficácia na prevenção está relacionada a controle da glicemia, atividade física, hábitos alimentares e revisões sistemáticas com os profissionais de saúde.

Os usuários devem procurar assistência com precocidade mediante a presença de sinais de alerta nos pés, como dor, eczema, hiperceratose, hiperemia, necrose, cianose, flictena, pele seca, fissuras, calosidades, alterações ungueais, edema, deformidades, perda da sensibilidade e da mobilidade.[25]

Processo de Enfermagem no Cuidado às Pessoas com Lesões de Pele

O PE é uma ferramenta de trabalho do enfermeiro que norteia o processo de raciocínio clínico e a tomada de decisão diagnóstica, de resultados e de intervenções.[23] A seguir, serão abordadas suas especificidades quando aplicado nessa modalidade de atendimento.

▪ Coleta de dados

A coleta de dados, apesar de ser a primeira etapa do PE, ocorre continuamente e é o momento em que o enfermeiro obtém informações da pessoa.[23] Entre as informações pertinentes no cuidado aos indivíduos com feridas, destacam-se: a história de doenças, problemas de saúde e/ou cirurgias (pregressa); terapias medicamentosas e uso de coberturas nas lesões (atual e histórico); identificação de fatores de risco para desenvolvimento de feridas e retardo cicatricial (descritos no Quadro 29.3).[18]

O enfermeiro deve ainda considerar a percepção da pessoa sobre a sua condição de saúde, o contexto familiar e avaliar os recursos disponíveis relacionados a sua capacidade de autocuidado e socioeconômica, escolaridade, hábitos de higiene e rede de apoio para contribuir com sua recuperação.

Outro aspecto da coleta de dados é a avaliação dos exames laboratoriais, que podem fornecer informações importantes sobre a saúde geral da pessoa e a capacidade de cicatrização. Anemia ou infecção, indicadas por anormalidades no hemograma completo, e desnutrição proteica, refletida nos níveis séricos de albumina e pré-albumina, podem retardar a cicatrização de lesões. Elevações da taxa de sedimentação de eritrócitos (ESR) e/ou proteína C-reativa podem indicar infecção em curso ou inflamação. A hemoglobina glicada (HbA1c) fornece uma medida de controle de glicose no sangue de um diabético ao longo dos meses anteriores.[24] Níveis de HbA1c > 7% estão associados a risco maior de complicações crônicas.[25]

No exame físico de uma pessoa com feridas, recomenda-se uma ampla avaliação da pele em busca de indicativos de distúrbios dermatológicos, ressecamento, cicatrizes, pontos expostos à pressão; alterações de cor e temperatura, edema, sinais de má circulação sanguínea (insuficiência venosa, isquemia), alterações de cor (eritema), temperatura de pele, pulso e preenchimento capilar comprometidos.[2]

A presença de eritema em uma proeminência óssea pode indicar um eritema não branqueável, característica da LP estágio 1. Em indivíduos de pele escura, verificar se há diferenças na cor da pele, temperatura ou endurecimento, características que podem significar comprometimento.[19]

A pele saudável, em geral, é suave, firme, tem uma superfície plana e turgor (elasticidade).[26] Pessoas em extremos de idade, idosos e neonatos, têm maior risco de lesões de pele.

▪ Avaliação da lesão de pele durante a coleta de dados

Uma vez confirmada a origem da ferida, é necessário verificar a extensão, a profundidade, o tempo de evolução, o estágio cicatricial, os obstáculos visíveis, os possíveis fatores que interferem na cicatrização e a percepção do paciente sobre a lesão.[2]

A utilização de um método padronizado e sistemático para avaliação auxilia o profissional na investigação precisa da ferida.[2] Não há um método único que possa ser aplicado a todas as feridas. No entanto, uma técnica sistemática para o tratamento de feridas, integrada às melhores práticas atuais, fornece a estrutura para um tratamento excepcional de feridas. Destacam-se alguns instrumentos validados e adaptados transculturalmente para a língua portuguesa: Pressure Sore Status Tool (PSST), Bates Jensen Wound Assessment Tool (BWAT), Pressure Ulcer Score for Healing (PUSH) Tool (escore de cicatrização de lesão por pressão) e os acrônimos TIME, TIMERS Leg Ulcer Measuring Tool (LUMT), RESVECH 2.0, ISTAP e STAR.[27]

Informações relevantes para a avaliação da ferida são abordadas nos tópicos a seguir.

Localização

A localização anatômica da lesão pode influenciar o plano de tratamento e deve ser avaliada considerando-se a causa da lesão. A úlcera venosa na região inferior da perna, por exemplo, requer um cuidado diferente do adequado para uma úlcera arterial no mesmo local ou para uma LP sobre o ísquio.[26]

Tipo de tecido no leito da lesão

A identificação dos tecidos presentes no leito da ferida guiará a escolha da cobertura. Dentre eles, destacam-se:

- **Granulação:** tecido viável, composto por vasos sanguíneos e fibroblastos. Tem cor vermelha ou rosa e comumente parece brilhante e granular.[26]
- **Epitelização:** o tecido epitelial migra pela superfície da ferida e, geralmente, é de cor rosada.[18]
- **Necrose:** o tecido necrótico pode ser seco e com textura de couro, com coloração de tonalidade escura (preto ou marrom). A remoção desse tecido permite uma avaliação precisa do leito da ferida e do comprometimento epitelial, além de favorecer a cicatrização.[28] Diferenciar o tecido necrótico de uma lesão tissular profunda é fundamental para definir o manejo da lesão.
- **Lesão tissular profunda (LTP):** é uma classificação das LP, tem origem na pressão e/ou no cisalhamento nos tecidos moles subjacentes e caracteriza-se por apresentar-se como pele intacta com coloração roxa ou marrom, pele intacta descolorida ou flictena preenchida com sangue. Por tratar-se de pele intacta, o desbridamento da LTP não é indicado.[19]
- **Exposição óssea:** estrutura óssea visualizada ou sentida com um instrumento de ponta romba. Uma avaliação para osteomielite deve ser realizada e o encaminhamento para avaliação médica é fundamental.[24]
- **Exposição de tendões e fáscia muscular:** nesses tecidos, não utilizar desbridantes enzimáticos e observar sua presença na realização de desbridamento instrumental.

Exsudato

A produção de exsudato faz parte do processo de cicatrização, uma vez que o meio úmido favorece a cicatrização,[29] à exceção de situações em que o objetivo é manter o leito da lesão seco, como no caso de alguns pacientes com isquemia em membros inferiores (pé isquêmico).

Feridas com um ambiente úmido cicatrizam 2 a 3 vezes mais rápido do que feridas secas. No entanto, a sua superprodução pode afetar a cicatrização.[29] O exsudato deve ser reavaliado a cada troca de curativo para determinar se o produto e o tempo de uso do curativo permanecem adequados, bem como para indicar se a ferida está cicatrizando ou se deteriorando, considerando-se as seguintes características:[18]

- **Seroso:** claro, aquoso e transparente, sem detritos ou sangue presente.[26]
- **Serossanguinolento:** claro, aquoso, de cor rosa ou vermelha-pálida, denotando presença de sangue.[26]
- **Sanguinolento:** presença de sangue indicando sangramento ativo.[26]
- **Purulento:** a coloração varia de amarelo para verde e marrom; é espesso e pode ser proveniente do leito da lesão, de tecidos desvitalizados ou de túneis.[26]

Odor

O odor da ferida é uma condição controlável e sua avaliação orienta a conduta e a avaliação de sinais de infecção. Alguns micro-organismos podem produzir e exalar odor característico:[30]

- ***Candida albicans*:** levedura ou odor de mofo.
- ***Citrobacter, Staphylococcus*:** bromidrose (chulé).
- ***Clostridium difficile*:** pútrido, fecal, adocicado.
- ***Enterococcus faecalis***, *Escherichia coli*,
- ***Peptostreptococcus anaerobius*:** fecal.
- ***Proteus mirabilis*:** odor de peixe.
- ***Pseudomonas aeruginosa*:** odor de suco de uva doce, amêndoas, tortilha de milho.

A intensidade do odor pode ser classificada em:[30]

- **Forte:** o odor é evidente ao entrar no quarto da pessoa com o curativo intacto.
- **Moderada:** o odor é evidente ao entrar na sala com o curativo removido.
- **Leve:** o odor é evidente próximo ao paciente quando o curativo é removido.
- **Sem odor:** nenhum odor é evidente, mesmo à beira do leito do paciente com o curativo removido.

Dor

A dor é uma experiência sensorial e emocional desagradável, associada a lesão tecidual real ou potencial. Persistindo sem tratamento eficaz para alterar sua causa ou manifestação, é considerada uma doença. A gestão terapêutica da dor requer uma abordagem holística e integrada, devendo-se lembrar que sedar a dor é um ato obrigatório. Para sua avaliação, sugere-se utilizar a escala visual analógica da dor e encaminhar o indivíduo para consulta médica.[31]

Bordas e túneis

Verificar se em torno das bordas e no leito da lesão há túneis ou descolamentos. Para isso, pode-se usar um instrumento estéril, como um cateter de aspiração/uretral, *swab* ou até mesmo uma pinça.

São alguns tipos de bordas:

- **Descolada:** descolamento da pele intacta ao leito da lesão. É comumente resultado de forças de cisalhamento em conjunto com a pressão sustentada.[26,32]
- **Maceração:** exposição excessiva à umidade pode resultar em maceração e danificar a pele.[33]

- **Epibolia:** invaginação das bordas em que a margem epitelial de uma lesão se enrola sobre si própria.[26,32]
- **Hiperceratose ou hiperqueratose:** espessamento excessivo da pele, frequentemente causado por um atrito crônico e comumente observado em pacientes com pé diabético.[34]

Mensuração

A mensuração de feridas fornece informações básicas para auxiliar na tomada de decisões; é um componente objetivo de avaliação e reavaliação da lesão.[18] Pode ser realizada de diferentes modos:[19]

- **Manualmente:** mensuração com régua limpa e descartável do comprimento e da largura da ferida, considerando-se o comprimento do eixo da cabeça aos pés e a largura do eixo perpendicular a 90°.
- **Planimetria:** traçado da circunferência da ferida em filme de acetato transparente e posterior mensuração em papel milimetrado.
- **Fotografia digital:** mensuração da circunferência da ferida.
- **Planimetria assistida por computador:** usando uma fotografia digital e software computadorizado para traçar ou medir a circunferência da ferida.

Região perilesional

A área ao redor da ferida pode ser afetada por fatores relacionados à lesão e/ou patologia subjacente. Alterações na pele perilesional são fator de risco para a cicatrização tardia e podem aumentar o risco de infecção.[33] Alterações a serem observadas:

- **Eritema, edema, descamação ou equimose:** dentro de 4 cm das bordas da lesão. A reavaliação desses sinais deve ser frequente, pois a pele comprometida próxima da lesão está em risco de ruptura.[26]
- **Eczema de estase:** presente em regiões hiperpigmentadas ou de intensa congestão em torno de úlceras ou cicatrizes.[34]
- **Lipodermatoesclerose:** combinação de edema crônico com depósito de fibrina e presença de mediadores inflamatórios envolvendo a esclerose da derme e do tecido subcutâneo. A pele se torna lisa, endurecida e escurecida, de aspecto semelhante a uma "casca de laranja". É indicativo de doença venosa de longa data.[34]
- **Hiperpigmentação (dermatite ocre):** extravasamento de hemácias e grandes moléculas de proteínas para o líquido intersticial subcutâneo; as hemácias desintegram-se e a hemoglobina é degradada a hemossiderina, que dá cor castanho-azulada ou marrom-acinzentada aos tecidos.[34]

Avaliação da presença de infecção

Na Consulta de Enfermagem (CE), após a coleta inicial de dados subjetivos (entrevista) e objetivos (exames laboratoriais e de imagem, exame físico da pele e exame das características da lesão), é indicado informar a pessoa sobre o resultado da avaliação da presença de infecção, a fim de introduzir o diálogo sobre os Diagnósticos de Enfermagem (DE) elencados e sobre as alternativas de cuidado.[18] O Quadro 29.5 apresenta de forma sistematizada as características das feridas conforme a carga bacteriana, oferecendo subsídios para a realização dessa avaliação.

QUADRO 29.5	Características de ferida conforme carga bacteriana.
Contaminação	▪ Presença, sem proliferação, de micro-organismos no leito da ferida ▪ Não há atraso cicatricial ou reação significativa do hospedeiro
Colonização	▪ Os micro-organismos têm proliferação limitada ▪ Não há atraso cicatricial ou reação significativa do hospedeiro
Sinais iniciais de infecção local	▪ Hipergranulação, sangramento e tecido de granulação friável ▪ Aumento do exsudato e retardo cicatricial
Infecção local (sinais clássicos)	▪ Eritema, edema e calor local ▪ Exsudato purulento ▪ Aumento da ferida, presença ou piora da dor e do mau odor
Infecção disseminada	▪ Aumento da extensão do endurecimento e do eritema ▪ Linfangite, crepitação, inflamação, aumento do tamanho dos linfonodos ▪ Aumento da ferida, com ou sem lesões satélites
Infecção sistêmica	▪ Mal-estar, letargia ou deterioração geral inespecífica ▪ Perda de apetite, febre ▪ Quando não tratada, pode resultar em sepse grave, choque séptico e morte
Biofilme: matriz polimérica extracelular	▪ Comunidade de diversas bactérias e fungos presente no leito da ferida, tolerante a resposta imune e a ação de antibióticos, antissépticos; pode formar-se em horas, atingindo a maturidade em 3 ou 4 dias[17] ▪ A existência de biofilme pode ser associada à presença de uma película viscosa no leito da lesão[17]

Fonte: Reprodução de IWII, 2022[35].

Diagnósticos de Enfermagem

Na segunda etapa do PE, o enfermeiro estabelece os DE relacionados às necessidades em saúde identificadas na coleta de dados. A seguir, destacam-se alguns exemplos de DE relacionados a situações em que a integridade da pele está em risco ou já apresenta dano, segundo a classificação da NANDA-I 2021/2023:[36]

- **Risco de integridade da pele prejudicada:** suscetibilidade a alterações na epiderme e/ou derme que podem comprometer a saúde.
- **Integridade da pele prejudicada:** epiderme e/ou derme alteradas.
- **Risco de integridade do tecido prejudicada:** suscetibilidade a danos na membrana mucosa, córnea, sistema tegumentar, fáscia muscular, músculo, tendão, osso, cartilagem, cápsula articular e/ou ligamento.

- **Integridade do tecido prejudicada:** danos à membrana mucosa, córnea, sistema tegumentar, músculo, tendão, osso, cartilagem, cápsula articular e/ou ligamento.
- **Risco de infecção:** suscetibilidade a danos físicos decorrentes da interação das condições ambientais com os recursos adaptativos e defensivos do indivíduo, o que pode comprometer a saúde.
- **Risco de LP em adulto:** adulto suscetível a danos localizados na pele e/ou tecido subjacente, como um resultado da pressão, ou pressão em combinação com cisalhamento, o que pode comprometer sua saúde.
- **LP em adulto:** dano localizado na pele e/ou tecido subjacente, como resultado de pressão, ou pressão em combinação com cisalhamento.
- **Risco de LP infantil:** criança ou adolescente suscetível a danos localizados na pele e/ou tecido subjacente, como resultado da pressão, ou pressão em combinação com cisalhamento, o que pode comprometer sua saúde.
- **LP infantil:** danos localizados na pele e/ou tecido subjacente de uma criança ou adolescente, como resultado da pressão, ou pressão em combinação com cisalhamento.

Planejamento e Implementação da Assistência de Enfermagem

Na terceira etapa do PE, planejamento do cuidado à pessoa com lesões de pele, compete ao enfermeiro pactuar previamente ela os objetivos e as metas do tratamento.

O julgamento clínico do enfermeiro fornece a base para a seleção de intervenções que comporão o plano de cuidados, conforme os objetivos, as metas e as prioridades pactuadas com o indivíduo, considerando-se suas características socioeconômicas, culturais e o tipo de lesão de pele que apresenta. Em alguns casos, por exemplo nas lesões neoplásicas, o objetivo do tratamento pode ser o conforto da pessoa, e não a cicatrização.

Para cada DE estabelecido, considerando-se as características da pessoa e da lesão de pele que ela apresenta, serão definidos objetivos e metas a serem alcançados por meio de intervenções articulas em um PC construído em conjunto com a pessoa/família.

Com relação à implementação do cuidado de lesões de pele, quarta etapa do PE, algumas intervenções do PC serão realizadas pelo enfermeiro ou a equipe de enfermagem e outras serão de responsabilidade do indivíduo e/ou de sua família. Por exemplo, se o DE estabelecido foi "integridade tissular prejudicada com tecido necrótico" e o objetivo do cuidado é a cicatrização da lesão, a intervenção inicial poderá ser o desbridamento da necrose (Figura 29.1) e, após a remoção do tecido desvitalizado, a aplicação de uma cobertura que promova o processo de cicatrização. Essa ação será realizada pelo enfermeiro e/ou equipe de enfermagem. Entretanto, se o DE for, por exemplo, "risco de lesão por pressão em adulto" em um idoso acamado, o enfermeiro poderá prescrever colchão pneumático e mudança frequente de decúbito, ações que precisarão ser realizadas pela família/cuidador no domicílio. Nos serviços de APS, a implementação do PC ocorre na maior parte dos casos no domicílio da pessoa, sendo realizada por ela mesma, por um familiar e/ou cuidador.

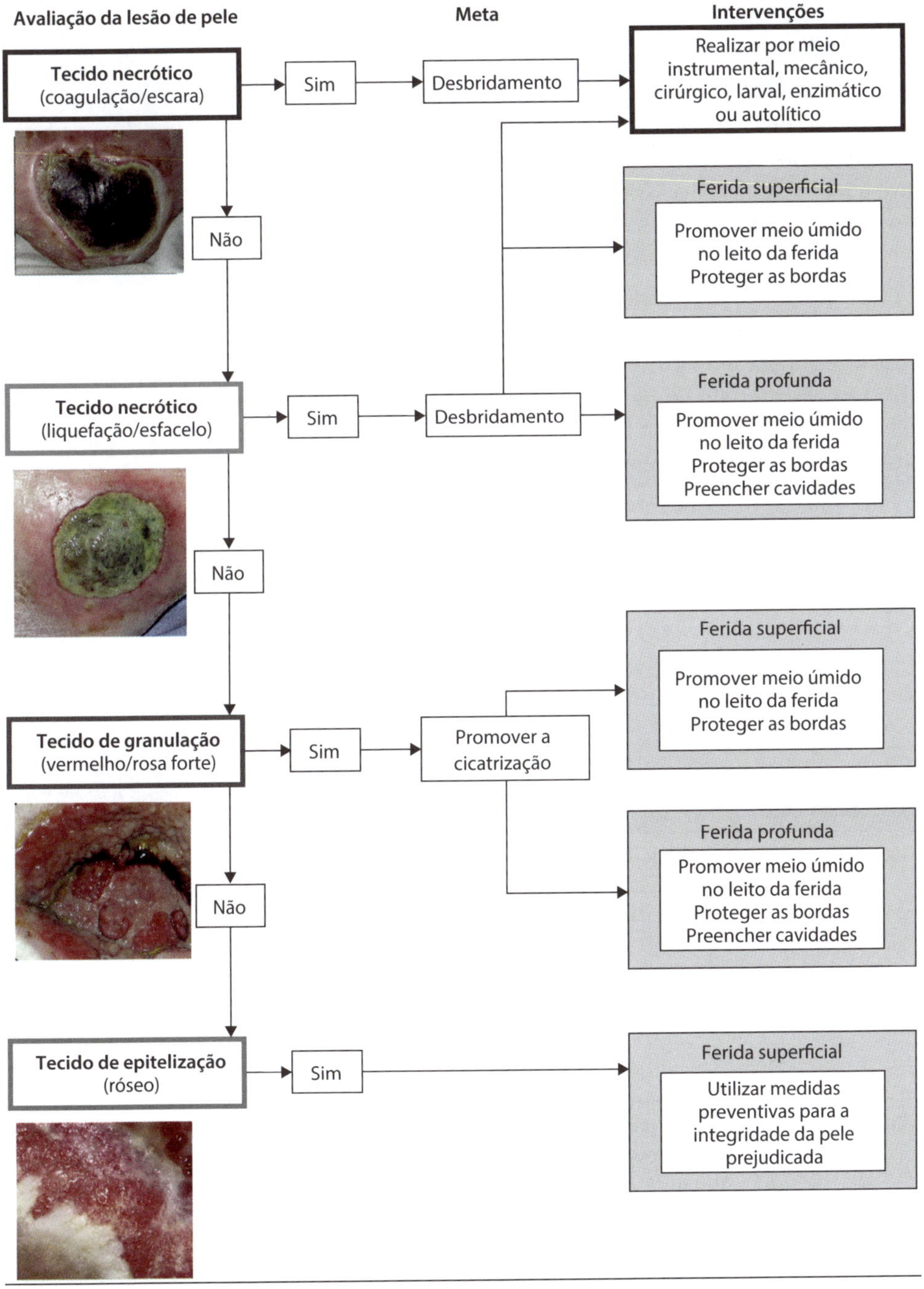

Figura 29.1 – Fluxograma para avaliação de lesões de pele, estabelecimento de metas e exemplos de intervenções.

Fonte: Adaptada de Vowden e Vowden, 2017[37].

Recomendações para a Técnica de Realização de um Curativo

Limpeza da lesão

A limpeza da ferida consiste na utilização de fluidos para remover tecidos desvitalizados, resíduos de coberturas, corpos estranhos, micro-organismos e excesso de exsudato da superfície da ferida, sem danos adicionais.[17] A indicação é utilizar solução fisiológica (SF) 0,9%, com irrigação suave por meio de agulha 40 × 12 no frasco de soro. A utilização de SF se deve ao fato de não interferir no processo de cicatrização, uma vez que é uma solução isotônica, que não altera a microbiota da pele nem provoca reações de hipersensibilidade.[18,34,35]

O cuidado com a temperatura da SF 0,9% é fundamental para não resfriar o leito da ferida.[40] Recomenda-se solução aquecida a temperatura semelhante à do corpo humano para evitar a queda de temperatura da lesão, exceto em lesões sangrantes e oncológicas.[38] O aquecimento da SF 0,9% deve ser em estufa para cultura bacteriológica; se não houver disponibilidade desse equipamento, sugere-se a utilização de estufa artesanal ou aquecedor de solução fisiológica portátil com controle da temperatura.

Para feridas com tecidos inviáveis (necrose de liquefação ou de coagulação), após a irrigação, o desbridamento é recomendado. A escolha do tipo de desbridamento depende da avaliação da lesão, das condições clínicas da pessoa e da viabilidade da técnica, conforme detalhado no Quadro 29.6.

QUADRO 29.6 Tipos de desbridamento, sua definição e a recomendação sobre métodos que podem ser utilizados para realizá-los.

Desbridamento	Definição	Recomendação
Autolítico	Método lento e seletivo que ocorre naturalmente. O objetivo é regular o ambiente da ferida para atingir umidade e pH ideais para que ocorra a autólise. A utilização de coberturas retentoras de umidade pode auxiliar nesse processo	Curativo úmido ▪ Ácidos graxos essenciais (AGE) em gazes umedecidas com SF 0,9% ou somente gazes umedecidas com SF 0,9% ▪ Hidrocoloides ▪ Hidrogéis ▪ Alginatos na presença de umidade
Enzimático	Método não seletivo realizado pela aplicação de enzimas na superfície da ferida que atuarão na separação do tecido necrótico	Papaína creme ou gel 6% a 10% Colagenase Elastase Fibrinolisina

(*Continua*)

QUADRO 29.6	Tipos de desbridamento, sua definição e a recomendação sobre métodos que podem ser utilizados para realizá-los. (*Continuação*)	
Desbridamento	**Definição**	**Recomendação**
Instrumental	Remoção do tecido até o limite da dor ou sangramento. O método reduz a carga bacteriana do leito da lesão e deve ser realizado em regiões anatômicas com vascularização que suporte a cicatrização. O desbridamento em LP no calcâneo exige uma avaliação vascular das extremidades inferiores. Quando a vascularização inadequada está presente, a decisão sobre o desbridamento deve ser feita entre o indivíduo, sua família e um especialista vascular	O enfermeiro habilitado realiza o procedimento com utilização de lâmina de bisturi ou tesoura e pinça por meio da técnica de escarotomia, *Cover*, *Square* ou *Slice*
Mecânico	Forma não seletiva de desbridamento por abrasão mecânica	Não é recomendado, pelo risco de danificar os tecidos viáveis e causar dor
Larval	Utilização de larvas estéreis (*Lucilia sericata*) que se alimentam do tecido necrosado	Técnica não difundida no Brasil

Fonte: Reprodução de NPUAP/NPIAP/PPPIA, 2019[19].

Controle do odor

À medida que as feridas têm retardo cicatricial, presença de tecido necrótico, biofilme e/ou infecção, pode haver presença de odor. Para o manejo dele, algumas ações são importantes, como entender suas causas, realizar a limpeza da ferida e da pele perilesional, remover tecido necrótico, tratar a infecção, fazer uso de coberturas antimicrobianas e optar por cobertura absorvente que contenha a drenagem de exsudato, conforme descrito no Quadro 29.7.[30]

QUADRO 29.7	***Score* do odor nas feridas neoplásicas.**
No ambiente	Utilizar pedras de carvão vegetal em recipiente acondicionado no local em que está a pessoa
Fraco	Hidróxido de alumínio em gazes umedecidas como cobertura primária
Moderado	Cobertura com carvão ativado ou aplicação de metronidazol em creme vaginal como cobertura primária
Forte	Antibioticoterapia sistêmica – metronidazol, conforme prescrição médica

Fonte: Elaborado pela autoria com base na literatura consultada: Matsubara e Okane, 2016[39].

Cuidados com a pele perilesional

Para evitar danos perilesionais, gerenciar o exsudato é fundamental, assim como: manter a hidratação da pele; utilizar creme barreira ou protetor cutâneo em margens de lesões muito exsudativas; evitar remoções frequentes e desnecessárias da cobertura; considerar o uso de produtos adesivos de baixo trauma (p. ex., adesivos de silicone, fitas hipoalergênicas de não tecido), fazer rodízios dos locais de fixação e evitar aplicar tensão.[33] Em alguns casos, é possível aplicar a placa de hidrocoloide ou fita microporosa de não tecido para proteção da pele perilesional e realizar a fixação da cobertura sobre ela.

Aplicação de coberturas

A seleção da cobertura refletirá as metas do tratamento, portanto requer uma avaliação abrangente da lesão, do indivíduo, do ambiente e do aspecto da cobertura a cada troca de curativo. As coberturas têm por objetivo proteger a lesão, devendo ser atraumáticas, manter o meio úmido adequado à cicatrização e favorecer o desbridamento, quando indicado.[19] Devem ser prescritas conforme os DE estabelecidos, o tipo de tecido da lesão, a presença de exsudato etc.

Nos Quadros 29.8, 29.9 e 29.10, apresentam-se as recomendações para a utilização de coberturas a partir do DE. Importante ressaltar que as características da ferida são mandatórias para a escolha da cobertura.

Troca de coberturas

As trocas devem ser realizadas conforme a recomendação do produto escolhido. Trocas desnecessárias podem causar trauma local e retardo cicatricial.

QUADRO 29.8 **Recomendações para utilização de coberturas a partir do Diagnóstico de Enfermagem "Risco para a integridade da pele prejudicada".**

DE – Risco para a integridade da pele prejudicada	
Produtos	**Frequência de troca**
Curativo aderente em espuma de silicone suave	Em torno de 7 dias e quando necessário
Curativo em tela de silicone mais cobertura secundária de gaze – caso de epidermólise bolhosa	Em torno de 14 dias, com troca da cobertura secundária sempre que saturada e limpeza da tela conforme orientação do fabricante

Fonte: Elaborado pela autoria com base na literatura consultada: Barreto et al., 2014[41].

QUADRO 29.9 Recomendações para utilização de coberturas a partir do Diagnóstico de Enfermagem "Integridade da pele prejudicada".

DE – Integridade da pele prejudicada		
Sinais	**Produtos**	**Frequência de troca**
Eritema	Curativo transparente	Em torno de 7 dias e quando necessário
	Hidrocoloide transparente	Em torno de 7 dias e quando necessário
	Curativo aderente em espuma de silicone suave	Em torno de 7 dias e quando necessário
Flictena ▪ Aspirar se período inferior a 1 hora após a queimadura ▪ Se tempo superior a 1 hora, desbridar e colocar uma cobertura com prata	AGE + cobertura secundária	1 × ao dia ou quando necessário
	Curativo transparente	Em torno de 7 dias e quando necessário
	Hidrocoloide transparente	Em torno de 7 dias e quando necessário
	Curativo aderente em espuma de silicone suave	Em torno de 7 dias e quando necessário
Dermatite associada a incontinência (DAI)	Óxido de zinco (para prevenção)	Após cada troca
	Protetor cutâneo sem álcool (se presença de hiperemia)	1 × ao dia inicialmente e, depois, a cada 72 horas
	Pó protetor de pele (se presença de hiperemia)	1 × ao dia

Nota: A frequência de troca refere-se à cobertura primária. A cobertura secundária, quando utilizada, deve ser substituída sempre que saturada.

Fonte: Elaborado pela autoria com base na literatura consultada: Barreto et al., 2014[41].

QUADRO 29.10 Recomendações para utilização de coberturas a partir do Diagnóstico de Enfermagem "Integridade tissular prejudicada".

DE – Integridade tissular prejudicada		
Sinais	**Produtos**	**Frequência de troca**
Tecido de granulação	Curativo transparente (↓ exsudato)	Em torno de 7 dias e quando necessário
	Hidrocoloide (↓ exsudato)	Em torno de 7 dias e quando necessário

(*Continua*)

QUADRO 29.10 **Recomendações para utilização de coberturas a partir do Diagnóstico de Enfermagem "Integridade tissular prejudicada". (*Continuação*)**

DE – Integridade tissular prejudicada		
Sinais	**Produtos**	**Frequência de troca**
Tecido de granulação	Curativo aderente em espuma de silicone suave (↓ exsudato)	Em torno de 7 dias e quando necessário
	Película natural sintética biológica (↓ exsudato)	Aplicação única. Curativo secundário nas primeiras 72 horas
	Curativo de alginato de cálcio e/ou sódio + cobertura secundária (↑ exsudato)	Até 48 horas ou quando necessário
	Tela de silicone + cobertura secundária	Em torno de 15 dias ou quando necessário
	AGE em gaze umedecida com SF 0,9% + cobertura secundária	1 × ao dia ou quando necessário
	Papaína em creme a 2% + cobertura secundária (↓ exsudato)	1 × ao dia ou quando necessário
Esfacelo	AGE em gaze umedecida com SF 0,9% + cobertura secundária (↓ exsudato)	1 × ao dia ou quando necessário
	Gel hidroativo + cobertura secundária (↓ exsudato)	Até 48 horas ou quando necessário
	Curativo de alginato de cálcio e/ou sódio + cobertura secundária (↑ exsudato)	Até 48 horas ou quando necessário
	Papaína a 10% ou 6% + cobertura secundária (↓ exsudato)	1 × ao dia ou quando necessário
	Gel ou solução desagregadora de bactérias + cobertura secundária (↓ exsudato)	1 × ao dia ou quando necessário

(*Continua*)

QUADRO 29.10	Recomendações para utilização de coberturas a partir do Diagnóstico de Enfermagem "Integridade tissular prejudicada". (*Continuação*)	
DE - Integridade tissular prejudicada		
Sinais	**Produtos**	**Frequência de troca**
Necrose de coagulação ▪ É possível associar técnicas de desbridamento como Square, escarotomia e/ou desbridamento instrumental ▪ Verificar a indicação de desbridamento em necroses de extremidades e LP em calcâneo	Gel hidroativo + cobertura secundária	Até 48 horas ou quando necessário
	Papaína 10% + cobertura secundária	1 × ao dia ou quando necessário
	Gel hidroativo + placa de hidrocoloide	Até 48 horas ou quando necessário
	Gel ou solução desagregadora de bactérias + cobertura secundária	1 × ao dia ou quando necessário
Exsudato purulento	Gel ou solução desagregadora de bactérias + cobertura secundária	1 × ao dia ou quando necessário
	Curativo com carvão ativado e prata	Até 7 dias e quando necessário
	Curativo de alginato de cálcio e/ou sódio + cobertura secundária	Até 48 horas ou quando necessário Se infecção; a cada 24 horas
	Hidrofibra com prata + cobertura secundária	Até 14 dias ou quando necessário
Sangramento	Curativo de alginato de cálcio e/ou sódio + cobertura secundária	Até 48 horas ou quando necessário

Nota: A frequência de troca refere-se à cobertura primária. A cobertura secundária (p. ex., gazes/apósito), quando utilizada, deve ser substituída sempre que saturada.

Fonte: Elaborado pela autoria com base na literatura consultada: Barreto et al., 2014[41].

▪ Avaliação do cuidado com as lesões de pele

Na quinta etapa do PE, a avaliação do cuidado, o enfermeiro precisa considerar que a lesão de pele é dinâmica e depende, a cada momento, da evolução das fases de cicatrização da lesão, do controle das doenças de base e da capacidade de autocuidado. Na prática clínica, a efetividade do plano de cuidado pode ser confirmada pela evolução favorável da lesão; assim, reavaliações sistemáticas são imprescindíveis. Orienta-se avaliar a ferida e a eficácia da cobertura a cada 2 a 4 semanas.[17] O monitoramento da cicatrização pode ser realizado por meio da mensuração da lesão ou por escalas validadas.

Considerações Finais

A atenção às pessoas com lesão de pele em APS é um desafio para o enfermeiro, especialmente pela limitação da disponibilidade, nesses serviços, de acesso às novas tecnologias e coberturas que podem ser a terapia tópica mais adequada em determinadas situações e proporcionar um ambiente mais favorável para a cicatrização da lesão. Também tem sido desafiador motivar e envolver a pessoa e sua família no tratamento da lesão e nas ações de monitoramento da cicatrização.

Destaca-se a importância da atenção às pessoas com lesão crônica nos serviços de APS, as quais enfrentam dificuldades na vida diária, de trabalho e sociais, pois a mudança da imagem corporal pode abalar a afetividade, a sexualidade e a autoestima, provocando o medo, a insegurança, o desconforto, a dependência de outros e até mesmo a rejeição.[41] Conhecer e compreender as diferenças individuais do impacto da doença na perspectiva da pessoa com ferida, é fundamental para a elaboração e a reavaliação dos cuidados centrados nela.

Desse modo, o cuidado não se restringe ao estabelecimento de rotinas para a troca de curativos ou de protocolos sobre o uso de produtos e coberturas, mas inclui a construção de vínculo e de um plano de cuidados compartilhado com a pessoa/família/cuidador.

Aspectos-chave

- No Brasil, as lesões de pele são um problema frequente em serviços de Atenção Primária à Saúde (APS).
- O cuidado às pessoas com lesão de pele, em APS, tem sido um desafio para o enfermeiro, pela limitação em acessar as novas tecnologias e coberturas para o tratamento tópico da ferida.
- Compete ao enfermeiro da APS não apenas o atendimento da lesão, mas o cuidado integral, atuando em equipe e realizando o encaminhamento dos casos complexos.
- O enfermeiro atua na padronização das ações de prevenção e tratamento de lesões de pele e contribui na construção de protocolos assistenciais que garantam respaldo legal, técnico e científico para intervir, junto às pessoas, desde o diagnóstico até a prescrição do tratamento necessário.
- Para qualificar a atenção à saúde de pessoas com lesões de pele, o enfermeiro deve lançar mão do Processo de Enfermagem, que organiza o trabalho profissional e beneficia a assistência prestada.
- O planejamento do cuidado às pessoas com lesão de pele envolve assegurar o equilíbrio de fatores que determinam a cicatrização da lesão. A assistência deve ser completa, organizada e fundamentada na cooperação entre o enfermeiro, a equipe multiprofissional e a pessoa em acompanhamento.

Referências

1. Dhivya S, Padma VV, Santhini E. Wound dressings: a review. BioMedicine (Taipei). Dec 2015. [Acesso 2 Out 2022]; 5(4):24-8. Disponível em: https://pubmed.ncbi.nlm.nih.gov/26615539/.
2. Al-Habib MY, Alsayil SN, Al-Qasim OS, Alrayyes SF, Al-Saedi JA, Alshammari AM et al. Wound Management in Primary Care: a Review. Egypt J Hosp Med. Jan 2018. [Acesso 2 Out 2022]; 70(3):514-9. Disponível em: https://ejhm.journals.ekb.eg/article_11447_7c65947e8b1acbddceed91e3bca9e2c7.pdf.
3. Harries RL, Bosanquet DC, Harding KG. Wound bed preparation: TIME for an update. Int Wound J. 2016 1 Sep. [Acesso 2 Out 2022]; 13:8-14. Disponível em: https://pubmed.ncbi.nlm.nih.gov/27547958/.

4. Martinengo L, Olsson M, Bajpai R, Soljak M, Upton Z, Schmidtchen A et al. Prevalence of chronic wounds in the general population: systematic review and meta-analysis of observational studies. Annals of Epidemiology. 2019. [Acesso 2 Out 2022]; 29:8-15. Disponível em: https://pubmed.ncbi.nlm.nih.gov/30497932/.
5. Sen CK. Human Wounds and Its Burden: An Updated Compendium of Estimates. Advances in Wound Care. 2019. [Acesso 2 Out 2022]; (8):39-48. Disponível em: https://pubmed.ncbi.nlm.nih.gov/30809421/.
6. Mendes EV. A construção social da atenção primária à saúde. CONASS; 2015. 1-194 p.
7. Brasil, Ministério da Saúde. Secretaria de Atenção Primária à Saúde. Departamento de Saúde da Família. Carteira de Serviços da Atenção Primária à Saúde (CaSAPS): versão profissionais de saúde e gestores. [Recurso eletrônico]. Brasília: Ministério da Saúde; 2020. [Acesso 2 Out 2022]; Disponível em: http://189.28.128.100/dab/docs/portaldab/documentos/casaps_versao_profissionais_saude_gestores_completa.pdf.
8. Conselho Federal de Enfermagem. Resolução COFEN n. 567/2018. Brasil; 2018. [Acesso 2 Out 2022]. Disponível em: http://www.cofen.gov.br/resolucao-cofenno-567-2018_60340.html#:~:text=RESOLVE%3A,.cofen.gov.br.
9. Stewart M, Brown JB, Weston WW, McWhinne IR, McWilliam CL, Thomas R. Medicina centrada na pessoa: transformando o método clínico. 3. ed. Porto Alegre: Artmed; 2017.
10. Friman A, Klang B, Ebbeskog B. Wound care in primary health care: District nurses' needs for co-operation and well--functioning organization. J Interprof Care. 2010. [Acesso 2 Out 2022]; 24(1):90-9. Disponível em: https://pubmed.ncbi.nlm.nih.gov/20001547/.
11. Abdo JM, Sopko NA, Milner SM. The applied anatomy of human skin: A model for regeneration. Wound Medicine. 1 Mar 2020. [Acesso 2 Out 2022]; (28):3-10. Disponível em: https://www.sciencedirect.com/science/article/pii/S2213909520300033.
12. Orsted HL, Bn RN, KeastBsc DH, Dip M, Md E, Fcfp C et al. Best practice recommendations for the prevention and management of wounds. *In*: Foundations of Best Practice for Skin and Wound Management. A supplement of Wound Care Canada. 2017. [Acesso 2 Out 2022]; (1):1-74. Disponível em: www.woundscanada.ca/.
13. Wilkinson HN, Hardman MJ. Wound healing: cellular mechanisms and pathological outcomes: Cellular Mechanisms of Wound Repair. Open Biol. 1 Sep 2020. [Acesso 2 Out 2022]; 10(9):200-223. Disponível em: https://pubmed.ncbi.nlm.nih.gov/32993416/.
14. Guo S, DiPietro LA. Critical review in oral biology & medicine: Factors affecting wound healing. J Dent Res. Mar 2010. [Acesso 2 Out 2022]; 89(3):219-29. Disponível em: https://www.ncbi.nlm.nih.gov/pmc/articles/PMC2903966/.
15. Petri V. Cicatrização: conceitos atuais. *In*: Gamba MA, Petri V, Costa MTF. Feridas: prevenção, causas e tratamento. 1. ed. Rio de Janeiro: Santos; 2016.
16. Singh S, Young A, Mcnaught CE. The physiology of wound healing. 2017. [Acesso 2 Out 2022]; 35(9):473-477. Disponível em: https://www.sciencedirect.com/science/article/abs/pii/S0263931917301369.
17. Murphy C, Atkin L, Dissemond J, Hurlow J, Tan YK, Apelqvist J et al. Defying hard-to-heal wounds with an early antibiofilm intervention strategy: "Wound hygiene." J Wound Care. 2 Dec 2019. [Acesso 2 Out 2022]; 28(12):818-22. Disponível em: https://www.biosanas.com.br/uploads/outros/artigos_cientificos/179/a1a070d8c24c02557154ea2ec5bf12db.pdf.
18. Office of Nursing and Midwifery Services Director. HSE National Wound Management Guidelines [Internet]. Dublin; 2018. [Acesso 2 Out 2022]; Disponível em: www.hse.ie/eng/about/who/onmsd/practic.
19. European Pressure Ulcer Advisory Panel, National Pressure Injury Advisory Panel, Pan Pacific Pressure Injury Alliance. Prevention and treatment of pressure ulcers/injuries: clinical practice guideline. PUAP/NPIAP/PPPIA; 2019.
20. Inoue FM, Taminato. Microbiologia da Pele Normal. *In*: Gamba MA, Petri V, Costa MTF (Editors.). Feridas: prevenção, causas e tratamento. 1. ed. Rio de Janeiro: Santos Ed; 2016.
21. Evans R, Kuhnke JL, Bscn BA, Drpsychology N, Burrows RC, Mscch B et al. Foundations of Best Practice for Skin and Wound Management Prevention and Management of Venous Leg Ulcers. Canada: Canadian Association of Wound Care. 2019.
22. Barbara MM, Lowell SK, Patrick CA. Medical management of lower extremity chronic venous disease. *In*: John FE, Joseph LM, editors. UpToDate. 2021.
23. Conselho Regional de Enfermagem de São Paulo. Processo de enfermagem: guia para a prática. 2. ed. São Paulo: COREN; 2021.
24. Fonder MA, Lazarus GS, Cowan DA, Aronson-Cook B, Kohli AR, Mamelak AJ. Treating the chronic wound: A practical approach to the care of nonhealing wounds and wound care dressings. J Am Acad Dermatol. Feb 2008. [Acesso 2 Out 2022]; 58(2):185-206. Disponível em: https://pubmed.ncbi.nlm.nih.gov/18222318/.

25. Sociedade Brasileira de Diabetes. Diretrizes da Sociedade Brasileira de Diabetes: 2014-2015. São Paulo: AC Farmacêutica; 2015.
26. Patricia SBA. Wound Care Advisor General physical appearance Caring for chronic wounds: A knowledge update Identifying the cause of the wound is essential. Wound Care Advisor [Internet]. 2012. [Acesso 2 Out 2022]; 1(1):24-31. Disponível em: www.WoundCareAdvisor.com.
27. Cardinelli CC, Lopes LPN, di Piero KC, Freitas ZMF. Instrumentos para avaliação de feridas: scoping review. Research, Society and Development. 25 Aug 2021. [Acesso 2 Out 2022]; 10(11):1-13. Disponível em: https://rsdjournal.org/index.php/rsd/article/view/19246.
28. National Health Service. Wound Management Guidelines. Dublin: The Office of Nursing and Midwifery Services Director. 2016. 366 p.
29. World Union of Wound Healing Societies. Consensus Document. Wound exudate: effective. Wounds International. [Acesso 2 Out 2022]; Disponível em: www.woundsinternational.com.
30. Black J, Berke C. Clinical practice Ten top tips: managing wound odour Clinical practice. [Wounds International]. 2020. [Acesso 2 Out 2022]; 11(4):8-11. Disponível em www.woundsinternational.com.
31. Blanck M, Giovannini T. Úlceras e feridas: as feridas têm alma. Uma abordagem interdisciplinar do plano de cuidados e da reconstrução estética. Rio de Janeiro: DiLivros; 2014.
32. Irion GL. Feridas. Novas abordagens, manejo clínico e atlas em cores. Rio de Janeiro: Guanabara Koogan; 2012.
33. LeBlanc K, Beeckman D, Holloway S, Ed C, Smet S, Tariq G et al. Best practice recommendations for prevention and management of periwound skin complications. Wounds International; 2021. [Acesso 2 Out 2022]; 1-22 p. Disponível em: www.woundsinternational.com.
34. Eline LB. Úlceras dos membros inferiores. Rio de Janeiro: Guanabara Koogan; 2011.
35. International Wound Infection Institute (IWII). Wound Infection in Clinical Practice. Wounds International; 2022. [Acesso 2 Out 2022]; Disponível em: www.woundsinternational.com.
36. NANDA International. NANDA Diagnósticos de Enfermagem: Definições e Classificação 2021-2023. [Acesso 2 Out 2022]. 12. ed. T. Heather H, Shigemi K, Camila TL (Editors.). Nova Iorque: Thieme Medical Publishers; 2021. Disponível em: https://medone.thieme.com/ebooks/cs_13862166.
37. Vowden K, Vowden P. Wound dressings: principles and practice. Wound Management [Internet]. 2017. [Acesso 2 Out 2022]; 489-94. Disponível em: www.dressings.org.
38. Javier SA, Joan ET. Atenção Integral Nos Cuidados Das Feridas Crônicas. Petrópolis: Epub; 2011.
39. Matsubara MG, Okane ESH. Câncer: Intervenções de Enfermagem em Feridas Oncológicas. *In*: Gamba MA, Petri V, Ferreira CMT. Feridas: prevenção, causas e tratamento. Rio de Janeiro: Santos Ed; 2016. p. 216-9.
40. Paranhos WY, Santos VLCG. Avaliação do Risco para Úlcera de Pressão por meio da Escala de Braden na língua portuguesa. Revista da Escola de Enfermagem da USP. 1999; (33):191-206.
41. Barreto VPM, Prado ARA, Tonini T. Bases Clínicas para Escolha de Cobertura em Clientes com Feridas. *In*: Blanck M, Giannini T. Úlceras e Feridas. As Feridas têm Alma. RJ: DiLivros; 2014.

30

Infecções Sexualmente Transmissíveis de Relevância em Saúde Pública e a Testagem Rápida em Serviços de Atenção Primária à Saúde

Bianca Ledur Monteiro
Fernanda Vaz Dorneles

O que há neste capítulo?

Neste capítulo, abordam-se as infecções sexualmente transmissíveis, apresentando ao leitor considerações sobre a infecção pelo vírus da imunodeficiência humana, da sífilis, das hepatites B e C e a testagem rápida para essas infecções. Trabalha-se com informações sobre transmissão, prevenção, tratamento e condutas relacionadas a essas doenças, no contexto da Atenção Primária à Saúde, a fim de que o enfermeiro possa utilizar esses conhecimentos para qualificar a prática profissional. Espera-se mais assertividade nos Diagnósticos de Enfermagem e nas ações de saúde, objetivando ampliar a prevenção e a recuperação da saúde das pessoas com diagnóstico confirmado.

Introdução

A crescente complexidade da saúde no Brasil caracteriza-se pela persistência de problemas tradicionais e pelo surgimento de novos problemas de saúde. Ainda que diversas doenças infecciosas já tenham sido total ou parcialmente controladas, sua importância continua sendo considerável. O sarampo, a malária, a cólera, a dengue, a doença de Chagas, as infecções de transmissão sexual e a tuberculose (ver Capítulo 31 – Tuberculose), entre outras, mantêm a sua importância como causa de morbidade e mortalidade no nível global. Além das doenças transmissíveis já conhecidas, as doenças crônicas (ver Capítulos 24 – Hipertensão Arterial Sistêmica, 25 – Diabetes *Mellitus* tipo 2 e 27 – Sobrepeso e Obesidade) e os problemas emergentes, como a Covid-19, são também de especial relevância; e soma-se a eles o surgimento de novas populações em risco, como os migrantes e os refugiados.

A prática do enfermeiro na Atenção Primária à Saúde (APS) o coloca, frequentemente, em contato com as doenças transmissíveis.

Doença transmissível é qualquer doença causada por um agente infeccioso específico ou por seus produtos tóxicos, que se manifesta pela transmissão destes, de um reservatório a um hospedeiro suscetível, seja diretamente de uma pessoa ou animal infectado, ou indiretamente, por meio de um hospedeiro intermediário, de natureza vegetal ou animal, de um vetor ou do meio ambiente inanimado.

As infecções sexualmente transmissíveis (IST) são um problema de Saúde Pública de âmbito mundial. Estão entre os fatores mais relevantes de adoecimento no mundo, com grandes implicações de origem sanitária, social e econômica, e são classificadas como uma adversidade na saúde coletiva também por envolver questões culturais, de gênero e comportamentais. A complexidade do diagnóstico e do tratamento das IST no estágio inicial favorece a gravidade.[1] Em todo o mundo, mais de 1 milhão de IST são adquiridas todos os dias.[2] Dentre elas, os casos de vírus da imunodeficiência humana (HIV), sífilis e hepatites B e C tiveram um aumento significativo nos últimos tempos, tornando-se indispensável o rastreamento com os testes sorológicos dessas infecções de forte impacto epidemiológico.[3-6] Considerando a magnitude desses problemas e a sua importância para a Saúde Pública, este capítulo desenvolverá o seu conteúdo teórico focado nas IST mais prevalentes na população.

A prática de enfermagem com foco nas IST abrange diferentes perspectivas de cuidados, especialmente por envolver fatores de representações, práticas e comportamentos relativos à sexualidade. Na área de atenção às IST, as ações de enfermagem estão direcionadas à prevenção das doenças, proteção e recuperação da saúde, envolvendo ações de educação em saúde, avaliação abrangente e completa dos casos, aconselhamento, imunizações, realização de testes, indicação e prescrição de tratamentos, solicitações de exames, busca ativa de parcerias sexuais, indicação e prescrição de medidas profiláticas para reduzir o risco de infecção (especialmente pelo HIV) e apoio ao usuário para tomada de decisões.[7]

A educação em saúde, na formação do enfermeiro, aponta para a necessidade da produção de conhecimentos objetivos e claros acerca das IST, seus riscos e probabilidades, assim como estratégias para o desenvolvimento de habilidades na práxis laboral, para compreender esses riscos e vulnerabilidades.[8,9]

A seguir, serão abordadas as especificidades de cada uma das infecções que são o foco do presente capítulo em termos de definição, transmissão, sinais e sintomas, diagnóstico e tratamento. Após esses tópicos, serão abordados os cuidados na comunicação dos diferentes diagnósticos para as pessoas com IST, bem como o cuidado com seus parceiros sexuais. Destacam-se também as atividades do enfermeiro na Consulta de Enfermagem (CE) e na testagem rápida nos atendimentos das IST.

Características Gerais das Infecções Sexualmente Transmissíveis

As IST são causadas por vírus, bactérias ou outros micro-organismos. São transmitidas, principalmente, por meio do contato sexual (oral, vaginal, anal), sem o uso de uma proteção de barreira, com uma pessoa que esteja infectada. A transmissão de uma IST pode acontecer, ainda, da mãe para a criança durante a gestação, o parto ou a amamentação. De maneira menos comum, as IST também podem ser transmitidas por meio não sexual, pelo contato de mucosas ou pele não íntegra com secreções corporais contaminadas.

No Brasil, as bases para as ações de prevenção, diagnóstico e tratamento das IST na APS e o modelo de vigilância epidemiológica estão estabelecidos pelo Ministério da Saúde (MS).

▪ Vírus da imunodeficiência humana/síndrome da imunodeficiência adquirida

O HIV ataca o sistema imunológico, prejudicando a capacidade do organismo de combater doenças e infecções, tornando imunodeprimidos os indivíduos que vivem com o vírus. A função imunológica é mensurada por meio da contagem de linfócitos T-CD4.[10]

A síndrome da imunodeficiência adquirida (Aids) é a doença que decorre da infecção pelo HIV, na qual o sistema imunológico se torna enfraquecido e se desenvolvem doenças oportunistas, câncer e outras manifestações clínicas mais graves. Essa condição pode demorar de 2 a 15 anos para se manifestar, dependendo do indivíduo.[10]

Com a introdução da terapia antirretroviral (TARV) no Brasil, em 1996, a sobrevida de pessoas que vivem com o vírus aumentou consideravelmente, além do incremento na qualidade de vida, pois melhora as funções do sistema imunológico e reduz a ocorrência das doenças oportunistas.[11]

Transmissão e período de incubação

A transmissão do HIV ocorre por meio das relações sexuais (esperma e secreção vaginal), do sangue (via parenteral e gestação/parto para a criança) e do aleitamento materno.[11] A partir do momento em que uma pessoa é infectada, ela pode transmitir o HIV. Quando a infecção é recente, ou quando a carga viral está alta, a transmissibilidade do vírus aumenta.[11]

Uma a três semanas é o tempo que demora para surgirem os sinais e sintomas da fase aguda, chamada de síndrome retroviral aguda (SRA). Após esse período, a média de tempo até uma pessoa desenvolver a Aids é de cerca de 10 anos, mas, independentemente disso, podem surgir outros sinais e sintomas decorrentes da infecção pelo HIV.

Sinais e sintomas

Nas primeiras semanas após a infecção pelo HIV (fase aguda), há o aumento da carga viral e a queda dos linfócitos T-CD4 e alguns sinais e sintomas podem aparecer; contudo, não são todas as pessoas que desenvolvem a SRA.

Os sinais e sintomas mais comuns são: febre, cefaleia, sudorese, linfadenopatia, exantema, diarreia, perda de peso e úlceras orais. Na fase latente, geralmente não há presença de sinais e sintomas, porém pode persistir a presença de linfonodos, além de alterações laboratoriais, como plaquetopenia e anemia. Já nos casos de Aids, surgem infecções oportunistas e neoplasias, entre elas pneumocistose, neurotoxoplasmose, tuberculose pulmonar atípica ou disseminada, meningite, sarcoma de Kaposi, linfoma não Hodgkin e câncer de colo uterino. Nos casos de coinfecção com tuberculose e sífilis, por exemplo, podem ocorrer o agravamento do quadro clínico e a progressão de outras infecções.[11]

As manifestações clínicas podem ou não existir e é importante que o profissional de saúde investigue as situações em que ocorreu comportamento de risco para avaliar com precisão uma suspeita de infecção pelo HIV.

Diagnóstico

O conhecimento sobre a janela imunológica (o tempo entre a exposição ao vírus e o aparecimento de anticorpos no sangue do indivíduo) é de grande importância para o diagnóstico da patologia. Como os testes detectam a presença de anticorpos, essa janela influencia na identificação do problema.

A capacidade de detecção do vírus nesse período depende da sensibilidade e da especificidade de cada teste e, de maneira geral, o tempo médio estimado é de 30 dias. Caso os testes tenham sido realizados em um período menor que esse, considerando-se a última exposição ao vírus ou comportamento de risco, deve ser realizada nova testagem.[12]

No caso de crianças com idade menor ou igual a 12 meses, com exposição durante a gestação e o parto, devem ser realizados testes moleculares, como a quantificação do RNA viral (carga viral) e o teste para detecção do DNA pró-viral,[11,12] pois não é possível identificar anticorpos por meio de exames, uma vez que há a passagem dos anticorpos maternos, via transplacentária, e que podem persistir até os 18 meses de idade.

Para o diagnóstico de HIV em crianças com idade superior a 18 meses, adolescentes e adultos, são adotados os seguintes teste diagnósticos:[11]

- **Testes moleculares:** detectam diretamente o RNA viral, também chamado de carga viral, ou o DNA pró-viral.
- **Imunoensaios (IE):** detectam anticorpos anti-HIV, podendo ser de terceira ou quarta geração.
- ***Western blot/imunoblot/imunoblot* rápido:** apresentam proteínas virais capazes de se ligar a anticorpos anti-HIV específicos.

Testes rápidos (TR) são imunoensaios simples, com resultados em até 30 minutos, que geralmente utilizam imunocromatografia, não necessitando de um laboratório para sua realização. São realizados com amostra de sangue total obtida por punção digital ou com amostra de fluido oral na presença do indivíduo.[11]

Para realizar o diagnóstico de HIV, os serviços de saúde devem realizar dois ou mais testes combinados (rápidos ou laboratoriais), sendo que o primeiro teste a ser realizado deve ser o mais sensível, seguido por um segundo teste mais específico, a fim de eliminar resultados falso-reagentes. Quando um resultado não reagente é liberado com base em um único teste com elevada sensibilidade, e se houver a suspeita de infecção pelo HIV, outro teste deverá ser realizado em 30 dias. Quando o resultado for reagente, um segundo teste deverá ser realizado para concluir a investigação e fornecer o laudo para o indivíduo, seja ele rápido ou laboratorial. Antes que o tratamento seja iniciado, é essencial que sejam coletados exames para contagem de linfócitos T-CD4 e quantificação da carga viral.[14]

Tratamento

HIV/Aids ainda não têm cura, mas o tratamento possibilita que o indivíduo viva com qualidade, tendo em vista a redução da carga de vírus no sangue e a melhora do sistema imunológico. Desde 2013, a TARV pode ser ofertada a todas as pessoas após o diagnóstico. No Protocolo Clínico e Diretrizes Terapêuticas para Manejo da Infecção pelo HIV em Adultos e no Protocolo Clínico e Diretrizes Terapêuticas para Manejo da Infecção pelo HIV em Crianças e Adolescentes, são encontradas as orientações sobre os esquemas de tratamento para cada caso.[11]

▪ Hepatites virais

As hepatites virais são doenças causadas pelos vírus A, B, C, D e E. A prevalência de cada tipo varia conforme a região, mas as hepatites virais ocorrem em todo o mundo. As hepatites dos tipos B e C são consideradas IST e podem ser diagnosticadas também por meio de TR.[11]

Transmissão

As hepatites virais B e C são transmitidas pelo sangue (via parenteral, percutânea e vertical) e por via sexual (esperma e secreção vaginal). A transmissão pode ocorrer tanto pelo compartilhamento de objetos pérfuro cortantes contaminados como por instrumentos para uso de substâncias injetáveis, inaláveis (cocaína) e pipadas (crack). A transmissão também pode ocorrer em acidentes com exposição a material biológico, transfusão, entre outros, quando as normas de biossegurança não são respeitadas. E ainda, no momento parto, na transmissão vertical.[15,16]

Sinais e sintomas

Após o contato com o vírus, poderá se desenvolver hepatite aguda, com ou sem a presença de sintomas, independentemente do vírus, B ou C, nos primeiros 6 meses.[6] Tanto a infecção pelo vírus da hepatite B quanto a do vírus da hepatite C podem causar hepatite aguda ou crônica e, nos dois casos, em sua maioria, são assintomáticas e anictéricas. Portanto, os TR se mostram uma maneira eficaz e imediata para o diagnóstico dessas doenças.[15,16]

As hepatites virais são consideradas crônicas quando é detectado material genético ou de antígenos virais 6 meses após o diagnóstico inicial e estão relacionadas aos vírus B, C, D e E. Nos estágios de cronicidade, podem apresentar sinais de lesão hepática e replicação viral.[11]

O risco de a infecção tornar-se crônica depende da idade do indivíduo, sendo que as crianças têm maior chance de desenvolver a forma crônica, chegando a 90% nas menores de 1 ano. Naquelas com 1 a 5 anos, varia entre 20% e 50%. Por essa razão, é extremamente importante realizar a testagem de gestantes durante o pré-natal e, caso necessário, realizar a profilaxia para a prevenção da transmissão vertical.[12-14]

Diagnóstico

A anamnese do paciente é fundamental para estabelecer as hipóteses diagnósticas e direcionar a investigação laboratorial na suspeita de hepatites virais. É preciso avaliar a faixa etária, a história pregressa e a presença de fatores de risco, como o compartilhamento de instrumentos para o uso de drogas injetáveis, inaláveis e pipadas, prática sexual não segura, convivência intradomiciliar e intrainstitucional com pessoas portadoras de hepatite, condições sanitárias, ambientais e de adequação da higiene etc.[11]

Com base na história clínica, a recomendação é que seja realizado o diagnóstico por meio de exames sorológicos e/ou de biologia molecular. Os profissionais de saúde devem solicitar exames (laboratoriais ou rápidos), sempre priorizando a testagem rápida, pelo resultado e condutas imediatas.[11,15,16]

Tratamento

O tratamento para as hepatites B e C é realizado com antivirais, e existem diversas opções de medicamentos e esquemas de posologia, conforme cada caso. A hepatite C tem cura; a B não tem cura. A orientação geral para as hepatites virais é repouso relativo e restrição à ingestão de álcool.[11,15,16]

Para obter mais informações sobre o tratamento das hepatites virais, acesse o Protocolo Clínico e Diretrizes Terapêuticas para Hepatite B e Coinfecções (**PCDT Hepatite B**), apontando a câmera do celular para o QR Code ao lado.[15]

▪ Sífilis

A sífilis é uma infecção bacteriana causada pelo *Treponema pallidum*. Tem cura; entretanto, se não for tratada adequadamente, tem progressão ao longo dos anos, evoluindo por vários estágios, divididos em sífilis recente (primária, secundária, latente recente) e tardia (latente tardia e terciária).[11] As características de cada uma estão detalhadas no item sinais e sintomas.

Transmissão

A transmissão da sífilis ocorre pelas vias sexual, sanguínea ou vertical (durante a gestação), sendo a via sexual a mais comum. O *T. pallidum* fica alojado, em geral, nos órgãos genitais, e podem ocorrer lesões extragenitais, por exemplo nos lábios e na língua. A transmissão pela via sanguínea é a mais rara, pois na transfusão de sangue e derivados há um controle rigoroso com relação à testagem dos hemocomponentes. Na transmissão vertical, as consequências incluem aborto, morte fetal, trabalho de parto prematuro e sequelas congênitas na criança.[11]

Sinais e sintomas

Os sinais e sintomas da sífilis variam conforme as suas fases. Os profissionais precisam estar aptos para a realização de uma boa anamnese, de modo a identificar a doença o mais precocemente possível:

- **Sífilis primária:** a primeira manifestação clínica é uma úlcera chamada "cancro duro", normalmente indolor, com bordas definidas e base endurecida, geralmente localizada no local da infecção (órgãos sexuais). Pode estar acompanhada de linfadenopatia e, em geral, a lesão pode permanecer por 3 a 8 semanas e desaparecer, mesmo sem tratamento. O período de incubação é de 10 a 90 dias, sendo em média de 3 semanas.
- **Sífilis secundária:** caracteriza-se pelo aparecimento de pápulas em palmas das mãos e plantas dos pés, condilomas planos e alopecia. As lesões desaparecem mesmo sem tratamento. O aparecimento dos sinais ocorre entre 6 semanas e 6 meses após a cicatrização do cancro (sífilis primária), podendo se estender pelo período de até 1 ano.
- **Sífilis latente:** período em que não se observam sinais e/ou sintomas. A maioria dos diagnósticos ocorrem nesse estágio, por meio de exames. A sífilis latente é dividida em latente recente (menos de 1 ano de infecção) e latente tardia (mais de 1 ano de infecção).
- **Sífilis terciária:** surge após vários anos do início da infecção não tratada. Acomete os sistemas nervoso e cardiovascular. Podem surgir gomas sifilíticas na pele, nas mucosas, nos ossos e em outros tecidos. As lesões podem causar desfiguração, incapacidade e até óbito.[17]

Diagnóstico

O diagnóstico é realizado por meio de testes imunológicos e são classificados em testes não treponêmicos e testes treponêmicos:

- **Testes não treponêmicos (VDRL, RPR):** detectam anticorpos IgM e IgG produzidos e são indicativos de sífilis ativa. São considerados testes semiquantitativos, pois, nos casos de resultado reagente, é realizada a diluição da amostra para titulação desses anticorpos, com emissão do resultado conforme última diluição (p. ex., 1:4, 1:8, 1:128). Esses testes também são indicados para monitorar o seguimento terapêutico. A queda da titulação em pelo menos duas diluições, em até 6 meses para sífilis recente, e a queda na titulação em pelo menos duas diluições, em até 12 meses para sífilis tardia, indicam resposta sorológica adequada. Algumas pessoas podem apresentar testes não treponêmicos reagentes, em titulações baixas após o tratamento, o que se considera cicatriz sorológica, quando descartada nova exposição de risco.
- **Testes treponêmicos (FTA-abs, ELISA e TR):** detectam anticorpos específicos produzidos contra os antígenos do *T. pallidum*. São os primeiros testes imunológicos a se tornarem reagentes. Na maioria dos casos, esses testes permanecem reagentes durante toda a vida (cicatriz sorológica), independentemente de tratamento. Por essa razão, não são utilizados para monitorar a resposta à terapia. Para o diagnóstico de sífilis, é necessária a análise dos dados clínicos, resultados de testes rápidos ou laboratoriais, histórico de infecções passadas, registro de tratamentos realizados e histórico de exposição a risco.[11]

Tratamento

A penicilina benzatina é a primeira opção para o tratamento da sífilis adquirida e a única opção segura e eficaz para o tratamento adequado das gestantes. Outros medicamentos são considerados inadequados para gestantes e, se utilizados, a criança será considerada um caso de sífilis congênita, sendo tratada e submetida a avaliação clínica e laboratorial e, inclusive, notificada. O tratamento imediato é recomendado após um teste reagente para sífilis (teste treponêmico ou não treponêmico). O tratamento, após um teste reagente para sífilis, não exclui a necessidade de um segundo teste (para o monitoramento laboratorial) e também é necessário o tratamento das parcerias sexuais, visando interromper a cadeia de transmissão da doença. A perda de seguimento no tratamento é um dos maiores problemas no controle da epidemia da sífilis. O Quadro 30.1 apresenta as opções de tratamento, de acordo com a classificação diagnóstica.[17]

QUADRO 30.1 Tratamentos para sífilis, segundo a classificação da doença.

Classificação	Esquema terapêutico	Alternativa (exceto para gestantes)	Seguimento (teste não treponêmico)
Sífilis recente: sífilis primária, secundária e latente recente (com até 1 ano de evolução)	Penicilina benzatina* 2,4 milhões UI, IM, dose única (1,2 milhão UI em cada glúteo)	Doxiciclina 100 mg, 12/12 horas, VO, por 15 dias	Teste não treponêmico trimestral (em gestantes, o controle deve ser mensal)
Sífilis tardia: sífilis latente tardia (com mais de 1 ano de evolução) ou latente com duração ignorada e sífilis terciária	Penicilina benzatina** 2,4 milhões UI, IM, 1 vez/semana (1,2 milhão UI em cada glúteo) por 3 semanas. Dose total: 7,2 milhões UI, IM	Doxiciclina 100 mg, 12/12 horas, VO, por 30 dias	Teste não treponêmico trimestral (em gestantes, o controle deve ser mensal)
Neurossífilis	Benzilpenicilina potássica/cristalina 18 a 24 milhões UI, 1 vez/dia, IV, administrada em doses de 3 a 4 milhões UI a cada 4 horas ou por infusão contínua, por 14 dias	Ceftriaxona 2 g, IV, 1 vez/dia, por 10 a 14 dias	Exame de LCR de 6/6 meses até normalização

Nota:
*No caso da sífilis recente em gestantes, alguns especialistas recomendam uma dose adicional de 2,4 milhões de unidades de penicilina G benzatina, IM, 1 semana após a primeira dose.
**Em não gestantes, o intervalo entre doses não deve ultrapassar 14 dias; caso isso ocorra, o esquema deve ser reiniciado. Em gestantes, o intervalo entre as doses não deve ultrapassar 7 dias; caso isso ocorra, o esquema deve ser reiniciado.

Legenda: IM: intramuscular; IV: intravenoso; LCR: líquido cefalorraquidiano; UI: unidades internacionais; VO: via oral.
Fonte: Elaborado pela autoria com base no Protocolo Clínico e Diretrizes Terapêuticas para Atenção Integral às Pessoas com Infecções Sexualmente Transmissíveis (PCDT IST); MS, 2022[17].

Medidas Preventivas nas Infecções Sexualmente Transmissíveis

De modo geral, as IST abordadas neste capítulo têm recomendações muito similares no que se refere às medidas preventivas para evitá-las. São elas:

- uso de preservativo interno ou externo;
- não compartilhamento de seringas e materiais perfurocortantes;
- testagem regular para IST;
- profilaxia pré-exposição (PrEP) e profilaxia pós-exposição (PEP);
- vacinação (hepatites A e B);
- tratamento das IST;
- educação sexual.

Testagem Rápida para Infecções Sexualmente Transmissíveis

Nos anos de 2011 e 2012, no Brasil, foram introduzidas novas tecnologias, que facilitaram diversos diagnósticos na Atenção Básica (AB), com destaque para os TR, para gravidez, sífilis, HIV e hepatites virais. De acordo com o parecer do Cofen n. 259/2016, o enfermeiro tem competência para a realização, aconselhamento pré-TR e pós-TR para o diagnóstico de HIV, sífilis e hepatites virais, além da emissão de dados e a solicitação de exames complementares para confirmação diagnóstica, encaminhamentos e devidas orientações.[18]

Entre as atribuições do profissional enfermeiro na APS, está a realização de ações voltadas, em âmbito individual e coletivo, para a promoção e a prevenção da transmissão das IST.[19] Para o desenvolvimento dessas ações, o enfermeiro utiliza-se de tecnologias simples, como os TR, que auxiliam na triagem ou no diagnóstico precoce, são disponibilizados pelo Sistema Único de Saúde (SUS) e auxiliam os enfermeiros a serem protagonistas no rastreio.[17] O enfermeiro atua em todas as fases do processo de testagem, que se soma à autonomia do profissional que atende na APS, por meio da adesão de novas competências, saberes e tecnologias. Diante disso, o profissional precisa ser capaz de identificar as necessidades sociais de saúde da população sob a sua responsabilidade, dentro de sua especificidade.[20]

Todo profissional de enfermagem pode fazer o curso de capacitação em testagem rápida e realizar o teste, sendo privativo do enfermeiro, no âmbito da enfermagem, a emissão do laudo.[17-21]

A prática de aconselhamento deve conter não somente orientações com relação às IST, mas também solicitação de exames (incluindo TR), bem como a vinculação de pacientes sintomáticos e/ou com resultados reagentes nos testes/exames laboratoriais, a oferta e a adesão ao tratamento, a conscientização da parceria sexual e a articulação de estratégias de redução de danos a usuários de drogas.[21]

Os TR para IST também são indicados em casos de acidente com material biológico, violência sexual e exposição sexual consentida em até 72 horas após a exposição; depois desse período, não há eficácia comprovada. Nesses casos, ocorre a chamada PEP ao HIV, hepatites virais, sífilis e outras IST.

Por não terem a necessidade de uma estrutura laboratorial, os TR são realizados em poucos minutos, o que amplia a possibilidade de acesso ao diagnóstico e ao monitoramento pela vigilância epidemiológica. Assim, o atendimento imediato, a execução do teste sem agendamento prévio e o aconselhamento oportuno (pré-teste e pós-teste) são vantagens importantes dessa estratégia, uma vez que a realização de testes laboratoriais convencionais, que geralmente necessitam de retorno por parte dos usuários, pode constituir uma importante barreira de acesso.[17]

A oferta de TR deve ser flexível e sem obrigatoriedade, permitindo que o indivíduo possa decidir se deseja ou não se submeter à intervenção. Durante o aconselhamento, é preciso observar a autonomia do(a) usuário(a) para dialogar sobre suas práticas de risco, escolhas dos métodos de prevenção, dúvidas sobre o tratamento, enfrentamento de estigma e discriminação e outras necessidades. No combate à epidemia de IST/HIV/Aids, o aconselhamento adequado e a testagem são imprescindíveis, pois reduzem o comportamento de risco e impedem novas infecções.[22]

Aconselhamento

No aconselhamento, o enfermeiro deve confirmar o caráter voluntário e confidencial da testagem, trocar informações sobre sistemas de testagem e janela imunológica, trocar informações sobre o significado e o impacto dos possíveis resultados, enfatizar a diferença entre a infecção pelo HIV e Aids e reforçar a necessidade da adoção de práticas seguras frente ao HIV, como uso de preservativo nas relações sexuais e de seringas e agulhas descartáveis para usuários de drogas injetáveis.[23,24]

Os profissionais podem encontrar dificuldades no aconselhamento pós-teste, em especial quando o resultado é positivo. O impacto desse tipo de diagnóstico é intenso, tanto para o usuário quanto para o enfermeiro, porque ainda existem estigmas em torno das IST. É fundamental o preparo prévio do profissional, que deverá oferecer apoio emocional, respeito aos limites e ao tempo do paciente, que apresenta um jeito particular de reagir ao resultado.[22-24]

Uma das formas mais eficazes de prevenção contra as IST é o uso do preservativo em todas as relações sexuais, prática que deve ser orientada pelos profissionais de saúde. Também é possível prevenir algumas IST pela imunização, como no caso da hepatite B e do papilomavírus humano (HPV), e por estratégias de prevenção combinada, como PEP e PrEP.[17]

Comunicação do Diagnóstico de Infecção Sexualmente Transmissível à(s) Parceria(s) Sexual(is)

A comunicação de diagnóstico de IST à(s) parceria(s) sexual(is) representa um desafio às práticas de saúde e salienta tanto o compromisso em controlar a epidemia quanto a satisfação psicossocial do usuário acometido.

A abordagem pode ser realizada pela própria pessoa que recebeu o diagnóstico de IST (paciente-índice) ou pelo profissional de saúde, caso seja da vontade do paciente acometido ou em casos determinados por lei que respalda o profissional a revelar o diagnóstico. A comunicação pelo paciente-índice ocorre quando este, ao ser encorajado pelo profissional de saúde, assume a responsabilidade de comunicar o seu diagnóstico à parceria para comparecimento ao serviço de saúde.[25]

No que tange às percepções emocionais do paciente acometido por alguma IST, o medo e a insegurança ao revelar o diagnóstico são evidentes durante os atendimentos; contudo, também há a preocupação com a saúde da parceria e a reflexão sobre a revelação do diagnóstico como modo de manter o relacionamento.

A escolha do paciente sobre a forma de comunicação do diagnóstico à parceria sexual deve ser apoiada e subsidiada por orientações realizadas pelos profissionais de saúde durante o aconselhamento ou consultas posteriores. O medo da reação da parceria e o constrangimento em compartilhar um diagnóstico que envolve estigma e preconceito são emoções que representam importantes barreiras na revelação do diagnóstico, tornando complexa a comunicação para ambos.

Portanto, o profissional de saúde deve ficar atento para não emitir julgamento, mas, sim, discutir junto com o usuário a melhor maneira de revelar o diagnóstico, caso seja da vontade do paciente. No momento da revelação do diagnóstico, cabe ao profissional de saúde oferecer o apoio emocional e atendimento igualitário, sem julgamentos, prestando orientações sobre a importância do diagnóstico precoce e tratamento das parcerias sexuais, com vistas a empoderar o paciente-índice na tomada de decisão segura quanto à comunicação da infecção.[25]

É direito do usuário comunicar sobre sua condição sorológica apenas às pessoas que desejar, sendo que nenhuma ação poderá restringir seu direito completo à cidadania.

A Lei n. 14.289, de 3 de janeiro de 2022, torna obrigatória a preservação do sigilo sobre a condição de pessoa que vive com infecção pelos vírus da imunodeficiência humana (HIV), das hepatites crônicas (HBV e HCV), de pessoa com hanseníase e de pessoa com tuberculose. Nesse sentido, é vedada a divulgação de informações que permitam a identificação desses casos nos serviços de saúde, nos estabelecimentos de ensino, nos locais de trabalho, na administração pública, na segurança pública, nos processos judiciais e na mídia escrita e audiovisual. A obrigatoriedade recai sobre todos os profissionais de saúde e trabalhadores da área de Saúde Pública ou Privada.[26]

Profilaxia Pós-exposição e as Infecções Sexualmente Transmissíveis

A PEP consiste no uso de medicamentos antirretrovirais por 28 dias, com a finalidade de evitar/reduzir o risco de adquirir essas infecções, e está disponível no SUS desde 1999, sendo atualmente uma tecnologia inserida no conjunto de estratégias da Prevenção Combinada, cujo principal objetivo é ampliar as formas de intervenção para evitar novas infecções pelo HIV.[27]

Para viabilizar a ampliação do acesso à PEP na Rede de Atenção à Saúde (RAS), a última atualização traz anexo o Parecer n. 12/2020/CTAS/Cofen,[28] que trata da prescrição de PEP realizada por profissionais enfermeiros, nos serviços de urgência/emergência, unidades básicas de saúde (UBS), clínicas e hospitais da rede pública e privada, respaldando assim essa prática a partir da publicação do PCDT lançado em junho de 2022. Essa ação é fundamental para apoiar a organização dos processos de trabalho nos territórios, partindo da lógica do cuidado integral e multidisciplinar.[27]

Profilaxia Pré-exposição ao Vírus da Imunodeficiência Humana

Outra estratégia para reduzir o risco de adquirir a infecção pelo HIV é a PrEP, indicada para indivíduos com práticas sexuais, parcerias ou contextos específicos que determinam aumento das chances de exposição ao vírus, como relações sexuais sem o uso de preservativo, quantidade e diversidade de parcerias sexuais, episódios de IST, busca repetida por PEP, contextos de troca de sexo por dinheiro, objetos de valor, drogas, moradia etc.[29]

A PrEP consiste no uso de antirretrovirais (ARV) para reduzir o risco de adquirir a infecção pelo HIV. Para que essa estratégia seja eficaz, é necessário que a rede de saúde remova as barreiras de acesso a essas populações, acolhendo-as na sua integralidade e garantindo seus direitos à saúde de qualidade. A PrEP também é parte da Prevenção Combinada. Tanto a PEP quanto a PrEP só são indicadas para indivíduos que não tenham diagnóstico de HIV; portanto, deve-se realizar um TR previamente e, caso o resultado seja negativo (não reagente), a pessoa poderá ser candidata a receber PEP/PrEP.[29]

É necessário que todos os profissionais escutem as necessidades de cada usuário, considerando suas vulnerabilidades e evitando julgamentos morais ou preconceitos, respeitando a singularidade do indivíduo e sua história de vida. O acolhimento à pessoa exposta deve ocorrer em local adequado, em que seja garantido o direito à privacidade, visando a ampliação do acesso das populações-chave (*gays* e outros homens que fazem sexo com homens, travestis e pessoas trans, trabalhadoras(es) do sexo, pessoas que usam álcool e/ou outras drogas e pessoas privadas de liberdade) e das populações prioritárias (indígenas, jovens, população negra e pessoas em situação de rua).[27-29]

Vigilância Epidemiológica

O HIV/Aids, a sífilis e as hepatites virais são doenças de notificação compulsória; portanto, precisam ser notificadas por meio da ficha de notificação do Sistema Nacional de Notificação (SINAN), que é comunicação obrigatória sobre a ocorrência de determinado agravo. A lista de agravos de notificação compulsória foi atualizada em 22 de março de 2022, pela Portaria n. 420, e pode ser acessada apontando-se a câmera do celular para o QR Code ao lado.[30]

Para os agravos estudados neste capítulo, destacamos que existem notificações específicas, de acordo com a situação encontrada. São elas:

- Aids (pacientes menores que 13 anos);
- Aids (adulto);
- gestante HIV;
- criança exposta ao HIV;
- sífilis adquirida;
- sífilis congênita;
- sífilis em gestante;
- hepatites virais.

A notificação de agravos constitui uma ferramenta essencial para o planejamento de ações em saúde, como medidas de promoção, proteção e controle. Somente com a visão adequada do cenário epidemiológico atual, pode-se pensar políticas públicas e estratégias para conter epidemias.

Prática das Consultas do Enfermeiro para Pessoas com Diagnóstico de Infecções Sexualmente Transmissíveis

A Lei do Exercício Profissional da Enfermagem n. 7.498/1986 garante aos enfermeiros, na CE, o direito de realizar a prescrição de medicamentos aprovados por protocolos institucionais.[31] A mesma lei dispõe sobre as atribuições do enfermeiro, das quais é importante ressaltar: prescrição de medicamentos estabelecidos em programas de Saúde Pública e em rotina aprovada pela instituição de saúde; prevenção e controle de doenças transmissíveis em geral; CE e educação visando à melhoria de saúde da população.[31]

A Portaria n. 2.436, de 21 de setembro de 2017, autoriza a Política Nacional de Atenção Básica e determina que são atribuições específicas do profissional enfermeiro: realizar CE, procedimentos, solicitar exames complementares, prescrever medicações conforme protocolos, diretrizes clínicas e terapêuticas, ou outras normativas técnicas estabelecidas pelo gestor federal, estadual, municipal ou do Distrito Federal. Assim, a realização dessas ações pelo enfermeiro deve estar inserida no contexto da CE, sendo inadmissíveis como condutas isoladas, devendo essas ações ser respaldadas em protocolos assistenciais aprovados pelas instituições de saúde, em consonância com os programas de Saúde Pública e normatizações das Secretarias Municipais de Saúde, Secretarias de Estado da Saúde e MS.[32]

A CE com ênfase na abordagem em IST tem relevantes finalidades, como: categorizar os principais agentes etiológicos de acordo com as manifestações clínicas; usar fluxogramas que auxiliam a distinguir a origem da síndrome; recomendar o tratamento adequado para as síndromes mais habituais; introduzir a atenção com os parceiros; auxílio e instrução sobre a diminuição de risco; aceitação do tratamento e orientação da maneira correta do uso do preservativo; e integrar a distribuição de sorologias.[33] Por meio da CE, o profissional evidencia as informações sobre as IST/HIV, podendo explicar sobre as inseguranças e preconizar comportamentos seguros para diminuição dos riscos de contágio, gerando hábitos e condutas responsáveis.[33]

A atribuição do enfermeiro, principalmente quando a abordagem tem como eixo central a IST/Aids, consiste em orientar os usuários por meio do diálogo, esclarecendo todas a dúvidas que possam surgir, tendo em vista a redução dos riscos de contaminação e a prática de hábitos comportamentais que não coloquem em risco a sua saúde e de outras pessoas. Por meio disso, é possível perceber que a melhor forma de prevenção contra essas infecções ainda é por meio da educação em saúde, sendo imprescindível a atuação dos profissionais de enfermagem.[33]

A prática do diagnóstico e da prescrição medicamentosa realizada por enfermeiros, conforme estabelecido pela Lei n. 7.498/1986, que regulamenta o Exercício Profissional da Enfermagem, e pela Portaria n. 2.436, de 21 de setembro de 2017, que aprova a Política Nacional de Atenção Básica (ver Capítulo 1 – Diretrizes para o Trabalho dos Enfermeiros na Atenção Primária à Saúde), amplia o acesso da população aos cuidados de saúde e contribui para o maior reconhecimento profissional da categoria. Essas práticas qualificam ainda mais os cuidados de enfermagem, que podem aumentar a satisfação do usuário e, certamente, do próprio profissional com seu trabalho. Assim, o enfermeiro amplia sua prática clínica e adquire autonomia para a tomada de decisão.[34]

Para iniciar a CE na atenção às IST, deve-se contemplar levantamentos fundamentais para que os encaminhamentos sejam adequados e assertivos, como:

- **Queixa principal**.
- **Dados de identificação:** nome, idade, raça/cor, naturalidade, filiação, escolaridade, estado civil, procedência, endereço atual, unidade de referência.
- **Antecedentes pessoais e familiares**.
- **Uso de método contraceptivo**.
- **Hábitos atuais:** fumo (número de cigarros/dia), álcool e drogas ilícitas.
- **Medicamentos usados**.
- **Antecedentes patológicos:** em especial as IST, HIV/Aids e HV.
- **Histórico vacinal:** para HPV e hepatite B.
- **Atividade sexual:** sexarca; dispareunia (dor ou desconforto durante o ato sexual); práticas sexuais; número de parcerias; uso de preservativo interno ou externo.
- **Número de gestações**.
- **Número de abortamentos**: espontâneos/provocados.
- **Nascidos vivos:** idade gestacional, peso, tratamento prévio; registro do tratamento com penicilina para os casos de sífilis; resultados de VDRL.
- **Se criança com sífilis:** histórico de tratamento da mãe; tratamento da criança; exames realizados (testes treponêmicos e não treponêmicos, raio X de ossos longos, hemograma e liquor), seguimento da criança até 2 anos de idade.
- **Presença de queixas relacionadas a corrimentos vaginais/uretrais ou lesões genitais:** deve ser avaliado no momento do exame e tratado quando necessário, não se descartando

a oportunidade de realizar a coleta do material para o exame colpocitológico na mulher, se possível.

- **Exame físico:** o exame físico é de extrema relevância para o planejamento do cuidado de pessoas expostas ou com IST, fornecendo subsídios para um planejamento da assistência de acordo com as necessidades e anormalidades encontradas. Pode ser acompanhado por um profissional de saúde assistente, expondo-se somente a região a ser examinada e a região que apresentar sinais/sintomas, caso existam. Avaliar a presença de corrimento vaginal/uretral, sinais de inflamação e outras lesões, como úlceras, fissuras, verrugas e tumorações. Na presença de corrimento vaginal anormal, efetuar coleta para análise laboratorial e tratar conforme indicação clínica.
- **Solicitação de exames:** de acordo com a avaliação realizada; ofertar e realizar testagem rápida para IST e oferecer teste para gravidez, se indicado.
- **Realizar o registro de notificação dos casos confirmados de IST:** conforme critérios de notificação. Depois, encaminhar o registro à vigilância epidemiológica, em conformidade com a Portaria de Consolidação/MS n. 1.102, de 13 de maio de 2022.[35]
- **Orientações:** para o autocuidado, retorno com os exames laboratoriais solicitados e sobre o monitoramento que será realizado.
- **Busca ativa:** pode ser realizada por meio de ligação telefônica e/ou visita domiciliar quando o paciente não retorna à US.

Atitudes como ter um ambiente privativo para o(a) usuário(a) trocar de roupa, cobri-lo(a) durante o exame físico/ginecológico/urológico, fechar a porta e restringir o número de pessoas na sala durante a CE asseguram a privacidade e garantem uma relação de respeito entre profissional e usuário.

A anamnese deve ser adequadamente realizada pelo enfermeiro para não imprimir risco à saúde das pessoas, pois uma anamnese mal realizada pode resultar em um diagnóstico incorreto e, consequentemente, favorecer a evolução das IST.[36,37]

Diagnósticos de Enfermagem Frequentemente Identificados nas Consultas de Enfermagem com Ênfase na Abordagem em Infecções Sexualmente Transmissíveis, segundo a Classificação Proposta por NANDA-I[38]

- **HIV/Aids**
  - Risco de sentimento de impotência.
  - Risco de infecção relacionado à imunossupressão.
  - Padrão do sono perturbado relacionado ao uso de medicações.
  - Ansiedade relacionada à ameaça de morte.
- **Sífilis**
  - Integridade da pele prejudicada relacionada a lesões na fase primária na região genital.
  - Mucosa oral prejudicada relacionada à infecção e ao comprometimento imunológico, evidenciada por fissuras, vesículas, placas esbranquiçadas, nódulos e manchas.
- **Hepatites B e C**
  - Fadiga relacionada ao estado da doença, caracterizada por cansaço e incapacidade de manter as rotinas habituais.

- Risco de função hepática alterada relacionado à infecção viral.
- Náusea relacionada à distensão da cápsula hepática.

Com base nos Diagnósticos de Enfermagem (DE), o enfermeiro desenvolve o plano de cuidado a ser pactuado com as pessoas expostas ou portadoras de IST. Cabe destacar que o trabalho do enfermeiro na APS tem grande importância nas ações de prevenção, proteção e recuperação da saúde nas IST, sendo capaz de transpor e superar as barreiras do processo singular de cuidado desses agravos.

A assistência voltada à IST deve abranger não apenas atividades relacionadas à promoção de saúde, prevenção das IST, mas também o diagnóstico e o tratamento correto e tempestivo, possibilitando a reabilitação dos indivíduos e a melhoria de sua qualidade de vida, com respaldo legal de protocolos clínicos e diretrizes terapêuticas nacionais, estaduais e municipais.

Para o diagnóstico preciso com relação às IST, é necessário realizar uma avaliação clínica criteriosa e utilizar os fluxogramas propostos em protocolos e normatizações das Secretarias Municipais de Saúde, Secretarias de Estado da Saúde e MS. A partir disso, caso seja confirmada alguma patologia, o enfermeiro deverá dar seguimento ao tratamento do usuário.[28] Esse profissional é responsável por dividir com o paciente o reconhecimento das vulnerabilidades associadas às IST/HIV, assegurando seu papel educativo perante o paciente e promovendo ações que fortaleçam as práticas sexuais seguras. A partir da CE, o enfermeiro é capaz de identificar qual meio de intervenção pode ser aplicado em sua Unidade de Saúde (US), com seus pacientes, beneficiando os usuários e diminuindo a incidência das IST/HIV.[36]

Considerações finais

A CE é uma ferramenta necessária no enfrentamento às IST, possibilitando conhecer as condições do usuário, sua história clínica, pessoal e social, tendo como objetivo o diagnóstico e a elaboração de um plano de cuidado e assistência para ele, construído em conjunto, de acordo com suas necessidades. É um momento oportuno para o profissional enfermeiro orientar, realizar educação sexual, abordar meios de prevenção, formas de tratamento, esclarecer as dúvidas e sensibilizar os usuários para a redução de riscos, preconizando um atendimento humanizado, de modo que o paciente se sinta acolhido e amparado, livre de estigmas e preconceitos.

É dever do enfermeiro orientar os usuários do serviço sobre os riscos da multiplicidade de parceiros, a importância do uso da camisinha como dupla proteção, a presença de vulvovaginites e uretrites, a importância do tratamento do parceiro para interromper a cadeia de transmissão das IST, os fatores de risco para contaminação do HPV e suas principais consequências, como o câncer do colo do útero, embasando a importância da realização periódica do exame preventivo e a volta à US para buscar o resultado do exame citopatológico.[36]

Aspectos-chave

- As infecções sexualmente transmissíveis (IST) são transmitidas por meio do contato sexual (oral, vaginal, anal), sem o uso de uma proteção de barreira, ou da mãe para a criança durante a gestação, o parto ou a amamentação.
- A janela imunológica nos testes rápidos (TR) para as IST é estimada em 30 dias. Caso os testes tenham sido realizados em um período menor que esse, considerando-se a última exposição ao vírus ou comportamento de risco, deve ser realizada nova testagem.

- O diagnóstico do vírus da imunodeficiência humana (HIV), em crianças com idade superior a 18 meses, adolescentes e adultos, é definido por dois testes com resultado REAGENTE (seja por TR ou por exame laboratorial). Para os casos de crianças menores de 18 meses, são necessárias duas cargas virais DETECTÁVEIS maiores ou iguais a 5 mil cópias.
- O Sistema Único de Saúde oferece tratamento gratuito para HIV, sífilis, hepatite B e C. A sífilis e a hepatite têm cura.
- O HIV/síndrome da imunodeficiência adquirida, a sífilis e as hepatites virais são doenças de notificação compulsória; portanto, precisam ser notificadas por meio da ficha de notificação do Sistema Nacional de Notificação, que é comunicação obrigatória sobre a ocorrência de determinado agravo.
- As formas mais eficazes para prevenir IST são o uso do preservativo e a imunização para os casos de hepatite B e papilomavírus humano; contudo, é necessário compreender o contexto do usuário e ofertar paralelamente estratégias de prevenção combinada, como a profilaxia pós-exposição (PEP) e a profilaxia pré-exposição (PrEP).
- A PEP e a PrEP são estratégias da Prevenção Combinada, cujo principal objetivo é ampliar as formas de intervenção para evitar novas infecções pelo HIV. Ambas podem ser prescritas por profissionais enfermeiros.
- É direito do usuário comunicar sobre sua condição sorológica apenas às pessoas que desejar, sendo que nenhuma ação poderá restringir seu direito completo à cidadania. A revelação do diagnóstico pelo profissional de saúde só pode ocorrer quando for da vontade do paciente acometido ou em casos determinados por lei.

Referências

1. OMS, Organização Mundial de Saúde. Orientações para o tratamento de infecções sexualmente transmissíveis, 2005. [Acesso 8 Set 2022]. Disponível em: http://apps.who.int/iris/bitstream/handle/10665/42782/9248546269_por.pdf;jsessionid=880E6519EA7FA40AE801CFFC5401429E?sequence=2.
2. WHO, World Health Organizatin. Sexually transmitted infections (STIs), 2022. [Acesso 2 Set 2022]. Disponível em: https://www.who.int/news-room/fact-sheets/detail/sexually-transmitted-infections-(stis).
3. Brasil. Ministério da Saúde. Secretaria de Vigilância em Saúde. Boletim epidemiológico de HIV/AIDS – número especial. Brasília: Ministério da Saúde, 2021. [Acesso 2 Set 2022]. Disponível em: https://www.gov.br/saude/pt-br/centrais-de conteudo/publicacoes/boletins/epidemiologicos/especiais/2021/boletim-epidemiologico-especial-hiv-aids-2021.pdf.
4. Brasil. Ministério da Saúde. Secretaria de Vigilância em Saúde. Boletim epidemiológico de sífilis – número especial. Brasília: Ministério da Saúde, 2021. [Acesso 2 Set 2022]. Disponível em: http://www.aids.gov.br/pt-br/pub/2021/boletim-epidemiologico-de-sifilis-2021.
5. Brasil. Ministério da Saúde. Secretaria de Vigilância em Saúde. Boletim epidemiológico de Hepatites virais – número especial. Brasília: Ministério da Saúde, 2022. [Acesso 2 Set 2022]. Disponível em: https://pncq.org.br/wp-content/uploads/2022/08/boletim_hepatites_virais_2022_internet_003.pdf.
6. Freitas ID, Ferreira EM, Mendes JR, Lopes TR, Nascimento NM, Nunes VC et al. Aplicação de testes rápidos para identificação de infecções sexualmente transmissíveis em um município baiano: Um relato de experiência. Research, Society and Development [Internet]. 11 Jul 2021. [Acesso 8 Set 2022]; 10(8):e21210817128. Disponível em: https://doi.org/10.33448/rsd-v10i8.17128.
7. Bungay V, Masaro CL, Gilbert M. Examining the scope of public health nursing practice in sexually transmitted infection prevention and management: what do nurses do? J Clin Nurs. 2014. [Acesso 8 Set 2022]; 23(21-22):3274-85. Disponível em: http://dx.doi.org/10.1111/jocn.12578.

8. Petry S, Padilha MI. Approaching Sexually Transmitted Infections in a Nursing Undergraduate Curriculum. Revista da Escola de Enfermagem da USP [Internet]. 2021. [Acesso 8 Set 2022]; 55. Disponível em: https://doi.org/10.1590/1980-220x-reeusp-2021-0019.
9. Castellanos MEP, Baptista TWF, Ayres JR. Interview with José Ricardo Ayres. Saúde Soc 2018. [Acesso 8 Set 2022]; 27(1):51-60. Disponível em: http://dx.doi.org/10.1590/s0104-12902018000002.
10. OPAS/OMS – Organização Pan-Americana da Saúde. HIV/aids – PAHO. [Acesso 6 Set 2022]. Disponível em: https://www.paho.org/pt/topicos/hivaids.
11. Brasil. Ministério da Saúde. Secretaria de Vigilância em Saúde. Departamento de Articulação Estratégica de Vigilância em Saúde. Guia de Vigilância em Saúde [Recurso eletrônico]. – 5. ed. rev. e atual. Brasília: Ministério da Saúde, 2022. [Acesso 11 Out. 2022]. Disponível em: https://bvsms.saude.gov.br/bvs/publicacoes/guia_vigilancia_saude_5ed_rev_atual.pdf.
12. Brasil. Ministério da Saúde. Secretaria de Vigilância em Saúde. Departamento de Vigilância, Prevenção e Controle das Infecções Sexualmente Transmissíveis, do HIV/Aids e das Hepatites Virais. Protocolo Clínico e Diretrizes Terapêuticas para Manejo da Infecção pelo HIV em Adultos. Brasília: Ministério da Saúde, 2018.
13. Brasil. Ministério da Saúde. Secretaria de Vigilância em Saúde. Departamento de Vigilância, Prevenção e Controle das Infecções Sexualmente Transmissíveis, do HIV/Aids e das Hepatites Virais. NOTA INFORMATIVA N. 6/2021-.DCCI/SVS/MS. [Acesso 11 Out 2022]. Disponível em: https://siclom.aids.gov.br/informativo/Nota%20Informativa%20N%C2%BA%206%20-%20RAL%20Granulado%20-%20Crian%C3%A7as,%20pr%C3%A9-termo%20e%20baixo%20peso.pdf.
14. Brasil. Ministério da Saúde. Secretaria de Vigilância em Saúde. Departamento de Vigilância, Prevenção e Controle das Infecções Sexualmente Transmissíveis, do HIV/Aids e das Hepatites Virais. Manual técnico para o diagnóstico da infecção pelo HIV em Adultos e Crianças. – 4. ed. – Brasília: Ministério da Saúde, 2018. [Acesso 11 Out 2022]. Disponível em: https://www.gov.br/aids/pt-br/centrais-de-conteudo/publicacoes/2018/manual_tecnico_hiv_27_11_2018_web.pdf.
15. Brasil. Ministério da Saúde. Secretaria de Vigilância em Saúde. Departamento de DST, Aids e Hepatites Virais. Protocolo Clínico e Diretrizes Terapêuticas para Hepatite B e Coinfecções. – Brasília: Ministério da Saúde, 2017. [Acesso 11 Out 2022]. Disponível em: https://www.gov.br/aids/pt-br/centrais-de-conteudo/pcdts/2016/hepatites-virais/pcdt_hepatite_b_270917.pdf/view.
16. Brasil. Ministério da Saúde. Secretaria de Vigilância em Saúde. Departamento de Vigilância, Prevenção e Controle das Infecções Sexualmente Transmissíveis, do HIV/Aids e das Hepatites Virais. Protocolo Clínico e Diretrizes Terapêuticas para Hepatite C e Coinfecções. – Brasília: Ministério da Saúde, 2019. [Acesso 11 Out 2022]. Disponível em: https://www.gov.br/aids/pt-br/centrais-de-conteudo/pcdts/2017/hepatites-virais/pcdt_hepatite_c_06_2019_isbn.pdf/view.
17. Brasil. Ministério da Saúde, Secretaria de Vigilância em Saúde, Departamento de Doenças de Condições Crônicas e Infecções Sexualmente Transmissíveis. Protocolo Clínico e Diretrizes Terapêuticas para Atenção Integral às Pessoas com Infecções Sexualmente Transmissíveis – IST [Recurso eletrônico]. Brasília: Ministério da Saúde, 2022. [Acesso 11 Out 2022]. Disponível em: https://www.gov.br/aids/pt-br/centrais-de-conteudo/pcdts/2022/ist/pcdt-ist-2022_isbn-1.pdf/view.
18. Conselho Federal de Enfermagem (COFEN). Parecer de Conselheiro Federal n. 259/2016. Dispõe sobre a desnecessidade de uma Resolução para afirmar que o Enfermeiro tem competência legal para a realização de testes rápidos visando à detecção e diagnóstico de HIV, sífilis e outros agravos, no âmbito da Atenção Básica à Saúde; e que, no âmbito da equipe de Enfermagem, a realização desse procedimento lhe compete, privativamente; COFEN, 2016. [Acesso 11 Out 2022]. Disponível em: http://www.cofen.gov.br/parecer-de-conselheiro-n-2592016_46252.html.
19. Barbosa TL, Gomes LM, Holzmann AP, Cardoso L, Paula AM, Haikal DS. Prática de aconselhamento em infecções sexualmente transmissíveis, HIV e aids, realizada por profissionais da atenção primária à saúde de Montes Claros, Minas Gerais, 2015-2016. Epidemiologia e Serviços de Saúde [Internet]. Maio 2020. [Acesso 8 Set 2022]; 29(1). Disponível em: https://doi.org/10.5123/s1679-49742020000100015.
20. Araújo TC, Souza MB. Adesão das equipes aos testes rápidos no pré-natal e administração da penicilina benzatina na atenção primária. Revista da Escola de Enfermagem da USP [Internet]. 2020. [Acesso 8 Set 2022]; 54. Disponível em: https://doi.org/10.1590/s1980-220x2019006203645.
21. Silva JN, Cabral JF, Nascimento VF, Lucietto GC, Oliveira CB, Silva RA. Impactos do diagnóstico da infecção sexualmente transmissível na vida da mulher. Enfermagem em Foco [Internet]. 31 Out 2018. [Acesso 8 Set 2022]; 9(2). Disponível em: https://doi.org/10.21675/2357-707x.2018.v9.n2.1058.
22. Barbosa TL, Gomes LM, Holzmann AP, Cardoso L, Paula AM, Haikal DS. Prática de aconselhamento em infecções sexualmente transmissíveis, HIV e aids, realizada por profissionais da atenção primária à saúde de Montes Claros, Minas Gerais, 2015-2016. Epidemiologia e Serviços de Saúde [Internet]. Maio 2020. [Acesso 22 de Set 2022]; 29(1). Disponível em: https://doi.org/10.5123/s1679-49742020000100015.

23. Ferreira IT, Neves KT, Oliveira AW, Galvão TR, Mangane EM, Sousa LB. Avaliação da qualidade da consulta de enfermagem em infecções sexualmente transmissíveis. Enfermagem em Foco [Internet]. 26 Nov 2018. [Acesso 8 Set 2022]; 9(3). Disponível em: https://doi.org/10.21675/2357-707x.2018.v9.n3.1119.
24. Taquette SR, Rodrigues AO, Bortolotti LR. Percepção de pacientes com AIDS diagnosticada na adolescência sobre o aconselhamento pré e pós-teste HIV realizado. Ciência & Saúde Coletiva [Internet]. 2017. [Acesso 22 Set 2022]; 22(1):23-30. Disponível em: http://www.scielo.br/pdf/csc/v22n1/1413-8123-csc-22-01-0023.pdf.
25. Cavalcante EGF, Miranda MCC, Carvalho AZFHT, Lima ICV, Galvão MTG. Partner notification for sexually transmitted infections and perception of notified partners. Rev Esc Enferm USP. 2016;50(3):448-455. Disponível em: http://dx.doi.org/10.1590/S0080-623420160000400011.
26. Brasil. Lei n. 14.289, de 03 de janeiro de 2022. Torna obrigatória a preservação do sigilo sobre a condição de pessoa que vive com infecção pelos vírus da imunodeficiência humana (HIV) e das hepatites crônicas (HBV e HCV) e de pessoa com hanseníase e com tuberculose, nos casos que estabelece. Brasília: Diário Oficial da República Federativa do Brasil, 2022. [Acesso 11 Out 2022]. Disponível em: https://www.planalto.gov.br/ccivil_03/_ato2019-2022/2022/lei/l14289.htm.
27. Brasil. Ministério da Saúde. Secretaria de Vigilância em Saúde. Departamento de Doenças de Condições Crônicas e Infecções Sexualmente Transmissíveis. Protocolo Clínico e Diretrizes Terapêuticas para Profilaxia Pós-Exposição (PEP) de Risco à infecção pelo HIV, IST e Hepatites Virais – Brasília: Ministério da Saúde, 2021. [Acesso 11 Out 2022]. Disponível em: https://www.gov.br/aids/pt-br/centrais-de-conteudo/pcdts/2021/hiv-aids/prot_clinico_diretrizes_terap_pep_-risco_infeccao_hiv_ist_hv_2021.pdf/view.
28. Conselho Federal de Enfermagem (COFEN). Parecer de Câmara Técnica n. 12/2020. Dispõe sobre a prescrição de medicamentos para Profilaxia Pós Exposição ao HIV (PEP) e Profilaxia Pré Exposição ao HIV (PrEP) por Enfermeiros [Internet]; COFEN, 2020. [Acesso 2 Set 2022]. Disponível em: http://www.cofen.gov.br/81126_81126.html.
29. Brasil. Ministério da Saúde. Secretaria de Vigilância em Saúde. Departamento de Doenças de Condições Crônicas e Infecções Sexualmente Transmissíveis. Protocolo Clínico e Diretrizes Terapêuticas para Profilaxia Pré-Exposição (PrEP) de Risco à infecção pelo HIV – Brasília: Ministério da Saúde, 2018. [Acesso 11 Out 2022]. Disponível em: https://bvsms.saude.gov.br/bvs/publicacoes/protocolo_clinico_profilaxia_prep.pdf.
30. Brasil. Ministério da Saúde. Portaria n. 420 de 02 de março de 2022. Brasília: Diário Oficial da República Federativa do Brasil, 2022. [Acesso 2 Set 2022]. Disponível em: https://www.in.gov.br/en/web/dou/-/portaria-gm/ms-n-420-de-2-de-marco-de-2022-383578277.
31. Conselho Federal de Enfermagem (COFEN). Lei n. 7.498/86, de 25 de junho de 1986. Dispõe sobre a regulamentação do exercício da Enfermagem e dá outras providências [Internet]; COFEN, 1986. [Acesso 2 Set 2022]. Disponível em: <http://novo. portalcofen.gov.br/lei-n-749886-de-25-de-junho-de-1986_4161.html.
32. Brasil. Ministério da Saúde. Portaria n. 2.436 de 21 de setembro de 2017. Brasília: Diário Oficial da República Federativa do Brasil, 2017. [Acesso 11 Out 2022]. Disponível em: https://bvsms.saude.gov.br/bvs/saudelegis/gm/2017/prt2436_22_09_2017.html.
33. Ferraz LM, Martins ACS. Atuação do enfermeiro no diagnóstico e no tratamento do herpes genital, na atenção primária. Revista APS. v. 17, n. 2, p. 143-149, 2014. [Acesso 2 Set 2022]. Disponível em: https://periodicos.ufjf.br/index.php/aps/article/view/15285#:~:text=Os%20objetivos%20do%20presente%.
34. Andrade B, Pedebos LA, Silva AC, Amante LN, Paes LG, Paese F. Diagnóstico e tratamento de infecções sexualmente transmissíveis realizados por enfermeiros na Atenção Primária à Saúde. Revista Brasileira de Medicina de Família e Comunidade [Internet]. 4 Mar 2022. [Acesso 8 Set 2022]; 17(44):2755. Disponível em: https://doi.org/10.5712/rbmfc17(44)2755.
35. Portaria Brasil. Ministério da Saúde. Portaria de Consolidação/MS n. 1.102, de 13 de maio de 2022. Brasília: Diário Oficial da República Federativa do Brasil, 2022.
36. Ferreira IT, Neves KT, Oliveira AW, Galvão TR, Mangane EM, Sousa LB. Avaliação da qualidade da consulta de enfermagem em infecções sexualmente transmissíveis. Enfermagem em Foco [Internet]. 26 Nov 2018. [Acesso 8 Set 2022]; 9(3). Disponível em: https://doi.org/10.21675/2357-707x.2018.v9.n3.1119.
37. Santos N, Veiga P, Andrade R. Importância da anamnese e do exame físico para o cuidado do enfermeiro. Revista Brasileira de Enfermagem [Internet]. Abr 2011. [Acesso 8 Set 2022]; 64(2):355-8. Disponível em: https://doi.org/10.1590/s0034-71672011000200021.
38. Herdman TH, Kamitsuru S, Lopes CT. Diagnósticos de Enfermagem da NANDA-I: Definições e Classificação – 2021-2023. Porto Alegre: Artmed, 2021.

31

Tuberculose

Sandra Rejane Soares Ferreira

O que há neste capítulo?

Neste capítulo, abordam-se as possibilidades de atuação do enfermeiro, junto às equipes de Atenção Primária à Saúde (APS), na atenção às pessoas com tuberculose (TB), àquelas em risco de desenvolver a doença, bem como aos familiares e contatos dos casos de TB. O objetivo é instrumentalizar os enfermeiros da APS para aplicar o Processo de Enfermagem no contexto do atendimento de pessoas com sintomas respiratórios, com diagnóstico de TB, que tiveram contato com a doença e em tratamento da infecção latente da TB.

Introdução

A tuberculose (TB) é uma doença causada por um bacilo de crescimento lento, aeróbio estrito, álcool-ácido resistente (BAAR), de transmissibilidade aerógena. Há mais de 3 mil anos essa bactéria acomete de maneira crescente a população mundial.[1] Segundo a Organização Mundial da Saúde (OMS), a TB persiste como problema de saúde de emergência global desde a década de 1990, tendo em vista o aumento da incidência e da mortalidade por uma doença tratável e curável.[2]

Os fundamentos científicos para o controle da TB na comunidade são conhecidos há muito tempo; mesmo assim, em 2020 e 2021, ela foi a segunda doença infecciosa que mais matou (a primeira foi a Covid-19).[2] As fontes de infecção encontram-se, principalmente, entre os doentes pulmonares com baciloscopia positiva (P+), responsáveis pelo ciclo epidemiológico de transmissão que ocorre, na maioria das vezes, por via aerógena (gotículas de saliva expelidas por pessoas com TB P+ que se aerossolizam no ambiente), em ambientes fechados, por meio de contatos íntimos e prolongados.[3]

Tendo em vista que a maior fonte de infecção são as pessoas doentes, o melhor recurso de prevenção disponível no sistema de saúde continua sendo a detecção precoce e o tratamento dos casos.[4] Na TB pulmonar, após 15 dias de tratamento, a tosse diminui bastante e o risco de contágio cai de maneira significativa.[3] Sem tratamento ou com tratamento ineficaz, um caso de TB pode continuar mantendo o ciclo de transmissão da doença na comunidade, pela infectividade do bacilo.[4] Além disso, o tratamento inadequado pode resultar no desenvolvimento da multidrogarresistência (MR) e na morte pela doença.[3]

Destaca-se que as más condições de vida, a má alimentação, o tabagismo, o alcoolismo ou qualquer outro fator que diminua a resistência orgânica (imunidade) também favorecem o estabelecimento da doença.[4]

Dados Epidemiológicos da Tuberculose

Nos 26 estados brasileiros e no Distrito Federal, a distribuição da TB é heterogênea, ocorrendo concentração de casos em algumas capitais e regiões metropolitanas. Em torno de 70% dos casos de TB estão concentrados em 315 dos 5.568 municípios brasileiros.[5] Em 2021, o coeficiente de incidência (CI) do País foi de 32 casos/100 mil habitantes.[6] Os três estados com maior incidência da doença são Amazonas, com CI = 72 casos/100 mil habitantes; Rio de Janeiro, com CI = 68 casos/100 mil habitantes; e Roraima, com CI = 55 casos/100 mil habitantes. Em 2019, antes da pandemia da Covid-19, foram registrados 4.532 óbitos em decorrência da doença, o que equivale a um coeficiente de mortalidade (CM) de 2,2 óbitos/100 mil habitantes, o mesmo CM dos dois anos anteriores.[5] Desde 2010, o número anual de óbitos por TB no Brasil tem variado de 4.400 a 4.600; e o CM, de 2,3 a 2,2 óbitos por 100 mil habitantes.[5]

A incidência da TB concentra-se em determinados grupos humanos; por exemplo, a incidência entre os homens é o dobro da que ocorre entre as mulheres e afeta principalmente adultos na faixa etária economicamente ativa.[5,6] Nas populações mais vulneráveis, a incidência é muito maior que na população em geral, a saber: a) indígenas (4 vezes maior do que a média nacional); b) portadores do vírus da imunodeficiência humana (HIV) (30 vezes maior); c) privados de liberdade (40 vezes maior); d) em situação de rua (60 vezes maior).[5] Por essa razão, estratégias específicas necessitam ser desenvolvidas para o controle da doença nestes grupos mais vulneráveis.[5] A TB é uma doença intimamente associada à pobreza, às más condições de vida e de habitação e à aglomeração humana. Mesmo nos países mais desenvolvidos, ainda é um problema que afeta mais os imigrantes dos países pobres e outras populações marginalizadas (em situação de rua, dependentes químicos, população privada de liberdade, entre outras).[2]

A OMS criou três listas com as mais altas cargas de TB, coinfecção TB-HIV e TB-MR, cada uma com 30 países. As três listas somam 48 países prioritários para a abordagem da doença e alguns países estão em duas ou nas três listas. Entre os países da América Latina, identificam-se o Brasil e o Peru. O Brasil ocupa a 20ª posição quanto à carga da doença e a 19ª no que se refere à coinfecção TB-HIV. O Peru encontra-se apenas na lista de alta carga de TB-MR.[2] Os 30 países com alta carga de TB foram responsáveis por 87% dos casos globais; oito deles responderam por cerca de dois terços do total global da doença.[2]

Um terço da população mundial está infectada pelo *Mycobacterium tuberculosis* (*Mtb*).[2] De todos os infectados pelo bacilo, cerca de 5% desenvolverão a doença nos primeiros anos após a infecção primária.[a] Os outros 95% resistirão ao adoecimento após a infecção e desenvolverão imunidade parcial à doença. No entanto, permanecem com alguns bacilos vivos, embora bloqueados pela reação inflamatória do organismo – a TB infecção ou infecção latente,[b] que poderá, ou não, posteriormente, evoluir para a doença (5%), dependendo do estado imunológico individual e de outros fatores (tabagismo, diabetes *mellitus*, uso de álcool e outras drogas, doenças que afetam a imunidade e má nutrição, entre outros).[2]

Etiopatogenia

O *Mtb*, ao penetrar no organismo por via respiratória, por disseminação hemática ou linfática, poderá atingir qualquer órgão, além dos pulmões, na fase de bacilemia precoce.[c] A disseminação do bacilo pode acontecer durante a primoinfecção por ausência de imunidade específica, ou mais tarde, se houver queda de imunidade. Durante a primoinfecção, a carga de bacilos é pequena e o organismo, ao atingir maturidade imunológica, na maioria das vezes consegue abortar a infecção; nos casos em que isso não acontece, os bacilos vencem a batalha e se estabelece a doença.[7]

Na TB pós-primária, também ocorre um desequilíbrio entre a virulência do bacilo e a imunidade. Os locais mais frequentemente atingidos pelo bacilo são os que apresentam maior circulação e, consequentemente, maior aporte de oxigênio. O pulmão é o órgão mais atingido pela TB, pela riqueza de oxigênio, e seguido pelos gânglios, rins, cérebro, extremidades dos ossos longos, vértebras, entre outros. Os linfonodos são atingidos com facilidade durante a primoinfecção; e a pleura é atingida por ruptura de focos subpleurais ou por contiguidade através de focos pulmonares. Os focos extrapulmonares atingidos pelo bacilo não favorecem o crescimento bacilar, como ocorre no pulmão, e por isso as lesões implantadas nesses sítios são, em geral, paucibacilares (poucos bacilos). As manifestações clínicas da TB extrapulmonar podem surgir muito tempo após a primoinfecção e de maneira insidiosa.[7]

As formas mais frequentes de TB extrapulmonar são: pleural e ganglionar, seguidas de miliar, osteoarticular, sistema nervoso central, sistema geniturinário, gastrointestinal, laringe, cutânea, entre outras. Com o surgimento da infecção pelo HIV, a forma mais frequente nas pessoas coinfectadas passou a ser a ganglionar e, nos não infectados, a pleural. As formas extrapulmonares, por serem paucibacilares, são mais difíceis para obter-se o diagnóstico definitivo,

---

[a] **Infecção primária ou primoinfecção:** a pessoa sadia, em lugares onde há pessoas com TB ativa, inala aerossóis com o *M. tuberculosis* que o indivíduo doente expeliu ao tossir, espirrar ou falar e que se aerossolizou no ambiente, ficando disperso no ar. O bacilo inalado se implantará no pulmão. Em poucas semanas, uma pequena inflamação ocorrerá na zona de implantação. **Ainda não é doença**, mas o primeiro contato do bacilo com o organismo. Portanto, a primoinfecção tuberculosa se constitui pela formação de um "cancro" de inoculação (nódulo de Ghon) após a entrada do(s) bacilo(s), seguida da ocorrência de adenomegalia satélite (regional) e bacilemia precoce. O "cancro" de inoculação é uma reação de defesa do organismo realizada pelos macrófagos que englobam o(s) bacilo(s). A adenomegalia satélite ocorre pela drenagem de bacilos para um gânglio regional próximo à zona de inoculação. A partir daí, ocorre a bacilemia precoce, que é a disseminação de poucos bacilos por via linfática e hemática, atingindo outros órgãos além dos pulmões.[7]

[b] **TB infecção ou infecção latente da TB (ILTB):** é quando a pessoa foi infectada pelo *M. tuberculosis*, mas suas defesas orgânicas não permitiram o desenvolvimento da doença.[7]

[c] **Bacilemia precoce** ocorre quando o bacilo *M. tuberculosis* penetra no organismo por via respiratória e por disseminação hemática atinge outro órgão além dos pulmões.[7]

tornando-se importantes os critérios clínicos, epidemiológicos e laboratoriais para a conclusão do diagnóstico provável.[7]

Ciclo Natural da Tuberculose e Intervenções Possíveis

Conhecer o ciclo natural da TB e as intervenções possíveis (Figura 31.1) é fundamental para estabelecer os cuidados em saúde necessários. Com relação às ações de Saúde Pública para a proteção dos não infectados, utiliza-se a vacinação com BCG intradérmico (BCGid) ao nascer, que confere poder protetor às formas graves da doença pelo *Mtb* e é prioritariamente indicada para crianças de 0 a 4 anos de idade, sendo obrigatória para menores de 1 ano.[7] Na população de infectados, preconiza-se o tratamento da infecção latente da TB (ILTB), especialmente para os grupos mais vulneráveis à doença, a fim de evitar que a infecção evolua para a doença. Entretanto, as ações de Saúde Pública que podem interromper a cadeia de transmissão da TB são: identificar e investigar as pessoas com sintomas respiratórios (SR)[d] para a realização do diagnóstico precoce; iniciar o tratamento o mais rápido possível; e oferecer acompanhamento de maneira eficaz até a cura da doença.[7]

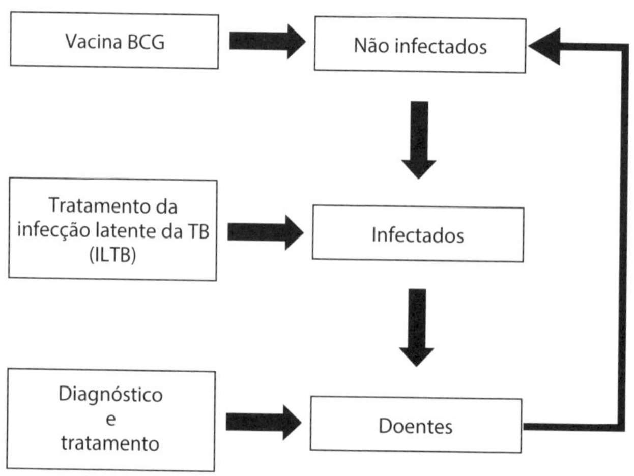

Figura 31.1 – Ciclo natural da tuberculose e possíveis intervenções dos serviços de saúde.
Fonte: Adaptado de OPAS, 1987[8].

Outro aspecto importante que fundamenta as ações de Saúde Pública para o controle da TB é o conhecimento da distribuição dos casos em nosso meio, que propicia uma visão geral sobre quem são as pessoas acometidas de acordo com a faixa etária, o tipo de TB e a positividade da baciloscopia de escarro, conforme se pode ver na Figura 31.2.

[d] **Sintomático respiratório (SR):** pessoa que apresenta tosse há 3 semanas ou mais, com ou sem expectoração.[7] Na população vulnerável, não é necessário esperar 3 semanas para investigar TB; o MS recomenda a realização dos exames com qualquer tempo de tosse.[7]

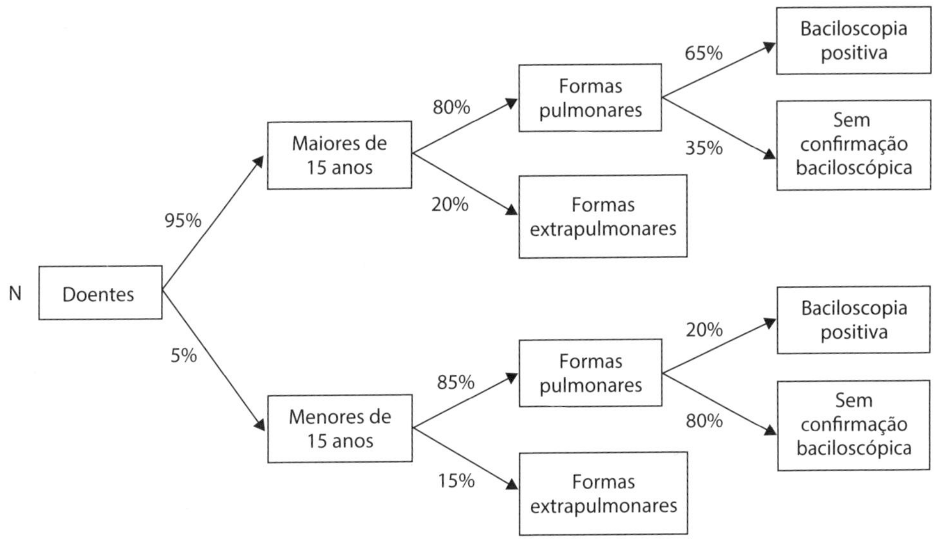

Figura 31.2 – Distribuição do número esperado de casos de TB no Brasil, segundo idade e formas clínicas.
Fonte: Reprodução de Procópio (Org.), 2014[9].

Tratamento da Tuberculose

No Brasil, desde 2011, o tratamento da TB (pulmonar e extrapulmonar) passou a ser realizado de acordo com a seguinte padronização:

a) **Esquema básico (EB) para adultos e jovens com mais de 10 anos de idade:** com quatro fármacos de primeira linha: rifampicina (R), isoniazida (H), pirazinamida (Z) e etambutol (E), durante 6 meses, utilizando-se os fármacos por via oral em doses fixas combinadas em duas fases: intensiva com RHZE por 2 meses e de manutenção com RH por 4 meses (2RHZE/4RH).[7]

b) **EB para as crianças com até 10 anos de idade:** com três fármacos, durante 6 meses, usando-se na fase intensiva RHZ por 2 meses e na fase de manutenção RH por 4 meses (2RHZ/4RH), com apresentações farmacológicas individualizadas (comprimidos e/ou suspensão).[7]

c) **Esquema para TB meningoencefálica e osteoarticular:** com duração de 12 meses de tratamento. Em adultos e jovens com mais de 10 anos de idade, a fase intensiva com RHZE é de 2 meses e a fase de manutenção com RH é realizada por 10 meses. Em crianças (< de 10 anos de idade), a fase intensiva é com RHZ por 2 meses, seguida pela fase de manutenção com RH por mais 10 meses.[7]

d) **Esquemas especiais para hepatopatias, efeitos colaterais maiores, pessoas vivendo com HIV/síndrome da imunodeficiência adquirida (Aids) e uso de imonossupressores**.[7]

e) **Esquemas especiais para mono/poli e multirresistência ao tratamento da TB**.

Em todos os esquemas, a medicação é de uso diário e deverá ser administrada em dose única, preferencialmente em jejum ou após a primeira refeição.[7]

O tratamento para TB multidrogarresistente (TB-MR) é mais longo e requer fármacos mais caros e com maior toxicidade ao organismo. Para a maioria das pessoas com TB-MR, os esquemas de tratamento recomendados pela OMS variam de 18 a 24 meses de duração.[7] No Brasil, o tratamento da TB-MR é realizado por serviços especializados em nível terciário.[7] A Atenção Primária à Saúde (APS) colabora na realização do tratamento dessa população realizando o tratamento diretamente observado (TDO) na Unidade de Saúde (US) e/ou no domicílio.

A associação adequada de medicamentos, a dose correta e o uso por tempo suficiente são os princípios básicos para o tratamento da TB, evitando-se a persistência bacteriana e o desenvolvimento de resistência aos fármacos e assegurando-se a cura da pessoa.[7]

> O tratamento de pessoas com TB P+ é a atividade prioritária para o controle da doença, uma vez que permite anular rapidamente as maiores fontes de infecção.

Em alguns municípios brasileiros, os enfermeiros de serviços de APS contam com protocolos de atenção à TB, com autonomia para a prescrição do EB de tratamento da doença. Em outros municípios, as ações dos enfermeiros referem-se ao acompanhamento das pessoas com TB, junto com o médico (responsável pela prescrição dos medicamentos) e equipe multidisciplinar da US. Para mais informações sobre a prescrição de medicamentos por enfermeiros, ver Capítulo 1 – Diretrizes para o Trabalho dos Enfermeiros na Atenção Primária à Saúde, desta publicação.

Recomenda-se, antes de iniciar o tratamento da TB, avaliar os medicamentos que a pessoa utiliza regularmente e o risco de interações medicamentosas. Por exemplo, a rifampicina interfere diminuindo a ação dos contraceptivos orais, devendo as mulheres em uso desses medicamentos receber orientação para utilizar outros métodos anticoncepcionais. Deve-se também verificar se a pessoa com TB é infectada pelo vírus HIV e se faz uso de antirretrovirais. Para pessoas com suspeita de hepatopatias, devem ser solicitadas provas de função hepática e verificar a presença de sintomas sugestivos da doença.[7]

> A TB é um problema de resolução na APS na maioria dos casos. Equipes de saúde com capacitação podem interferir positivamente, seja na investigação dos SR, no diagnóstico precoce dos casos, no tratamento com EB, no acompanhamento próximo ao local da residência das pessoas, facilitando o acesso, aumentando o vínculo e diminuindo a taxa de abandono. Os enfermeiros desempenham papel importante no cuidado de pessoas com TB e de seus contatos, em razão do elevado potencial que apresentam para a correta intervenção.[10]

Consulta de Enfermagem para Pessoas com Tuberculose ou em Risco de Desenvolver a Doença

Neste Capítulo, apresenta-se o Processo de Enfermagem (PE) adaptado às especificidades das Consultas de Enfermagem (CE) nas diferentes situações clínicas relacionadas à TB. O detalhamento conceitual sobre PE está descrito no Capítulo 3 – O Processo de Enfermagem como Fundamento para o Cuidado na Atenção Primária à Saúde, desta publicação.

Existem pelo menos quatro situações clínicas diferentes que deverão ser consideradas na CE voltada ao atendimento de pessoas expostas ou portadoras de TB, as quais foram sintetizadas nos cinco fluxogramas apresentados nas Figuras 31.3, 31.4, 31.5, 31.6 e 31.7 para facilitar a compreensão das informações.

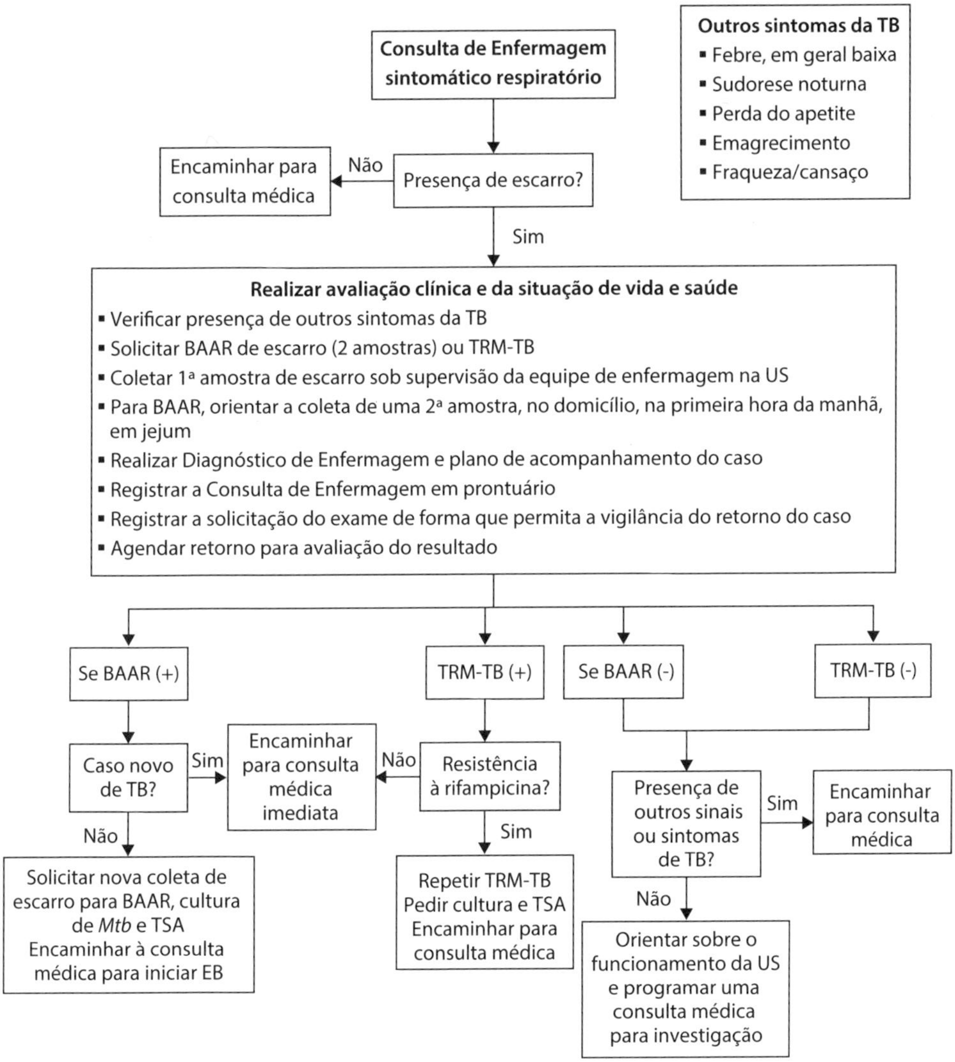

Figura 31.3 – Fluxograma da Consulta de Enfermagem para investigação de sintomáticos respiratórios.

Legenda: BAAR: bacilo álcool-ácido resistente; cultura *Mtb*: cultura de *Mycobaterium tuberculosis*; SR: sintomático respiratório; TRM-TB: teste rápido molecular para tuberculose; TSA: teste de sensibilidade antimicrobiana; US: Unidade de Saúde.

Fonte: Adaptada de Ferreira e Périco, 2022[10].

Como medida de Saúde Pública, para fins de investigação da TB, considera-se como grupo prioritário pessoas com tosse por 3 semanas ou mais. Os SR, junto com os suspeitos à radiografia de tórax e com os contatos de casos de TB, formam a base para a descoberta de novos casos da doença, tanto na comunidade quanto na demanda espontânea dos serviços de saúde, em países como o Brasil.[7]

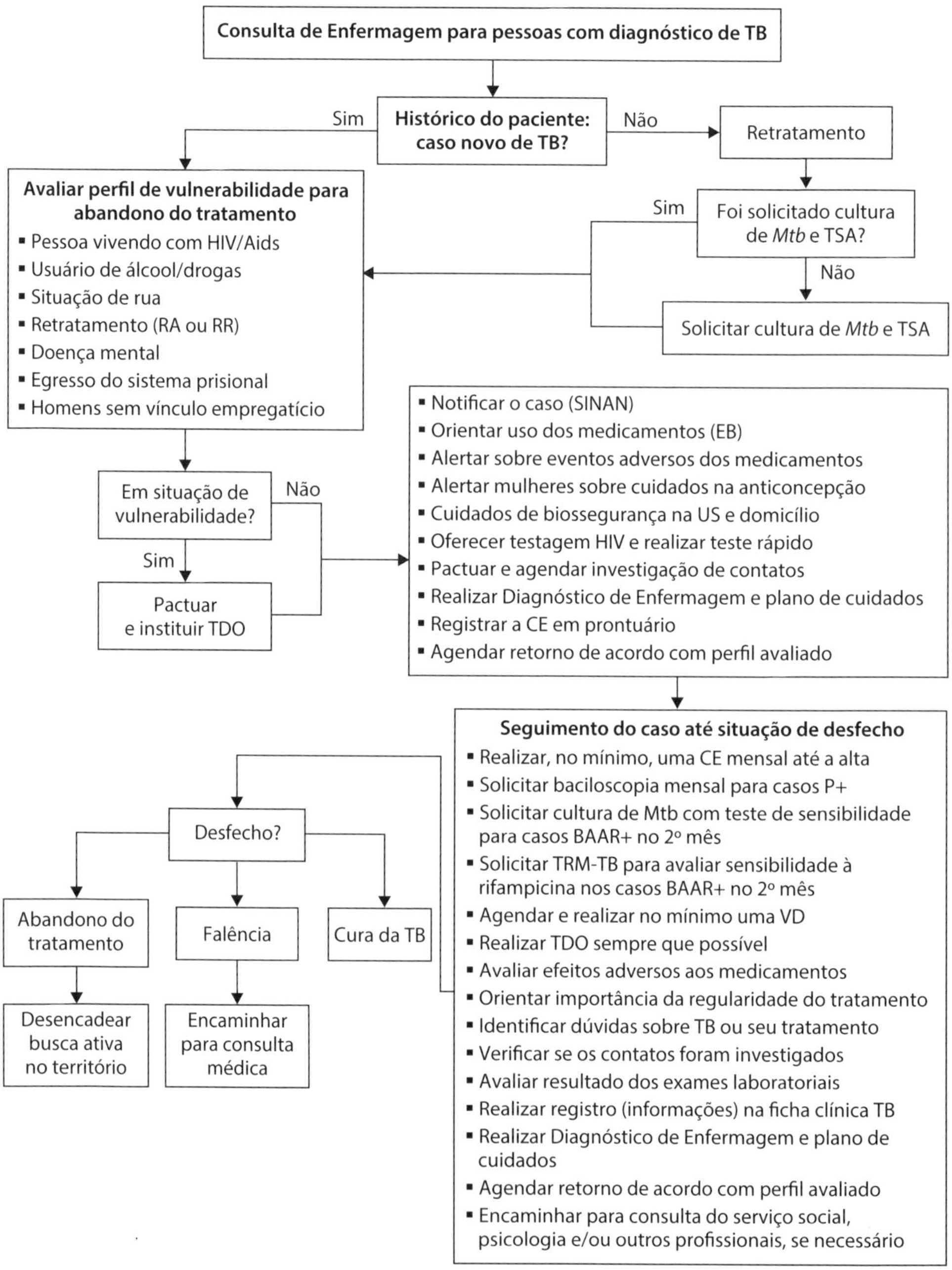

Figura 31.4 – Fluxograma da Consulta de Enfermagem para pessoas com tuberculose.

Legenda: BAAR: bacilo álcool-ácido resistente; CE: Consulta de Enfermagem; EB: esquema básico; cultura *Mtb*: cultura de *Mycobaterium tuberculosis* (cultura de BAAR); P+: caso de TB pulmonar positiva; RA: retratamento por abandono; RR: retratamento por recidiva; TRM-TB: teste rápido molecular para tuberculose; TSA: teste de sensibilidade antimicrobiana; TDO: tratamento diretamente observado; US: Unidade de Saúde; VD: visita domiciliar.

Fonte: Adaptada de Ferreira e Périco, 2022[10].

O método mais comum para o diagnóstico da TB ainda é a baciloscopia (desenvolvida há mais de 100 anos), na qual as bactérias são observadas em amostras de expectoração examinadas em microscópio. Desde 2019, estão sendo utilizados no Brasil os testes moleculares para o diagnóstico de TB e os testes de sensibilidade para identificar bacilos resistentes aos medicamentos, em serviços de APS.[7]

Na coleta de dados, após a identificação da pessoa (nome, registro, prontuário, endereço), avaliam-se a presença de sinais ou sintomas sugestivos de TB (tosse e/ou emagrecimento, anorexia, sudorese noturna, fraqueza/fadiga, febre vespertina, seguida ou não de calafrios), história familiar de TB ou contato com um caso de TB, antecedentes pessoais (se teve TB no passado). O exame físico, sumariamente, deve contemplar peso, altura, índice de massa corporal (IMC), temperatura axilar, pressão arterial e ausculta pulmonar.

Após a coleta dos dados, estabelecem-se o(s) Diagnósticos de Enfermagem (DE) e solicitam-se os exames laboratoriais de acordo com as indicações preconizadas no protocolo institucional: baciloscopia de escarro (BAAR) e/ou teste rápido molecular da TB (TRM-TB), cultura de *Mtb* no escarro e teste de sensibilidade antimicrobiana (TSA).[7] Nessa etapa, é fundamental buscar garantir a qualidade da coleta das amostras de escarro que serão examinadas pelo laboratório, orientando sobre os cuidados para o procedimento adequado para a obtenção de material das vias aéreas inferiores e realizando a coleta supervisionada.

Na primeira CE para pessoas com TB, é importante verificar se é um caso novo (CN) da doença: pessoas que nunca utilizaram fármacos antituberculose ou os utilizaram por menos de 30 dias. O Ministério da Saúde (MS) considera retratamentos os casos de pessoas com TB que já utilizaram medicamentos antituberculose por mais de 30 dias.[7] Os retratamentos são classificados em duas situações: pós-abandono[e] e recidiva[f].[7]

Na coleta de dados para acompanhamento de pessoas com TB, **recomenda-se ao enfermeiro na entrevista**:[7,10]

- Levantar os dados socioeconômicos, ocupação/trabalho; moradia (quantas pessoas vivem na casa, tamanho, ventilação e higiene); escolaridade, lazer, religião/espiritualidade; rede familiar/social e relacionamentos (usar ferramentas como genograma, mapa social etc.); antecedentes de morbidade pessoal ou problemas de saúde (doença hepática, renal, HIV/Aids, uso de álcool e outras drogas, tabagismo, diabetes, doenças autoimunes, pulmonares, entre outros); vulnerabilidades; queixas/problemas atuais; e potencial para o autocuidado.
- Levantar história familiar e os antecedentes de morbi/mortalidade familiar.
- Identificar os hábitos de vida: alimentação, sono e repouso, atividade física, higiene, funções fisiológicas, entre outros.
- Avaliar o perfil de vulnerabilidade para o abandono do tratamento, a fim de definir se há necessidade da indicação de TDO. Consideram-se pessoas com perfil de vulnerabilidade para o abandono do tratamento da TB: casos de retratamento da doença (retorno pós-abandono ou recidiva), usuário de álcool ou outras drogas, pessoas em situação de rua, portador de doença mental, pessoa vivendo com HIV/Aids, homens sem vínculo empregatício e pessoas privadas de liberdade (PPL).

---

[e] Identificam-se dois tipos de **abandono ao tratamento**: a) **abandono primário**, quando o SR foi investigado, tem exames positivos para a doença, mas não retorna à US para iniciar o tratamento, ou inicia o tratamento, mas o abandona antes de completar 30 dias de uso da medicação; b) **abandono ao tratamento**, quando a pessoa usa medicamentos por mais de 30 dias e o abandona.[7]

[f] Considera-se **recidiva** quando a pessoa está com TB ativa novamente, após ter realizado o tratamento e ter tido alta por cura.[7]

- Se houver **indicação de TDO**, conversar sobre a importância dessa modalidade de tratamento e sobre o modo de realizá-lo. É fundamental ouvir a pessoa e suas preferências quanto ao local da supervisão da tomada do medicamento, pactuando se vai ocorrer na US, no domicílio ou outro local, bem como o melhor horário para sua realização, prevenindo situações em que a pessoa possa se sentir importunada ou incomodada pelo serviço de saúde. O TDO tem como objetivo assegurar que a pessoa faça a ingestão do medicamento de maneira assistida, em horários preestabelecidos, em uma única dose.
- Identificar a percepção da pessoa com relação à doença e ao seu tratamento e avaliar aspectos psicossociais: sentimentos ligados ao isolamento, à rejeição de familiares e amigos (estigma e preconceito da doença); alterações na capacidade de retomada dos papéis sociais e de trabalho; sentimento de negação da doença, que pode estar presente e interferir no tratamento instituído, provocando revolta, ansiedade, apreensão e irritabilidade.
- Identificar a presença de dificuldades, limitações ou déficit cognitivo, bem como analfabetismo, diminuição da acuidade visual e auditiva; problemas emocionais, sintomas depressivos, medo com relação à doença ou ao tratamento; e outras barreiras psicológicas que possam implicar na execução do tratamento.
- Verificar medicamentos em uso para identificar possíveis interações medicamentosas com os fármacos anti-TB. Monitorar a terapia se a pessoa faz uso de paracetamol, benzodiazepínicos, budesonida nasal, codeína, corticoides sistêmicos, levodopa e estavudina. Deve ser discutido com o médico o uso concomitante de antiácidos, budesonida oral, carbamazepina e fenitoína.

> Para aprofundar o conhecimento sobre interações medicamentosas, buscar mais informações em Drug information. Disponível em: https://www.uptodate.com/drug-interactions/?source=responsive_home#di-analyze.

- Buscar vincular/cativar a pessoa para a adesão ao tratamento. Verificar se conhece o Agente Comunitário de Saúde da sua área de residência, quais os profissionais da US que ela conhece e/ou consulta e/ou com os quais tem vínculo.

Recomendações para a realização do exame físico[7,10]

- Realizar exame físico geral, cefalocaudal na primeira consulta e direcionado para os problemas identificados nas consultas subsequentes.
- Avaliar, na primeira consulta, a altura, a marcha, os membros superiores e inferiores; a pele quanto a sua integridade, turgor, coloração, manchas e presença de cicatriz vacinal de BCG; ausculta cardiopulmonar. Se houver queixas relacionadas, reavaliá-las nas consultas subsequentes.
- Avaliar peso, IMC, pressão arterial, presença de alterações de visão, frequência cardíaca e respiratória em todas as consultas.
- Com relação ao exame do aparelho respiratório, poderá ocorrer aumento da frequência respiratória, sons respiratórios diminuídos ou ausentes bilateral ou unilateralmente, estertores pós-tussígenos, assimetria na excursão respiratória (em casos de derrame pleural), macicez à percussão e diminuição do frêmito (em casos de haver líquido pleural). Estertores crepitantes finos estão presentes após a tosse. Os murmúrios vesiculares estão diminuídos ou mostram-se com sopros anfóricos. Podem estar presentes relatos de dor torácica agravada com tosse recorrente. O escarro pode apresentar-se esverdeado/amarelado, com ou sem raias de sangue, ser escasso ou abundante.

▪ Exames laboratoriais e de imagem[7,10]

No início do tratamento da TB, recomenda-se solicitar exames laboratoriais, como provas de função hepática e renal, glicemia, hemograma e outros exames de acordo com critérios clínicos.[7] Além disso, deve-se realizar o aconselhamento sobre HIV/Aids e solicitar os exames anti-HIV ou realizar o teste rápido, a fim de investigar a coinfecção TB-HIV. Orientar sobre a possibilidade de associação das duas infecções e dos benefícios do diagnóstico precoce e do tratamento da infecção pelo HIV.[7]

A solicitação dos exames laboratoriais realizada pelo enfermeiro deve ocorrer de acordo com as indicações preconizadas pelo protocolo institucional: baciloscopia de escarro (BAAR) mensal para pessoas com TB P+, cultura de *Mtb* no escarro e TSA se no segundo mês de acompanhamento o BAAR não tiver negativado.[7,10]

A avaliação clínica mensal é essencial para verificar a melhora do quadro clínico, que é demonstrada na TB pulmonar por meio da redução ou extinção da tosse e expectoração, a eliminação da febre e sudorese noturna, o aumento do apetite e do peso, a melhora no quadro de fraqueza e cansaço.[11] É importante também o acompanhamento para observar se ocorrem efeitos adversos aos fármacos e/ou sinais de complicação durante o tratamento.[7,11] Atenção especial deve ser dada ao tratamento de pessoas consideradas de alto risco para efeitos adversos aos fármacos, como aquelas:[7]

- vivendo com HIV/Aids;
- com nefropatia;
- com hepatopatia;
- com mais de 60 anos;
- em mau estado geral e alcoolistas;
- com TB miliar.

Quando forem identificados **sinais de complicação no tratamento e/ou efeitos adversos maiores** durante o acompanhamento, as pessoas com TB deverão ser encaminhadas para um Serviço de Referência.[7] Se não foram identificados sinais de complicações do tratamento e/ou risco de efeitos adversos maiores, mantém-se o acompanhamento na APS até o momento da alta, preferencialmente por cura da TB.

▪ Recomendações para o adequado acompanhamento dos casos de tuberculose[7,11]

- Realizar, no mínimo, uma consulta médica e uma de enfermagem por mês para reavaliação. Nessas consultas, devem estar incluídos: solicitação de exame baciloscópico de escarro, entrega dos medicamentos, orientações de educação em saúde e avaliação da existência ou não de efeitos adversos aos fármacos anti-TB. A periodicidade das consultas poderá ser maior de acordo com a avaliação clínica, social, psicológica e de vulnerabilidade de cada caso.
- Solicitar baciloscopia mensal de escarro para os casos de TB "P+". Promover a sensibilização da pessoa sobre a importância da realização desse exame. A não realização da baciloscopia de controle só é admissível quando a pessoa efetivamente não tiver mais escarro para ser examinado, o que deve ser comprovado por meio de exercícios de inspiração profunda, seguidos de tosse, realizados sob supervisão da equipe de enfermagem da US.
- Realizar solicitação de exame de cultura de *Mtb* com TSA, se após 60 dias de tratamento a baciloscopia mensal de escarro persistir (+). Esse exame é realizado após o segundo mês e tem por objetivo identificar o mais precocemente possível a resistência bacteriana aos fármacos para a tomada de decisão e para tornar o tratamento o mais eficaz possível.

- Realizar visita domiciliar (VD) para todos os casos de TB, especialmente para aquelas famílias que vivem em situação de vulnerabilidade social ou para pessoas na situação de retorno pós-abandono. A VD pode aproximar a família do serviço de saúde, aumentando o vínculo com a equipe, o que, entre outros benefícios, auxilia na adesão ao tratamento e no processo de investigação dos contatos.
- Verificar se ocorre, ao longo do tratamento, melhora dos sintomas da doença: tosse, emagrecimento, sudorese noturna, perda do apetite, fraqueza/cansaço, febre vespertina, dispneia, entre outros.
- Dar alta por cura, após 6 ou 9 meses de tratamento e acompanhamento, à pessoa com TB com baciloscopia negativa (casos pulmonares +), com melhora clínica e radiológica. Caso isso não ocorra, a pessoa deverá ser encaminhada para consulta médica na US ou para um Serviço de Referência para reavaliação.

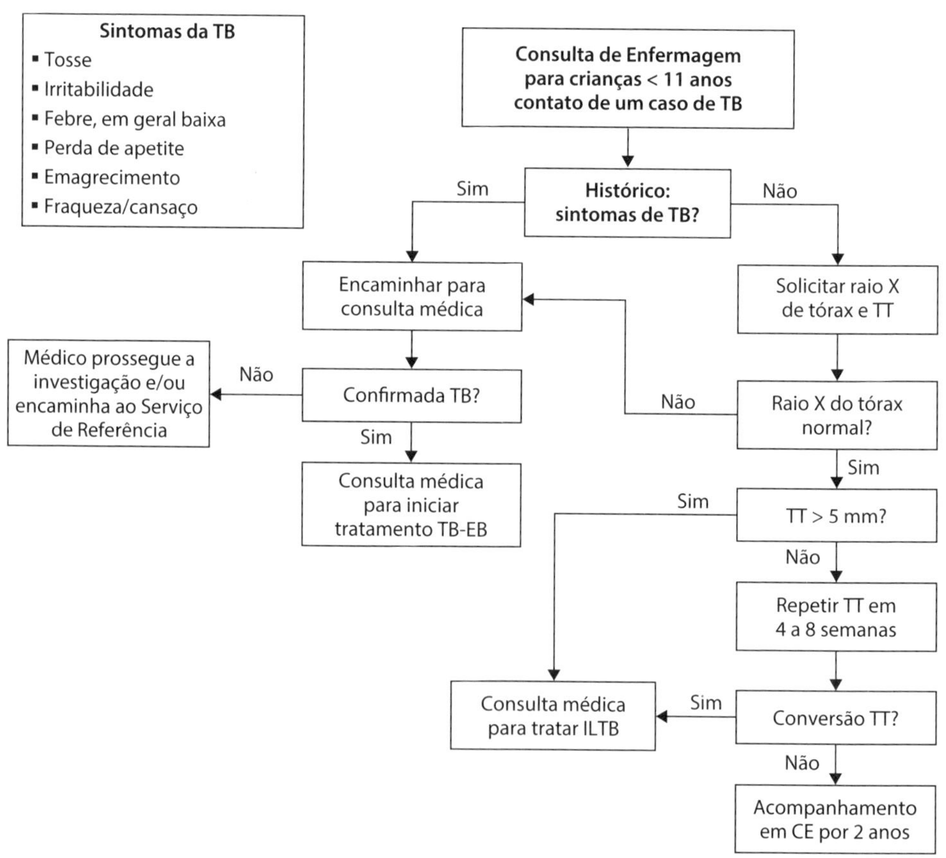

Figura 31.5 – Fluxograma da Consulta de Enfermagem para investigação de crianças com idade < 11 anos, contatos de caso de TB.

Legenda: CE: Consulta de Enfermagem; ILTB: infecção latente da tuberculose; TT: teste tuberculínico.

Fonte: Adaptada de Ferreira e Périco, 2022[10].

Denominam-se contatos de um caso de TB todas as pessoas que convivem no mesmo ambiente que o portador da doença, no momento da realização do diagnóstico.[7] Consideram-se convívio as relações de contato próximo e prolongado (6 horas diárias ou mais) ou a coabitação com portadores de TB.[10] O convívio com o caso-índice (pessoa com TB) pode ocorrer em casa e/ou em ambientes de trabalho, instituições de longa permanência, escola ou pré-escola. A avaliação do grau de exposição do contato deve ser individualizada, considerando-se a forma da doença, o ambiente e o tempo de exposição.[7]

O caso-índice deverá ser entrevistado para identificar todos os seus contatos, que devem ser listados em prontuário para serem convidados para comparecer à US para avaliação em consulta com o enfermeiro. Sempre que possível, deve-se realizar VD para confirmar as informações.

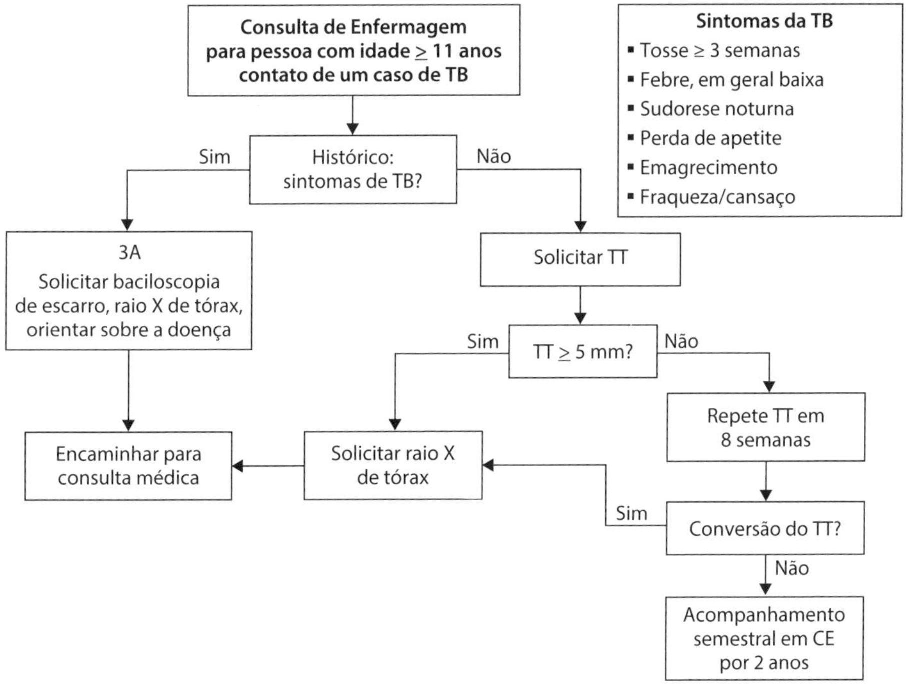

Figura 31.6 – Fluxograma da Consulta de Enfermagem para investigação de pessoas com idade ≥ 11 anos, contatos de caso de TB.

Legenda: CE: Consulta de Enfermagem; TT: teste tuberculínico.

Fonte: Adaptada de Ferreira e Périco, 2022[10].

Primeira Consulta de Enfermagem para investigar contatos de caso de tuberculose

- História pessoal e familiar (verificar informações no prontuário família):
  - sinais e sintomas de TB;
  - comorbidades: HIV, DM, tabagismo, álcool e/ou outras drogas;
  - situação de vulnerabilidade;
  - conhecimento sobre TB e relação com o caso-índice.

- Exame físico: sumariamente, contemplar peso, altura, IMC, temperatura axilar, pressão arterial e ausculta pulmonar.
- Solicitar exames laboratoriais: raio X de tórax, teste tuberculínico (TT), anti-HIV ou teste rápido:
  - < 11 anos: TT e raio X de tórax (sempre);
  - ≥ 11 anos: TT e raio X de tórax (se TT ≥ 5 mm).
- DE – ver exemplos no Quadro 31.1.
- Agendar retorno com os resultados dos exames.

- **Acompanhamento de contatos de caso de tuberculose em Consulta de Enfermagem**
  - Realizar a avaliação dos resultados dos exames solicitados: TT, raio X de tórax, entre outros.
  - Os contatos com indicação de tratamento da ILTB (ver o fluxograma de consulta) devem ser orientados sobre a ILTB e encaminhados para consulta médica.
  - Os contatos que não têm indicação de realizar tratamento da ILTB deverão ser monitorados em CE ao longo de 2 anos.

O diagnóstico da ILTB é realizado por meio da positividade do TT ou pelo exame Interferon Gamma Release Assay (IGRA), associado à exclusão da doença ativa, por meio de uma avaliação clínica e radiológica do indivíduo.[12] O tratamento para ILTB consiste na utilização de fármacos anti-TB, como forma de prevenção do desenvolvimento da doença ativa. Reduz o risco de adoecimento em 60% a 90%, dependendo de alguns fatores, entre os quais a adesão e a duração do tratamento.[12]

No Brasil, atualmente, existem quatro regimes de tratamento da ILTB: a) isoniazida, por 6, 9 ou 12 meses; b) rifampicina, por 4 meses; c) isoniazida e rifampicina, por 3 meses; e d) rifapentina e isoniazida por 12 semanas.[13]

O tratamento com rifapentina associada a isoniazida, em 12 doses semanais, administradas no período de 12 a 15 semanas, foi disponibilizado no SUS, em 2021, por meio da Nota Informativa n. 5.[13] Esse esquema tem sido o preferencial, em razão do menor número de doses e da duração do tratamento, que facilitam a adesão das pessoas.

O MS não recomenda repetir o tratamento da ILTB em pessoas que já trataram a TB ou que já fizeram o tratamento completo da ILTB, exceto quando houver nova exposição, como no caso das pessoas vivendo com HIV (PVHIV) ou pessoas em uso de imunossupressores, quando em contato com caso confirmado de TB pulmonar.[7,13] Também não recomenda troca entre os esquemas de tratamento da ILTB, exceto em efeitos adversos graves, com necessidade de suspender a medicação em uso. Nesses casos, a situação deverá ser avaliada individualmente.[7,13]

O acompanhamento em CE para as pessoas em tratamento da ILTB deverá ser mensal e recomenda-se, na primeira consulta:[10]

- Levantar dados de morbimortalidade pessoal e familiar (verificar se já existem as informações no prontuário Família):
  - comorbidades: doença hepática ou renal, HIV, DM, tabagismo, dependência crônica de álcool e/ou outras drogas e desnutrição;
  - situação de vulnerabilidade e risco de abandono do tratamento;
  - situação familiar, laços e relacionamento familiares e redes sociais;

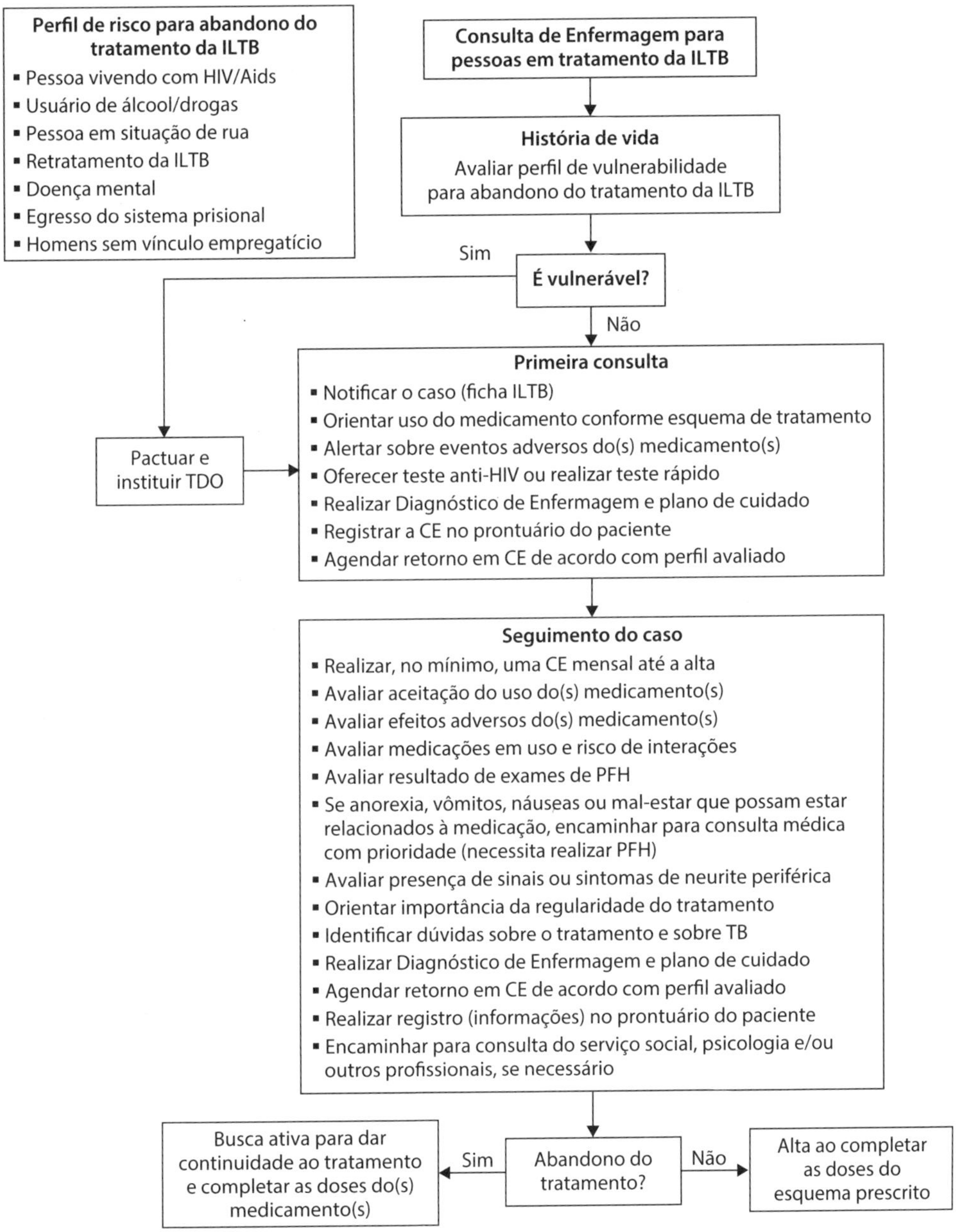

Figura 31.7 – Fluxograma da Consulta de Enfermagem para acompanhamento de pessoas em tratamento para infecção latente da tuberculose.

Legenda: CE: Consulta de Enfermagem; ILTB: infecção latente da tuberculose; PFH: provas de função hepática; TT: teste tuberculínico; TDO: tratamento diretamente observado.

Fonte: Adaptada de Ferreira e Périco, 2022[10].

- Avaliar a situação de saúde e problemas biopsicossociais.
- Verificar medicamentos em uso e avaliar risco de interações medicamentosas com o fármaco utilizado.
- Verificar conhecimento sobre TB e a necessidade de realizar tratamento da ILTB.
- Realizar exame físico (altura, peso, IMC, temperatura axilar, pressão arterial e ausculta pulmonar).
- Notificar o tratamento da ILTB,

- **Consultas subsequentes**
    - Avaliar a adaptação ao tratamento (como se sente com relação ao uso do medicamento).
    - Verificar sinais ou sintomas de efeitos adversos do(s) fármaco(s) (náuseas, vômito, anorexia, diarreia, dor abdominal, hepatotoxicidade, xerostomia, hipertensão, taquicardia, hiperglicemia, reações de hipersensibilidade, neuropatia periférica, neurite óptica, agranulocitose, anemia hemolítica, depressão, psicose e febre).
    - Identificar e esclarecer dúvidas a respeito do tratamento e da importância da manutenção do tratamento da infecção latente.
    - Realizar exame físico (altura, peso, IMC, temperatura axilar, pressão arterial e ausculta pulmonar).

No caso de abandono do tratamento da ILTB, a equipe de saúde deverá buscar a pessoa e motivá-la a retomá-lo, isto é, a pessoa deverá completar o número de doses previstas para o seu esquema, levando-se em consideração o tempo máximo de cada esquema: a) isoniazida: até 3 meses sem a medicação, consecutivos ou não; b) rifampicina: até 2 meses sem a medicação, consecutivos ou não; c) rifapentina + isoniazida: perda de até 3 doses semanais, consecutivas ou não.[7,13]

Diagnóstico de Enfermagem, Planejamento, Implementação e Avaliação de Execução do Plano de Cuidados

O enfermeiro, após ter analisado os dados coletados por meio de anamnese, exame físico, testes diagnósticos, exames laboratoriais e de imagem, identificará os DE que se referem a problemas de saúde, necessidades básicas afetadas, potencialidades em saúde do indivíduo e da família, entre outros.[14]

No Quadro 31.1, apresentam-se os DE frequentes na atenção às pessoas com TB ou em risco de desenvolver a doença, segundo a NANDA-I[14] e a CIPE®,[15] bem como exemplos de objetivos e metas e possíveis intervenções para o plano de cuidados.

Na etapa de planejamento, são formulados os objetivos/metas e identificadas às ações ou prescrições de enfermagem, considerando-se as particularidades do indivíduo/família.[10] A elaboração de objetivos/metas no plano de cuidados favorece a continuidade do cuidado e o processo de avaliação nas próximas consultas quanto à execução das intervenções/ações pactuadas com a pessoa/família.[10]

QUADRO 31.1 Descrição de exemplos de Diagnósticos de Enfermagem com objetivos/metas e possíveis intervenções para o plano de cuidados de pessoas com sintomas respiratórios, diagnóstico de tuberculose e contatos de caso da doença.

Exemplos de DE	Objetivos/metas	Intervenções
NANDA-I ▪ Falta de adesão ao regime de tratamento **CIPE®** ▪ Adesão ao regime medicamentoso ou terapêutico prejudicada ▪ Não adesão ao regime medicamentoso ou terapêutico	Promoção da adesão da pessoa com TB ao regime de tratamento	▪ Estabelecer metas mútuas, de maneira clara, auxiliando a pessoa a desenvolver expectativas realistas de si mesma na execução das ações ▪ Construção de um plano de cuidados como referência para a coordenação do cuidado e para avaliação do progresso da pessoa em direção aos objetivos/metas ▪ Auxiliar na aquisição de informações para a compreensão dos aspectos da doença: o que é; como se transmite; medicamentos em uso, duração do tratamento; associação dos medicamentos; regularidade na tomada dos fármacos; critérios para cura da doença; enfrentamento de estigmas e preconceitos, entre outros aspectos ▪ Promover a compreensão sobre a importância da continuidade do uso da medicação de maneira regular, da duração do tratamento, das baciloscopias mensais e das consultas médicas e de enfermagem ▪ Avaliar capacidade de autoadministração dos medicamentos e informar sobre as reações e as interações dos medicamentos e que, em face de qualquer anormalidade observada, a pessoa deverá procurar o serviço de saúde independentemente de agendamento prévio ▪ Orientar sobre o processo de cura e encorajar a adesão ao tratamento diretamente observado (TDO) ▪ Orientar as mulheres em idade fértil sobre as interações do anticoncepcional oral (ACO) com os medicamentos anti-TB e alertar sobre a necessidade da troca do método ou do uso de outros métodos anticoncepcionais complementares para a efetiva proteção ▪ Orientar quanto ao sistema de saúde, sobre como funcionam os recursos da rede e quais são as pessoas para contato

(Continua)

QUADRO 31.1 Descrição de exemplos de Diagnósticos de Enfermagem com objetivos/metas e possíveis intervenções para o plano de cuidados de pessoas com sintomas respiratórios, diagnóstico de tuberculose e contatos de caso da doença. (*Continuação*)

Exemplos de DE	Objetivos/metas	Intervenções
NANDA-I ▪ Nutrição desequilibrada ▪ Disposição para nutrição melhorada **CIPE®** ▪ Apetite prejudicado ▪ Emagrecimento ▪ Peso corporal diminuído	Promoção de uma nutrição adequada	▪ Estar atento para a condição nutricional, monitorando peso, turgor da pele, palidez, vermelhidão e ressecamento do tecido conjuntivo ▪ Investigar os recursos disponíveis e usuais de alimentação ▪ Avaliar o índice de massa corporal a cada consulta ▪ Estabelecer parcerias para obtenção de recursos, como cesta básica, suplementação alimentar e vale-refeição, quando necessário ▪ Encaminhar para consulta com nutricionista ▪ Identificar anormalidades no funcionamento do intestino
NANDA-I ▪ Troca de gases prejudicada ▪ Diarreia ▪ Fadiga ▪ Náuseas **CIPE®** ▪ Troca de gases prejudicada ▪ Tosse ▪ Fadiga ▪ Fraqueza ▪ Efeito colateral da medicação ▪ Risco de efeito colateral da medicação	Monitorar, encaminhar e/ou tratar complicações que possam surgir em decorrência da doença ou do uso dos medicamentos	▪ Monitorar vias aéreas, encorajando respiração lenta e profunda, orientando mudança de posição para maximizar o potencial ventilatório e orientar como tossir efetivamente ▪ Monitorar a função respiratória: frequência, ritmo, profundidade e esforço das respirações ▪ Identificar a presença de efeitos adversos dos medicamentos, como anorexia, náuseas, dor abdominal, vômitos, artralgias, neuropatia periférica, hiperuricemia assintomática, prurido, *rash* cutâneo, alterações visuais, icterícia, hepatite, insuficiência renal aguda, entre outros ▪ Identificar situações que indiquem o agravamento do quadro clínico e/ou intercorrências, como resistência aos fármacos, hemoptise, dispneia, dentre outros ▪ Encaminhar à consulta médica as pessoas com presença de efeitos adversos aos medicamentos, agravamento do quadro clínico e/ou intercorrências ▪ Orientar sobre os efeitos adversos, sinais de agravamento do quadro clínico e intercorrências e da necessidade de retornar ao serviço para atendimento imediato pela equipe de saúde nessas situações, independentemente da data em que está agendado o seu retorno

NANDA-I ▪ Disposição para o conhecimento melhorado ▪ Disposição para comunicação melhorada **CIPE®** ▪ Problema de emprego ▪ Renda inadequada	Promoção da educação e do cuidado domiciliar, comunitário e ambiental (biossegurança)	▪ Promover comunicação efetiva, esclarecendo dúvidas, informando quanto à ingestão supervisionada dos medicamentos, ao acompanhamento necessário, aos exames que precisam ser realizados, ao abandono de tratamento, às faltas às consultas médicas e/ou de enfermagem, ao aprazamento das consultas e aos sintomas que indiquem a suspeita de TB entre os contatos ▪ Orientar sobre a importância da testagem do HIV, quanto ao uso do álcool e do tabaco durante o tratamento, encaminhando aos programas específicos ▪ Enfatizar que, após 15 dias de tomada regular da medicação, a pessoa poderá ter uma transmissão reduzida da doença ▪ Encaminhar ao serviço social, quando necessário, em caso de afastamento do trabalho, de auxílio-doença, de benefício do Instituto Nacional do Seguro Social (INSS), entre outros aspectos
NANDA-I ▪ Conhecimento deficiente **CIPE®** ▪ Falta de conhecimento sobre a doença, sobre o regime medicamentoso, sobre o regime terapêutico	Identificar em que aspectos a pessoa tem necessidade de informação, educação em saúde e se há interesse e prontidão para recebê-la	▪ Identificar a presença de prejuízo cognitivo ou perceptivo e negação do problema ▪ Revisar as informações que a pessoa tem e em que aspecto necessita de reforço quanto ao problema enfrentado: fisiopatologia, formas de transmissão, sinais e sintomas mais comuns, tratamento medicamentoso prescrito (tipo, ação, dose, via de administração), duração do tratamento, associação dos medicamentos e regularidade na tomada, cura da doença, investigação de contatos, estigmas e preconceitos etc. ▪ Adaptar as informações de acordo com o contexto cultural e nível de escolaridade e interesse da pessoa, ser claro, simples e oferecer informações também por escrito ▪ Avaliar a prontidão da pessoa e da família para ouvir as orientações
NANDA-I ▪ Disposição para o conhecimento melhorado **CIPE®** ▪ Atitude em relação ao cuidado positiva	Informar a pessoa e a família sobre TB e fatores de risco/vulnerabilidades, na medida da necessidade, do interesse e da capacidade para o autocuidado	▪ Prover à pessoa ou ao cuidador informações necessárias para o cuidado efetivo e o desenvolvimento do autocuidado ▪ Orientar de maneira clara e simples sobre os fatores de risco para desenvolver TB e como manejá-los ▪ Revisar ao final da consulta o entendimento que a pessoa teve de cada tópico abordado e o que ela acredita ser capaz de realizar quanto ao autocuidado ▪ Encorajar o autocuidado até o ponto em que a pessoa se sinta capaz de fazê-lo e fornecer apoio nas questões em que se sinta insegura. Esse procedimento promove a independência e a autonomia

(Continua)

QUADRO 31.1 Descrição de exemplos de Diagnósticos de Enfermagem com objetivos/metas e possíveis intervenções para o plano de cuidados de pessoas com sintomas respiratórios, diagnóstico de tuberculose e contatos de caso da doença. (*Continuação*)

Exemplos de DE	Objetivos/metas	Intervenções
NANDA-I ▪ Risco de infecção ▪ Comportamento de saúde propenso a risco **CIPE®** ▪ Risco de infecção ▪ Problema na condição habitacional ▪ Déficit de autocuidado	Orientar a família e a pessoa com TB sobre a importância de medidas de biossegurança no domicílio	▪ Orientar para manter a casa limpa, arejada (a ventilação diminui o risco de aspirar o bacilo) e com luz solar (o sol mata o bacilo) ▪ Recomendar que a pessoa com tosse utilize a etiqueta respiratória, cobrindo a boca e o nariz com lenço de papel ou papel-toalha ao tossir ou espirrar, para evitar a dispersão do bacilo no ambiente, e realizar a correta lavagem de mãos ▪ Recomendar o uso e fornecer máscaras cirúrgicas (descartáveis), que funcionam como barreira mecânica ▪ Orientar a família que, após 15 dias de uso contínuo da medicação anti-TB, o risco de contaminar o ar do ambiente, por meio da tosse, diminui bastante, reduzindo a possibilidade de as pessoas se contaminarem ▪ Como a etiqueta respiratória não é possível durante o sono, em quarto compartilhado, verificar a possibilidade de a pessoa dormir sozinha em um cômodo da casa ▪ Orientar aos familiares que evitem dormir no mesmo quarto e cama da pessoa com TB durante os primeiros 15 dias de tratamento, especialmente se o quarto ficar fechado ▪ Orientar o descarte adequado dos lenços e máscaras descartáveis utilizados (colocar em lixeira com tampa para evitar a aerossolização do bacilo) ▪ Promover e solicitar o apoio da família durante o tratamento da pessoa com TB, reforçando a adesão
NANDA-I ▪ Risco de infecção **CIPE®** ▪ Risco de infecção ▪ Enfrentamento familiar prejudicado	Descartar doença ativa e promover a avaliação e identificação da infecção latente da TB entre os contatos da pessoa com TB	▪ Orientar que todos os contatos deverão comparecer à unidade de saúde para avaliação da existência de algum sinal ou sintoma sugestivo de TB, como tosse com ou sem secreção por 3 semanas ou mais, dor no peito, cansaço fácil, emagrecimento, falta de apetite, febre baixa geralmente à tardinha, suores noturnos ▪ Orientar e solicitar exames necessários para a investigação da infecção latente da TB ▪ Encaminhar as pessoas com infecção latente para tratamento (prevenção secundária)

Fonte: Elaborado pela autoria com base na literatura consultada: Ferreira e Périco, 2022[10].

Aspectos-chave

- A tuberculose (TB) persiste como um problema de Saúde Pública nos países em desenvolvimento, incluindo-se o Brasil, apesar de ser uma doença potencialmente prevenível e curável.
- As fontes de infecção da TB encontram-se, principalmente, entre os doentes pulmonares com baciloscopia positiva (P+), responsáveis pela cadeia epidemiológica de transmissão, que ocorre, na maioria das vezes, por via aerógena, em ambientes fechados, por meio de contatos íntimos e prolongados.
- A TB é um problema de resolução na Atenção Primária à Saude (APS) e equipes de saúde com capacitação podem interferir positivamente nesse cenário, na investigação dos sintomáticos respiratórios, no diagnóstico precoce dos casos, no tratamento com esquema básico e no acompanhamento próximo ao local da residência das pessoas, facilitando o acesso, aumentando o vínculo e diminuindo a taxa de abandono.
- O enfermeiro exerce um importante papel no que se refere a identificação, acompanhamento e tratamento das pessoas afetadas por esses problemas de saúde, bem como na vigilância epidemiológica, por meio da realização de medidas de controle que visam diminuir a disseminação desse agravo na comunidade.
- Com relação à TB, existem pelo menos quatro situações clínicas diferentes nas quais o enfermeiro pode atuar na APS, por meio da Consulta de Enfermagem: avaliação de sintomáticos respiratórios; acompanhamento de pessoas com diagnóstico de TB; investigação de contatos de caso de TB; e acompanhamento do tratamento da infecção latente da TB.

Referências

1. Raviglione MC, Snider JDE, Kochi A. Global epidemiology of tuberculosis. JAMA. 1995. [Acesso 10 Set 2022]; 273(3):220-6. Disponível em: https://pubmed.ncbi.nlm.nih.gov/7807661/.
2. World Health Organization (WHO). Global tuberculosis report 2022. Geneva: WHO; 2022. [Acesso 20 Nov 2022]. Disponível em: https://www.who.int/teams/global-tuberculosis-programme/tb-reports/global-tuberculosis-report-2022.
3. Reichmann LB, Lardizabal AA. Adherence to tuberculosis treatment. [Internet]. UpToDate. This topic last updated: Jun 27, 2022. [Acesso 10 Out 2022]. Disponível em: https://www.uptodate.com/contents/adherence-to-tuberculosis-treatment.
4. Rodrigues L, Barreto M, Kramer M, Barata RCB. Resposta brasileira à tuberculose: contexto, desafios e perspectivas. Rev Saúde Pública. [Internet]. 2007. [Acesso 10 Out 2022]; 41(supl.1):1-2. Disponível em: https://www.scielo.br/j/rsp/a/qqcccxMQytHGGCxpTyNwwrh/?lang=pt.
5. Brasil, Ministério da Saúde, Secretaria de Vigilância em Saúde. Boletim Epidemiológico Especial. Tuberculose: 2021. Número Especial. Mar. 2021. [Acesso 15 Set 2022]. Disponível em: https://www.gov.br/saude/pt-br/centrais-de-conteudo/publicacoes/boletins/epidemiologicos/especiais/2021/boletim-tuberculose-2021_24.03.
6. Brasil. Ministério da Saúde. Secretaria de Vigilância em Saúde. Boletim Epidemiológico. Tuberculose: 2022. Número Especial, Mar. 2022. [Acesso 15 Set 2022]. Disponível em: https://www.gov.br/saude/pt-br/centrais-de-conteudo/publicacoes/boletins/epidemiologicos/especiais/2022/boletim-epidemiologico-de-tuberculose-numero-especial-marco-2022.pdf/view.
7. Ministério da Saúde (Brasil). Secretaria de Vigilância em Saúde. Departamento de Vigilância das Doenças Transmissíveis. Manual de Recomendações para o Controle da Tuberculose no Brasil. 2. ed. [Internet]. Brasília: Ministério da Saúde, 2019. [Acesso 15 Set 2022]; 394 p. Disponível em: https://bvsms.saude.gov.br/bvs/publicacoes/manual_recomendacoes_controle_tuberculose_brasil_2_ed.pdf.
8. Organização Pan-Americana da Saúde (OPAS). Programa Nacional de Control de la Tuberculosis. Control de la tuberculosis: manual sobre métodos e procedimientos para los programas integrados. OPAS Publicación Científica 1987. [Acesso 15 Set 2022]; 498:1-9. Disponible em: https://iris.paho.org/bitstream/handle/10665.2/52826/CONTROL%20DE%20LA%20TUBERCULOSIS.pdf?sequence=1&isAllowed=y.

9. Procópio MJ (Org.). Controle da tuberculose: uma proposta de integração ensino-serviço [Online]. 7th ed. rev. and enl. Rio de Janeiro: Editora FIOCRUZ, EAD/ENSP, 2014. [Acesso 15 Set 2022]; 344 p. Disponível em: https://www.arca.fiocruz.br/handle/icict/37871.
10. Ferreira SRS, Périco LAD. Consulta de Enfermagem para pessoas com tuberculose ou em risco de desenvolvê-la. *In*: Brasil. Ministério da Saúde. Grupo Hospitalar Conceição. Gerência de Saúde Comunitária. Tuberculose na Atenção Primária à Saúde. Ferreira SRS, Ferreira RLT (Orgs.). 5. ed. Porto Alegre: Hospital Nossa Senhora da Conceição, 2022. [Acesso 10 Nov 2022]; v. 2, 89-107 p. Disponível em: https://www.ghc.com.br/files/LivroTBVol_2_2022_VF_PDF.pdf.
11. Ferreira RLT, Ferreira SRS, Misturini J, Bianchini IM. Tratamento e acompanhamento da tuberculose em pessoas com mais de 10 anos de idade. *In*: Brasil. Ministério da Saúde. Grupo Hospitalar Conceição. Gerência de Saúde Comunitária. Tuberculose na Atenção Primária à Saúde. Ferreira SRS, Ferreira RLT (Orgs.). 5. ed. Porto Alegre: Hospital Nossa Senhora da Conceição, 2022. [Acesso 10 Nov 2022]; v. 1, 109-126 p. Disponível em: https://www.cevs.rs.gov.br/upload/arquivos/202204/13084306-livro-tuberculose-na-atencao-primaria-a-saude-ghc-vol-1-2022.pdf.
12. Menzies D. Approach to diagnosis of latent tuberculosis infection (tuberculosis screening) in adults. [Internet]. UpToDate; This topic last updated: 22 Aug 2022. [Acesso 20 Nov em 2022]. Disponível em: https://www.uptodate.com/contents/approach-to-diagnosis-of-latent-tuberculosis-infection-tuberculosis-screening-in-adults.
13. Ministério da Saúde (Brasil). Secretaria de Vigilância em Saúde. Departamento de Doenças de Condições Crônicas e Infecções Sexualmente Transmissíveis. Coordenação-Geral de Vigilância das Doenças de Transmissão Respiratória de Condições Crônicas. Nota Informativa CGDR/DCCI/SVS/MS n. 5/2021. Brasília, 06 de julho de 2021. [Acesso 20 Nov 2022]. Disponível em: https://www.saude.go.gov.br/files/sistemas/silt/NOTA-INFORMATIVA-N-5-RIFAPENTINA.pdf.
14. Herdman TH, Kamitsuru S. Diagnósticos de Enfermagem da NANDA-I: definições e classificação. Tradução Regina Machado Garcez. 12. ed. Porto Alegre: Artmed, 2021.
15. Silva LPZ, Primo CC, Prado TN. Subconjunto terminológico CIPE para pessoa com tuberculose. Rev Bras Enferm, [Internet]. 2021. [Acesso 10 Nov 2022]; 74(2):e20200059. Disponível em: https://www.scielo.br/j/reben/a/rSP6YgcHQ5CjySQW7NBvWVv/?lang=pt&format=pdf.

Índice remissivo

Obs.: números em *itálico* indicam figuras; números em **negrito** indicam quadros e tabelas.

D

E

F

G

L

M

N

O

P

R

U

V